Pharmazeutische Biologie II
Biogene Arzneistoffe

Thieme
Lehrbuch
Pharmazie

Pharmazeutische Biologie II

Biogene Arzneistoffe

Horst Rimpler

unter Mitarbeit von

Eckart Eich
Ulrich Förstermann
Chlodwig Franz
Heinrich Glasl
Peter Illes
Max Wichtl

259 Abbildungen
26 Tabellen

Georg Thieme Verlag Stuttgart · New York 1990

CIP-Titelaufnahme der Deutschen Bibliothek

Pharmazeutische Biologie. – Stuttgart ; New York : Thieme.
(Thieme-Lehrbuch Pharmazie)
Teilw. mit Erscheinungsort Stuttgart

2. Rimpler, Horst: Biogene Arzneistoffe. – 1990

Rimpler, Horst:
Biogene Arzneistoffe / Horst Rimpler. Unter Mitarb. von
E. Eich ... – Stuttgart ; New York : Thieme, 1990
(Pharmazeutische Biologie ; 2)
(Thieme-Lehrbuch Pharmazie)

Printed in Germany
Satz: Druckhaus Götz KG, D-7140 Ludwigsburg (Linotype System 5 [202])
Druck: Appl, Wemding

ISBN 3-13-727201-7 1 2 3 4 5 6

Anschriften

Prof. Dr. Eckart Eich
Freie Universität Berlin
Institut für Pharmazeutische Biologie
Königin-Luise-Straße 2 + 4
D-1000 Berlin 33

Prof. Dr. med. Ulrich Förstermann
Abbott Laboratories
Department 47 S
Abbott Park, Illinois 60064
U.S.A.

Prof. Dr. Chlodwig Franz
Institut für Botanik und Lebensmittelkunde
der Veterinärmedizinischen Universität Wien
Linke Bahngasse 11
A-1030 Wien

Prof. Dr. Heinrich Glasl
Institut für Pharmazeutische
Biologie und Phytochemie
Hittorfstraße 56
D-4400 Münster

Prof. Dr. Peter Illes
Pharmakologisches Institut
Albert-Ludwigs-Universität
Hermann-Herder-Str. 5
D-7800 Freiburg

Prof. Dr. Horst Rimpler
Institut für Pharmazeutische Biologie
Albert-Ludwigs-Universität
Schänzlestraße 1
D-7800 Freiburg

Prof. Dr. Max Wichtl
Institut für Pharmazeutische Biologie
der Philipps-Universität Marburg (Lahn)
Deutschhausstraße 17½
D-3550 Marburg

Vorwort

In dem nunmehr vorliegenden Band „Pharmazeutische Biologie II" werden Herkunft, Gewinnung und Verwendung biogener Arzneistoffe als Themenschwerpunkte behandelt. Außerdem wird auf die Biosynthese von Sekundärstoff-Gruppen und deren Verbreitung im Pflanzenreich, auf Anbau- und Züchtungsverfahren sowie auf Prinzipien der Naturstoffanalytik eingegangen. Das Buch knüpft an den im gleichen Verlag erscheinenden Band „Pharmazeutische Biologie I" von Eckhard Leistner und Siegmar W. Breckle an.

Zum Verständnis der Pharmazeutischen Biologie II werden Grundkenntnisse in den biologischen Fächern sowie in Organischer und Pharmazeutischer Chemie vorausgesetzt.
Die Auswahl der behandelten Stoffe orientiert sich an den deutschsprachigen Arzneibüchern und den auf dem Markt befindlichen Fertigarzneimitteln. Der Prüfungsstoff für das Fach Pharmazeutische Biologie des Zweiten Abschnitts der Pharmazeutischen Prüfung nach der Approbationsordnung für Apotheker von 1989 wird – mit Ausnahme der Analytik sowie der Arzneimittel der anthroposophischen und homöopathischen Therapierichtungen – abgedeckt.
Das Buch wendet sich in erster Linie an Pharmaziestudenten im zweiten Ausbildungsabschnitt. Darüber hinaus ist es aber auch für Apotheker und für Naturwissenschaftler aus Nachbardisziplinen von Nutzen.

Die Bearbeitung des umfangreichen Stoffes war in vertretbarer Zeit nur durch die bereitwillige Mitarbeit meiner Co-Autoren möglich, deren Textbeiträge im Inhaltsverzeichnis gekennzeichnet sind.
Besonders erwähnen möchte ich Herrn Prof. Dr. Ch. Franz, der alle von den anderen Autoren bearbeiteten Abschnitte über Herkunft und Gewinnung der Drogen und Drogeninhaltsstoffe durchgesehen hat.

Mein besonderer Dank gilt Herrn Prof. Dr. K. Starke, Institut für Pharmakologie und Toxikologie der Universität Freiburg, für die kritische Durchsicht der pharmakologischen Abschnitte.

Dem Georg Thieme Verlag danke ich für die gute Zusammenarbeit und für die Bereitschaft, auf die Wünsche der Autoren einzugehen.

Freiburg, im Frühjahr 1990 *H. Rimpler*

Inhaltsverzeichnis

Kapitel 7

Kapitel 8

Kapitel 9

Terpene (Isoprenoide) 245

M. Wichtl

Kapitel 13

Peptide und Proteine

Abkürzungen

AB/DDR	Arzneibuch der DDR, 2. Ausgabe 1975, mit Ergänzungen
A	Adenin
ADP	Adenosindiphosphat
Ala	Alanin
AMP	Adenosinmonophosphat
Ara	Arabinose
Araf	Arabinofuranose
Arap	Arabinopyranose
Arg	Arginin
Asn	Asparagin
Asp	Asparaginsäure
ATP	Adenosintriphosphat
AUSTR.	Österreichisches Arzneibuch, 1981
C	Cytosin
cAMP	cyclo-AMP
CDP	Cytidindiphosphat
CMP	Cytidinmonophosphat
CoA	Coenzym A
CTP	Cytidintriphosphat
Cys	Cystein
DAB 9	Deutsches Arzneibuch, 9. Ausgabe 1986
DNA	Desoxyribonucleinsäure
ER	Endoplasmatisches Reticulum
FAD	Flavin-adenin-dinucleotid
Fru	Fructose
Fuc	Fucose
G	Guanin
Gal	Galaktose
GalA	Galakturonsäure
GalNAc	N-Acetylgalaktosamin
GDP	Guanosindiphosphat
Glc	Glucose
GlcA	Glucuronsäure
GlcNAc	N-Acetylglucosamin
Gln	Glutamin
Glu	Glutaminsäure
Gly	Glycin
GMP	Guanosinmonophosphat
GTP	Guanosintriphosphat
HELV.	Pharmacopoea Helvetica VII, 1987
His	Histidin
IduA	Iduronsäure
Ile	Isoleucin
Leu	Leucin
Lys	Lysin
Met	Methionin
mRNA	Boten-Ribonucleinsäure (*messenger* RNA)
NAD^+	Nicotinamid-adenin-dinucleotid (oxidiert)
NADH	Nicotinamid-adenin-dinucleotid (reduziert)
$NADP^+$	Nicotinamid-adenin-dinucleotidphosphat (oxidiert)
NADPH	Nicotinamid-adenin-dinucleotidphosphat (reduziert)
Phe	Phenylalanin
Pro	Prolin
Rha	Rhamnose
RNA	Ribonucleinsäure
rRNA	ribosomale Ribonucleinsäure
Ser	Serin
T	Thymin
Thr	Threonin
tRNA	Transfer-Ribonucleinsäure
Trp	Tryptophan
Tyr	Tyrosin
U	Uracil
UDP	Uridindiphosphat
UMP	Uridinmonophosphat
UTP	Uridintriphosphat
Val	Valin
Xyl	Xylose

Kapitel 1

Gewinnung von Drogen und Drogeninhaltsstoffen

1. Züchtung und Kultivierung arzneistoffproduzierender Mikroorganismen

Mikroorganismen spielen im Haushalt der Natur wichtige Rollen, besonders augenfällig beim Abbau toter organischer Materie (z. B. faulendes Holz, verwesende Säugerleichen), einem wesentlichen Teil des natürlichen Recyclings. In diesem Fall handelt es sich um **Saprophyten,** also Bakterien oder Pilze, die ihre Nahrung, vor allem ihren C- und N-Bedarf, aus totem organischem Substrat decken. Andere Mikroorganismen sind als **Parasiten** auf lebende Wirte angewiesen, die sie biochemisch ausbeuten (z. B. die Pilze *Claviceps purpurea* (Mutterkorn) auf Poaceen-Blüten oder *Puccinia graminis* (Getreiderost) auf Poaceen-Blättern) und häufig auch noch durch Ausscheidung von toxischen Stoffwechselprodukten schädigen oder sogar töten (Infektionskrankheitserreger bei Säugern und Pflanzen). Wieder andere Mikroorganismen leben als **Symbionten** mit ihrem Wirt in Symbiose, d. h. sie profitieren nicht allein vom Zusammenleben, sondern sind auch für den Wirt hilfreich (z. B. die auf gesunder Haut und Schleimhaut siedelnde und ungefährliche Flora, die andere, beim Säuger krankheitserregende Mikroorganismen in Schach hält).

1.1 Leistungsvermögen von Mikroorganismen

Gemeinsam ist allen Mikroorganismen eine beträchtliche biochemische Potenz zum Auf-, Ab- und Umbau von Substraten in relativ kurzer Zeit. Derartige Fähigkeiten hat sich der Mensch schon seit langer Zeit für die Gewinnung bestimmter Nahrungs- und Genußmittel nutzbar gemacht.

Es sei daran erinnert, daß z. B. Hefepilze, vor allem *Saccharomyces cerevisiae,* bei Backen, Bierbrauen, Sekt- und Weinherstellung eine entscheidende Rolle spielen. In allen diesen Fällen wird aus Glucose Kohlendioxid und Ethanol gebildet (alkoholische Gärung); beim Backen dient das so entstandene Kohlendioxid als Teigtriebmittel (Hefeteig). Beim Sauerteig werden Milchsäurebakterien der Gattung *Lactobacillus* und Sauerteighefen eingesetzt, wodurch ein Teil der Glucose zu Milchsäure, die dem Backwerk einen säuerlich-aromatischen Geschmack verleiht, und ein anderer Teil zu Kohlendioxid und Ethanol umgesetzt wird. An der Herstellung oder Reifung mancher Milchprodukte, wie z. B. Käse, Yoghurt und Kefir, sind ebenfalls Mikroorganismen entscheidend beteiligt. Dabei ist außer der Milchsäurebildung wichtig, daß auch die Konsistenz und das charakteristische Aroma wesentlich von Mikroorganismen bestimmt werden (deutlich erkennbar z. B. beim Camembert-Käse durch den Schimmelpilz *Penicillium camemberti* oder beim Roquefort-Käse durch *P. roqueforti).* Selbst die für die Käseproduktion erforderliche enzymatische Caseinfällung aus der Milch, traditionell durch das Labferment aus Kälbermagen bewirkt, wird zunehmend durch Bakterien- oder Pilzrennin vorgenommen. Proteolytische Enzyme von Käsesorten, die noch lebende Pilze an ihrer Oberfläche (Weißschimmel-Käse wie „Camembert“, „Brie“) oder in ihrem Inneren (Grün- oder Blauschimmel-Käse wie „Gorgonzola“, „Danish Blue“, „Bavaria Blue“) besitzen, bewirken bei der Reifung die geschätzte weiche, bei voller Reife fast flüssige Konsistenz.

Auch auf die Nutzbarmachung von Mikroorganismen in der Landwirtschaft (z. B. Futterzusätze, Pflanzenschutz, Bodenimpfung), im Umweltschutz (z. B. Abwasserreinigung, Beseitigung von Erdöl und seinen Produkten aus kontaminiertem Erdreich), im Bergbau (Metallanreicherung aus minderwertigen Erzen, Erschließung von Erdöllagerstätten) und in manchen Bereichen der Industrie muß verwiesen werden. Im Rahmen dieses Lehrbuches ist hierbei natürlich besonders die Beteiligung von Mikroorganismen an Arzneistoffproduktionen von Interesse.

Es muß zunächst auf zwei grundsätzlich unterschiedliche Möglichkeiten der Nutzbarmachung chemischer Fähigkeiten von Mikroorganismen hingewiesen werden:

1. **Gewinnung von Stoffen, die** aufgrund der Genetik des jeweiligen Mikroorganismus unter geeigneten Bedingungen **bereits natürlicherweise gebildet werden,** also Naturstoffe darstellen. Hier läßt sich unterscheiden zwischen Produkten des Primär- und des Sekundärstoffwechsels.
Beispiele für Produkte des Primärstoffwechsels: Aminosäuren, Citronensäure, Enzyme.
Beispiele für Produkte des Sekundärstoffwechsels: Antibiotika, Mutterkorn-Alkaloide (vgl. Tab. 1.1).

2. **Gewinnung von Stoffen durch mikrobiologische Umwandlung von Fremdstoffen (= Xenobiotika), die an den Mikroorganismus verfüttert werden.** Es handelt sich also um Stoffe, die der Mikroorganismus selbst nicht produziert und mit denen er in der Natur im Regelfall auch nicht in Berührung kommt. Hierbei wird vom Mikroorganismus meist nur *ein* ganz bestimmter chemischer Reaktionsschritt ausgeführt. Es kommen allerdings nur solche Reaktionen in Frage, die synthetisch lediglich auf Umwegen und unter großem Aufwand möglich, also unökonomisch wären. Mikrobiologische Umwandlungen sind nämlich aus noch zu erörternden Gründen verfahrenstechnisch immer so aufwendig und teuer, daß sie nur in wenigen Fällen lohnen, obgleich viele andere derartige Umwandlungen prinzipiell möglich sind. Vor allem stereo- und regiospezifische Hydroxylierungen und regiospezifische Dehydrierungen werden auf diese Weise in industriellem Maßstab mit außerordentlich hohen Ausbeuten durchgeführt.

Beispiele: Cortisol-Gewinnung mit Hilfe des Pilzes *Curvularia lunata* und Prednisolon-Gewinnung mit Hilfe von *Corynebacterium simplex* (s. Kap. 9, Abschn. 5.3), Ascorbinsäure-(Vitamin C)-Gewinnung mit Hilfe von *Acetobacter suboxydans,* Ephedrin-Gewinnung mit Hilfe von *Saccharomyces cerevisiae* (s. Kap. 11, Abschn. 6.2).

Die speziellen Aspekte der Technologie mikrobiologischer Umwandlungen werden an dieser Stelle nicht näher beleuchtet, sondern im Zusammenhang

Tab. 1.1 Wichtige Beispiele für von Mikroorganismen gewonnene biogene Arzneistoffe und ihre Produzenten

Produzenten *(Gattung)*	Arzneistoff
Bakterien	
Eubacteriales	
Ashbya	Riboflavin (Vitamin B_2)
Bacillus	Peptid-Antibiotika (z. B. Bacitracin)
Corynebacterium	L-Glutaminsäure; L-Lysin
Leuconostoc	Dextrane
Propionibacterium	Corrinoide (Vitamin B_{12})
Streptococcus	Streptokinase; Streptodornase; Hyaluronidase
Actinomycetales	
Nocardia	Rifamycine
Streptomyces	Actinomycine; Aminoglykosid-Antibiotika (z. B. Streptomycin); Bleomycine; Carbapenem-Antibiotika (z. B. Thienamycin); Clavulansäure; Lincomycin; Makrolid-Antibiotika (z. B. Erythromycin); Mitomycin C; Polyen-Antibiotika (z. B. Nystatin); Tetracycline
Pilze	
Aspergillus	Amylasen; Lipasen; Proteasen; Citronensäure
Cephalosporium	Cephalosporin C (Vorstufe der therapeutisch genutzten partialsynthetischen Cephalosporine)
Claviceps	Ergolin-Alkaloide
Penicillium	Griseofulvin; Benzylpenicillin (Arzneistoff und Vorstufe aller partialsynthetischen Penicilline)
Saccharomyces	Ergosterol (Vorstufe für Ergocalciferol-(Vitamin D_2)-Gewinnung); Ethanol
Grünalgen	
Chlorella	β-Carotin

mit ihrem Hauptanwendungsgebiet „Steroide“ unter Kap. 9, Abschn. 5.3. Jedoch gilt das im gesamten Abschn. 1 Ausgeführte grundsätzlich auch für den Bereich der Gewinnung von Stoffen durch mikrobiologische Umwandlungen.

Die wünschenswerte und im Prinzip auch mögliche Produktion von pflanzlichen Arzneistoffen oder Stoffumwandlungen mittels pflanzlicher Zell- oder Gewebekulturen scheitert bisher bei technologiebedingt hohen Kosten am nicht gelösten Problem der Bildung hinreichend großer Stoffmengen in ökonomisch vertretbarer Zeit. Im Verhältnis zu pflanzlichen Zellen sind mikrobielle Zellen diesbezüglich erheblich im Vorteil:

Mikrobielle Zellen haben nämlich

a) ein sehr viel kleineres Volumen (z. B. sind Bakterienzellen 200 000mal kleiner),
b) einen viel schnelleren Stoffwechsel (z. B. ist die Proteinsyntheserate in Hefen um mehrere Größenordnungen höher als in Sojabohnen),
c) viel schnellere Zellteilungsraten.

Während Arzneipflanzen nicht nur zur industriellen Isolierung von Wirk- oder Hilfsstoffen Verwendung finden, sondern auch getrocknete Pflanzenteile als solche oder komplex zusammengesetzte Zubereitungssformen derselben (z. B. Extrakte, Tinkturen) als Arzneimittel große Bedeutung haben, gibt es nur sehr wenige Drogen oder komplex zusammengesetzte Drogenextrakte, die von Mikroorganismen geliefert werden, z. B. Hefe und Hefeextrakt. Die wegen ihres Gehaltes an Vitaminen der B-Gruppe genutzte Medizinische Hefe (Faex medicinalis) ist eine durch Behandeln mit Sodalösung entbitterte und getrocknete Bäcker- oder Bierhefe (von *Saccharomyces cerevisiae* und *S. carlsbergensis)*. Secale cornutum (Mutterkorn), das durch parasitische Kultur gewonnene Dauerstadium des Pilzes *Claviceps purpurea,* ist eine Industriedroge, aus der sehr wichtige Arzneistoffe (Ergoline) gewonnen werden (s. Kap. 11, Abschn. 7.6).

Als lebende Arzneimittel könnte man **apathogene** Stämme bestimmter Bakterien ansehen, die man zur Normalisierung geschädigter Mund-, Rachen-, Hals-, Darm- und Vagina-Flora therapeutisch einsetzt. Solche Schädigungen können u. a. durch vorhergehende Antibiotika-Behandlung mit der damit verbundenen unerwünschten Abtötung erwünschter Schleimhautbesiedler verursacht werden. Hierbei sind z. B. für den Darm vor allem *Lactobacterium acidophilus* und *Escherichia coli* zu nennen. In den Handelspräparaten finden sich solche Bakterienstämme in lyophilisiertem (= gefriergetrocknetem) Zustand.

1.2 Kulturbedingungen

Die einzige **parasitische Kultur** arzneilich genutzter Mikroorganismen ist die oben bereits kurz erwähnte Kultur von *Claviceps purpurea* auf *Secale cereale* (Poaceae), dem Roggen, im Feldanbau (s. Kap. 11, Abschn. 7.6). Zwar könnte man auch die aktive Immunisierung von Säugetieren (Pferde, Rinder, Schweine) mit bakteriellen Krankheitserregern zum Zweck der Gewinnung von Immunsera als parasitische Kultur betrachten, jedoch wird das dabei gewonnene Arzneimittel im Gegensatz zum Mutterkorn nicht vom Mikroorganismus, sondern vom Wirt produziert (s. Kap. 14).

Für die in allen anderen Fällen eingesetzte **saprophytische Kultur** benötigen Mikroorganismen in ihrer Kulturflüssigkeit oder ihrem Nährboden zunächst einmal assimilierbare C- und N-Quellen. Als C-Quellen kommen prinzipiell verschiedene Zucker (z. B. Glucose, Saccharose, Lactose), Zukkeralkohole (z. B. Mannit, Sorbit), Polysaccharide (z. B. Stärke), organische Säuren (z. B. Bernsteinsäure), bei photosynthetisierenden Mikroorganismen (z. B. Algen) auch Kohlendioxid in Frage. Als N-Quelle sind anorganische, aber auch bestimmte organische Ammoniumsalze (z. B. Ammoniumsuccinat, das dabei gleichzeitig C-Quelle ist), anorganische Nitrate sowie organische N-Verbindungen wie Aminosäuren oder Harnstoff geeignet.

Solche Reinsubstanzen sind meistens nicht gerade preisgünstig, was bei den im industriellen Großtankverfahren benötigten Mengen besonders ins Gewicht fällt. Deshalb werden hierbei nach Möglichkeit komplex zusammengesetzte C- und/oder N-Quellen bevorzugt, weil sie vergleichsweise billig zu haben sind. Dieses ist insbesondere dann der Fall, wenn sie bei anderen Herstellungsprozessen als Abfallprodukte anfallen. Als komplex zusammengesetzte C-Quellen dienen z. B. Malzextrakt, Melasse (Abfallprodukt der Saccharose-Herstellung aus Zuckerrohr oder Zuckerrüben), als entsprechende N-Quellen z. B. Proteine wie Casein oder das daraus bereitete Hydrolysat Pepton, ferner proteinreiche komplexe Produkte wie Hefeautolysat, Sojaschrot und Erdnußpreßkuchen. Maisquellwasser, das bei der Gewinnung von Maisstärke als Abfallprodukt anfällt, dient als C- und N-Quelle (vor allem bei der Penicillin-Gewinnung), weil es u. a. Polysaccharide und Proteine beinhaltet. Auch Kombinationen von komplex zusammengesetzten C- bzw. N-Quellen mit Reinsubstanzen kommen in der industriellen Praxis vor.

Selbstverständlich brauchen Mikroorganismen wie alle Lebewesen Wasser, wobei Pilze (Mindestbedarf: 12% im Substrat) mit weniger auskommen als Bakterien (Mindestbedarf: 20% im Substrat). Benötigt werden weitere Elemente: Schwefel (z. B. als Sulfat), Phosphor, Kalium (z. B. als Kaliumhydrogenphosphat), Calcium (z. B. als Calciumchlorid), Magnesium (z. B. als Magnesiumsulfat), Eisen (z. B. als Eisen(II)-sulfat) sowie eine Reihe von Spurenelementen, die in der Regel als Verunreinigungen in den oben genannten Mineralsalzen in genügendem Maß vorhanden sind. Auch in den komplex zusammengesetzten C- und/oder N-Quellen finden sich viele der benötigten Elemente und Spurenelemente.

Aus der Tatsache, daß Lebensmittel in unsterilem oder unkonserviertem Zustand leicht schimmeln, faulen oder „sauer“ werden, wird deutlich, wie schnell und anpassungsfähig Mikroorganismen Substrate nutzen können. Für die Produktion von Arzneistoffen bedarf es jedoch für jeden Produzenten eines empirisch zu ermittelnden optimierten und individuellen Nährmediums, um ökonomisch vertretbare Resultate zu erzielen. Dabei ist zu beachten, daß ein Nährmedium, das ein optimales Wachstum des Mikroorganismus garantiert, keineswegs auch besonders geeignet für die Produktion des gewünschten Arzneistoffes sein muß. Es sind deshalb hier häufig Kompromisse erforderlich, um ein angemessenes Wachstum für eine möglichst hohe Stoffausbeute zu erzielen.

Unabhängig davon setzt man für die Produktion oder für die Umwandlung von Stoffen meistens **flüssige Nährmedien** ein. Für die Isolierung (z. B. aus

Bodenproben), Aufbewahrung und Vermehrung der betreffenden Mikroorganismen werden hingegen **feste Nährböden** bevorzugt. Diese werden dadurch gewonnen, daß man der im übrigen kompletten wäßrigen Nährlösung 1,5–3% Agar (s. Kap. 4, Abschn. 5.4.1) oder 10–15% Gelatine zur Verfestigung zusetzt. Ein fertiger Agar- oder Gelatinenährboden, wie er auch in der Medizinischen Mikrobiologie für Krankheitserreger genutzt wird, hat die Konsistenz eines Gels.

Der **pH-Wert des Nährmediums** ist von besonderer Bedeutung. Ganz grob kann man sagen, daß Pilze im Gegensatz zu Bakterien einen schwach sauren pH-Wert (4,4–6,0) akzeptieren, während sich Bakterien in der Regel im neutralen bis schwach basischen Bereich (6,8–8,0) wohlfühlen. Aber natürlich gibt es von Fall zu Fall Ausnahmen oder Schwankungen. Für jeden Mikroorganismus, sogar für jeden Stamm muß man das optimale pH-Milieu empirisch ermitteln. Da sich während der Kultivierung das Milieu durch die Stoffwechselaktivitäten ändern kann, muß in manchen Fällen der pH-Wert während des Kultivierungsverfahrens korrigiert werden. Wird z. B. zuviel Säure produziert, so kann es sein, daß der Mikroorganismus sich selbst im Wachstum hemmt.

Ein Beispiel für die **anaerobe Kultivierung** ist die Produktion von Stoffen der Vitamin B_{12}-Gruppe (Corrinoide) durch bestimmte Spezies der Gattung *Propionibacterium.* Die weitaus meisten zur Stoffproduktion eingesetzten Mikroorgnismen sind jedoch **Aerobier,** d. h. sie benötigen zum Wachstum Sauerstoff. Allerdings kann lediglich der in Wasser gelöste Sauerstoff von ihnen aufgenommen werden. Da dieser sich nur in sehr geringem Umfang löst, ist bei allen Submersverfahren eine Versorgung mit steriler Luft zwingend erforderlich.

Bei Kultivierung in Erlenmeyer-Kolben (z. B. auf Rundschüttlern im Laboratoriumsmaßstab) genügt das Verschließen des mit dem Mikroorganismus beimpften Kolbens mittels eines relativ festen Wattepfropfens aus entfetteter Baumwolle. Er ist für die geringe Flüssigkeitsmenge hinreichend luftdurchlässig und vermag andererseits ein Eindringen von Fremdkeimen zu verhindern. Durch den Schüttelvorgang wird genügend Sauerstoff im Nährmedium gelöst.

Bei größeren bis großen Ansätzen (Laborfermenter bis Produktionstanks) ist eine kontinuierliche Begasung mit steriler Luft in fein verteilter Form notwendig. Die Luft wird dadurch keimfrei gemacht, daß sie z. B. durch eine längere Kohlefilterkombination gepreßt wird. Durch Erhöhung des Sauerstoff-Partialdrucks läßt sich die Geschwindigkeit der Lösung des Sauerstoffs im Nährmedium steigern.

Die für das Wachstum optimale **Temperatur** ist gleichfalls für alle Mikroorganismen und sogar für den jeweiligen Stamm einer Spezies empirisch zu ermitteln. Auch hierbei sind die Bedingungen für optimales Wachstum keineswegs immer identisch mit den Bedingungen für optimale Stoffproduktion.

Bei Produktionsverfahren liegen die angewandten Temperaturen selten unter 24 °C bzw. selten über 42 °C. Niedrigere Temperaturen würden den Prozeß unnötig verlangsamen (weil sie in der Regel unter dem Temperaturoptimum der Enzymaktivitäten liegen), höhere würden den Prozeß aber nicht beschleunigen (weil sie in der Regel über dem Temperaturoptimum der Enzymaktivitäten liegen), vielmehr bestünde sogar die Gefahr der Inaktivierung des Produktionsorganismus (Denaturierung von Proteinen!). Dessenungeachtet gibt es Mikroorganismen, die sogar sehr viel höhere Temperaturen verkraften; sie spielen jedoch keine Rolle bei der Produktion von Arzneistoffen. Bei den Produktionsorganismen werden Pilze bevorzugt im Bereich von 24–27 °C, Actinomycetales im Bereich von 27–32 °C und Eubacteriales im Bereich von 35–37 °C gehalten.

Oberstes Gebot bei allen Produktionsverfahren, an denen Mikroorganismen beteiligt sind, ist die **Vermeidung von Fremdinfektionen.** Diese können – bedingt durch die Allgegenwart von Bakterien und Pilzsporen in der Luft und in der übrigen Umwelt – einen Kulturansatz sehr leicht befallen, wenn man sich nicht äußerster Sorgfalt hinsichtlich der Sterilität der verwendeten Apparaturen und des Substrats befleißigt. Im Grunde kann eine einzige lebende Bakterienzelle oder Pilzspore, die unerwünscht in den Prozeß gelangt – sei es vor, während oder nach der Beimpfung mit dem Produktionsorganismus – genügen, um einen Ansatz wertlos zu machen.

Selbst wenn man bedenkt, daß dieser Ansatz ein Inoculum (= Impfgut) enthält, das sehr viel mehr Zellen des erwünschten Mikroorganismus zur Verfügung stellt, so daß die Startposition für den unerwünschten Keim nicht günstig ist: Er wird sich vermehren und stören. Manche Bakterien können sich etwa alle 15 Minuten verdoppeln, so daß dadurch recht bald eine beträchtliche Einflußnahme auf Wachstum und/oder Stoffproduktion des erwünschten Mikroorganismus zu erwarten ist, insbesondere wenn es sich hierbei um einen Vertreter der wesentlich langsamer wachsenden Pilze handelt. Ein durch Fremdinfektionen negativ beeinflußtes Produktionsergebnis kann verursacht werden durch

a) Wachstumshemmung beim Produktionsorganismus,
b) Hemmung der gewünschten Stoffproduktion,
c) Verstoffwechselung des bereits gebildeten gewünschten Stoffs.

Auch Kombinationen aus a), b) und c) sind natürlich möglich.

1.3 Kulturverfahren

1.3.1 Gewinnung von Hochleistungsstämmen

Zur Stoffproduktion werden Hochleistungsstämme verwendet. Diese findet man jedoch nicht in der Natur. Wildstämme von Mikroorganismen stehen dort in Konkurrenz zu vielen anderen Organismen und sind an ihre Umwelt angepaßt. Hierzu gehört, daß sie in ihrem Stoffwechsel über äußerst wirksame Regulationsmechanismen verfügen. Diese Mechanismen verhindern im Regelfall die Anhäufung von Metaboliten und machen daher Wildstämme für Produktionszwecke ungeeignet. Am Anfang der künstlichen Entwicklung von leistungsstarken Stämmen steht natürlich dennoch die Isolierung von Wildstämmen aus Boden- und Wasserproben, krankem oder absterbendem Pflanzenmaterial. Durch künstliche Mutation, also durch Veränderung des Erbgutes, mit anschließender Selektion lassen sich daraus Hochleistungsstämme entwickeln. Derartige Mutationen werden physikalisch (durch Röntgen- oder UV-Strahlung) oder chemisch (z. B. durch Mutagene wie *N*-Methyl-*N*'-nitro-*N*-nitrosoguanidin, Salpetrige Säure, Diepoxibutan) erzeugt.

Durch künstliche Mutation lassen sich also Stämme entwickeln, die einen bestimmten, im ursprünglichen Wildstamm nur in geringer Menge gebildeten Arzneistoff in ökonomisch vertretbaren Mengen produzieren. So vermögen Hochleistungsstämme von Antibiotikabildnern je nach Stoff Ausbeuten im Bereich von 1 g/Liter (z. B. Erythromycin, Actinomycine) bis zu 30 g/Liter Kulturflüssigkeit (z. B. Benzylpenicillin) zu bilden. Allerdings sind solche Stämme nur in sehr langwierigen und aufwendigen Arbeitsgängen zu isolieren (Selektionierung aus Hunderttausenden von Mutanten, deren Leistungsvermögen einzeln überprüft werden muß). Es muß im übrigen nachdrücklich betont werden, daß gerade für die sensiblen Hochleistungsstämme optimierte Kulturbedingungen in bezug auf alle unter Abschn. 1.2 angesprochenen Aspekte erforderlich sind, damit man ihre besondere Leistungsfähigkeit auch tatsächlich ausschöpfen kann.

Speziell für die Produktion von Metaboliten des Primärstoffwechsels ist man meistens auf einen anderen Typ von Mutanten angewiesen. Im Gegensatz zu Produkten des Sekundärstoffwechsels (z. B. Antibiotika) werden nämlich Produkte des Primärstoffwechsels im Regelfall nicht angehäuft, sondern im allgemeinen Stoffwechsel immer wieder verbraucht: z. B. Aminosäuren für den Aufbau von Proteinen (u. a. Enzyme!), Nukleoside für den Aufbau von DNA und RNA, bestimmte Säuren für die Einschleusung in den Citronensäure-Cyclus u. v. a. Wenn sich ein bestimmter Stoff des Primärstoffwechsels (z. B. eine Aminosäure) dennoch anzuhäufen droht, dann wird seine Produktion normalerweise über Rückkopplungsmechanismen („Feedback-Hemmung") sofort gebremst, indem eine bestimmte Vorstufe nicht mehr gebildet wird und so die Synthese zum Erliegen kommt. Um die Anhäufung eines bestimmten Stoffes aus dem Primärstoffwechsel dennoch zu erzielen (z. B. L-Lysin, L-Isoleucin oder andere Aminosäuren, die man vor allem für Infusionsflüssigkeiten bei parenteraler Ernährung braucht), ist die Isolierung von auxotrophen Mutanten und von regulationsdefekten Mutanten bedeutungsvoll.

Eine **auxotrophe Mutante,** auch Mangelmutante oder Defektmutante genannt, ist nicht mehr in der Lage, jeweils einen bestimmten Stoff zu produzieren, den sie für Stoffwechsel und Wachstum benötigt. Der Grund hierfür liegt darin, daß ein bestimmtes Enzym in der betreffenden Biosynthese-Sequenz bedingt durch Erbgutveränderung nicht mehr gebildet wird. Dadurch können das Endprodukt dieser Biosynthese-Sequenz oder, wenn der Enzymblock bereits vor dem letzten Reaktionsschritt der Sequenz liegt, auch schon die entsprechenden Zwischenstufen, die *nach* dem Block liegen, nicht mehr gebildet werden. Die Folge ist, daß sich die unmittelbar *vor* dem Enzymblock liegende Zwischenstufe anhäuft. Auf diese Weise kann technisch z. B. mittels einer Citrullin-Mangelmutante von *Corynebacterium glutamicum* die Aminosäure L-Ornithin akkumuliert werden. Dieser Mutante fehlt die Ornithin-Transcarbamylase, die normalerweise Ornithin in Citrullin überführt, das seinerseits zu Arginin umgesetzt würde.

Eine **regulationsdefekte Mutante** wächst auch in Gegenwart eines bestimmten Antimetaboliten, der bei normalen Stämmen des gleichen Mikroorganismus Wachstumshemmung bewirkt. Setzt man z. B. normalen Stämmen von *Serratia marcescens* den Isoleucin-*Anti*metaboliten Isoleucinhydroxamat zu, so wird durch mangelnde Isoleucin-Biosynthese die Protein-Biosynthese gehemmt, was Wachstumshemmung bewirkt. Eine entsprechende regulationsdefekte Mutante des gleichen Mikroorganismus wird durch den Antimetaboliten jedoch nicht in ihrem Wachstum gehemmt; vielmehr akkumuliert diese Mutante den natürlichen Antagonisten von Isoleucinhydroxamat, also L-Isoleucin, und zwar in solchem Ausmaß, daß die industrielle Gewinnung dieser Aminosäure hiermit ermöglicht wird. Bei regulationsdefekten Mutanten sind also normale regulatorische Mechanismen auf Antimetabolite (z. B. „falsche“ Endprodukt-Hemmung) außer Kraft gesetzt.

1.3.2 Gewinnung von gentechnologisch manipulierten Mikroorganismen

Mit gentechnologischen Methoden ist es gelungen, durch Einschleusen artfremden Erbmaterials in Mikroorganismen diese zur Produktion von Stoffen zu zwingen, die bei ihnen normalerweise nie vorkommen. Bakterien, aber auch manche Hefen besitzen neben der chromosomalen DNA noch die extrachromosomale DNA der Plasmide. Diese zirkuläre DNA läßt sich nach Aufschneiden an geeigneter Stelle mit einem für bestimmte Sequenzen hochspezifischen Restriktionsenzym (= Endonuclease) unter Gentransfer um ein artfremdes Gen vergrößern, also um Erbmaterial von anderen Spezies pro- oder eukaryotischer Natur erweitern. Anschließend wird der DNA-Ring mit Hilfe einer DNA-Ligase unter kovalenter Bindung wieder geschlossen.

So kann man z. B. in ein Plasmid *in vitro* die menschliche DNA-Sequenz, die für ein bestimmtes Peptidhormon codiert, einbauen. Hierzu nutzt man cDNA (= complementary DNA), die mit Hilfe eines viralen Enzyms, der Reversen Transkriptase, aus der menschlichen mRNA, die die Information für die Bildung des Peptidhormons enthält, gewonnen wird. Dann werden noch einige DNA-Sequenzen, die für die Expression des Gens und die Sekretion des Peptids sorgen, zusätzlich in das Plasmid eingefügt. Das so entstandene Hybridplasmid wird anschließend in ein geeignetes Bakterium eingeschleust und vermehrt (kloniert). Das entsprechende artfremde Peptidhormon kann nun exprimiert werden. Die Einschleusung wird dadurch erreicht, daß man die Permeabilität der Bakterienmembran durch Zugabe geeigneter Stoffe (z. B. Calciumchlorid) beeinflußt. Näheres hierzu findet sich in Leistner/Breckle, S. 85 ff.

Prinzipiell kommen an Stelle von Plasmiden auch Bakteriophagen, also bakterienbefallende Viren, als Vektoren für die Genchirurgie in Frage. Führt man in diese ein Fremdgen ein, so ist es ebenfalls in der Bakterienzelle vermehrungsfähig und das entsprechende Peptid oder Protein wird exprimiert.

Das Verfahren eignet sich speziell für die Gewinnung von Peptiden (z. B. Peptidhormone) und Proteinen (z. B. Interferone, Enzyme), weil solche Stoffe auf der Exprimierung nur eines Fremdgens basieren. Dagegen ist die gentechnologische Gewinnung anderer biogener Arzneistoffe (z. B. pflanzliche Stoffe wie Alkaloide), noch nicht möglich. Diesen Stoffen fehlt der Polypeptidcharakter, d. h. sie können nicht via Translation gebildet werden. Für die Biosynthese solcher Stoffe sind vielmehr zahlreiche Gene (oft hunderte) verantwortlich.

Seit einigen Jahren werden in industriellem Maßstab u. a. zwei für die Substitutionstherapie besonders wichtige Peptidhormone (Human-Insulin, Human-Wachstumshormon) und das bei bestimmten Krebs- und Viruserkrankungen benötigte Human-Protein Alpha-Interferon mit Hilfe von genmanipulierten Stämmen von *Escherichia coli* (Eubacteriales) sowie ein Hepatitis-B-Impfstoff mit Hilfe von genmanipulierter Hefe gewonnen.

1.3.3 Konservierung von Produktionsstämmen

Da man Impfmaterial potenter Stämme in regelmäßigen Abständen immer wieder für neue Produktionsansätze benötigt, braucht man geeignete Methoden zur Aufbewahrung dieser äußerst wertvollen Produzenten. Ständiges Weiterüberimpfen in der Zwischenzeit ist zum einen sehr arbeitsintensiv; zum anderen ist dabei vor allem die Gefahr des Auftretens von Degenerationserscheinungen (u. a. durch Rückmutation) bei den empfindlichen Hochleistungsstämmen gegeben, wodurch deren Produktionsvermögen unter Umständen dramatisch abnehmen kann. Bakterien- und Hefestämme lassen sich jedoch ausgezeichnet durch Lyophilisierung (Gefriertrocknung) konservieren. Bei diesem Verfahren wird den Zellen unter Zusatz von Schutzstoffen durch schnelles Einfrieren und Trocknen im Hochvakuum auf besonders schonende Weise das Wasser entzogen, was die Lebensfähigkeit solcher Stammkulturen bis zu 10 Jahren garantiert. Die Erhaltung von Struktur und Vitalität der Stämme wird z. B. durch Zusatz von Proteinen (Rinderserumalbumin, Magermilch) und Glucose gefördert. Die Aufbewahrung erfolgt bei niedrigen Temperaturen unter Vakuum in Glasampullen. Bei Pilzen werden die trockenen Konidiosporen (Konidien) zur Konservierung in ansonsten keimfreiem Sand oder Erde aufbewahrt.

1.3.4 Anzucht von Impfgut (Inoculum)

Lyophilisierte Zellen oder trockene Sporen eines Produktionsstammes werden zunächst über Schrägagarröhrchen vermehrt. Da das auf diese Weise zu gewinnende Inoculum bei weitem nicht für einen 150000-l-Produktionsfermenter ausreicht, um darin bestmögliche Stoffausbeute in kürzestmöglicher Zeit zu erzielen, muß das Impfmaterial stufenweise vermehrt werden. Dieses kann so geschehen, daß man z. B. die Sporen eines

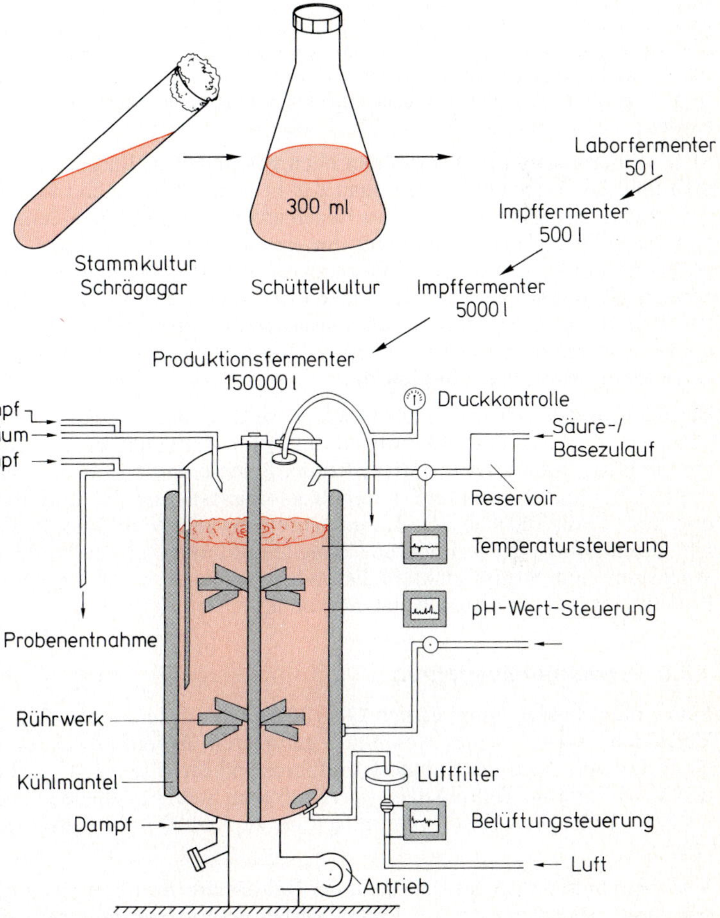

Abb. 1.1 Anzucht von Impfgut (Inoculum) für einen Produktionsfermenter (nach Gassen, Martin, Sachse)

Pilzstammes, die man durch Abschwemmen von einer Schrägagarkultur gewonnen hat (Sporensuspension), zunächst auf Erlenmeyer-Kolben mit flüssigem Nährmedium überimpft und diese als Submerskulturen auf Schüttelmaschinen zum Auskeimen bringt. Nach einigen Tagen hat man auf diese Weise ein bereits wesentlich größeres Inoculum aus jungen Myzelkügelchen gewonnen, das sich zur Beimpfung von Laborfermentern (10–50 l) eignet (Abb. 1.1).

Voraussetzung für ein erfolgreiches Ergebnis ist natürlich auch schon auf dieser Ebene, daß Fremdinfektionen vermieden werden. Hierzu wird der Erlenmeyer-Kolben einschließlich der darin befindlichen Nährlösung und des Wattestopfens vor dem Beimpfen im Autoklaven (d. h. durch Überdruck im Wasserdampf bei über 100 °C) sterilisiert und der Wattestopfen nach dem in der Nähe einer offenen Flamme vorgenommenen Beimpfen vor dem erneuten Schließen des Kolbens kurz abgeflammt.

Man wiederholt nun im Prinzip den oben geschilderten Vorgang zur Vermehrung des Inoculums, indem man das in dem kleinen Laborfermenter gewonnene Impfgut für einen etwa 10fach größeren Impffermenter einsetzt und das dabei erhaltene Impfgut für einen noch einmal etwa 10fach größeren Impffermenter (5000 l Fassungsvermögen) verwendet. Schließlich können die hierbei gewachsenen Zellen bzw. Myzelpartikel als Inoculum zur Beimpfung der riesigen Produktionsfermenter oder -tanks dienen, d. h. man erzielt nunmehr eine in bezug auf die Stoffproduktion ökonomisch vertretbare hinreichende **Impfdichte.**

Bei allen diesen Schritten muß beachtet werden, daß die Entwicklungsphase, in der sich der Mikroorganismus zum Zeitpunkt der jeweiligen Überimpfung befindet, von entscheidender Bedeutung ist. Zu frühes wie zu spätes Überimpfen wirkt sich in der Regel ungünstig auf die Stoffproduktion aus. Variationen in der Zusammensetzung der Nährlösung auf verschiedenen Stufen der Vermehrung kann den Mikroorganismus hinsichtlich Wachstum und Stoffproduktion besonders stimulieren. Das eigentliche Produktionsmedium muß sich erst im Produktionstank befinden.

1.3.5 Produktionsverfahren

Man unterscheidet grundsätzlich Oberflächen-(= Emers-) und Submers-Verfahren. Wegen seines wesentlich geringeren Arbeitsaufwandes wird heute fast nur noch das Submers-Verfahren industriell genutzt. Es bietet den Vorteil, riesige Kulturgefäße (aus rostfreiem Stahl bestehende Fermenter bzw. Tanks) mit Fassungsvermögen bis zu 500000 Litern einsetzen zu können.

Vor allem hinsichtlich des Einfüllens der Nährlösung, Sterilisierens, Beimpfens und Aberntens ist das **Emers-Verfahren** im Nachteil, weil dabei zahlreiche wesentlich kleinere Kulturgefäße (aus Glas bestehende Flachkolben oder Schalen, auch flache Metallgefäße) beschickt werden müssen und nicht nur ein einziger großer Trank. Nur in Fällen, in denen durch Oberflächenkulturen wesentlich bessere Ausbeuten an gewünschtem Stoff zu erzielen sind als in Submerskultur, wird das Emers-Verfahren noch industriell angewandt. Dieses ist z. B. bei der Citronensäure-Produktion mit geeigneten Stämmen des Schimmelpilzes *Aspergillus niger* der Fall, wobei 60% der in der Nährlösung als C-Quelle befindlichen Saccharose in Citronensäure umgewandelt werden können.

Beim **Submers-Verfahren** wird häufig zunächst das Nährmedium außerhalb des Fermenters zusammengestellt und anschließend über Durchlauferhitzer, die es sterilisieren, in den Produktionsfermenter gepumpt. Sämtliche Zu- und Ableitungen und der Fermenter selbst werden zuvor durch gespannten Wasserdampf ebenfalls keimfrei gemacht. Auch das Sterilisieren der Nährlösung im Fermenter selbst ist machbar. Hierzu wird sie unsteril als Konzentrat eingebracht und durch Einleiten von gespanntem Wasserdampf sterilisiert, der im Fermenter bzw. in der Nährlösung kondensiert. Auf diese Weise wird gleichzeitig das Nährlösungskonzentrat in geeigneter Weise verdünnt. Nach dem Abkühlen auf die gewünschte Prozeßtemperatur erfolgt unter großen Sicherheitsmaßnahmen (Kontaminationsgefahr mit Fremdkeimen!) die Beimpfung mit dem Inoculum. Unter **ständigem Durchmischen** der beimpften Kulturflüssigkeit mittels eingebauter riesiger Rührwerke oder Umwälzsysteme wird bei geeigneter Temperatur und fortwährender Luftzufuhr inkubiert. Das Rühren und Umwälzen dient der gleichmäßigen Verteilung von Zellen bzw. Myzelpartikeln in der Nährlösung und dem Stoffaustausch.

Stoffwechselprodukte des Mikroorganismus führen jedoch unter diesen Bedingungen (Rühren oder Umwälzen in Verbindung mit Luftzufuhr) zwangsläufig auch zu beträchtlicher und prozeßstörender Schaumbildung, der mechanisch oder durch Zusatz geeigneter **Antischaummittel** (z. B. fette Öle; höhere Alkohole, vor allem Octodecanol; Siliconöle) entgegengewirkt werden muß. **Mechanische Schaumzerstörung** (z. B. Zerschlagung des Schaums durch rotierende Körper oder Zerstörung der Gasbläschen durch Zentrifugalkraft) wird bevorzugt, weil Antischaummittel den Stoffwechsel der Mikroorganismen beeinflussen und auch bei der späteren Aufarbeitung stören können.

Der gesamte Produktionsprozeß wird durch Messungen im Fermenter (pH-Wert, Temperatur, Sauerstoff-Partialdruck, Schaum) ständig detailliert kontrolliert und ggf. korrigiert. Erforderlichenfalls können Antischaummittel, Säuren, Basen, aber auch Nährstoffe während des Prozesses zugeführt werden. Durch Probennahme wird der Produktionsprozeß auch hinsichtlich der gewünschten Stoffproduktion kontrolliert. In der Regel dauern Verfahren mit Pilzen als Produzenten länger als solche mit Bakterien. Nach 2 bis 7 Tagen sind diese Produktionsprozesse in der Regel beendet, d. h. das Optimum an produziertem Stoff ist erreicht. Bestimmte Pilze, z. B. *Penicillium patulum* (Griseofulvin-Gewinnung) und *Claviceps*-Arten (Gewinnung von Ergolinen) benötigen noch etwas längere Zeiträume (10–15 Tage). Der

Produktionsprozeß wird durch Herunterkühlen des Fermenters oder Tanks und anschließende Aufarbeitung unter Abtötung des Produktionsorganismus abgebrochen. Es handelt sich also insgesamt um ein **diskontinuierliches Produktionsverfahren.**

In einer diskontinuierlichen (= statischen) Kultur sind vier wesentliche Phasen zu beobachten:

1. Die **Anlaufphase (lag-Phase)** dient der Anpassung des frisch überimpften Mikroorganismus an das neue Nährmedium; Wachstum findet noch nicht statt.
2. Die **exponentielle Phase (log-Phase)** ist durch eine konstante und maximale Teilungsrate, also durch konstante Wachstumsgeschwindigkeit charakterisiert.
3. Die **stationäre Phase,** in der das Wachstum bedingt durch Nährstoffmangel und unzureichende Sauerstoffversorgung bei hoher Populationsdichte, aber auch durch in die Kulturflüssigkeit ausgeschiedene Stoffwechselprodukte gestoppt wird. In dieser Phase ist die Zahl der neugebildeten und der absterbenden Zellen praktisch gleich groß.
4. Die **Absterbephase (Autolyse-Phase)** ist durch eine Zunahme der Absterbegeschwindigkeit charakterisiert, d.h. die Zahl der absterbenden Zellen wird zunehmend größer als die der neugebildeten.

Die Sekundärstoffproduktion beginnt in der Regel beim Übergang von der exponentiellen Phase in die stationäre Phase. Man unterscheidet daher auch zwischen der **Tropho-Phase** (Ernährungsphase) und der **Idio-Phase** (Produktionsphase).

Kontinuierliche Verfahren, bei denen man die den gewünschten Stoff enthaltende Kulturflüssigkeit mit einem Teil des Produktionsorganismus von Zeit zu Zeit zum Zweck der Aufarbeitung abpumpt und dem im Fermenter verbleibenden anderen Teil des Produktionsorganismus mit neuer Nährlösung versorgt, sind theoretisch interessanter und prinzipiell auch machbar. Jedoch haben sie wegen mangelnder ökonomisch vertretbarer Erfolge bisher bei durch Biosynthese aus Mikroorganismen zu gewinnenden Arzneistoffen keine praktische Bedeutung erlangt.

1.3.6 Gelenkte Biosynthese

Durch Zusatz von bestimmten naturidentischen oder auch unnatürlichen Vorstufen (Präkursoren; engl.: *precursor*) zum Nährmedium läßt sich in vielen Fällen die Produktion in eine gewünschte Richtung lenken und dadurch ertragreicher gestalten. Das bekannteste Beispiel hierfür ist die Verfütterung von Phenylessigsäure oder Phenylacetamid an *Penicillium chrysogenum,* wodurch dieser dahin gelenkt wird, fast ausschließlich das wertvolle Benzylpenicillin zu produzieren. Ohne diesen Zusatz würde der Pilz eine ganze Palette von anderen, unwirksamen Penicillinen und nur einen gewissen Prozentsatz an Benzylpenicillin bilden. Durch diese „gelenkte Biosynthese“ wird die Ausbeute an gewünschtem Stoff dadurch wesentlich gesteigert, daß erstens ganz überwiegend der gewünschte Stoff produziert, aber auch zweitens eine in der Regel aufwendige und verlustreiche Abtrennung von ähnlichen, aber unerwünschten Stoffen vermieden wird. Andere Beispiele für die Steigerung der Ausbeute sind der Zusatz von Propionsäure zu Produktionsansätzen von *Streptomyces erythreus* bei der Erythromycin-Gewinnung, der Zusatz von synthetisch zugänglichem Pretetramid bei *Streptomyces aureofaciens* zur Chlortetracyclin-Gewinnung, der Zusatz geeigneter Aminosäuren bei *Bacillus brevis* zur Tyrothricin-Gewinnung.

Auch durch Zusatz von Verbindungen, die nicht als Präkursor wirken, lassen sich gewisse Produktionsprozesse positiv beeinflussen, ohne daß man immer den Zusammenhang kennt; z. B.:

- führt Zusatz von Natriumdiethylbarbiturat bei *Nocardia mediterranei* praktisch ausschließlich zur Bildung des (für die Partialsynthese von therapeutisch genutzten Derivaten) erwünschten Rifamycin B; andere, unerwünschte Rifamycine werden nicht gebildet;
- wird die Produktion von Neomycin bei *Streptomyces fradiae* durch Zugabe pflanzlicher Wuchsstoffe (z. B. 3-Indolylessigsäure) sowie geringer Mengen Methanol und Ethanol gesteigert.

1.3.7 Isolierung mikrobieller Stoffwechselprodukte

Je nachdem, ob ein bestimmter Stoff oder eine Stoffgruppe vom produzierenden Mikroorganismus im Verlauf des Produktionsprozesses weitgehend oder doch wenigstens teilweise in die Kulturflüssigkeit ausgeschieden wird, ist die Isolierung der Stoffe aus der Kulturflüssigkeit, aus den Zellen (Eubacteriales) bzw. dem Myzel (Actinomycetales, Pilze) des Produktionsorganismus oder aus beidem erforderlich. Im Regelfall bedarf es hierfür einer vorherigen Trennung von Produktionsorganismus und Kulturflüssigkeit. Beim Submers-Verfahren geschieht diese durch Zentrifugieren oder Vakuumrotationsfiltration. Beim seltenen Fall des Emers-Verfahrens ist eine solche Trennung naturgemäß weniger aufwendig, weil eine geschlossene Myzeldecke, wie sie am Ende des Prozesses auf der Oberfläche der Kulturflüssigkeit schwimmt, sich leicht von dieser trennen läßt.

Die Isolierung von Stoffen aus dem Kulturfiltrat ist natürlich weniger schwierig als die Isolierung aus dem Produktionsorganismus selbst, weil kein Zellaufschluß mit nachfolgender Freisetzung der Inhaltsstoffe erforderlich ist. Von daher ist es von Vorteil, daß die Gewinnung aus dem Kulturfiltrat in sehr vielen Fällen möglich ist. Die Isolierungsverfahren entsprechen denen von Abschn. 4.

1.3.8 Ökonomische Grenzen mikrobiologischer Arzneistoffproduktion

Wegen der zahlreichen aufwendigen Verfahrensschritte ist die Gewinnung von Arzneistoffen mit Hilfe von Mikroorganismen ein besonders teures Herstellungsverfahren. Es ist immer nur dann ökonomisch vertretbar, wenn die Synthese der betreffenden Stoffe noch unökonomischer wäre. Dieses ist z. B. bei fast allen Antibiotika (Ausnahme: das relativ schlicht gebaute Chloramphenicol) oder bei der Lysergsäure als Baustein von Ergolinen der Fall. Diese strukturell sehr komplizierten Moleküle mit ihrer häufig äußerst diffizilen Stereochemie (z. B. hat Erythromycin 18 asymmetrische C-Atome) lassen sich bisher nicht hinreichend ökonomisch synthetisieren. Über die Ökonomie mikrobiologischer Stoffumwandlungen wurden bereits in Abschn. 1.1 Einschränkungen beschrieben.

2. Züchtung und Anbau von Arzneipflanzen

2.1 Grundlagen und Nomenklatur

Von der auf ca. 400000 Arten geschätzten Pflanzenwelt benutzt man etwa 20000 Arten zu Nahrungs-, Würz-, Arznei- und technischen Zwecken. Nur ein kleiner Teil dieser als **Nutzpflanzen** bezeichneten Arten wird systematisch angebaut und züchterisch bearbeitet und gilt deshalb als **Kulturpflanzen,** alle anderen fallen unter den Begriff **Wildpflanzen.** Letztere besitzen eine große Variabilität und Anpassung an natürliche Standortverhältnisse. Auch manche Kulturpflanzen weisen eine große Mannigfaltigkeit auf, wobei viele nützliche Formen nur durch die Pflege des Menschen bestehen können. Von einigen alten Kulturpflanzenarten wie Weizen, Schlafmohn, Ingwer und Safran lassen sich keine heute mehr existierenden Wildformen ausfindig machen.

Mit etwa 12000 Arten stellen die **Arzneipflanzen** den größten Anteil der Nutzpflanzen. Sie zeichnen sich dadurch aus, daß ihre Teile oder Bestandteile bei Erkrankungen des menschlichen oder tierischen Organismus eine lindernde oder heilende Wirkung ausüben und deshalb als Ausgangsmaterial für Arzneimittel dienen. Ihre spezifischen Inhaltsstoffe sind meist den sekundären Pflanzenprodukten zuzurechnen. Unter **Heilpflanzen** fallen auch alle in der Volksheilkunde verwendeten und in ihrem Wirkprinzip bisher ungeklärten Arten. Als **Gewürzpflanzen** gelten diejenigen, deren ober- oder unterirdische Teile wegen ihres Gehalts an aromatischen und scharfen Bestandteilen als würzende, geschmacksverbessernde Zutaten zur Nahrung geeignet und bestimmt sind. Eine genaue Abgrenzung zwischen Arznei- und Gewürzpflanzen sowie diesen und Nahrungspflanzen ist nicht immer möglich, oft beschränken sich die Unterschiede auf den verwendeten Pflanzenteil (Fenchel) oder die Zubereitungsform (Ingwer).

Die **Systematik** umfaßt die Ähnlichkeitsbestimmung und die Abgrenzung der Organismen; unter Berücksichtigung morphologischer, cytologischer, genetischer oder physiologischer Merkmale – zu letzteren zählen auch die chemischen – werden Rückschlüsse auf den Grad der Verwandtschaft gezogen.

Der Klassifizierung von Wild- und Kulturpflanzengruppen in hierarchisch angeordnete Sippen (= Taxa) dient die **Taxonomie.** Gattung und Art gelten als Hauptrangstufen, worauf die seit 1753 (C. v. Linné) geltende **Nomenklatur** fußt (z. B. *Digitalis lanata* L.); bei Kulturpflanzen kommt obligatorisch noch die Sortenbezeichnung (Cultivar, z. B. *Digitalis lanata* cv. Genova) hinzu (s. Tab. 1.2). Zur Charakterisierung infraspezifischer chemischer Sippen soll die Vorsilbe „chemo-" verwendet werden, z. B. chemovarietas, chemoforma, chemotypus; wenn es sich um eine Sorte handelt: chemocultivar.

Der Begriff „chemische Rasse" ist zu vermeiden, da „Rasse" keine botanisch abgrenzbare Kategorie darstellt. Anstatt dessen bürgern sich zunehmend Chemodem oder Chemotyp (bei Anpassung an ökologische Bedingungen Ökotyp) ein. Weitere wichtige taxonomische Stufen sind die Linien (alle generativen Nachkommen eines Individuums), Klone (vegetative Nachkommen einer Pflanze) und der Biotyp (Einzelwesen im Vergleich zur Sippe). Sämtliche Nomenklaturregeln sind im ICBN (Intern. Codex der Botanischen Nomenklatur) bzw. ICNKP (Intern. Codex für die Nomenklatur der Kulturpflanzen) zusammengefaßt.

Unter pflanzlichen **Drogen** versteht man im deutschen pharmazeutischen Sprachgebrauch getrocknete Pflanzen, Pflanzenteile oder Pflanzenbestandteile (Öle, Harze, Milchsäfte), die zu Arzneimitteln verarbeitet oder für technische Zwecke genutzt werden. Neben pflanzlichen gibt es tierische Drogen und Stoffwechselprodukte von Mikroorganismen, die unter den Begriff biogene Drogen fallen.

Tab. 1.2 Die wichtigsten taxonomischen Rangstufen

Sippe (Taxon)	Endung	Beispiel
Klasse	-atae	Magnoliatae
Ordnung	-ales	Scrophulariales
Familie	-aceae	Scrophulariaceae
Gattung		*Digitalis*
Art		*Digitalis lanata*
Varietät/Sorte		cv. *Genova*
Form		
Biotyp		

Im Angelsächsischen gilt „drug“ für Arzneimittel allgemein, „crude drug“ entspricht in etwa der deutschen Bezeichnung Droge.

Offizinelle Drogen müssen den Arzneibuch-Anforderungen an Identität, Reinheit und Qualität entsprechen, Industriedrogen stellen wichtige Rohstoffe für die Gewinnung von Extrakten, Destillaten oder die Isolierung von Reinsubstanzen dar.

Die Wirkstoffe sind in ungleicher Konzentration über die Pflanze verteilt, ihre Akkumulation beschränkt sich oft auf einen bestimmten Pflanzenteil. Man gewinnt deshalb meist diesen Teil und unterscheidet in folgende Drogen:

Flos (Blüte)
Fructus (Frucht)
Semen (Samen)
Folium (Blatt)
Herba (Kraut)
Lignum (Holz)
Cortex (Rinde)
Radix (Wurzel)
Rhizoma (Wurzelstock)
Tuber (Knolle)
Bulbus (Zwiebel)

In den Arzneibüchern werden die Drogen nach den Gattungs- oder Artnamen der Stammpflanze unter Hinzufügen des verwendeten Pflanzenteils bezeichnet. Früher wurde vorwiegend die Mehrzahl des Pflanzenorgans vorangestellt (z. B. Flores Arnicae); im derzeit gültigen Europ. Arzneibuch (Ph. Eur. I–III) und DAB 9 folgt dem Genetiv des Pflanzennamens die Einzahl des Teiles (z. B. Gentianae Radix, Arnicae Flos).

2.2 Allgemeine Variabilität

Die Handelspartien oder Provenienzen einer Droge weisen oft gravierende Unterschiede in ihren Inhaltsstoffen auf. Sie lassen sich darauf zurückführen, daß ebenso wie die morphologischen auch alle chemischen Merkmale der Pflanzen einer arttypischen (infraspezifischen) Variation unterliegen. Diese kann

a) genetisch bedingt sein (erbliche Variabilität),
b) vom Pflanzenteil und Entwicklungsstadium abhängen (morpho- und ontogenetisch Variabilität) oder
c) von äußeren Faktoren beeinflußt sein (Umweltmodifikation).

Aus dem Zusammenwirken aller erblichen und nichterblichen Faktoren ergibt sich das jeweilige Erscheinungsbild des Individuums, der Phänotyp (Abb. 1.2).

Qualitative, diskontinuierliche Unterschiede sind in der Regel erblich bedingt; zu ihnen zählen das Vorhandensein bzw. Fehlen von (Pro-)Chamazulen in *Chamomilla recutita* und *Achillea millefolium,* das Auftreten von vier Chemodemen (*trans*-Isoasaron, *trans*-Isoeugenol-Methylether, *trans*-

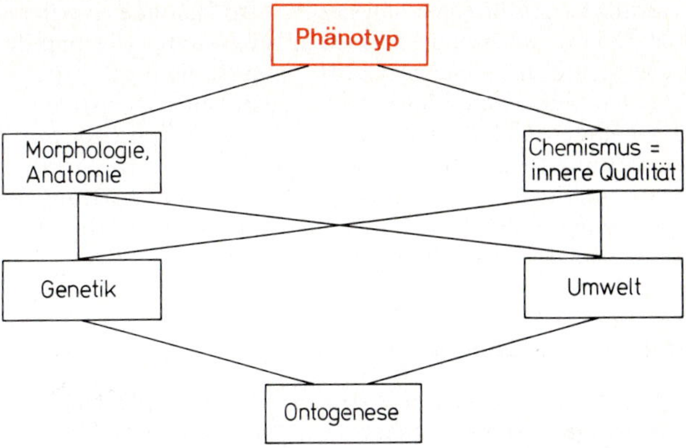

Abb. 1.2 Der Phänotyp

Isoelemicin, Eudesmol) bei *Asarum europaeum* (Entweder-oder-Variabilität), ebenso die Bildung von Hyoscyamin oder Scopolamin in *Datura* und *Duboisia*. Überlagert wird letztere durch die morphogenetische Ursache, daß Hyoscyamin von allen Arten in den Wurzeln gebildet, bei Ablagerung in die Blätter jedoch von einigen Genotypen in Scopolamin umgewandelt wird. Oft treten mehrere Stoffe nebeneinander auf, wobei ihr gegenseitiges Verhältnis für die Verwendung der Pflanze entscheidend ist. Im bitteren Arzneifenchel (*Foeniculum vulgare* var. *vulgare*) besteht das ätherische Öl zu mehr als 20% aus Fenchon, Anethol ist zu 40–50% enthalten; süßer Fenchel (var. *dulce*) besitzt hingegen ein Öl mit ca. 70% Anethol und weniger als 10% Fenchon. Bei *Digitalis lanata* variiert das Verhältnis der Lanatoside A, B und C zueinander, neuere Sorten sind auf einen hohen Lanatosid-C-Gehalt (Digoxin) gezüchtet (vgl. Tab. 1.5, S. 21).

Derartige **quantitative,** kontinuierliche bzw. fluktuierende Merkmalsausprägungen wie Ertragsleistung oder Menge an einer bestimmten Substanz können genetisch verursacht sein, sie werden aber auch durch das Entwicklungsstadium der Pflanze und durch die Umweltbedingungen beeinflußt. Die Blätter junger *Mentha-piperita*-Triebe enthalten ein menthonreiches, mentholarmes ätherisches Öl, gegen Blühbeginn dreht sich das Verhältnis dieser beiden Komponenten um; außerdem tritt vermehrt Menthylacetat auf. In *Rheum-palmatum*-Rhizomen nimmt der Gehalt an Anthraglykosiden mit dem Alter der Pflanzenteile zu und es verändert sich auch deren Zusammensetzung. Grüne Früchte verschiedener Solanum-Arten sind reich an Solasodin; mit der Fruchtreife nimmt der Solasodin-Gehalt ab, gleichzeitig steigt der Gehalt an Carotinoiden.

Umweltbedingungen wie Temperatur, Tageslänge und Pflanzenernährung können zusätzlich noch die Entwicklung der Pflanze und der Sekundärstoffbildung beschleunigen oder verlangsamen. Um Befunde miteinander vergleichen zu können, müssen deshalb die Pflanzen unter gleichen Bedingungen gewachsen und im gleichen Entwicklungsstadium untersucht worden sein. Denn in der lebenden Pflanze gibt es weder einen konstanten Zustand im mengenmäßigen Gehalt noch ein stabiles Verhältnis der Stoffkomponenten; beides unterliegt einem ständigen Auf-, Um- bzw. Abbau. Für die pharmazeutische Praxis ist dieser Sachverhalt insofern bedeutend, als sich die Drogenmonographien (z. B. Arzneibuch) meist auf Vorhandensein *und* Konzentration eines Stoffes / Stoffgemisches beziehen.

2.3 Biochemische Genetik

Über die Vererbung sekundärer Pflanzenstoffe als genetische Ursache der Variabilität ist noch wenig bekannt. Aus genetischen Studien mit *Mentha* sp. ließ sich die Biosynthesesequenz der Monoterpene bestätigten, wobei

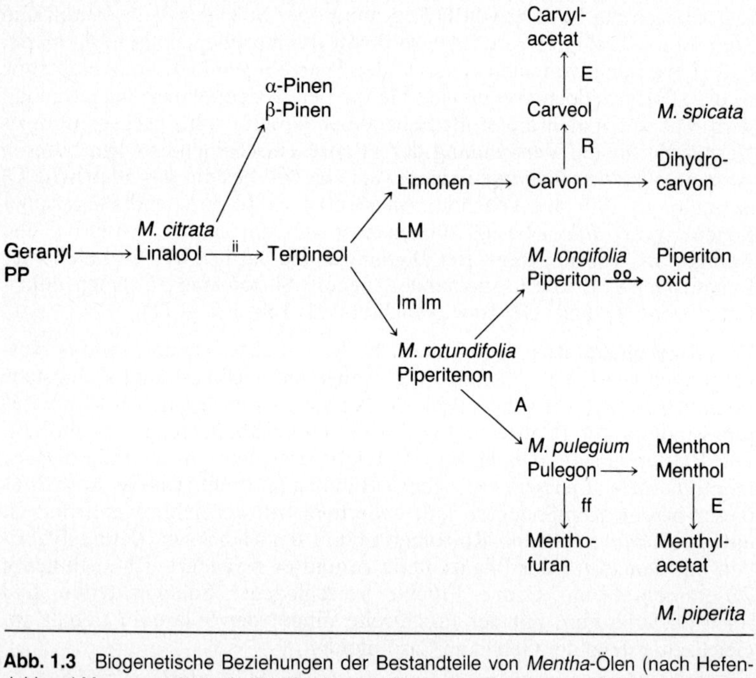

Abb. 1.3 Biogenetische Beziehungen der Bestandteile von *Mentha*-Ölen (nach Hefendehl und Murray, verändert). (Die Groß- und Kleinbuchstaben an den Pfeilen bezeichnen als genetische Symbole die dominanten bzw. rezessiven Allele.)

jeder Schritt von einem Gen gesteuert wird, welches für die Bildung des betreffenden Enzyms verantwortlich ist (Ein-Gen-Ein-Enzym-Hypothese). Gleichzeitig konnten daraus die verwandtschaftlichen Verhältnisse der Gattung *Mentha* abgeleitet werden (Abb. 1.3). Bekannt ist auch die Vererbung der Bestandteile des Kamillenöls, wobei die wertgebenden Komponenten (Pro-) Chamazulen und (–)-α-Bisabolol rezessiv vererbt werden, sowie die Dominanzreihe der *Thymus-vulgaris*-Chemotypen (Abb. 1.4).

Bei *Datura* wurde gefunden, daß das Merkmal Scopolamin gegenüber Hyoscyamin in Sproß und Blättern dominant ist, ebenso wie mit Kreuzungen aus morphinreichem *Papaver somniferum* × thebainreichem *Papaver bracteatum* die Biosynthesesequenz der Morphinane aufgeklärt werden konnte: Morphin stellt das dominante Endprodukt der Synthesekette dar (Abb. 1.5).

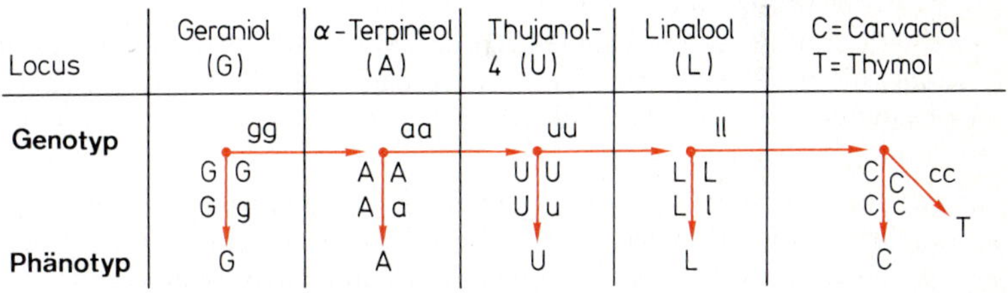
Locus
Geraniol (G)
α-Terpineol (A)
Thujanol-4 (U)
Linalool (L)
C = Carvacrol
T = Thymol
Genotyp
gg
aa
uu
ll
cc
Phänotyp
G
A
U
L
C
T

Abb. 1.4 Genetische Determination der *Thymus-vulgaris*-Chemotypen (nach Vernet und Gouyon). (Die Groß- und Kleinbuchstaben an den Pfeilen bezeichnen als genetische Symbole die dominanten bzw. rezessiven Allele.)

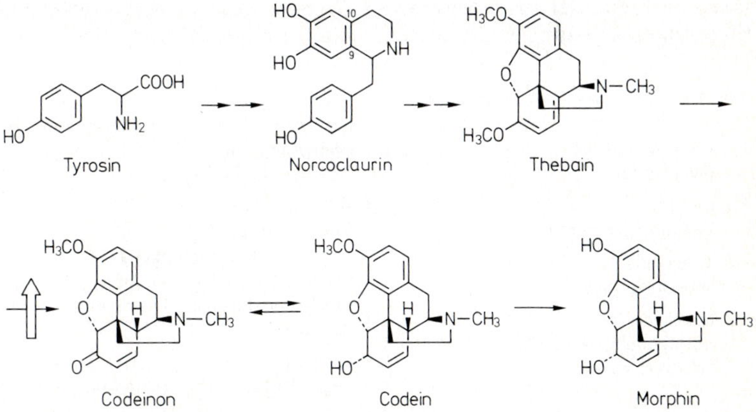
Tyrosin
Norcoclaurin
Thebain
Codeinon
Codein
Morphin

Abb. 1.5 Biosynthesesequenz der Morphinane (⬆ = genetischer Block in thebainreichem *Papaver bracteatum*)

Sehr wenig weiß man bisher über die polygen bedingte quantitative Vererbung der Sekundärstoffe. Hier muß mit umfangreichen, komplizierten Versuchen die Gesamtvarianz zunächst in den genetischen und den nicht genetischen Anteil aufgetrennt werden, woraus sich die Heritabilität (= Erblichkeitsanteil der Merkmalsausprägung) rechnerisch abschätzen läßt.

2.4 Züchtung von Arzneipflanzen

Die derzeit angebauten Arzneipflanzen befinden sich in der Mehrzahl im Stadium der domestizierten Wildpflanzen; nur wenige Arten – vorwiegend alte Kulturpflanzen wie *Papaver somniferum* oder *Mentha* × *piperita,* aber auch *Digitalis lanata* – sind systematisch züchterisch bearbeitet. Die **Zuchtziele** von Arzneipflanzen lassen sich allgemein in zwei Gruppen zusammenfassen (s. Tab. 1.3).

Aus pharmazeutischer Sicht stehen Art und Menge an Wirkstoffen, soweit bekannt, als wichtigstes Ziel im Vordergrund. Andere Merkmale, auch Abweichungen im Phänotyp (z. B. Blattform, Farbe, Behaarung usw.) sind zweitrangig bis belanglos.

Als zweite Gruppe der Zuchtziele gelten die pflanzenbaulich und produktionstechnisch wichtigen Merkmale. Hierzu zählen diejenigen Eigenschaften, die über die Praktikabilität und Wirtschaftlichkeit einer Kultur entscheiden: So ist eine aufrechtstehende Blattrosette für die Bestandespflege und Ernte von *Digitalis lanata* von Bedeutung, *Chamomilla recutita* soll möglichst große Blütenköpfchen in einer Ebene aufweisen. Bei *Papaver somniferum* bevorzugt man Schließmohn gegenüber Schüttmohn, weil die mit einem Häutchen verschlossenen Kapselfächer einen Ausfall der Mohnsamen während der Ernte verhindern. Weitere wichtige bzw. erwünschte Eigenschaften sind die Ertragshöhe und Ertragssicherheit, eine breite

Tab. 1.3 Zuchtziele für Arzneipflanzen

1.	**pharmazeutisch** (Wirkstoffe)	2.	**pflanzenbaulich** (Ertrag u. Anbautechnik)
1.1	qualitativ Wirkstoffspektrum	2.1	Anbaueigenschaften Wuchs, Ertrag; technische Eigenschaften (gleichm. Reife, Farbe, Form; Trocknungsfähigkeit, Trennbarkeit der Teile)
1.2	quantitativ Wirkstoffgehalt	2.2	Resistenz gegen Krankheiten u. Schädlinge
1.3	technologisch Verarbeitungsfähigkeit Extrahierbarkeit	2.3	ökologische Amplitude Anpassungsfähigkeit

Standortanpassung, Anspruchslosigkeit, Standfestigkeit, geringer Wassergehalt, Gewebsfestigkeit, Lage der Sekundärstoff-führenden Teile und schließlich Resistenz gegenüber pathogenen Organismen.

Zu letzteren zählen die Selektion auf Resistenz gegen Septoria-Blattflecken bei *Digitalis lanata,* gegen Phytophthora-Trockenfäule an *Cinchona ledgeriana,* gegen Pfefferminzrost (*Puccinia menthae*) und Verticillium-Welke von *Mentha* × *piperita.*

2.4.1 Züchtungsmethoden und Beispiele

Je nach Zuchtziel und Stand der züchterischen Bearbeitung bzw. der Kenntnis über die Variabilität des Materials und die Vererbung der gewünschten Merkmale setzt man unterschiedliche Züchtungsmethoden ein (Tab. 1.4). Wichtigste Voraussetzung ist eine Schnellbestimmung der Wirkstoffe, um die große Zahl der anfallenden Proben bewältigen zu können. Hier eignen sich einfache chromatographische oder immunbiologische Verfahren (DC, Thermofraktographie nach Stahl (TAS), Radioimmuntests, u. a.).

1. Selektion. Bei der Mehrzahl der Arzneipflanzen-Arten ist die natürliche Variation noch sehr groß, weshalb man mit einfachen Selektionen, d. h. der Auslese der Individuen mit den gewünschten Eigenschaften, gute Fortschritte erzielen kann. Um diese Eigenschaften bzw. Kombinationen ohne weiteren Züchtungsaufwand und ohne Kenntnis der Vererbung beizubehalten, kann man die Pflanzen vegetativ vermehren. Für diese als **Verklonung** bezeichnete Methode werden heute neben der Stockteilung oder klassischen Stecklingsvermehrung vielfach In-vitro-Verfahren eingesetzt.

Klonsorten haben, da sie von einem einzigen Individuum abstammen, den Vorteil der absoluten Homogenität, solange keine Spontanmutationen auftreten. Typische Beispiele sind neuere *Salvia-officinalis-, Thymus-vulgaris-, Anthemis-nobilis-,* aber auch *Dioscorea-, Piper-* und *Camellia*-Sorten.

Tab. 1.4 Die wichtigsten Methoden der Pflanzenzüchtung

1. Selektion:	Klonauslese Individualauslese Massenauslese
2. Kombination:	einfache Kreuzung Rückkreuzung Heterosis-Züchtung
3. Mutation:	Genom-Mutation (Polyploidie) Chromosomen-Mutation Gen-Mutation (genetische Manipulation, „Gentechnologie")

Klonierung wird auch bei sterilen Arthybriden mit wertvollen Eigenschaftskombinationen vorgenommen, wie z. B. *Lavandula × hybrida (L. vera × L. latifolia)* oder *Mentha × piperita* (aus *[M. longifolia × M. rotundifolia] × M. aquatica*); l-Menthol wird von keiner der genannten *Mentha*-Arten außer *Mentha × piperita* selbst gebildet (vgl. Abb. 1.3). Nachteil der Klone ist, daß sie nicht samenvermehrbar sind (die Nachkommen würden aufspalten), außerdem bergen sie die Gefahr in sich, daß sich Schadorganismen auf den Klon spezialisieren und erhöhte Pflanzenschutzaufwendungen erforderlich machen. (typ. Beispiel: „Lavendelvergilbung" bei Hybridlavendel-Klonen).

Bei generativer Vermehrung unterscheidet man in der Vorgangsweise zwischen Massen- und Individualauslese. Im einen Fall werden die Samen aller ausgelesenen Pflanzen zusammengeworfen und gemeinsam vermehrt, im anderen die Individualnachkommenschaften gesondert überprüft. Die Selektionen müssen über mehrere Generationen fortgesetzt werden, um die gewünschten Eigenschaften beständig zu bekommen. Eine gewisse genetische Restvarianz ist jedoch vorteilhaft, weil bei strenger Selektion von Fremdbefruchtern sonst ähnliche Vitalitätsprobleme auftreten könnten wie bei Klonen. Der Erfolg einer konsequenten Auslesezüchtung läßt sich an *Digitalis-lanata*-Sorten demonstrieren (Tab. 1.5). Selektion war auch Voraussetzung für einen erfolgreichen Anbau von *Arnica, Chelidonium, Gentiana, Rauwolfia* oder *Silybum*.

2. Kombinationszüchtung. Die Leistungsfähigkeit der Auslesezüchtung wird durch die natürliche Variabilität der Merkmale und Merkmalskombinationen begrenzt. Will man wertvolle Eigenschaften miteinander vereinigen, sind Kreuzungen erforderlich. Dabei können auch über die Eltern hinausragende Leistungseigenschaften auftreten: Sind sie auf die F_1-**Hybride** (erste Nachkommenschaftsgeneration) beschränkt, bezeichnet man sie als **Heterosis**-Effekt, weitervererbbare Leistungssteigerungen hingegen als **Transgression.** Einen Sonderfall stellen Arthybriden wie *Mentha × piperita* dar (s. Klonierung). Auf die Kreuzung müssen Auslesen und ggf. Rückkreuzungen folgen, um die gewünschte Kombination möglichst reiner-

Tab. 1.5 Erträge und Wirkstoffgehalte niederländischer *Digitalis-lanata*-Sorten (nach Mastenbroek)

Sorte	Frühblüher je 10 m^2	Krautdroge t/ha	Digoxin % i. TM	Digoxin: Gitoxin
Genova (Standard)	17	6,0	0,13	3 : 1
Vada	1	6,6	0,17	4 : 1
Dl 77–80	0	8,9	0,32	20 : 1

big zu erhalten. Kreuzungszüchtungen, von der einfachen Merkmalskombination bis zur auf Inzuchtlinien fußenden Hybridzüchtung, sind zeitaufwendig und deshalb nur bei wenigen Arzneipflanzen durchgeführt. Ältere bekannte Ergebnisse sind die Züchtung von chininreichen *Cinchona-ledgeriana-* bzw. ertrag- und morphinreichen *Papaver-somniferum*-Sorten.

3. Mutationszüchtung. Zur Erweiterung der natürlichen Formenmannigfaltigkeit und Erzielung neuer Merkmalsvarianten können mittels Chemikalien oder energiereicher Strahlen Mutationen ausgelöst werden. Dabei unterscheidet man zwischen **Genom-Mutation** (Veränderung des Chromosomensatzes) und **Chromosomen**- sowie **Gen-Mutationen** (Änderung eines Chromosoms oder nur eines einzelnen Gen-Locus).

Die durch Genom-Mutation entstandenen polyploiden Formen haben während der Evolution bereits eine große Rolle gespielt, ohne sie wäre die Entstehung vieler allopolyploider Arthybriden und Kulturpflanzen nicht möglich gewesen. Da Polyploidie die Eigenschaften des Ausgangsmaterials beträchtlich erweitern kann, besitzt ihre künstliche Induktion in der Pflanzenzüchtung einen festen Platz. Bekannt sind polyploide *Chamomilla-*, *Dioscorea-* u. *Valeriana*-Sippen bzw. Sorten, die sich z. B. durch höhere Erträge, aber auch höhere Wirkstoffgehalte auszeichnen.

Chromosomen-Mutationen kommen durch Umlagerung, Vermehrung oder Ausfall von Chromosomensegmenten zustande; sie führen häufig zu sterilen oder nicht vitalen Individuen und sind deshalb in der Pflanzenzüchtung von geringer Bedeutung. Die Grenzen zwischen ihnen und den Punktmutationen (Gen-Mutationen) sind fließend. Sprunghafte erbliche Veränderungen einzelner Eigenschaften treten in geringem Ausmaß ständig auf, sie können wertvolle Individuen mit z. B. erhöhtem Wirkstoffgehalt entstehen lassen. Künstlich induziert entstanden auf diese Weise u. a. dornenlose, solasodinreiche *Solanum-khasianum*-Varietäten. Auch gentechnologische Methoden (Gen-Transfer) sind dazu geeignet, die Variabilität zu erweitern und neue Eigenschaften in Arzneipflanzen zu implantieren. Um eine neue Sorte zu erhalten, müssen aber in jedem Fall die weiteren Selektions- und Vermehrungsschritte folgen.

2.5 In-vitro-Kultur

Unter **Zell**- oder **Gewebekulturen** versteht man Kulturen von mehr oder weniger undifferenzierten Zellaggregaten, die als Oberflächen- oder Kalluskulturen auf einem festen Nährboden oder als Suspensionskulturen in flüssigem Nährmedium kultiviert werden. Sie besitzen derzeit ihre größte Bedeutung bei der In-vitro-Vermehrung teilungsfähigen Gewebes von Nahrungs- und Zierpflanzen, z. B. Orchideen. Im Bereich Arzneipflanzen wird versucht, Zellkulturen direkt zur Arzneistoffproduktion einzusetzen, was bisher jedoch auf Grundlagenforschung beschränkt blieb. Praktische Bedeutung besitzen sie

- zur Partialsynthese und Modifikation von Naturstoffen (z. B. Biotransformation von Digitoxin in Digoxin),
- als Ausgangsmaterial für die vegetative Vermehrung (Verklonung) von genetisch einheitlichen Hochleistungsstämmen vieler verschiedener Arzneipflanzen (z. B. *Catharanthus, Dioscorea, Foeniculum, Gentiana, Papaver*),
- zur Gewinnung und Erhaltung virus- und pilzfreier, aber auch resistenter Klone (z. B. virusfreie *Digitalis lanata,* Phytophthora-resistente *Cinchona ledgeriana*) und
- als Ausgangsmaterial für haploide und diploide Protoplastenkulturen. Auf diese Weise lassen sich in der Arzneipflanzenzüchtung neue Genkombinationen erzielen.

2.6 Anbau von Arzneipflanzen

Die planmäßige Kultivierung von Arzneipflanzen dient der Gewinnung und Sicherung der benötigten Mengen an möglichst einheitlichen und qualitativ hochwertigen Drogen. Neben pflanzenbaulichen Grundkenntnissen setzt sie Informationen über die Wachstumsbedingungen und den Vegetationszyklus der einzelnen Arten voraus. Wichtige äußere Faktoren, welche das Wachstum beeinflussen, sind das **Klima** und die **Pflanzenernährung.**

Die hervorstechendsten Klimadaten sind Tageslänge, Temperaturverlauf und Niederschlagsmenge. Danach unterscheidet man in tropische, subtropische und gemäßigte Zonen, bzw. in humide, semiaride und aride Gebiete (Feucht- bzw. Trockengebiete).

Langtagpflanzen kommen nur bei *Über*schreiten, **Kurztagpflanzen** bei *Unter*schreiten einer bestimmten Tageslänge zur Blüte. *Mentha* × *piperita* als typische Langtagpflanze geht bei Tageslängen über 14 Stunden von der vegetativen in die generative Phase über, was zugleich als Voraussetzung für die Ausbildung des charakteristischen Inhaltsstoffspektrums mit hohem Gehalt an Menthol und Menthylacetat gilt. Ausdauernde Pflanzen der gemäßigten Zonen sind mehr oder weniger frostresistent, hingegen können viele tropische Arten nur bei Temperaturen von mehr als +10 °C überdauern. Das **Temperaturoptimum** ist von Art zu Art verschieden, auch die Wirkstoffproduktion wird davon betroffen. *Mentha piperita* bildet bei Temperaturen um 25 °C im Tagesmittel ein menthonreicheres, bei Temperaturen um oder unter 20 °C ein mentholreicheres ätherisches Öl. Der Anteil an ungesättigten Fettsäuren (Linolsäure) in Leinsamen nimmt in kühleren Klimaten zu. *Cinchona ledgeriana* bildet den höchsten Chiningehalt bei Temperaturen um 20 °C aus.

Tropische Pflanzen und Arten der gemäßigten Zonen benötigen in der Regel eine bessere **Wasserversorgung** als subtropisch-mediterrane Arten. Besonders trockenresistent sind verschiedene mediterrane Lamiaceen

(*Rosmarinus, Lavandula, Marrubium*), Asteraceen (*Chamomilla, Silybum*), Agaven und Jojoba (*Simmondsia chinensis*). Der höchste Wirkstoffgehalt wird erreicht, wenn die Pflanzen in den kritischen Entwicklungsstadien wie Keimung, volle Rosettenausbildung und Schossen gut mit Wasser versorgt sind. Hohe Niederschläge vor der Ernte erfordern nicht nur eine längere Trocknung, bei alkaloid- und glykosidhaltigen Arten (*Atropa, Digitalis*) können sie auch zu Wirkstoffverlusten durch Auswaschung führen.

Der Einfluß der **Höhenlage** ist als Summe der vorgenannten Faktoren, ergänzt um Strahlungsintensität und Windexposition zu sehen. Die einzelnen Arten reagieren keinesfalls einheitlich, in der Mehrzahl bilden sie an höhergelegenen Standorten weniger Wirkstoffe aus als in den Niederungen (z. B. Cardenolidgehalt in *Digitalis*, Alkaloide in *Lobelia*, ätherische Öle in *Achillea*). Der höhere Bitterstoffgehalt in *Gentiana-lutea*-Wurzeln von Gebirgsstandorten läßt sich auf das dort langsamere Wachstum und die Tatsache zurückführen, daß Amarogentin in der Wurzelrinde gespeichert wird.

Boden und Düngung. Neben den klimatischen können die edaphischen Faktoren das Wachstum und die Wirkstoffausbildung von Arzneipflanzen modifizieren. Die Bodenart, ob sandig, lehmig oder moorig, ist für die Wasser- und Nährstoffversorgung, aber auch für die Art der Wurzelausbildung verantwortlich. Organische Böden führen zu feinfaserigen Wurzeln, schwere Lehmböden erschweren die Wurzelernte und Reinigung. *Valeriana officinalis* sollte deshalb auf sandigen Böden kultiviert werden, während Kraut- und Blattdrogen vorzugsweise auf Böden mit einem höheren Humusgehalt gewonnen werden.

Die **Nährstoffversorgung** entscheidet in erster Linie über den Ertrag, sie kann aber auch die Pflanzenentwicklung beschleunigen oder verlangsamen und damit die Wirkstoffbildung beeinflussen. *Mentha piperita* produziert bei hoher Stickstoffversorgung ein „unreifes“ menthonreiches ätherisches Öl, bei hoher Kalidüngung blüht sie früher und das Öl ist reicher an Menthol und Menthylacetat. In alkaloidführenden Pflanzen wie Solanaceen und Papaveraceen wird die Höhe des Alkaloidgehalts durch Menge und Zeitpunkt der Stickstoffdüngung beeinflußt (Abb. 1.6). Nach der Stickstoffgabe steigt zunächst der Gehalt an den einzelnen Aminosäuren; je nach Aminosäure-Vorstufe nimmt mit entsprechender zeitlicher Verzögerung der Alkaloidgehalt zu. Unter Stickstoffmangel leidende *Papaver-somniferum*-Pflanzen z. B. bilden weniger Alkaloide, dafür mehr Flavonoide aus.

Der **Feldanbau** kann grundsätzlich durch Direktaussaat oder mittels Auspflanzung vorgezogener Jungpflanzen erfolgen. Die Direktsaat ist kostengünstiger, erfordert jedoch größere Mengen an einheitlichem und gut keimfähigem Saatgut. Direkt aufs Feld gesät werden die meisten ein- und zweijährigen Arten (*Chamomilla recutita, Datura* sp., *Digitalis* sp., *Papaver*

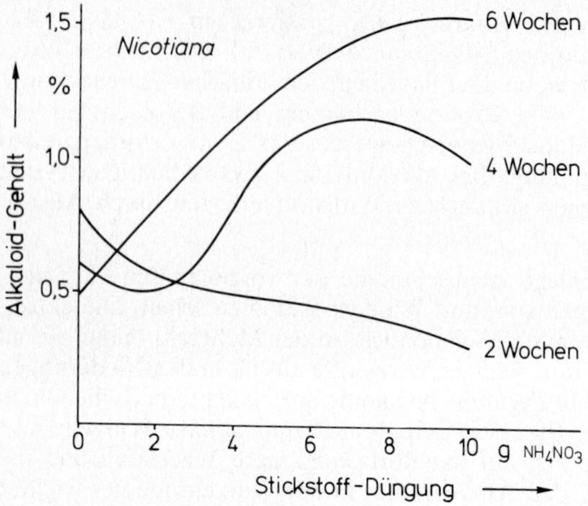

Abb. 1.6 Alkaloidgehalt in *Nicotina* 2, 4 und 6 Wochen nach Stickstoff-Düngung (nach Nowacki u. Mitarb.)

somniferum, Pimpinella anisum; *Althaea officinalis, Carum carvi, Foeniculum vulgare, Valeriana officinalis*) und einige mehrjährige Kräuter (*Chelidonium majus, Cephaelis ipecacuanha, Echinacea* sp., *Melissa officinalis, Thymus vulgaris*). Ausdauernde Stauden und Gehölze werden in aller Regel vorkultiviert und gepflanzt (*Anthemis nobilis, Arnica montana, Catharanthus roseus, Cinchona* sp., *Gentiana lutea, Mentha* × *piperita, Rheum palmatum*, aber auch *Valeriana officinalis*).

Vor der Aussaat soll das Saatgut nach den ISTA-Normen auf Reinheit und Keimfähigkeit geprüft werden*. Um samenübertragbare Krankheiten zu vermeiden, kann das Saatgut mit Fungiziden oder speziellen Beizmitteln behandelt werden. Bei schwerkeimenden Samen ist eine Vorbehandlung durch Quellen oder mit Keimstimulatoren (z. B. Gibberellinsäure) möglich.

Die vegetative Vermehrung einzelner Arten erfolgt mittels Stecklingen der ober- oder unterirdischen Teile, durch Stockteilung, Ausläufer oder unter Zuhilfenahme von In-vitro-Techniken (s. a. Verklonung).

Die Standraumansprüche und damit die Saatstärken bzw. Pflanzdichten sind von Art zu Art sehr verschieden. Besonders dicht steht z. B. Kamille, von der bei einem Tausendkorngewicht von 0,1 g ca. 2 kg/ha ausgesät werden, das entspricht einer theoretischen Dichte von ca. 2000 Pflanzen/m^2. Im Gegensatz dazu betragen z. B. die Pflanzabstände für *Cinchona* 1 × 1 bis 2 × 2 m.

---

* ISTA = International Seed Test Association

2.7 Einsatz von Pflanzenschutzmitteln und Rückstandsprobleme

Arzneipflanzen und daraus erzeugte Drogen, gleichgültig ob aus Wildsammlung oder Anbau, sind grundsätzlich mehreren Kontaminationsmöglichkeiten ausgesetzt, die sich in folgende Gruppen zusammenfassen lassen:

- fremde Pflanzen(bestandteile),
- (Schad-)Insekten und Mikroorganismen,
- Herbizid- und Pestizidrückstände (einschl. Vorratsschutzmittel) und
- toxische Schwermetalle.

Aufgrund der Anforderungen an Identität, Reinheit und Qualität von Arzneidrogen ist diesen Punkten erhöhte Aufmerksamkeit zu schenken.

Unkräuter und Herbizideinsatz. Als Gründe für die Unkrautbeseitigung in Kulturpflanzenbeständen gelten:

a) die Konkurrenz um Standraum, Nährstoffe und Wasser,
b) die Minimierung des Unkrautbesatzes in Drogen und
c) die Entfernung von Infektionsquellen (Unkräuter als Zwischenwirte oder Herde für Schadorganismen).

Die Unkrautbeseitigung kann mechanisch oder chemisch erfolgen. Während in den bevölkerungsreichen Ländern der Dritten Welt vorwiegend Handarbeitskräfte eingesetzt werden, wird in den Industriestaaten aus wirtschaftlichen Gründen versucht, die Unkrautbekämpfung mittels maschineller oder chemischer Methoden zu lösen. Maschineneinsatz ist mit neuen Entwicklungen vielfältig möglich. Der Einsatz von Herbiziden erscheint nur soweit gerechtfertigt, als die Kosten der Anwendung die zu erwartenden kurz- und langfristigen ökologischen Nachteile nicht übersteigen. Nicht die totale Vernichtung der Unkrautflora, sondern ihre Begrenzung auf ein wirtschaftlich und biologisch vertretbares Maß ist anzustreben.

Für Arzneipflanzenkulturen gibt es keine speziell entwickelten Herbizide. Es finden die in der Landwirtschaft und Gartenbau üblichen Wirkstoffe bzw. Präparate Anwendung, wovon nur wenige in einigen Ländern zugelassen sind. Der Einsatz von Herbiziden im Arzneipflanzenbau erfolgt vorwiegend vor der Feldbestellung oder im sog. Vorauflauf-Verfahren, d.h. zwischen Aussaat und Auflaufen der Kultur. Im Nachauflauf-Verfahren und zum Einsatz im etablierten Bestand sind nur wenige Herbizide geeignet, es müssen die nach ihrem Abbau in Boden und Pflanze bemessenen Wartezeiten eingehalten werden. Damit steigt auch das Rückstandsproblem. Die wichtigsten in Arzneipflanzenkulturen einsetzbaren und deshalb als Rückstände in Frage kommenden Herbizidgruppen sind Carbamate, Harnstoff-Derivate, Amine, Heterocyclen (Di- und Triazine) und quartäre Ammonium-Verbindungen.

Krankheiten, Schädlinge und Pestizideinsatz. Pflanzenkrankheiten und Schädlinge an Kulturpflanzen verursachen erhebliche Ernteausfälle und

Tab. 1.6 Maßnahmen des Pflanzenschutzes

1. **Pflanzenquarantäne**
   Import- und Exportkontrolle
2. **Kulturmaßnahmen**
   Gesundes Ausgangsmaterial,
   Standortwahl, Fruchtfolge,
   Ausrottung von Befallsherden und Zwischenwirten
3. **Physikalische Maßnahmen**
   Mechanische, thermische, akustische und optische Verfahren; Bestrahlung
4. **Biologische Maßnahmen**
   Einsatz von Nützlingen und Pathogenen; Wirkung von Antagonisten
5. **Biotechnische Maßnahmen**
   Anlockungs- und Abschreckungsmittel;
   Einsatz von Pheromonen und Entwicklungsregulatoren;
   Selbstvernichtungsverfahren
6. **Chemische Maßnahmen**
   Beizung, Entseuchung, Entwesung
   Einsatz von Pflanzenschutzmitteln

Qualitätsminderungen, die mit einer Vielzahl von Maßnahmen zu verhindern oder auf ein wirtschaftlich erträgliches Maß („Schadensschwelle") zu begrenzen versucht werden. Ihr Auftreten ist aber nicht auf Kulturpflanzen beschränkt, sie befallen ebenso Wildpflanzen, was bei der Drogengewinnung und -lagerung zu berücksichtigen ist.

Die Summe der in Tab. 1.6 verzeichneten Maßnahmen, bei der alle wirtschaftlichen, ökologischen und toxikologischen Auswirkungen gegeneinander abgewogen und die jeweils vertretbaren Methoden eingesetzt werden, bezeichnet man als **Integrierten Pflanzenschutz.** Dabei stellen die chemischen Maßnahmen (Einsatz von Pestiziden) nur einen möglichen Teil davon dar.

Pflanzenkrankheiten können physiologische Ursachen (Mangelerscheinungen, Klimaeinwirkung, Umweltintoxikationen) haben oder durch „Schadorganismen" hervorgerufen sein. Zu den Krankheitserregern mit allgemeiner Bedeutung zählen verschiedene Viren wie Kräusel-, Scheckungs- oder Mosaikviren, unter den pilzlichen Erregern sind Mehltau, Blattflecken-, Stengel- und sog. Umfallkrankheiten weit verbreitet. Um Pflanzen virusfrei zu bekommen, werden In-vitro-Vermehrungsmethoden eingesetzt. Durch Bekämpfung der Vektoren (Virusüberträger, z. B. Blattläuse) kann man die Bestände virusfrei halten. Zur Reduzierung pilzlicher Krankheitserreger können anorganische, organische oder systemische Fungizide (Tab. 1.7) eingesetzt werden.

Tab. 1.7 Wichtige Fungizide

Anorganische Fungizide:	Cu- und S-Verbindungen, z. B. Kupfersulfat-Kalk-Brühe, Netzschwefel
Organische Fungizide:	Dithiocarbamate, Phthalimide, Chlor- und Nitrobenzole, phosphororganische Verbindungen
Systemische Fungizide:	Benzimidazol- und Pyridin-Derivate, Antibiotika

Abgesehen von den allgemein verbreiteten Pflanzenkrankheiten gibt es eine Reihe spezieller Krankheiten, deren Auftreten für bestimmte Pflanzenfamilien oder -arten charakteristisch ist. Dazu gehören z. B. der Pfefferminzrost (*Puccinia menthae*), die Septoria-Blattfleckenkrankheit an *Digitalis lanata*, die Lavendelvergilbung (Mycoplasma, übertragen durch Gallmücken), die Wurzelhalsfäule an *Gentiana (Botrytis* sp.) oder der Befall von *Cinchona ledgeriana* mit *Phytophthora cinnamomi* (Rinden-Trockenfäule). Auch innerhalb einer Pflanzenfamilie kann die Infektionsgefährdung unterschiedlich sein: *Mentha* kann Rost-, Welke- oder Mehltaubefall aufweisen, während bei *Thymus* kaum Krankheiten bekannt sind.

Unter den **tierischen Schädlingen** gelten Nematoden, Spinnmilben, Blattläuse und Käfer als weit verbreitet und von allgemeiner Bedeutung. Es gibt aber auch an bestimmten Arzneipflanzen spezifische Schadorganismen. An Apiaceen trifft man häufiger Collembolen und Wanzen, an Lamiaceen und Asteraceen vorwiegend Zikaden. Die gegen tierische Schädlinge breit oder selektiv wirksamen, potentiell einsetzbaren Pestizidgruppen sind in Tab. 1.8 aufgelistet.

Einsatz von Pflanzenschutzmitteln. In Ländern mit einer strengen Pflanzenschutz-Gesetzgebung wie der Bundesrepublik Deutschland gibt es kein für

Tab. 1.8 Pflanzenschutzmittel gegen tierische Schädlinge

1. Chlorierte Kohlenwasserstoffe (DDT, HCH, Endosulfan)	Breitbandwirkung als Insektizide und Akarizide
2. organ. Phosphor-Verbindungen (Thio- bzw. Dithiophosphorsäure-Ester)	Breitband und selektiv, Kontakt und/oder systemisch, Insektizide und Akarizide
3. Carbamate	systemisch wirksame selektive und Breitband-Insektizide, z. T. auch Kontakt-, Fraß- und Atemgifte
4. Naturstoffe u. synthetische Pyrethroide (Pyrethrum-, Derris-, Tephrosia-, Nicotiana- u. a. Extrakte)	Insektizide

den Einsatz in Arzneipflanzenkulturen offiziell zugelassenes Pestizid. Es können zwar bestimmte Präparate bestimmten Krankheiten und Schädlingen zugeordnet werden, aber mit dem Vorbehalt, daß die Angaben nur für den Schadorganismus, nicht jedoch für irgendeine Arzneipflanzenart gelten.

Verantwortung und Risiko des Einsatzes von Pflanzenschutzmitteln im Arzneipflanzenanbau, auch die Einhaltung der Anwendungsvorschriften und Erntezeiten, tragen ausschließlich der Anwender und derjenige, der die Droge oder daraus erzeugte Arzneimittel in Verkehr bringt. Unter diesem Gesichtspunkt ist es wichtig, daß der Hersteller pflanzlicher Arzneimittel die Vorgeschichte der von ihm verarbeiteten Droge kennt und ggf. auf ihre Gewinnung Einfluß nehmen kann.

Die Pflanzenschutzmittel teilt man ein:

Nach **Anwendungsbereich** in
- Fungizide,
- Insektizide,
- Rodentizide,
- Akarizide,
- Nematizide,
- Herbizide.

Nach **Wirkungsweise** in
- Kontaktmittel (wirken nur bei unmittelbarem Auftreffen auf den Schadorganismus),
- „systemische“ Mittel (wirken nach Aufnahme durch die Pflanze und Verteilung durch den Saftstrom).

Herbizid- und Pestizidrückstände. Die Pflanzenbehandlungsmittel-Höchstmengenverordnung (HVO) für Rückstände in oder auf pflanzlichen Lebensmitteln (BGBl. I Nr. 22, S. 745 v. 29. 6. 82, i. d. Neufassung v. 16. 10. 89) erfaßt 374 Substanzen. Nicht alle sind in der Bundesrepublik Deutschland zur Anwendung (mehr) zugelassen (z. B. DDT); darüber hinaus gibt es in anderen Ländern einige weitere, bei uns nicht erfaßte Wirkstoffe. Die HVO ist nach Einzelpositionen aufgebaut, die in ihrer Gesamtheit die für den Menschen zumutbare Tagesdosis (ADI = acceptable daily intake) ergeben. Sie soll langfristig ein unbeschadetes Leben in unserer kontaminierten Umwelt gewährleisten. Aufgrund der geringen aufgenommenen Mengen gelten für Gewürze und teeähnliche Erzeugnisse die höchsten für den Stoff jeweils angegebenen Werte, diätetische Lebensmittel dürfen hingegen nur mit $1/10$ des niedrigsten Wertes belastet sein. Obwohl für Arzneidrogen bisher keine ausdrückliche Regelung besteht, sind nach einer Verlautbarung der Deutschen Arzneibuchkommission Restmengen an Pflanzenbehandlungsmitteln entsprechend den allgemeinen Arzneibuchvorschriften als ungewöhnliche Verunreinigungen anzusehen. Rückstände über den Höchstmengen für Lebensmittel sind demnach unzulässig (Tab. 1.9).

Bei üblichen Pflanzenschutz-Aufwendungen zwischen 1 und 10 kg/ha findet man im Erntegut noch Restmengen zwischen < 0,01–10 mg/kg. Zur Untersuchung auf Rückstände muß deshalb Spurenanalytik betrieben werden.

Tab. 1.9 Beispiele für höchstzulässige Rückstände von Pflanzenschutzmitteln

Wirkstoff	max. Toleranz (mg/kg)	Wirkstoff	max. Toleranz (mg/kg)
DDT	1,0	Chlordan	0,05
HCH	0,2	Pentachlorphenol	0,01
HCB	0,1	Heptachlor	0,1
Aldrin }	0,1	Piperonylbutoxid	3,0
Dieldrin }		Propargit	5,0
Endrin	0,1	Endosulfan	30,0

Am häufigsten finden Gaschromatographie (GC) und Hochdruck-Flüssigkeitschromatographie (HPLC) Anwendung.

Toxische Schwermetalle. Zu den unerwünschten Stoffen, die aus der Umwelt in Arzneidrogen gelangen können, zählen die Schwermetalle Cd, Pb, Ni, Hg und Cr. Aber auch die essentiellen Spurenelemente Zn, Cu, Mn und B stellen in hohen Konzentrationen eine Gefährdung dar. Die Aufnahme erfolgt mengenmäßig in der Reihenfolge $Cd < Cr < Ni < Cu < Pb < Zn$, wobei Wurzeln die höchsten, Früchte die niedrigsten Gehalte aufweisen. Entsprechend der Trinkwasserverordnung und pflanzlichen Lebensmitteln ist auch der Schwermetallgehalt von Arzneidrogen zu kontrollieren: hierzu verwendet man die Atom-Absorptions-Spektrometrie (AAS) und ähnliche Verfahren. Als höchstzulässige Schwermetallbelastung gelten 60 mg/kg berechnet als Pb.

Radioaktive Belastung. Die durch Immission radioaktiver Isotopen (Cs-134, Cs-137, Sr-90, I-131) entstehende Strahlenbelastung stellt ein aktuelles Problem dar. Als EG-Norm für Lebensmittel wurde ein Grenzwert von 600 Bcq/kg Frischmasse festgelegt, welcher auch von Arzneidrogen nicht überschritten werden darf.

3. Gewinnung pflanzlicher Ganzdrogen

3.1 Allgemeines

Etwa ⅔ der im Handel befindlichen Arzneidrogen-Arten stammen heute noch aus Wildsammlung; was das Mengenaufkommen betrifft, kommen jedoch mehr als die Hälfte aus Feldkulturen. Eine Ausweitung des Anbaues ist anzustreben, weil

- die Wildvorkommen begrenzt sind und bei anhaltender Sammeltätigkeit Ausrottungsgefahr für manche Arten besteht (Naturschutz),
- Sammeldrogen eine heterogene, nicht reproduzierbare Qualität aufweisen,

- durch Anbau die Gefahr von Verwechslungen bzw. Verfälschungen vermindert wird und die Kontamination mit Umweltchemikalien leichter kontrollierbar ist,
- durch Züchtung verbesserte Ausgangsmaterialien zum Anbau gelangen.

Arzneipflanzen werden je nach ihrem Bedarf großflächig angebaut (z. B. *Cassia, Chamomilla, Digitalis, Dioscorea, Mentha, Papaver*) oder finden Eingang in kleinbäuerliche Spezialbetriebe. Hier wurden auch für einige bisher als schwer bzw. nicht kultivierbar geltende Arten wie *Arnica montana, Arctostaphylos uva-ursi, Colchicum autumnale* oder *Gentiana lutea* geeignete Anbaumethoden gefunden.

3.2 Ernte und Aufbereitung

Die Bildung und Ablagerung pflanzlicher Sekundärstoffe ist häufig auf bestimmte Pflanzenteile, teilweise auf spezielle Sekretionsorgane wie Milchröhren oder ätherische Öl-Behälter beschränkt (= morphogenetische Variabilität). Außer diesen Unterschieden zwischen den Pflanzenteilen kann man eine Zu- oder Abnahme der Konzentration und eine Veränderung der stofflichen Zusammensetzung im Verlauf von Wachstum und Entwicklung der Pflanze feststellen (= ontogenetische Variabilität).

Bei der Drogengewinnung ist deshalb darauf zu achten, daß nur die richtigen wirkstoffreichen Teile einer Pflanze in die Droge gelangen, z. B. Frangulae Cortex ohne Holz, Digitalis Folium ohne Stengel und Blüten, Matricariae Flos, nicht jedoch das Kraut oder Valerianae Radix ohne die Blätter. Mit Rücksicht auf den Wirkstoffgehalt gelten als günstige **Erntetermine** für

- Kraut- und Blattdrogen kurz vor oder während der Blüte,
- Blütendrogen die Vollblüte,
- Rinden das Frühjahr (aufsteigender Saftstrom) und
- Wurzeln das Ende der Vegetationsperiode.

Ausnahmen sind z. B. Caryophylli Flos, die bereits als Blütenknospen geerntet werden, Digitalis Folium, deren Ernte im Spätherbst (Oktober) erfolgt, oder Gentianae Radix, deren Bitterstoffgehalt im Frühjahr während des Austreibens am höchsten ist (Abb. 1.7). Für die Rindengewinnung tropischer Hölzer ist aus Gründen der Trocknungsmöglichkeit der Wechsel von Regen- zu Trockenzeit günstigster Erntetermin.

Die **Ernte** von Arzneipflanzen erfolgt je nach Stand der technischen Entwicklung und der besonderen Anforderungen an die Droge
- manuell (Theae Folium und best. Flos-Drogen) oder mit einfachen Erntehilfen (z. B. Blütenpflückkämme, Rindenschälmesser, Wurzelgrabgabeln),
- teilmechanisiert, wenn eine Maschine einzelne Arbeitsvorgänge übernimmt (Schwadmäher, Rodepflüge, Standdreschmaschinen) oder

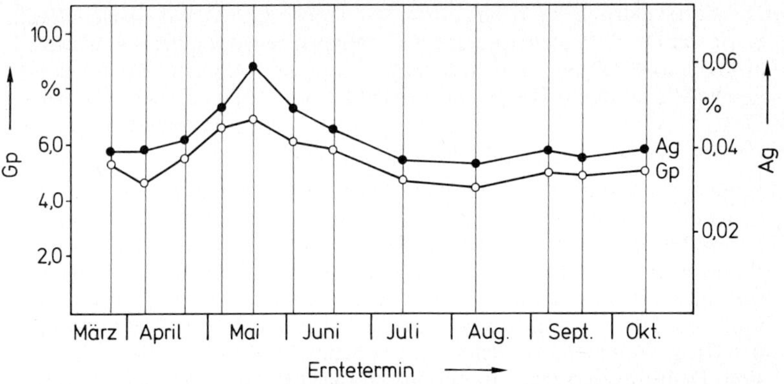

Abb. 1.7 Jahreszeitlicher Verlauf des Gehalts an Amarogentin (Ag) und Gentiopikrosid (Gp) in *Gentiana-lutea*-Wurzeln (nach Schultze u. Franz)

– vollmechanisiert, z. B. mit Mähdreschern für Körnerfrüchte, Schneidladern für Kräuter, Wurzelvollerntern, oder Spezialgeräten zur Kamillenblüten- bzw. Mohnkapselernte.

Den arbeitswirtschaftlichen Vorteilen maschineller Ernteverfahren stehen die größere mechanische Belastung und die häufig notwendige Nachreinigung des Erntegutes als Einschränkung gegenüber. Voraussetzung ist auch ein gleichmäßig abreifender Feldbestand, der eine züchterische Bearbeitung und weitgehend einheitliche Boden- und Nährstoffverhältnisse erfordert.

Das frische Erntegut, besonders Kraut, Blätter und Blüten, darf nicht zu hoch geschüttet werden; es neigt zur raschen Selbsterhitzung, was zu einem unerwünschten, da unkontrollierten enzymatischen Abbau der Inhaltsstoffe führt. Bei Verschmutzung, besonders an Wurzeln und Rhizomen anhaftenden Bodenteilen, muß die Frischware gesiebt, gewaschen und z. T. gebürstet werden. Zur gründlichen Reinigung von Wurzelstöcken (Valerianae-, Altheae-Radix) werden diese gespalten.

Die Trennung von Stengeln und Blättern erfolgt durch manuelles Abstreifen oder nach der Trocknung mittels Rebelanlagen. Häckseln des Krautes mit anschließender Windfege führt zum sog. „Blattkrüll" (*Mentha, Melissa*). In den Reinigungsprozeß ist oft ein Sortiervorgang eingeschaltet, um Fremdbestandteile zu entfernen. Wurzeldrogen wie Liquiritiae oder Altheae Radix werden, soweit es sich um Arzneibuchware handelt, vor der Trocknung geschält, um teils unerwünschte bzw. weniger wertvolle Rinde zu entfernen, und um die Trocknung zu erleichtern. Bei Industriedrogen entfällt das Schälen, die Wurzeln werden vor dem Trocknen zerkleinert.

Die Zerkleinerung des Wurzelstockes von Rhei Radix erfolgt auch deshalb, um in der Droge eine gleichmäßige Durchmischung der jüngeren, wirkstoffärmeren und älteren, gehaltreicheren Teile zu erreichen. Bei Curcumae longae Rhiz. hat das Brühen des frischen Rhizoms den Zweck, den gelben Farbstoff Curcumin, der zunächst nur in bestimmten Zellen gespeichert ist, gleichmäßig über das gesamte Rhizom zu verteilen.

Frisches Pflanzenmaterial besteht zu ca. 70% (Wurzeln) bis über 90% (Früchte) aus Wasser. Sofern das Erntegut nicht zur Herstellung von Preßsäften oder Frischpflanzenauszügen verwendet wird, muß es durch Wasserentzug haltbar gemacht werden. Damit unterbindet man weitgehend sowohl enzymatische Prozesse als auch mikrobiologischen Verderb. Während des Trocknungsprozesses kann es zu fermentativen Veränderungen der Droge kommen, die schon als unerwünschte Verfärbungen erkennbar sind. Blattdrogen werden braun bis schwarz (*Melissa, Digitalis, Plantago)*, Blütendrogen gelb- bis graubraun (*Verbascum, Chamomilla*); fermentierte Gentianae Radix ist an ihrem rotbrauen Querschnitt zu erkennen. Mit der Farbveränderung geht meist auch ein Qualitätsverlust durch Wirkstoffabbau einher (Spaltung der Tropan-Alkaloide und verschiedener Glykoside einschließlich der Gentiana-Bitterstoffe). Die Enzymtätigkeit kann aber auch erwünscht sein: so findet bei Digitalis Folium eine Umwandlung der Primär- in die pharmazeutisch bedeutsameren Sekundärglykoside statt; bei Theae Folium werden durch das Quetschen („Rollen“) und Fermentieren der Blätter wichtige Aromakomponenten gebildet; die glykosidisch gebundenen Aromen in Vanillae Fructus werden erst durch Hydrolyse während der Aufbereitung freigesetzt, analog der Entstehung freier Cumarine bei der Trocknung von Asperulae Herba oder bei der Heugewinnung. Lamiaceen läßt man schließlich vor der Destillation 1–2 Tage anwelken, um eine höhere ätherische Ölausbeute zu erreichen.

Auch während der Drogenlagerung können noch enzymatische Umsetzungen erfolgen. In Frangulae Cortex werden die genuin vorliegenden, reizend wirkenden Anthronglykoside zu den entsprechenden Dihydroanthron- bzw. Anthrachinonglykosiden oxidiert, weshalb die Arzneibuchdroge mindestens 1 Jahr gelagert sein muß. Iron als wichtigste Komponente von Iridis Rhizoma wird erst während der Lagerung freigesetzt. Je nach Ausgangsmaterial und den zu erwartenden Veränderungen werden unterschiedliche Trocknungs- und Aufbereitungsverfahren zu wählen bzw. Lagerungsbedingungen einzuhalten sein.

Als wichtigste Trocknungsverfahren gelten:

a) Die **natürliche Trocknung** in der Sonne oder im Schatten. Dieses kostengünstige Verfahren wird vor allem in wärmeren Ländern eingesetzt. Die häufig noch anzutreffende Bodentrocknung im Hof oder am Straßenrand ist wegen der damit verbundenen mikrobiologischen Kontamination abzulehnen und durch einfache Tisch-, Trockenboden- oder Hordentrocknung zu ersetzen. Trocknung im Schatten (unter Dach) ist günstiger als an der vollen Sonne.

b) Die **künstliche Trocknung** mittels Kalt-, Warm- oder Heißluft. Hierzu zählen die Kammer- und Hordentrocknung als diskontinuierliche und die Trommel- und Bandtrocknung als kontinuierliche Verfahren. In der genannten Reihenfolge nehmen die Anlagekosten, aber auch die Steuerungsmöglichkeiten des Trocknungsvorganges zu. Ein weiteres praxisübliches und produktschonendes Trocknungsverfahren ist die Lyophilisation (Gefriertrocknung), die aber sehr kostspielig ist und deshalb nur wenig eingesetzt wird.

Für Wurzeln und Rinden eignet sich am besten die Kammertrocknung; auch Herba- und Fructus-Drogen (z. B. Cardui-, Carvi-Fructus) oder Digitalis lanatae Folium werden vorzugsweise mit dieser Methode getrocknet. Der Kammerboden besteht aus einem Gitter- oder Siebrost, durch welchen von unten gleichmäßig (vorgewärmte) Luft strömt. Die Schütthöhe beträgt ca. 50 cm. Hordentrockner sind mit mehreren Siebböden ausgestattet, die Trocknung erfolgt in dünnerer Schicht.

Das wichtigste Element einer Trommeltrocknungsanlage ist eine schräggestellte Lochblechtrommel; Bandtrocknungsanlagen besitzen übereinander angeordnete Siebbänder. Beide Verfahren arbeiten kontinuierlich, wobei Luftmenge und Temperatur für die einzelnen Trocknungsbereiche geregelt werden können. Sie eignen sich besonders für Blatt- und Blütendrogen.

Als Wärmequellen für die künstliche Trocknung dienen Öl- oder Feststoffbrenner mit Wärmeaustauschern, da keine Rußpartikel in die Droge gelangen dürfen. Mit Gasfeuerung oder Solarkollektoren kann eine Direkttrocknung erfolgen. Die Lufttemperaturen liegen bei künstlicher Trocknung im allgemeinen zwischen 40° und 100 °C, bei Trommeltrocknung auch deutlich darüber. Entscheidend ist die Temperatur, welche das Trocknungsgut während des Vorganges erreicht, und die Stabilität der Wirkstoffe. Drogen mit ätherischen Ölen dürfen nicht über 50 °C erwärmt werden, während Alkaloid- und Glykosid-Drogen kurzfristig höhere Temperaturen vertragen, welche zugleich zu einem raschen Abbruch der Enzymaktivität führen.

Drogen dürfen nur eine Restfeuchte von weniger als 15% aufweisen, darüber beginnen die Mikroorganismen zu wachsen.

Die Restfeuchte einiger Drogen beträgt z. B. für:

Matricariae Flos	8–10%	Lini Semen	5– 9%
Digitalis lan. Fol.	8–12%	Frangulae Cortex	5– 8%
Thymi Herba	8–11%	Gentianae Radix	8–15%
Foeniculi Fruct.	6–12%		

Unsachgemäß getrocknete oder gelagerte Drogen besitzen eine abweichende Färbung oder einen muffigen Geruch. Ihre nachträgliche Behandlung mit sog. Schönungsmitteln (z. B. Bentonit, Eosin) dient nur der Optik und ist aus Qualitätsgründen abzulehnen.

Ganzdrogen werden in der Regel vor der Weiterverarbeitung oder Verwendung zerkleinert. Dieser Vorgang mittels Drogen-Schneidmaschinen oder Mühlen soll möglichst kurzfristig vor der weiteren Verwendung erfolgen, da die große Oberfläche der Schnitt- und Pulverdrogen Oxidationsprozesse fördert. Bei Drogen mit ätherischen Ölen nehmen die Verluste mit dem Grad der Zerkleinerung stark zu, die äther. Öl-Behälter sind gegenüber mechanischer Belastung besonders empfindlich. Die Schneid- und Mahlwerkzeuge müssen abriebfest sein, um eine Kontamination der Droge mit Schwermetallen zu vermeiden. Produktschonend ist das Mahlen unter Beimengung von flüssigem N_2.

Drogenlagerung. Drogen können während der Lagerung die gleichen qualitätsbeeinflussenden Veränderungen erfahren wie während des Haltbarmachungsprozesses. Sie müssen deshalb kühl, dunkel, trocken und sauber, d. h. vor Sonnenlicht, Feuchtigkeit, Sauerstoffeinwirkung und Vorratsschädlingen geschützt aufbewahrt werden. Als **Verpackungsmaterialien** eignen sich engmaschige Gewebe, beschichtetes Papier oder Kunststoff. Empfindliche Drogen werden in gewachsten Kartons oder Sperrholzkisten transportiert und gelagert. Drogen mit ätherischen Ölen müssen vor Verdunstung geschützt werden; lipophile Kunststoffe eignen sich für ihre Verpackung und Aufbewahrung nicht.

Jede Pflanze und die von ihr gewonnene Droge ist von einer eigenen, typischen **Mikroflora** umgeben. Diese hängt von Boden, Düngung, Kleinklima und Pflanzenteil ab. Im allgemeinen weisen Wurzeln und Früchte höhere, Blüten und Samen geringere Keimzahlen auf. Als Durchschnittswerte werden Gesamtkeimzahlen zwischen 10^2–10^6 aerobe Keime pro g Droge angegeben.

Nach PH. EUR. Bd. I müssen „pflanzliche Drogen so weit wie möglich frei von Schimmel, Insekten und anderen tierischen Verunreinigungen sein". Während der Ernte, des Konservierungs- und Aufbereitungsverfahrens sowie der Lagerung muß deshalb darauf geachtet werden, Sekundärkontamination zu vermeiden und Bedingungen zu schaffen, welche das Mikroorganismen- und Schädlingswachstum keinesfalls fördern. Für den mikrobiologischen Zustand von Arzneimitteln werden folgende Grenzwerte vorgeschlagen*:

- bis 10^4 aerobe Mikroorganismen pro g oder ml, davon
- bis 10^2 Hefen und Schimmelpilze pro g oder ml,
- Abwesenheit von *Escherichia coli* in 1 g oder ml,

* Empfehlungen der Fédération International de Pharmacie (FIP)

- Abwesenheit von *Salmonella* sp., *Pseudomonas aeruginosa* und/oder *Staphylococcus aureus* in 1 g od. ml,
- andere Enterobakterien nicht mehr als 10^2 pro g oder ml.

Ausschlaggebend ist weniger die Gesamtkeimzahl, welche vorwiegend ubiquitäre areobe Mikroorganismen umfaßt, als vielmehr die Abwesenheit pathogener Enterobakterien und aflatoxinbildender Schimmelpilze (*Aspergillus flavus* u. a.).

Zur **Keimzahlverminderung** und **„Entwesung“** (Abtötung von Insekten in allen Entwicklungsstadien) bieten sich physikalische und chemische Methoden an. Unter den physikalischen Verfahren ist die Hitzesterilisation für Arzneidrogen im allgemeinen nicht geeignet. Der Einsatz ionisierender Strahlen im Lebensmittelbereich ist nach Empfehlungen der WHO auf eine maximale Strahlendosis von 10 kGray begrenzt, eine wirkungsvolle Keimreduzierung bei Drogen wird jedoch erst ab 25 kGray erreicht. Die Eignung der Strahlensterilisation für Arzneidrogen ist aufgrund möglicher toxikologisch bedenklicher Radiolyseprodukte noch nicht endgültig geklärt.

Eine weitgehende Entwesung und teilweise Keimreduzierung kann mittels Druckkammern und anschließend explosionsartigem Druckabfall erfolgen. Dieses Verfahren eignet sich jedoch nicht für Drogen mit leichtflüchtigen Wirkstoffen. Die Vakuumverpackung bietet eine produktschonende und umweltfreundliche, jedoch für große Drogenpartien unwirtschaftliche Methode, Drogen keimhemmend und insektenfrei zu lagern.

Für die Entwesung und Keimreduzierung sind derzeit chemische Verfahren am gebräuchlichsten, die jedoch Rückstandsprobleme mit sich bringen. Die größte Bedeutung besitzt die Begasung mit **Ethylenoxid.** Das Hauptproblem der Anwendung dieses Gases liegt bei den Restmengen an Enthylenoxid, Ethylenchlorhydrin und Ethylenglykol in der Droge bzw. bei Reaktionsprodukten mit den Drogeninhaltsstoffen.

Verzichtet man auf eine Keimzahlverminderung, wird zur Entwesung als gängigstes Begasungsmittel **Methylbromid** eingesetzt. Als Vorratsschädlinge gelten besonders Kleinschmetterlinge (z. B. Dörrobstmotte), Bohrfliegen und verschiedene Käfer (Kornkäfer, Diebkäfer), befallsgefährdet sind besonders Rhizoma-, Flos-, Fructus- und Semen-Drogen.

Risiken beim Umgang mit Arzneipflanzen

Durch Hautkontakt bei Ernte und Aufbereitung der Pflanzen, aber auch durch Einatmen von Drogenstaub während der Zerkleinerung (Schneiden, Mahlen) können allergische Reaktionen oder Vergiftungserscheinungen auftreten.

Besonders zu erwähnen sind hier:

- phototoxische Stoffe (Furocumarine in Apiaceae, Hypericin in Hypericaceae),

- Allergene (Blütenpollen; Kontaktallergene der Primulaceae, Anacardiaceae, Euphorbiaceae),
- Cardenolide und
- einige starkwirksame Alkaloide.

4. Isolierung von biogenen Stoffen und Stoffgemischen aus Höheren Pflanzen

Die Isolierung von reinen Naturstoffen aus Pflanzenmaterial kann verschiedenen Zwecken dienen:

- Im Zuge der Erforschung der Inhaltsstoffe der Strukturaufklärung,
- der Gewinnung einer bereits bekannten Verbindung als authentische Vergleichsubstanz und
- der Verwendung als Reinstoff für Arzneifertigpräparate in der pharmazeutischen Industrie.

In allen Fällen wird prinzipiell nach dem gleichen Schema verfahren; es bestehen nur quantitative Unterschiede. Jeder Naturstoff bzw. jede Naturstoffgruppe erfordert jedoch wegen unterschiedlicher Eigenschaften und unterschiedlicher Begleitsubstanzen eine besondere Anpassung der folgenden Methoden:

- Vorbehandlung des Pflanzen- oder Drogenmaterials,
- Extraktion,
- Reinigung.

4.1 Vorbehandlung des Pflanzen- oder Drogenmaterials

Eine reguläre Vorbehandlung des Pflanzen- oder Drogenmaterials ist die Zerkleinerung, wobei auch der Grad der Zerkleinerung (Korngröße, Feinheitsgrad) eine Rolle spielt. Je kleiner die Korngröße, desto geringer der Diffusionsweg der Inhaltsstoffe aus den Partikeln in das Extraktionsmedium (Menstruum). Andererseits wird aber der Feinheitsgrad des Pulvers begrenzt durch mögliche Extraktionsprobleme (zu geringe Durchflußgeschwindigkeit bei Perkolation, Verstopfung von Filtern nach Mazeration usw.).

Eine weitere wichtige Vorbehandlung kann auch in der Beseitigung störender Begleitsubstanzen bestehen, welche wie z. B. Fette oder fette Öle in Samen in größerer Menge vorhanden sind. Diese können durch eine Vorextraktion mit einem geeigneten lipophilen Lösungsmittel entfernt werden (Entfetten der Droge).

Eine weitere wichtige Tatsache ist zu bedenken, welche vor allem Pflanzenfrischmaterial betrifft: Es sind hier Enzyme (z. B. Glykosidasen) vorhanden, welche beim Zerkleinern des Materials mit den zu isolierenden Substanzen (z. B. Glykoside) in Verbindung kommen und diese abbauen können. Eine Gegenmaßnahme hierfür könnte die Zerstörung der Enzyme durch kurzes Aufkochen (Denaturierung des Proteinanteils), Behandlung mit Ethanol oder auch die Anwendung höherer Salzkonzentrationen sein, welche die Enzymwirkung inhibieren.

Enzymatische Veränderungen von Inhaltsstoffen können aber auch erwünscht sein wie im Fall der herzwirksamen Glykoside, wobei es in der Hauptsache auf die Gewinnung der Sekundärglykoside ankommt. Deshalb wird hier zur Isolierungsvorbereitung das Pflanzenmaterial einer Fermentation unterzogen (Digitalisblätter mit Wasser befeuchtet oder in Wasser mazeriert einige Stunden bei Raumtemperatur oder leicht erhöhter Temperatur), wobei die Primärglykoside partiell hydrolysiert werden zu den Sekundärglykosiden.

4.2 Extraktion

Die Extraktion von Naturstoffen aus dem Drogen- bzw. Pflanzenmaterial ist der nächste und meist auch schon entscheidende Schritt. Schon die Wahl des Extraktionsverfahrens kann erheblichen Einfluß auf die Ausbeute haben.

So stellt sich bei den Verfahren mit nicht fließendem Lösungsmittel wie der Mazeration (Raumtemperatur), Digestion (erhöhte Temperatur von ca. 40–50 °C) oder Wirbelextraktion (mechanische, ständige Durchwirbelung) nur ein Konzentrationsgleichgewicht zwischen Extraktionsgut und Lösungsmittel ein.

Bei den Verfahren mit fließendem Lösungsmittel, also kontinuierlicher Erneuerung des Menstruums wie Perkolation, Gegenstromverteilung oder auch dem Soxhlet-Verfahren (bei thermostabilen Inhaltsstoffen) jedoch werden die Drogen „erschöpfend“ extrahiert, die Ausbeute ist höher.

Die Wahl des Menstruums richtet sich nach den zu extrahierenden Substanzen. Durch geeignete Auswahl kann man mehr oder minder selektiv extrahieren. Eine weitere Verbesserung der Selektivität kann erreicht werden, wenn auch noch die Abhängigkeit der Löslichkeit von Naturstoffen vom pH-Wert mit berücksichtigt wird. Dies trifft natürlich nur für saure oder basische Pflanzeninhaltsstoffe zu. So kann man z. B. bei der Isolierung von Alkaloiden zur Vermeidung der Mitextraktion hydrophiler Inhaltsstoffe folgendermaßen verfahren: Zunächst werden im sauren Milieu die sauren und auch die neutralen lipidlöslichen Pflanzeninhaltsstoffe mit einem lipophilen Lösungsmittel extrahiert. Die Alkaloide liegen unter diesen Bedingungen als Salze vor und sind deshalb nicht löslich. In einem zweiten Extraktionsgang im alkalischen Bereich sind die Alkaloide als Basen nun mit lipophilen Lösungsmitteln extrahierbar. Hydrophile Bestandteile der Droge werden überhaupt nicht extrahiert.

Auch weitere Verfahren zur Isolierung von Alkaloiden basieren auf dieser Tatsache, daß die Alkaloidsalze wasserlöslich, die freien Basen jedoch in organischen Lösungsmitteln löslich sind. In der Pflanze liegen die Alkaloide als Salze oder auch – wie im Fall der Chinarinde – gebunden an Gerbstoffe vor.

Saure Extraktion. Extraktion der Alkaloide aus der Droge mit saurer, wäßriger Lösung, Reinigung des wäßrigen Extrakts durch Ausschütteln mit einem mit Wasser nicht mischbaren organischen Lösungsmittel, Alkalisieren der wäßrigen Phase, Ausschütteln der Alkaloidbasen in ein lipophiles Lösungsmittel (Chloroform, Dichlormethan). Die Alkaloide befinden sich als Basen im organischen Lösungsmittel.

Alkalische Extraktion. Alkalisieren der Droge mit Calciumcarbonat, Natriumcarbonat oder auch Ammoniak, Extraktion der Alkaloidbasen mit einem organischen Lösungsmittel, Reinigung durch Ausschütteln mit saurer, wäßriger Lösung. Die Alkaloide befinden sich als Salze in der wäßrigen Phase.

Isolierungsbeispiel: Opium-Alkaloide. Durch Verreiben der Droge mit Calciumchlorid werden die Alkaloide in die Hydrochloride überführt und können mit Wasser extrahiert werden; die Mekonsäure und andere Säuren sind als Ca-Salze in Wasser schwer löslich. Auf Grund der unterschiedlichen Basizität kann folgende Fraktionierung der Alkaloide durchgeführt werden: Durch Zugabe von Natriumhydroxid werden Noscapin, Papaverin und Thebain gefällt, das Codein kann durch Chloroform aus der alkalischen Lösung extrahiert werden. Das Morphin, das auf Grund seines amphoteren Charakters in Lösung geblieben war, wird nach Ansäuern und schwacher Alkalisierung mit Ammoniak ausgefällt.

Für die Isolierung von Glykosiden spielt die Polarität des Gesamtmoleküls eine entscheidende Rolle. Als Extraktionsmittel werden daher relativ polare Lösungsmittel, wie Ethylacetat, Butanol, Isopropanol, Methanol oder auch Wasser verwendet.

Isolierungsbeispiel: Rutosid. Rutosid kann aus dem Kraut des Buchweizens (*Fagopyrum esculentum*, ca 1–4%) oder auch aus den Blütenknospen des Schnurbaums (*Sophora japonica*, bis zu 16%) gewonnen werden. Zur Reindarstellung der Substanz nutzt man einerseits die Löslichkeitsunterschiede der Substanz zu den mitextrahierten Begleitsubstanzen als auch Löslichkeitsunterschiede der Substanz selbst in heißem und kalten Wasser. Die Extraktion kann mit verdünntem Isopropanol (70%) unter Erhitzen durchgeführt werden. Einengen führt zu einer wäßrigen Lösung, aus der die Begleitstoffe, aber auch ein großer Teil des Rutosids ausfallen. Durch Zugabe von Wasser und Erhitzen wird das Rutosid wieder in Lösung gebracht, die gefällten Begleitsubstanzen durch Heißfiltration abgetrennt. Durch rasches Abkühlen des heißen Filtrates wird nun das Rohrutosid ausgefällt, welches zur Reinigung dann aus Methanol-Wasser-Gemischen umkristallisiert werden kann.

4.3 Reinigung

Trotz einer mehr oder weniger selektiven Extraktion liegt die zu isolierende Substanz in der Regel noch im Gemisch mit Begleitsubstanzen vor, sei es mit Substanzen ähnlicher Struktur oder auch mit Verbindungen aus anderen Stoffgruppen.

Als Reinigungsverfahren bieten sich verschiedene Möglichkeiten an, über die von Fall zu Fall entschieden werden muß:

4.3.1 Fällung und Filtration

Hierbei können die zu isolierenden Substanzen selbst gefällt werden, z. B. durch Ändern des pH-Wertes, durch Ändern des Lösungsmittels oder auch durch Zugabe eines Reagenzes, mit der die betreffende Substanz bzw. Stoffgruppe schwerlösliche, aber spaltbare Verbindungen eingeht. Andererseits jedoch können auch die störenden Begleitstoffe selbst ausgefällt werden wie beispielsweise mitextrahierte Gerbstoffe durch Zugabe von Bleiacetat.

Isolierung von Proteinen

Zur Gewinnung von Proteinen aus pflanzlichem oder tierischem Material ist prinzipiell zu unterscheiden zwischen Gerüstproteinen (Skleroproteinen wie z. B. Kollagen) und Proteinen mit Enzym- bzw. Hormoncharakter. Während die Skleroproteine recht stabil sind, sind Enzyme bzw. Hormone sehr empfindlich gegen chemische und auch physikalische Einflüsse (Denaturierung). Dies bedeutet einen sorgfältigen Umgang mit dem Ausgangsmaterial, welches in aller Regel sofort tiefgefroren und meist auch entwässert wird (z. B. durch Gefriertrocknung). Bei der Extraktion müssen höhere Temperaturen vermieden werden. Als Extraktionsmittel dient meist Wasser oder eine wäßrige Salzlösung.

Die Anreicherung bzw. Reinigung ist nach vielen Methoden möglich, welche der jeweiligen Substanz und auch dem Ausgangsmaterial angepaßt sind. Eine Grobtrennung von mitgelösten Begleitsubstanzen ist meist möglich durch die Proteinfällung mit Neutralsalzen, wobei am häufigsten Ammoniumsulfat Anwendung findet. Da die Salzkonzentration, welche zur Fällung eines Proteins führt, typisch ist für jedes Protein, kann eine fraktionierte Fällung eines Proteingemisches erreicht werden, indem die Salzkonzentration stufenweise erhöht wird. Die weiteren Reinigungen erfolgen meist auf chromatographischem Wege, wobei die Gelfiltration und die Elektrophorese eine bevorzugte Rolle spielen.

Isolierungsbeispiel: Pepsin. Pepsin wird aus der Magenschleimhaut von Schweinen, Schafen und Kälbern gewonnen. In der Regel geht man nach einem Säure-Extraktionsverfahren vor: Durch Behandlung der zerkleinerten Magenschleimhaut mit Salzsäure (ca. 0,5%, 1 bis 2 Tage, 35–40 °C) wird das Pepsinogen, die inaktive Vorstufe des Pepsins in den Schleimhautzellen, extrahiert und zugleich autokatalytisch in das aktive Pepsin umgewandelt. Die zellulären Fragmente werden durch Zentrifugieren, die Lipoide durch Ausschütteln mit lipophilen Lösungsmitteln abgetrennt.

Zur Gewinnung der Enzymfraktion sind mehrere Verfahren möglich und üblich:
- Aussalzen mit Neutralsalzen wie Ammoniumsulfat oder auch Natriumchlorid,
- Ausfällen mit organischen Lösungsmitteln wie Ethanol, Aceton oder Isopropanol;
- direkte Gewinnung aus der Lösung durch Gefriertrocknung.

In allen Fällen muß das gewonnene Präparat auf einen bestimmten Wirkwert standardisiert werden. Die Durchführung der Bestimmung und die Einstellung wird von den Arzneibüchern vorgeschrieben.

4.3.2 Ausschüttelungsverfahren

Hier wird eine Flüssig-Flüssig-Verteilung vorgenommen, wobei folgende Voraussetzungen erfüllt werden müssen: die beiden verwendeten Lösungsmittel dürfen nicht miteinander mischbar sein und die betreffende Substanz muß in den beiden Lösungsmitteln unterschiedliche Löslichkeit besitzen.

Das einfachste Verfahren ist das Ausschütteln im Scheidetrichter, wobei mehrfaches Ausschütteln mit jeweils kleinen Mengen bedeutend effektiver ist als einmaliges Ausschütteln mit größerer Menge (Nernstsches Verteilungsgesetz).

Viele solcher Scheidetrichter hintereinander geschaltet finden sich in der Verteilungsapparatur nach Craig (Gegenstromverteilung).

Nach dem gleichen Prinzip der Flüssig-Flüssig-Verteilung arbeiten auch die modernen Trenn- und Isolierungsverfahren wie DCCC (Droplet-Counter-Current-Chromatography, Tröpfchen-Gegenstromchromatographie) oder die RLCC (Rotation-Liquid-Current-Chromatography, rotierende Flüssigchromatographie), welche vor allem für polare Substanzen geeignet sind und zur Trennung von Saponinen, Flavonglykosiden und Gerbstoffen Anwendung finden.

4.3.3 Chromatographische Verfahren

Für Isolierungen im kleinen Maßstab bietet sich hier die präparative DC (Dünnschichtchromatographie) an. Zur Trennung größerer Substanzmengen wird die Säulenchromatographie angewendet, wobei als Säulenfüllmaterial (stationäre Phase) je nach Naturstoffklasse und Natur der Begleitsubstanzen die unterschiedlichsten Materialien Anwendung finden, so für apolare und niedermolekulare Substanzen meist Kieselgel oder auch Aluminiumoxid, für sehr polare Substanzen Cellulose, für Phenole Polyamid oder Sephadex. Die Reinigung von basischen oder sauren Naturstoffen ist auch über eine Säulenchromatographie mit Anionen- oder Kationenaustauschern (Ionenaustausch-Chromatographie) möglich.

Nach diesen Reinigungsverfahren wird dann der Naturstoff aus einem geeigneten Lösungsmittel kristallisiert und mit analytischen Methoden auf Identität und Reinheit geprüft.

Für die Isolierung von Stoffgemischen, also zur Herstellung eines Fluid- oder auch Trockenextrakts, gilt im Prinzip das bereits Besprochene, da in der Regel auch bei Extraktbereitung ein Produkt angestrebt wird, in dem die wirksamen Inhaltsstoffe zumindest angereichert sind. Es entfällt nur der Schritt der Reinigung und der Kristallisation.

Ein wenig anders ist es bei Tinkturen, welche in der Regel mit definierten Wasser-Ethanol-Gemischen hergestellt werden, um ein Inhaltsstoffmuster in der Tinktur zu erhalten, welches in etwa dem der Droge oder der Pflanze entspricht.

Weiterführende Literatur

Czygan, F.-C. (1984), Biogene Arzneistoffe, Vieweg Verlag, Braunschweig.

Eberwein, B., G. Helmstädter, J. Reimann, H. Schönenberger, C. V. Vogt (1984), Pharmazeutische Qualität von Phytopharmaka. Dtsch. Apoth. Verl. Stuttgart.

Franz, Ch. (1984), Einsatz von Pflanzenschutzmitteln im Arzneipflanzenanbau, Pharm. Unserer Zeit **13**, 161.

Franz, Ch. (1986), Züchtung und Anbau – Chancen für die Qualität pflanzlicher Arzneimittel, Pharm. Ztg. **131**, 611.

Franz, Ch. (1986), Wege, Ziele und neuere Ergebnisse der Arzneipflanzenzüchtung. Z. Phytother. **7**, 48.

Frohne, D., Jensen, U. (1985), Systematik des Pflanzenreichs unter besonderer Berücksichtigung chemischer Merkmale und pflanzlicher Drogen, 3. Aufl., G. Fischer Verlag, Stuttgart.

Gassen, H. G., Martin, A., Sachse, G. (1986) Der Stoff, aus dem die Gene sind, J. Schweitzer Verlag, München.

Gröger, D., S. Johne, Mikrobielle Gewinnung von Arzneistoffen, Akademie-Verlag, Berlin 1982

Hanke, G. (1984), Qualität pflanzlicher Arzneimittel, Paperback APV 11, Wiss. Verl. Ges., Stuttgart.

Harnischfeger, G. (1985), Qualitätskontrolle von Phytopharmaka, Thieme, Stuttgart.

Hess, D. (1968), Biochemische Genetik. Springer-Verlag, Berlin Heidelberg, New York.

Hoffmann, W., Mudra, A., Plarre, W. (1985), Lehrbuch der Züchtung landwirtschaftlicher Kulturpflanzen, 2. Aufl., P. Parey Verlag, Hamburg.

Leistner, E., Breckle, S.-W. (1988) Pharmazeutische Biologie I, Thieme, Stuttgart.

Rehm, H.-J., G. Reed (ed.), Biotechnology Vol. 4 (Microbial Products II), Verlag Chemie, Weinhein

Rehm, H.-J., Industrielle Mikrobiologie, 2. Aufl. (1980), Springer-Verlag, Berlin–Heidelberg–New York

Schilcher, H. (1985), Rückstandsanalytik bei Drogen und Drogenzubereitungen, Fresenius Z. Anal. Chem. **321**, 342.

Sprecher, E., Arzneistoffproduktion durch Mikroorganismen, Deutscher Apotheker Verlag, Stuttgart 1983

Kapitel 2

Drogenanalytik

Die analytische Bearbeitung von Drogen hat das Ziel, an Hand verschiedener Kriterien die Qualität dieser biogenen Arzneistoffe zu garantieren. Diese Analytik läßt sich untergliedern in die qualitative und die quantitative Analytik.

1. Qualitative Analytik

Sie dient der Erarbeitung von Kriterien, welche über Identität und Reinheit der Droge Auskunft geben können. Hierbei genügt es in der Regel nicht, ein einziges Kriterium zur Identitäts- bzw. Reinheitsprüfung heranzuziehen. Es müssen verschiedenste Verfahren zusammen angewendet und betrachtet werden, um eindeutige Aussagen treffen zu können.

Die einfachste und damit meist auch erste qualitative Untersuchung einer Droge ist die Sinnesprüfung; dies bedeutet: Prüfung mit dem Auge auf makroskopisch erkennbare Merkmale (z. B. bei der Ganzdroge) bzw. mit einer Lupe (z. B. bei geschnittener Droge) sowie die Prüfung auf Geruch und Geschmack. Als weitere einfache Prüfung auf Identität ist die mikroskopische Untersuchung der Droge zu nennen, welche entweder durch Anfertigung eines Schnittes oder aber durch Betrachtung des Drogenpulvers erfolgen kann. Die mikroskopische und makroskopische Drogenanalyse kann jedoch auch Reinheitskriterien liefern, da nicht zur Droge gehörende Bestandteile wie z. B. Gefäße in einer Rindendroge nachgewiesen werden können.

Weitere qualitative Untersuchungen zur Identität sind meist chemischer Natur, in der Regel die Ausführung von Farbreaktionen, welche für bestimmte Inhaltsstoffe bzw. Stoffgruppen einer bestimmten Droge charakteristisch sind. Derartige Reaktionen können direkt an der Droge ausgeführt werden, wie z. B. die Prüfung auf Anthrachinon-Derivate durch Rotfärbung mit verdünnter Lauge (Bornträger-Reaktion) oder andere histochemische Nachweise, welche aus den Grundlagen der pharmazeutischen Biologie bekannt sind. Meist jedoch wird durch die Wahl eines geeigneten Extraktionsmittels eine gewisse Vorselektionierung der nachzuweisenden Inhaltsstoffe vorgenommen, indem nur bestimmte Substanzen überhaupt in den zu untersuchenden Extrakt gelangen. So erfolgt der Nachweis der Gerbstoffe in Ratanhiawurzel (DAB 9) aus dem wäßrigen Extrakt, der Nachweis der Valepotriate in Baldrianwurzel (DAB 9) aus dem Methylenchlorid-Extrakt.

Eine Verfeinerung der Selektionierung wird erreicht durch zusätzliche Trennmethoden (wie Ausschütteln des Drogenextrakts) mit einem spezifischen Lösungsmittel mit oder ohne vorherige chemische Umsetzung. Als Beispiel sei angeführt die Identitätsprüfung von Cascararinde (DAB 9). Die Droge wird mit Wasser extrahiert, der wäßrige Extrakt mit Salzsäure versetzt und erhitzt. Aus der Etherausschüttelung werden über die Bornträger-Reaktion die Aglykone der Hydroxyanthracen-*O*-Glykoside nachgewiesen. Die *C*-Glucosyle-hydroxyanthracene in der wäßrigen Phase werden mit Eisen(III)-chlorid gespalten und die Aglykone aus der Chloroformausschüttelung ebenfalls über die Bornträger-Reaktion nachgewiesen.

Sogar die Reindarstellung einer bestimmten Substanz zur Identitätsprüfung ist denkbar. So kann z. B. Arbutin in Bärentraubenblättern (DAB 9) dadurch identifiziert werden, daß durch salzsaure Hydrolyse Hydrochinon gebildet wird, welches durch Etherausschüttelung und Mikrosublimation rein isoliert und mit ammoniakalischer Silbernitrat-Lösung nachgewiesen wird.

Das meist gebrauchte Verfahren zur qualitativen Untersuchung einer Droge ist heute jedoch die Dünnschichtchromatographie (DC) eines Drogenextraktes oder Drogendestillates mit nachfolgender, geeigneter Detektion. Eine solche DC kann je nach Betrachtung sowohl eine Aussage über die Identität als auch mit gewissen Einschränkungen über die Reinheit einer Droge geben.

Bei der Prüfung auf Identität müssen bestimmte charakteristische Inhaltsstoffe im DC nachzuweisen sein. Dabei kommt es nicht unbedingt darauf an, ob man auch deren Struktur kennt, sondern nur darauf, daß bestimmte Zonen in der DC vorhanden sein müssen oder nicht („Fingerprint"-Verfahren). Zur Festlegung der Rf-Werte dieser Drogensubstanzen ist es nötig, Vergleichssubstanzen mitzuchromatographieren. Wo möglich, sollen dabei authentische Reinsubstanzen verwendet werden. Nicht immer jedoch sind diese verfügbar. Dann müssen andere Naturstoffe oder auch synthetische Substanzen zum Vergleich herangezogen werden, welche mit den zu identifizierenden Stoffen vergleichbares Laufverhalten zeigen. So werden z. B. die methylierten Flavone in Orthosiphonblättern (DAB 9) durch Cochromatographie von Scopoletin identifiziert, die Zonen der Anthocyan-Glykoside in Hibiscusblüten (DAB 9) durch Methylenblau festgelegt.

Zur DC-Prüfung auf Reinheit dürfen bestimmte Substanzzonen im DC-Bild des Drogenauszugs nicht nachweisbar sein. Eine derartige Begutachtung einer DC muß sich meistens beschränken auf häufig vorkommende und damit bekannte Verunreinigungen bzw. Verfälschungen, welche darüber hinaus auch in der DC gut zu erkennen sein müssen. Ein Beispiel hierfür ist eine häufige Verwechslung (oder Verfälschung) der Arnicablüten (DAB 9) mit Calendula- bzw. Heterothecablüten, welche über zusätzliche Zonen im Chromatogramm der Flavonoide zu erkennen sind. Die beste Lösung zur

DC-Prüfung einer Droge ist die Cochromatographie eines authentischen Drogenauszugs, wie dies meist in der Industrie zur raschen Eingangskontrolle durchgeführt wird, da damit ein eindeutiges Vergleichsmuster nicht nur in der Lage der Substanzzonen gegeben ist, sondern ebenfalls ein Vergleich der Fleckengrößen untereinander.

Dieses Kriterium „Fleckengröße" kann von der rein qualitativen Drogenuntersuchung über DC bereits zu einer semiquantitativen Auswertung führen, indem eine bestimmte Menge Drogenextrakt und eine bestimmte Menge Vergleichssubstanz in etwa gleich große Substanzzonen ergeben müssen. So wird z. B. bei Salbeiblättern (DAB 9) die Fleckengröße des Cineols sowie des Borneols und des Bornylacetats von Untersuchungslösung und Vergleichslösung verglichen und als Kriterium zur Reinheitsprüfung mit herangezogen.

Weitere qualitative Drogenuntersuchungen zur Reinheitsprüfung sind vielfältiger Art, welche häufig speziell auf eine ganz bestimmte Droge ausgerichtet sind, manchmal jedoch auch ganze Drogengruppen betreffen können. Nur in wenigen Fällen bilden bestimmte Untersuchungen für alle Drogen ein Kriterium. Diese sind z. B.:

- Die Prüfung auf fremde Bestandteile: Fremde Bestandteile können Teile der Droge selbst sein, welche jedoch nicht der Definition oder Beschreibung entsprechen oder aber auch sonstige Beimengungen pflanzlicher oder tierischer oder mineralischer Art.
- Der Trocknungsverlust sowie die Prüfung auf den Wassergehalt durch azeotrope Destillation sind Kriterien für richtige Drogengewinnung und Lagerfähigkeit.
- Der Aschegehalt: Asche bzw. Sulfatasche dienen zum Nachweis von Sand oder sonstigen Silikaten.

Bei bestimmten Drogengruppen wie ätherischen Ölen bzw. Fetten und fetten Ölen sind bestimmte qualitative Untersuchungsverfahren identisch. Dies sind bei den ätherischen Ölen die Bestimmung der relativen Dichte, des Brechungsindex, der optischen Drehung, des Säuregehalts, der wasserlöslichen Anteile, der Löslichkeit in Wasser-Ethanol-Gemischen und bei bestimmten ätherischen Ölen noch zusätzlich die Bestimmung fremder Ester sowie organischer Halogenverbindungen.

Bei den Fetten bzw. fetten Ölen sind als Reinheitsuntersuchungen neben der Bestimmung der relativen Dichte sowie des Brechungsindex die sog. Kennzahlen zu nennen, welche ein Fett bzw. ein fettes Öl charakterisieren. Es sind dies die Säurezahl (freie Säure), die Esterzahl (Esterbindungen), die Verseifungszahl (freie Säure und Ester), die Iodzahl (Doppelbindungen), die Hydroxylzahl (freie OH-Gruppen), die Peroxidzahl (Hydroperoxide = Verdorbenheit) sowie die Bestimmung der unverseifbaren Anteile (Verschnitt mit Mineralölen).

2. Quantitative Analytik

Die Qualitätssicherung der Drogen durch die qualitativen Untersuchungen zur Identität und Reinheit geben nur zum Teil und dann auch nur bedingt Aufschluß über die Menge bestimmter Inhaltsstoffe in der Droge.

Es ist die Aufgabe der quantitativen Analytik, Methoden zu finden, die wertbestimmenden, weil pharmakologisch wirksamen Inhaltsstoffe in einer Droge durch geeignete Methoden mengenmäßig zu erfassen, damit eine Normierung (Standardisierung) der Droge im Wirkstoffgehalt erfolgen kann. Dies stößt jedoch auf viele Probleme. So ist einmal bei vielen Drogen das Wirkprinzip noch nicht bzw. noch nicht eindeutig erkannt. Hier muß man sich in der Regel begnügen, eine charakteristische Leitsubstanz in dieser Droge zu finden und dann auf diese zu standardisieren.

Ein weiteres Problem tritt dann auf, wenn in einer Droge eine Mehrzahl an pharmakologisch wirksamen Substanzen jedoch unterschiedlicher Wirkung bzw. Wirkungstärke enthalten sind, so daß für eine exakte Normierung die getrennte mengenmäßige Erfassung jeder einzelnen Komponente nötig wäre (z. B. Drogen mit herzwirksamen Glykosiden). Moderne, aufwendige Analysenmethoden wie HPLC oder auch GC ermöglichen dies zwar, sind jedoch auf Grund des notwendigen Apparateaufwands in der öffentlichen Apotheke nicht anwendbar. Diese sollen deshalb in diesem Rahmen nicht berücksichtigt werden, auch wenn darauf hingewiesen werden muß, daß die Gehaltsbestimmung der Opium-Alkaloide in DAB 9 über die HPLC erfolgt.

Hier ist zunächst zu unterscheiden zwischen Methoden der „Gehaltsbestimmung", der „Wirkwertbestimmung" und der „Allgemeinen Wertbestimmung".

In der Rangstufe der Aussagekraft der Bestimmung liegen die „Allgemeinen Wertbestimmungen" am niedrigsten. Sie werden dann angewendet, wenn z. B. bei nichttoxischen Drogen der Analysenaufwand für eine bessere Aussage die Notwendigkeit übersteigt bzw. wenn noch keine exaktere Analytik möglich ist.

Zu diesen allgemeinen Wertbestimmungen gehören:

- Bestimmung des Extraktgehalts in Drogen;
- Bestimmung des ätherischen Ölgehalts in Drogen;
- Bestimmung der Quellungszahl bei den Schleim-Drogen;
- Bestimmung des Bitterwertes, eine sensorische Prüfung der Bitterstoffdrogen;
- Bestimmung des Gerbstoffgehaltes;
- Bestimmung des Flavonoid-Gehalts (genauer: Bestimmung des Gehalts an Flavonol-Derivaten).

In all diesen Fällen werden Gruppen von Inhaltsstoffen erfaßt, eine Aussage über die Zusammensetzung dieser Substanzgemische ist nicht möglich. Wenn derartige Methoden auch nicht besonders aussagekräftig sind, so stellen sie doch eine Mindestanforderung zur Qualitätsbeurteilung sicher.

Anders bei Drogen, deren Inhaltsstoffe unter vertretbarem Aufwand quantitativ analysierbar sind, bzw. Drogen, welche stark wirksame Inhaltsstoffe führen.

Hier finden sich die „Gehaltsbestimmungen“, d. h. Bestimmungen definierter Einzelsubstanzen bzw. zumindest eng begrenzter definierter Stoffgruppen, welche meist auch für die Drogenwirkung relevant sind; und es finden sich hier die „Wirkwertbestimmungen“, Bestimmungen meist biologischer Art im Vergleich zu einem Standardpräparat oder einer Standardsubstanz mit einem definierten Wirkwert.

Diese „Wirkwertbestimmung“ wird dann angewendet, wenn andere analytische Verfahren nicht möglich sind oder aber andere analytische Verfahren keine exakte Aussage über die Wirksamkeit der Droge liefern. Sie führt zu einer Wertbestimmung der Droge in definierten Einheiten oder unter Bezug auf eine Referenzsubstanz.

Ein typisches Beispiel hierfür sind die Drogen mit herzwirksamen Glykosiden, welche durch die Methode der „Bestimmung des Wirkwerts von Drogen mit herzwirksamen Glykosiden“ auf einen bestimmten „Wirkwert“ eingestellt werden, der in der pharmakologischen Wirkung einer bestimmten Menge an Reinsubstanz äquivalent ist.

Weitere „Wirkwertbestimmungen“ sind die mikrobiologische Wertbestimmung von Antibiotika, die Gehaltsbestimmung von Corticotrophin, die Gehaltsbestimmung von Insulin, die Gehaltsbestimmung von Chymotrypsin, die Wirkwertbestimmung von Pepsin, die biologische Vitamin-D-Bestimmung und auch die Prüfungen der Immunoseren (Antitoxine) und Impfstoffe auf Wirksamkeit.

Bei den „Gehaltsbestimmungen“ sind die vielfältigsten Methoden vorzufinden, welche jedoch eines gemeinsam haben: Vor der Bestimmung werden die zu bestimmenden Substanzen durch verschiedenste Verfahren (Extraktion, Säulenchromatographie, Ausschüttelungsvorgänge, chemische Umsetzungen usw.) möglichst selektiv und rein in eine Analysenlösung gebracht und daraus bestimmt. Als Methoden seien erwähnt: Gravimetrie, Titrationen im wäßrigen Medium, Oximtitration, Potentiometrie, Bestimmung des Erstarrungspunktes, Bestimmung von Phenolen im Cassiakölbchen und vor allem die Bestimmung der Extinktion.

Bei den quantitativen photometrischen Bestimmungen, welche nunmehr recht häufig in der Drogenanalytik zu finden sind und die klassischen Analysenverfahren wie Gravimetrie und Titrimetrie immer mehr ersetzen, wird in der Regel durch Umsetzung mit einem Reagenz eine Farbreaktion durchgeführt und die Extinktion der gefärbten Lösung bei einer bestimmten Wellenlänge gemessen.

Dieses Verfahren hat den Vorteil, daß in einem – wenn auch gereinigten – Substanzgemisch der Analysenlösung nur bestimmte Substanzen mit dem Reagenz reagieren und eine charakteristische Farbe bilden. Außerdem können durch die Wahl einer geeigneten Wellenlänge weitere Selektionierungen getroffen werden. Nur in sehr wenigen Fällen, z. B. bei der photometrischen Gehaltsbestimmung von Vitamin A oder der Bestimmung der Alkaloide in Chinarinde, wird die Extinktion der betreffenden Substanzen direkt bei einer bestimmten Wellenlänge im UV-Bereich gemessen.

Es ist jedoch wichtig, hier anzumerken, daß viele der quantitativen Bestimmungsmethoden „Konventionsmethoden“ darstellen. Dies bedeutet, für reproduzierbare Analysen müssen alle Parameter exakt eingehalten werden. Bei den biologischen Wirkwertbestimmungen ist durch den biologischen Faktor „Tier“ noch zusätzlich eine statistische Auswertung erforderlich.

Kapitel 3

Chemotaxonomie

1. Einleitung

Neben morphologisch-anatomischen Merkmalen werden in den letzten Jahren zunehmend auch chemische Merkmale bei der Untersuchung von Verwandtschaftsbeziehungen zwischen Gattungen, Familien oder höheren Taxa von Mikroorganismen, Pflanzen und Tieren herangezogen. Als chemische Merkmale lassen sich sowohl Informationen tragende Makromoleküle (Semantide), wie DNA, RNA und Proteine, als auch niedermolekulare Verbindungen, die in der Regel zu den Produkten des Sekundärstoffwechsels gehören, verwenden.

Die Verwendung von Sekundärstoffen zur Klassifizierung von Pflanzen ist schon sehr alt. Methoden und Prinzipien einer vergleichenden Phytochemie der Pflanzen wurden bereits im 19. Jahrhundert von Taxonomen (De Candolle 1816) und Chemikern (Rochleder 1854; Greshoff 1893) formuliert. In größerem Umfang ließen sich chemische Merkmale aber erst verwenden, nachdem die Methoden der Isolierung und Strukturaufklärung soweit verfeinert worden waren, daß die Untersuchung einer größeren Zahl von Arten mit vertretbarem Zeitaufwand möglich war.

2. Chemische Merkmale

2.1 Makromoleküle (Semantide)

2.1.1 Allgemeines

Semantide sind theoretisch am besten für die Verwandtschaftsforschung geeignet, da sie am unmittelbarsten Aussagen über die genetische Information des betreffenden Organismus liefern. Der allgemeinen Verwendung stehen jedoch erhebliche praktische Schwierigkeiten gegenüber: Exakte Methoden für die Sequenzbestimmung großer Nucleinsäure- und Protein-Moleküle stehen erst seit wenigen Jahren zur Verfügung und sind immer noch mit großem zeitlichen und finanziellen Aufwand verbunden. Sie werden daher vor allem dort eingesetzt, wo andere Merkmalskategorien versagen: Von besonderer Bedeutung sind die Sequenzanalysen ribosomaler Ribonucleinsäuren, der bakteriellen 16 S-rRNA und der homologen eukaryotischen 18 S-rRNA, für die Entwicklung eines natürlichen Systems der Bakterien und der höchsten Taxa der Eukaryoten.

Schneller und billiger sind eine Reihe indirekterer Methoden zur Erkennung von Strukturunterschieden in Semantiden. Dazu gehören Hybridisierungstechniken für die Untersuchung von Nucleinsäuren und serologische

Methoden für die Untersuchung von Proteinen. Die DNA-Hybridisierung wird zu Untersuchungen niederer Taxa, wie Arten oder Gattungen, eingesetzt. Die serologischen Methoden spielen vor allem bei der Gliederung höherer Taxa (Familien, Ordnungen, Überordnungen) der Angiospermae eine Rolle.

2.1.2 Beispiele

rRNA

Die großen ribosomalen Ribonucleinsäuren sind für die Untersuchung von Verwandtschaftsbeziehungen zwischen höheren taxonomischen Einheiten besonders gut geeignet, da sie in allen lebenden Organismen vorkommen und sich ihre Funktion als Bestandteil der Ribosomen im Laufe der Evolution kaum verändert hat. Sie sind daher gute „molekulare Uhren": Veränderungen ihrer Struktur durch Mutationen verlaufen, weitgehend unabhängig von äußeren Einflüssen, über längere Zeiträume etwa mit gleicher Geschwindigkeit. Da die Moleküle sehr groß sind und viele funktionell voneinander unabhängige Bereiche (Domänen) enthalten, werden sprunghafte Änderungen der Mutationsrate in einer Domäne durch die Konstanz der übrigen Bereiche weitgehend ausgeglichen.

Daß die Mutationsrate nicht in allen Bereichen gleich hoch ist, erhöht den Wert dieser Moleküle für chemotaxonomische Untersuchungen: In den sehr konservativen Bereichen, bei denen eine Mutation schwerwiegende Konsequenzen für die Funktion des Gesamtmoleküls hat, und die daher nur sehr selten verändert werden, geht die molekulare Uhr sehr langsam. Diese Bereiche sind daher besonders geeignet, langfristige Veränderungen, wie sie bei entfernter Verwandtschaft auftreten, nachzuweisen. Andererseits eignen sich Bereiche, deren Struktur die Funktion des Moleküls weniger stark beeinflussen und in denen daher häufiger Mutationen stattfinden, sehr gut für den Nachweis kurzfristiger Veränderungen, wie sie bei naher Verwandtschaft der untersuchten Sippen auftreten. Durch Strukturvergleiche der großen rRNAs können daher sowohl relativ nahe als auch sehr entfernte Verwandtschaftsverhältnisse erfolgreich untersucht werden.

Die Bestimmung der vollständigen Nucleotid-Sequenz einer so großen Nucleinsäure wie der 16 S-rRNA war bis vor wenigen Jahren sehr aufwendig. Daher wurden mit dieser Methode erst relativ wenige rRNAs untersucht. Die meisten Untersuchungen wurden stattdessen mit der Methode der Oligonucleotid-Katalogisierung durchgeführt: Man spaltet die rRNA zunächst mit einer für Guaninreste spezifischen Endonuklease (RNAse T1) in Oligonucleotide mit Kettenlängen bis zu 20 Nucleotiden und sequenziert dann die chromatographisch getrennten Oligonucleotide. So erhält man einen Katalog von Nucleotidsequenzen, der für den jeweiligen Organismus charakteristisch ist. Die Oligonucleotid-Kataloge verschiedener Organismen können dann miteinander verglichen werden, wobei aber nur Oligonucleotide mit mehr als 5 Nucleotideinheiten berücksichtigt werden. Die Zahl der jeweils übereinstimmenden Sequenzen liefert ein Maß für die Ähnlichkeit der untersuchten Organismen. Mit mathematischen Methoden (Cluster-Analyse) kann daraus ein hierarchisches Ähnlichkeitsdiagramm (Dendogramm) konstruiert werden (s. Abb. 3.2, 3.5 und 3.6), in dem einander ähnliche Sippen zu einer Gruppe (Cluster) zusammengefaßt sind, die ihrerseits wieder mit anderen Sippen zu Gruppen höherer Ordnung vereinigt sein kann.

Seit kurzem können auch vollständige Sequenzen der 16 S- und 18 S-rRNA mit akzeptablem Zeitaufwand bestimmt werden. Mit dieser Methode und verfeinerten Auswertungsverfahren kann man wesentlich genauere Aussagen über die Verwandtschaftsverhältnisse auf den höchsten Hierarchieebenen der Eubakterien (s. Abb. 3.3) und Eukaryoten machen.

Durch Strukturvergleiche von 16 S- und 18 S-rRNAs konnte erstmals ein Stammbaum der höchsten Hierarchieebenen aller lebenden Organismen abgeleitet werden. Die Ergebnisse sind zwar in vielen Bereichen noch unvollständig, doch zeichnen sich schon jetzt einige wichtige und zum Teil unerwartete Konsequenzen ab.

Die größte Überraschung war wohl die Entdeckung, daß die klassische Einteilung der Organismen in die zellkernlosen Prokaryotae und die zellkernhaltigen Eukaryotae nicht korrekt ist. Offenbar gibt es drei Urreiche der Organismen:

1. Die **Eubakterien**, die den größten Teil der klassischen Bakterien einschließlich Cyanobakterien umfassen.

2. Die **Archaebakterien**, von denen erst in den letzten Jahren eine größere Zahl von Arten bekannt geworden ist.

Die meisten Archaebakterien besiedeln Extremstandorte: z. B. findet man thermoacidophile Archaebakterien in heißen schwefelhaltigen Quellen, wo sie durch Oxidation des Schwefels zu Schwefelsäure Energie gewinnen. Sie können Temperaturen von 85 °C und pH-Werte von 1,5 aushalten. Halophile Archaebakterien sind an das Leben in den gesättigten Salzlösungen von Salzseen oder Salinen angepaßt. Eine dritte Gruppe, die methanogenen Archaebakterien sind strikte Anaerobier: Sie leben in sauerstofffreier Umgebung, z. B. in Faulschlamm oder im Pansen von Wiederkäuern, und gewinnen Energie aus der Reduktion von CO_2 zu Methan. Sie sind für die Bildung von Sumpfgas und Erdgas verantwortlich und können zur Produktion von „Biogas“ verwendet werden.

3. Die **Eukaryotae**, zu denen Tiere, Pilze und grüne Pflanzen gehören.

Diese Einteilung ist inzwischen durch fundamentale Unterschiede auch in weiteren Merkmalskategorien gut belegt.

Die Plasmamembranen in den drei Urreichen sind sehr unterschiedlich aufgebaut (vergl. Kap. 5, Abschn. 2 und Kap. 15, Abschn. 3.1). Die Plasmamembran der Archaebakterien enthält ungewöhnliche Glycerolipide (s. Abb. 3.1): Bei diesen Verbindungen sind die Positionen sn-2 und sn-3 des Glycerols mit aliphatischen Diterpen- oder Tetraterpen-Alkoholen verethert und die polare Kopfgruppe ist in Position sn-1 gebunden. Bei den Eubakterien und den Eukaryoten sind dagegen die Positionen sn-1 und sn-2 des Glycerols mit Fettsäuren verestert und die polare Kopfgruppe ist in Position sn-3 gebunden. Eubakterien und Eukaryoten unterschei-

Bei Eubakterien und Eukaryoten

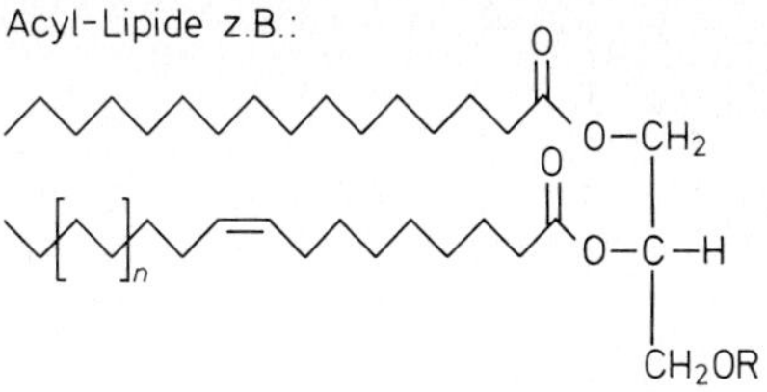

Bei Archaebakterien

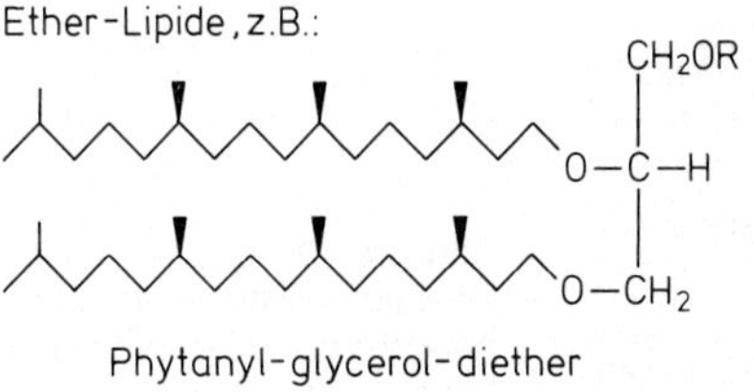

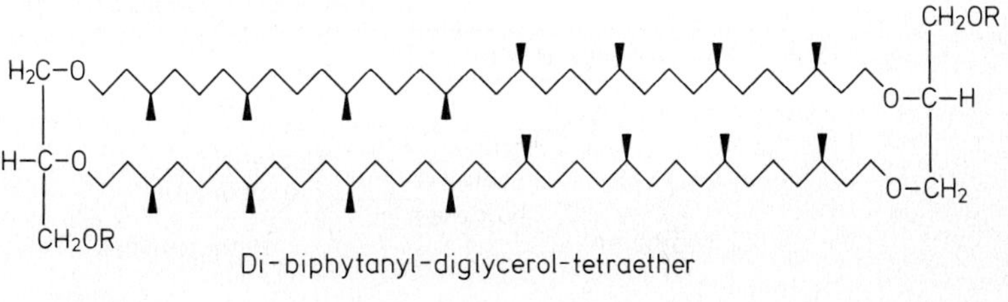

Abb. 3.1 Glycerolipide der Plasmamembranen bei Eubakterien und bei Archaebakterien und Eukaryoten (vgl. Kap. 5 Abschn. 2)

den sich aber in der Struktur der polycyclischen Membranlipide: In der Plasmamembran der Eubakterien kommen tetrazyklische Triterpene (Hopanoide) vor. Die Plasmamembranen von Eukaryoten enthalten dagegen Sterole (s. Abb. 15.16).

Die Eubakterien sind außerdem durch das Vorkommen des Peptidoglykans Murein (s. Kap. 15, Abschn. 2) in den Zellwänden charakterisiert.

Grundlegend geändert haben sich auch die Vorstellungen über die **Gliederung der Eubakterien** (s. Abb. 3.2 und 3.3): Lediglich die grampositiven Bakterien stellen, wie bisher schon vermutet, eine stammesgeschichtlich (phylogenetisch) zusammenhängende Einheit dar. Die gramnegativen Bakterien verteilen sich auf 10 taxonomische Gruppen (Taxa), welche die

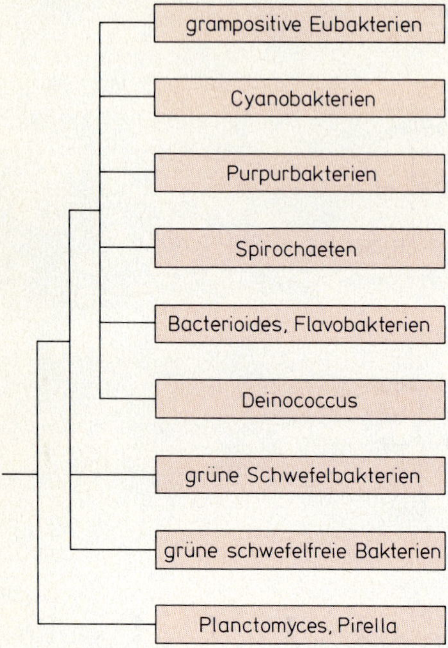

Abb. 3.2 Dendrogramm der Verwandtschaftsbeziehungen zwischen den Hauptlinien der Eubakterien, basierend auf Oligonucleotid-Katalogen der 16 S-rRNA (nach Stackebrandt, verändert)

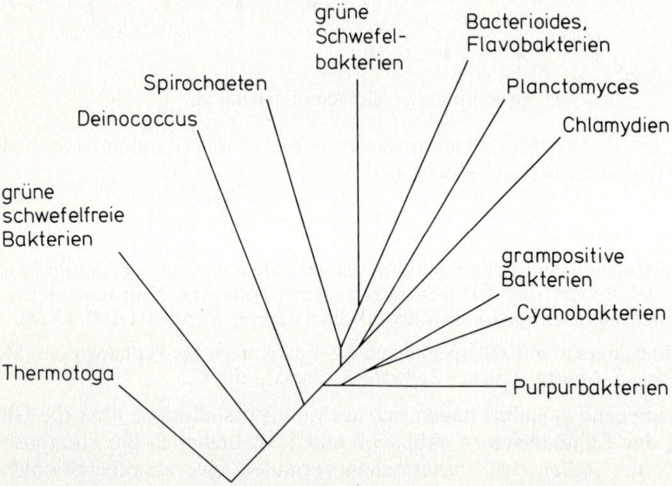

Abb. 3.3 Dendrogramm der Verwandtschaftsbeziehungen zwischen den Hauptlinien der Eubakterien, basierend auf 16 S-rRNA-Sequenzvergleichen (nach Woese)

gleiche Ranghöhe wie die grampositiven Bakterien besitzen. Die Ranghöhe dieser Taxa und ihre Benennung ist leider noch nicht verbindlich festgelegt. Man muß sich daher mit informellen, nicht den Nomenklaturregeln entsprechenden Begriffen behelfen.

Die Taxa der höchsten Kategorie, z. B. die grampositiven Bakterien, sollten den Rang einer Abteilung (Phylum) erhalten. Die nächstniedrigen Taxa wären dann als Unterabteilungen oder Klassen einzuordnen.

Der größte Teil der klassischen gramnegativen Bakterien gehört zur „Abteilung" der **Purpurbakterien.** Die klassischen Definitionen für Ordnungen, Familien und zum Teil sogar Gattungen dieser Bakterien müssen jedoch grundlegend revidiert werden.

Z. B. bilden, abweichend von der bisherigen Auffassung, phototrophe Arten kein phylogenetisch einheitliches Taxon: Kleinere Gruppen phototropher Arten sind häufig näher mit nichtphototrophen als mit anderen phototrophen Arten verwandt. Die meisten höheren Taxa der Purpurbakterien enthalten daher sowohl phototrophe als auch heterotrophe oder chemolithotrophe Arten.

Die Purpurbakterien umfassen vier phylogenetisch einheitliche Untergruppen (s. Abb. 3.4):

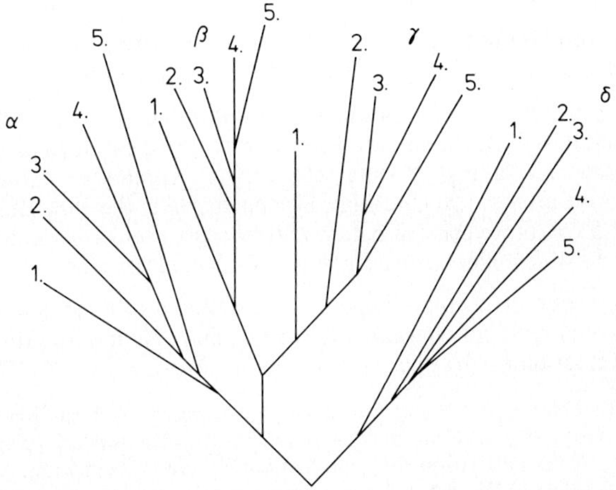

Abb. 3.4 Dendrogramm der Verwandtschaftsbeziehungen zwischen den „Unterabteilungen" der Purpurbakterien, basierend auf 16 S-rRNA-Sequenzvergleichen (nach Woese, verändert).

α-„Unterabteilung": 1. *Rhodospirillum rubrum*, 2. *Agrobacterium tumefaciens;*
β-„Unterabteilung": 1. *Neisseria gonorrhoeae*, 5. *Rhodocyclus purpureus;*
γ-„Unterabteilung": 1. *Chromatium vinosum*, 2. *Legionella pneumophila*, 3. *Pseudomonas aeruginosa*, 5. *Escherichia coli;*
δ-„Unterabteilung": 1. *Myxococcus xanthus*, 2. *Desulfovibrio desulfuricans.*

Die α-**„Unterabteilung"** besteht überwiegend aus phototrophen schwefelfreien Purpurbakterien der Gattungen *Rhodopseudomonas, Rhodospirillum* und *Rhodomicrobium.* Sie umfaßt aber auch einige chemotrophe Arten, z. B. Essigsäurebakterien (*Acetobacter*- und *Gluconobacter*-Arten), die zur Essigsäure-Gewinnung und zur technischen Synthese von Ascorbinsäure verwendet werden, sowie die Knöllchenbakterien der Leguminosen (*Rhizobium leguminosarum* und andere *Rhizobium*-Arten), die molekularen Stickstoff zu Ammoniak reduzieren und damit für den Einbau in organische Verbindungen nutzbar machen können. Auch der Endosymbiont, aus dem die **Mitochondrien** der Eukaryoten entstanden sind, gehörte zur α-Unterabteilung.

Die β-**„Unterabteilung"** enthält nur wenige phototrophe Arten, die schwefelfreien Purpurbakterien der Gattung *Rhodocyclus.* Die meisten Bakterien dieser „Unterabteilung" sind chemotroph. Hierher gehört z. B. *Neisseria gonorrhoeae*, der Erreger der Gonorrhoe.

Zur γ-**„Unterabteilung"** gehören die phototrophen Schwefelpurpurbakterien (*Chromatium*-Arten und Verwandte), sowie die heterotrophen Enterobacteriaceae (z. B. *Escherichia*- und *Salmonella*-Arten), *Vibrio*-Arten und ein Teil der Gattung *Pseudomonas*, darunter *Pseudomonas aeruginosa.* Auch die Erreger der Legionärskrankheit (*Legionella*-Arten) gehören in diese Gruppe.

Zur δ-**„Unterabteilung"** gehören z. B. die schwefelreduzierenden und die sulfatreduzierenden Eubakterien sowie die Myxobakterien.

Auch die Gliederung der **grampositiven Bakterien** ist revisionsbedürftig: Diese „Abteilung" ist durch einen charakteristischen Zellwandaufbau von den anderen „Abteilungen" unterschieden (s. Kapitel 15, Abschn. 2.1), doch gehören offenbar auch einige Sippen hierher, die ihre Zellwand im Laufe der Evolution verloren haben (*Mycoplasma* und verwandte Gattungen) oder die eine andersartig aufgebaute Zellwand besitzen.

Bisher sind vier „Unterabteilungen" bekannt, von denen allerdings nur zwei artenreich und gut charakterisiert sind: Die „Actinomycetes-Gruppe" und die „Clostridium-Gruppe".

Diese „Unterabteilungen" hält man schon seit längerer Zeit für phylogenetisch einheitlich, da sie sich nicht nur durch ihre rRNA-Struktur, sondern auch durch den Gehalt ihrer DNA an Cytosin- (C) und Guanin-Resten (G) eindeutig voneinander unterscheiden lassen. Die DNA der Actinomycetes-Gruppe hat einen hohen G+C-Gehalt (> 55 Mol%), während die DNA der Clostridium-Gruppe einen niedrigen G+C-Gehalt (< 50 Mol%) aufweist.

Zur **Clostridium-Gruppe** gehören außer den endosporenbildenden Arten der Gattungen *Clostridium* und *Bacillus* auch die nicht sporenbildenden *Staphylococcus-, Lactobacillus-, Leuconostoc-* und *Streptococcus*-Arten sowie die zellwandlosen *Mycoplasma*-Arten (s. Abb. 3.5).

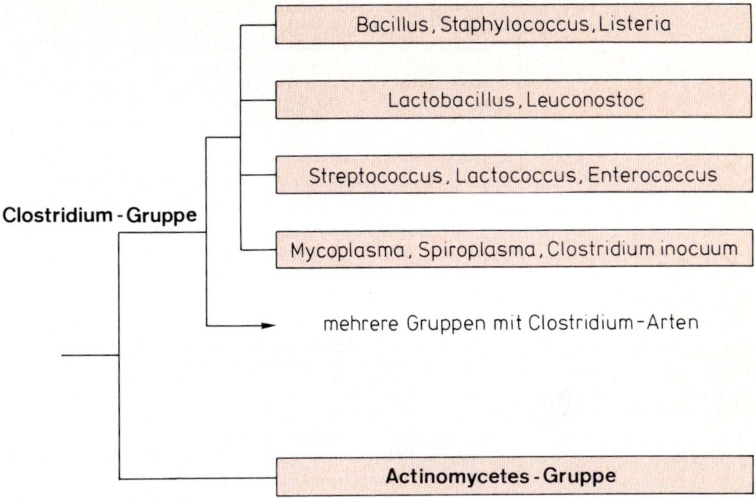

Abb. 3.5 Dendrogramm grampositiver Bakterien, basierend auf Oligonucleotid-Katalogen der 16 S-rRNA: Verwandtschaftsbeziehungen zwischen einigen Gattungen der *Clostridium*-Gruppe (nach Stackebrandt und Woese, verändert)

Die Arten der Gattung *Clostridium* spielen hier die gleiche Rolle, wie die phototrophen Bakterien bei den Purpurbakterien: Sie sind nicht, wie bisher angenommen, phylogenetisch einheitlich, sondern verteilen sich auf mehrere Untergruppen, die jeweils mit Arten anderer Bakteriengattungen näher verwandt sind als mit den anderen *Clostridium*-Arten.

Zur **Actinomycetes-Gruppe** gehören nicht nur die fadenförmigen Bakterien der klassischen Actinomycetales (*Streptomyces, Micromonospora* u. a.), sondern auch viele nicht fadenförmige Bakterien, wie die stäbchenförmigen *Corynebacterium-, Mycobacterium-, Propionibacterium-* und *Bifidobacterium*-Arten sowie die kugelförmigen *Micrococcus*-Arten (s. Abb. 3.6).

Auch in dieser „Unterabteilung“ haben sich die klassischen, auf morphologischen Merkmalen beruhenden Einteilungsprinzipien als ungeeignet erwiesen: Bakterien mit unterschiedlicher Zellform sind häufig näher miteinander verwandt als mit anderen Arten gleicher Zellform.

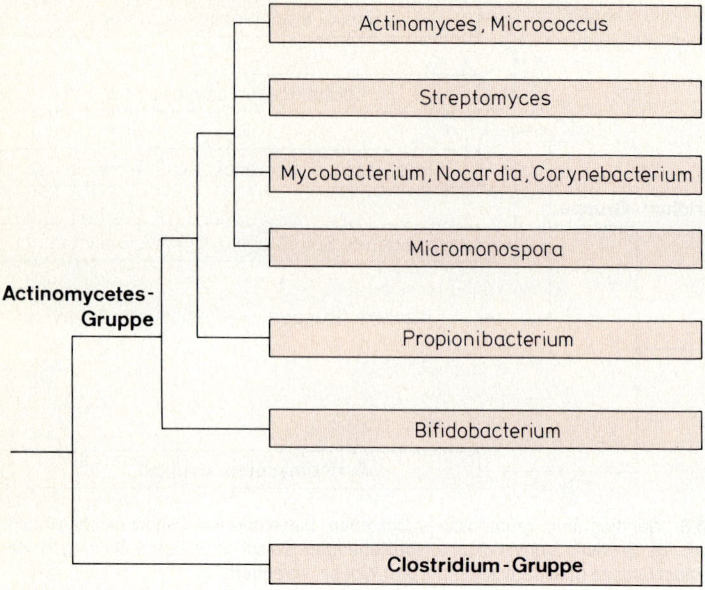

Abb. 3.6 Dendrogramm grampositiver Bakterien, basierend auf Oligonucleotid-Katalogen der 16 S-rRNA: Verwandtschaftsbeziehungen zwischen einigen Gattungen der *Actinomycetes*-Gruppe (nach Stackebrandt und Woese, verändert)

Serotaxonomie

Mit serologischen Methoden lassen sich ebenfalls Aussagen über die Struktur von Semantiden – in diesem Fall von Proteinen – machen. Die Methode beruht auf Immunreaktionen zwischen den als Antigene wirkenden Proteinen und spezifischen, durch Immunisierung eines Säugetiers gewonnenen Antikörpern: Üblicherweise verwendet man für diese Methode keine reinen Proteine, sondern Proteinmischungen, meist Reserveproteine der Samen oder Pollenproteine. Man kann die Spezifität der Methode erhöhen, indem man zunächst durch Vorabsättigung mit Proteinlösungen aus verwandten Arten die weniger spezifischen Antikörper entfernt.

Mit serologischen Methoden erfaßt man nur einen relativ kleinen Teil eines Proteins: Die antigenen Determinanten bestehen bei globulären Proteinen aus etwa 5–20 Aminosäureresten. Obwohl ein Proteinmolekül mehrere Determinanten enthalten kann, hat die Methode nicht die Aussagekraft einer vollständigen Sequenzanalyse. Sie erfordert jedoch einen wesentlich geringeren Aufwand, und sie hat sich bei der Untersuchung der systematischen Gliederung im Bereich mittlerer Hierarchieebenen, z. B. bei der Gliederung von Familien oder Ordnungen von Angiospermen gut bewährt.

Serotaxonomische Untersuchungen haben z. B. wertvolle Beiträge geleistet zur Klassifikation von Ordnungen im Bereich der Überordnungen Magnoliiflorae, Ranunculiflorae, Araliiflorae, Corniflorae und Gentianiflorae.

2.2 Mikromoleküle (Sekundärstoffe)

2.2.1 Allgemeines

Obwohl theoretisch weniger gut geeignet als die Semantide, spielen Sekundärstoffe eine bedeutende Rolle als chemische Merkmale, weil – besonders für die höheren Pflanzen – bereits eine sehr große Zahl von Daten vorliegt und die Isolierung und Strukturaufklärung weiterer Verbindungen heute relativ schnell möglich ist. Man hat auch gelernt, die Probleme, die mit der Verwendung niedermolekularer Verbindungen als taxonomische Merkmale verbunden sind, weitgehend zu beherrschen.

Die Verbreitung der Sekundärstoffe ist nicht nur für die Taxonomie, sondern auch für angewandte Wissenschaften, wie die Pharmazie und die Toxikologie, von Bedeutung: Nahe verwandte Pflanzen enthalten in der Regel ähnliche Inhaltsstoffe. Daher können bei Kenntnis der Verbreitung von Sekundärstoff-Gruppen und auf der Grundlage eines phylogenetisch orientierten Pflanzensystems neue Quellen für biogene Arzneistoffe effektiver gesucht oder mögliche Ursachen einer Vergiftung mit bisher nicht untersuchten Pflanzen besser abgeschätzt werden.

Sekundärstoffe werden heute allgemein als wichtige Merkmale bei der Klassifikation von Angiospermae auf den Hierarchieebenen von Familien, Ordnungen und Überordnungen akzeptiert. Neuere Angiospermen-Systeme (Cronquist 1981, Takhtajan 1980, Thorne 1981 und 1983, Dahlgren 1981 und 1983) verwenden die Verbreitung dieser Verbindungen als Kriterien für die Anordnung höherer Taxa. Allerdings sind nicht alle Sekundärstoffe gleich gut verwendbar. Besonders geeignet sind Verbindungen, deren Biosynthese viele enzymatische Umsetzungen oder ungewöhnliche Ausgangsprodukte erfordern. Bei ihnen ist das Risiko, sie in mehreren, nicht näher verwandten Sippen zu finden, geringer als bei Verbindungen, die nur durch wenige Biosyntheseschritte vom Primärstoffwechsel getrennt sind.

2.2.2 Beispiele

Als besonders wichtig für die Gliederung der Angiospermen haben sich Alkaloide der Tyrosin-Familie (s. Kap. 11), Iridoide (s. Kap. 9, Abschn. 2), Polyacetylene und Betalaine erwiesen. Die Verbreitung der ersten drei Stoffgruppen auf die Ordnungen und Überordnungen des Systems von Dahlgren ist in den Abb. 3.7 und 3.8 dargestellt.

Alkaloide

Benzyltetrahydroisochinolin-Alkaloide und die stärker abgeleiteten Typen der Tyrosinfamilie, wie die Morphinan-, Protoberberin- oder Benzophenanthridin-Alkaloide haben einen deutlichen Verbreitungsschwerpunkt bei den Überordnungen Magnoliiflorae und Ranunculiflorae (Dahlgren) bzw. der Unterklasse Magnoliidae (Cronquist) (s. Abb. 3.7). Die Zusammengehörigkeit der meisten Familien und Ordnungen der Magnoliidae wurde schon früh erkannt und gilt auf Grund morphologischer Kriterien als gesichert. Einige der Familien, z. B. die Papaveraceae, wurden aber lange Zeit zu anderen Verwandtschaftskreisen gerechnet. Bei diesen Familien hat das Sekundärstoffspektrum wesentlich zur Entscheidung beigetragen, sie bei den Magnoliidae einzuordnen.

Die Papaveraceae faßte man früher mit den nach heutiger Auffassung nur sehr weitläufig verwandten Familien Capparaceae und Brassicaceae zur Ordnung Rhoeadales zusammen. Sie enthalten jedoch die für die Magnoliidae typischen Alkaloide der Tyrosinfamilie, nicht aber die für Brassicaceae und Capparaceae charakteristischen Glucosinolate (s. Kap. 12). Diese phytochemischen Befunde und eine Reinterpretation der morphologischen Daten führten zu einer Umstellung der Papaveraceae: Die Familie wird in allen neueren Systemen als Bestandteil der Ordnung Papaverales in die Nähe der Ranunculales gestellt. Die Brassicaceae und Capparaceae reiht man dagegen in die Ordnung der Capparales ein, die in die Nähe der Violales zur Überordnung Violiflorae (Dahlgren) bzw. Unterklasse Dilleniidae (Cronquist) gestellt wird. Diese Umstellung wird auch durch serotaxonomische Ergebnisse gestützt.

Iridoide und Polyacetylene

Auch Iridoide (s. Kapitel 9, Abschn. 2) und die aus Fettsäuren biosynthetisierten Polyacetylene (s. Abb. 3.9) weisen deutliche Verbreitungsschwerpunkte auf, die sich nicht überlappen: Iridoide kommen bei den Ordnungen Gentianales, Lamiales und Scrophulariales, die von Takhtajan und von Cronquist zur Unterklasse Asteridae gerechnet werden, sowie bei den nicht zu den Asteridae gerechneten Ericales und Cornales vor (s. Abb. 3.7). Polyacetylene finden sich dagegen in Asterales, Campanulales und Araliales. Diese Verbreitung der Iridoide und der Polyacetylene (s. Abb. 3.8) hat wesentlich zu der heute weitgehend akzeptierten Neuordnung der Unterklasse Asteridae beigetragen.

Die Autoren neuerer Systeme sind zwar alle der Ansicht, daß die Asteridae zwei verschiedene Entwicklungslinien repräsentieren, von denen eine die Asterales, die andere die Lamiales und Scrophulariales enthält. Unterschiedliche Meinungen gibt es jedoch über die Zuordnung weiterer Ordnungen zu dem einen oder anderen Verwandtschaftskreis und zu der Frage,

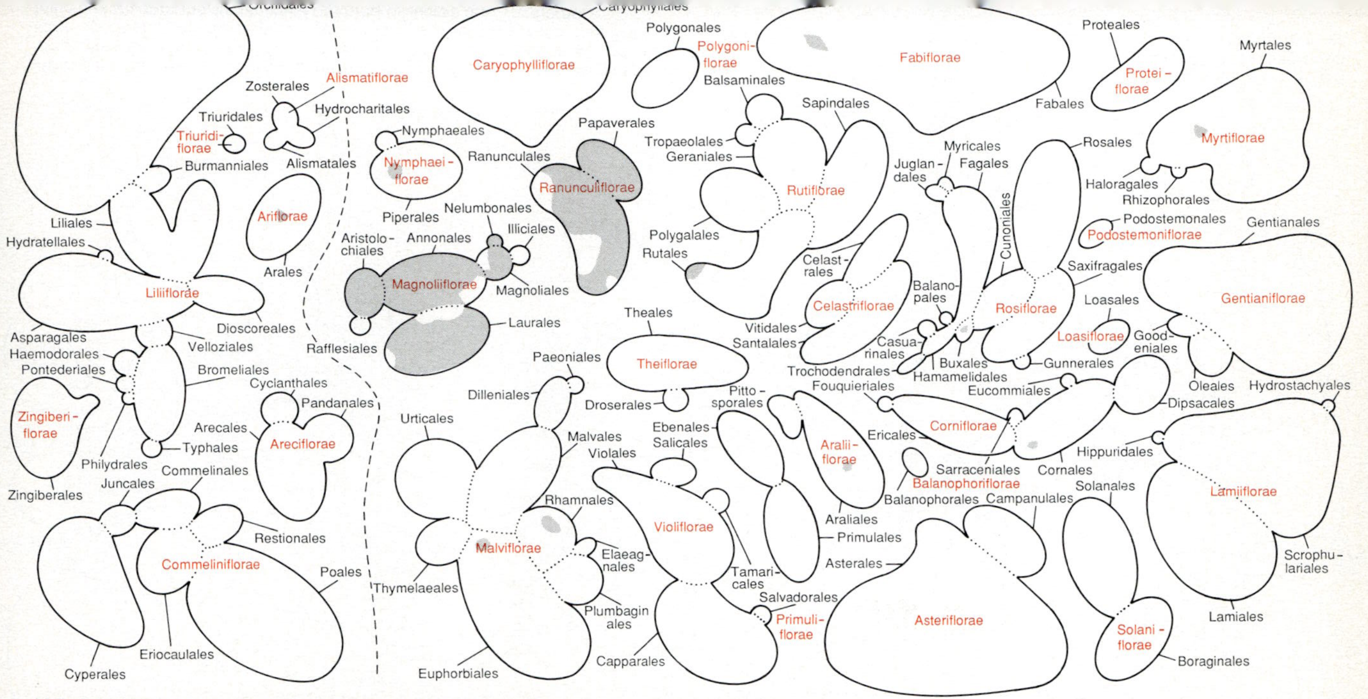

Abb. 3.7 Verbreitung von Benzylisochinolin-Alkaloiden und verwandten Alkaloidtypen der Tyrosinfamilie in den Angiospermae (nach Dahlgren 1981). Die Überordnungen sind als dick umrandete Flächen dargestellt. Die Größe der Flächen ist etwa der Artenzahl proportional, und der Abstand der Flächen entspricht etwa dem Grad der Verwandtschaft. Das Diagramm kann als Querschnitt durch einen Stammbaum aufgefaßt werden; das Entwicklungszentrum, von dem die Seitenäste erster Ordnung ausgehen, liegt etwa in der Mitte des Diagramms, in der Nähe der Magnoliiflorae und Theiflorae.

Toxa, in denen Benzylisochinolin-Alkaloide nachgewiesen werden.

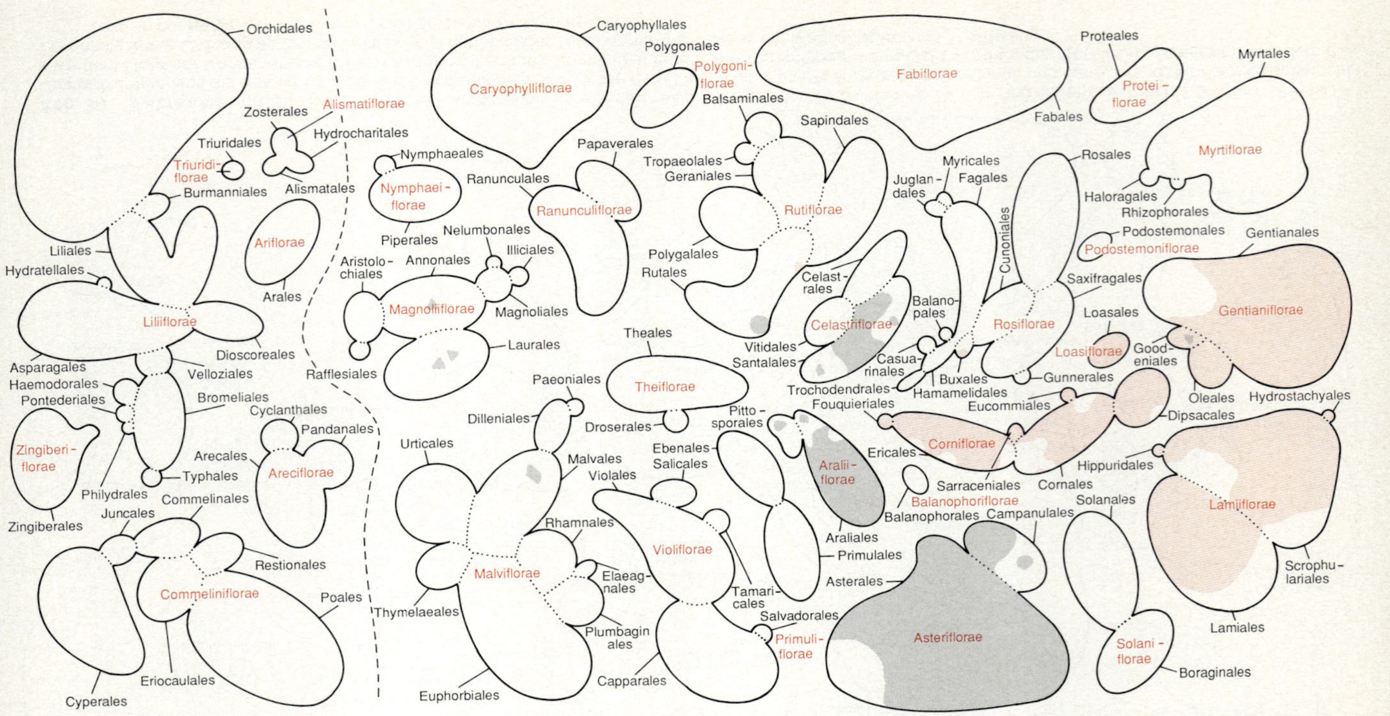

Abb. 3.8 Verbreitung von Iridoiden und Polyacetylenen in den Angiospermae (nach Dahlgren 1981). Die Überordnungen sind als dick umrandete Flächen dargestellt. Die Größe der Fläche ist etwa der Artenzahl proportional, und der Abstand der Flächen entspricht etwa dem Grad der Verwandtschaft. Das Diagramm kann als Querschnitt durch einen Stammbaum aufgefaßt werden; das Entwicklungszentrum, von dem die Seitenäste erster Ordnung ausgehen, liegt etwa in der Mitte des Diagramms, in der Nähe der Magnoliiflorae und Theiflorae.

ob auch Ordnungen außerhalb der traditionellen Asteridae in diese Entwicklungslinien einzubeziehen sind.

Am stärksten wurden die chemischen Merkmale im System von Dahlgren berücksichtigt: Die von den Ericales zu den Lamiales und Scrophulariales führende Entwicklungslinie mit den Überordnungen Corniflorae, Gentianiflorae und Lamiiflorae ist durch das Vorkommen von Iridoiden und das Fehlen von Polyacetylenen charakterisiert. In der von den Arialiales zu den Asterales und Campanulales führenden Entwicklungslinie mit den Überordnungen Araliiflorae und Asteriflorae kommen dagegen Polyacetylene, aber keine Iridoide vor. Die zu den Solanales und einigen verwandten Ordnungen führende Seitenlinie der Solaniflorae enthält weder Iridoide noch Polyacetylene (s. Abb. 3.8).

In Araliales

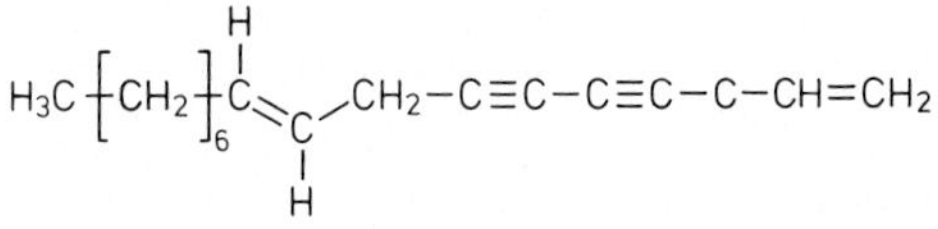

Falcarinon

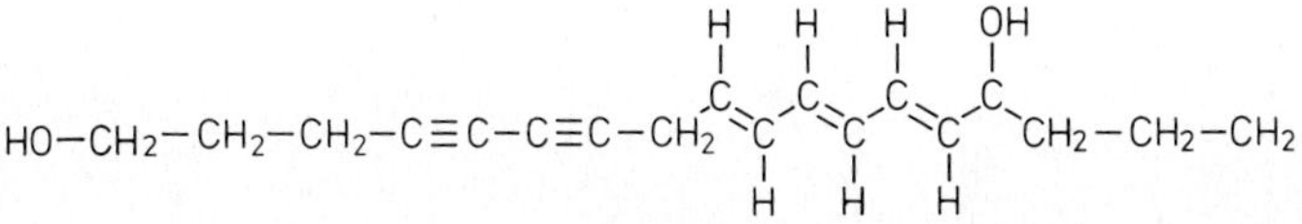

Cicutoxin

In Asterales

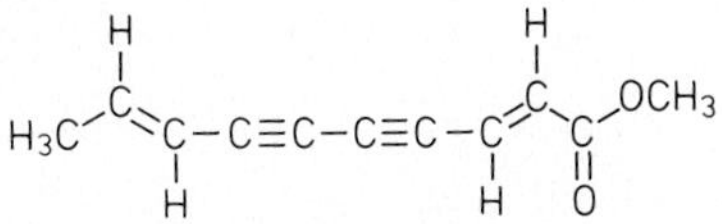

Matricariaester

$H_3C-C\equiv C-C\equiv C-C\equiv C-C\equiv C-C\equiv C-CH=CH_2$

1-Tridecen-3,5,7,11-pentain

Abb. 3.9 Strukturen einiger Polyacetylene

Weiterführende Literatur

Cronquist, A. (1981), An Integrated System of Classification of Flowering Plants, Columbia University Press, New York.

Dahlgren, R., Jensen, S. R., Nielsen B. J. (1981), A Revised Classification of the Angiosperms with Comments on Correlation between Chemical and Other Characters, in Young, D. A., Seigler, D. S. (Eds.), Phytochemistry and Angiosperm Phylogeny, Praeger, New York, 149.

De Rosa, M., Gambacorta, A., Gliozzi, A. (1986), Structure, Biosynthesis, and Physicochemical Properties of Archaebacterial Lipids, Microbiol. Rev. **50**, 70.

Fairbrothers, D. A. (1983), Evidence from Nucleic Acid and Protein Chemistry, in Particular Serology, in Angiosperm Classification, Nordic J. Bot. **3**, 35.

Gershenzon, J., Mabry, T. J. (1983), Secondary Metabolites and the Higher Classification of Angiosperms, Nordic J. Bot. **3**, 5.

Hegnauer, R. (1988), Biochemistry, Distribution, and Taxonomic Relevance of Higher Plant Alkaloids, Phytochemistry **27**, 2423.

Hegnauer, R. Chemotaxonomie der Pflanzen 1962–1988, Bd. 1 bis Bd. 8. Birkhäuser, Basel.

Stackebrandt, E. (1985), Phylogeny and Phylogenetic Classification of Procaryotes, in Schleifer, K. H., Stackebrandt, E. (Eds.), Evolution of Procaryotes, Academic Press, London.

Stackebrandt, E., Woese, C. R. (1981), The Evolution of Procaryotes, in Carlile, M. J., Collins, J. F., Moseley, B. E. B. (Eds.), Molecular and Cellular Aspects of Microbial Evolution, Cambridge University Press.

Takhtajan, A. L. (1980), Outline of the Classification of Flowering Plants (Magnoliophyta), Bot. Rev. **46**, 225.

Thorne, R. F. (1983), Proposed New Realignments in the Angiospermae, Nordic J. Bot. **3**, 85.

Woese, C. R. (1987), Bacterial Evolution, Microbiol. Rev. **51**, 221.

Kapitel 4
Kohlenhydrate

1. Allgemeines

1.1 Definitionen, Eigenschaften

Kohlenhydrate sind Polyhydroxyaldehyde, Polyhydroxyketone oder Verbindungen, die sich durch vollständige Hydrolyse in Polyhydroxyaldehyde oder Polyhydroxyketone überführen lassen. Kohlenhydrate, die sich nicht

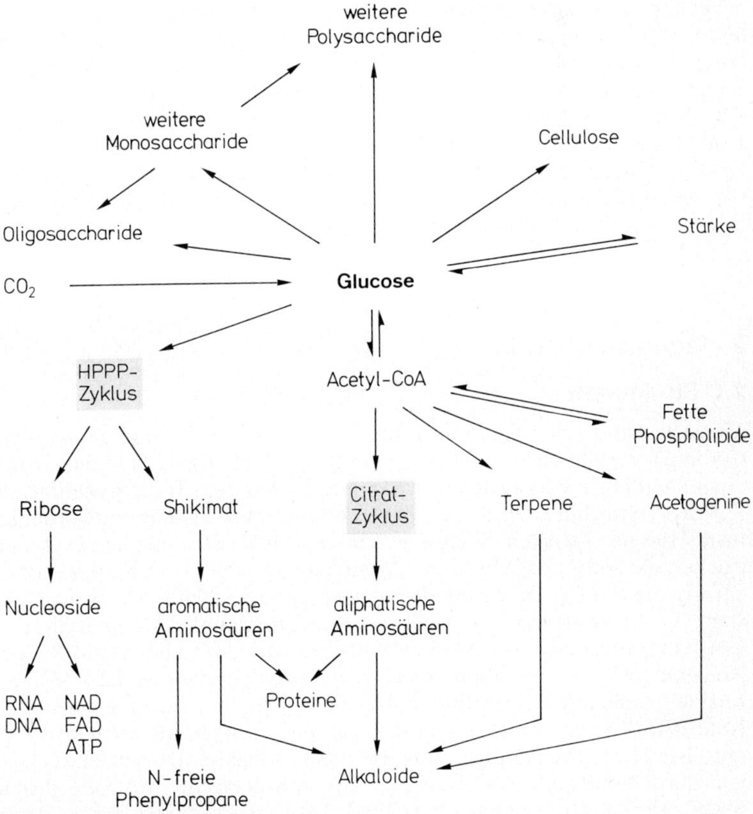

Abb. 4.1 Kohlenhydratstoffwechsel

zu einfacheren Kohlenhydraten hydrolysieren lassen, werden als **Monosaccharide** bezeichnet. Kohlenhydrate, die aus wenigen Monosaccharid-Einheiten bestehen, bezeichnet man als **Oligosaccharide**; Kohlenhydrate, die aus vielen Monosaccharid-Einheiten bestehen, bezeichnet man als **Polysaccharide**. Die Grenze zwischen Oligosacchariden und Polysacchariden ist allerdings unscharf. Zu den Oligosacchariden rechnet man meist Verbindungen, die aus zwei bis acht Monosaccharid-Einheiten aufgebaut sind. Zu den Polysacchariden gehören dann alle Kohlenhydrate, die aus mehr als 8 Monosaccharid-Einheiten bestehen.

Die Kohlenhydrate nehmen im Energie- und Baustoffwechsel aller Organismen eine zentrale Stellung ein (s. Abb. 4.1). Das Monosaccharid Glucose wird von photoautotrophen Organismen aus CO_2 aufgebaut. Heterotrophe Organismen können Glucose z. B. aus Stärke oder durch Gluconeogenese aus Fetten gewinnen. Glucose und die daraus gebildeten weiteren Monosaccharide sind andererseits Ausgangsstoffe für die Biosynthese von Glykosiden, Oligosacchariden und Polysacchariden. Aber auch weitere wichtige Naturstoffklassen werden letztlich aus Monosacchariden aufgebaut. Die meisten der angegebenen Stoffwechselwege werden in Band 1 der Pharmazeutischen Biologie besprochen. Der Shikimat-Weg wird in Kap. 6, Abschn. 2 dieses Bandes genauer behandelt. Auf die Biosynthese von Monosacchariden, Oligosacchariden und Polysacchariden wird bei den betreffenden Unterkapiteln näher eingegangen.

2. Monosaccharide

2.1 Strukturen

Monosaccharide sind die einfachsten Kohlenhydrate. Es sind aliphatische Carbonyl-Verbindungen, die zwei oder mehr alkoholische Hydroxy-Gruppen enthalten. Hydroxyaldehyde werden als Aldosen, Hydroxyketone als Ketosen bezeichnet. Nach der Zahl der Sauerstoff-Atome unterscheidet man Triosen, Tetrosen, Pentosen, Hexosen usw. Der einfachste chirale Zucker, die Aldotriose Glycerinaldehyd, dient bei der in der Kohlenhydratchemie am häufigsten verwendeten Fischer-Nomenklatur als Bezugssubstanz für die Festlegung der absoluten **Konfiguration** der Monosaccharide: (+)- Glycerinaldehyd (= *R*-Glycerinaldehyd nach der Cahn-Ingold-Prelog-Nomenklatur) hat definitionsgemäß die D-Konfiguration und *S*(–)-Glycerinaldehyd die L-Konfiguration. Alle Monosaccharide, die an dem chiralen Kohlenstoff-Atom, welches von der Carbonyl-Gruppe am weitesten entfernt ist, die gleiche Konfiguration wie D-Glycerinaldehyd besitzen, rechnet man zur D-Reihe; alle Zucker, die an diesem Kohlenstoff-Atom die gleiche Konfiguration wie L-Glycerinaldehyd besitzen, gehören zur L-Reihe (s. Abb. 4.2).

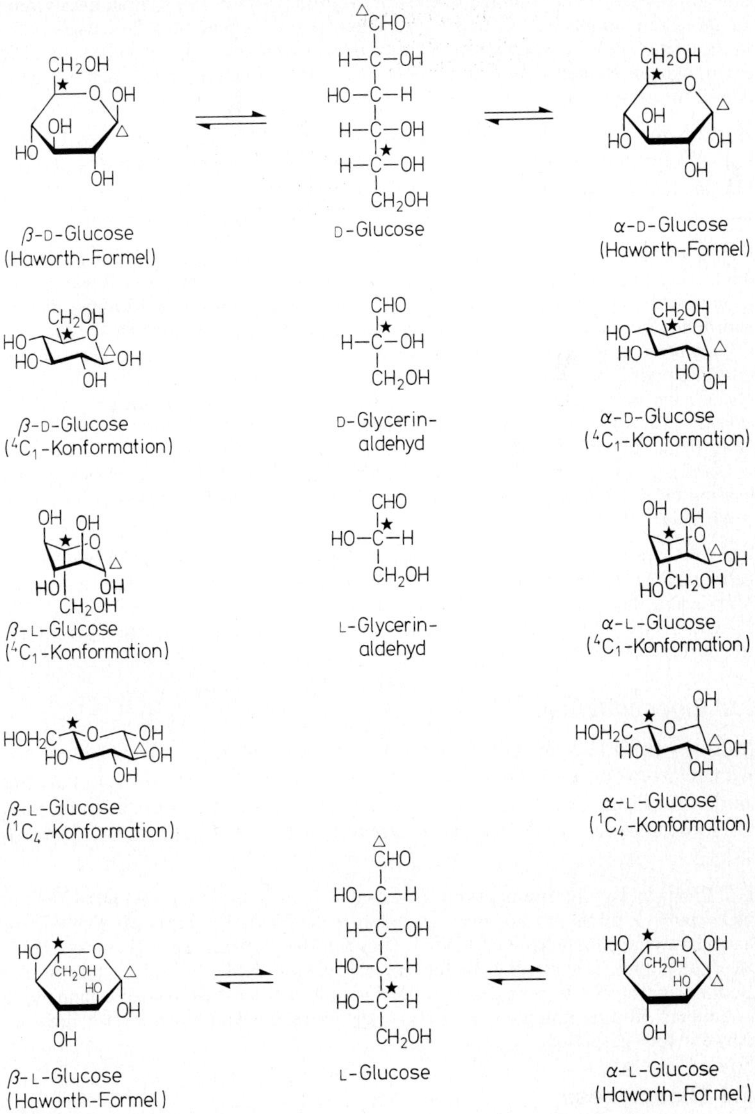

Abb. 4.2 Konfiguration, Konformation und Nomenklatur von Monosacchariden am Beispiel von Glucose

Eine Aldohexose in der offenkettigen Aldehydform besitzt z. B. 4 Chiralitätszentren. Es existieren demnach $2^4 = 16$ Stereoisomere dieser Verbindung, die jeweils paarweise spiegelbildliche Konfiguration besitzen. Jedes der acht Enantiomerenpaare hat einen eigenen Namen. Die Enantiomeren eines Paares werden durch den Zusatz D oder L unterschieden.

Zucker mit fünf oder mehr Kohlenstoff-Atomen liegen als Festkörper vollständig und in Lösung nahezu vollständig als cyclische Halbacetale vor. Dadurch entsteht ein weiteres Chiralitätszentrum. Die beiden möglichen Isomeren (Anomeren) werden durch den Zusatz α oder β bezeichnet.

Definitionsgemäß ist in der D-Reihe das stärker rechtsdrehende und in der L-Reihe das stärker linksdrehene Anomere die α-Verbindung. Den nach dieser Regel festgelegten Bezeichnungen lassen sich auch jeweils bestimmte absolute Konfigurationen zuordnen: Bei den Zuckern der D-Reihe ist in der üblichen Schreibweise, d. h. mit nach hinten weisendem Sauerstoff-Atom, die anomere OH-Gruppe der α-Form unterhalb der Ringebene, die anomere OH-Gruppe der β-Form oberhalb der Ringebene angeordnet. Bei Zuckern der L-Reihe ist die Zuordnung umgekehrt: Bei der α-Form steht die anomere OH-Gruppe oberhalb und bei der β-Form unterhalb der Ringebene. α- und β-Form stehen in Lösung über die in geringer Konzentration vorhandene offenkettige Form miteinander im Gleichgewicht. Je nach Ringgröße werden die Cyclohalbacetale als Furanose- (5gliedrig) oder Pyranose-Form (6gliedrig) bezeichnet.

Für die graphische Darstellung der Zuckerformeln sind zwei Möglichkeiten gebräuchlich: 1. Die Haworth-Formeln mit planarer Darstellung des Ringes und Markierung der dem Betrachter zugewandten Ringseite durch stärkere Linien. 2. Die übliche perspektivische Darstellung der Konformation, die in diesem Buch in der Regel verwendet wird.

2.2 Eigenschaften

Monosaccharide sind gut wasserlösliche Verbindungen, von denen nur wenige in größerer Menge frei in Pflanzen oder Tieren vorkommen. Sie sind vor allem Ausgangs- und Zwischenprodukte bei der Bildung von Oligosacchariden und Polysacchariden sowie von Glykosiden (Heterosiden).

Bei Pflanzen ist die Bildung von Glykosiden häufig mit ihrer Akkumulation in hydrophilen Zellkompartimenten, besonders in der Vakuole, verknüpft. Die Pflanze hat damit eine Möglichkeit, potentiell toxische Metaboliten, die z. B. für Abwehrzwecke synthetisiert werden, in für sie selbst unschädlicher Form zu lagern. Bei Bedarf, d. h. bei Verletzung der betreffenden Zelle werden die Glykoside dann durch in anderen Kompartimenten der Zelle gespeicherte Enzyme unter Freisetzung des Abwehrstoffs gespalten.

2.3 Biosynthese

Fast alle Monosaccharide werden direkt oder indirekt aus Glucose aufgebaut. In Abb. 4.3 sind einige wichtige Monosaccharide mit ihren biogenetischen Beziehungen dargestellt.

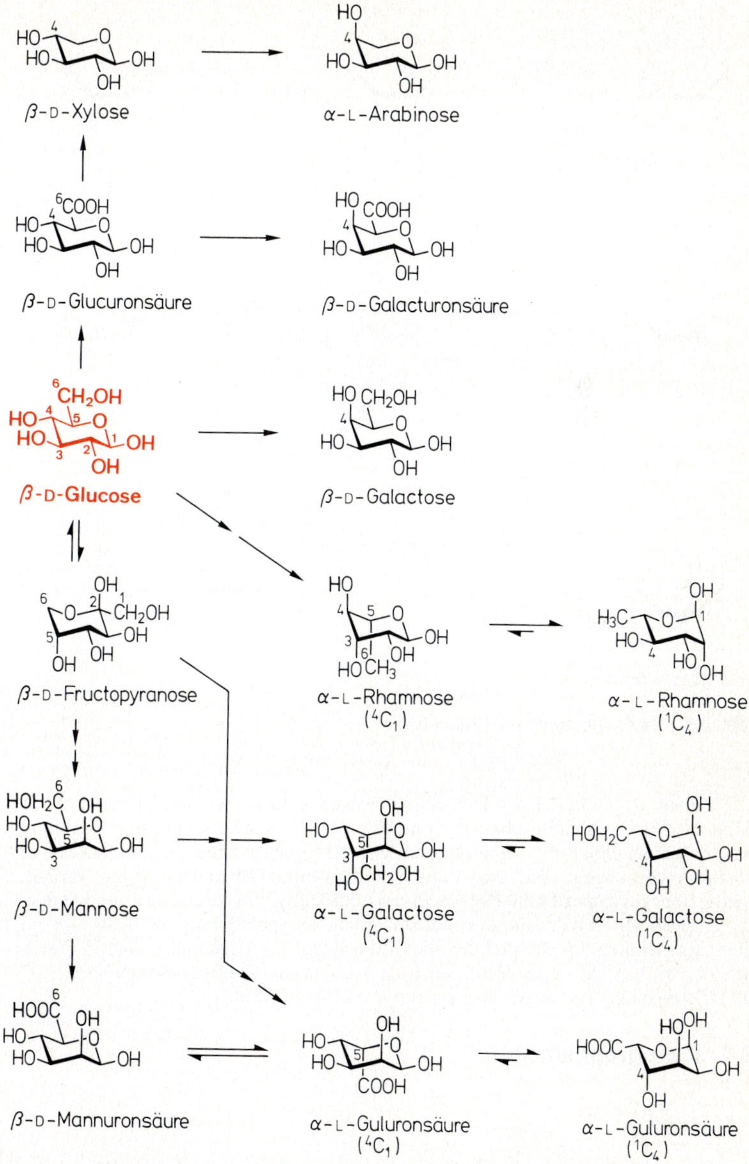

Abb. 4.3 Struktur und biogenetische Beziehungen wichtiger Monosaccharide

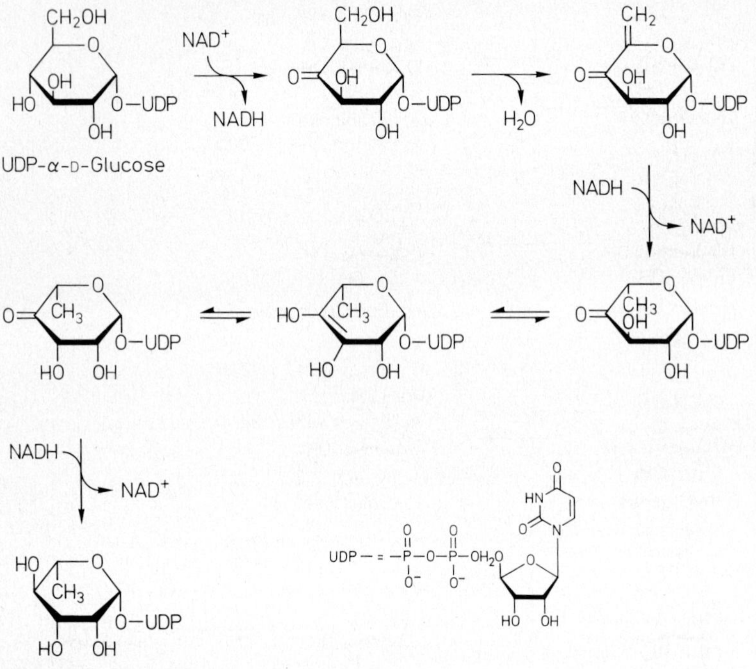

Abb. 4.4 Biosynthese von α-L-Rhamnose

Die Zucker liegen bei diesen Umwandlungen meist nicht frei, sondern in aktivierter Form als Nucleosiddiphosphate oder als Phosphate vor. Die wichtigsten Reaktionen bei der Umwandlung von Monosacchariden sind Epimerisierungen, Oxidationen und Decarboxylierungen. Die enzymatisch katalysierten Epimerisierungen verlaufen häufig über regiospezifische Dehydrierung oder Dehydratisierung und anschließende stereospezifische Hydrierung der entstandenen Doppelbindung ab. Abb. 4.4 zeigt diese Reaktionen am Beispiel der Biosynthese von α-L-Rhamnose, einer 6-Desoxyhexose. Im Verlauf dieser Reaktionsfolge werden die Konfigurationen an C-3, C-4 und C-5 geändert und die Hydroxy-Gruppe an C-6 entfernt.

2.4 Monographien

Glucose

Arzneibuch-Monographien: DAB 9 (Glucose-Monohydrat / Wasserfreie Glucose); AB/DDR; AUSTR.; HELV. VII.

Struktur: Die Arzneibuchpräparate bestehen aus α-D-Glucopyranose. In Lösung stellt sich ein Gleichgewicht zwischen α- und β-D-Glucopyranose ein.

Gewinnung: Durch Hydrolyse von Stärke.

Die Hydrolyse kann entweder chemisch mit verdünnten Mineralsäuren oder enzymatisch (s. Kap. 13, Abschn. 4) durch gleichzeitige Einwirkung von α-Amylase und Glucoamylase (γ-Amylase) durchgeführt werden. Das Säurehydrolysat wird nach Reinigung mit Aktivkohle, das enzymatische Hydrolysat wird direkt kristallisiert. Aus kaltem Ethanol erhält man wasserfreie, aus Wasser bei Temperaturen unter 50°C wasserhaltige α-D-Glucopyranose.

Verwendung:

1. Intravenös zur Behandlung von Hypoglykämie, z. B. nach Überdosierung von Insulin oder Sulfonylharnstoffen.
2. Zur parenteralen Ernährung bei reduziertem Allgemeinzustand und als Diätetikum.
3. In Glucose-Elektrolytlösungen bei Durchfall.

   Der Zusatz von Glucose zu diesen Elektrolytlösungen ist erforderlich, weil bei der Resorption aus dem Darm Glucose und Natrium-Ionen gemeinsam von dem gleichen Transport-Protein durch die Membran der Epithelzellen transportiert werden (Cotransport), und daher eine optimale Natriumresorption nur in Gegenwart äquivalenter Mengen Glucose möglich ist.

4. Als Ausgangsprodukt für die Partialsynthese von Sorbitol (s. S. 75).

Fructose

Arzneibuch-Monographien: DAB 9; AB/DDR; AUSTR.; HELV. VII.

Struktur: In den Handelsprodukten liegt Fructose als β-D-Fructopyranose vor. In Lösung stellt sich ein Gleichgewicht zwischen β-D-Fructopyranose und β-D-Fructofuranose ein.

Gewinnung:

1. Durch Säurehydrolyse von Saccharose: Bei der Neutralisation des Hydrolysats mit Calciumhydroxid fällt Calciumfructosat aus, während Glucose in Lösung bleibt.
2. Durch Isomerisierung von Glucose mit Glucose-Isomerase, die aus *Streptomyces albus* gewonnen werden kann.
3. Durch Säurehydrolyse von Inulin. Inulin ist ein aus (1,2)-verknüpften β-D-Fructofuranose-Einheiten aufgebautes Polysaccharid, das in vielen Asterales als Reservekohlenhydrat gespeichert wird, und aus den Knollen von *Dahlia variabilis* Willd. oder *Helianthus tuberosus* L. gewonnen werden kann.

Verwendung:

1. Als Zuckeraustauschstoff zum Süßen von Speisen und Getränken. Fructose ist etwa 10% süßer als Rohrzucker.

   Fructose wird im Säugetier fast nur zum Aufbau von Glykogen in der Leber verwertet. Diese Verwertung ist unabhängig von Insulin. Diabetiker können daher (täglich bis zu 60 g) Fructose zu sich nehmen, ohne die Insulindosis zu erhöhen.

2. Als Ausgangsprodukt für die Partialsynthese von Mannitol (s. Abschn. 3).

3. Polyole

3.1 Strukturen, Eigenschaften

Sowohl aliphatische Polyole (Alditole) als auch alicyclische Polyole (Cyclitole) kommen als Naturstoffe vor. Beide Stoffgruppen stehen in enger biogenetischer Beziehung zu den Monosacchariden.

Alditole sind gut wasserlösliche, süß schmeckende Verbindungen, die in größerer Menge vor allem als Transport- und Reservekohlenhydrate in höheren Pflanzen und in Algen vorkommen. **Cyclitole** finden sich als Bestandteile von Phospholipiden in pflanzlichen und tierischen Biomembranen (s. Kap. 5, Abschn. 2). In Pflanzen kommen auch freie und veresterte Cyclitole vor: *myo*-Inositol-hexaphosphat (Phytinsäure) wird häufig in Samen akkumuliert und dient dort wahrscheinlich als Speicherform für Phosphat. Aminodesoxycyclitole sind Bestandteile von Aminoglykosid-Antibiotika (s. Kap. 15, Abschn. 6.2).

3.2 Biosynthese

Alditole werden durch enzymatische Reduktion von Monosacchariden gebildet.

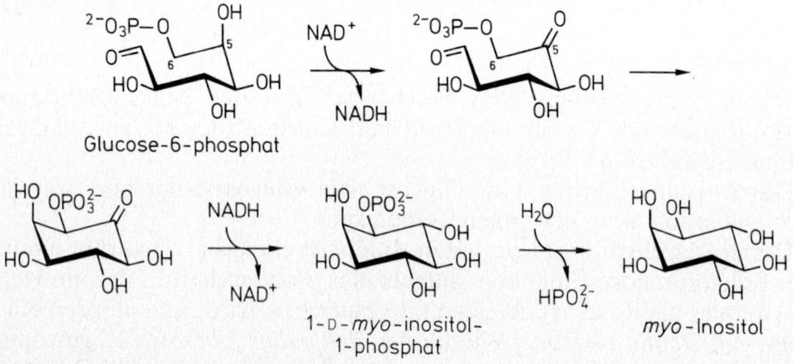

Abb. 4.5 Biosynthese von *myo*-Inositol

Cyclitole entstehen durch Cyclisierung von Hexose-6-phosphaten: Glucose-6-phosphat wird zunächst in *myo*-Inositol überführt (Abb. 4.5), das dann durch Epimerisierung zu anderen Inositolen umgewandelt werden kann.

3.3 Monographien

Sorbitol (D-Glucitol)

Arzneibuch-Monographien: DAB 9 (Sorbitol); AB/DDR; AUSTR.; HELV. VII.

Gewinnung: Durch katalytische Hydrierung oder elektrochemische Reduktion von D-Glucose.

Verwendung:

1. Als Zuckeraustauschstoff.
   Sorbitol kann von Diabetikern ohne Erhöhung der Insulindosis aufgenommen werden, da es in der Leber rasch zu Fructose dehydriert und somit wie Fructose insulinunabhängig zum Aufbau von Glykogen verwendet wird. Weil Sorbitol nur etwa halb so süß schmeckt wie Rohrzucker, wird es meist mit einer entsprechenden Menge Saccharin versetzt, um dem Endprodukt die gleiche Süßkraft wie Rohrzucker zu verleihen. Sorbitol wird langsamer resorbiert als Fructose und hat daher bei höherer Dosierung eine laxierende Wirkung. Sorbitol wird auch in zuckerfreien Bonbons oder Halspastillen verwendet, um den Rohrzucker als Risikofaktor bei der Entstehung von Karies auszuschalten.
2. Zur parenteralen Ernährung.
   Wegen ihrer größeren Stabilität eignen sich Zuckeralkohole besser als Glucose oder Fructose zur Herstellung von Infusionslösungen. Im menschlichen Organismus wird Sorbitol rasch in Fructose überführt.
3. Als osmotisches Diuretikum.
4. In der pharmazeutischen Technologie zum Feuchthalten von Salben und Lotionen, als Zuckeraustauschstoff und als Weichmacher für Weichgelatinekapseln.
5. Als Ausgangspunkt für die Synthese von Ascorbinsäure.
   Sorbitol wird durch das Bakterium *Gluconobacter oxydans* regiospezifisch zu L-Sorbose dehydriert, die dann mit chemischen Methoden in Ascorbinsäure überführt wird.

Mannitol

Arzneibuch-Monographien: DAB 9; AB/DDR; AUSTR.; HELV. VII.

Vorkommen:

1. In Braunalgen (Phaeophyceae) kommt Mannitol in relativ hohen Konzentrationen vor. Es liegt teils frei, teils in kovalenter Bindung als Bestandteil des Reservekohlenhydrats Laminarin vor.

2. In Samenpflanzen wird Mannitol vor allem in Oleaceae und Scrophulariaceae akkumuliert. Die auf Sizilien angebaute Manna-Esche, *Fraxinus ornus* L. (Oleaceae) liefert beim Verletzen der Rinde einen mannitolreichen Blutungssaft, der nach dem Eintrocknen gesammelt wird und unter der Bezeichnung Manna in den Handel kommt.

Gewinnung:

1. Durch katalytische Hydrierung von Invertzucker, einem äquimolaren Gemisch aus Glucose und Fructose, das durch Hydrolyse des Rohrzuckers aus Melasse gewonnen wird.
   Dabei wird der Fructoseanteil zu Mannitol und Sorbitol und der Glucoseanteil zu Sorbitol hydriert. Aus dem Reaktionsgemisch läßt sich das Mannitol durch Kristallisation abtrennen.
2. Durch elektrochemische Reduktion von Glucose, die in dem alkalischen Reaktionsmedium zunächst zu Mannose isomerisiert.

Verwendung:

1. Mannitol wird in Form von Infusionslösungen als osmotisches Diuretikum oder – selten – peroral als Laxans verwendet.
   Es wird bei peroraler Applikation nur wenig resorbiert. Bei parenteraler Applikation wird es nur langsam metabolisiert und daher zum größten Teil unverändert über die Nieren ausgeschieden.
2. In der pharmazeutischen Technologie als Füllmittel, Zuckeraustauschstoff und Trockenbindemittel.

Xylitol (D-Xylit)

Gewinnung: Aus Xylanen, die bei der Cellulosegewinnung aus Laubholz als Nebenprodukt anfallen.

Xylane sind aus Xylose aufgebaute Polysaccharide, die zu den Hemicellulosen (Polyosen) gerechnet werden und in den Zellwänden höherer Pflanzen, besonders der Magnoliophytina, vorkommen. Sie lassen sich aus Laubholz oder verholzten Zellen krautiger Pflanzen (z. B. Maiskolben oder Samenschalen von Ölsaaten) gewinnen. Durch Hydrolyse entsteht aus den Xylanen das Monosaccharid Xylose, das nach Reduktion Xylitol liefert.

Verwendung: Als Zuckeraustauschstoff.

Xylitol schmeckt wie Rohrzucker und hat auch die gleiche Süßkraft wie Rohrzucker. Wegen des verhältnismäßig hohen Preises und der relativ starken laxierenden Wirkung wird Xylitol weniger häufig eingesetzt als Sorbitol. Man verwendet es vor allem zum Süßen von zuckerfreien Kaugummis, Bonbons und Lutschtabletten, um das Kariesrisiko herabzusetzen.

4. Oligosaccharide

4.1 Strukturen, Eigenschaften

Zu den Oligosacchariden rechnet man im allgemeinen Kohlehydrate, die aus 2–8 über glykosidische Bindungen miteinander verknüpften Monosaccharid-Einheiten aufgebaut sind. Sie sind vor allem in Pflanzen weit verbreitet, wo sie als Reservestoffe oder als Transportform von Kohlenhydraten dienen. Von pharmazeutischer Bedeutung sind praktisch nur Disaccharide.

4.2 Biosynthese

Oligosaccharide werden in der Regel durch enzymatische Übertragung eines Glykosyl-Restes aus einem nucleosiddiphosphatgebundenen Zucker auf ein Monosaccharid oder eine wachsende Oligosaccharid-Kette gebildet (s. Abb. 4.6).

Seltener, z. B. bei den Oligosacchariden der Raffinose-Familie, die aus einem Glucose-Rest und einer variablen Zahl von Galactose-Resten aufgebaut sind, wird der Glykosyl-Rest aus einer glykosidischen Bindung auf die wachsende Oligosaccharid-Kette übertragen. Gleiche oder ähnliche Mechanismen findet man auch bei der Biosynthese von Polysacchariden (vergl. Abschn. 5.2).

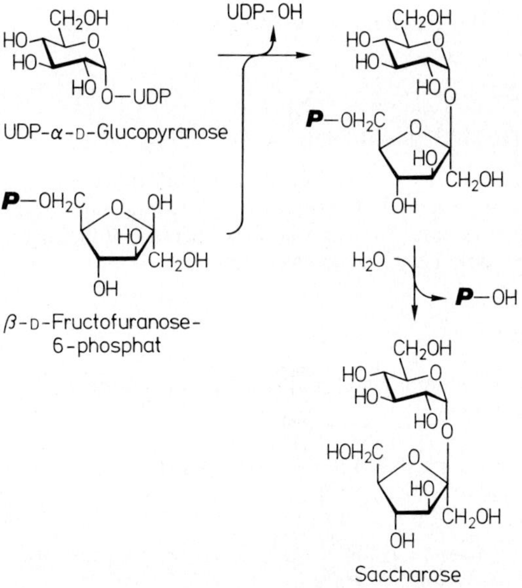

Abb. 4.6 Biosynthese von Saccharose

4.3 Monographien

Saccharose

Arzneibuch-Monographien: DAB 9; AB/DDR; AUSTR.; HELV. VII.

Struktur: Saccharose (Rohrzucker) ist β-D-Fructofuranosyl-α-D-glucopyranosid. Man rechnet die Verbindung zu den Disacchariden vom Trehalose-Typ, weil die Halbacetal-Gruppen beider am Aufbau beteiligten Monosaccharide miteinander verknüpft sind.

Gewinnung: Aus dem Zuckerrohr, *Saccharum officinarum* L. (Poaceae) und aus der Zuckerrübe, *Beta vulgaris* L. var. *altissima* Döll (Chenopodiaceae).

Die durch Abpressen (Zuckerrohr) oder Gegenstromextraktion mit Wasser (Zuckerrüben) gewonnenen Lösungen werden mit Kalkmilch versetzt, um Pflanzensäuren, Proteine und Pektine zu entfernen. Anschließend wird der Überschuß an Calciumionen durch Einleiten von CO_2 gefällt und die zuckerhaltige Lösung filtriert. Aus dem eingeengten Filtrat kristallisiert dann der Rohrzucker aus. Durch Reinigung mit Aktivkohle und mehrmaliges Umkristallisieren (Raffination) erhält man ein weißes, sehr reines (99,5%) Produkt. Die sirupartige Mutterlauge, die Melasse, enthält noch relativ viel Zucker und kann z. B. als Viehfutter verwendet werden.

Verwendung:

1. In der pharmazeutischen Technologie als Füllstoff, Süßmittel, Umhüllungsmaterial und Bindemittel.
2. Als Ausgangsprodukt für die Gewinnung von Fructose und Dextran.

Lactose

Arzneibuch-Monographien: DAB 9; AB/DDR; AUSTR.; HELV. VII.

Struktur: Lactose ist ein Disaccharid aus Glucose und Galactose. Da die glykosidische Hydroxy-Gruppe des Glucose-Rests frei ist, liegt in Lösung ein Gleichgewicht zwischen α- und β-Form vor. Das im DAB 9 beschriebene kristalline Handelsprodukt ist α-Lactose-Monohydrat.

Gewinnung: Aus Säugetiermilch

Verwendung:

1. In der pharmazeutischen Technologie als Füllstoff und als Grundlage für homöopathische Verreibungen.
2. Als mildes Laxans.
3. Als Ausgangsprodukt für die Partialsynthese von Lactulose.

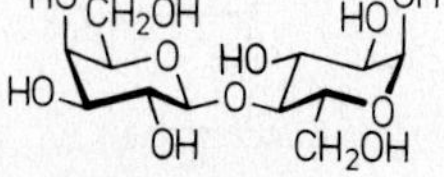

α-Lactose

Lactulose

Struktur: Lactulose ist 4-*O*-β-D-Galactopyranosyl-D-fructose. Eine der in Lösung im Mutarotationsgleichgewicht vorliegenden Formen ist die abgebildete β-Fructofuranose-Form.

Gewinnung: Durch alkalische Isomerisierung von Lactose und Einengen der Lösung erhält man Lactulosesirup, dessen Zuckerkomponenten nur zu etwa 60–66% aus Lactulose bestehen.

Die restlichen 34–40% sind Nebenprodukte der Isomerisierung. Diese sind für den unangenehm süßen Geschmack des Sirups verantwortlich. Durch Kristallisation kann man aus dem Gemisch reine Lactulose gewinnen. Reine Lactulose hat einen angenehmeren Geschmack, sie besitzt eine geringere Osmolarität und damit geringere laxierende Nebenwirkungen als der Lactulosesirup.

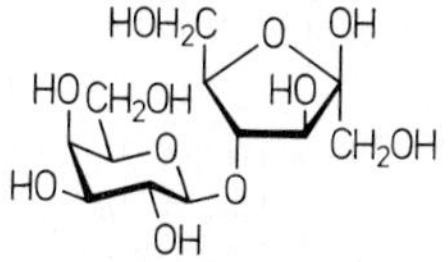

Lactulose

Verwendung: Lactulose wird im Dünndarm des Menschen nicht zu Monosacchariden hydrolysiert und nur zu einem geringen Teil resorbiert. Im Dickdarm wird sie durch Darmbakterien zu Milchsäure und Essigsäure vergoren. Perorale Gabe von Lactulose führt daher zu einer Absenkung des pH-Wertes im Colon. Diesen Effekt nutzt man aus:

1. Bei schweren Lebererkrankungen, besonders bei Leberzirrhose, zur Prophylaxe und Therapie einer Ammoniak-Intoxikation.

   Bei schweren Störungen der Leberfunktion kann aus dem Darm resorbierter Ammoniak nur noch in geringem Umfang in der Leber durch Harnstoffbildung entgiftet werden. Er gelangt dann in den systemischen Kreislauf und führt zu einer Schädigung des Gehirns. Durch Neutralisation des von Darmbakterien gebildeten Ammoniaks durch die aus Lactulose entstehenden Säuren wird dessen Resorption weitgehend verhindert, und die Ammoniakkonzentration im Blut wird – trotz verminderter Harnstoffbildung in der Leber – niedrig gehalten.

2. Zur unterstützenden Behandlung von Salmonellen-Infektionen und zur Sanierung von Salmonellen-Dauerausscheidern.
3. Als mildes Laxans.

   Diese Wirkung beruht auf dem osmotischen Effekt der unveränderten Lactulose und der bakteriell gebildeten Säuren. Außerdem sollen die Säuren auch direkt die Peristaltik anregen.

5. Polysaccharide

5.1 Strukturen, Eigenschaften

Polysaccharide bestehen aus vielen Monosaccharid-Einheiten, die glykosidisch miteinander verknüpft sind. Wenn alle am Aufbau eines Polysaccharids beteiligten Monosaccharide die gleiche Struktur haben, rechnet man die Verbindung zu den Homoglykanen. Heteroglykane sind dagegen aus verschiedenen Monosacchariden aufgebaut.

Zur allgemeinen Charakterisierung eines Polysaccharids verwendet man Bezeichnungen, die aus den am Aufbau beteiligten Monosacchariden und der Endung -an gebildet werden. Z. B. ist Amylose, ein Polysaccharid, das nur aus Glucose-Einheiten besteht, ein Glucan. Guar, ein Polysaccharid, das aus Mannose- und Galactose-Resten aufgebaut ist, wird dementsprechend als Galactomannan bezeichnet.

Die physikalischen und chemischen Eigenschaften von Polysacchariden werden sehr stark durch die räumliche Struktur der Makromoleküle beeinflußt.

Polysaccharide können Moleküle oder Molekülteile mit Schrauben-(Helix-), Band- oder Knäuelkonformation ausbilden. Welche Konformation im Einzelfall ausgebildet wird, hängt nicht nur von der Primärstruktur des Polysaccharids, sondern auch von den jeweiligen Milieu-Bedingungen, wie dem Lösungsmittel, der Temperatur oder der Ionenkonzentration ab.

5.2 Biosynthese

Polysaccharide können auf mehreren Wegen gebildet werden, die sich vor allem durch die Art der Aktivierung der Monosaccharide voneinander unterscheiden:

1. Glykosyl-nucleosid-diphosphate werden unter Abspaltung des Nucleosid-diphosphats auf die wachsende Polysaccharid-Kette übertragen.

   Auf diese Weise werden in der Regel Reservekohlenhydrate synthetisiert. Man findet diesen Weg z. B. bei der Biosynthese von Stärke und Glykogen. Die wachsende Polysaccharid-Kette wird dabei am nichtreduzierenden Ende verlängert.

   Die Verzweigungen werden allerdings durch Übertragung eines Oligosaccharid-Restes vom Kettenende auf die 6-Hydroxy-Gruppe eines inneren Glucose-Restes gebildet (s. Abb. 4.7). Diese Reaktion wird durch eine 1,4-α-Glucan : 1,4-α-Glucan-6-α-Glucanosyl-Transferase katalysiert.

2. Glykosidisch gebundene Monosaccharid-Reste werden durch eine Transglykosidase auf eine wachsende Polysaccharid-Kette übertragen.

   Diese Reaktion findet z. B. bei der Biosynthese von Inulin und Dextran statt. In beiden Fällen wird Saccharose als Ausgangsmaterial verwendet. Bei der Synthese von Inulin wird der Fructosyl-Rest, bei der Synthese von Dextran der Glucosyl-Rest der Saccharose auf die wachsende Polysaccharid-Kette übertragen (s. Abb. 4.8).

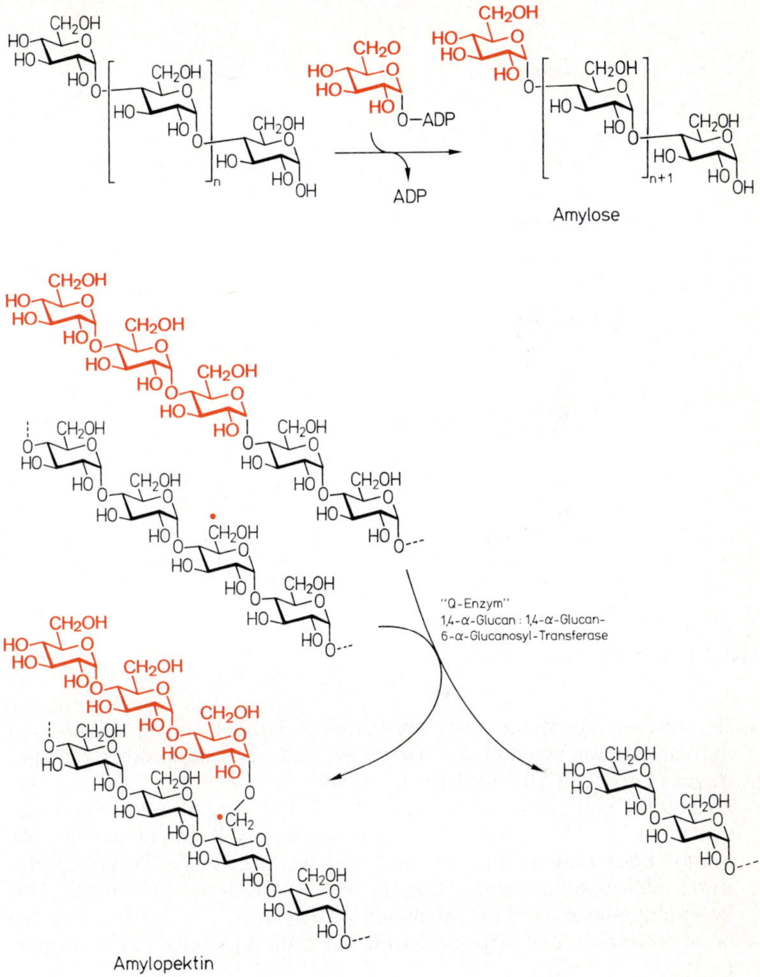

Abb. 4.7 Biosynthese von Amylose und Amylopektin

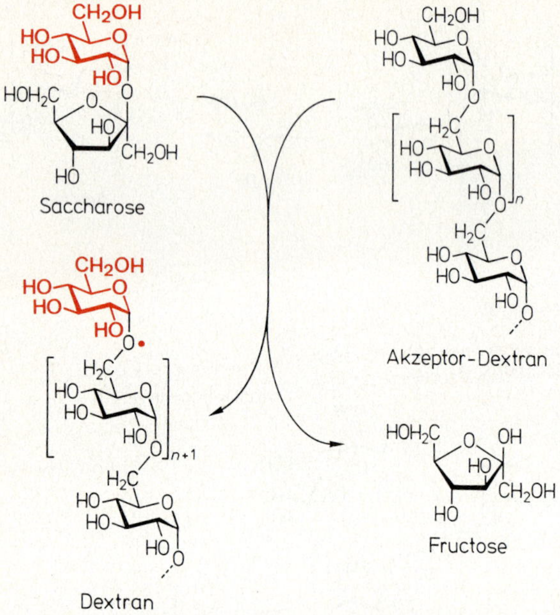

Abb. 4.8 Biosynthese von Dextran

3. Bei den an Biomembranen ablaufenden Synthesen von Oligo- und Polysacchariden werden die Ausgangs- und Zwischenprodukte in der Regel über einen Diphosphatrest an einen langkettigen (C_{55}–C_{105}) Terpenalkohol gebunden, dessen lipophiler Polyterpenteil in der Membran verankert ist. Aus dieser Polyprenyldiphosphat-Bindung werden die Mono- oder Oligosaccharide dann auf die wachsende Polysaccharid-Kette oder einen anderen Akzeptor, z. B. ein Protein, übertragen. Das Polyprenylphosphat dient in diesen Fällen auch als Carrier, der die polaren Mono- oder Oligosaccharide durch die Lipidmembran transportiert.

Membrangebundene Biosynthese von Polysacchariden findet man vor allem bei der Bildung extrazellulärer Gerüstsubstanzen, wie Murein (s. Kap. 15, Abschn. 2.3) und Cellulose.

5.3 Wirkungen

Gut hydratisierbare Polysaccharide eignen sich als Laxantien, sofern sie im Magen-Darm-Trakt nicht abgebaut werden. Sie quellen unter Aufnahme von Wasser und vergrößern dadurch das Volumen des Darminhalts. Damit verhindern sie eine zu starke Eindickung der Faeces. Andererseits entsteht durch die bessere Füllung des Darms ein Dehnungsreiz, der zu einer Verstärkung der propulsiven Darmbewegungen und damit zu einer beschleunigten Darmpassage führt. Voraussetzung für die Wirksamkeit solcher Quellstoffe ist die Aufnahme ausreichender Flüssigkeitsmengen (etwa 1–2 l).

5.4 Monographien

5.4.1 Homoglykane

Cellulose

Struktur, Eigenschaften: Cellulose ist ein Strukturpolysaccharid, das den zugfesten fibrillären Anteil der Zellwände höherer Pflanzen und vieler Algen bildet. Es ist ein lineares *β*-(1,4)-Glucan mit einem durchschnittlichen Polymerisationsgrad von etwa 15 000.

Da die beiden Nachbareinheiten jedes Glucose-Rests in der Polysaccharid-Kette äquatorial gebunden sind, bildet Cellulose bevorzugt eine flache Bandkonformation aus, bei der jede Glucose-Einheit gegenüber der benachbarten Einheit um 180° gedreht ist (s. Abb. 4.9). Diese Konformation wird durch intramolekulare Wasserstoffbrücken zwischen OH-2 und O-6′ sowie zwischen OH-3 und O-5′ benachbarter Glucose-Einheiten stabilisiert. Diese Bänder assoziieren zu großen, in Wasser unlöslichen Aggregaten, die durch intermolekulare Wasserstoffbrücken-Bindungen zwischen OH-6 und O-3′ benachbarter Ketten zusammengehalten werden. Durch Assoziation von je 40–60 Cellulosemolekülen entstehen Mikrofibrillen mit einem Durchmesser von 5–6 nm, wie sie z. B. in der Primärwand höherer Pflanzen auftreten. In der Sekundärwand höherer Pflanzen können sich diese Mikrofibrillen zu dickeren Fibrillen zusammenlagern. Diese Fibrillen bestehen aus kristallinen Bereichen mit parallel gelagerten hochgeordneten Cellulose-Molekülen und amorphen,

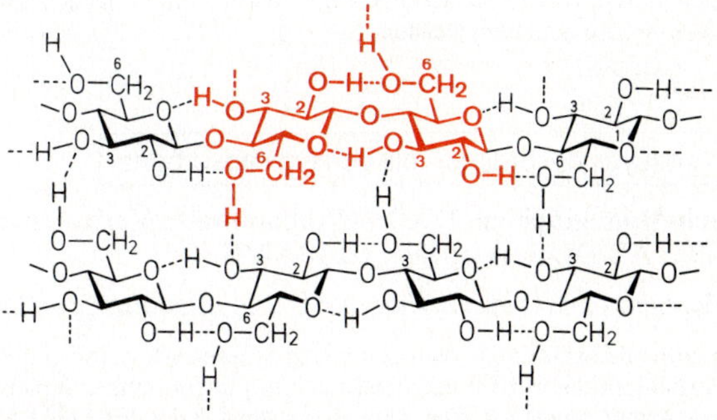

Abb. 4.9 Konstitution und Konformation von Cellulose

weniger geordneten Bereichen, in denen sich Cellulose-Moleküle aus einem kristallinen Bereich lösen und in einen anderen kristallinen Bereich wechseln. In der natürlich vorkommenden Cellulose I sind benachbarte Cellulose-Ketten parallel angeordnet, d. h. ihre reduzierenden Kettenenden sind jeweils in die gleiche Richtung orientiert.

In feuchter Umgebung quillt Cellulose unter Bindung von Wassermolekülen an die Oberflächen der Fibrillen und in den interfibrillären Räumen. Wegen der starken Tendenz zur Assoziation der Moleküle ist Cellulose aber in den üblichen Lösungsmitteln unlöslich. Nur durch Komplexbildung – z. B. mit Kupfer(II)-oxid/Ammoniak (Cuoxam) – oder durch Derivatisierung der OH-Gruppen – z. B. mit Schwefelkohlenstoff – lassen sich Lösungen von Cellulose oder Cellulose-Derivaten herstellen. Aus solchen Lösungen kann man Cellulose zurückgewinnen, die dann als regenerierte Cellulose bezeichnet wird. In regenerierter Cellulose (Cellulose II) sind benachbarte Ketten antiparallel angeordnet.

Gewinnung: Cellulose kommt selten in reiner Form vor. Technische Produkte, die aus weitgehend reiner nativer Cellulose bestehen, sind Baumwolle und Fasern aus Sproßachsen von Magnoliatae, wie Flachs oder Hanf. Sie werden auf mechanischem Wege gewonnen.

Der weitaus größte Teil der Cellulose wird jedoch aus Holz gewonnen. Nach Entfernung anderer Polysaccharide und des Lignins bleibt weitgehend reine Cellulose mit einer Kettenlänge von etwa 3000 Glucose-Einheiten pro Molekül zurück, die als Zellstoff bezeichnet wird.

Im Holz liegt die Cellulose mit Hemicellulosen (Polyosen) und Lignin vergesellschaftet vor. Die Abtrennung dieser Begleitstoffe erfolgt mit chemischen Methoden. Lignin ist ein dreidimensional vernetztes Polymer aus substituierten Zimtalkoholen. Es besitzt eine außerordentlich hohe Molekülmasse und ist in keinem Lösungsmittel löslich. Seine Entfernung ist daher nur durch Derivatisierung und partiellen Abbau möglich. Dies geschieht durch Erhitzen von Holz mit sauren (Calciumhydrogensulfit) oder alkalischen (Natronlauge/Natriumsulfat) Reagenzien unter Druck bei 125–180 °C. Die Polyosen, hauptsächlich Xylane und Mannane, werden bei diesem Aufschlußverfahren gelöst und überwiegend zu Monosacchariden abgebaut. Xylane können auch durch vorheriges Erhitzen mit Wasser unter Druck (Vorhydrolyse-Verfahren) zu Xylose abgebaut werden.

Lanugo gossypii absorbens/Tela gossypii absorbens

Arzneibuch-Monographien: DAB 9 (Verbandwatte/Verbandmull aus Baumwolle); AB/DDR; AUSTR.; HELV. VII.

Stammpflanzen: *Gossypium herbaceum* L., *G. hirsutum* L. – Malvaceae.

Die zur Baumwollgewinnung verwendeten *Gossypium*-Arten sind einjährige Kräuter mit Kapselfrüchten. Sie werden in tropischen und subtropischen Gebieten Amerikas, Afrikas und Asiens angebaut. Die wichtigsten Ausfuhrländer sind USA, Brasilien, Ägypten, Indien, UdSSR.

Droge: Die Droge besteht aus den Samenhaaren, die aus den Epidermiszellen der Samenschale hervorgehen und als Flugorgan der Verbreitung der Samen dienen.

Gewinnung: Kurz nachdem sich die Kapselfrüchte geöffnet haben, werden die Samen maschinell geerntet. Die Samenhaare werden von den Samen abgetrennt, entfettet, gewaschen und getrocknet. Die gereinigte Baumwolle wird dann entweder zu Garn versponnen, aus dem Verbandmull hergestellt wird, oder zu Wattevlies verarbeitet.

Inhaltsstoffe: Baumwolle besteht aus fast reiner Cellulose mit einem durchschnittlichen Polymerisationsgrad von 6000.

Verwendung: Aufgrund seiner Saugfähigkeit zum Reinigen (Watte) und Abdecken (Mull) von Wunden.

Filum lini sterile

Arzneibuch-Monographien: DAB 9 (Steriler Leinenfaden); AUSTR.; HELV. VII.

Stammpflanzen: *Linum usitatissimum* L. – Linaceae.

Die einjährige Pflanze mit Kapselfrüchten wird in den temperierten Zonen angebaut. Es gibt mehrere Sorten, die entweder zur Gewinnung von Leinsamen (Öllein, s. Kap. 5, Abschn. 4) oder zur Gewinnung der Fasern (Faserlein) verwendet werden. Hauptanbaugebiet für den Faserlein ist die UdSSR.

Droge: Die perizyklischen Fasern (Bastfasern) aus den Sproßachsen des Faserleins. Steriler Leinenfaden ist ein Zwirnfaden, der zur besseren Erkennung meist schwarz gefärbt in den Handel kommt.

Gewinnung: Die Pflanzen werden kurz vor der Fruchtreife geerntet. Seitenäste und Früchte werden entfernt, und die Sproßachsen werden 2–3 Wochen in 35 °C warmem Wasser belassen. Bei diesem als Flachsröste bezeichneten Prozeß bauen Bakterien (*Bacillus macerans* und *B. amylobacter*) die Pektine in den Mittellamellen der Sproßzellen ab. Danach lassen sich die Bastfasern (Perizykelfasern) durch Knicken und Schlagen von dem umgebenden Gewebe abtrennen. Die isolierten Fasern (Flachs) werden zu Garn versponnen, das dann zu Zwirn verarbeitet wird.

Inhaltsstoffe: Leinenfaden besteht fast ausschließlich aus nativer Cellulose.

Verwendung: Als nichtresorbierbares Nahtmaterial in der Chirurgie.

Cellulosi pulvis/Cellulosum microcristallinum

Arzneibuch-Monographien: DAB 9 (Cellulosepulver/Mikrokristalline Cellulose); AB/DDR; HELV. VII.

Gewinnung:

1. Durch Vermahlen von Zellstoff erhält man ein Cellulosepulver mit dem Polymerisationsgrad 1000–3000 und einem ähnlichen Kristallinitätsgrad wie Holz-Cellulose (60–70%).
2. Durch partielle Hydrolyse von Zellstoff und anschließendes Vermahlen erhält man mikrokristalline Cellulose mit einem Polymerisationsgrad von etwa 300–500 und einem Kristallinitätsgrad von 75–80%.

Bei partieller Säurehydrolyse nimmt der Kristallinitätsgrad zu, weil die amorphen Bereiche zwischen den Fibrillen schneller hydrolysiert werden als die kristallinen Bereiche.

Verwendung: In der pharmazeutischen Technologie zur Direkttablettierung.

Cellulosum ligni depuratum

Arzneibuch-Monographien: DAB 9 (Hochgebleichter Verbandzellstoff); AB/DDR; AUSTR.

Gewinnung: Nochmals gereinigter und gebleichter Zellstoff wird in Wasser aufgeschlämmt und gut gemischt, um die Fasern miteinander zu verfilzen. Die Suspension wird in dünner Schicht getrocknet.

Verwendung: Zum Aufsaugen von Flüssigkeiten, z. B. als Taschentuch oder zur Körperpflege.

Lanugo cellulosi absorbens

Arzneibuch-Monographien: DAB 9 (Verbandwatte aus Viskose); AB/DDR; AUSTR.; HELV. VII.

Gewinnung: Zellstoff wird durch Umsetzung mit Natronlauge und Schwefelkohlenstoff in lösliches Cellulose-Xanthogenat überführt. Die Xanthogenatlösung wird durch Düsen in ein Spinnbad aus wäßriger Schwefelsäure gepreßt. Dabei wird das Xanthogenat hydrolysiert, und die regenerierte Cellulose fällt in Form eines Fadens aus (Viskose). Aus Fäden geeigneter Länge wird Verbandwatte hergestellt.

Verwendung: Zum Reinigen und Abdecken von Wunden. In der Kosmetik.

Weizenkleie

Stammpflanze: *Triticum aestivum* L. – Poaceae.

Droge: Fruchtwand, Samenschale und Randschichten des Endosperms des Weizenkorns.

Gewinnung: Bei der Mehlherstellung werden die beim Vermahlen der Getreidekörner anfallenden gröberen Bestandteile abgetrennt. Sie bestehen aus der harten Fruchtwand und daran haftenden Bestandteilen des Samens und werden als Kleie bezeichnet.

Inhaltsstoffe: Kleie besteht im wesentlichen aus verholzten und unverholzten Zellwänden. Sie enthält demnach Cellulose, Hemicellulosen, Lignin und Pektine.

Verwendung: Als Diättherapeutikum bei chronischer Obstipation. Kleie gehört zu den Ballaststoffen; das sind Nahrungsbestandteile, die im menschlichen Darm nicht durch körpereigene Enzyme abgebaut werden.

Kleie bindet Wasser durch Quellung der Cellulose und der anderen Zellwandbestandteile. Dadurch wird das Stuhlvolumen vergrößert, was eine Anregung der Peristaltik und damit einen beschleunigten Transport des Darminhalts bewirkt.

Stärke

Struktur, Eigenschaften: Stärke besteht aus zwei verschiedenen Polysacchariden, deren Mengenverhältnis je nach Herkunft sehr unterschiedlich sein kann. Reservestärke normaler nichtmutierter höherer Pflanzen enthält je nach Herkunft zwischen 11 und 35% Amylose und zwischen 75 und 89% Amylopektin. Die am häufigsten verwendeten Stärkesorten (Mais-, Kartoffel-, Weizen-, Reisstärke) enthalten normalerweise etwa 18–28% Amylose und 72–82% Amylopektin.

Es gibt auch Mutanten, bei denen die Reservestärke praktisch ausschließlich aus Amylopektin besteht („Wachs"-Varietäten, z. B. Wachsmais) oder andererseits einen besonders hohen Anteil (60–80%) an Amylose enthält („Amylo"-Varietäten, z. B. Amylomais).

Amylose ist ein im wesentlichen unverzweigtes Glucan mit einem Polymerisationsgrad von 1000–10000. Die Glucose-Einheiten sind über α-glykosidische Bindungen mit dem O-4 der nächsten Einheit verknüpft. Einige Amylosen enthalten wenige lange Seitenketten, die über α-(1,6)-Bindungen mit der Hauptkette verknüpft sind.

Da bei α-(1,4)-Glucanen benachbarte Monosaccharid-Einheiten über je eine axiale und äquatoriale Bindung miteinander verknüpft sind, hat Amylose eine starke Tendenz zur Ausbildung von Helix-Konformationen (s. Abb. 4.10). In wäßriger Lösung liegen die Amylose-Moleküle in einer gut solvatisierbaren knäuelartigen Konformation mit kurzen helicalen Abschnitten vor. Solche Lösungen sind aber – je nach Kettenlänge – nur einige Stunden bis einige Wochen stabil. Dann kristallisiert eine Amyloseform aus, die als B-Amylose bezeichnet wird. Sie besteht aus je zwei parallel laufenden Ketten, die eine rechtsgängige Doppelhelix mit jeweils 6 Glucose-Resten pro Windung bilden (s. Abb. 4.11). Diese Konformation ist durch intramolekulare Wasserstoffbrücken stabilisiert. Sie ist also wesentlich schlechter solvatisierbar als eine Knäuelkonformation und die Helices tendieren zur Assoziation. B-Amylose ist daher in kaltem Wasser schwer löslich. In den Kristalliten der B-Amylose sind sechs Doppelhelices um einen zentralen Hohlraum, der mit Wassermolekülen erfüllt ist, gepackt. Durch Erhitzen läßt sich die B-Amylose unter Wasserabgabe in A-Amylose überführen, die ebenfalls aus rechtsgängigen Doppelhelices aufgebaut ist, aber keinen zentralen Hohlraum enthält.

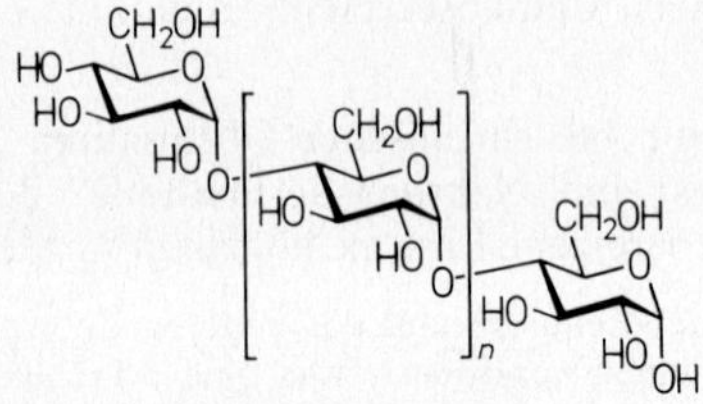

Amylose (Konstitution)

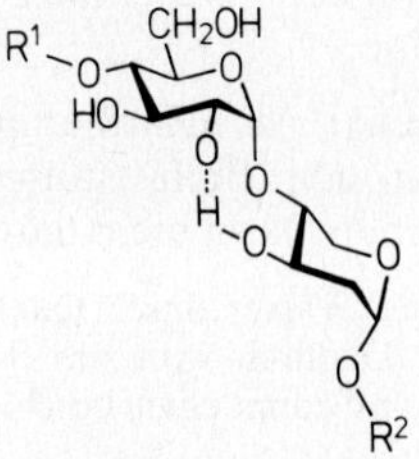

Konformation einer Disaccharid-Einheit

($R^1 = R^2 = H$: Maltose)

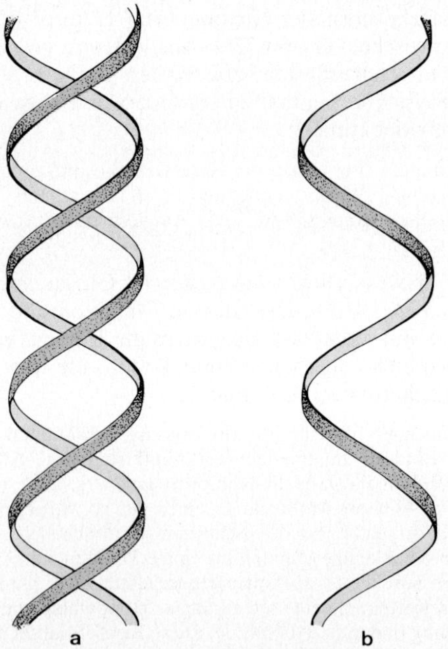

a b

Abb. 4.10 Konstitution und Konformation von Amylose.
Unten: **a** Doppelhelix, rechtsgängig, **b** einfache Helix, linksgängig.

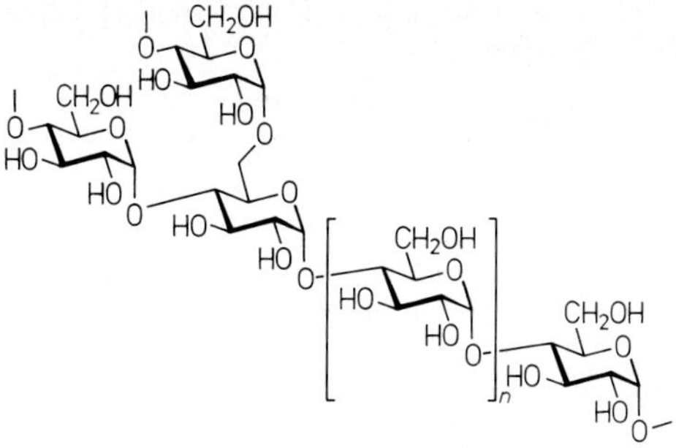

Amylopektin (Konstitution, Ausschnitt)

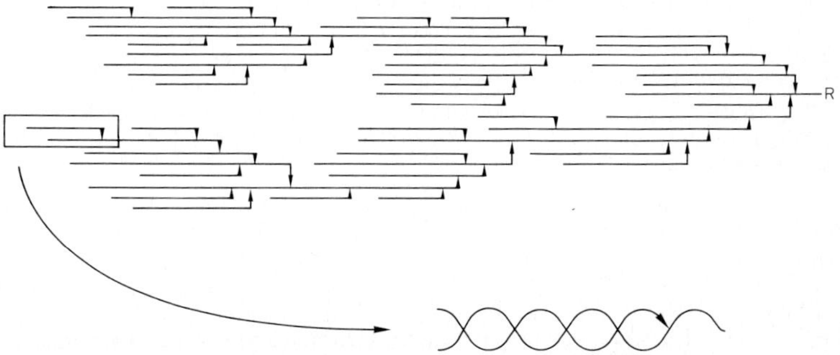

Abb. 4.11 Konstitution, Konformation und Packung von Amylopektin.
Unten: Verzweigungsstruktur und Kettenkonformation des Amylopektins; R = Reduzierendes Ende des Moleküls (nach Burchard 1985, modifiziert)

Eine dritte Helix-Konformation, die V-Amylose, entsteht nur in Gegenwart von Gastmolekülen geeigneter Größe und Hydrophobie, wie z. B. Alkoholen oder Iod, unter Bildung von Einschlußverbindungen. V-Amylose besteht im Gegensatz zu den bisher besprochenen Typen aus einer einfachen linksgängigen Helix. Diese Helix enthält ebenfalls 6 Glucose-Einheiten pro Windung, sie hat aber eine erheblich geringere Ganghöhe, ist also kürzer und breiter gebaut als A- und B-Amylose. Sie wird durch intramolekulare Wasserstoffbrücken stabilisiert und besitzt einen Innenraum, der durch die C(1)-H- und C(4)-(H)-Gruppen der Glucose-Einheiten einen hydrophoben Charakter hat. In diesen Hohlraum werden die Gastmoleküle eingelagert. So bildet sich z. B. bei der Einwirkung von Iod auf amylosehaltige Stärkelösungen oder Stärkekörner Iodamylose. Die charakteristische Farbe dieser Einschlußverbindung hängt von der Zahl der eingelagerten Iodatome und damit von der Länge der Amylosehelix ab. Bei einer Kettenlänge von mehr als 80 Glucose-Einheiten entsteht eine blaue Färbung. Bei kürzeren Ketten von 15–30 Glucose-Einheiten ist die Farbe rot bis purpur. Native Amylose färbt sich daher blau, was zum qualitativen und quantitativen Nachweis von Amylose sowie zur Endpunktbestimmung bei iodometrischen Titrationen verwendet wird.

Amylopektin ist ein verzweigtes Glucan mit sehr großer Molekülmasse (10^7–7×10^8 Dalton). Die Haupt- und Seitenketten bestehen wie bei der Amylose aus α-(1,4)-verknüpften Glucose-Einheiten. Seitenketten sind über α-(1,6)-Bindungen mit der Hauptkette verbunden.

Die Verzweigungen sind nicht gleichmäßig über das gesamte Molekül verteilt, sondern büschelförmig gehäuft. Es gibt keine durchgehende Hauptkette, sondern einzelne längere Ketten verbinden die Büschel miteinander (s. Abb. 4.10). Diese Büschel relativ kurzer Seitenketten bedingen die kristallinen Eigenschaften der Stärkekörner: Jeweils 2 benachbarte Ketten eines Büschels lagern sich zu einer Doppelhelix zusammen, und die Doppelhelices sind dann entweder wie in der A-Amylose (Getreidestärken) oder wie in der B-Amylose (Kartoffelstärke) zu Kristalliten gepackt. Diese stark verzweigte Struktur bestimmt die biochemischen und die physikalischen Eigenschaften des Amylopektins: Durch die vielen Endgruppen kann das große Molekül innerhalb kurzer Zeit enzymatisch ab- und aufgebaut werden, was für seine Funktion als Reservestoff wichtig ist. Durch die vielen Verzweigungsstellen und die relativ kurzen helicalen Bereiche haben Amylopektinmoleküle in Lösung eine geringere Tendenz zur Assoziation unter Ausbildung kristalliner Bereiche. Amylopektin ist daher relativ gut wasserlöslich und gibt mit Iod eine rote bis purpurrote Färbung.

Erhitzt man Stärke mit einer ausreichenden Wassermenge auf etwa 50–70 °C, so wird das Wasser zunächst in die amorphen Bereiche des Stärkekorns eingelagert; das Korn quillt an, und ein Teil der Amylose geht in Lösung. Bei weiterer Temperaturerhöhung auf etwa 95 °C schmelzen die Kristallite, d. h. die regelmäßige parallele Packung der Doppelhelices wird gestört, und es gehen Teile der Moleküle aus der Helix- in eine Knäuelformation über. Einige Helixbereiche sowie Verschlaufungen der Polymermoleküle bleiben jedoch als Haftpunkte bestehen, so daß sich eine Gelstruktur ausbildet. Das führt zu einer starken Quellung der Stärkekörner, wobei deren typische Form und Doppelbrechung verloren gehen. Außerdem steigt die Viskosität sehr stark an, und es bildet sich eine zähe Paste. Der gesamte zweistufige Prozeß wird als **Gelatinisierung** der Stärke bezeichnet. Erst bei noch höheren Temperaturen (120–150 °C) brechen die gequollenen Stärketeilchen auf, die Viskosität fällt stark ab, und es bildet sich eine homogene Lösung.

Drogen: Bei den Stärkesorten des Handels handelt es sich immer um Reservestärke. Sie wird aus Nährgeweben des Samens, z. B. dem Endosperm von Getreidearten, oder aus Speicherorganen mehrjähriger Pflanzen, z. B. den Sproßknollen der Kartoffel, gewonnen. Die in den deutschsprachigen Arzneibüchern aufgeführten Stärkesorten und ihre **Stammpflanzen** sind:

- Maydis amylum (DAB 9: Maisstärke; AB/DDR; AUSTR.; HELV. VII): *Zea mays* L. – Poaceae.
- Tritici amylum (DAB 9: Weizenstärke; AB/DDR, AUSTR.; HELV. VII): *Triticum aestivum* L. – Poaceae.
- Oryzae amylum (DAB 9: Reisstärke; AUSTR.; HELV. VII): *Oryza sativa* L. – Poaceae

- Solani amylum (DAB 9: Kartoffelstärke; AB/DDR; AUSTR.; HELV. VII): *Solanum tuberosum* L. – Solanaceae

Gewinnung: Getreidefrüchte werden zunächst für 30–40 Stunden in warmem Wasser eingeweicht, um die Gewebe geschmeidiger zu machen und bei dem anschließenden Mahlprozeß eine bessere Trennung der verschiedenen Gewebetypen (Endosperm, Embryo, Perikarp) voneinander zu ermöglichen. Außerdem setzt man dem Wasser meist Schwefeldioxid oder Alkali zu, um die teilweise sehr dichte Proteinschicht (Kleber), welche die Stärkekörner umgibt, quellfähig und dispergierbar zu machen.

Durch den Zusatz von Schwefeldioxid werden die Disulfidbrücken, welche die Untereinheiten des Kleber-Proteins Glutelin miteinander verbinden, unter Addition von HSO_3^- gespalten. Schwefeldioxid verhindert auch das Wachstum unerwünschter Mikroorganismen. Durch Zusatz von Natronlauge oder Ammoniak werden Wasserstoffbrücken im Glutelin gelöst, die ebenfalls für den Zusammenhalt der Untereinheiten von Bedeutung sind.

Nach dem Einweichen werden die Getreidekörner in feuchtem Zustand vermahlen. Bei der Verwendung von Mais und teilweise auch von Weizen wird der Mahlprozeß so gesteuert, daß der Embryo möglichst unverletzt bleibt. Er läßt sich nach Suspendieren in Wasser aufgrund seiner wesentlich geringeren Dichte in Separatoren von den übrigen Fruchtbestandteilen abtrennen. Mais- und Weizenkeimlinge werden zur Gewinnung von hochwertigen fetten Ölen (Getreidekeimölen) verwendet (s. Kap. 5, Abschn. 4.5) Auch alle weiteren Trennschritte werden in wäßriger Suspension durchgeführt. Stärke und Kleber werden von den wesentlich größeren Endosperm- und Perikarpbruchstücken durch Siebe abgetrennt, und schließlich trennt man die Stärke aufgrund ihrer größeren Dichte in Zentrifugen vom Kleber.

Bei der Gewinnung von Kartoffelstärke ist weder das Einweichen noch die Abtrennung von unlöslichem Protein erforderlich. Die Gewebebruchstücke werden wie bei den Getreidekörnern durch Siebe von der Stärkesuspension getrennt.

Verwendung:

1. Als Diätetikum zur Herstellung von Lebensmitteln und Kindernährmitteln.
2. Als Füllmittel für Puder und Streupulver. Dabei wird die Wasseraufnahmefähigkeit der Stärke genutzt.
3. Als Füll- und Bindemittel für Tabletten.
4. Zur Herstellung von gelatinisierter Stärke, die als Bindemittel bei der Tablettenherstellung, als Dickungsmittel für Lebensmittel und als Bestandteil von Klebstoffen verwendet wird.
5. Zur Herstellung von Glucose und Fructose (vor allem Mais- und Kartoffelstärke).

6. Zur Herstellung von Hydroxyethylstärke, die als kolloidales Plasmaersatzmittel verwendet wird. Im Handel sind Präparate mit mittleren Molekülmassen von 40000, 200000 und 450000 Dalton und Substitutionsgraden zwischen 0,4 und 0,7.

   Ausgangsprodukt sind Stärken aus „Wachs"-Sorten von Getreidearten, die nur Amylopektin enthalten, wie Wachshirse (*Sorghum durra* [Forsk.] Stapf und *Sorghum dochna* [Forsk.] Snowden – Poaceae) oder Wachsmais. Das Amylopektin wird partiell hydrolysiert und dann mit Ethylenoxid umgesetzt. Dabei wird überwiegend die 2-Hydroxy-Gruppe der Glucose-Einheiten hydroxyethyliert.

7. Zur Herstellung von Dextrin.

Dextrin

Arzneibuch-Monographien: DAB 9; AB/DDR; AUSTR.

Struktur, Eigenschaften: Dextrine sind wasserlösliche Polysaccharide, die durch enzymatischen, thermischen oder säurekatalysierten Abbau von Stärke entstehen.

Beim Herstellungsprozeß werden die Stärkemoleküle depolymerisiert und die Bruchstücke kondensieren miteinander. So entstehen stärker verzweigte Moleküle mit geringerer Molekülmasse, die Lösungen größerer Stabilität bilden als native Stärke.

Gewinnung: Die Handelsprodukte werden meist aus Mais-, Kartoffel- oder Tapiokastärke, die aus den Wurzelknollen von *Manihot esculenta* (Euphorbiaceae) gewonnen wird, durch trockenes Erhitzen mit Salzsäure oder Chlorwasserstoffgas als Katalysator hergestellt (Röstdextrine).

Je nach Rösttemperatur und Katalysatormenge entstehen „weiße", „blonde" oder „gelbe" Dextrine, die sich in ihren technologischen Eigenschaften und in ihrer Iodfärbung unterscheiden.

Verwendung:

1. In der pharmazeutischen Technologie als Füllmittel, z. B. zur Einstellung von Trockenextrakten.
2. Zur Herstellung von Klebstoffen und Appreturen.

Dextran

Struktur, Eigenschaften: Native Dextrane sind mehr oder weniger stark verzweigte Glucane mit sehr hoher Molekülmasse (5×10^7 bis 10×10^7 Dalton). Die Hauptkette besteht aus α-(1,6)-verknüpften D-Glucose-Einheiten.

Die Seitenketten sind bei den meisten Dextranen ebenfalls aus α-(1,6)-verknüpften Glucose-Einheiten aufgebaut. Die Verbindung mit der Hauptkette erfolgt über

α-(1,3)-Bindungen und bei manchen Dextranen zusätzlich über α-(1,2)- oder α-(1,4)-Bindungen. Der Verzweigungsgrad und die Länge der Seitenketten variieren beträchtlich. Je nach produzierendem Bakterienstamm machen die α-(1,6)-Bindungen 52–97% aller glykosidischen Bindungen des Dextrans aus. Die Länge der Seitenketten liegt meist zwischen 1 und 5 Einheiten. Die für die Herstellung pharmazeutischer Präparate verwendeten nativen Dextrane sind relativ wenig verzweigt (etwa 5%) und haben kurze Seitenketten (1–2 Einheiten).

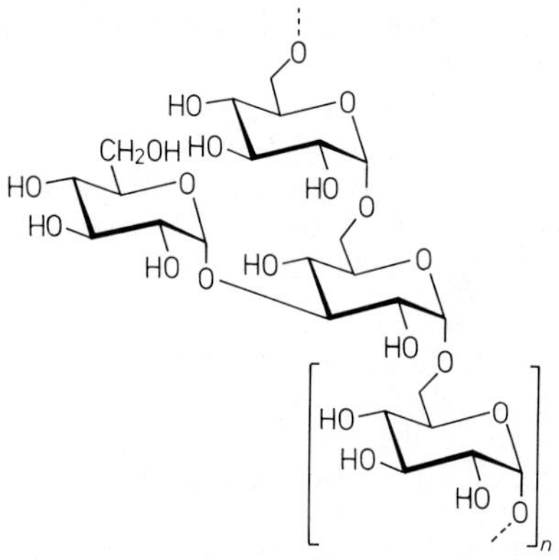

Dextran

Die α-(1,6)-Bindung der Glucose-Einheiten bedingt eine sehr flexible Kettenstruktur. Dextrane mit einem hohen Anteil an (1,6)-Bindungen haben daher nur geringe Tendenz zur Ausbildung stabiler geordneter Bereiche mit definierter Sekundärstruktur. Sie sind gut wasserlöslich und liegen in verdünnten Lösungen als stark hydratisierte, weitgehend ungeordnete Knäuel vor.

Gewinnung: Viele Milchsäurebakterien bilden in saccharosehaltigem Substrat große Mengen von extrazellulärem Schleim, der aus Dextranen oder Fructanen besteht. Zur technischen Gewinnung von Dextranen werden bestimmte Stämme von *Leuconostoc mesenterioides* (Tsenkovskii) Van Tieghem (Lactobacillaceae) in rohrzuckerhaltigen Lösungen kultiviert. Nach Abschluß der Fermentation wird das gebildete native Dextran mit Ethanol oder Aceton gefällt und anschließend durch partielle Säurehydrolyse zu kleineren Molekülen abgebaut.

Aus dem Reaktionsgemisch werden durch fraktionierte Fällung mit Alkohol möglichst einheitliche Fraktionen abgetrennt. Die mittlere Molekülmasse und die Breite der Molekülmassenverteilung dieser Dextranfraktionen lassen sich durch die Wahl geeigneter Hydrolyse- und Fällungsbedingungen festlegen. Für die Herstellung von Plasmaersatzmitteln verwendet man Fraktionen mit mittleren Molekülmassen von 80000 (Dextran 80), 75000 (Dextran 75), 60000 (Dextran 60) und 40000 (Dextran 40).

Verwendung:

1. Als Blutplasmaersatzmittel: Dextran 80, 70, 60 und (seltener) 40.
2. Zur Hämodilution: Dextran 40.
3. Zur Thromboseprophylaxe: Dextran 60, 75, 80.

Diese Wirkung beruht auf einer Hemmung der Plättchenaggregation, die wahrscheinlich auf eine Assoziation der Dextranmoleküle mit der Oberfläche der Thrombozyten zurückzuführen ist. Außerdem wird die Aktivität von Faktor VIII reversibel vermindert. Auch die Verbesserung der Mikrozirkulation wirkt einer Thrombenbildung entgegen.

4. Zur Prophylaxe der Dextran-Anaphylaxie: Dextran 1 (mittlere Molekülmasse 1000).
5. Zur Herstellung von Dextrangelen durch Quervernetzung mit Epichlorhydrin oder Dichlorhydrin. Dextrangele werden zur Gelchromatographie oder als Streupuder zur Wundreinigung verwendet.

Nebenwirkungen: Hochmolekulare native Dextrane wirken antigen. Die klinisch verwendeten Verbindungen mit Molekülmassen zwischen 40000 und 80000 sind dagegen Haptene: Sie stimulieren zwar nicht die Bildung von Antikörpern, können aber mit bereits vorhandenen Antikörpern zu Immunkomplexen reagieren und damit anaphylaktische Reaktionen auslösen. Zur Prophylaxe solcher anaphylaktischen Reaktionen verwendet man Dextrane mit einer mittleren Molekülmasse von 1000 (Dextran 1), die aus durchschnittlich 6 Glucose-Einheiten bestehen.

Die antigenen Determinanten der Dextrane sind terminale und nichtterminale Sequenzen von 2–7 α-(1,6)-verknüpften Glucose-Einheiten. Anaphylaktische Reaktionen auslösende Immunkomplexe bilden sich nur, wenn eine Dextrankette über mehrere Antikörpermoleküle mit anderen Dextranketten zu großen Immunkomplexen verbunden wird. Die Dextranketten müssen daher polyvalente Haptene sein und mehrere Bindungsstellen für Antikörper besitzen, um eine anaphylaktische Reaktion auszulösen. Das ist bei den klinisch verwendeten Dextranen 40–80 der Fall. Appliziert man dagegen Dextran 1, ein monovalentes Hapten, so werden diese kleinen Dextranmoleküle an etwa vorhandene Antikörper gebunden, ohne daß es zu einer anaphylaktischen Reaktion kommt.

Lichen islandicus

Arzneibuch-Monographien: DAB 9 (Isländisches Moos); AB/DDR; AUSTR.; HELV. VII.

Stammpflanze: *Cetraria islandica* (L.) Acharius, im AB/DDR auch *C. tenuifolia* (Retz) Howe-Parmeliaceae.

Beide Flechten haben einen blattartig-strauchigen Thallus. Sie sind auf der ganzen Nordhalbkugel verbreitet. Die Droge wird vor allem in Skandinavien und auf Island gesammelt.

Droge: Der getrocknete Thallus.

Inhaltsstoffe: Wirkstoffe der Droge sind die schleimbildenden Polysaccharide Lichenan und Isolichenan. Lichenan ist ein lineares β-D-Glucan, dessen Glucose-Einheiten teils über (1,3)- und teils über (1,4)-Bindungen miteinander verknüpft sind. Isolichenan ist ein α-D-Glucan, dessen Glucose-Einheiten ebenfalls über (1,3)- und (1,4)-Bindungen miteinander verknüpft sind.

Der bittere Geschmack der Droge ist auf die Flechtensäuren Protocetrarsäure, Cetrarsäure und Fumarprotocetrarsäure zurückzuführen, die sich auch als Leitsubstanzen für die dünnschichtchromatographische Identifizierung der Droge eignen.

Im Lichenan sind die verschiedenen Bindungstypen in gesetzmäßiger Weise verteilt: Die Wiederholungseinheiten sind Oligosaccharide aus zwei oder drei (1,4)- und einer (1,3)-verknüpften β-D-Glucose-Einheit. Der Polymerisationsgrad liegt bei 60–200 Glucose-Einheiten pro Molekül. Lichenan ist in heißem Wasser löslich; beim Abkühlen der Lösung bildet sich ein Gel.

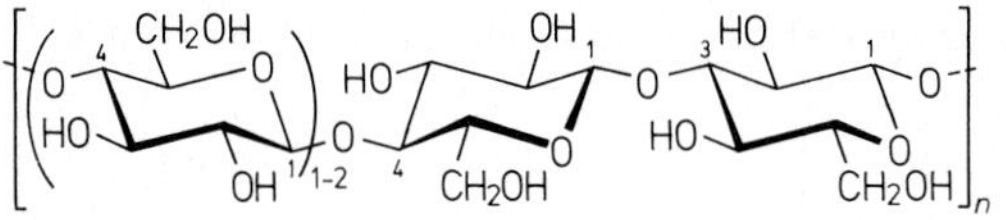

Lichenan

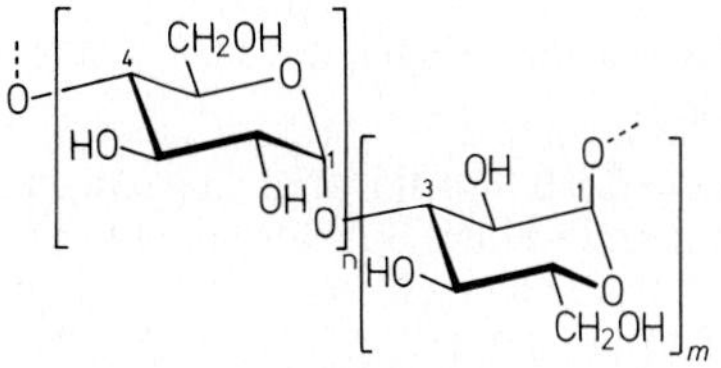

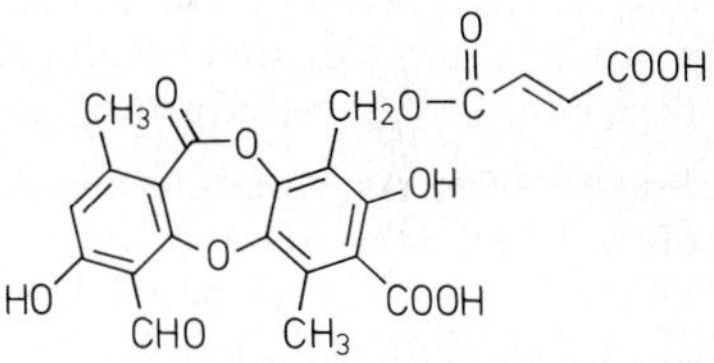

Isolichenan

Fumarprotocetrarsäure

Die axiale Substitution an C-1 des Isolichenans begünstigt wie bei der Amylose eine Helix-Konformation. Isolichenan gibt daher mit Iod eine Blaufärbung. Die Verbindung hat einen relativ geringen Polymerisationsgrad von etwa 45 und ist in kaltem Wasser löslich.

Verwendung: Als Tee bei Katarrhen der oberen Luftwege und bei Magenbeschwerden.

Die Wirkung kann vielleicht mit dem lokal reizmildernden Effekt der Schleimstoffe im Mund- und Rachenraum oder im Magen erklärt werden. Bei der Verwendung als Magenmittel sollten außerdem die bitter schmeckenden Flechtensäuren appetitanregend wirken.

Agar

Arzneibuch-Monographien: DAB 9; AB/DDR; AUSTR.; HELV. VII.

Stammpflanzen: Mehrere Rotalgen-Arten aus den Gattungen *Gelidium, Pterocladia* (Ordnung: Gelidiales), *Gracilaria* und *Ahnfeltia* (Ordnung: Gigartinales), z. B. *Gelidium amansii* LAM. – Gelidiaceae (Japan); *Gelidium cartilagineum* (L.) Gaill. – Gelidiaceae (Pazifikküsten der USA); *Gracilaria confervoides* (L.) Grev. – Gracilariaceae (Atlantikküsten Nordamerikas, Südafrika, Australien), *Ahnfeltia plicata* (Huds.) Fries – Phyllophoraceae (UdSSR).

Die zur Agargewinnung verwendeten Algen (Agarophyten) sind wie die meisten Rotalgen benthische Meeresalgen: Sie besiedeln felsige Küsten. Die meisten Agarophyten sind in den warmgemäßigten und tropischen Zonen verbreitet, nur *Ahnfeltia* kommt in kaltgemäßigten Regionen vor. Die Handelsdroge stammt hauptsächlich aus Japan, den USA und der UdSSR.

Droge: Die durch Extraktion gewonnenen gelbildenden Zellwand-Polysaccharide.

Gewinnung: Die gebleichten und getrockneten Algenthalli werden mit heißem Wasser extrahiert. Der heiße Extrakt wird mit Säure versetzt, um mitextrahierte Proteine auszufällen, geklärt und dann abgekühlt. Es bildet sich ein Gel, das sich bei weiterem Abkühlen in die Polysaccharid-Fraktion und Eiskristalle trennt. Das Eis läßt man nach dem Vermahlen der gefrorenen Masse auftauen und trennt dann das Wasser ab. Der Rückstand liefert nach dem Trocknen pulverförmigen Agar.

Inhaltsstoffe: Agar besteht aus einem Gemisch von linearen Galactanen, die z. T. mit Schwefelsäure verestert sind und weitere Substituenten tragen können (s. Abb. 4.12 und 4.13). Die Polysaccharid-Ketten bestehen aus (1,3)-verknüpften β-D-Galactose- und (1,4)-verknüpften α-L-Galactose-Einheiten, die alternierend miteinander verbunden sind. Hauptkomponente des Agar ist Agarose, ein Polysaccharid, das überwiegend 3,6-Anhydro-α-L-galactose-Einheiten und nur wenige α-L-Galactose-6-sulfat-Reste enthält. Agarose hat eine mittlere Molekülmasse von etwa 120000. Man kann Agarose durch fraktionierte Fällung mit Polyethylenglykol von den übrigen Komponenten, die man unter der Bezeichnung „Agaropektin“ zusammenfassen kann, abtrennen und in reiner Form gewinnen.

Agar besteht aus einer komplexen Mischung von Polysacchariden, da die Struktur beider Galactose-Einheiten variieren kann: Die L-Galactose kann innerhalb desselben Moleküls als 6-Sulfat, als 6-Methylether oder als 3,6-Anhydro-galactose-Rest vorliegen. Die D-Galactose-Einheit kann entweder unsubstituiert sein oder als 4,6-Brenztraubensäureketal vorliegen. Das periodische Bauprinzip wird also durch Modifikation der Zuckereinheiten überdeckt. Die Agar-Polysaccharide (= Agaroide) sind daher als Glykane vom maskiert periodischen Typ einzuordnen.

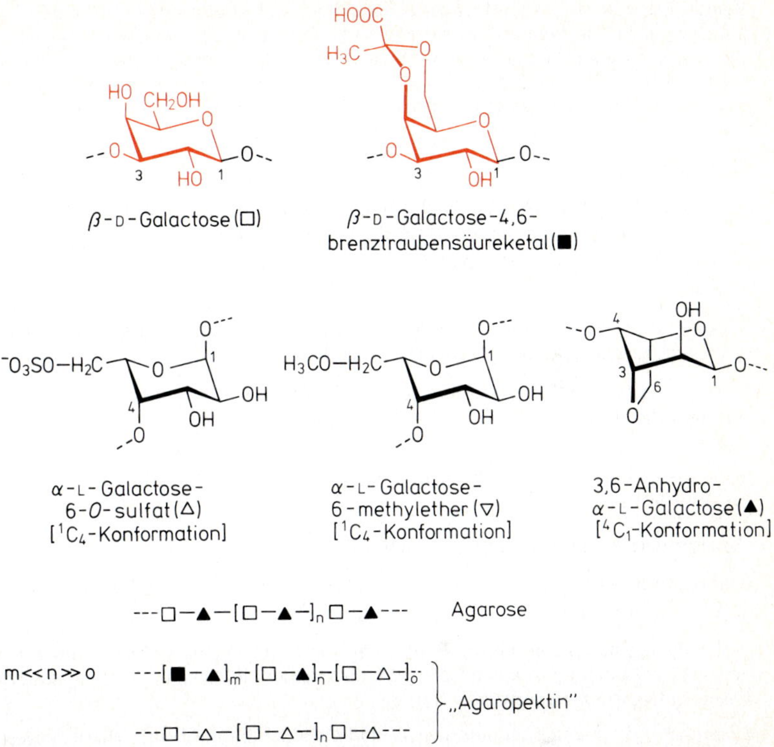

Abb. 4.12 Bauprinzip der Agar-Polysaccharide.
Oben: Monosaccharideinheiten. Unten: Wiederholungseinheiten von idealisierten Agar-Polysacchariden, die durch kontinuierliche Übergänge miteinander verbunden sind.

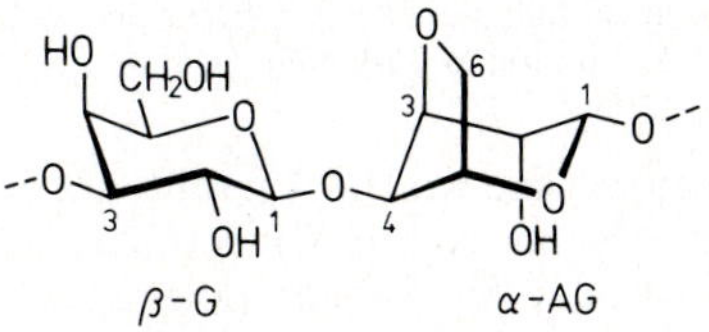

Agarose (Wiederholungseinheit)

Abb. 4.13 Primärstruktur von Agarose (β-G = β-D-Galactose, α-AG = 3,6-Anhydro-α-D-galactose).

Agarose hat eine starke Tendenz zur Helixbildung. In heißer wäßriger Lösung liegen wahrscheinlich wie beim ι-Carrageenan locker umeinander gewundene Moleküle vor, die sich beim Abkühlen zu Doppelhelices zusammenlagern. Die Gelbildung erfolgt dann, indem die Doppelhelices zu netzartig verzweigten kristallinen Domänen aggregieren und dadurch Haftpunkte und wassergefüllte Hohlräume bilden.

Verwendung:

1. In der pharmazeutischen Technologie und in der Lebensmitteltechnologie als Gelbildner, Stabilisator und Dickungsmittel.
2. Zur Herstellung fester Nährböden für die Züchtung von Mikroorganismen.

   Agar ist für diesen Zweck besonders geeignet, da nur wenige Mikroorganismen dieses Galactan enzymatisch abbauen können.

3. Als Laxans, da Agar auch im menschlichen Verdauungstrakt nicht abgebaut wird.

Carrageen

Arzneibuch-Monographien: AUSTR.

Stammpflanzen: *Chondrus crispus* Stackh. und *Gigartina stellata* (Stackh.) Batt. – Gigartinaceae.

Als Ausgangsmaterialien für die Gewinnung von Carrageenanen können außer den genannten Stammpflanzen von Carrageen auch andere Rotalgen, vor allem aus der Ordnung Gigartinales, verwendet werden.

Chondrus crispus und *Gigartina stellata* sind etwa handgroße benthische Rotalgen, die in den kaltgemäßigten Regionen der europäischen und der amerikanischen Atlantikküste vorkommen.

Droge: Die getrockneten und gebleichten Thalli (Carrageen) und die daraus isolierten Zellwandpolysaccharide (Carrageenane).

Gewinnung: Carrageenane werden durch Extraktion der Thalli mit heißem Wasser und anschließende fraktionierte Fällung gewonnen.

Bei Zugabe von Kaliumchlorid fallen die Kaliumsalze von ι- und κ-Carrageenan aus. Die in Gegenwart von Kaliumionen löslichen λ- und μ-Carrageenanen werden anschließend mit Alkohol gefällt.

Inhaltsstoffe: Carrageenane sind wie die Agaroide Galactane vom maskierten periodischen Typ. Die maskierte Wiederholungseinheit besteht aus zwei D-Galactose-Derivaten: Sie ist aus einem (1,3)-verknüpften β-D-Galactose- und einem (1,4)-verknüpften α-D-Galactose-Derivat aufgebaut. Die Struktur beider Galactose-Einheiten ist variabel: Der α-D-Galactose-Rest kann als 3,6-Anhydroderivat, als 6-*O*-Sulfat oder als 2,6-Di-*O*-sulfat vorliegen; der β-D-Galactose-Rest kann unsubstituiert sein oder Sulfatgruppen an O-2 oder O-4 tragen. Verbindungen mit einem hohen 3,6-Anhydrogalactose-Anteil bilden mit Wasser in Gegenwart von Kalium-Ionen Gele, während Verbindungen mit einem niedrigen Anteil an 3,6-Anhydrogalactose keine Gele, sondern viskose Lösungen bilden. Die idealisierten Wiederholungseinheiten der wichtigsten Carrageenane sind in Abb. 4.14 und 4.15 zusammengestellt. *Chondrus crispus* und *Gigartina stellata* enthalten als Hauptkomponenten $\varkappa$- und λ-Carrageenan.

Die regelmäßige periodische Struktur dieser Verbindungen wird in allen Fällen durch strukturelle Variation einzelner Zuckereinheiten unterbrochen. Das hat besonders beim Ersatz von Anhydrogalactose durch Galactose-6-sulfat Konsequenzen für die Konformation der Polysaccharid-Kette (s. Abb. 4.14): 3,6-Anhydrogalactose und ihre Derivate liegen in der $^1C_4$-Konformation mit äquatorialen Substituenten an C-1 und C-4 vor. Diese Konformation begünstigt die Ausbildung von Helices. Galactose-

β-D-Galactose-2-sulfat (□)

β-D-Galactose-4-sulfat (■)

α-D-Galactose-6-sulfat (△)
[$^4C_1$-Konformation]

α-D-Galactose-2,6-disulfat (▽)
[$^4C_1$-Konformation]

3,6-Anhydro-α-D-Galactose (▲)
[$^1C_4$-Konformation]

3,6-Anhydro-α-D-Galactose-2-sulfat (▼)
[$^1C_4$-Konformation]

---■—▲—[■—▲]$_n$—[■—△]$_m$--- $n \gg m$: $\varkappa$-Carrageenan
$n \ll m$: μ-Carrageenan

---■—▼—[■—▼]$_n$—[■—▽]$_m$--- $n \gg m$: ι-Carrageenan
$n \ll m$: υ-Carrageenan

---□—▼—[□—▼]$_n$—[□—▽]$_m$--- $n \gg m$: ξ-Carrageenan
$n \ll m$: λ-Carrageenan

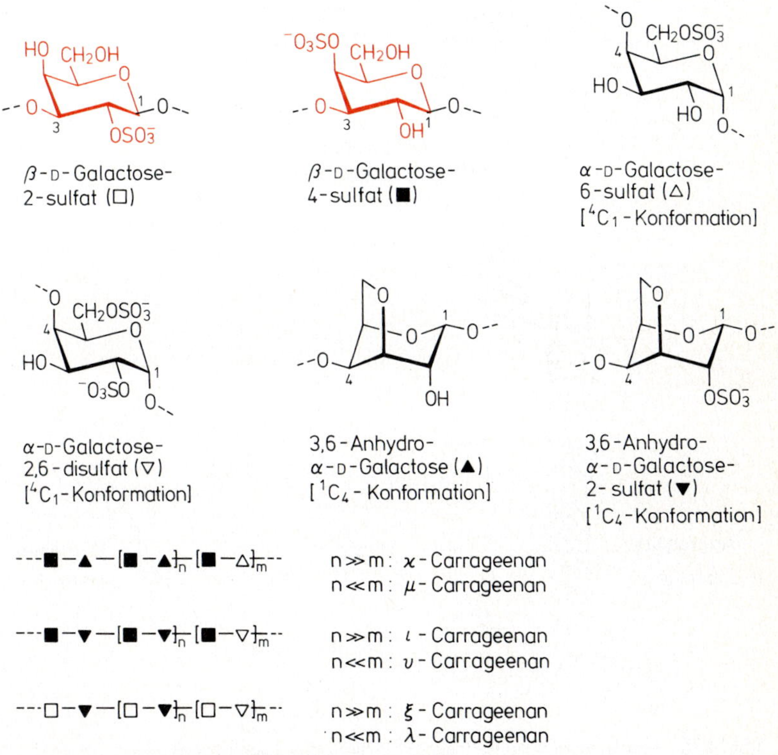

Abb. 4.14 Struktur der Carrageenane.
Oben: Monosaccharid-Einheiten. Unten: Bauprinzip der Carrageenane (maskiert periodischer Typ)

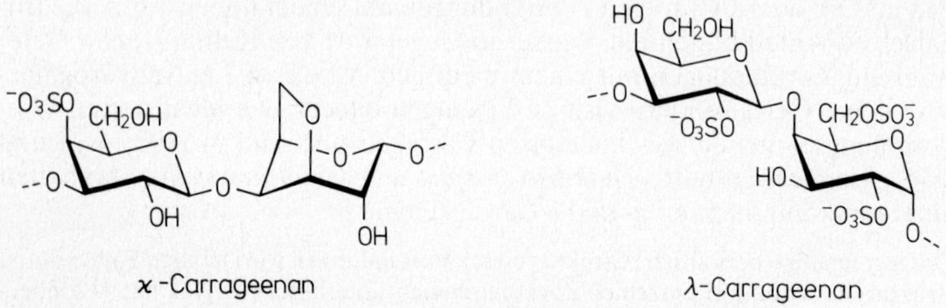

Abb. 4.15 Idealisierte Wiederholungseinheiten einiger Carrageenane

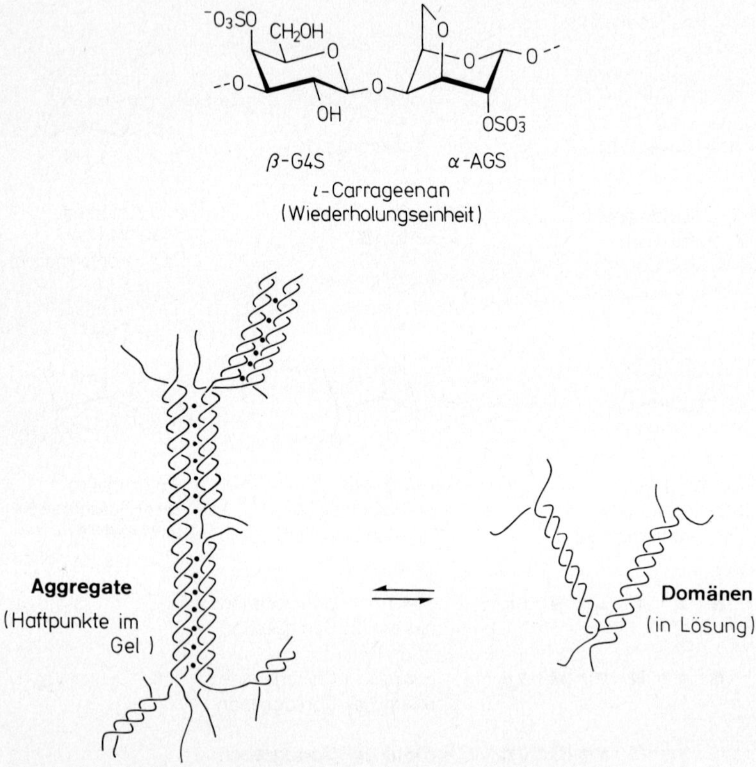

Abb. 4.16 Primärstruktur und Kettenkonformation von ι-Carrageenan (β-G4S = β-D-Galactose-4-sulfat, α-AGS = 3,6-Anhydro-α-D-galactose-2-sulfat). Unten: Anordnung der Doppelhelices von ι-Carrageenan in Lösung (Sol) und im Gel (nach Robinson und Mitarb., verändert). • Kalium-Ion.

6-sulfat und dessen Derivate liegen dagegen in der $^4C_1$-Konformation mit axialen Substituenten an C-1 und C-4 vor, die nicht zur Helicierung neigt. Carrageenane mit einem hohen Anteil an 3,6-Anhydrogalactose, wie ι- und $\varkappa$-Carrageenan, liegen in heißer wäßriger Lösung als locker umeinander gewundene Doppelstränge vor (s. Abb. 4.16). Beim Abkühlen bilden sich in den Molekülbereichen, die 3,6-Anhydrogalactose-Einheiten enthalten, Doppelhelices; diese Doppelhelix-Segmente (Domänen) assoziieren zu kristallinen Aggregaten, welche die Haftpunkte des Gels bilden. Durch Verzweigungen, die beim Zusammentreffen zweier Doppelhelices in einem Aggregat entstehen, bildet sich ein dreidimensionales Netzwerk, in dessen Maschen die Lösungsmittelmoleküle festgehalten werden. Im Gegensatz zur Agarose sind bei den Carrageenanen Kalium-Ionen zur Gelbildung erforderlich. Sie kompensieren die negativen Ladungen der Sulfatreste und sind an der Bildung von kristallinen Bereichen aus Doppelhelices beteiligt.

Verwendung:

1. Als Stabilisator und Dickungsmittel in der pharmazeutischen Technologie und in der Lebensmittelindustrie.
2. Carrageen: Als Tee bei Katarrhen der oberen Luftwege.

5.4.2 Heteroglykane

Guluronomanuronane

Alginsäure

Stammpflanzen: Zahlreiche Braunalgen aus den Ordnungen Laminariales und Fucales enthalten Alginsäure. Zur technischen Gewinnung dienen vor allem:

Macrocystis pyrifera (L.) C. AG. – Lessoniaceae – Laminariales (Kalifornien, Mexiko); *Ascophyllum nodosum* (L.) Le Jol. – Fucaceae – Fucales (Europa); *Laminaria digitata* (Huds.) Lamour. (Europa), *Laminaria hyperborea* (Gunn.) Fosl. (Europa), *Laminaria angustata* Kjellm. (Japan), *Laminaria japonica* Aresch. (Japan, China) – Laminariaceae – Laminariales.

Die Laminariales und Fucales gehören zu den höchstentwickelten Algen: Ihre Thalli sind in Haftorgan (Rhizoid), stengelartigen Teil (Cauloid) und blattartige Abschnitte (Phylloide) gegliedert. Alle aufgeführten Arten sind große (0,5–10 m) bis sehr große (Macrocystis: 50–60 m) benthische Meeresalgen, die an felsigen Küsten der gemäßigten Zonen von Nordatlantik und Nordpazifik vorkommen. Haupterntelländer sind die USA, Mexico, Norwegen, Frankreich, Großbritannien, die UdSSR, Japan und China.

Droge: Die durch Extraktion gewonnenen gelbildenden Zellwandpolysaccharide.

Gewinnung: Die Thalli werden zunächst mit verdünnter wäßriger Säure vorextrahiert, wobei das Reservepolysaccharid Laminarin, das aus β-(1,3)-verknüpften Glucose-Einheiten aufgebaut ist, und das Zellwandpolysaccharid Fucoidin, ein Heteropolysaccharid mit hohem L-Fucose-Anteil, in Lösung gehen. Anschließend wird mit heißer Sodalösung die Alginsäure als Natriumsalz extrahiert. Aus der Natriumalginat-Lösung wird durch Zusatz von Säuren Alginsäure oder durch Zusatz von Calciumchlorid Calciumalginat ausgefällt.

Struktur, Eigenschaften: Alginsäure ist ein lineares Gulurono-manuronan, das als Blockcopolymer vorliegt. Die Blöcke sind entweder aus (1,4)-verknüpften *β*-D-Mannuronsäure-Einheiten (MM-Block) oder aus (1,4)-verknüpften *α*-L-Guluronsäure-Einheiten (GG-Block) oder aus alternierenden Mannuronat- und Guluronat-Einheiten (MG-Block) aufgebaut (s. Abb. 4.17).

Die freie Alginsäure ist in Wasser unlöslich. Alkali- und Magnesium-Alginate bilden in Wasser viskose Lösungen, während Calcium- und andere Erdalkali-Alginate Gele bilden.

Jeder der drei Polysaccharid-Abschnitte der Alginate hat eine charakteristische Konformation. Die nur aus Mannuronsäure bestehenden Sequenzen (MM-Block) bilden wegen der äquatorialen Anordnung der Substituenten an C-1 und C-4 bevorzugt schwach gedrehte Bänder als Sekundärstruktur. Da aufeinanderfolgende Zuckereinheiten in diesem Fall nicht in einer Ebene liegen, zeigen diese Abschnitte eine schwächere Tendenz zur intermolekularen Assoziation als z. B. Cellulose. Die nur aus Guluronsäure aufgebauten Sequenzen bilden aufgrund der beiden axialen Substituenten an C-1 und C-4 ein gebuckeltes Band mit Hohlräumen, die für die Aufnahme mehrwertiger Kationen geeignet sind. In Gegenwart solcher Ionen, wie z. B. Ca^{2+}, bilden sich daher zwischen antiparallel angeordneten Guluronat-Abschnitten zweier benachbarter Ketten Haftpunkte, wenn die betreffenden Blöcke aus einer genügenden Anzahl von Guluronat-Einheiten bestehen („egg-box"-Modell, s. Abb. 4.17). Die aus alternierenden Mannuronsäure- und Guluronsäure-Einheiten aufgebauten Sequenzen (MG-Block) zeigen keine Assoziationstendenz. In Gegenwart von Calcium-Ionen oder anderen Erdkali-Ionen bildet sich daher eine Gelstruktur mit kristallinen Haftpunkten aus Guluronat-Sequenzen und amorphen Bereichen aus GM- und MM-Sequenzen aus. Da diese Haftpunktbildung mit einwertigen Kationen nicht möglich ist, sind die Alkali-Alginate keine Gelbildner.

Verwendung:

1. Alginsäure: Als Bindemittel bei der Tablettenherstellung.
2. Natriumalginat: In der pharmazeutischen Technologie und in der Lebensmitteltechnologie als Stabilisator und Dickungsmittel sowie als Bindemittel bei der Tablettenherstellung.
3. Natriumalginat: Als Zusatz zu Antacida bei Sodbrennen (Refluxösophagitis).

   Die viskose Alginatlösung schwimmt auf dem Speisebrei und gelangt bei Reflux zuerst in die Speiseröhre. Dort schützt sie die Schleimhaut aufgrund ihrer Pufferkapazität vor der Schädigung durch Magensäure.
4. Calciumalginat: Zur Herstellung von fettfreien Salbengrundlagen, Gelees und Mikrokapseln.

Wiederholungseinheit der Alginsäure

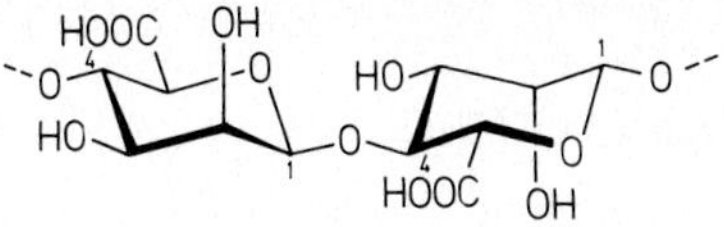

M[$^4C_1$] M[$^4C_1$]

Mannuronsäure-Block

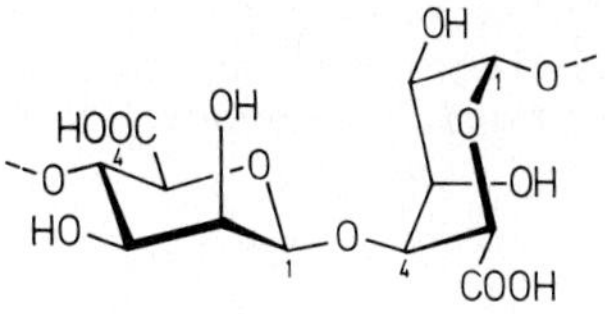

M[$^4C_1$] G[$^1C_4$]

Mannurono-Guluronsäure-Block

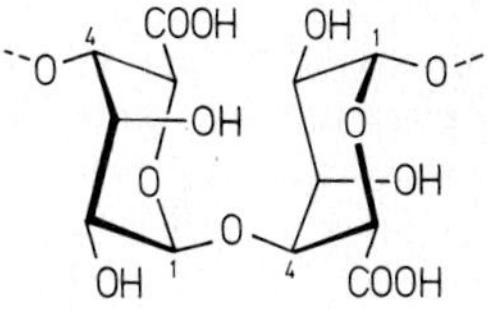

G[$^1C_4$] G[$^1C_4$]

Guluronsäure-Block

Kettenkonformation in Calciumalginat-Gelen

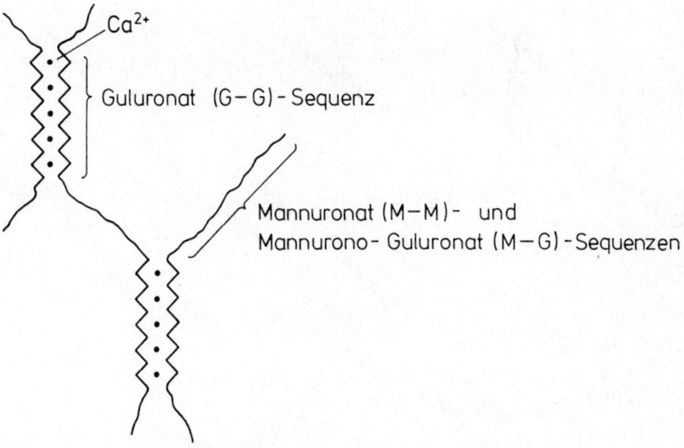

Abb. 4.17 Primärstruktur und Konformation von Alginsäure und Alginaten.
M = β-*D*-Mannuronsäure, G = α-*L*-Guluronsäure

Rhamnogalakturonane

Pektin

Arzneibuch-Monographie: AUSTR.

Stammpflanzen: Pektine kommen als Bestandteile der Zellwände in allen höheren Pflanzen vor. Technisch gewinnt man sie aus Äpfeln [*Malus domestica* Borkh. – Rosaceae] oder Citrusfrüchten [Citrus limon (L.) Burman fil. (Zitrone), *Citrus sinensis* (L.) Osb. (Orange) – Rutaceae].

Inhaltsstoffe: Handelsübliche Pektine sind Gemische aus Polysacchariden, die überwiegend aus Galacturonsäure- oder Galacturonsäuremethylester-Einheiten und Rhamnose-Einheiten aufgebaut sind. Die Hauptkomponen-

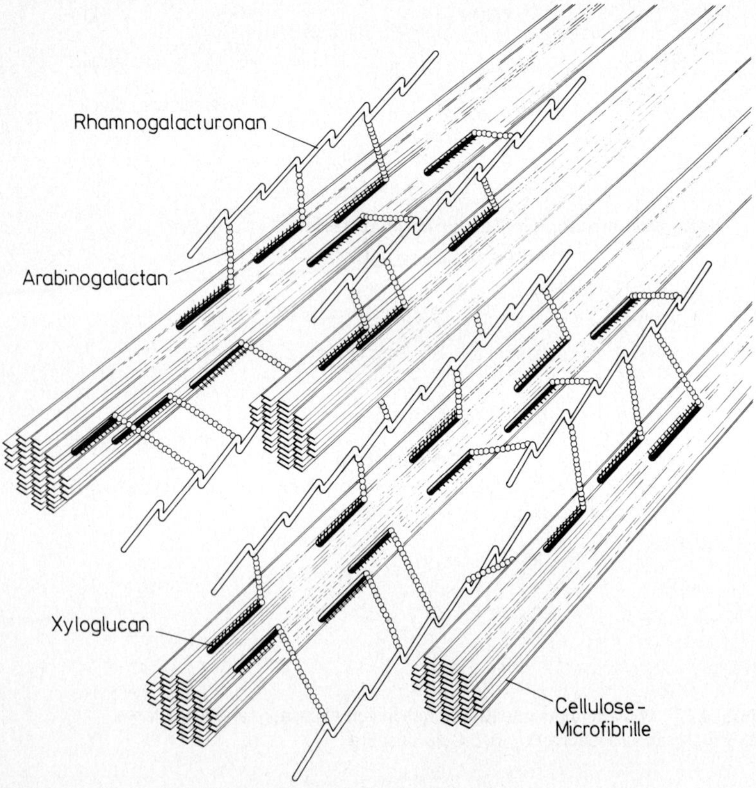

Abb. 4.18 Modell der primären Zellwand von Magnoliatae (nach Albersheim)

ten sind Homogalacturonane und Rhamnogalacturonane. Außerdem gehören aber auch Arabinane, Galactane und Arabinogalactane zu den Pektinstoffen. Alle diese Verbindungen bilden gemeinsam mit dem Glykoprotein Extensin die Grundsubstanz (Matrix) der Primärwände von Pflanzenzellen.

Pektine bilden in Gegenwart von Calciumionen und in Gegenwart von Säuren Gele.

In der Zellwand sind die Pektinstoffe durch kovalente Bindungen untereinander und mit Hemicellulosen verbunden. Die Hemicellulosen sind ihrerseits über Wasserstoffbrücken mit den Cellulosefibrillen assoziiert (s. Abb. 4.18). Die Hauptkette der Pektine besteht aus Homogalacturonan- und Rhamnogalacturonan-Abschnitten. Die aus Neutralzuckern aufgebauten Seitenketten (Arabinane, Galactane und Arabinogalactane) sind an die Rhamnogalacturonan-Abschnitte gebunden. Die Homogalacturonan-Abschnitte sind dagegen unverzweigt (s. Abb. 4.19 und 4.21). Bei der Extraktion der Pektine werden einige glykosidische Bindungen dieses Netzwerks hydrolysiert, und es entstehen Polysaccharid-Bruchstücke, die in der Regel mehrere Abschnitte mit unterschiedlicher chemischer Struktur enthalten.

Der Gelbildung von Pektinen liegen unterschiedliche Mechanismen zu Grunde: In Gegenwart von Calcium-Ionen bilden sich wie bei den Alginaten Haftpunkte nach dem „egg-box"-Prinzip aus. Die Komplexbildung erfolgt an den Homogalacturonan-Blöcken, die große strukturelle Ähnlichkeit mit den Guluronan-Blöcken der Alginate besitzen (s. Abb. 4.20 und 4.21). Diese Calcium-Komplexe sind besonders stabil, wenn die Carboxy-Gruppen der Galacturonsäure-Einheiten nicht verestert sind. Größere Abschnitte aus Galacturonsäuremethylester-Einheiten oder stark verzweigte Sequenzen unterbrechen dagegen die Haftpunktbildung. Deshalb bilden niedrigveresterte Pektine mit Calcium-Ionen sehr stabile, hochveresterte Pektine, aber nur schwache Gele.

In Gegenwart von Säuren gelieren die hochveresterten Pektine gut: Sie bilden in Lösung Helices aus, bei denen die relativ unpolaren Methylester-Gruppen nach außen zeigen. Diese Helices können miteinander durch hydrophobe Wechselwirkung assoziieren, wenn noch vorhandene freie Carboxy-Gruppen in undissoziierter Form vorliegen und wenn die Wasseraktivität relativ gering ist. Die Dissoziation wird durch Säurezusatz zurückgedrängt, und die Wasseraktivität kann durch Zusatz von Zukkern oder anderen, in Wasser stark hydratisierten Verbindungen verringert werden. Hochveresterte Pektine gelieren daher gut in Gegenwart von Säuren und Rohrzukker. Dieser Mechanismus spielt bei der Herstellung von Marmeladen und Gelees eine Rolle.

Gewinnung: Das wichtigste Rohmaterial für die Herstellung von Pektinen sind die Schalen von Citrusfrüchten, bevorzugt Zitronenschalen, die bei der Gewinnung der Fruchtsäfte als Nebenprodukt anfallen. Sie enthalten in der Albedoschicht und in den Wänden der Fruchtfächer relativ große Mengen (20–40% des Trockengewichts) an Pektin. Auch die Preßrückstände bei der Gewinnung von Apfelsaft (Apfeltrester, Pektingehalt etwa 10–20%) werden zur industriellen Herstellung von Pektin verwendet.

Definitionsgemäß sind Pektine der Anteil der Zellwandpolysaccharide, der sich mit verdünntem Alkali oder mit chelatisierenden Reagentien, z. B.

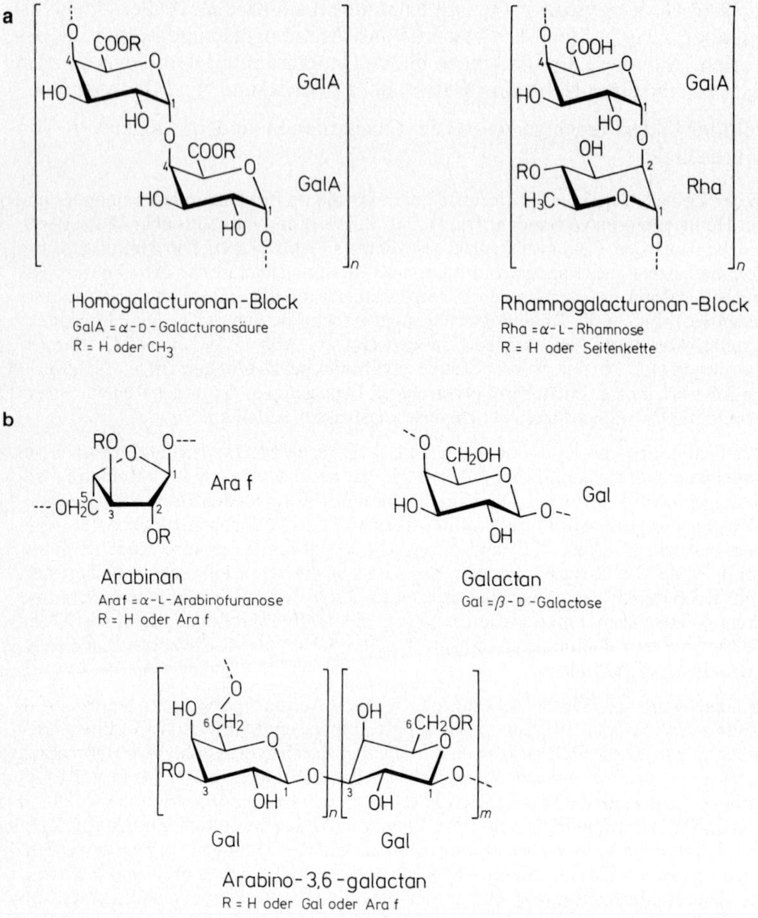

Abb. 4.19 Primärstruktur von Pektinen. **a** Hauptkette, **b** Seitenketten

Oxalsäure, extrahieren läßt. Bei der technischen Gewinnung extrahiert man jedoch mit verdünnten Säuren.

Das Ausgangsmaterial wird mit warmem Wasser unter Zusatz von Mineralsäure extrahiert. Dann werden die Pektinstoffe durch Isopropanol oder als Aluminiumsalz ausgefällt und durch Waschen des Niederschlages mit säurehaltigem Alkohol gereinigt. Das bei diesem Verfahren anfallende Endprodukt ist hochverestertes Pektin, bei dem etwa 70% der Galacturonsäure-Reste als Methylester vorliegen. Niedrigver-

Poly-L-Guluronat
(in Alginat)

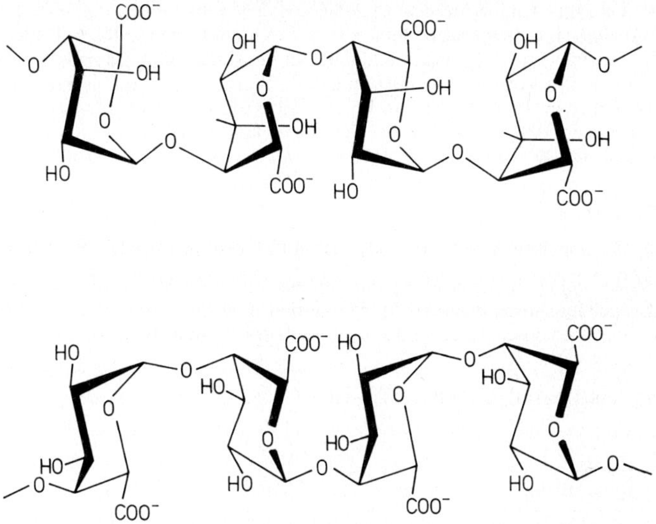

Poly-D-Galacturonat
(in Pektinat)

Abb. 4.20 Vergleich der haftpunktbildenden Sequenzen von Alginsäure und Pektin

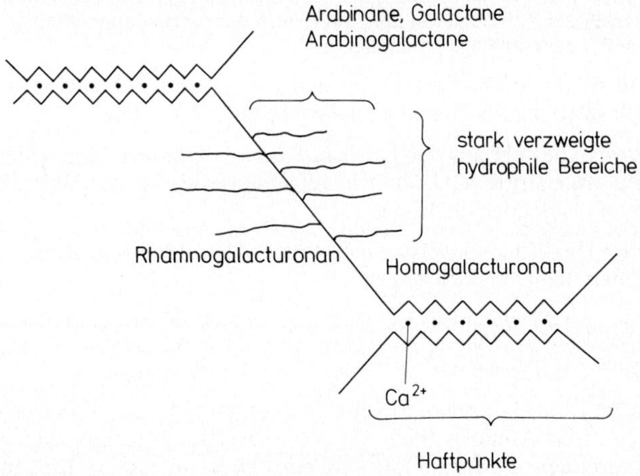

Abb. 4.21 Prinzipieller Aufbau vom Pektinatgelen

estertes Pektin, bei dem etwa 40% der Galacturonsäure-Einheiten als Methylester vorliegen, erhält man daraus durch kontrollierte saure oder basische Hydrolyse.

Bei der Extraktion mit Säuren werden die kovalent gebundenen Pektinstoffe durch partielle Hydrolyse freigesetzt. Bei der Extraktion mit Chelatbildnern werden dagegen die Calcium-Ionen gebunden und dadurch die Haftpunkte zwischen den Homogalakturonat-Blöcken der Pektinketten gelöst. Verdünntes Alkali vermindert ebenfalls die Konzentration der Calcium-Ionen, und es löst die relativ schwachen Wasserstoffbrücken-Bindungen, welche die Pektinmoleküle miteinander und mit anderen Polysacchariden der Zellwand verbinden.

Verwendung:

1. Zur Behandlung von Diarrhoe, häufig in Kombination mit Kaolin.

   Pektine sollen die Konsistenz des Stuhles erhöhen. Sie werden allerdings in erheblichem Ausmaß durch Darmbakterien abgebaut. Als weitere Wirkungen werden mechanischer Schutz der Darmschleimhaut und Adsorption von Toxinen diskutiert.

2. Als Ausgangsmaterial für die Partialsynthese eines Heparinoids.

Althaeae Radix

Arzneibuch-Monographien: DAB 9 (Eibischwurzel); AB/DDR; AUSTR. (Radix Althaeae und Folium Althaeae); HELV. VII.

Stammpflanze: *Althaea officinalis* L. – Malvaceae.

Althaea officinalis ist eine Staude, die in Europa und dem westlichen Asien beheimatet ist. Sie wird in den Balkanländern, der CSSR, der UdSSR, Deutschland, Belgien und Frankreich zur Drogengewinnung angebaut. Zur Vermehrung werden neben Samen auch Wurzelschößlinge verwendet.

Droge: Die Wurzeldroge besteht aus den Haupt- und Nebenwurzeln. Das DAB 9 läßt sowohl geschälte als auch ungeschälte Wurzeln zu.

Die Blattdroge besteht aus den getrockneten Laubblättern. Die schleimbildenden Polysaccharide sind ähnlich aufgebaut wie die der Wurzel. Der Schleimgehalt ist jedoch niedriger.

Gewinnung: Die Wurzeln werden möglichst spät im Herbst geerntet, da der Schleimgehalt dann am höchsten ist.

Der Schleim, ein Membranschleim, dient der Pflanze als Reservestoff und sein Gehalt steigt kurz vor der Winterruhe noch stark an. Die Wurzeln müssen möglichst bald bei 35–40 °C getrocknet werden, da sie sich sonst rasch verfärben.

Inhaltsstoffe: Eine Hauptkomponente der schleimbildenden Polysaccharide aus der Wurzel ist Althaeaschleim O, ein verzweigtes Rhamnogalacturonan mit alternierenden α-L-Rhamnose- und α-D-Galacturonsäure-Einheiten in der Hauptkette.

Die kurzen Seitenketten bestehen teils aus einzelnen β-D-Glucuronsäure-Resten, die regelmäßig an jede Galacturonsäure-Einheit gebunden sind, teils aus β-D-Galactosyl-(1,4)-β-D-Galactosyl-Resten, die an etwa ein Drittel der Rhamnose-Einheiten gebunden sind. Die Pflanze baut dieses periodische Heteropolysaccharid wahrscheinlich durch Verknüpfung von Trisacchariden auf, die aus β-D-Glucuronsäure, α-D-Galacturonsäure und α-L-Rhamnose bestehen. Die stark verzweigte Primärstruktur bedingt eine lockere, leicht hydratisierbare Tertiärstruktur, bei der die direkten intra- oder intermolekularen Wechselwirkungen zwischen den Polysaccharid-Ketten gering sind. Althaeaschleime bilden daher in Wasser viskose kolloidale Lösungen, zeigen aber keine Tendenz zur Gelbildung.

$$\rightarrow 2)\alpha\text{-L-Rha}(1\rightarrow 4)\alpha\text{-D-GalA}(1\rightarrow$$
$$\begin{array}{cc} 4 & 3 \\ \uparrow & \uparrow \\ R & 1 \\ & \beta\text{-D-GlcA} \end{array}$$

R = H (²⁄₃) oder
R = β-D-Gal(1→4)β-D-Gal(1→ (¹⁄₃)

Gal = Galactose
GalA = Galacturonsäure
GlcA = Glucuronsäure
Rha = Rhamnose

Althaeaschleim O

Verwendung: Zur Reizlinderung bei Schleimhautentzündungen im Bereich des Mund- und Rachenraumes. Vor allem als Bestandteil von Hustentees.

| Karaya |

Stammpflanze: *Sterculia urens* Roxburgh und andere *Sterculia*-Arten – Sterculiaceae.

Die Stammpflanze ist ein großer, stark verzweigter Baum, der auf den trockenen Hügeln und Plateaus von Zentral- und Nordindien vorkommt.

Droge: Der eingetrocknete Schleim aus den Stämmen.

Gewinnung: Die Stämme der Bäume werden angestochen oder angebrannt. Aus den Wunden fließt einige Tage lang ein zähflüssiger Schleim, der an der Pflanze zu großen tropfenförmigen Massen eintrocknet und dann abgesammelt wird.

Inhaltsstoffe: Hauptbestandteil der Droge ist ein stark verzweigtes Rhamnogalacturonan.

Die Hauptkette dieses Polysaccharids besteht überwiegend aus alternierenden 1,4-verknüpften α-D-Glacturonsäure- und 1,2-verknüpften α-L-Rhamnose-Einheiten. Die aus nur jeweils einer Zuckereinheit bestehenden Seitenketten sind teils an das C-3 der Galacturonsäure-Reste (β-D-Glucuronsäure), teils an das C-4 der Rhamnose-Reste (α-L-Rhamnose) gebunden. Das Polysaccharid enthält außerdem einige *O*-Acetyl-Gruppen.

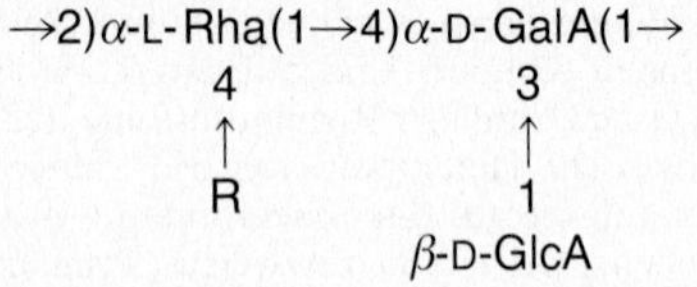

R = H oder
R = α-L-RHA(1→

Gal = Galactose
GalA = Galacturonsäure
GlcA = Glucuronsäure
Rha = Rhamnose

Rhamnogalakturonan aus Karaya

Karaya-Gummi ist relativ schwer löslich. Mit wenig Wasser quillt es stark auf; bei weiterem Wasserzusatz bildet sich eine viskose Suspension, die erst bei starker Verdünnung in eine viskose kolloidale Lösung übergeht.

Verwendung:

1. In der pharmazeutischen Technologie und in der Lebensmitteltechnologie als Stabilisator und als Dickungsmittel.
2. Als Bestandteil von Zahnprothesen-Haftmitteln.
3. Als Laxans.

Plantaginis lanceolatae herba

Arzneibuch-Monographien: DAB 9 (Spitzwegerichkraut); AB/DDR; AUSTR. (Plantaginis Folium); HELV. VII (Plantaginis Folium).

Stammpflanze: *Plantago lanceolata* L. – Plantaginaceae.

Die ausdauernde krautige Pflanze ist in Europa weitverbreitet. Sie wird u. a. in den Niederlanden und in Deutschland angebaut.

Droge: Die getrockneten oberirdischen Teile oder die Blätter blühender Pflanzen.

Inhaltsstoffe: Hauptkomponente der wasserlöslichen Polysaccharide ist ein stark verzweigtes Rhamnogalacturonan, das wegen seiner kompakten Molekülform einen Schleim mit relativ geringer Viskosität bildet.

Die Hauptkette besteht aus alternierenden Homogalacturonan- und Rhamnan-Blöcken. Die aus Galactose-Einheiten und einem terminalen Glucuronyl-Rest aufgebauten Seitenketten sind an das C-4 der Rhamnose-Einheiten gebunden; sie tragen am C-3 der Galactose-Einheiten Seitenketten zweiter Ordnung aus Arabinose- und weiteren Galactose-Einheiten.

Außerdem enthält die Droge relativ hohe Konzentrationen an Aucubin und Catalpol. Diese Iridoidglykoside werden bei einer Verletzung der Pflanze enzymatisch in die antimikrobiell wirksamen Aglyka gespalten. Sie könnten daher bei der volksmedizinischen Verwendung der Droge zur Wundbehandlung von Bedeutung sein. Aucubin dient auch als Leitsubstanz für die dünnschichtchromatographische Identitätsprüfung der Droge.

$[\rightarrow 4)\alpha\text{-D-GalA}(1\text{-}]_{10}[\rightarrow 2)\alpha\text{-L-Rha}(1\text{-}]_3$

4

↑

R^1

R^1 = H oder

↑

1

$[R^2\rightarrow 3)\beta\text{-D-Gal}]_6$

6

↑

β-D-GlcA

R^2 = α-L-Araf(1- oder

α-L-Araf(1→5)α-L-Araf(1- oder

β-D-Gal(1→6)β-D-Gal(1→4)β-D-Gal(1-

Araf = Arabinofuranose
Gal = Galactose
GalA = Galacturonsäure
GlcA = Glucuronsäure
Rha = Rhamnose

Rhamnogalacturonan aus Plantaginis herba

Verwendung: Bei Katarrhen der oberen Luftwege als Tee.

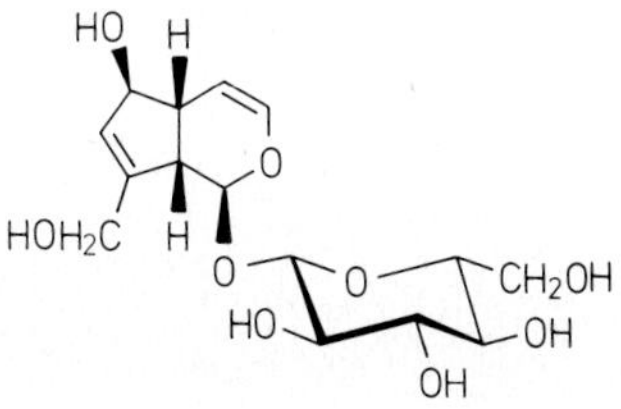

Aucubin

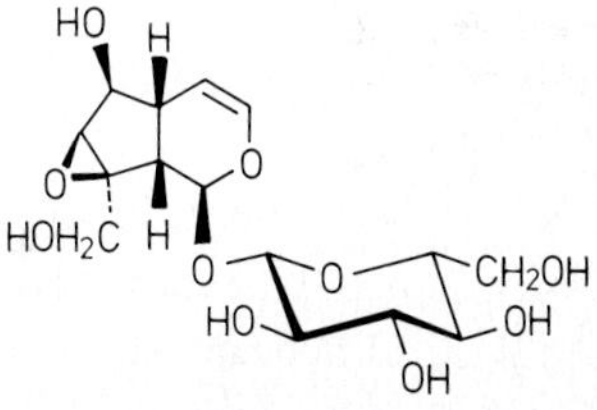

Catalpol

Arabinogalactane

Tragacantha

Arzneibuch-Monographien: DAB 9 (Tragant); AB/DDR; AUSTR.; HELV. VII.

Stammpflanzen: *Astragalus microcephalus* Labillardiere und andere *Astragalus*-Arten – Fabaceae.

Die Stammpflanzen sind buschige niedrige Sträucher, die in den Halbwüsten und Gebirgen Vorderasiens vorkommen. Die Droge wird im Iran, in der Türkei und in Syrien aus Wildbeständen gesammelt.

Droge: Das getrocknete Exsudat aus Stamm und Ästen.

Gewinnung: Der Stamm, die Äste und z. T. auch die Wurzeln der Stammpflanzen werden mit einem scharfen Messer eingeschnitten. Der spontan austretende Schleim erhärtet langsam an der Pflanze und wird nach dem Trocknen abgesammelt.

Inhaltsstoffe: Hauptbestandteile der Droge sind ein verzweigtes Galacturonan (Tragacanthsäure), ein Arabinogalactan-Protein und ein Glucan. Tragant ist nicht vollständig in Wasser löslich; der lösliche Anteil (Tragacanthin) besteht aus der Traganthsäure und dem Arabinogalactan-Protein, der unlösliche Anteil (Bassorin) enthält das Glucan. Tragant bildet mit Wasser viskose Lösungen, aber keine Gele.

Das Grundgerüst der Tragacanthsäure besteht aus (1,4)-verknüpften α-D-Galacturonsäure-Resten, an die über (1,3)-Bindungen kurze Seitenketten gebunden sind, die jeweils mit einem β-D-Xylose-Rest beginnen. An einen Teil dieser Xylose-Reste sind über (1,2)-Bindungen α-L-Fucose oder β-D-Galactose-Reste gebunden.

Der Polysaccharid-Anteil des Arabinogalactan-Proteins gehört zu den Arabino-3,6-galactanen: Es enthält eine Hauptkette aus β-D-Galactose-Resten, die überwiegend

→4)α-D-Gal A (1→4)α-D-Gal A (1→
　　　3　　　　　3
　　　↑　　　　　↑
　　　1　　　　　1
　　β-D-Xyl　　β-D-Xyl
　　　2　　　　　2
　　　↑　　　　　↑
　　　R　　　　　R

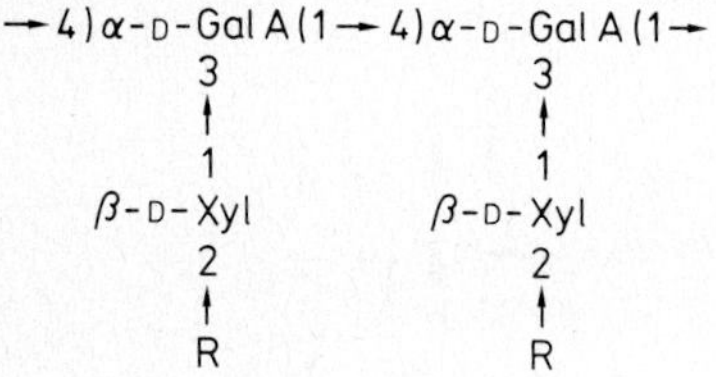

Tragacanthsäure
R = H oder α – L – Fuc (1→ oder β – D – Gal (1→
Xyl = Xylose

α-L-Fuc =

α – L – Fucose

→6)β-D-Gal (1→6)β-D-Gal (1→]$_n$ 6)β-D-Gal(1→3)β-D-Gal(1→
　　　3　　　　　　3　　　　　　　3
　　　↑　　　　　　↑　　　　　　　↑
　　　R　　　　　　R　　　　　　　R

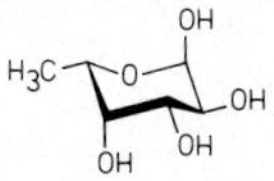

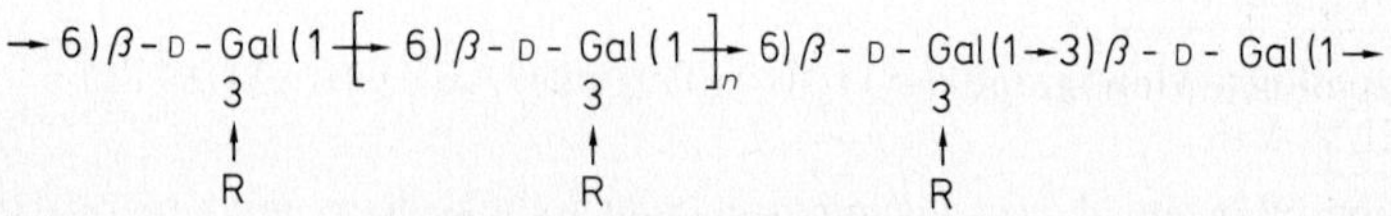

Arabinogalactan aus Traganth
R = H oder [L-Araf(1→]$_m$ 2/3/5)L-Araf

L-Araf =

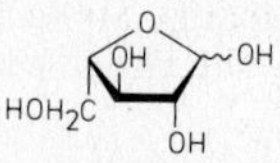

L- Arabinofuranose

durch (1,6)-Bindungen und zu einem geringeren Teil durch (1,3)-Bindungen miteinander verknüpft sind. Die stark verzweigten Seitenketten bestehen überwiegend aus L-Arabinofuranose-Resten, die über (1,2)-, (1,3)- und (1,5)-Bindungen miteinander und über (1,3)-Bindungen mit der Hauptkette verbunden sind. Der Proteinanteil ist durch einen hohen Gehalt an Hydroxyprolin und Serin charakterisiert.

Wegen der starken Verzweigung haben die Tragacanthsäure und das Arabinogalactan-Protein keine Tendenz, typische Gelstrukturen aufzubauen. Sie liegen in Lösung als stark hydratisierte Einzelmoleküle oder Molekülaggregate vor.

Verwendung:

1. Als Laxans.

   Für die laxierende Wirkung ist vor allem das wasserunlösliche, aber stark quellbare Bassorin verantwortlich. Bassorin wird auch selbst als Laxans eingesetzt.

2. In der pharmazeutischen Technologie und in der Lebensmitteltechnologie als Stabilisator und als Dickungsmittel.

Acaciae gummi / Acaciae gummi dispersione desiccatum

Arzneibuch-Monographien: DAB 9 (Arabisches Gummi / Sprühgetrocknetes arabisches Gummi); AB/DDR; AUSTR.; HELV. VII.

Stammpflanzen: *Acacia senegal* L. Willd. – Mimosaceae liefert die beste Qualität und den weitaus größten Teil der Handelsdroge. Kleinere Mengen von geringerer Qualität werden von anderen *Acacia*-Arten, z. B. *A. seyal*, gewonnen.

Acacia senegal, ein 4,5–6 m hoher Baum, kommt in den Trockengebieten am Süd- und am Westrand der Sahara vor. Die wichtigsten Produktions- und Ausfuhrländer für arabisches Gummi sind der Sudan, Senegal, Mali und Mauretanien.

Droge: Gummi arabicum ist das getrocknete Exsudat aus verletzten Stämmen von *Acacia senegal* oder anderen *Acacia*-Arten.

Gewinnung: Die Stämme werden während der Trockenzeit durch Abschälen schmaler Rindenstreifen verletzt. Auf den Wundflächen bildet sich innerhalb einiger Wochen ein tropfenförmiges, zähflüssiges Sekret, das an der Luft trocknet und dann gesammelt wird.

Inhaltsstoffe: Gummi arabicum besteht zu etwa 70% aus freiem Arabinogalactan und zu etwa 30% aus Arabinogalactan-Protein.

Das freie Polysaccharid und der Polysaccharid-Anteil des Proteoglykans gehören zu den Arabino-3,6-galactanen: Die inneren Galactose-Einheiten sind über β-(1,3)- und β-(1,6)-Bindungen miteinander verknüpft. Das stark verzweigte Polysaccharid ist aus zwei verschiedenen Wiederholungseinheiten aufgebaut. Die Grundeinheit des Typs I besteht aus vier (1,3)-verknüpften β-D-Galactose-Resten, von denen drei am O-6 eine Seitenkette tragen. Eine dieser Seitenketten ist unverzweigt und besteht nur aus Arabinose-Resten. Die beiden anderen Seitenketten sind verzweigte Oligosaccharide, die aus Galactose, Arabinose, Glucuronsäure und Rhamnose aufgebaut sind. Über das O-6 des vierten Galactoserestes können weitere Grundeinheiten des Typs I gebunden sein. Die zweite Wiederholungseinheit (Typ II) ist ein 1,6-Galactan-Block. Er besteht nur aus wenigen 1,6-verknüpften β-D-Galactose-Einheiten, die jeweils kurze Arabinan-Seitenketten tragen. Die Hauptketten der 1,3-Galactan-Blöcke vom Typ I sind jeweils über 1,6-Galactan-Blöcke des Typs II miteinander verknüpft. Ein Arabinogalactan-Molekül besteht aus je etwa 60 dieser Wiederholungseinheiten und hat eine durchschnittliche Molekülmasse von 560000 Dalton. In Arabinogalactan-Protein sind mehrere dieser Polysaccharid-Moleküle kovalent an ein serin- und hydroxyprolinreiches Protein gebunden.

Die starke Verzweigung des Arabinogalactans führt zu einer sehr kompakten Konformation des Moleküls. Diese Molekülform erklärt die relativ geringe Viskosität wäßriger Lösungen des freien Arabinogalaktans und verdünnter Lösungen von arabischem Gummi. Wäßrige Lösungen des intakten Arabinogalactan-Proteins besitzen dagegen eine wesentlich höhere Viskosität.

Verwendung:

1. In der pharmazeutischen Technologie und in der Lebensmitteltechnologie als Emulgator und Stabilisator.
2. Zur Herstellung von Klebstoffen und Tinten

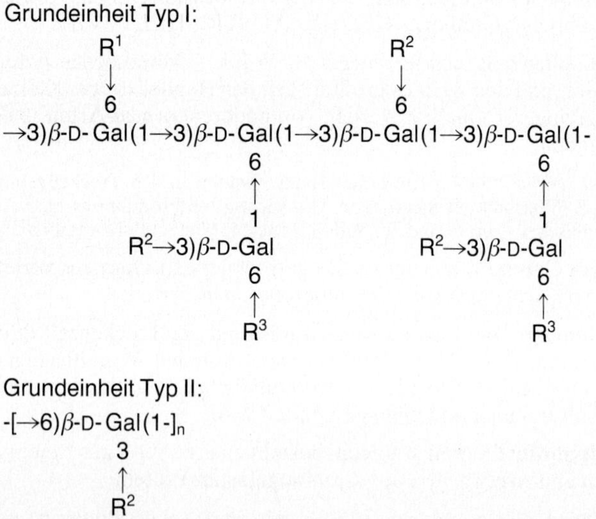
Grundeinheit Typ I:
→3)β-D-Gal(1→3)β-D-Gal(1→3)β-D-Gal(1→3)β-D-Gal(1-
R²→3)β-D-Gal
R²→3)β-D-Gal
Grundeinheit Typ II:
-[→6)β-D-Gal(1-]n

R¹ = H oder -1)β-D-Gal oder Grundeinheit Typ I
R² = [-1)L-Araf(3←]n-1)L-Arap
R³ = H oder -1)β-D-GlcA oder -1)β-D-GlcA(4←1)α-L-Rha

Aufbau des Arabinogalaktans aus Acaciae Gummie

Tiliae flos

Arzneibuch-Monographien: DAB 9 (Lindenblüten); AB/DDR; AUSTR.; HELV. VII.

Stammpflanzen: *Tilia cordata* Mill. und *Tilia platyphyllos* Scop. – Tiliaceae.

Die Stammpflanzen sind als Wildpflanzen in Europa weit verbreitet. Sie werden auch häufig als Alleebäume angepflanzt.

Droge: Die Droge besteht aus dem Blütenstand und dem mit einem Teil der Blütenstandsachse verwachsenen Hochblatt.

Inhaltsstoffe: Die Droge enthält etwa 3% schleimbildende Polysaccharide. Eine der Hauptkomponenten (Polysaccharid F2) ist ein Arabino-4-galactan, dessen Hauptkette im Gegensatz zu den bisher besprochenen Vertretern dieser Stoffgruppe im wesentlichen aus (1,4)-verknüpften β-D-Galactose-Einheiten aufgebaut ist.

Neben den (1,4)-verknüpften β-D-Galactose-Einheiten enthält die Hauptkette des Arabinogalactans auch einige (1,3)-verknüpfte β-D-Galactose-Reste, welche die Seitenketten tragen. Die Seitenketten bestehen jeweils aus wenigen (1,2)-, (1,3)- und (1,5)-verknüpften Arabinofuranose-Einheiten.

$$[\rightarrow 4)\beta\text{-D-Gal}(1\text{-}]_n \rightarrow 3)\beta\text{-D-Gal}(1\rightarrow$$
$$\text{(Position 6} \uparrow \text{R)}$$

R = H oder
R = α-L-Araf(1→2)α-L-Araf(1- oder
R = α-L-Araf(1→3)α-L-Araf(1- oder
R = α-L-Araf(1→5)α-L-Araf(1- oder

Arabinogalactan (Polysaccharid F2) aus Tiliae flos

Die Droge enthält außerdem Flavonoide. Ob die schweißtreibende Wirkung von Lindenblütentee auf bestimmte Flavonoide oder andere spezifisch wirksame Inhaltsstoffe zurückzuführen ist, gilt als zweifelhaft.

Verwendung: Lindenblütentee wird als schweißtreibendes Mittel bei Erkältungskrankheiten verwendet.

Heteroxylane

Plantaginis ovatae semen / Psyllii semen

Arzneibuch-Monographien: DAB 9 (Indische Flohsamen / Flohsamen); HELV. VII.

Stammpflanzen: Die arzneilich verwendeten Samen werden von verschiedenen *Plantago*-Arten (Plantaginaceae) gewonnen: Flohsamen stammen von in Spanien kultiviertem *Plantago psyllium* L. und von *Plantago indica* L., der in Frankreich angebaut wird. In Indien angebauter *Plantago ovata* Forsskal liefert Indische Flohsamen.

Droge: Die reifen Samen oder die Samenschalen (Plantaginis ovatae testae).

Inhaltsstoffe: Der Schleim ist in der Epidermis der Samenschale lokalisiert. Er besteht im wesentlichen aus Arabinoxylanen.

Die Hauptkette des Arabinoxylans aus *Plantago ovata* ist aus (1,4)- und (1,3)-verknüpften β-D-Xylose-Einheiten aufgebaut. Die Seitenketten bestehen aus α-L-Arabinofuranosyl-, β-D-Xylosyl- und α-D-Galacturonosyl-α-L-Rhamnosyl-Resten.

```
                R
                ↓
                3
[→4)β-D-Xyl(1-]n→3)β-D-Xyl(1-
                2
                ↑
                R
```

R = H oder
α-L-Araf(1- oder
β-D-Xyl(1- oder
α-D-GalA(1→2)α-L-Rha(1-

Abkürzungen:
Araf = Arabinofuranose
Arap = Arabinopyranose
Gal = Galactose
GalA = Galacturonsäure
GlcA = Glucuronsäure
Rha = Rhamnose
Xyl = Xylose

Arabinoxylan aus Plantaginis ovatae semen

Die Plantagoschleime bilden mit Wasser bei Konzentrationen ab 2% ein thixotropes Gel. Die Haftpunkte des Gels werden durch Assoziation der unsubstituierten (1,4)-verknüpften β-D-Xylan-Abschnitte gebildet, die in einer celluloseähnlichen bandförmigen Konformation vorliegen. Wasser wird vor allem an die Arabinose- und Galacturonsäure-Reste der Seitenketten gebunden.

Verwendung: Als Laxans. Da der Schleim in der Epidermis der Samenschale lokalisiert ist, können die unzerkleinerten Samen oder die Samenschalen verwendet werden.

Lini semen

Arzneibuch-Monographien: DAB 9 (Leinsamen); AB/DDR; AUSTR.; HELV. VII.

Stammpflanze: *Linum usitatissimum* L. – Linaceae ist eine einjährige Kulturpflanze, von der verschiedene Unterarten und Sorten gezüchtet wurden.

Zur Gewinnung von Fasern ist die hohe und wenig verzweigte ssp. *usitatissimum*, für die Leinsamen-Gewinnung dagegen die starkverzweigte, vielblütige ssp. *crepitans* besonders geeignet. Zur Zeit wird der „Kreuzungslein“, der zur Faser- und Samengewinnung verwendet werden kann, bevorzugt angebaut. Für den Anbau sind vor allem die temperierten Zonen geeignet. Exportiert werden die Samen u. a. von Argentinien, Indien und den osteuropäischen Staaten.

Droge: Die getrockneten reifen Samen.

Inhaltsstoffe: Der in der Epidermis der Samenschale lokalisierte Schleim besteht aus zwei verschiedenen Rhamnogalacturonanen und einem Arabinoxylan.

Die Hauptkette des Arabinoxylans besteht aus Blöcken (1,4)-verknüpfter β-D-Xylose-Einheiten, die von einzelnen (1,3)-verknüpften β-D-Xylose-Resten unterbrochen werden. Über das O-2 der (1,3)-verknüpften Xylose-Einheiten sind Seitenketten aus D-Xylose-, L-Arabinofuranose- und L-Arabinopyranose-Einheiten gebunden.

$$[\rightarrow 4)\beta\text{-D-Xyl}(1\text{-}]_n \rightarrow 3)\beta\text{-D-Xyl}(1\text{-}$$
$$2$$
$$\uparrow$$
$$R$$

R = H oder
  β-D-Xyl(1→5)L-Araf(1- oder
  β-D-Xyl(1→3)L-Araf(1-

Abkürzungen:
Araf = Arabinofuranose
Arap = Arabinopyranose
Gal = Galactose
GalA = Galacturonsäure
GlcA = Glucuronsäure
Rha = Rhamnose
Xyl = Xylose

Arabinoxylan aus Lini semen

Außerdem enthalten Leinsamen fettes Öl, das einen hohen Anteil an mehrfach ungesättigten Fettsäuren hat, sowie die cyanogenen Glykoside Linustatin und Neolinustatin.

```
R—CH₂     C≡N                          R—CH₂
    \    /                                  \
     C                    ─Linase→           C=O   +   HCN
    / \                                     /
  H₃C   O—Glc(6←1)β-Glc                   H₃C
```

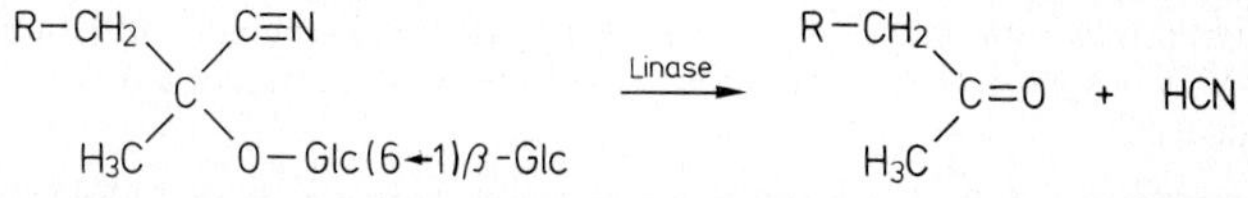

Linustatin   R = H
Neolinustatin   R = CH₃

Enzymatische Spaltung der cyanogenen Glykoside aus Lini semen

Aus cyanogenen Glykosiden entstehen bei der Hydrolyse durch pflanzeneigene Enzyme Blausäure. Sie könnten daher toxikologische Bedeutung besitzen. Bei der Verwendung von Leinsamen sind allerdings keine Vergiftungserscheinungen beschrieben worden. Selbst bei hoher Dosierung und langdauernder Anwendung sind die im Blut nachweisbaren Cyanidmengen sehr gering und toxikologisch unbedenklich. Das ist auf die schnelle Inaktivierung des für die Freisetzung der Blausäure erforderlichen Enzyms Linase im sauren Milieu des Magensafts zurückzuführen.

Verwendung:

1. Als Laxans aufgrund des Schleimgehalts. Da der Schleim in der Epidermis der Samenschale vorkommt, kann Leinsamen bei dieser Indikation ungeschrotet verwendet werden.
2. Zur Herstellung von Leinöl (s. Kap. 5, Abschn. 4.5.2).

Galactomannane

Galactomannane sind aus wechselnden Anteilen von β-D-Mannose-Einheiten und α-D-Galactose-Einheiten aufgebaut. Ihre Hauptkette besteht aus den (1,4)-verknüpften β-D-Mannose-Einheiten, während die Galactose-Reste die Seitenketten bilden. Galactomannane und die strukturell ähnlichen Glucomannane sind Reservestoffe, die als sekundäre Wandverdickungen in den Endospermzellen vieler Magnoliatae und Liliatae akkumuliert werden.

Guar

Stammpflanze: *Cyamopsis tetragonoloba* (L.). Taub. – Fabaceae.

Die Droge stammt von Kulturpflanzen, die in tropischen Gebieten Asiens (Indien, Pakistan) sowie im Südwesten der USA angebaut werden.

Droge: Das gemahlene Endosperm der reifen Samen.

Gewinnung: Man läßt die Samen in Wasser quellen und entfernt dann die Samenschale und den Keimling durch mehrfaches Vermahlen und Sieben.

Dabei wird die unterschiedliche Härte der verschiedenen Gewebetypen ausgenutzt. Das zurückbleibende Endosperm wird nochmals fein gemahlen und bildet dann das Handelsprodukt Guar. Da Samenschale und Keimling große Mengen von Glucanen und anderen unerwünschten Polysacchariden sowie von Proteinen enthalten, hängt die Qualität des Produktes entscheidend von der vollständigen Entfernung dieser Samenteile ab.

Inhaltsstoffe: Beim Galactomannan aus *Cyamopsis tetragonoloba* (Guaran) bestehen die Seitenketten aus einzelnen α-D-Galactose-Resten, die über das O-6 an die (1,4)-verknüpften β-D-Mannose-Einheiten der Hauptkette gebunden sind.

R
↓
6
→4)β-D-Man(1-

R = H (½) oder
R = α-D-Gal(1- (½)

Guaran

Das Verhältnis von Galactose- zu Mannose-Einheiten ist etwa 1:2. Die Seitenketten sind aber nicht regelmäßig über die Kette verteilt, sondern es gibt stark verzweigte und nahezu unverzweigte Regionen des Polysaccharids. Die Molekülmasse beträgt etwa 220000 Dalton.

Die Galactomannane sind gut hydratisierbar: Mit Wasser bildet Guaran ein hochvisköses Hydrokolloid, das im Magen-Darm-Trakt des Menschen weder resorbiert noch enzymatisch abgebaut wird. Bei peroraler Einnahme von Guar mit einer ausreichenden Flüssigkeitsmenge unmittelbar vor einer Mahlzeit wird die Viskosität des Nahrungsbreies erhöht und dadurch die Magenentleerung verzögert. Die Nahrungsbestandteile gelangen dann in verringerter Konzentration und über einen längeren Zeitraum verteilt in den Dünndarm. Außerdem bewirkt die höhere Viskosität des Nahrungsbreies eine verminderte Diffusionsgeschwindigkeit durch die den Mucosazellen des Darms unmittelbar aufliegende Flüssigkeitsschicht. Beide Effekte führen zu einer verzögerten Resorption von Kohlenhydraten aus der Nahrung. Deshalb steigt nach Einnahme einer Mahlzeit die Glucose-Konzentration im Blut langsamer an und bleibt länger auf mittlerem Niveau. Die üblicherweise nach Einnahme einer Mahlzeit auftretenden Spitzenwerte der Blutglucose-Konzentration werden dadurch vermieden.

Auch die Rückresorption von Gallensäuren wird nach Einnahme von Guar verzögert. Dadurch werden vermehrt Gallensäuren ausgeschieden, was zu einem vermehrten Verbrauch körpereigenen Cholesterols für die Neusynthese von Gallensäuren und damit zu einer Senkung des LDL-Cholesterolspiegels im Blut führt. Die ebenfalls beobachtete Senkung des Triglyceridspiegels ist bisher nicht kausal erklärbar.

Verwendung:

1. Bei Diabetes mellitus, zusätzlich zur Diät oder zu einer medikamentösen Therapie.
2. Bei Hyperlipoproteinämie vom Typ II a und II b, zusätzlich zur Diät oder zu einer medikamentösen Therapie.

Karobenkernmehl

Stammpflanze: *Ceratonia siliqua* L. – Caesalpiniaceae.

Die Stammpflanze ist ein im Mittelmeergebiet überwiegend wild wachsender, selten kultivierter Baum. Die Früchte, das Johannisbrot, werden als Viehfutter verwendet.

Droge: Das gemahlene Endosperm der Samen.

$$\begin{array}{c} R \\ \downarrow \\ 6 \\ \rightarrow 4)\beta\text{-D-Man}(1\text{-} \end{array}$$

R = H (⅔–¾) oder
R = α-D-Gal(1- (⅓–¼)

Carubin

Gewinnung: Wie bei der Gewinnung von Guar werden Samenschale und Keimling entfernt und das zurückbleibende Endosperm gemahlen.

Inhaltsstoffe: Das Galactomannan der Endospermzellen (Carubin) unterscheidet sich von Guar nur durch das Mengenverhältnis von Mannose- zu Galactose-Einheiten.

Carubin besteht aus einer Hauptkette mit (1,4)-verknüpften β-D-Mannose-Einheiten, die einzelne Galactosyl-Reste als Seitenketten trägt. Das Verhältnis von Galactose- zu Mannose-Einheiten beträgt 1:3 bis 1:4 und die Molekülmasse etwa 220000. Es bildet mit Wasser ein hochviskoses Hydrokolloid.

Verwendung: In der pharmazeutischen Technologie und in der Lebensmitteltechnologie als Stabilisator und Dickungsmittel.

Fructane

Farfarae Folium

Arzneibuch-Monographien: DAB 9 (Huflattichblätter); AUSTR.

Stammpflanze: *Tussilago farfara* L. – Asteraceae.

Die Art ist in Europa und im nördlichen Asien weit verbreitet. Die Blütenstände erscheinen im zeitigen Frühjahr vor der Entwicklung der Laubblätter.

Droge: Die getrockneten Laubblätter.

Inhaltsstoffe: Die Droge enthält schleimbildende Polysaccharide mit einem hohen Anteil (> 30%) an Fructoseeinheiten; außerdem wurden Galactose, Arabinose, Glucose und geringe Mengen Uronsäure als Bestandteile des Schleims nachgewiesen.

Huflattich enthält in allen Pflanzenteilen das toxische Pyrrolizidin-Alkaloid Senkirkin. In Huflattichblättern, nicht aber in Blüten oder Wurzeln, sind die Senkirkin-Konzentrationen so niedrig, daß eine kurzzeitige Anwendung vertretbar erscheint. Aber auch in diesem Fall sollte man Nutzen und Risiko sorgfältig abwägen.

Verwendung: Als Hustenmittel, vor allem als Bestandteil von Teemischungen.

Glykosaminoglykane

Glykosaminoglykane sind Heteroglykane mit alternierenden Disaccharid-Einheiten, die in der Regel aus einem Aminozucker und einer Uronsäure bestehen.

Glykosaminoglykane sind Bestandteile von Proteoglykanen, welche die Matrix der Interzellularsubstanz tierischer Gewebe aufbauen. Je nach Gewebetyp und Funktion der Matrix variiert die Struktur der Polysaccharide und der makromolekulare Aufbau der Proteoglykane. Die Proteoglykane des Knorpels enthalten z. B. Chrondroitinsulfat und Keratansulfat, das als einziges Glykosaminoglykan anstelle der Uronsäure einen Neutralzucker enthält. Sie bilden durch nichtkovalente Bindung an einen zentralen Hyaluronsäurestrang große Aggregate, welche die Elastizität des Knorpels bedingen. Die Proteoglykane von Leberzellen sind dagegen mit ihrem Proteinanteil in der Plasmamembran verankert und enthalten nur wenige Heparansulfat-Ketten als Polysaccharid-Anteil. Sie spielen eine Rolle bei der Zelladhäsion.

Hyaluronsäure

Gewinnung: Hyaluronsäure ist ein Hauptbestandteil der extrazellulären Matrix, z. B. im Bindegewebe der Haut und im Glaskörper des Auges. Technisch gewinnt man sehr reine Produkte aus Hahnenkämmen.

Struktur: Hyaluronsäure ist ein Glykosaminoglykan aus alternierenden (1,3)-verknüpften *N*-Acetyl-β-D-glucosamin- und (1,4)-verknüpften β-D-Glucuronsäure-Einheiten mit einer sehr hohen Molekülmasse (> 10^6 Dalton).

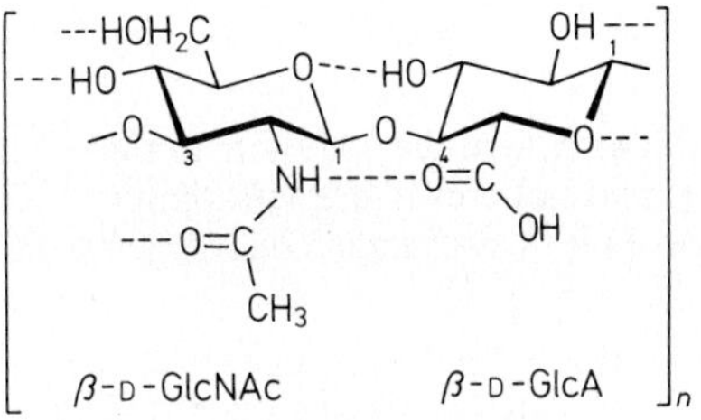

Hyaluronsäure

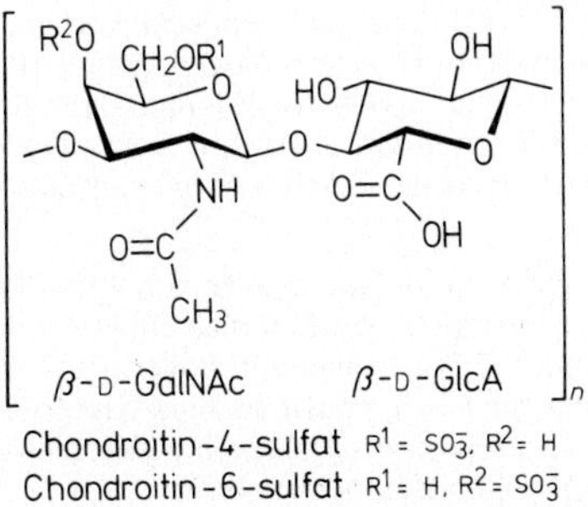

Chondroitin-4-sulfat $R^1 = SO_3^-$, $R^2 = H$
Chondroitin-6-sulfat $R^1 = H$, $R^2 = SO_3^-$

GalNAc = *N*-Acetylgalactosamin
GlcNAc = *N*-Acetylglucosamin
GlcA = Glucuronsäure

Hyaluronsäure bildet sehr langgestreckte Helices, die durch intramolekulare Wasserstoffbrücken stabilisiert werden, was dem Molekül eine gewisse Steifheit verleiht und intermolekulare Wechselwirkungen in der Matrix der Interzellularsubstanz auf wenige spezifische Fälle beschränkt. Natrium-Hyaluronat liegt bei Raumtemperatur in Lösung in einer Knäuelkonformation vor. Es bildet wegen der guten Hydratisierbarkeit der Carboxylat-Gruppen und ihrer Gegenionen eine mit Wasser durchtränkte, viskoelastische Substanz.

Verwendung:

1. Hochreine hochmolekulare Fraktionen von Natriumhyaluronat werden in der Augenchirurgie verwendet.

   Sie dienen als mechanischer Schutz empfindlicher Zellschichten und als mechanischer Puffer, der das Verkleben verschiedener Gewebeschichten miteinander verhindern soll.

2. Zur Verbesserung der Wundheilung bei infizierten Wunden, Verbrennungen und bei statisch bedingten oder durch Venenentzündungen hervorgerufenen Geschwüren.

   Hyaluronsäure fördert die Einwanderung von Fibroblasten und die Einlagerung von Kollagen in den Wundbereich.

Heparinum natricum / Heparinum calcicum

Arzneibuch-Monographien: DAB 9 (Heparin-Natrium / Heparin-Calcium); AUSTR.; HELV. VII.

Gewinnung: Heparin wird in Mastzellen, die vor allem in Leber, Lunge und Bindegewebe des Menschen und höherer Tiere vorkommen, biosynthetisiert und gespeichert. Man gewinnt es aus Lungen oder Darmschleimhäuten von Schlachttieren.

Das Gewebe wird zerkleinert und dann einige Zeit sich selbst überlassen. Anschließend wird mit Alkali extrahiert und durch Erwärmen des Extraktes ein Teil der Proteine ausgefällt und abgetrennt. Beim Ansäuern des Filtrats bildet sich ein im wesentlichen aus Heparin und Proteinen bestehender Niederschlag, aus dem durch Wiederauflösen und Fällung mit Ethanol oder Aceton das Roh-Heparin abgetrennt wird. Dieses wird anschließend mit Trypsin behandelt, um noch vorhandene Proteine abzubauen. Zur Abtrennung von anderen Glykosaminoglykanen wird das Heparin dann in der Regel als Bariumsalz oder quartäres Ammoniumsalz gefällt. Das gereinigte Produkt wird meist in das Natriumsalz überführt. Das seltener verwendete Calciumsalz kann aus dem Heparin-Natrium durch Kationenaustausch hergestellt werden.

Niedermolekulare Heparine mit mittleren Molekülmassen von 4000–6000, was etwa 13 bis 20 Monosaccharid-Einheiten entspricht, gewinnt man entweder durch Fraktionierung von Standardheparinen oder durch Abbau von höhermolekularen Heparinen. Der Abbau der Heparine kann mit Natriumnitrit oder mit bakteriellen Enzymen durchgeführt werden. Die Heparingemische werden durch fraktionierte Fällung mit Ethanol oder mit gelchromatographischen Methoden getrennt.

Biosynthese: Heparin wird wie die anderen Glykosaminoglykane als Proteoglykan biosynthetisiert. Zunächst wird das Kernprotein aus alternierenden L-Serin- und Glycin-Einheiten aufgebaut. Auf die Hydroxy-Gruppen der Serin-Reste werden dann nacheinander vier Zuckerreste übertragen. Der letzte Zucker dieser Bindungsregion, eine β-D-Glucuronsäure, dient dann als Starter für die Bildung der Polysaccharid-Ketten.

Die Polysaccharid-Ketten werden aus alternierenden α-D-*N*-Acetylglucosamin-Einheiten und β-D-Glucuronsäure-Einheiten aufgebaut. Anschließend werden sie durch *N*-Desacetylierung, Sulfatierung und Epimerisierung modifiziert. Dabei entsteht aus β-D-Glucuronsäure über α-L-Iduronsäure α-L-Iduronsäure-2-Sulfat. Aus β-D-*N*-Acetylglucosamin entsteht über β-D-Glucosamin-*N*-sulfat β-D-Glucosamin-*N*,6-disulfat und in einigen Abschnitten auch β-D-Glucosamin-*N*,3,6-trisulfat. Diese Umsetzungen verlaufen nicht quantitativ. Deshalb enthalten die Polysaccharide außer den Endprodukten auch kleinere Anteile an Zwischenprodukten der Biosynthese. Nach der Modifizierung werden die Polysaccharid-Ketten, die zunächst eine Molekülmasse

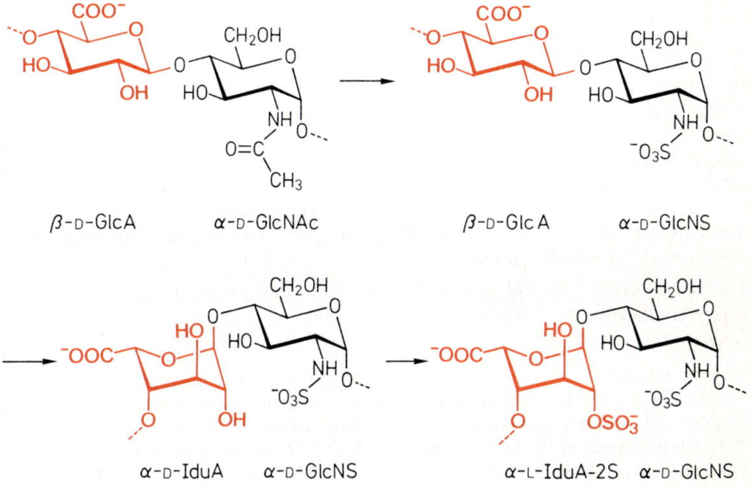

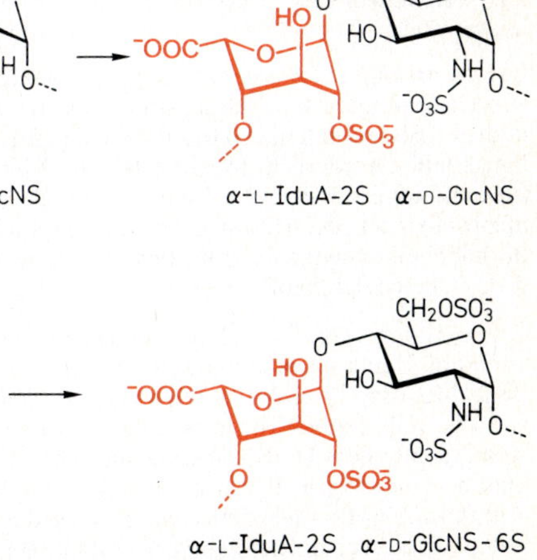

Abb. 4.22 Biosynthetische Umwandlungen der Disaccharid-Einheiten im Heparin-Proteoglykan.
GlcA = Glucuronsäure, GlcNAc = *N*-Acetyl-Glucosamin, GlcNS, 6S = Glucosamin-2-*N*-,6-*O*-disulfat, GlcNS, 3S, 6S = Glucosamin-2-*N*-,3-*O*,6-*O*-trisulfat, IduA = Iduronsäure, IduA2S = Iduronsäure-2-*O*-sulfat

von 60000–100000 Dalton haben, durch eine β-D-Glucosiduronase, welche die glykosidischen Bindungen unveränderter β-D-Glucuronsäure-Einheiten hydrolysiert, von dem Kernprotein abgespalten und zu kleineren Bruchstücken mit Molekülmassen zwischen 5000 und 25000 Dalton hydrolysiert. Gleichzeitig wird auch das Kernprotein durch Proteinasen abgebaut.

Struktur/Eigenschaften: Heparin ist eine Mischung strukturell ähnlicher Glykosaminoglykane, die unterschiedliche Kettenlängen und unterschiedliche Grade der Heterogenität besitzen. Die Polysaccharid-Ketten sind aus sich wiederholenden Disaccharid-Einheiten aufgebaut. Der größte Teil eines Heparinmoleküls besteht aus zusammenhängenden periodischen Abschnitten, die aus (1,4)-verknüpftem α-D-Glucosamin-*N*,6-disulfat und α-L-Iduronsäure-2-sulfat aufgebaut sind. In einigen Bereichen der Polysaccharid-Ketten wird dieser regelmäßige periodische Aufbau durch die noch vorhandenen biosynthetischen Vorstufen maskiert.

Heparine hemmen die Blutgerinnung, indem sie die Inaktivierung von Serinproteinasen der Gerinnungskaskade durch Antithrombin III (s. Kap. 13, Abschn. 4.2.3) sehr stark beschleunigen.

Antithrombin III, ein im Blutplasma vorkommendes Glykoprotein, bildet mit den Serinproteinasen der Gerinnungskaskade einen enzymatisch inaktiven Enzym-Inhibitor-Komplex. Die Bindung des Antithrombins an die Proteinasen erfordert eine Konformationsänderung des Antithrombins und ist normalerweise ein sehr langsamer Prozeß. Heparine können durch spezifische Bindung an das Antithrombin diesen Prozeß etwa um den Faktor 2000 beschleunigen. Wahrscheinlich induzieren sie dabei die Ausbildung einer ähnlichen Antithrombin-Konformation, wie sie für die Bindung an die Proteinasen erforderlich ist. Heparine wirken bei dieser Reaktion in katalytischen Mengen, da sie nach der Bildung des Antithrombin-Proteinase-Komplexes wieder freigesetzt werden.

Die Bindungsstelle für Antithrombin III (s. Abb. 4.23b) besteht aus 5 Zuckereinheiten, von denen das Glucosamin-*N*,3,6-trisulfat die auffälligste Einheit darstellt. Dieser Zucker ist nur in den Antithrombin-Bindungsstellen zu finden.

Für die Inaktivierung der Blutgerinnungsfaktoren Xa und XIIa genügt bereits das Vorhandensein dieser Bindungsstelle. Für die schnelle Inaktivierung des Thrombins und der Blutgerinnungsfaktoren IXa und XIa ist dagegen noch eine weitere Bindungsstelle erforderlich. Diese besteht aus 5 bis 6 Disaccharid-Einheiten, die aus α-L-Iduronsäure-2-sulfat und α-D-Glucosamin-*N*-,6-disulfat aufgebaut sind. Sie schließt unmittelbar an die Antithrombin-Bindungsstelle an. Die gesamte Thrombin-Antithrombin-Bindungsstelle des Heparins besteht also aus einem Hexadecasaccharid oder Octadecasaccharid.

Die Existenz zweier verschiedener Bindungsstellen macht es möglich, spezifischer wirkende Heparine zu entwickeln: Niedermolekulare Heparinfraktionen, die aus 13 bis 20 Monosaccharid-Einheiten aufgebaut sind und die damit etwa die gleiche Größe wie die vollständige Thrombin-Antithrombin-Bindungsstelle haben, besitzen eine wesentlich höhere Hemmwirkung auf Faktor Xa als auf Thrombin. Offenbar ist bei diesen kurzkettigen Heparinmolekülen die Wahrscheinlichkeit, daß sie nur die Antithrombin-Bindungsstelle, nicht aber die Thrombin-Bindungsstelle enthalten, größer als bei den hochmolekularen Fraktionen.

a Wiederholungseinheit der regulären Abschnitte:

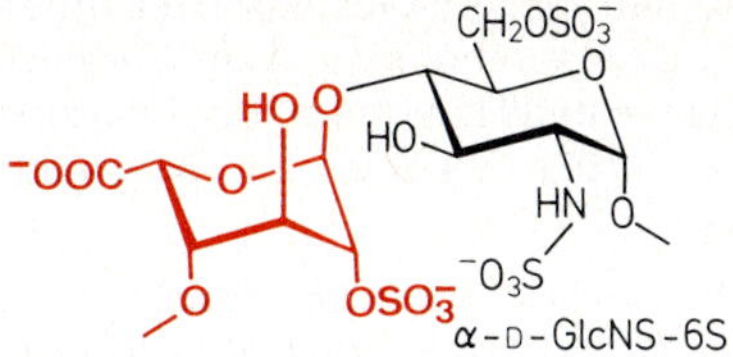

b Minimale Bindungsstelle für Antithrombin:

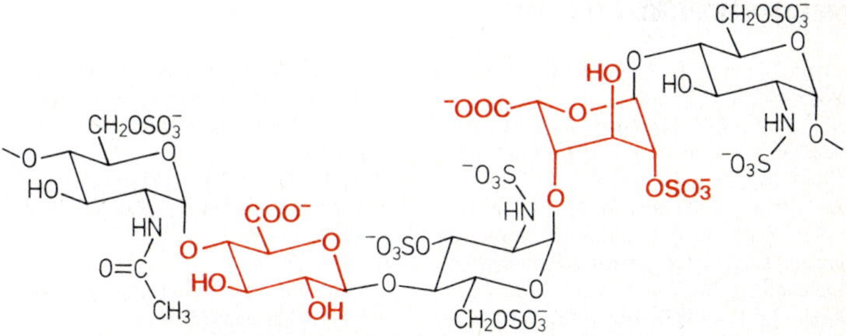

→4)α-D-GlcNAc-6S(1→4)β-D-GlcA(1→4)α-D-GlcNS-3S,6S(1→4)
α-L-IduA-2S(1→4)α-D-GlcNS-6S(1→

Abb. 4.23 Aufbau von Heparin. **a** Wiederholungseinheit der regulären Abschnitte, **b** Minimale Bindungsstelle für Antithrombin.
GlcA = Glucuronsäure, GlcNAc = *N*-Acetyl-Glucosamin, GlcNS-6S = Glucosamin-2-*N*-,6-*O*-disulfat, GlcNS-3S,6S =Glucosamin-2-*N*-,3-0,6-*O*-trisulfat, IduA = Iduronsäure, IduA-2S = Iduronsäure-2-*O*-sulfat

Niedermolekulare Heparine besitzen eine deutlich höhere Selektivität als die Standardheparine. Ihre Hemmwirkung auf Faktor Xa ist etwa viermal größer als die Hemmwirkung auf Thrombin, während bei Standardheparinen die Hemmwirkung auf beide Enzyme etwa gleich groß ist. Da eine stärkere Hemmung des Thrombins zu Blutungskomplikationen führen kann, sollten die niedermolekularen Heparine eine größere therapeutische Breite besitzen als die höhermolekularen Fraktionen. Sie haben außerdem eine längere Halbwertszeit als die Standardheparine.

Verwendung:

1. Standardheparine und niedermolekulare Heparine werden zur Thromboseprophylaxe nach Operationen und zur Verhinderung der Blutgerinnung bei Hämodialyse und Hämofiltration verwendet.
2. Standardheparine werden äußerlich zur Behandlung stumpfer Verletzungen eingesetzt.

Bei dieser Anwendung scheint vor allem eine entzündungshemmende und fibrinolysefördernde Wirkung des Heparins von Bedeutung zu sein. Anstelle des Heparins werden häufig auch heparinähnliche Substanzen (Heparinoide) verwendet, die aus anderen Polysacchariden, z. B. Xylanen, Chitin oder Pektin, durch Sulfatierung gewonnen werden.

Weiterführende Literatur

Caplan, A. I. (1984), Knorpel, Spektrum der Wissenschaft (12), 106.

Casu, B. (1985), Structure and Biological Activity of Heparin, Adv. Carbohydr. Chem., **43,** 51.

Clarke, A. E., Anderson, A. L., Stone, B. A. (1979), Form and Function of Arabinogalactans and Arabinogalactan-Proteins, Phytochemistry, **18,** 521.

Delmer, D. P. (1983), Biosynthesis of Cellulose, Adv. Carbohydrate Chem. Biochem., **41,** 105.

Dey, P. M., Brinson, K. (1984), Plant Cell Walls, Adv. Carbohydr. Chem. Biochem., **42,** 266.

Dey, P. M., Dixon, R. A. (Eds.) (1985), Biochemistry of Storage Carbohydrates in Green Plants, Academic Press, New York, London.

Hay, E. D. (Ed.) (1981), Cell Biology of Extracellular Matrix, Plenum Press, New York.

Hukins, D. W. L. (Ed.) (1984), Connective Tissue Matrix, Verlag Chemie, Weinheim, Deerfield Beach (Florida).

McNeil, M., Darvill, A. G., Fry, S. C., Albersheim, P. (1984), Structure and Function of the Primary Cell Walls of Plants, Ann. Rev. Biochem., **53,** 625.

Abbildungsnachweis

Albersheim, P. (1975), The Walls of Growing Plant Cells, Sci. Am. (4), 80.

Burchard, W. (Ed.) (1985), Polysaccharide, Springer, Berlin, Heidelberg, New York.

Robinson, G., Morris, E. R., Rees, D. A. (1980), Role of Double Helices in Carrageenan Gelation, J. Chem. Soc. Chem. Commun., 152.

Kapitel 5

Lipide

1. Allgemeines

1.1 Definitionen, Eigenschaften

Als Lipide bezeichnet man eine Gruppe von Verbindungen mittlerer Molekülmasse (etwa 100 bis 5000 Dalton), die zu einem wesentlichen Teil aus aliphatischen oder alicyclischen Kohlenwasserstoff-Resten bestehen. Nach ihrem Verhalten gegenüber Wasser, das vor allem durch die Struktur des polareren Anteils bestimmt wird, kann man sie in apolare Lipide und polare Lipide unterteilen. Die **apolaren Lipide** sind in Wasser nahezu unlöslich. Auf einer Wasseroberfläche breiten sie sich nicht zu einer monomolekularen Schicht aus, d. h. sie haben einen negativen Spreitungsdruck. Zu dieser Gruppe gehören reine Kohlenwasserstoffe und Verbindungen mit kleinen, durch apolare Molekülteile abgeschirmten polaren Substituenten, wie z. B. Wachse. Die **polaren Lipide** haben eine höhere Affinität zum Wasser. Der Anteil der hydrophilen Molekülteile an der gesamten Molekülmassen (HLB-Wert, von **h**ydrophilic-**l**ipophilic **b**alance) kann jedoch sehr unterschiedlich sein: Bei den polaren Lipiden der **Klasse I** dominiert der lipophile Anteil, der HLB-Wert ist also klein. Diese Lipide sind in Wasser unlöslich, bilden aber stabile monomolekulare Schichten auf Wasseroberflächen. Hierher gehören z. B. Triacylglycerole, Sterole und viele fettlösliche Vitamine. Die polaren Lipide der **Klasse II** haben einen mittleren HLB-Wert, die Einflüsse von hydrophoben und hydrophilen Molekülteilen sind also etwa ausgeglichen. Sie sind ebenfalls praktisch unlöslich in Wasser, können jedoch unter Wasseraufnahme quellen. Dabei bilden sich wasserhaltige, flüssig-kristalline Phasen, die häufig lamellar aufgebaut sind. Die Lipide dieser Klasse, Phosphatidylcholine, Phosphatidylethanolamine, Phosphatidylserine und andere Phospholipide, sind wesentliche Bestandteile von Biomembranen. Die polaren Lipide der **Klasse III** haben einen hohen HLB-Wert. Bei ihnen überwiegt der Einfluß des polaren Molekülteils. Sie lösen sich in Wasser unter Bildung von Micellen. Auf Wasseroberflächen bilden sie instabile micellare Schichten, die mit gelösten Molekülen und Micellen in ständigem Austausch stehen. Zu dieser Klasse gehören z. B. Seifen, Saponine und Alkalisalze von Gallensäuren.

Innerhalb der Lipidklassen bestimmt die Struktur der am Aufbau beteiligten Fettsäuren (s. Abb. 5.1) sehr wesentlich die physikalischen und funktionellen Eigenschaften der betreffenden Lipide: Von besonderer Bedeutung sind die Kettenlänge sowie die Zahl und Konfiguration der Doppelbindungen. Beide Parameter bestimmen die Stärke der Wechselwirkung zwischen

Name	Sy	Struktur	Kurz-bezeichnung	Doppelbindung
Laurinsäure	P/T	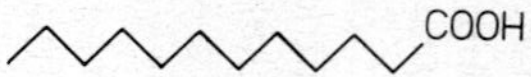	12 : 0	–
Myristinsäure	P/T	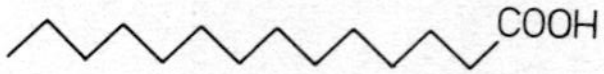	14 : 0	–
Palmitinsäure	P/T	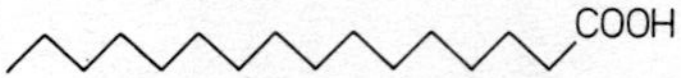	16 : 0	–
Palmitoleinsäure	T	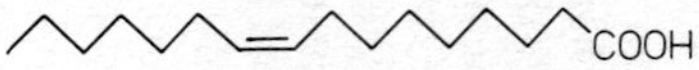	16 : 1 (*n*–7)	Δ^{9}
7-Hexadecensäure	P	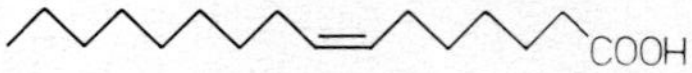	16 : 1 (*n*–9)	Δ^{7}
Hexadecadiensäure	P	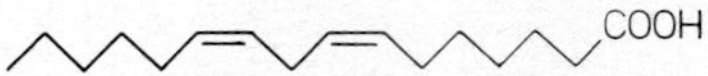	16 : 2 (*n*–6)	$\Delta^{7,10}$
Hexadecatriensäure	P	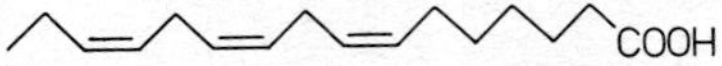	16 : 3 (*n*–3)	$\Delta^{7,10,13}$
Stearinsäure	P/T	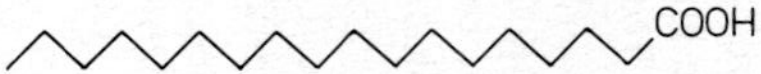	18 : 0	–
Ölsäure	P/T	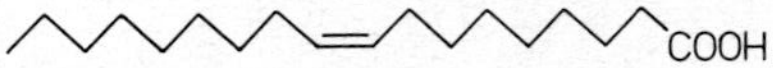	18 : 1 (*n*–9)	Δ^{9}

α-Linolensäure	P	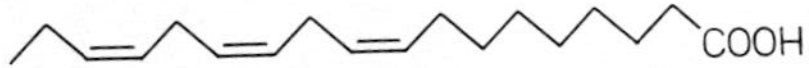	18 : 3 (*n*–3)	$\Delta^{9, 12, 15}$
γ-Linolensäure	T	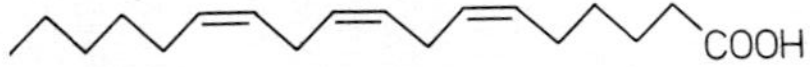	18 : 3 (*n*–6)	$\Delta^{6, 9, 12}$
Arachinsäure	P/T	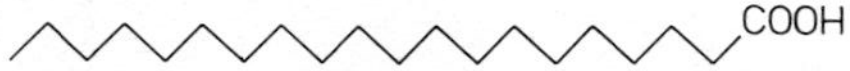	20 : 0	–
Arachidonsäure	T	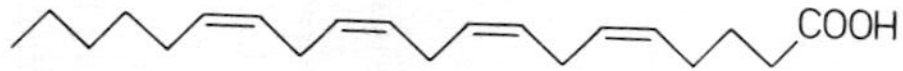	20 : 4 (*n*–6)	$\Delta^{5, 8, 11, 14}$
Behensäure	P/T	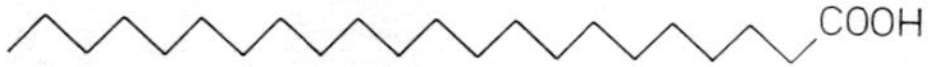	22 : 0	–
Erucasäure	P	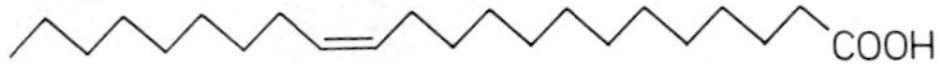	22 : 1 (*n*–9)	Δ^{13}
Docosahexaensäure	T	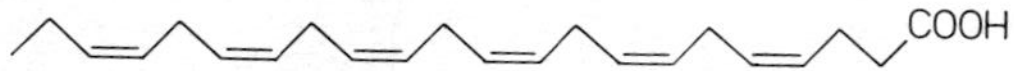	22 : 6 (*n*–3)	$\Delta^{4, 7, 10, 13, 16, 19}$
Lignocerinsäure	P/T	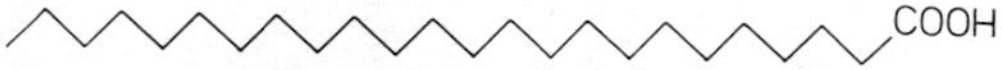	24 : 0	–
Nervonsäure	T	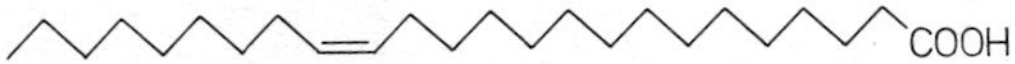	24 : 1 (*n*–9)	Δ^{15}

Abb. 5.1 Strukturen wichtiger Fettsäuren (Sy = Biosynthese: T = in Tieren, P = in Pflanzen).
Die Kurzbezeichnung für Fettsäuren besteht aus zwei Teilen: Im ersten Teil wird die Zahl der Kohlenstoff-Atome und – durch einen Doppelpunkt getrennt – die Zahl der Doppelbindungen angegeben. Der zweite Teil gibt die Stellung der ersten Doppelbindung, gerechnet vom Kettenende, an. Von der IUPAC wird dafür die Bezeichnung *n*–x (gesprochen: *n* minus x) empfohlen. Befindet sich die Doppelbindung z.B. zwischen dem dritten und dem vierten C-Atom vor dem Kettenende, so ist x = 3 und die Fettsäure gehört daher zur *n*–3 Familie. Daneben wird auch noch die Bezeichnung ωx verwendet.

benachbarten Kohlenwasserstoff-Ketten und damit auch den Schmelzpunkt des Lipids. Aus sterischen Gründen ist die Wechselwirkung zwischen gesättigten Kohlenwasserstoffen am größten: Im Kristall sind die CH_2-Gruppen regelmäßig im Zick-Zack angeordnet, und benachbarte Ketten sind streng parallel ausgerichtet. Das führt zu einem optimalen Kontakt und daher zu einer starken, mit steigender Kettenlänge zunehmenden Wechselwirkung zwischen benachbarten Kohlenwasserstoff-Resten. *Cis*-Doppelbindungen, die in vielen biogenen Lipiden vorkommen, stören eine solche parallele Anordnung benachbarter Ketten und schwächen dadurch deren Zusammenhalt. Lipide mit langkettigen gesättigten Fettsäure-Resten haben daher den höchsten Schmelzpunk; der Schmelzpunkt ist um so niedriger, je mehr kurzkettige oder ungesättigte Fettsäurereste in einem Lipid enthalten sind.

Lipide haben im lebenden Organismus im wesentlichen drei Funktionen: 1. Als Bestandteile von Biomembranen grenzen sie Reaktionsräume voneinander ab und sind zum Teil auch an der Erkennung und Übermittlung chemischer Signale beteiligt. Zu den Membranlipiden gehören Phospholipide, Glykolipide, Sphingolipide und Sterole. 2. Als Speicherlipide bilden sie eine energetisch hochwertige und rasch mobilisierbare Energiereserve. Zu dieser Gruppe gehören die Triacylglycerole. 3. Apolare Lipide dienen zur Imprägnierung von Oberflächen, um die Benetzung oder den Wasseraustausch zu vermindern. Zu dieser Gruppe gehören vor allem Wachse, Kohlenwasserstoffe, Suberin und Cutin.

1.2 Biosynthese und Modifikation von Fettsäuren

Fettsäuren werden aus Acetyl-Coenzym A und Malonyl-Coenzym A aufgebaut. Das Acetyl-CoA dient als Starter und jede Malonyl-CoA-Einheit verlängert die Kette um zwei C-Atome, wobei jeweils eine Folge von vier Reaktionsschritten durchlaufen wird (s. Abb. 5.2): 1. Acylierung der aktivierten Methylen-Gruppe des Malonyl-Restes unter Decarboxylierung und Bildung eines β-Ketoacyl-Restes, 2. Hydrierung der Keto-Gruppe, 3. Dehydratisierung des β-Hydroxyacyl-Restes und 4. Hydrierung der *trans*-Doppelbindung. Außerdem muß zu Beginn der gesamten Reaktionsfolge der Acetyl-Rest und zu Beginn jedes Verlängerungszyklus ein Malonyl-Rest auf ein Acyl-Carier-Protein (ACP), an dem dann die folgenden Reaktionen ablaufen, übertragen werden. Das gesamte an diesen Reaktionen beteiligte Enzymsystem wird als Fettsäure-Synthetase bezeichnet. Das Endprodukt dieser De-novo-Synthese ist in der Regel Palmitinsäure, eine gesättigte C_{16}-Säure (16:0). Aber auch kürzerkettige Fettsäuren können als Endprodukte auftreten.

Die Fettsäure-Synthetase besteht bei den meisten Bakterien und bei grünen Pflanzen aus einzelnen, monofunktionellen Proteinen, die durch lockere Assoziation mit Biomembranen zusammengehalten werden. Bei Hefen sind zwei Gruppen von

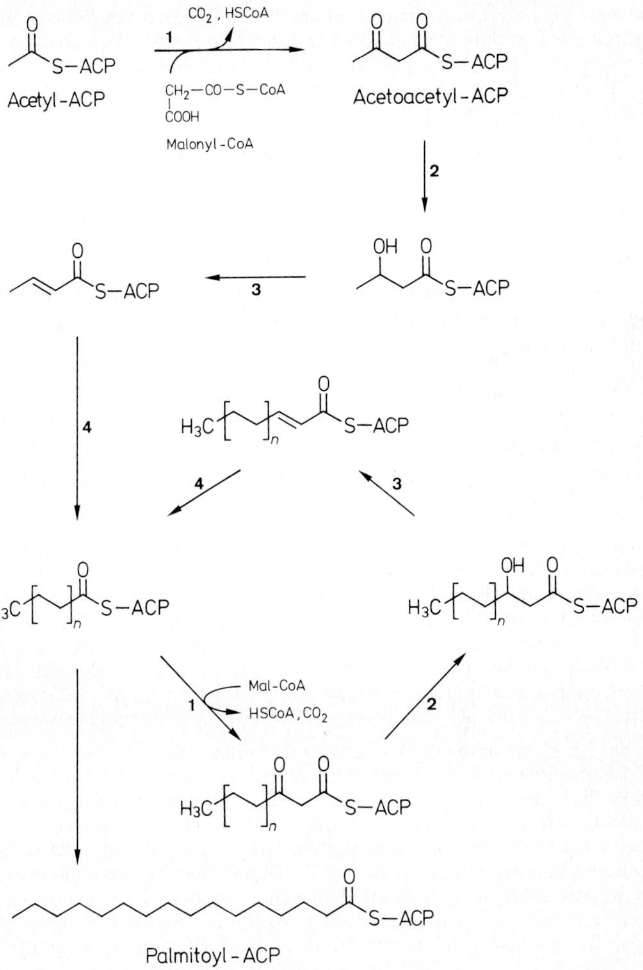

Abb. 5.2 De-novo-Biosynthese von Fettsäuren.
ACP = Acyl-Carrier-Protein, HS-CoA = Coenzym A, Mal-CoA = Malonyl-Coenzym A.
1 = β-Ketoacyl-Synthase; 2 = β-Ketoacyl-Reduktase; 3 = β-Hydroxyacyl-Dehydrase;
4 = Enoyl-Reduktase

Einzelenzymen jeweils zu einem gemeinsamen multifunktionellen Polypeptid zusammengefaßt; die Fettsäure-Synthetase besteht hier also aus zwei Proteinen, von denen eines auch das ACP kovalent gebunden enthält. Bei Säugetieren und Vögeln ist nur ein multifunktionelles Protein vorhanden, das alle Enzymaktivitäten der Fettsäure-Synthetase und das ACP enthält.

Längerkettige Fettsäuren werden aus Palmitinsäure an einem weiteren Enzymsystem, das als Elongationssystem bezeichnet wird, synthetisiert. Die Kettenverlängerung erfolgt meist nach dem gleichen Prinzip wie bei der De-novo-Synthese durch Einbau weiterer Malonyl-CoA-Einheiten. Die Kettenverlängerung um eine C_2-Einheit führt zur Stearinsäure (18:0), die in den meisten Organismen in größerer Menge gebildet wird. Noch längerkettigere Fettsäuren sind seltener. Sie kommen in einigen Reservefetten und in Wachsen vor.

Ungesättigte Fettsäuren werden bei Cyanobakterien, Pilzen, Pflanzen und Tieren durch Dehydrierung gesättigter Fettsäuren mit sauerstoffabhängigen Enzymen, den Desaturasen, synthetisiert. Die dabei entstehenden Doppelbindungen sind *cis*-konfiguriert und bei mehrfach ungesättigten Säuren jeweils durch eine CH_2-Gruppe voneinander getrennt.

Die Substrate für die Desaturasen sind bei den einzelnen Organismengruppen unterschiedlich: Bei Cyanobakterien und grünen Pflanzen kann das ACP aus dem Fettsäure-Synthetase-Komplex abdissoziieren. Stearinsäure wird daher als ACP-Derivat zum Oleoyl-ACP dehydriert. Alle weiteren Dehydrierungen erfolgen nach dem Einbau der Acyl-Reste in Phospholipide oder Glykolipide. Bei Tieren ist das ACP kovalent an die Fettsäure-Synthetase gebunden. Die Fettsäure-Reste werden daher zunächst durch eine Thioesterase vom ACP auf Coenzym A übertragen und dann als CoA-Derivate zur Kettenverlängerung oder Dehydrierung verwendet.

Auch die Angriffspunkte der Desaturasen sind unterschiedlich: Die Spezifität **tierischer Desaturasen** wird durch den Abstand der zu dehydrierenden Bindung vom Carboxy-Ende der Fettsäure bestimmt. Die am weitesten entfernte Bindung, die noch dehydriert werden kann, ist die Bindung zwischen C-9 und C-10. Weitere Doppelbindungen können nur zum Kettenanfang hin eingeführt werden. Tierische Desaturasen können also Δ^6-, Δ^5- und Δ^4-Doppelbindungen einführen. Als Substrate werden nicht nur endogene Fettsäuren, sondern auch mit der Nahrung zugeführte exogene Fettsäuren verwendet. Wegen der Eigenschaft tierischer Desaturasen, Doppelbindungen nur am Kettenanfang einzuführen, wechselt bei der Biosynthese mehrfach ungesättigter langkettiger Fettsäuren jeweils Kettenverlängerung um eine C_2-Einheit und Dehydrierung miteinander ab. Die Spezifität **pflanzlicher Desaturasen** wird dagegen durch den Abstand der zu dehydrierenden Bindung vom Methylende der Fettsäurekette bestimmt. Die am weitesten entfernte Bindung, die dehydriert werden kann, ist die neunte Bindung vor dem Ende der Kette (n-9). Weitere Doppelbindungen werden zum Kettenende hin, also in den Positionen (n-6) und (n-3) eingeführt.

1.3 Essentielle Fettsäuren

Alle eukaryotischen Organismen enthalten Lipide mit langkettigen mehrfach ungesättigten Fettsäuren. Diese Polyensäuren kommen vor allem in Membranlipiden vor, deren Fluidität, Permeabilität und Wechselwirkung mit der Umgebung sie maßgeblich beeinflussen. Während es bei dieser Art von Wechselwirkungen mehr auf das Vorhandensein und auf die Konfiguration als auf die genaue Lage der Doppelbindungen ankommt, gibt es einige spezifische Funktionen von Polyensäuren, die an ganz bestimmte Strukturvoraussetzungen gebunden sind. So wird Arachidonsäure bei Säugetieren als Vorstufe für die Synthese von Gewebshormonen, den Prostaglandinen und Leukotrienen (s. Abschn. 3) verwendet. Für Linolsäure wurde eine wichtige Rolle bei der Regulation der Wasserabgabe durch die Haut nachgewiesen. Sie wird bei Säugetieren in Sphingolipide, z. B. Acylglucosylceramid und Acylceramid (s. Abb. 5.3), eingebaut, die als Bestandteile der interzellulären Matrix für die normalerweise sehr geringe Wasserdurchlässigkeit der Haut verantwortlich sind. Bei zu geringer Zufuhr von Linolsäure wird an deren Stelle Ölsäure in die Sphingolipide eingebaut, was zu einer starken Erhöhung der Permeabilität und damit zu erheblichen Wasserverlusten, einem charakteristischen Symptom der Linolsäure-Mangelkrankheit, führt. Solche spezifischen Wirkungen sind der Grund dafür, daß bestimmte Polyensäuren für den betreffenden Organismus lebensnotwendig sind. Können diese Polyensäuren nicht selbst synthetisiert werden, so müssen sie mit der Nahrung zugeführt werden. Sie werden dann als essentielle Fettsäuren bezeichnet. Für den Menschen sind Linolsäure [18:2 (n-5)] und wahrscheinlich auch Linolensäure [18:3 (n-3)] essentiell. Aus

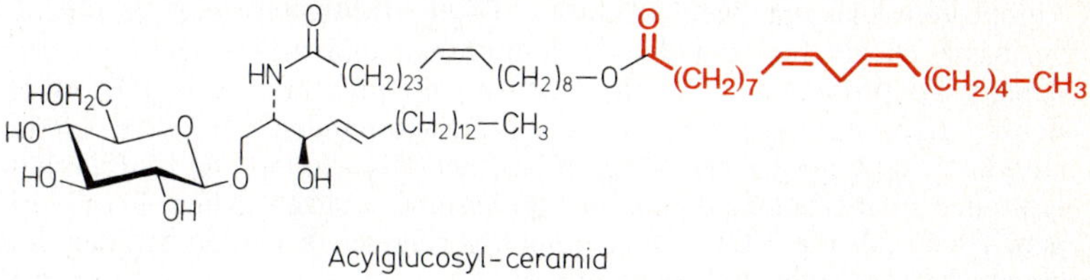

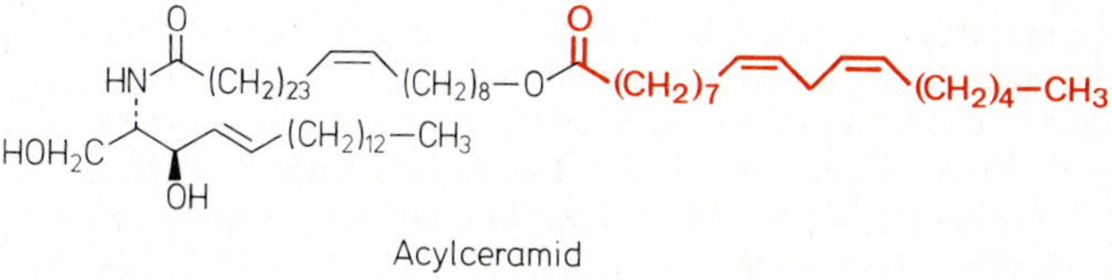

Abb. 5.3 Linolsäurehaltige Sphingolipide in der interzellulären Matrix der Haut von Säugetieren

diesen Fettsäuren können dann andere lebenswichtige Polyensäuren aufgebaut werden (s. Abschn. 1.2).

1.4 Lipide und Atherosklerose

Säugetiere nehmen einen erheblichen Teil ihrer Fettsäuren mit der Nahrung auf. Dabei beeinflußt die Struktur und das Mengenverhältnis der aufgenommenen Fettsäuren nicht nur die Zusammensetzung von Depotfetten und Membranlipiden, sondern auch den Transport von Triacylglycerolen und anderen Lipiden im Blutplasma. Fette mit einem hohen Gehalt an mehrfach ungesättigten (n-6)- und (n-3)-Fettsäuren können erhöhte Blutlipidspiegel senken. Da erhöhte Konzentrationen von Cholesterol und Triacylglycerolen wichtige Risikofaktoren für die Entstehung der Atherosklerose sind, spielt sowohl die Menge als auch die Zusammensetzung der mit der Nahrung zugeführten Fette eine Rolle bei der Entstehung und bei der diätetischen Behandlung von Hyperlipidämien.

1.4.1 Struktur und Funktion von Lipoproteinen

Im Blutplasma von Säugetieren werden Lipide in Form von Lipoproteinen transportiert. Diese Lipoprotein-Partikel bestehen aus Phospholipiden, Cholesterylestern, freiem Cholesterol, Triacylglycerolen und spezifischen Proteinen, die als Apolipoproteine bezeichnet werden. Sie enthalten im Innern die apolaren Lipide, während die polareren Lipide und die Apolipoproteine an der Oberfläche angeordnet sind (s. Abb. 5.4). Die erheblichen Unterschiede im Mengenverhältnis der Komponenten und damit in der Dichte der Partikel bilden die Basis für die Unterscheidung verschiedener Lipoprotein-Klassen. Den höchsten Triglycerid-Gehalt und damit die geringste Dichte besitzen die Chylomikronen und die VLDL (**v**ery **l**ow **d**ensity **l**ipoproteins). LDL (**l**ow **d**ensity **l**ipoproteins) und HDL (**h**igh **d**ensity **l**ipoproteins) enthalten neben Phospholipiden vor allem Cholesterylester und nur geringe Mengen an Triacylglycerolen. Die LDL enthalten einen relativ hohen Anteil an Lipiden und besitzen daher eine niedrigere Dichte als die HDL, welche einen geringeren Anteil an Lipiden und einen höheren Anteil an Proteinen besitzen.

Die Apolipoproteine zeigen ein typisches Verteilungsmuster auf die verschiedenen Lipoprotein-Klassen (s. Abb. 5.5): Für HDL sind Apolipoproteine der Gruppen A und D, für Chylomikronen, VLDL und LDL dagegen Apolipoproteine der Gruppe B charakteristisch. Die Apolipoproteine der Gruppen C und E werden während der Transportvorgänge zwischen verschiedenen Lipoprotein-Klassen übertragen und können daher in den meisten Lipoproteinen vorkommen.

Die Apolipoproteine sind nicht nur für die gute Wasserlöslichkeit, sondern auch für die Erkennung der Lipoprotein-Partikel durch die Zielzellen von

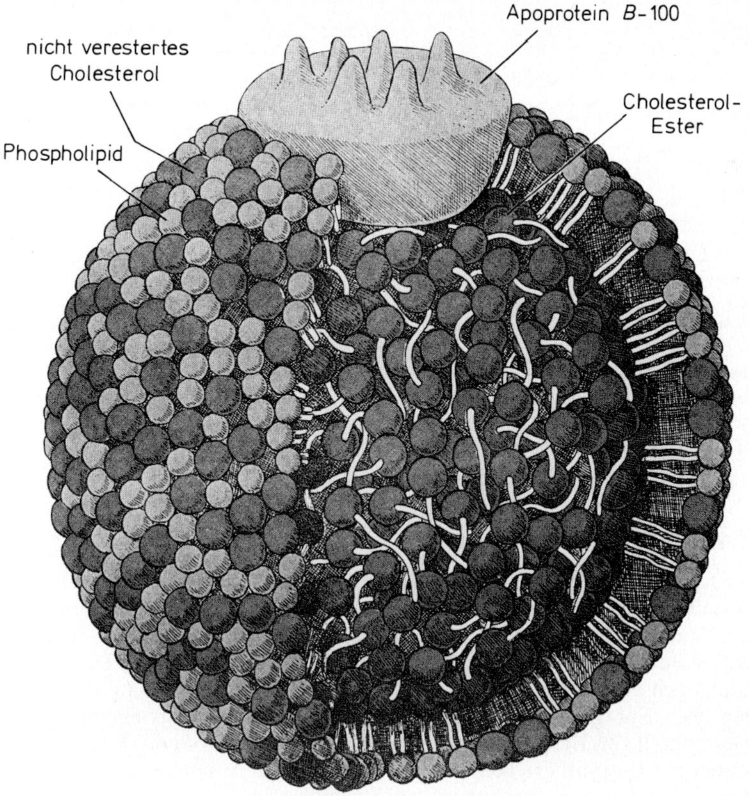

Abb. 5.4 Modell eines LDL-Partikels (aus Brown und Goldstein)

entscheidender Bedeutung. Die Verteilung von Triacylglycerolen und Cholesterol auf bestimmte Zelltypen wird durch das Zusammenwirken der Apolipoproteine und spezifischer Lipoprotein-Rezeptoren, die sich auf der Oberfläche der Zielzellen befinden, reguliert. Aufgrund ihrer unterschiedlichen Lipidführung und der Ausstattung mit spezifischen Apolipoproteinen ergeben sich für jede Lipoproteinklasse spezifische Funktionen: Während Chylomikronen und VLDL vor allem dem Triacylglycerol-Transport dienen, spielen die LDL und die HDL eine wichtige Rolle bei der Verteilung des endogenen und exogenen Cholesterols.

Lipoprotein	Dichte	Apolipoprotein	Lipide
Chylomikron	sehr niedrig	B-48, *C2*, E	**TAG**, CE, (C)
VLDL	sehr niedrig	B-100, *C2*, E	**TAG**, CE, C
IDL	niedrig	B-100, *C2*, E	TAG, CE, C
LDL	niedrig	B-100	(TAG), **CE**, C
HDL	hoch	A1, A2, *C2*, D	(TAG), **CE**, (C)

Abb. 5.5 Verteilung von Lipiden und Apolipoproteinen auf die verschiedenen Lipoproteinklassen (nach Fielding u. Fielding).
C = Cholesterol, CE = Cholesterylester, TAG = Triacylglycerole, VLDL = Lipoproteine sehr niedriger Dichte (very low densitiy lipoproteins), IDL = Lipoproteine mittlerer Dichte (intermediate density lipoproteins; VLDL remnants), LDL = Lipoproteine niedriger Dichte (low density lipoproteins), HDL = Lipoproteine hoher Dichte (high density lipoproteins). Stark dominierende Komponenten sind fettgedruckt; in geringer Menge vorkommende Komponenten stehen in Klammern. Kursiv gedruckte Apolipoproteine sind nur zeitweise mit einem bestimmten Lipoproteintyp assoziiert

1.4.2 Transport von Lipiden im Blutplasma

Triacylglycerole und Cholesterol werden bei Säugetieren mit dem Blut von den Orten der Aufnahme oder Synthese zu den Orten der Speicherung oder des Verbrauchs transportiert. Triacylglycerole werden aus der Nahrung aufgenommen oder in der Leber aus Kohlenhydraten synthetisiert. Je nach Stoffwechsellage werden sie im Fettgewebe gespeichert oder in Muskelzellen zur Energiegewinnung verbraucht. Cholesterol ist ein integraler Bestandteil von Biomembranen. Außerdem werden größere Mengen in der Leber zur Biosynthese von Gallensäuren sowie in Nebennierenrinden- und Gonadenzellen zur Biosynthese von Steroidhormonen verbraucht. Es kann ebenfalls mit der Nahrung aufgenommen oder *de novo* aus Acetyl-CoA synthetisiert werden (s. Kap. 9, Abschn. 1.2).

Das Transportsystem läßt sich demnach in einen exogenen Weg, der für die Verteilung der mit der Nahrung aufgenommenen Lipide zuständig ist, und einen endogenen Weg, auf dem die vom Organismus selbst synthetisierten Fette verteilt werden, untergliedern (s. Abb. 5.6).

Die **mit der Nahrung aufgenommenen Fette** werden im Dünndarm von Lipasen zu Fettsäuren und Monoacylglycerolen gespalten (s. Kap. 13, Abschn. 4.2), die im wäßrigen Darmsaft zusammen mit Gallensäuren, Cholesterol und anderen lipophilen Verbindungen Micellen bilden. Aus diesen Micellen werden die Komponenten in die Enterocyten der Darmschleimhaut aufgenommen. Dort werden die Triacylglycerole resynthetisiert, und auch das Cholesterol wird mit den aufgenommenen langkettigen Fettsäuren verestert. Aus den Triacylglycerolen und Cholesterylestern sowie Phospholipiden und einem spezifischen Protein, dem Apolipoprotein B-48, werden große Lipoprotein-Partikel aufgebaut, die als Chylomikronen bezeichnet werden. Diese

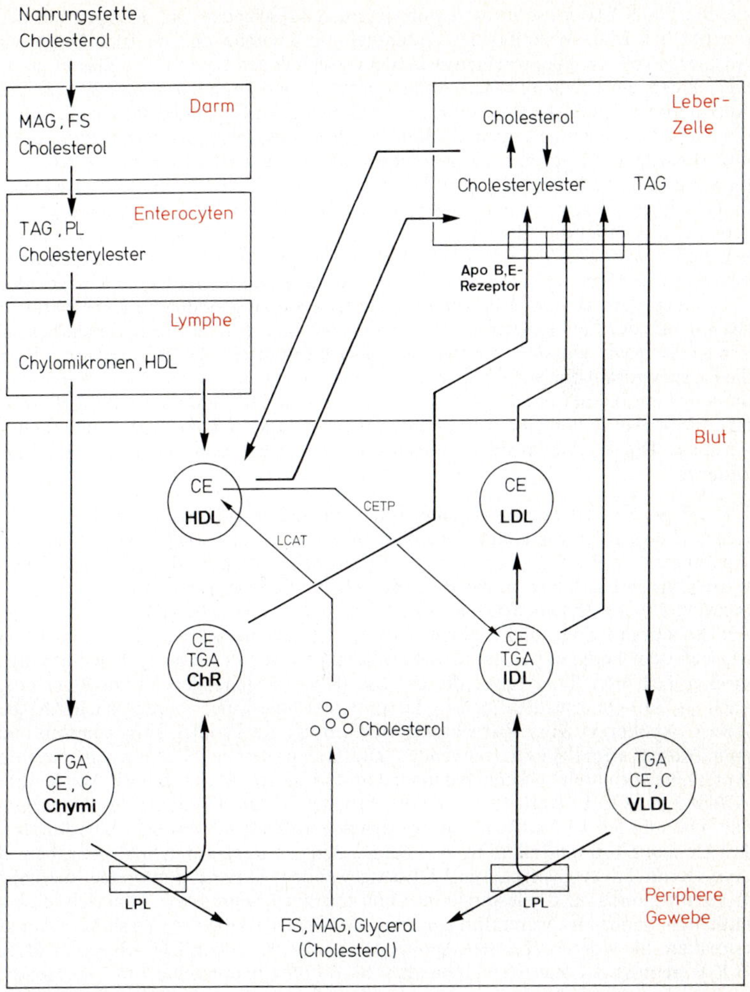

Abb. 5.6 Transport von Triacylglycerolen und Cholesterol im Blut von Säugetieren. C = Cholesterol, CE = Cholesterylester, FS = Fettsäuren, MAG = Monoacylglycerole, TAG = Triacylglycerole, Chymi = Chylomikronen, ChR = Chylomikronen-Remnants, VLDL = Lipoproteine sehr niedriger Dichte (very low density lipoproteins), IDL = Lipoproteine mittlerer Dichte (intermediate density lipoproteins; VLDL remnants), LDL = Lipoproteine niedriger Dichte (low density lipoproteins), HDL = Lipoproteine hoher Dichte (high density lipoproteins), LCAT = Lecithin-Cholesterol-Acyltransferase, CETP = Cholesterylester-Transfer-Protein, LPL = Lipoproteinlipase

werden durch Exocytose in die Lymphgefäße ausgeschieden und gelangen mit der Lymphe ins Blut. Während des Aufenthalts in Lymphe und im Blut findet ein Austausch von Apolipoproteinen zwischen verschiedenen Lipoprotein-Klassen statt. So nehmen die Chylomikronen Apolipoproteine der Gruppen C und E auf. Die Apolipoproteine C (Apo C) verhindern die Bindung der Chylomikronen an Rezeptoren der Leberzellen und sorgen so dafür, daß diese Lipoproteine zunächst in das Fett- und Muskelgewebe gelangen. Außerdem ist das aus den HDL stammende Apo C-2 für die spezifische Erkennung der Chylomikronen durch die Lipoproteinlipase erforderlich. Dieses Enzym, das an das Kapillarendothel von Fett- und Muskelgewebe gebunden ist, leitet die Abgabe der Triacylglycerole ein. Es bindet die Chylomikronen und hydrolysiert die darin enthaltenen Triacylglycerole zu freien Fettsäuren, Glycerol und Monoacylglycerolen. Die Hydrolyseprodukte und ein kleiner Teil der Cholesterylester werden in das umgebende Gewebe aufgenommen. Die Überreste (Remnants) der Chylomikronen, die noch den größten Teil des freien und gebundenen Cholesterols enthalten, werden zur Leber transportiert. Da sie auf diesem Weg die C-Apolipoproteine wieder abgeben, werden sie von den Leberzellen erkannt und durch rezeptorvermittelte Endocytose aufgenommen. Die Rezeptoren der Leberzellen, die diese Endocytose vermitteln, erkennen und binden Apo E mit hoher Affinität. Die Chylomikronen-Remnants werden daher sehr rasch aus dem Blut entfernt.

Im **endogenen Fett-Transportsystem** spielt die Leber eine Schlüsselrolle. In den Leberzellen werden aus Triacylglycerolen und Cholesterol sowie Phospholipiden und Apolipoprotein B-100 Lipoproteine sehr geringer Dichte (VLDL) aufgebaut. Diese werden durch Exocytose an das Blut abgegeben, wo sie Apolipoproteine der Gruppen C und E aufnehmen. Wie die Chylomikronen, die eine sehr ähnliche Ausstattung mit Apolipoproteinen und Lipiden besitzen, werden sie am Kapillarendothel von Muskel- oder Fettgeweben an die Lipoproteinlipase gebunden und geben dort einen großen Teil ihrer Triacylglycerole ab. Die dabei entstehenden VLDL-Remnants, auch als IDL (**i**ntermediate **d**ensity **l**ipoproteins) bezeichnet, werden nach Abgabe ihrer C-Apolipoproteine überwiegend wieder in die Leberzellen aufgenommen und zum Aufbau neuer VLDL verwendet. Die Rezeptoren der Leberzellen, die ihre Aufnahme vermitteln, erkennen und binden sowohl Apo B-100 als auch Apo E. Ihre Affinität zu Apo E übertrifft jedoch die Affinität zu Apo B-100 um das Zwanzigfache. Die meisten VLDL-Remnants werden daher sehr rasch aus dem Blut entfernt. Ein kleinerer Teil wird allerdings vor der Bindung an Rezeptoren unter Abgabe von Apo E und Triacylglycerolen in LDL umgewandelt. Diese Lipoproteine, die hohe Konzentrationen an Cholesterylestern und nur noch Spuren von Triacylglycerolen enthalten, haben eine wesentlich längere Lebensdauer als die IDL, da sie kein Apo E enthalten. Sie werden über das Apolipoprotein B-100 an den LDL-Rezeptor (Apo B,E-Rezeptor) der Zielzellen gebunden. Sie werden hauptsächlich in Leberzellen, aber auch in die Zellen anderer sterolverbrauchender Gewebe aufgenommen. Die Aufnahme kann nicht nur durch rezeptorvermittelte Endocytose, sondern auch auf rezeptorunabhängigem Wege erfolgen.

Cholesterol gelangt auch in relativ großen Mengen aus den Plasmamembranen direkt in das Blut. Dort wird es von Lipoproteinen hoher Dichte (HDL) gebunden und durch das Enzym Lecithin:Cholesterol-Acyltransferase (LCAT) mit langkettigen Fettsäuren verestert. Die Cholesterylester werden anschließend durch spezifische Cholesterylester-Transferproteine auf andere Lipoproteine übertragen und so wieder in das endogene Transportsystem eingeschleust.

1.4.3 Entstehung von Atherosklerose

Atherosklerose ist die häufigste Todesursache in den Industrieländern. Die Krankheit ist durch die Ausbildung von Atheromen, herdförmigen Verdikkungen der Gefäßwände, charakterisiert. Diese Atherome enthalten freies und verestertes Cholesterol, LDL, degenerierte Zellen und – in Spätstadien – eine faserreiche Deckplatte. Ihre Entstehung wird wahrscheinlich durch lokale Schädigung des Arterienendothels eingeleitet. Durch die schadhaften Stellen dringen dann LDL und Blutplättchen in das subendotheliale Gewebe ein, und im Laufe mehrerer Jahre entwickeln sich aus diesen Primärstadien vollausgebildete Atherome. Diese vermindern die Elastizität der Gefäßwand und verengen das Lumen der Blutgefäße. An der Atheromoberfläche können sich leicht Thromben bilden, die dann die betroffenen Gefäße teilweise oder vollständig verschließen. Wenn sich ein vollständiger Gefäßverschluß in einer Koronar- oder Hirnarterie ereignet, kommt es zum Herzinfarkt oder Schlaganfall.

Umfangreiche epidemiologische Untersuchungen und klinische Präventionsstudien mit lipidsenkenden Pharmaka haben gezeigt, daß hohe LDL-Konzentrationen im Blutplasma mit einem erhöhten Risiko, an Atherosklerose zu erkranken, verbunden sind. Außerdem spielen weitere umweltbedingte Risikofaktoren, wie zu hoher Blutdruck, Zigarettenrauchen, Übergewicht und Diabetes, aber auch unterschiedliche genetische Voraussetzungen eine wichtige Rolle bei der Entstehung dieser Krankheit. Ein hoher HDL-Gehalt des Blutplasmas gilt dagegen als protektiver Faktor, der das Risiko, an Atherosklerose zu erkranken, vermindert.

Mehr als die Hälfte der europäischen und der nordamerikanischen Bevölkerung hat einen LDL-Blutspiegel, der bereits im Bereich eines erhöhten Atherosklerose-Risikos (über 200 mg/dl) liegt. Diese hohen LDL-Werte können unterschiedliche Ursachen haben. Für eine relativ seltene erbliche Fettstoffwechselstörung, die familiäre Hyperlipidämie (FH), wurde nachgewiesen, daß sie auf einer genetisch bedingten Störung der Biosynthese des LDL-Rezeptors beruht. Heterozygote Träger des defekten LDL-Rezeptor-Gens bilden noch etwa die Hälfte der bei Gesunden vorhandenen Zahl von Rezeptoren. Homozygote FH-Patienten können überhaupt keine funktionsfähigen LDL-Rezeptoren mehr bilden. Daher wird bei FH-Patienten die rezeptorvermittelte Aufnahme der LDL in die Leberzellen verlangsamt oder – bei homozygoten Trägern der Krankheit – völlig unterbunden. Die Lipoproteine müssen dann über die langsameren rezeptorunabhängigen Wege aufgenommen und abgebaut werden. Durch die geringere Rezeptorzahl wird aber nicht nur die Aufnahme von LDL, sondern auch die Aufnahme der IDL in die Leberzellen verzögert. Da nun mehr IDL im Plasma verbleiben, wird auch ein größerer Anteil von Ihnen in LDL überführt. Diese Kombination von verzögertem Abbau und vermehrter Bildung von LDL führt zu einem starken Anstieg der LDL-Konzentration im Blut. Bei unbehandelten FH-Patienten entwickelt sich daher schon frühzeitig eine schwere Atherosklerose. Bei reinerbigen Trägern treten die ersten Herzinfarkte schon im Kindesalter, bei mischerbigen Trägern meist zwischen dem dreißigsten und vierzigsten Lebensjahr auf.

Die FH ist nur für einen kleinen Teil der beobachteten Fälle von Atherosklerose und erhöhten Blutfettwerten (Hyperlipidämie) verantwortlich. Der weitaus größte Teil der Atherosklerose-Erkrankungen wird durch eine Kombination unterschiedlicher genetischer und umweltbedingter Faktoren ausgelöst. Nach der LDL-Rezeptor-Hypothese sind aber auch in diesen Fällen meist LDL-Rezeptoren an der Entstehung der Krankheit beteiligt. Zwei der wichtigsten Umweltfaktoren, welche die Zahl der LDL-Rezeptoren herabregulieren, sind die Aufnahme von Cholesterol und von gesättigten Fettsäuren. Die europäischen und nordamerikanischen Ernährungsgewohnheiten mit ihrem hohen Anteil von cholesterolreichen und überwiegend gesättigte Fettsäuren enthaltenden tierischen Fetten sind demnach die Hauptursache für das hohe Atheroskleroserisiko der Bevölkerung dieser Länder.

1.4.4 Einfluß exogener Lipide auf den Plasmalipidspiegel

Bei cholesterolreicher Ernährung steigt die Konzentration an cholesterolreichen Lipoproteinen im Blut und die intrazelluläre Cholesterolkonzentration zunächst an. Da sich der Bedarf an Cholesterol aber nicht wesentlich ändert, drosseln die Zellen ihre Cholesterolaufnahme, indem sie die Zahl ihrer LDL-Rezeptoren vermindern. Dadurch wird zwar die intrazelluläre Cholesterolkonzentration normalisiert. Dafür steigt aber nun die LDL-Konzentration im Blut weiter an.

Wird Cholesterol gleichzeitig mit Fetten, die einen hohen Anteil an gesättigten Fettsäuren enthalten, verabreicht, so sinkt die Zahl der LDL-Rezeptoren weiter ab als bei Gabe von reinem Cholesterol. Die mehrfach ungesättigten Fettsäuren reduzieren – im Gegensatz zu den gesättigten Fettsäuren – die Zahl der LDL-Rezeptoren auch in Gegenwart von Cholesterol nicht. Wenn man nun in den Nahrungsfetten den Anteil an gesättigten Fettsäuren auf ein Drittel beschränkt und statt dessen ungesättigten Fettsäuren zuführt, so wird die Zahl der LDL-Rezeptoren weniger stark reduziert und die LDL-Konzentration weniger stark erhöht als bei Zufuhr einer entsprechenden Menge gesättigter Fettsäuren.

Leichtere Formen der Hyperlipidämie lassen sich daher durch Verminderung der Cholesterolzufuhr und gleichzeitige Erhöhung des Anteils mehrfach ungesättigter Fettsäuren in den Nahrungsfetten diätetisch behandeln. Auch körperliches Training hat einen günstigen Einfluß bei Hyperlipidämien. Es wirkt wahrscheinlich über eine Erhöhung der HDL-Konzentration im Blut. In schweren Fällen müssen zusätzlich lipidsenkende Pharmaka wie Cholestyramin, Fibrate, Nicotinsäure-Derivate oder HMG-CoA-Reduktase-Hemmer, eingesetzt werden.

Basis der Behandlung ist in jedem Fall eine fett- und cholesterolarme Diät, die höchstens 30% der Energiezufuhr in Form von Fett und weniger als 300 mg Cholesterol pro Tag enthält. Besondere Bedeutung kommt der Fettsäurezusammensetzung der zugeführten Fette zu: Gesättigte Fettsäuren sollen nur zu einem Drittel enthalten sein. Ein weiteres Drittel soll aus mehrfach ungesättigten Fettsäuren bestehen, wobei sowohl (n-6)-Fettsäuren – vor allem Linolsäure (18:2, n-6) – aus pflanzlichen Fetten als auch (n-3)-Fettsäuren – vor allem Eicosapentaensäure (20:5, n-3) und Docosahexaensäure (22:6, n-3) – aus Fischölen geeignet sind. Optimal scheint eine ausgewogene Kombination beider Fettsäureklassen zu sein.

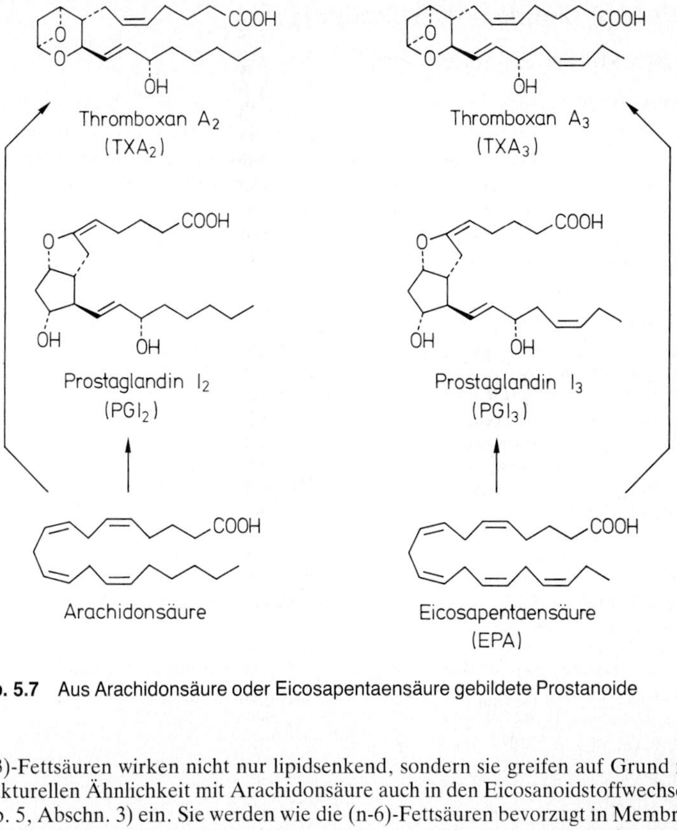

Abb. 5.7 Aus Arachidonsäure oder Eicosapentaensäure gebildete Prostanoide

(n-3)-Fettsäuren wirken nicht nur lipidsenkend, sondern sie greifen auf Grund ihrer strukturellen Ähnlichkeit mit Arachidonsäure auch in den Eicosanoidstoffwechsel (s. Kap. 5, Abschn. 3) ein. Sie werden wie die (n-6)-Fettsäuren bevorzugt in Membranlipide eingebaut und drosseln die körpereigene Arachidonsäuresynthese (s. Abschn. 1.2), indem sie ein Schlüsselenzym, die 6-Desaturase, hemmen. Andererseits können sie wie Arachidonsäure als Substrat für die Cyclooxygenase dienen und in Eicosanoide umgewandelt werden. Dabei entstehen aus Eicosapentaensäure (EPA) Prostanoide, die sich von den aus Arachidonsäure gebildeten Analoga nur durch eine zusätzliche Doppelbindung unterscheiden (s. Abb. 5.7), aber zum Teil ein anderes Wirkungsprofil als die Arachidonsäure-Metaboliten besitzen. Während das aus Arachidonsäure entstehende Thromboxan A_2 (TXA_2) die Thrombozytenaggregation sehr stark fördert und die Blutgefäße verengt, hat das aus EPA entstehende Thromboxan A_3 (TXA_3) praktisch keine aggregationsfördernde oder vasokonstriktorische Wirkung. Das aus EPA entstehende Prostaglandin I_3 (PGI_3) hemmt dagegen die Thrombozytenaggregation ebenso stark wie das aus Arachidonsäure entstehende Prostaglandin I_2 (PGI_2). Bei Ersatz von (n-6)-Fettsäuren durch (n-3)-Fettsäuren bleibt daher die Konzentration an aggregationshemmenden Prostaglandinen unverändert hoch, während die Konzentration an aggregationsfördernden Thromboxanen abgesenkt wird. Dadurch wird das Thromboserisiko verringert.

2. Phospholipide und Glykolipide

2.1 Strukturen, Eigenschaften

Phospholipide und Glykolipide gehören zu den polaren Lipiden der Klasse II (s. Abschn. 1.1) und kommen vor allem als Bestandteile von Biomembranen vor. Sie bestehen in der Regel aus drei Komponenten: einem oder zwei längerkettigen Acyl- oder Alkyl-Resten, einer polaren Kopfgruppe und einem Alkohol oder Aminoalkohol, an den die beiden anderen Komponenten kovalent gebunden sind. Die Strukturen dieser Komponenten können innerhalb weiter Grenzen variieren.

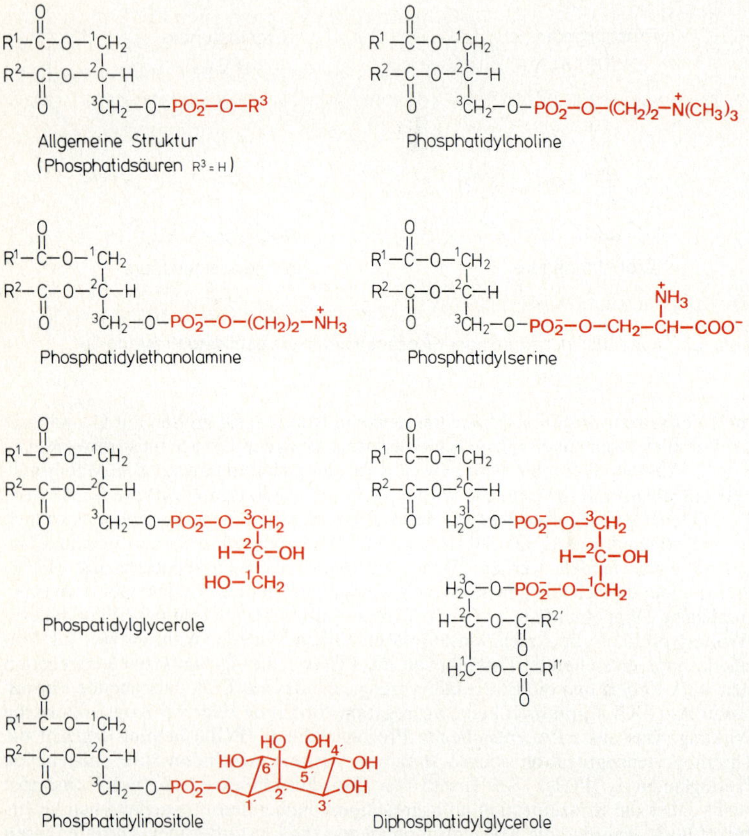

Abb. 5.8 Phosphoglycerolipide 1 (Phosphatidsäure-Derivate)

Das primäre Einteilungskriterium für diese Lipidgruppe ist die Art der Verknüpfung zwischen polarem und lipophilem Bereich: Bei den Phospholipiden ist die Kopfgruppe über eine Phospodiester-Gruppe an die Alkoholkomponenten gebunden (s. Abb. 5.8–5.10). Bei den Glykolipiden ist die Kopfgruppe dagegen über eine Glykosidbindung mit der Alkoholkomponente verknüpft (s. Abb. 5.11–5.14).

Ein weiteres Einteilungskriterium ist die Struktur der Alkoholkomponente: Glycerolhaltige Phospho- und Glykolipide werden als Glycerolipide bezeichnet. Ist anstelle des Glycerols ein langkettiger Aminoalkohol, wie Sphingosin, Sphinganin, Phytosphingosin oder deren Homologe, enthalten, so bezeichnet man die Verbindungen als Sphingolipide.

Auch die Struktur der Fettsäure-Reste ist variabel. Die gesättigten und einfach ungesättigten Fettsäuren normaler Kettenlänge (16:0, 18:0, 18:1) kommen praktisch in allen Lipidtypen vor. Seltenere Fettsäuren findet man dagegen meist nur in bestimmten Lipidtypen, bestimmten Zellkompartimenten oder bestimmten Organismengruppen in größerer Menge.

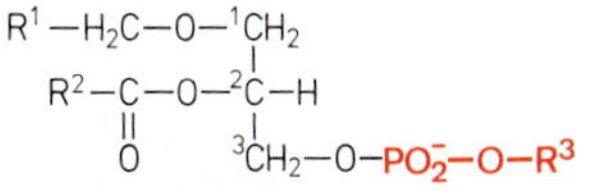

allgemeine Struktur
der Plasmanyl-Derivate
(Plasmansäure $R^3 = H$)

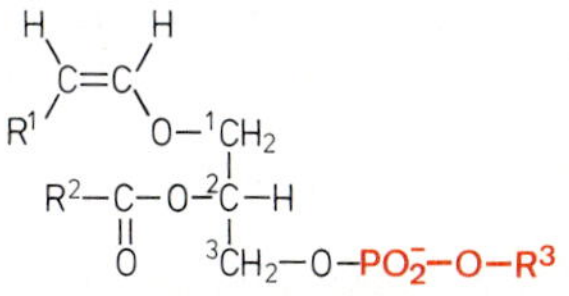

allgemeine Struktur
der Plasmenyl-Derivate
(Plasmensäure $R^3 = H$)

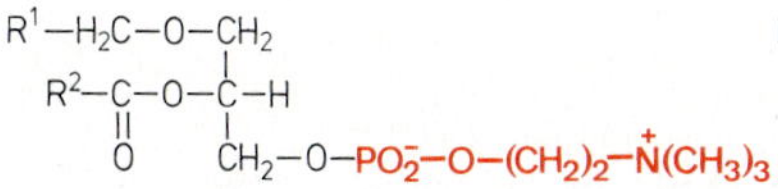

Plasmanylcholine

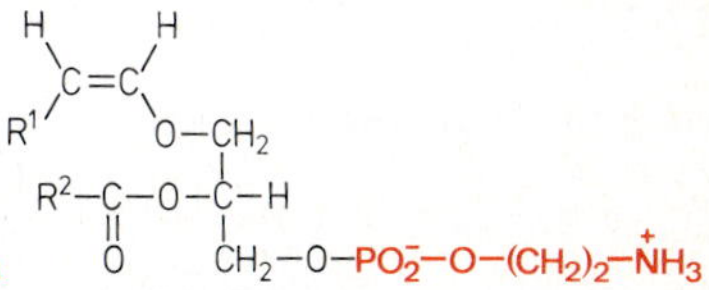

Plasmenylethanolamine
(Plasmalogene)

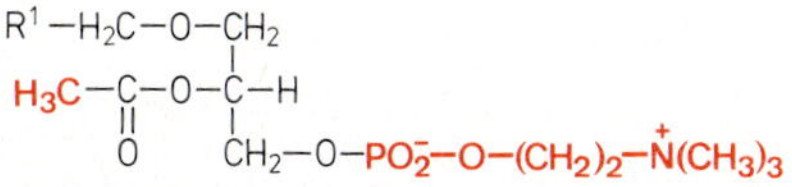

thrombozytenaggregierender Faktor
(PAF)

Abb. 5.9 Phosphoglycerolipide 2 (Plasmansäure- und Plasmensäure-Derivate)

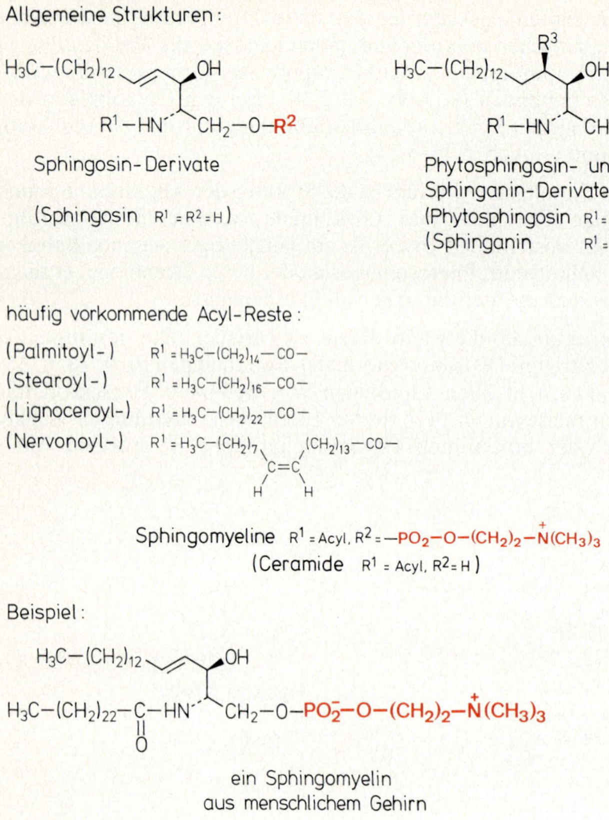

Abb. 5.10 Phosphosphingolipide

Z. B. enthalten die Chloroplasten-Lipide höherer Pflanzen einen hohen Anteil an Linolensäure oder die Glykolipide des Gehirns von Säugetieren einen hohen Anteil an besonders langkettigen Fettsäuren (s. Abb. 5.12).

2.1.1 Phospholipide

Bei den Phospholipiden variiert sowohl die Struktur der polaren Kopfgruppe als auch die Struktur des lipophilen Anteils relativ stark: Als lipophile Bestandteile kommen Diacylglycerole, 1-Alkyl-2-acylglycerole, 1-Alkenyl-2-acylglycerole oder N-acylierte langkettige Aminoalkohole vor. Die Kopfgruppe kann aus kurzkettigen Aminoalkoholen, einer Aminosäure (Serin) oder Polyolen bestehen (s. Abb. 5.8–5.10). Nach der Struktur der Alkoholkomponente unterteilt man die Phospholipide in Phosphoglycerolipide und Phosphosphingolipide.

Phosphoglycerolipide

Zu den Phosphoglycerolipiden gehören Derivate der Phosphatidsäuren sowie der strukturanalogen Plasman- und Plasmensäuren (s. Abb. 5.8 und 5.9).

Glycerol ist eine prochirale Verbindung. Durch unsymmetrische Substitution am C-1 oder C-3 des Glycerols entstehen chirale Derivate. Die Bezeichnung dieser Derivate erfolgt nach der von der IUPAC empfohlenen *sn*-Nomenklatur (*sn* : **s**terochemical **n**umbering): Das Glycerol-Molekül wird wie bei Verwendung der Fischer-Nomenklatur so orientiert, daß das C-2 in der Papierebene und die C-Atome 1 und 3 hinter dieser Ebene stehen. Die Substituenten am C-2 sind dann dem Betrachter zugewandt. Das Molekül wird so gedreht, daß die OR-Gruppe am C-2 nach links zeigt, und dann in die Ebene projiziert. Die C-Atome werden nun von oben nach unten aufsteigend numeriert (s. Abb. 5.8 und 5.9).

Bei den Glycerolipiden der Eubakterien und der Eukaryotae ist die polare Kopfgruppe an das *sn*-3-C-Atom, bei den Arachaebakterien dagegen an das *sn*-1-C-Atom des Glycerols gebunden.

Die Phosphoglycerolipide werden nach der jeweiligen Kopfgruppe als Phosphatidylserine, Phosphatidylethanolamine, Phosphatidylcholine, Phosphatidylinositole, Phosphatidylglycerole, Plasmanylcholine oder Plasmenylethanolamine bezeichnet (s. Abb. 5.8). Obwohl diese Begriffe auch häufig in der Einzahl gebraucht werden, bezeichnen sie jeweils eine Gruppe nahe verwandter Verbindungen mit sehr ähnlichen chemischen und physikalischen Eigenschaften, die sich in der Struktur oder der Stellung der Fettsäurereste voneinander unterscheiden. Phosphoglycerolipide tragen in der *sn*-2-Stellung des Glycerins in der Regel ungesättigte Fettsäuren, während die *sn*-1-Position mit gesättigten oder ungesättigten Fettsäuren verestert sein kann.

Bei Phosphatidylinositolen und Plasmanylcholinen ist die *sn*-2-Position fast ausschließlich mit Arachidonsäure verestert. Bei Phosphatidylcholinen und Phosphatidylethanolaminen enthält zwar ein geringerer Anteil der Moleküle diese Polyensäure, da aber in den meisten Biomembranen große Mengen dieser Phospholipide vorkommen, sind auch sie eine wichtige Quelle für Arachidonsäure. Aus Phosphatidylcholinen und Phosphatidylethanolaminen kann die Arachidonsäure durch Phospholipase A_2 und aus den Phosphatidylinositolen auch durch den kombinierten Angriff von Phospholipase C und Diacylglycerol-Lipase abgespalten und in Prostaglandine umgewandelt werden. In beiden Fällen werden die Lipasen durch rezeptorabhängige Mechanismen aktiviert (s. Abschn. 3).

Die meisten Phosphoglycerolipide sind Hauptkomponenten von Biomembranen. Phosphatidylcholine kommen bei allen Organismen in größeren Mengen vor. Phosphatidylethanolamine und Phosphatidylserine sind ebenfalls weitverbreitet, fehlen aber z. B. in den Membranen von Bakterien und Chloroplasten. Phosphatidylglycerole und Diphosphatidylglycerole kommen dagegen nur in wenigen Membrantypen in größerer Menge vor: Phosphatidylglycerole sind vor allem in Chloroplastenmembranen und Diphosphatidylglycerole in der inneren Membran von Mitochondrien enthalten.

Phosphatidylinositol-Polyphosphate, die in kleinen Mengen in allen eukaryotischen Biomembranen vorkommen, sind an der Auslösung intrazellulärer Reaktionen durch calciummobilisierende Rezeptoren beteiligt: Z. B. wird Phosphatidylinositol-4,5-diphosphat, nach Stimulation der an der Zelloberfläche lokalisierten Rezeptoren, durch Phospholipase C zu Inositol-1,4,5-triphosphat und Diacylglycerol hydrolysiert. Beide Hydrolyseprodukte wirken als Mediatoren (second messenger) und lösen teils direkt, teils durch Erhöhung der intrazellulären Calciumionenkonzentration, eine Reaktion der Zelle auf den rezeptorvermittelten Reiz aus.

Ethergebundene Phosphoglycerolipide sind sowohl in pflanzlichen als auch in tierischen Biomembranen verbreitet. Die Alkenylether (Plasmalogene), fast ausschließlich Plasmenylethanolamine, kommen in relativ hohen Konzentrationen im Myelin der Nervenzellen vor. Die gesättigten Alkylether liegen vorwiegend als Plasmanylcholine vor. Sie sind Vorstufen des thrombocytenaggregierenden Faktors (PAF = **p**latelet **a**ctivating **f**actor), der nach Bindung an einen spezifischen Rezeptor der Thrombocyten deren Aggregation und Degranulation auslöst. PAF ist auch an anderen physiologischen Prozessen als Mediator beteiligt und spielt vor allem bei der Entstehung von allergischen Reaktionen eine Rolle.

Phosphosphingolipide

Die Phosphosphingolipide werden nach ihrem Vorkommen in der Markscheide von Nervenzellen auch als Sphingomyeline bezeichnet. Sie enthalten einen langkettigen Aminoalkohol, ein Sphingoid (Sphingosin, Sphinganin, Phytosphingosin oder deren Homologe), als charakteristischen Bestandteil. Bei allen Sphingolipiden ist die Amino-Gruppe des Sphingoids mit einem langkettigen Fettsäure-Rest acyliert. Diese *N*-Acyl-Derivate werden als Ceramide bezeichnet. Als polare Kopfgruppe kommen Cholinphosphat oder Ethanolaminphosphat vor, die an das C-1 des Aminoalkohols gebunden sind.

Allgemeine Struktur:

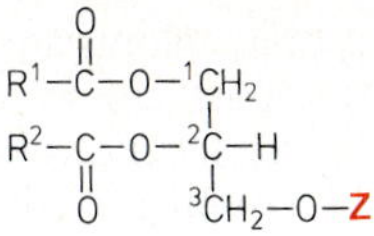

Glykoglycerolipide

Z = Mono- oder Oligosaccharid

Beispiele:

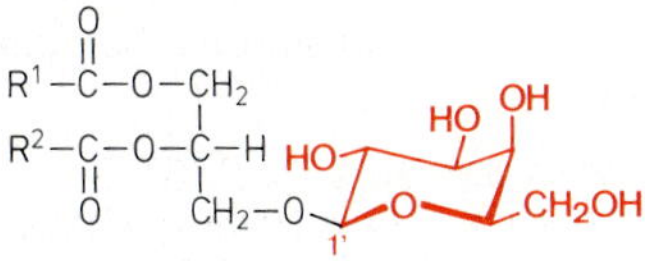

Monogalaktosyl-
diacylglycerole
(MGDG)

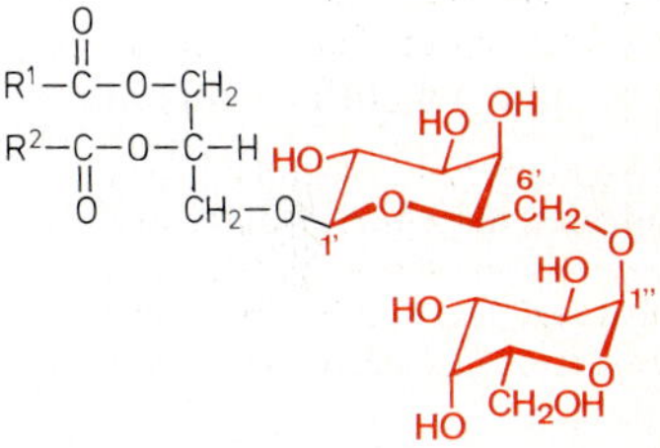

Digalaktosyl-
diacylglycerole
(DGDG)

Abb. 5.11 Glykoglycerolipide

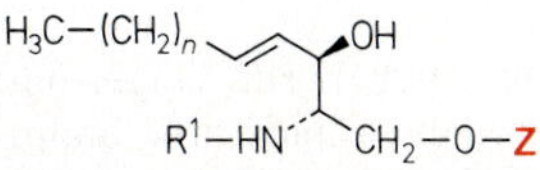

Sphingosin-Derivate *n* = 12

C_{20}-Sphingosin-Derivate *n* = 14

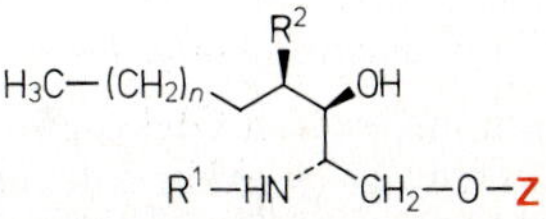

Phytosphingosin- und
Sphinganin-Derivate *n* = 12

C_{20}-Sphinganin- und
C_{20} Phytosphingosin-Derivate *n* = 14

häufig vorkommende Acyl-Reste:

$R^1 = H_3C-(CH_2)_{16}-CO-$ (Stearoyl-)

$R^1 = H_3C-(CH_2)_{22}-CO-$ (Lignoceroyl-)

} in Gangliosiden und komplexen Glykosphingolipiden

$R^1 = H_3C-(CH_2)_{21}-CH(OH)-CO-$ (Cerebronoyl-)

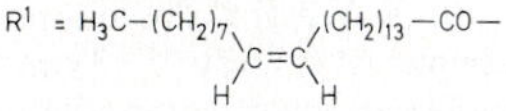 (Nervonoyl-)

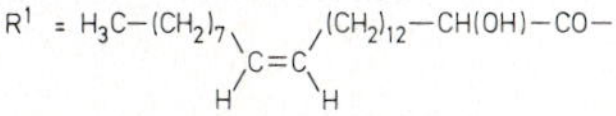 (2-Hydroxy-nervonoyl-)

} in Cerebrosiden

Glykosphingolipide Z = Mono- oder Oligosaccharid

Abb. 5.12 Glykosphingolipide (allgemeine Strukturen)

2.1.2 Glykolipide

Bei den Glykolipiden besteht die polare Kopfgruppe aus Mono- oder Oligosacchariden. Der lipophile Anteil ist ein Diacylglycerol oder ein Ceramid. Auch die Glykolipide werden nach der Struktur der Alkoholkomponente in Glykoglycerolipide und Glykosphingolipide unterteilt.

Glykoglycerolipide

Glykoglycerolipide kommen in Bakterien sowie in den Chloroplasten der Algen und der höheren Pflanzen vor. Die Chloroplastenmembranen enthalten vor allem Galactolipide. Diese spielen eine Schlüsselrolle bei der Biosynthese mehrfach ungesättigter Fettsäuren.

Die einfachsten Galactolipide sind die Monogalactosyl-diacylglycerole (MGDG). Sie enthalten nur einen D-Galactosyl-Rest, der β-glykosidisch mit der Hydroxy-Gruppe in *sn*-3-Position des Diacylglycerols verbunden ist. Bei den Digalactosyl-diacylglycerolen (DGDG) ist eine weitere D-Galactose-Einheit über eine α-(1,6)-Bindung mit dem ersten Galactosyl-Rest verknüpft.

Glykosphingolipide

Die einfachsten Vertreter der Glykosphingolipide sind die Cerebroside, die im Gehirn von Säugetieren, aber auch in Pflanzen vorkommen. Bei ihnen besteht der Zuckeranteil nur aus einer Monosaccharid-Einheit, in der Regel einem β-D-Galactosyl- oder β-D-Glucosyl-Rest.

Bei den komplexeren Glykosphingolipiden ist die Zuckerkette länger und häufig verzweigt (s. Abb. 5.13 und 5.14). Wenn diese Lipide eine Sialinsäure (*N*-Acetyl-neuraminsäure oder *N*-Glykolyl-neuraminsäure) als Bestandteil ihrer Oligosaccharid-Kette enthalten, werden sie als Ganglioside bezeichnet.

Komplexe Glykosphingolipide kommen in hoher Konzentration im Gehirn von Säugetieren vor. Sie sind aber auch in anderen tierischen Organen weitverbreitet und dort vor allem am Aufbau der Glykokalyx, einer aus den Oligosaccharid-Anteilen von Glykoproteinen und Glykolipiden bestehenden Schicht an der Außenseite von Plasmamembranen, beteiligt. Diese Glykokalyx spielt eine wichtige Rolle bei Zellerkennungsreaktionen. So sind die antigenen Determinanten, welche für die Erkennung der Erythrocyten durch blutgruppenspezifische Antikörper verantwortlich sind, Bestandteile komplexer Glykosphingolipide. Die für die Blutgruppe A spezifische Determinante ist z. B. ein Trisaccharid aus α-L-Fucose, α-D-*N*-Acetyl-Galactosamin und β-D-Galactose. Es ist als terminale Gruppe im Glykolipid A^a (s. Abb. 5.13) und anderen für die Blutgruppe A spezifischen Blutgruppensubstanzen enthalten, die in der Plasmamembran der Erythrocyten vorkommen.

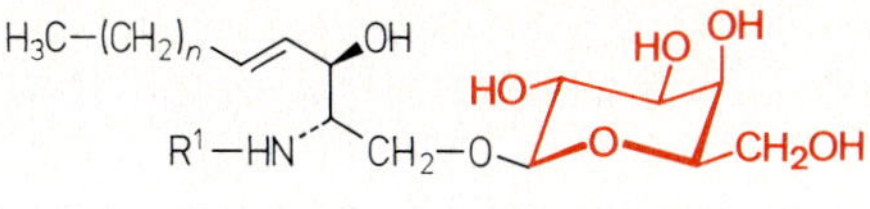

Galactosyl-ceramid
(ein Cerebrosid aus menschlichem Gehirn)

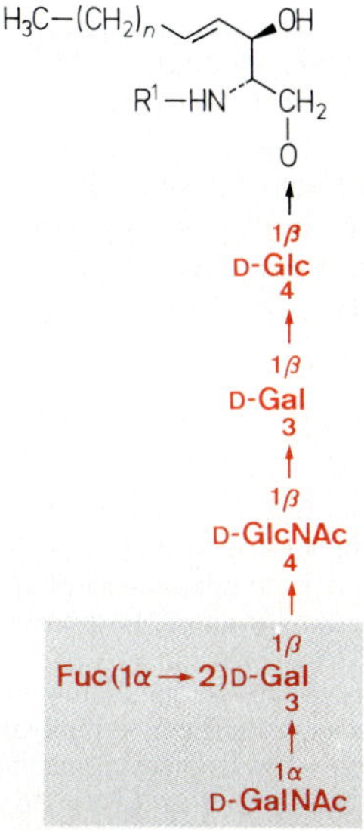

A^{a} : eine Blutgruppensubstanz aus menschlichen Erythrozyten
(spezifisch für Blutgruppe A)

Abb. 5.13 Neutrale Glykosphingolipide

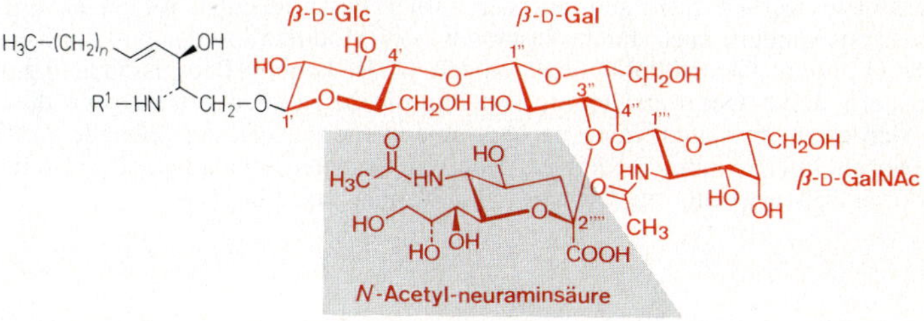

GM$_2$
(ein Gangliosid aus menschlichem Gehirn)

Abb. 5.14 Saure Glykosphingolipide

2.2 Biosynthese

2.2.1 Glycerolipide

Die *De-novo*-Biosynthese der Glycerolipide geht von Dihydroxyaceton-phosphat (DHAP) und den an Coenzym A gebundenen Fettsäuren aus. Acylierung des DHAP in Position 1 leitet die Biosynthese der 1-Alkyl- und 1-Alkenyl-glycerol-Derivate ein. Die 1-Acyl-Dihydroxyaceton-phosphate werden durch Austausch der Acyloxy-Gruppe gegen den Alkyloxy-Rest eines Fettalkohols und anschließende Reduktion der Carbonyl-Gruppe in 1-Alkyl-glycerole überführt. Dann wird der Alkylether mit Acyl-Coenzym A zum 1-Alkyl-2-acyl-*sn*-glycerol umgesetzt. Der Biosyntheseweg zu den 1,2-Diacyl-*sn*-glycerol-Derivaten führt dagegen über 1-Acyl-*sn*-glycerol-3-phosphate, die in der Regel durch Hydrierung von DHAP entstehen. Acylierung dieser Monoacyl-Derivate mit Acyl-Coenzym A liefert dann die 1,2-Diacyl-*sn*-glycerolphosphate (s. Abb. 5.15).

Bei der Einführung der polaren Kopfgruppe wird entweder das Glycerol-Derivat selbst oder die Kopfgruppe durch Überführung in Nucleosid-diphosphate aktiviert.

Bei der *De-novo*-Biosynthese von Phosphatidylcholinen, Plasmanylcholinen, Phosphatidylethanolaminen, Plasmenylethanolaminen und Glykolipiden wird die Kopfgruppe aktiviert: Cholinphosphat und Ethanolaminphosphat werden mit Cytidintriphosphat (CTP) in die entsprechenden Cytidindiphosphorsäureester CDP-Cholin oder CDP-Ethanolamin überführt. Diese Derivate werden dann mit Diacylglycerolen zu Phosphatidylcholinen und Phosphatidylethanolaminen oder mit 1-Alkyl-2-acylglycerolen zu Plasmanylcholinen und Plasmanylethanolaminen umgesetzt. In analoger Weise werden Glykoglycerolipide aus Diacylglycerolen und Uridindiphosphorsäureestern von Monosacchariden aufgebaut (s. Abb. 5.16).

Aktivierung des Diacylglycerols findet man bei der Biosynthese von Phosphatidylserinen, Phosphatidylglycerolen und Phosphatidylinositolen. Diese Verbindungen werden durch Verknüpfung von CDP-Diacylglycerolen mit Serin, Glycerol oder Inositol aufgebaut (s. Abb. 5.17).

Glycerolipide werden nicht nur auf den bisher beschriebenen Wegen *de novo* synthetisiert, sondern auch durch Austausch oder Modifikation der polaren Kopfgruppe in andere Glycerolipide umgewandelt. Z. B. können Phosphatidylethanolamine auch durch Decarboxylierung von Phosphatidylserinen gebildet und durch Methylierung in Phosphatidylcholine überführt werden. Auch der lipophile Anteil von Phospholipiden kann modifiziert werden: Plasmenylethanolamine entstehen z. B. durch Dehydrierung von Plasmanylethanolaminen (s. Abb. 5.15).

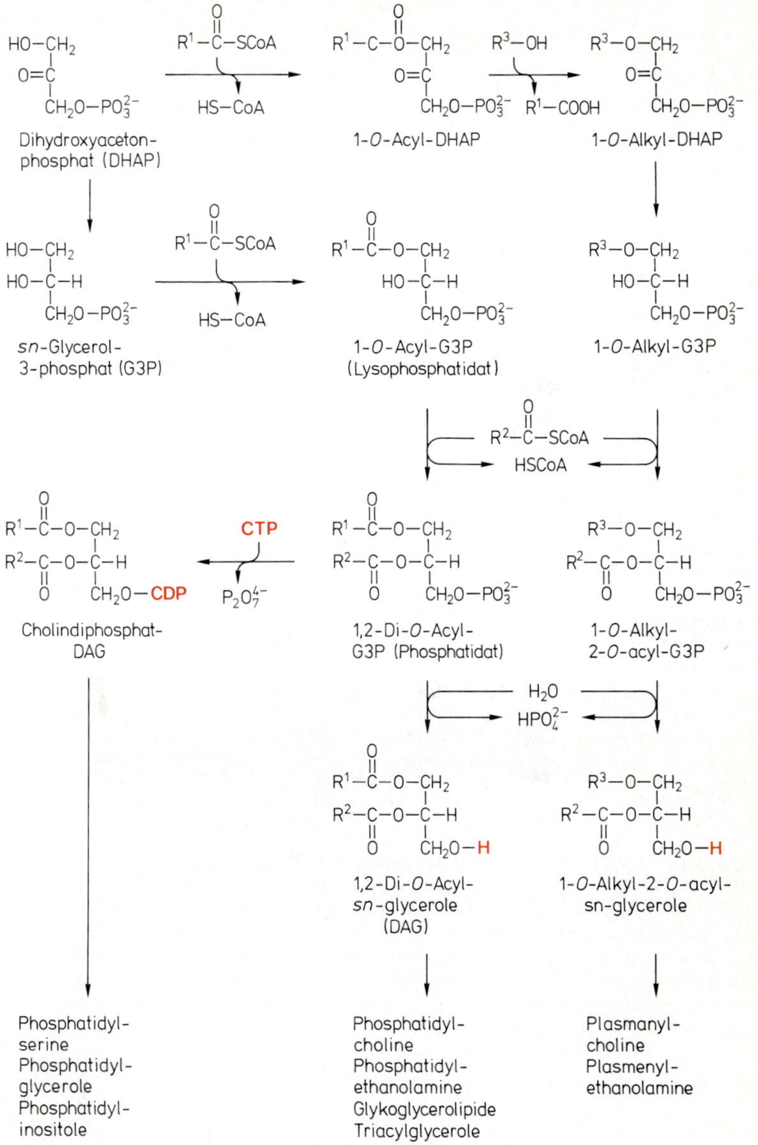

Abb. 5.15 Biosynthese von Glycerolipiden (Übersicht)

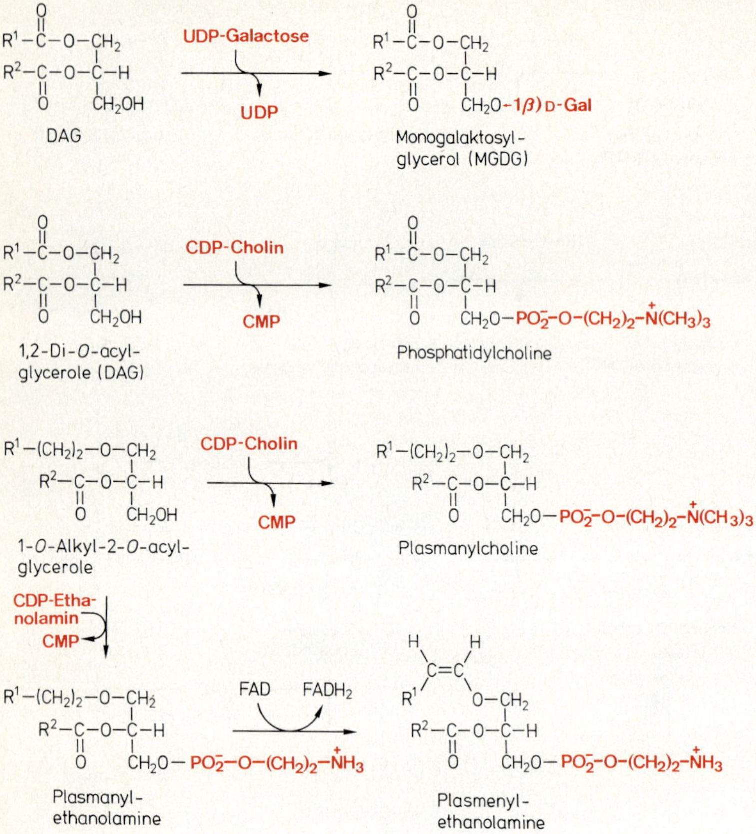

Abb. 5.16 Biosynthese von Glycerolipiden durch Aktivierung der Kopfgruppen

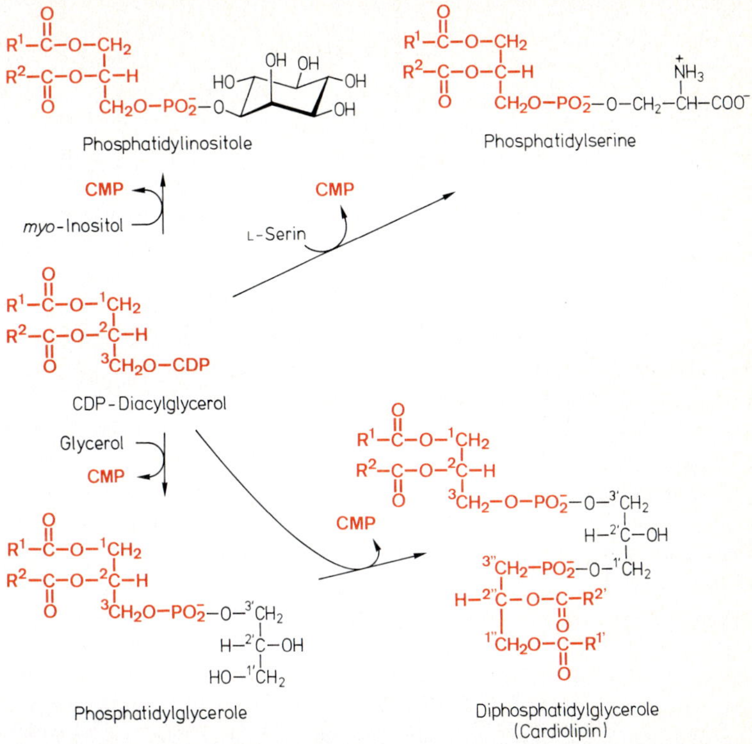

Abb. 5.17 Biosynthese von Glycerolipiden durch Aktivierung der Glycerol-Derivate

2.2.2 Sphingolipide

Die Aminoalkohole der Sphingolipide werden aus einer Fettsäure und der Aminosäure Serin aufgebaut. Durch C-Acylierung des Serins mit Palmitoyl-CoA wird 3-Dehydro-Sphinganin gebildet, das anschließend zu Sphinganin hydriert wird. Sphinganin kann dann zu Sphingosin dehydriert oder zu Phytosphingosin hydroxyliert werden (s. Abb. 5.18). Die homologen C_{20}-Sphingoide werden aus Stearoyl-Coenzym A und Serin aufgebaut. Durch N-Acylierung mit Fettsäure-Coenzym-A-Estern werden die Sphingoide in Ceramide überführt. Diese Lipide, die in geringen Mengen auch frei vorkommen, sind die biogenetischen Vorstufen der Phosphosphingolipide und der Glykosphingolipide: Durch Übertragung des Cholinphosphat-Restes eines Phosphatidylcholins auf Ceramide entstehen Phosphosphingo-

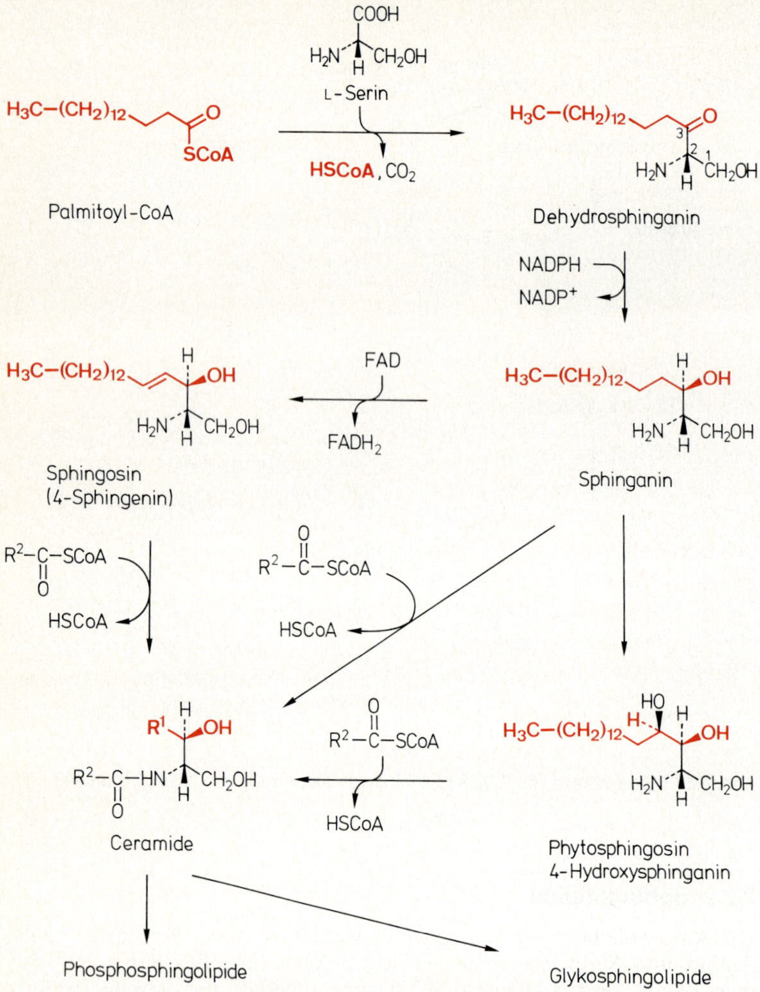

Abb. 5.18 Biosynthese von Sphingolipiden (Übersicht)

lipide (s. Abb. 5.19). Glykosphingolipide werden durch Übertragung einzelner Monosaccharid-Einheiten aus UDP-Zuckern (vergl. Kap. 4., Abschn. 4.2) auf ein Ceramid oder eine wachsende Oligosaccharid-Kette aufgebaut.

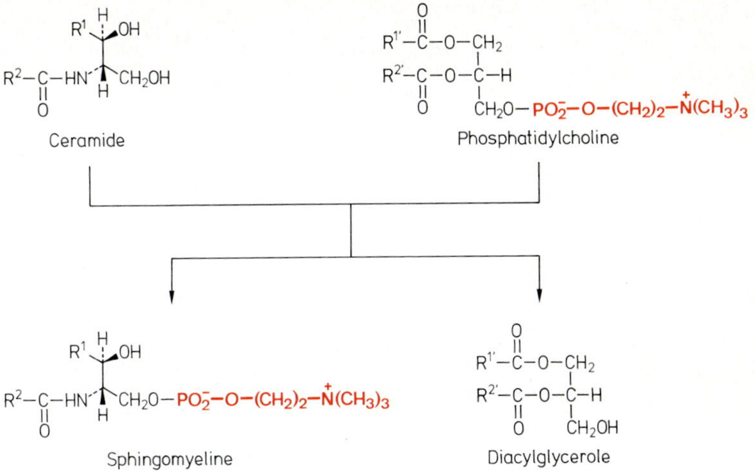

Abb. 5.19 Biosynthese von Phosphosphingolipiden

Galactosyl- und Glucosylceramid entstehen durch Übertragung des Glykosyl-Restes aus UDP-Galactose oder UDP-Glucose auf ein Ceramid. Glucosylceramid kann durch Übertragung eines Galactosyl-Restes auf das O-4 der Glucose-Einheit in Lactosylceramid überführt werden. Diese Verbindung ist der Grundkörper der komplexeren Glykosphingolipide: Durch Übertragung weiterer Monosaccharid-Einheiten auf Lactosylceramid werden mehrere Serien von Glykosphingolipiden gebildet, die sich in der Art und Verknüpfung der ersten an den Lactosyl-Rest gebundenen Zuckereinheit voneinander unterscheiden (s. Abb. 5.20). Die meisten Blutgruppensubstanzen (s. Abb. 5.13) gehören z. B. zur Lacto-Serie, die durch die Sequenz *N*-Acetyl-D-Glucosamin ($1\beta\rightarrow3$) D-Galactose ($1\beta\rightarrow4$) D-Glucose ($1\beta\rightarrow1$) Ceramid charakterisiert ist. Viele, aber durchaus nicht alle Ganglioside gehören dagegen zur Ganglio-Serie, für welche die Sequenz *N*-Acetyl-D-Galactosamin ($1\beta\rightarrow4$) D-Galactose ($1\beta\rightarrow4$) Glucose ($1\beta\rightarrow1$) Ceramid typisch ist.

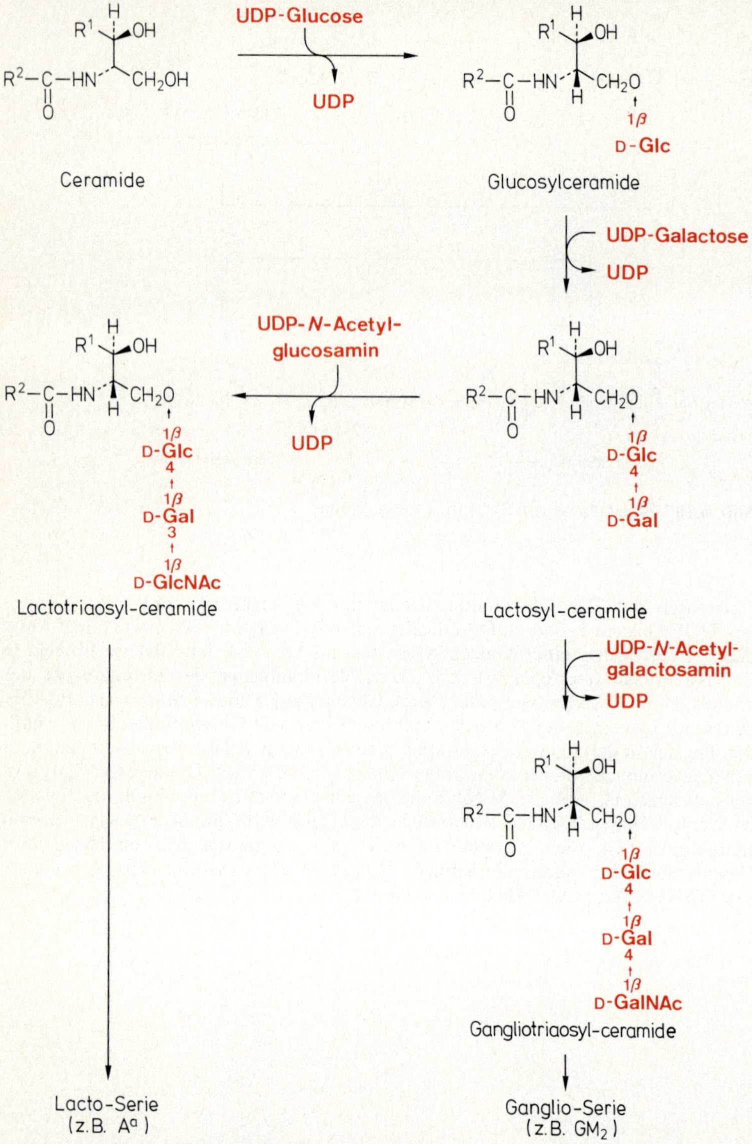

Abb. 5.20 Biosynthese von Glykosphingolipiden

2.3 Monographien

Lecithinum vegetabile

Arzneibuch-Monographie: AUSTR. (Pflanzenlecithin).

Stammpflanze: *Glycine hispida* (Moench) Maximowicz [Syn. *Glycine max* (L.) Merrill] – Fabaceae.

Glycine hispida, die Sojabohne, ist eine bis zu 80 cm hohe einjährige Pflanze, die in Ostasien beheimatet ist. Nachdem es gelungen war, für andere Klimabedingungen und Böden geeignete Sorten zu züchten, wurde Soja auch in gemäßigten Zonen Asiens und Amerikas in großem Umfang angebaut. Die wichtigsten Produzenten sind neben China, Korea, Japan und Indonesien die USA, Kanada, Brasilien und die UdSSR.

Die Samen der Sojabohne sind vor allem als Eiweiß- und Fettlieferant weltwirtschaftlich bedeutsam. Sojaöl ist ein hochwertiges Nahrungsfett, das zur Margarineherstellung verwendet wird. Die eiweißhaltigen Preßrückstände der Ölgewinnung dienen überwiegend als Viehfutter, werden aber auch, vor allem in Ostasien, zu Nahrungsmitteln verarbeitet. Lecithin fällt als Nebenprodukt bei der Ölgewinnung an.

Gewinnung: Die gemahlenen Samen werden mit Fettlösungsmitteln extrahiert. Nach dem Entfernen des Lösungsmittels im Vakuum wird der Rückstand mit Wasser vermischt und auf 50–70 °C erwärmt. Dabei wird das Lecithin hydratisiert und läßt sich anschließend mit der Wasserphase von der Hauptmenge des fetten Öls abtrennen. Nach dem Abdestillieren des Wassers im Dünnschichtverdampfer erhält man ein Rohlecithin, das noch etwa 30% fettes Öl enthält. Durch Extraktion der Begleitstoffe mit kaltem Aceton kann man daraus entölte Lecithine herstellen, die nur noch etwa 4% Triacylglycerole enthalten.

Inhaltsstoffe: Entölte Lecithine sind Gemische von Phospholipiden und Glykolipiden. Hauptkomponenten des Soja-Lecithins sind Phosphatidylcholine, Phosphatidylethanolamine und Phosphatidylinositole. Pflanzliche Lecithine sind im Gegensatz zu den tierischen Lecithinen, z. B. Lecithin aus Eigelb, reich an mehrfach ungesättigten Fettsäure-Resten. Beim Sojalecithin sind in der Regel mehr als 50% der Acyl-Gruppen Linoloyl-Reste. Nach speziellen Verfahren aufbereitete Sojalecithine (EPL-Substanz: **e**ssentielle **P**hospho**l**ipide) bestehen zu etwa 80% aus Phosphatidylcholinen und enthalten etwa 70% Linolsäure-Reste.

Verwendung:

1. Als Emulgator und zur Herstellung von Liposomen in der pharmazeutischen Technologie, in der Kosmetik und in der Lebensmitteltechnologie.
2. Zur Vorbeugung und unterstützenden Behandlung von Hypercholesterolämie.

Diese Effekte sind auf den Gehalt an mehrfach ungesättigten Fettsäuren zurückzuführen (s. Abschn. 1.4.4).

3. Eicosanoide (Prostaglandine und Leukotriene)

3.1 Einleitung

In den dreißiger Jahren zeigten Goldblatt (1933) und von Euler (1934), daß menschliche Samenflüssigkeit ein blutdrucksenkendes Material enthielt, dessen Wirkungen durch damals bekannte Autacoide (Gewebshormone) nicht erklärt werden konnten. Von Euler nannte die neuen, unbekannten Substanzen „Prostaglandine", da er annahm, daß sie von der Prostata (Vorsteherdrüse) produziert würden. Heute ist klar, daß der überwiegende Teil der Prostaglandine in der Samenflüssigkeit aus den Samenbläschen stammt. Nach der chemischen Identifizierung der ersten Prostaglandine durch Bergström und Sjövall Anfang der sechziger Jahre begann die eigentliche Ära der Prostaglandinforschung. Es konnte gezeigt werden, daß Prostaglandine in praktisch allen Zellen des Säugetierorganismus gebildet werden können und an vielen physiologischen Funktionen beteiligt sind. Die ersten strukturell identifizierten Prostaglandine waren PGE und PGF. Ein weiterer Meilenstein in der Prostaglandinforschung war die Entdekkung der Acetylsalicylsäure und anderer nicht-steroidaler Antiphlogistika, die die Prostaglandinsynthese hemmen. Studien der Prostaglandinsynthese in Blutplättchen führten 1975 zur Entdeckung des vasokonstriktorischen (gefäßverengenden) und pro-aggregatorischen Thromboxan. Bald darauf (1976) wurde sein funktioneller Gegenspieler, das Prostacyclin, entdeckt. Die vorerst letzte Entdeckung dieser Substanzfamilie waren 1979 die Leukotriene.

3.2 Strukturen und Nomenklatur

Die **Prostaglandine** sind eine Gruppe cyclischer, ungesättiger C-20-Carbonsäuren. Die „klassischen" Prostaglandine PGA, PGB, PGC, PGD, PGE und PGF sind chemisch Derivate der in der Natur nicht vorkommenden Prostansäure. Sie unterscheiden sich durch die Substituenten am Cyclopentan-Ring. Die Strukturen der Cyclopentan-Ringe verschiedener Prostaglandine werden durch Buchstaben gekennzeichnet (Abb. 5.21). Prostaglandine werden weiterhin nach der Anzahl ihrer Doppelbindungen in den

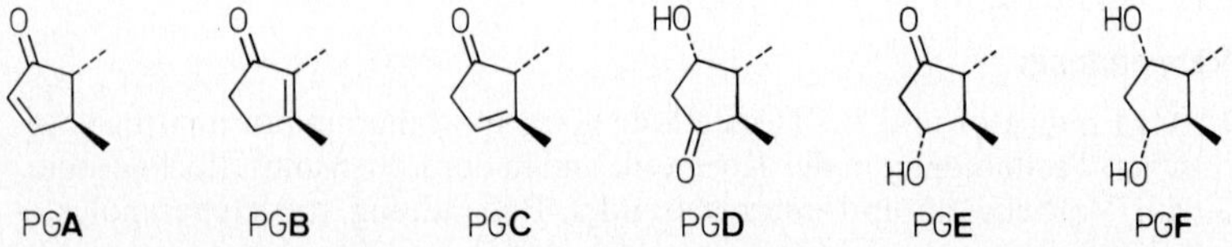

Abb. 5.21 Struktur des Cyclopentan-Ringes verschiedener Prostaglandine, Prostaglandine der A-, B- und C-Serie kommen wahrscheinlich in menschlichen Geweben nicht in wirksamen Mengen vor

Seitenketten als mono-, bis- oder trienoisch klassifiziert. Dies wird durch die Indizes 1, 2 oder 3 angegeben, wobei 1 eine Doppelbindung zwischen C-13 und C-14 markiert, 2 eine zusätzliche Doppelbindung zwischen C-5 und C-6 anzeigt und 3 auf eine weitere Doppelbindung zwischen C-17 und C-18 hinweist. Beide Seitenketten sind *trans*-ständig am Cyclopentan-Ring angeordnet. Substituenten am Ring auf der gleichen Seite wie die Carboxy-Seitenkette, d. h. unter der Projektions- oder Papierebene (Bindungen gestrichelt), werden als α-ständig bezeichnet (z. B. $PGF_{2\alpha}$). Substituenten auf der der Carboxy-Seitenkette gegenüberliegenden Seite (über der Projektionsebene, Bindungen durchgezogen) nennt man β-ständig. Abb. 5.22 zeigt beispielhaft die Formeln von PGE_1, PGE_2 und PGE_3.

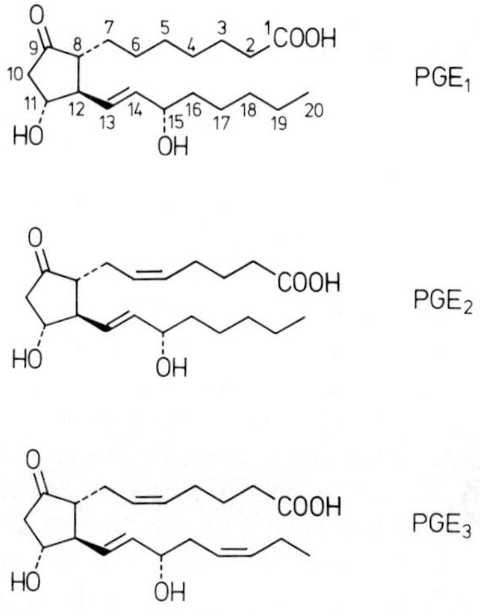

Abb. 5.22 Struktur monoenoischer bisenoischer und trienoischer Prostaglandine am Beispiel des PGE. Bei PGE_1 ist die in der Prostaglandin-Nomenklatur übliche Numerierung der C-Atome angegeben

Thromboxane besitzen statt des Cyclopentan-Ringes einen sechsgliedrigen Oxan-Ring (vgl. Abb. 5.23); die Bezeichnung für die Seitenketten gelten analog den Prostaglandinen. Prostaglandine einschließlich der Thromboxane bezeichnet man als **Prostanoide.**

Leukotriene ist der Trivialname für eine neue, heterogene Gruppe von Derivaten mehrfach ungesättigter C-20 Fettsäuren. Der Name Leukotriene wurde von Samuelsson geprägt, da die Substanzen zuerst in Leukozyten (weißen Blutzellen) gefunden wurden und alle eine charakteristische konjugierte Trien-Struktur besitzen (Abb. 5.24). Auch hier werden die verschiedenen Derivate mit Buchstaben bezeichnet. LTA bezeichnet 5,6-Oxido-Derivate der Fettsäuren. Anlagerung von Wasser an C-12 des LTA und Öffnung des Epoxids an C-6 führt zu 5,12-Dihydroxy-Derivaten, die LTB genannt werden. Alternativ führt nucleophile Öffnung der Epoxid-Struktur des LTA an C-6 durch die Sulfhydryl-Gruppe des Glutathions zu dem Sulfidopeptidleukotrien LTC. Elimination der Glutaminsäure aus der Peptid-Kette führt zu LTD, weitere Elimination auch des Glycins zu LTE (Abb. 5.24). Analog zur Nomenklatur der Prostaglandine weisen Indexzahlen auf die Zahl der Doppelbindungen in der Fettsäure-Kette hin. So hat z. B. LTC_4 vier Doppelbindungen zwischen C-7 und C-8, C-9 und C-10, C-11 und C-12 sowie C-14 und C-15 (Abb. 5.24).

3.3 Biosynthese und Metabolismus

Vorstufen für die Biosynthese von Prostanoiden und Leukotrienen sind mehrfach ungesättigte C-20-Fettsäuren. Der im Säugetierorganismus vorherrschende Präkursor ist 5,8,11,14-Eicosatetraensäure (Arachidonsäure). Er wird zu bisenoischen Prostaglandinen (z. B. PGE_2) und tetraenoischen Leukotrienen (z. B. LTC_4) metabolisiert, die somit die überwiegend synthetisierten Produkte darstellen (vergl. Abb. 5.23 und 5.24). Andere Fettsäurevorstufen kommen in deutlich geringen Mengen vor: 8,11,14-Eicosatriensäure (Dihomo-γ-Linolensäure) ist der Präkursor monoenoischer Prostaglandine und trienoischer Leukotriene; 5,8,11,14,17-Eicosapentaensäure kann zu trienoischen Prostaglandinen und pentaenoischen Leukotrienen metabolisiert werden. Erhebliche Mengen von Arachidonsäure sind in Biomembranen des Säugetierorganismus in veresterter Form verfügbar. Phospholipide stellen den hauptsächlichen Präkursorpool für die Prostaglandin- und Leukotrien-Biosynthese dar. Da nur freie Arachidonsäure umgesetzt werden kann, muß diese zunächst durch Phospholipasen aus Phospholipiden abgespalten werden. Die freie Fettsäure kann dann durch das Enzym Cyclooxygenase (PG-Endoperoxid-Syntase) zu den zyklischen Endoperoxiden PGG_2 und PGH_2 und durch weitere Enzyme zu Prostaglandinen metabolisiert werden (Abb. 5.23). Durch die Einwirkung des Enzyms 5-Lipooxygenase und anschließender Enzyme auf Arachidonsäure können Leukotriene gebildet werden (Abb. 5.24).

Die Wirkdauer einmal freigesetzter Prostanoide im Körper ist kurz. Einige, wie Prostacyclin und Thromboxan A_2, werden schnell durch spontane Hydrolyse in inaktive Verbindungen (Thromboxan B_2 und 6-Oxo-$PGF_{1\alpha}$) überführt. Andere, wie PGE_2 oder $PGF_{2\alpha}$ werden zunächst zu biologisch inaktiven 15-Oxo-13,14,dihydro-Verbindungen metabolisiert und unterliegen anschließend, wie andere Fettsäuren, der β-und ω-Oxidation (Abb. 5.23).

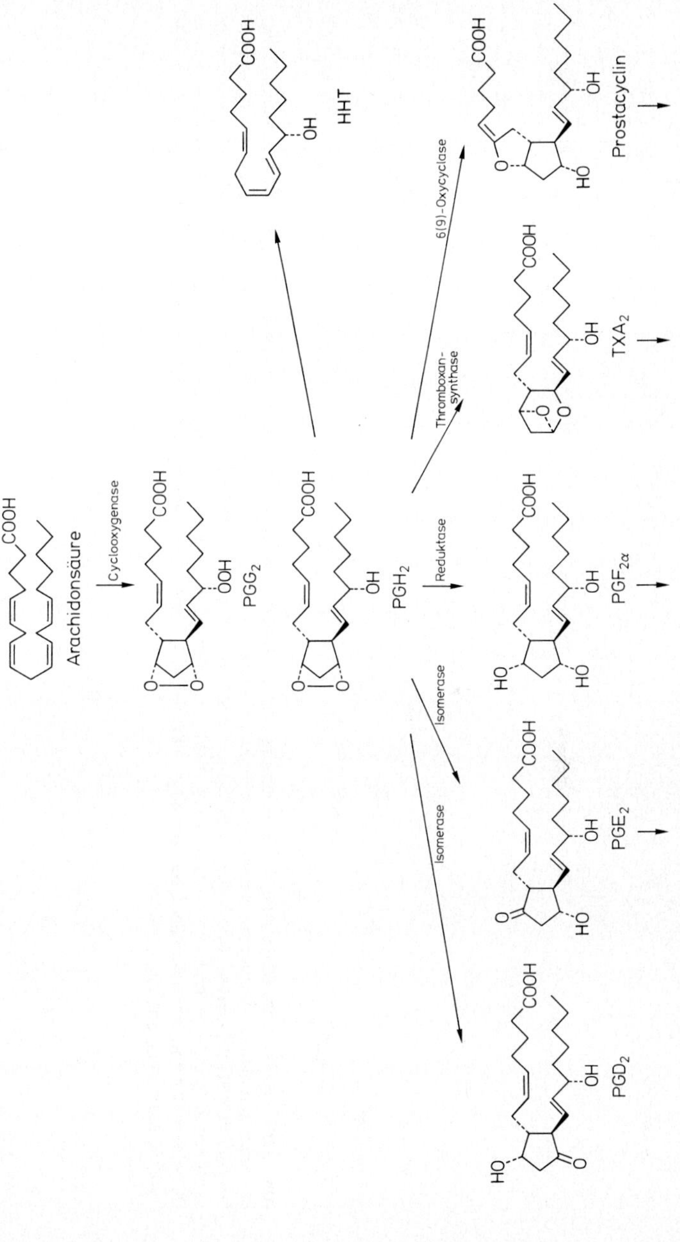
Arachidonsäure
Cyclooxygenase
PGG$_2$
PGH$_2$
HHT
6(9)-Oxycyclase
Thromboxan-synthase
Reduktase
Isomerase
Isomerase
Prostacyclin
TXA$_2$
PGF$_{2\alpha}$
PGE$_2$
PGD$_2$
COOH
OOH
OH
HO

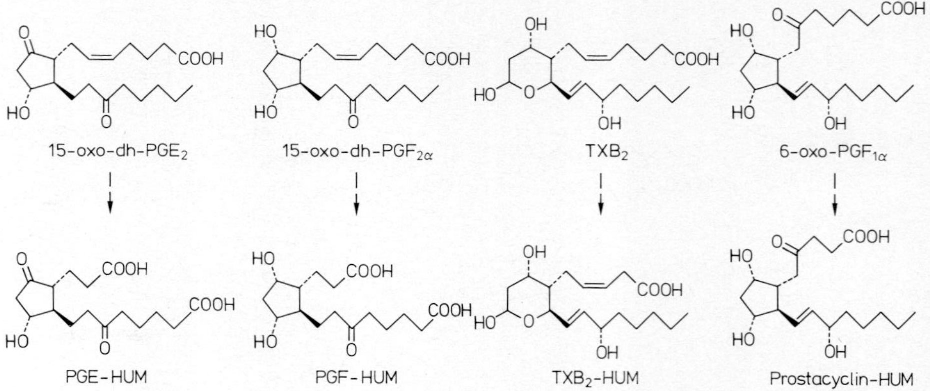

Abb. 5.23 Vereinfachte Darstellung der Biosynthese und des Metabolismus bisenoischer Prostanoide. Die dritte Zeile von unten zeigt die biologisch aktiven Prostaglandine und Thromboxan A_2 (TXA_2). Die darunterliegende Zeile zeigt die primären Inaktivierungsprodukte (15-oxo-dh-PGE_2:15-oxo-13,14-dihydro-PGE_2; 15-oxo-dh-$PGF_{2\alpha}$:15-oxo-13,14-dihydro-$PGF_{2\alpha}$). Die unterste Zeile zeigt die β- und/oder ω-oxidierten Haupturinmetaboliten (HUM) (PGE-HUM = 7α-Hydroxy-5,11-diketo-tetranor-prosta-1,16-dionsäure; PGF_2-HUM = $5\alpha,7\alpha$-Dihydroxy-11-keto-tetranor-prosta-1,16-dionsäure; TXB_2-HUM = Dinor-TXB_2; Prostacyclin-HUM = Dinor-6-oxo-$PGF_{1\alpha}$). (HHT = 12-Hydroxy-5,8,10-heptadecatriensäure)

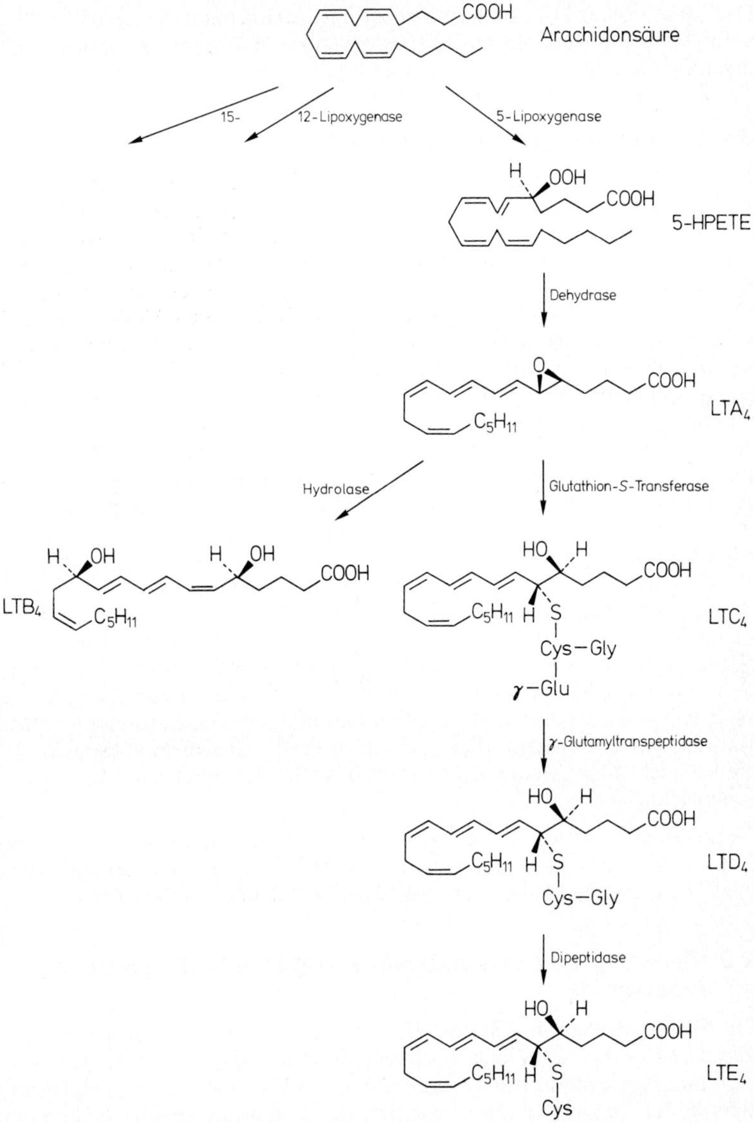

Abb. 5.24 Vereinfachte Darstellung der Biosynthese von tetraenoischen Leukotrienen aus Arachidonsäure über den 5-Lipoxygenase-Weg. Die Leukotriene C_4, D_4 und E_4 werden unter der Bezeichnung Sulfidopeptidleukotriene zusammengefaßt (Cys = Cystein; Gly = Glycin; γ-Glu = Glutaminsäure über die γ-Carboxyl-Gruppe gebunden)

Der Metabolismus der Leukotriene ist noch weitgehend unbekannt. LTB_4 wird durch ω-Oxidation zu 20-Hydroxy- und 20-Carboxy-Leukotrien B_4 metabolisiert.

3.4 Gewinnung von Prostaglandinen

Die Biosynthese von E- und F-Prostaglandinen aus ungesättigten C-20-Fettsäuren unter Verwendung einer groben Enzympräparation aus Schafssamenbläschen war die erste, in den sechziger Jahren angewandte Methode. So konnten Grammengen produziert werden, allerdings zu enormen Kosten. In dieser Situation wurde 1969/1970 eine neue überraschende Quelle für Prostaglandine gefunden. 15-*epi*-PGA_2-Acetat-Methylester ließ sich in großen Mengen aus der karibischen Rindenkoralle *Plexaura homomalla* gewinnen. In anderen Korallenbänken der selben Spezies fand man wenig später das gleiche Prostaglandin, aber mit der gewünschten 15-*S*-Konfiguration der Säugetier-Prostaglandine. Die Isolierung des PGA_2 wurde dadurch weiter vereinfacht, daß beim Zermahlen der Koralle Esterasen freigesetzt werden, die sowohl den Methylester als auch den Acetatester hydrolysieren. So konnte relativ reines PGA_2 in Mengen bis zu 1,5% des Feuchtgewichts der Koralle extrahiert werden. Partialsynthetische Methoden der Umwandlung des PGA_2 in andere natürlich vorkommende Prostaglandine, wie PGE_2 und $PGF_{2\alpha}$, wurden schnell entwickelt. Obwohl das Korallenmaterial leichten Zugang zu großen Mengen natürlicher Prostaglandine ermöglichte, barg auch dieses Verfahren Probleme. Neben der Sorge wegen des Aberntens großer Kolonien dieser Meerestiere zeigte sich, daß PGA_2 aus *Plexaura homomalla* etwa 5–15% eines unphysiologischen Isomers mit einer 5,6-*trans*-Doppelbindung enthielt. Dieses Isomer ließ sich während der chemischen Umwandlung zu PGE_2 nur schwer abtrennen. So stellte auch diese Methode der Prostaglandin-Gewinnung nur eine Zwischenlösung dar.

Heute sind verschiedene totalsynthetische Methoden verfügbar, die die Herstellung aller Prostaglandine in industriellem Maßstab ermöglichen. Auch Leukotriene können bereits vollsynthetisch hergestellt werden.

3.5 Physiologische und pathophysiologische Wirkungen der Prostanoide

Die Endothelzellen der Blutgefäße synthetisieren hauptsächlich Prostacyclin. Dieses wirkt vasodilatatorisch (gefäßerweiternd) und hemmt die Adhäsion und Aggregation von Thrombozyten. Es kann darüber hinaus (besonders in der Lunge) für die Regulation des Gefäßwiderstandes bedeutsam sein.

Thrombozyten ihrerseits bilden überwiegend Thromboxan A_2. Thromboxan A_2 wirkt vasokonstriktorisch und pro-aggregatorisch. Die Thromboxan-Synthese in Blutplättchen wird durch andere pro-aggregatorische Substanzen wie ADP oder Kollagen massiv gesteigert.

Die Nierenrinde bildet vorwiegend Prostacyclin. Dieses fördert die Nierendurchblutung und stimuliert die Reninbildung. Im Nierenmark wird dagegen hauptsächlich PGE_2 gebildet, welches Wirkungen des antidiuretischen Hormons teilweise antagonisiert.

Die Magenschleimhaut bildet vor allem Prostacyclin und PGE_2. Das Auftreten von Magenulcera (Geschwüren) nach der Einnahme nichtsteroidaler Antiphlogistika könnte auf die Synthesehemmung dieser cytoprotektiven Prostaglandine zurückzuführen sein.

Am Uterus können Prostaglandine bei der Menstruation und beim Geburtsvorgang eine Rolle spielen. Während der Wehentätigkeit steigen z. B. die $PGF_{2\alpha}$-Spiegel im Fruchtwasser auf das 20fache. Hemmung der Prostaglandin-Synthese hemmt auch die Wehentätigkeit.

Pathophysiologische Bedeutung haben Prostaglandine als Mediatoren bei Entzündungen und bei der Auslösung von Fieber.

Leukotrien B_4 wird von polymorphkernigen Granulozyten gebildet und wirkt chemotaktisch und pro-aggregatorisch auf andere Leukozyten. LTC_4, LTD_4 und LTE_4 sind potente Bronchokonstriktoren und wahrscheinlich bei der Auslösung des Bronchialasthmas beteiligt. Alle genannten Leukotriene haben darüber hinaus pro-inflammatorische Eigenschaften.

3.6 Pharmakologischer Einsatz

Einige Prostaglandine oder Prostaglandin-Derivate sind bereits als Pharmaka im Handel, weitere werden für verschiedene Anwendungen untersucht.

Ihre erste klinische Anwendung fanden Prostaglandine als Wehenmittel (besonders $PGF_{2\alpha}$ Trivialname: Dinoprost) oder als Abortiva (besonders PGE_2, Trivialname: Dinoproston).

Verschiedene Derivate des PGE_2 können zur Behandlung gastrointestinaler Ulcera (Magen-Darm-Geschwüre) eingesetzt werden. Hierbei wird die antisekretorische und cytoprotektive Wirkung dieser Prostaglandine ausgenutzt.

PGE_1 (Trivialname: Alprostadil) wird zur Offenhaltung des Ductus Botalli in Fällen angeborener Herzfehler eingesetzt. So läßt sich das Leben des Neugeborenen bis zur korrigierenden Herzoperation erhalten.

Eine bedeutende veterinärmedizinische Anwendung finden Prostaglandine in der Tierzucht. Mit ihrer Hilfe kann der Östrus einer Gruppe von Stuten oder Kühen synchronisiert werden, was den Einsatz künstlicher Befruchtung und die kontrollierte Zucht erleichtert.

In Erprobung ist der Einsatz von PGE_1 und Prostacyclin (Trivialname: Epoprostenol) zur Behandlung von Durchblutungsstörungen und zur Hemmung der Thrombozytenaggregation bei Dialysepatienten. Auch die Behandlung des paralytischen Ileus (Darmlähmung) (mit $PGF_{2\alpha}$) oder des Bronchialasthma (mit PGE_1 oder E_2) sind weitere potentielle Einsatzgebiete für Prostaglandine. Erste diesbezügliche Studien scheinen erfolgversprechend.

4 Triacylglycerole

4.1 Strukturen, Eigenschaften

Biogene Triacylglycerole sind Triester des Glycerols mit mittelkettigen oder langkettigen aliphatischen Carbonsäuren. Sie gehören zu den polaren Lipiden der Klasse I.

Triacylglycerole werden von vielen Organismen als Reservestoffe gespeichert und sind als Hauptbestandteile pflanzlicher und tierischer Fette wichtige Nahrungsmittel. Fette enthalten meist komplexe Mischungen verschiedener Triacylglycerole, die sich in der Struktur und Stellung der Fettsäurereste voneinander unterscheiden. Daneben kommen aber auch geringe Anteile (insgesamt etwa 5%) anderer Lipide, z. B. Diacylglycerole, freie Fettsäuren, Phospholipide, Sterole, Sterolester und fettlösliche Vitamine, vor.

Nach ihrer Konsistenz bei Raumtemperatur kann man die Fette in fette Öle, halbfeste Fette und feste Fette unterteilen. Die Konsistenz eines Fettes hängt von der Struktur der an seinem Aufbau beteiligten Fettsäuren ab (vergl. Abschn. 1.1). Den höchsten Schmelzpunkt haben Fette, die nur gesättigte langkettige Fettsäuren enthalten. Schmelzpunkterniedrigend wirken kürzerkettige und ungesättigte Fettsäuren. Außerdem sinkt der Schmelzpunkt, wenn sehr unterschiedliche Fettsäurereste an dasselbe Glycerol-Molekül gebunden sind. Im allgemeinen gelten folgende Regeln: Der Schmelzpunkt eines Fettes liegt um so niedriger, je höher der Anteil an kurzkettigen Fettsäureresten ist, je höher der Anteil an ungesättigten Fettsäureresten ist und je mehr Doppelbindungen in den ungesättigten Fettsäureresten vorhanden sind (s. Tab. 5.1).

Fette mit einem hohen Anteil an gesättigten Fettsäuren sind weitgehend oxidationsstabil. Ungesättigte Fettsäure-Reste und besonders Polyensäure-Reste werden dagegen leicht durch Luftsauerstoff angegriffen (autoxidiert). Dabei entstehen unangenehm riechende und schmeckende Reaktionsprodukte: Das Fett wird ranzig. Die Autoxidation kann durch Aufbewahrung in dunklen Gefäßen und durch Antioxidantien verzögert werden. Natürliche Antioxidantien sind z. B. die Tocopherole (Vitamin E).

Bei der Autoxidation eines in dünner Schicht ausgestrichenen fetten Öls mit sehr hohem Anteil an Polyensäuren (über 50%) bildet sich ein zusammen-

Tab. 5.1 Zusammensetzung der Fettsäurefraktion von Fetten, die überwiegend gesättigte und einfach ungesättigte Acyl-Reste enthalten (nach Gunstone u. Mitarb. und Pardun u. Mitarb.)

Fett	< 14 [%]	14 : 0 [%]	16 : 0 [%]	18 : 0 [%]	18 : 1 (n−9) [%]	18 : 2 (n−6) [%]	18 : 3 (n−3) [%]	> 18 [%]	FP [°C]
Erdnußöl	–	–	6–16	1,3–6,5	35–72	13–45	–	3–13[1]	–3..0
Olivenöl	–	–	7,5–20[2]	0,5–3,5	56–83	3,5–20	–	–	–5..–9
Mandelöl	–	1	3,1–4,5	–	70–80	17–20	–	–	–9..–12
Schweineschmalz	–	0,5–2	20–32[3]	5–24	35–62	3–16	–	–	36..43
Kakaobutter	–	–	23–30	30–36	33–39	2,2–4,8	–	–	28..36
Palmkernfett	46–67[4]	14–20	6,5–11	1,3–3,5	10–23	0,7–5,4	–	–	23..30
Kokosfett	48–77[5]	13–23	4,2–12	1–4,7	3,4–12	0,9–3,7	–	–	20..28
Rizinusöl	–	–	1	1[6]	88–95[7]	2–5	–	–	–

[1] 20:0 : 1–3%; 20:1 (n−9): 0,5–2,1%; 22:0 : 1–5%; 24:0 : 0,5–3%

[2] 16:1 : 0,3–3,5%

[3] 16:1 : 1,7–5%

[4] 8:0 : 2,4–6,2%; 10:0 : 2,6–7%; 12:0 : 41–55%

[5] 8:0 : 3,4–15%; 10:0 : 3,2–15%; 12:0 : 41–66%

[6] Dihydroxystearinsäure

[7] Ricinolsäure: 85–90%; Ölsäure: 3–5%

hängender Film. Solche Fette bezeichnet man daher als trocknende Öle. Sie werden zur Herstellung von Ölfarben und Lacken verwendet.

4.2 Biosynthese

Triacylglycerole werden durch Acylierung von Diacylglycerolen mit Acyl-Coenzym A gebildet. Die als Ausgangsprodukte verwendeten Diacylglycerole können entweder aus Phosphatidsäuren oder aus Phosphatidylcholinen gebildet werden.

Die Phosphatidsäuren entstehen bei der De-novo-Biosynthese von Glycerolipiden (s. Abb. 5.15, S. 151) und können durch die Phosphatidat-Phosphatase in Diacylglycerol und Phosphat gespalten werden. Bei der Biosynthese pflanzlicher Fette mit hohem Gehalt an Polyensäuren werden die Phosphatidylcholine, die bei der Biosynthese der ungesättigten Fettsäuren entstehen, als Ausgangsmaterial verwendet. Das Diacylglycerol wird durch Umkehrung der bei der Biosynthese von Phosphatidylcholinen ablaufenden Reaktion freigesetzt: Der Phosphocholin-Rest wird unter Rückbildung von CDP-Cholin vom Phosphatidylcholin- auf ein CMP-Molekül übertragen. Hin- und Rückreaktion werden durch die Cholinphosphotransferase katalysiert (s. Abb. 5.25).

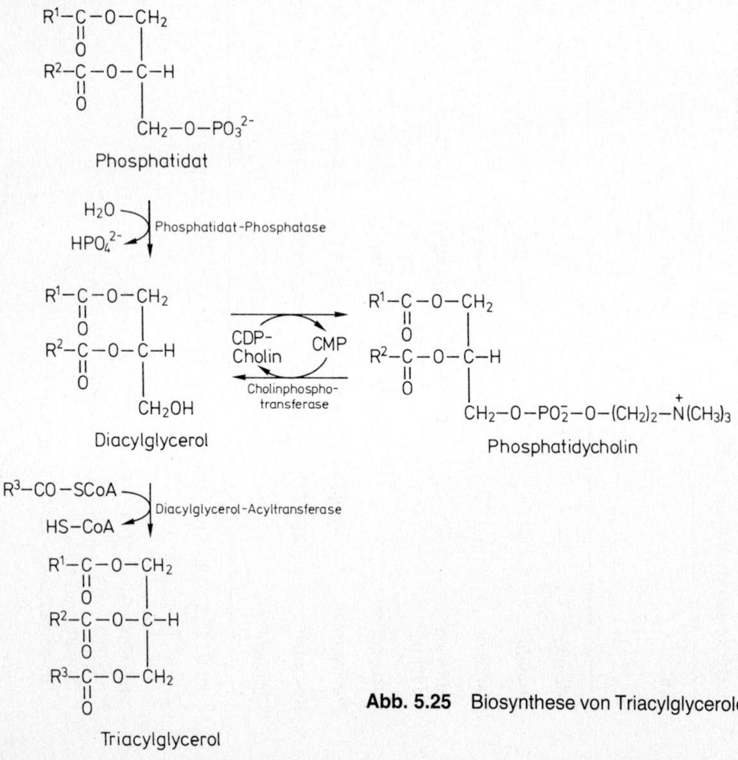

Abb. 5.25 Biosynthese von Triacylglycerolen

4.3 Gewinnung

Pflanzliche Fette werden vor allem aus ölreichen Samen, seltener aus dem Fruchtfleisch ölhaltiger Früchte gewonnen. Hochwertige pflanzliche Öle erhält man durch Auspressen der fetthaltigen Gewebe bei Raumtemperatur. Dieses Verfahren liefert allerdings nur relativ geringe Ausbeuten. Durch Auspressen in der Wärme oder durch Extraktion mit apolaren Lösungsmitteln lassen sich die Ausbeuten erheblich steigern. Die extrahierten oder warm gepreßten Öle müssen aber anschließend gereinigt (raffiniert) werden. Standardverfahren der Raffination sind Behandlung mit wäßrigem Alkali, um freie Fettsäuren zu entfernen, Filtration über Bleicherden zur Entfärbung und Einleiten von Wasserdampf zur Desodorierung. Die Arzneibücher bevorzugen in der Regel die kalt gepreßten Öle. Aber auch raffinierte Öle können den Arzneibuchvorschriften entsprechen.

Tierische Fette werden meist durch Wärmebehandlung (Schweineschmalz, Fischleberöle) oder Ausschleudern (Fischleberöle, Butter) des fetthaltigen Materials gewonnen.

4.4 Verwendung

Indifferente Fette, die überwiegend gesättigte oder einfach ungesättigte Acyl-Reste enthalten (s. Tab. 5.1), werden vor allem in der pharmazeutischen Technologie, z. B. zur Herstellung von Salben, Suppositorien oder öligen Lösungen, verwendet.

Fette mit einem hohen Anteil an mehrfach ungesättigten (n-3)- und (n-6)-Fettsäureresten (s. Tab. 5.2) werden als Diätetika zur Vorbeugung oder Behandlung von Lipidstoffwechselstörungen eingesetzt (s. Abschn. 1.4).

4.5 Monographien

4.5.1 Fette, die überwiegend gesättigte und einfach ungesättigte Fettsäurereste enthalten

Arachidis oleum

Arzneibuch-Monographien: DAB 9 (Erdnußöl); AB/DDR; AUSTR.; HELV. VII.

Stammpflanze: *Arachis hypogaea* L. – Fabaceae.

Arachis hypogaea, die Erdnuß, ist eine niedrige krautige Pflanze, deren Blütenstände in den Achseln der unteren Blätter entspringen. Bei der Fruchtentwicklung verlängert sich der basale Teil des Fruchtknotens zu einem Karpophor, der sich zur Erde hin krümmt und durch weiteres Wachstum den Fruchtknoten in den Boden drückt. Dort entwickelt sich dann die meist zweisamige, nußartige Frucht. Die Samen speichern in ihren Keimblättern Eiweiß und Fett.

Tab. 5.2 Zusammensetzung der Fettsäurefraktion von Fetten, die einen hohen Anteil an mehrfach ungesättigten Acyl-Resten enthalten (nach Gunstone u. Mitarb.)

Fett	14 : 0 [%]	16 : 0 [%]	16 : 1 (n–7) [%]	18 : 0 [%]	18 : 1 (n–9) [%]	18 : 2 (n–6) [%]	18 : 3 (n–3) [%]	20 : 5 (n–3) [%]	22 : 6 (n–3) [%]
Sesamöl	–	7–12	–	3,5–6	35–50	35–50	–	–	–
Weizenkeimöl	–	13,7	–	1,5	21,8	57,9	5,1	–	–
Maiskeimöl	–	8–19	–	0,5–4	19–50	34–62	–	–	–
Leinöl	–	6,3–7	–	4–5,8	14,7–39	15–18,8	35–56	–	–
Lebertran[1, 2]	4,4	14,1	12	2,6	22,4	0,9	–	7,3	7,4
Fischöl (Menhaden)	6,7–16	19,6–24	11,2–18	2,4–3,4	10,7–23	0,9–1,7	0,4–3,7	10,2–14	3,3–11

[1] 20:1 (n–9): 12,1%
[2] 22:1 (n–11): 11,4%

Wildformen der Erdnuß sind nicht bekannt. Bereits bei ihrer Entdeckung im 16. Jahrhundert wurde die Pflanze in Südamerika kultiviert. Sie wird heute in den Tropen und Subtropen der ganzen Welt angebaut. Haupterzeugerländer sind Indien, China, USA und Senegal.

Droge: Erdnußöl ist das fette Öl der Samen. Es wird durch Auspressen in der Wärme und Extraktion des Rückstandes mit Hexan gewonnen und anschließend raffiniert.

Inhaltsstoffe: Die Fettsäurefraktion besteht überwiegend aus Ölsäure und Linolsäure. Recht charakteristisch ist das Vorkommen der langkettigen gesättigten Fettsäuren Arachinsäure (20:0), Behensäure (22:0) und Lignocerinsäure (24:0) in Konzentrationen von je etwa 1–3%. Wegen des geringen Gehalts an Linolensäure-Resten und wegen des hohen Tocopherol-Gehalts ist Erdnußöl gut haltbar.

Verwendung:

1. In der pharmazeutischen Technologie, z. B. zur Herstellung von Lipogelen und öligen Lösungen.
2. Als Speiseöl, zur Herstellung von Margarine.

Olivae oleum

Arzneibuch-Monographien: DAB 9 (Olivenöl); AB/DDR; AUSTR.; HELV. VII.

Stammpflanze: *Olea europaea* L. – Oleaceae.

Olea europaea, der Ölbaum, wird bis zu 20 m hoch, trägt schmale immergrüne Blätter und kann mehrere hundert Jahre alt werden. Er bildet Steinfrüchte (Oliven), die im Fruchtfleisch (Mesokarp) und im Samen fettes Öl enthalten. Der Ölbaum ist eine alte Kulturpflanze des Mittelmeerraumes. Mehr als 90% der Welternte an Oliven stammen aus diesem Gebiet. Haupterntеländer sind Italien, Spanien und Griechenland.

Droge: Olivenöl ist das fette Öl aus dem Fruchtfleisch und dem Samen reifer Oliven. Die Arzneibücher fordern eine Qualität, die dem kalt gepreßten, nicht raffinierten Öl entspricht.

Inhaltsstoffe: Olivenöl enthält einen besonders hohen Anteil an Ölsäure-Resten. Recht charakteristisch ist auch das Vorkommen des Triterpenkohlenwasserstoffs Squalen (s. Abb. 5.26) in Konzentrationen von 0,1–0,7%.

Verwendung:

1. In der pharmazeutischen Technologie, z. B. zur Herstellung von Lipogelen oder öligen Lösungen.
2. Als Speiseöl.

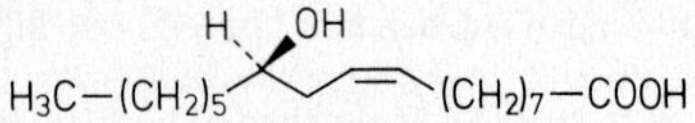

Ricinolsäure
(*R*)-12-Hydroxyölsäure

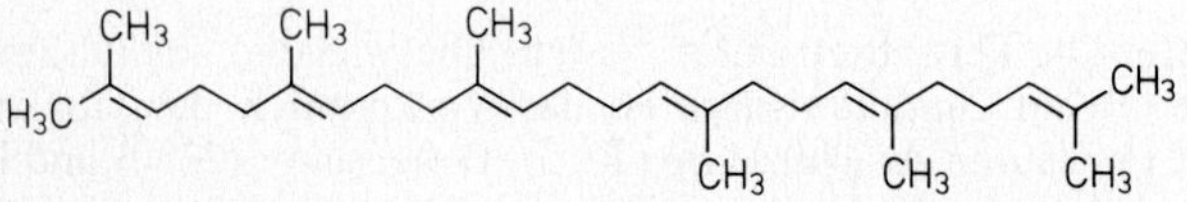

Squalen

Abb. 5.26 Seltenere Bausteine und Bestandteile von Fetten

Amygdalae oleum

Arzneibuch-Monographien: DAB 9 (Mandelöl); HELV. VII.

Stammpflanzen: *Prunus dulcis* (Miller) D. A. Webb var. *dulcis, Prunus dulcis* (Miller) D. A. Webb var. *amara* (D. C.) Buchheim – Rosaceae.

Prunus dulcis, der Mandelbaum, ist eine alte Kulturpflanze des östlichen Mittelmeerraumes, die heute auch in Kalifornien, Südaustralien und Südafrika angebaut wird. Der kleine Baum bildet Steinfrüchte mit faserigem Mesokarp, das zur Reifezeit aufreißt und den sehr harten Steinkern freigibt. Der Steinkern enthält einen Samen, der in den Keimblättern fettes Öl speichert.

Die beiden Varietäten des Mandelbaums unterscheiden sich im Gehalt der Samen an cyanogenen Glykosiden. Die bitteren Mandeln, die Samen von *Prunus dulcis* var. *amara,* enthalten bis zu 8% Amygdalin, das für den bitteren Geschmack und die Giftigkeit der Samen dieser Varietät verantwortlich ist (s. Kap. 13). Süße Mandeln enthalten dagegen weniger als 0,1% Amygdalin und sind toxikologisch unbedenklich.

Droge: Mandeöl ist das fette Öl der Samen. Es wird aus süßen oder bitteren Mandeln durch Auspressen bei Temperaturen unter 30 °C gewonnen.

Inhaltsstoffe: Mandelöl enthält einen hohen Anteil an Ölsäureresten.

Verwendung: In der pharmazeutischen Technologie und in der Kosmetik als Bestandteil von Salben und Cremes oder zur Herstellung öliger Lösungen.

Adeps suillus

Arzneibuch-Monographien: DAB 9 (Schweineschmalz); AB/DDR; AUSTR.

Stammtier: *Sus scrofa* L. var. *domesticus* Gray – Suidae.

Das Hausschwein ist durch Züchtung aus verschiedenen Rassen des eurasiatischen Wildschweins, *Sus scrofa,* entstanden.

Droge: Schweineschmalz ist das aus Fettgeweben des Netzes und der Nierenumhüllung bei Temperaturen zwischen 75 und 100 °C ausgeschmolzene Fett.

Inhaltsstoffe, Eigenschaften: Schweineschmalz enthält etwa gleiche Mengen an gesättigten und ungesättigten Fettsäure-Resten. Auffallend ist der relativ hohe Anteil (etwa 4%) an Palmitoleinsäure-Resten.

Ungefähr 40% der Triacylglycerole enthalten zwei ungesättigte und einen gesättigten Fettsäurerest, wobei der gesättigte Fettsäurerest, abweichend von der Regel, die Position 2 des Glycerols besetzt. In etwa gleicher Menge kommen Triacylglycerole mit zwei gesättigten und einem ungesättigten Acylrest vor. Auf diese Kombination von festen, einfach ungesättigten und flüssigen, zweifach ungesättigten Triglyceriden ist die halbfeste Konsistenz des Fetts zurückzuführen: Es bildet sich eine Gelstruktur, bei der die festen Triglyceride ein kristallines Netzwerk bilden, in das die flüssigen Triglyceride eingelagert sind.

Verwendung: In der pharmazeutischen Technologie als Salbengrundlage. Obwohl Schweineschmalz eine hervorragende Hautverträglichkeit besitzt, wird es nur noch selten eingesetzt, da es sehr leicht verdirbt.

Cacao oleum

Arzneibuch-Monographien: DAB 9 (Kakaobutter); AB/DDR; AUSTR.

Stammpflanze: *Theobroma cacao* – Sterculiaceae.

Theobroma cacao ist ein kleiner Baum mit immergrünen Blättern. Die Blüten stehen in büschelförmigen Blütenständen direkt am blattlosen Stamm (Kauliflorie) oder an dickeren, blattlosen Seitenästen (Ramiflorie). Nach der Bestäubung entwickeln sich relativ große, vielsamige Beerenfrüchte. Die Samen enthalten bis zu 58% Fett, das in den Keimblättern gespeichert wird.

Der Kakaobaum ist im Amazonasgebiet geheimatet, wird aber auch in anderen tropischen Ländern angebaut. Hauptanbaugebiete sind Westafrika (Elfenbeinküste, Ghana, Nigeria, Kamerun) und Südamerika (Brasilien, Ecuador, Kolumbien).

Droge: Kakaobutter ist das Fett aus den fermentierten Samen.

Gewinnung: Die Kakaosamen werden sofort nach der Ernte dicht aufeinandergeschichtet und dadurch zur Gärung gebracht. Während dieser Fermentationsphase werden Reste des Fruchtfleisches sowie Bitterstoffe abgebaut, die zunächst farblosen Samen werden braun, und es entwickelt sich das charakteristische Kakaoaroma. Nach 6 Tagen wird die Fermentation abgebrochen und die Samen werden getrocknet. Im Verbraucherland werden die Samen (Kakaobohnen) dann geröstet und von der Samenschale befreit. Durch Vermahlen der Samenkerne erhält man eine zähflüssige Masse, die beim Abkühlen erstarrt. Sie wird als Kak„masse bezeichnet und dient zur Herstellung von Schokolade. Preßt man Kakaomasse bei 70–80 °C aus, so wird etwa die Hälfte des vorhandenen Fetts abgetrennt. Der Rückstand ist Kakaopulver, das Theobromin und etwas Coffein enthält und zur Herstellung von Kakaogetränken verwendet wird. Das durch Filtration oder Zentrifugation gereinigte Fett ist die Kakaobutter.

Inhaltsstoffe, Eigenschaften: Nur etwa ein Drittel der Acylreste stammt von ungesättigten Fettsäuren, vor allem Ölsäure. Zwei Drittel der Fettsäurereste sind gesättigt (18:0; 16:0). Kakaobutter ist daher bei Raumtemperatur fest.

Der Schmelzpunkt der stabilen β-Modifikation (34,5 °C) liegt etwa bei Körpertemperatur. Die metastabilen β'- und α-Modifikationen haben Schmelzpunkte von 31 °C bzw. 22 °C.

Verwendung: Kakaobutter wird nur noch selten als Suppositoriengrundmasse verwendet. Es ist heute weitgehend durch das semisynthetische Hartfett ersetzt.

Kakaobutter besitzt dem Hartfett gegenüber folgende Nachteile: 1. Schon bei geringfügigem Überschreiten der optimalen Schmelztemperatur (33 °C) erstarrt Kakaobutter nur sehr langsam, da sich zunächst die niedrigschmelzenden Modifikationen bilden. 2. Beim Erstarren findet keine Volumenkontraktion statt, so daß die Gießformen mit einem Formentrennmittel behandelt werden müssen. 3. Es läßt sich kein Wasser in die Grundmasse einarbeiten.

Palmkernfett, Palmöl

Stammpflanze: *Elaeis guineensis* Jacq. – Arecaceae.

Elaeis guineensis, die Ölpalme, ist ein bis zu 30 m hoher Baum, der an der Spitze einen Schopf von 3–6 m langen, gefiederten Blättern trägt. Die in den Achseln der Laubblätter stehenden kolbigen Blütenstände tragen nur weibliche oder nur männliche Blüten. Die Fruchtstände können bis zu 70 cm lang und bis zu 50 kg schwer werden. Sie tragen 3000–6000 etwa pflaumengroße Steinfrüchte, die ein faseriges, ölhaltiges Mesokarp besitzen. Das verholzte Endokarp enthält in der Regel nur einen Samen, der im Endosperm ebenfalls Fett speichert.

Die Ölpalme wird vor allem in den tropischen Gebieten Afrikas und Asiens angebaut. Haupterzeugerländer sind Malaysia, Indonesien und China sowie Nigeria, Zaire und weitere westafrikanische Staaten.

Drogen:

1. **Palmkernfett** ist das Fett aus dem Endosperm der Samen. Es wird durch Auspressen und Extraktion des Preßrückstandes mit Benzin gewonnen.
2. **Palmöl** ist das fette Öl aus dem Mesokarp der Früchte. Es wird durch Zentrifugieren oder Auspressen des Mesokarps gewonnen und anschließend raffiniert.

Inhaltsstoffe:

1. **Palmkernfett** enthält einen besonders hohen Anteil an gesättigten kurzkettigen Fettsäureresten. 41–55% des Fettsäureanteils bestehen aus Laurinsäure (12:0) und 14–20% aus Myristinsäure (14:0). Der Schmelzpunkt liegt etwa bei Raumtemperatur (23–30°C).
2. Der Fettsäureanteil von **Palmöl** besteht überwiegend aus Palmitinsäure und Ölsäure.

Verwendung:

1. **Palmkernfett** ist ein wichtiges Ausgangsprodukt für die Herstellung semisynthetischer Fette: Die Triacylglycerole werden verseift und das Fettsäuregemisch wird katalytisch hydriert, um die oxidationsempfindlichen ungesättigten Fettsäuren in gesättigte Fettsäuren zu überführen. Dann werden die Fettsäuren durch Vakuumdestillation getrennt. Durch Veresterung von Fettsäurefraktionen geeigneter Kettenlänge mit Glycerol kann man dann semisynthetische Fette mit definierten Eigenschaften gewinnen. Auf diese Weise erhält man z. B. **Hartfett** (DAB 9: Adeps solidus; AB/DDR; AUSTR.; HELV. VII) oder **mittelkettige Triglyceride** (DAB 9: Triglycerida mediocatenalia).
Hartfett enthält 37–51% Laurinsäure (12:0) sowie die längerkettigen Fettsäuren des Ausgangsprodukts. Durch Variation der Mengenverhältnisse von Fettsäuren und Glycerol können Produkte mit unterschiedlichem Gehalt an Mono- und Diacylglycerolen hergestellt werden. Mono- und Diacylglycerole verbessern die Emulgatorwirkung, erhöhen aber auch die Sprödigkeit des Produkts. Hartfett wird in der pharmazeutischen Technologie als Zäpfchengrundmasse verwendet.
Durch vollständige Veresterung von Glycerol mit einer Mischung der mittelkettigen Fettsäuren des Palmkernöls, die Caprylsäure (8:0) und Caprinsäure (10:0) als Hauptkomponenten enthalten, werden die auch als Neutralöle bezeichneten **mittelkettigen Triglyceride** gewonnen. Diese semisynthetischen Öle besitzen eine relativ geringe Viskosität und eine gute Stabilität. Sie werden in der pharmazeutischen Technologie als Träger oder Hilfsstoff z. B. bei der Herstellung von Salben, öligen Lösungen, Säften oder Suspensionen verwendet.
2. **Palmöl** wird als Speiseöl und zur Margarineherstellung verwendet.

Kokosfett

Stammpflanze: *Cocos nucifera* L. – Arecaceae.

Cocos nucifera, die Kokospalme, ist ein bis zu 30 m hoher Baum, der an der Spitze einen Schopf von bis zu 6 m langen, gefiederten Blättern trägt. Die in den Achseln der Laubblätter stehenden stark verzweigten rispigen Blütenstände tragen an der Basis der Rispenäste 20–40 weibliche und im oberen Teil der Rispenäste bis zu 12000 männliche Blüten. Die Früchte der Kokospalme sind etwa kopfgroße einsamige

Steinfrüchte, die ein im jungen Zustand fleischiges, später faseriges Mesokarp und ein steinhartes Endokarp besitzen. Das Mesokarp wird zur Herstellung von Kokosfasern verwendet. Der vom Mesokarp befreite Steinkern kommt als Kokosnuß in den Handel. Der Same enthält einen sehr kleinen Embryo und ein teils flüssiges (Kokosmilch), teils festes (Kopra) Endosperm als Nährgewebe. Kokosmilch wird aus unreifen Früchten getrunken. Bei zunehmender Reife werden die Fettbestandteile der Kokosmilch an das feste Endosperm abgegeben, und in den reifen Früchten ist dann nur noch eine geringe Menge fade schmeckender Flüssigkeit vorhanden.

Die Kokospalme ist eine typische Pflanze tropischer Meeresküsten und wird häufig in Plantagen angebaut. Haupterzeugerländer von Kokosnüssen und Kopra sind die Philippinen, Indonesien, Indien, Sri Lanka, Malaysia und Mexiko.

Droge: Kokosfett ist das Fett aus dem festen Teil des Endokarps reifer Samen. Es wird durch Auspressen des getrockneten Endokarps, der Kopra, und Extraktion des Rückstandes mit Benzin gewonnen und anschließend raffiniert.

Inhaltsstoffe: Kokosfett enthält ebenso wie das Palmkernfett einen hohen Anteil an gesättigten mittelkettigen Fettsäureresten. Hauptkomponenten des Fettsäureanteils sind Laurinsäure und Myristinsäure. Kokosfett schmilzt daher etwa bei Raumtemperatur (20–28 °C).

Verwendung:

1. Kokosfett wird wie Palmkernfett als Ausgangsmaterial für die Semisynthese von Hartfett und Neutralölen verwendet.
2. Als Speisefett, z. B. in Margarinen oder als Bestandteil von Couverturen.

Ricini oleum

Arzneibuch-Monographien: DAB 9 (Rizinusöl, Raffiniertes Rizinusöl); AB/DDR; AUSTR.; HELV. VII.

Stammpflanze: *Ricinus communis* L. – Euphorbiaceae.

Ricinus communis ist eine krautige Pflanze, die in den wärmeren Zonen mehrjährig ist und bis zu 8 m hoch werden kann. In den gemäßigten Zonen wird sie nur 1–2 m hoch und stirbt im Winter ab. Auch in den Kulturen wird sie in der Regel als einjähriges Kraut angebaut. Die Kapselfrüchte enthalten drei große Samen, die im Endosperm Proteine, darunter das sehr toxische Ricin, und fettes Öl als Reservestoffe enthalten.

Ricin ist ein Lectin, das spezifisch an galactosehaltige Glykoproteine und Glykolipide von Zelloberflächen bindet. Es besteht aus zwei Untereinheiten, der A-Kette und der B-Kette. Die B-Kette bindet an die Zelloberfläche und bewirkt – wahrscheinlich durch rezeptorvermittelte Endocytose – die Aufnahme des Ricins in die Zelle. Die A-Kette ist für die Toxizität des Ricins verantwortlich: Sie hemmt die Proteinbiosynthese, indem sie die Bindungsstelle für den Elongationsfaktor 2 (EF-2) an der 60 S-Untereinheit des Ribosoms enzymatisch inaktiviert. Durch Kopplung der A-Kette des Ricins an monoklonale Antikörper kann man Immunotoxine herstellen, aus denen sich möglicherweise Krebstherapeutika entwickeln lassen.

Ricinus communis wird sowohl in den Tropen und Subtropen als auch in gemäßigten Zonen angebaut. Hauptproduzenten sind Brasilien, Indien, die UdSSR und die USA.

Droge: Rizinusöl ist das fette Öl der Samen.

Gewinnung: Rizinusöl wird durch Auspressen bei Temperaturen unter 40 °C gewonnen. Dabei verbleiben die Hauptmenge des Ricins und andere toxische Verbindungen, wie das Alkaloid Ricinin und ein hitzestabiles Allergen, im Preßkuchen. Um Schleimstoffe und eventuell noch vorhandene Spuren von Ricin zu entfernen, wird das Öl anschließend mit heißem Wasserdampf behandelt. Dieses Verfahren liefert das Rizinusöl der Arzneibücher. Durch Entfärben dieses Produkts mit Bleicherden erhält man raffiniertes Rizinusöl.

Inhaltsstoffe, Eigenschaften: Rizinusöl ist das einzige kommerzielle Öl, das einen hohen Anteil an Hydroxyfettsäure-Resten enthält. Der Fettsäureanteil besteht zu 85–90% aus (*R*)-12-Hydroxy-ölsäure (Ricinolsäure; s. Abb. 5.26); der Rest entfällt vor allem auf Ölsäure (3%) und Linolsäure (4%). Wegen des hohen Anteils an Ricinolsäure bestehen etwa 68–77% der Triacylglycerole aus Triricinolin (Triricinoloylglycerol).

Der hohe Gehalt an Ricinolsäure ist für die ungewöhnlichen physikochemischen Eigenschaften dieses Fetts verantwortlich: Es besitzt eine hohe Dichte, eine sehr hohe und nur wenig temperaturabhängige Viskosität, und es ist in Ethanol und anderen polaren organischen Lösungsmitteln gut, in Kohlenwasserstoffen dagegen relativ schlecht löslich.

Auch die Verwendung von Rizinusöl als Laxans beruht auf dem Gehalt an Ricinolsäure: Die Triacylglycerole des Rizinusöls sind Transportformen, aus denen erst im Dünndarm durch Pankreas-Lipase die Wirkform, Ricinolsäure, freigesetzt wird. Die Klärung dieses Mechanismus durch Buchheim (1820–1879) ist wahrscheinlich die erste Entdeckung einer Aktivierung von Pharmaka durch Metabolisierung. Die freie Ricinolsäure wirkt, wie auch die Anthron-Derivate (s. Kapitel 7, Abschn. 2.3), indirekt hydragog, indem sie die endogene Synthese von Prostaglandin E_2 stimuliert. Das freigesetzte Prostaglandin bewirkt dann eine vermehrte Sekretion von Elektrolyten und Wasser in das Darmlumen. Außerdem wird – möglicherweise über eine Anregung der Gallensekretion – die Darmperistaltik verstärkt.

Als Nebenwirkung bei der Gabe von Rizinusöl werden bei Schwangeren Uteruskontraktionen beobachtet. Dieser Effekt ist möglicherweise darauf zurückzuführen, daß Ricinolsäure zum Teil resorbiert wird und dann auch in den Blutgefäßen die Prostaglandinsynthese stimuliert.

Verwendung:

1. Als Laxans.
2. In der Pharmazeutischen Technologie z. B. zur Herstellung von Lipogelen und von öligen Lösungen. Für Parenteralia wird nur das raffinierte Rizinusöl verwendet.

3. In der kosmetischen Industrie, z. B. als Bestandteil von Wimperntusche, Haarwässern und Rasierwässern.
4. Zur Herstellung von hydriertem Rizinusöl (DAB 9: **Ricini oleum hydrogenatum**). Bei der katalytischen Hydrierung werden die ungesättigten Fettsäurereste in gesättigte Acylreste überführt. Hydriertes Rizinusöl besteht demnach hauptsächlich aus Glyceriden der 12-Hydroxystearinsäure und der Stearinsäure und hat einen Schmelzpunkt von 80–85 °C. Es wird in der pharmazeutischen Technologie als Bestandteil von Salben, Cremes und Emulsionen sowie zu Einbettungen von Arzneistoffen verwendet.

4.5.2 Fette mit hohen Anteilen an mehrfach ungesättigten Acylresten

Sesami oleum

Arzneibuch-Monographie: DAB 9 (Sesamöl); AUSTR.; PH. HELV. VII.

Stammpflanze: *Sesamum indicum* L. – Pedialiaceae.

Sesam ist ein einjähriges Kraut mit ein- bis dreiblütigen Blütenständen, die in den Achseln der Laubblätter stehen. Die Kapselfrucht enthält viele öl- und eiweißhaltige Samen.

Sesam ist eine alte Kulturpflanze, die vor allem in tropischen, subtropischen und warmgemäßigten Zonen Ostafrikas und Asiens angebaut wird. Die wichtigsten Erzeugerländer sind der Sudan, Indien und China.

Droge: Sesamöl ist das fette Öl der reifen Samen. Es wird durch kalte Pressung oder durch Extraktion und anschließende Raffination gewonnen. Beide Qualitäten sind arzneibuchkonform.

Inhaltsstoffe: Hauptkomponenten der Fettsäurefraktion sind Linolsäure und Ölsäure. Trotz des hohen Anteils mehrfach ungesättigter Fettsäuren ist Sesamöl relativ stabil gegen Autoxidation, da es hohe Konzentrationen an Tocopherolen und anderen Antioxidantien enthält.

Verwendung: Sesamöl ist wegen des hohen Linolsäuregehalts ein wertvolles Speisefett. Es kann auch in der pharmazeutischen Technologie, z. B. zur Herstellung öliger Lösungen, eingesetzt werden.

Weizenkeimöl

Stammpflanze: *Triticum aestivum* L. – Poaceae.

Droge: Weizenkeimöl ist das im Embryo des Samens (Weizenkeim) gespeicherte fette Öl. Es wird durch kalte Pressung gewonnen. Die Embryonen können bei der Gewinnung von Weizenstärke aus den Früchten (s. Kapitel 4, Abschn. 5) als Nebenprodukt erhalten werden.

Inhaltsstoffe: Weizenkeimöl hat einen sehr hohen Anteil an Linolsäureresten und enthält hohe Konzentrationen an Vitamin E. Das Öl ist daher gegen Autoxidation relativ stabil.

Verwendung: Weizenkeimöl ist wegen des hohen Linolsäuregehalts ein wertvolles Speisefett.

Maiskeimöl

Stammpflanze: *Zea mays* L. – Poaceae.

Droge: Maiskeimöl ist das im Embryo des Samens (Maiskeim) gespeicherte fette Öl. Es wird durch Auspressen und Extraktion mit Lösungsmitteln gewonnen und anschließend raffiniert. Die Embryonen erhält man als Nebenprodukt bei der Gewinnung von Maisstärke aus den Früchten (s. Kap. 4, Abschn. 5).

Inhaltsstoffe: Maiskeimöl hat einen sehr hohen Anteil an Linolsäureresten und enthält hohe Konzentrationen an Vitamin E. Das Öl ist daher gegen Autoxidation relativ stabil.

Verwendung: Maiskeimöl ist wegen des hohen Linolsäuregehalts ein wertvolles Speisefett.

Lini oleum

Arzneibuch-Monographie: AB/DDR; AUSTR.; HELV. VII (Leinöl).

Stammpflanze: *Linum usitatissimum* L. – Linaceae.

Droge: Leinöl ist das fette Öl aus dem Samen. Es wird durch Auspressen und Extraktion mit Lösungsmitteln gewonnen und anschließend raffiniert.

Inhaltsstoffe: Leinöl ist neben Sojaöl das einzige Speisefett, das größere Mengen von (n-3)-Fettsäureresten enthält: Die Fettsäurefraktion besteht zu 40–56% aus Linolensäure (18:3, n-3).

Verwendung:

1. Als Speiseöl.
2. Zur Herstellung von Farben und Lacken.

Morrhuae Oleum

Arzneibuch-Monographie: HELV. VII (Lebertran).

Stammtier: *Gadus morrhua* L. – Gadidae.

Gadus-Arten sind Kaltwasserfische der nördlichen Hemisphäre. Jungstadien und in der Ostsee vorkommende Formen von *Gadus morrhua* werden als Dorsch, ältere Stadien anderer Meere als Kabeljau bezeichnet. Auch andere *Gadus*-Arten, z. B.

Gadus aeglefinus (Syn. *Melanogrammus aeglefinus*), der Schellfisch, können zur Gewinnung von Lebertran verwendet werden.

Fischleberöle, die eine ähnliche Zusammensetzung wie der Lebertran haben, werden aus dem zu den Schollen (Pleuronectidae) gehörenden Heilbutt, *Hippoglossus hippoglossus,* und aus Haien gewonnen.

Droge: Lebertran wird durch Wärmebehandlung oder durch Zentrifugieren frischer Lebern gewonnen und durch Abkühlen auf 0°C und anschließende Filtration von höherschmelzenden Triacylglycerolen befreit.

Inhaltsstoffe: Lebertran enthält relativ hohe Konzentrationen an langkettigen mehrfach ungesättigten (n-3)-Fettsäureresten: Je 7–12% der Fettsäurefraktion entfallen auf Eicosapentaensäure (EPA) und Docosahexaensäure (DHA).

(n-3)-Fettsäuren können von Fischen nicht *de novo* synthetisiert werden. Sie stammen ursprünglich aus Meeresalgen und werden auf ihrem Weg durch verschiedene Organismen der Nahrungskette durch Kettenverlängerung und Einführung weiterer Doppelbindungen modifiziert und angereichert.

Die Polyensäuren sind für die leichte Autoxidierbarkeit des Lebertrans verantwortlich: In Gegenwart von Luftsauerstoff und Licht nimmt das Öl rasch einen unangenehmen, tranigen Geruch und Geschmack an. Durch Formulierung als Weichgelatinekapseln und Zusatz von Antioxidantien läßt sich die Haltbarkeit erhöhen und die Geschmacksbelästigung vermeiden. Allerdings hängt die Qualität des verkapselten Öls auch wesentlich von der Qualität des Ausgangsmaterials ab. Nur durch weitgehenden Schutz der empfindlichen Polyensäuren vor Oxidation bereits beim Herstellungsprozeß kann der Gehalt an potentiell toxischen Lipidperoxiden niedrig gehalten werden.

Lebertran und andere Fischleberöle enthalten, im Gegensatz zu Fischölen, hohe Konzentrationen an den fettlöslichen Vitaminen A und D.

Verwendung:

1. Aufgrund des Gehalts an Vitamin D kann Lebertran zur Prophylaxe der Rachitis verwendet werden. Für diese Indikation werden allerdings, ebenso wie für die Therapie von Vitamin-D-Mangelkrankheiten, reine Vitamin-D-Zubereitungen bevorzugt, da sie besser dosierbar sind.
2. Lebertran wird auch als Diätetikum zur Prophylaxe kardiovaskulärer Erkrankungen und Fettstoffwechselstörungen (s. Abschn. 1.4) verwendet. Verglichen mit den Fischölen ist der Gehalt an (n-3)-Fettsäuren etwas geringer und der Vitamingehalt wesentlich höher. Bei der empfohlenen Dosierung besteht jedoch auch für Lebertran keine Gefahr der Überdosierung von Vitamin A oder Vitamin D.

Fischöle

Stammtiere: Menhaden (*Brevoortia tyrannus* – Clupeidae.), Hering (*Clupea harengus* – Clupeidae), Lachs (*Salmo salar* – Salmonidae) und andere Kaltwasser-Meeresfische.

Gewinnung: Fischöle fallen als Nebenprodukt bei Herstellung von Fischmehl, das in großen Mengen als Futtermittel verwendet wird, an.

Die Fische werden gekocht und dann ausgepreßt. Der Preßrückstand liefert nach dem Trocknen das Fischmehl. Aus der erhaltenen Flüssigkeit wird das Öl durch Zentrifugieren abgetrennt. Der Gehalt der Rohöle an EPA und DHA (etwa 25%) läßt sich durch Abtrennung der höherschmelzenden gesättigten und einfach ungesättigten Triacylglycerole auf 30–40% der Fettsäurefraktion steigern.

Inhaltsstoffe: Fischöle enthalten einen relativ hohen Anteil an den (n-3)-Fettsäuren Eicosapantaensäure (EPA) und Docosahexaensäure (DHA). Im Vergleich zu den Fischleberölen enthalten sie nur geringe Mengen der Vitamine A und D.

Verwendung: Zur Prophylaxe kardiovaskulärer Erkrankungen und Fettstoffwechselstörungen (s. Abschn. 1.4).

5. Wachse

5.1 Strukturen, Eigenschaften

Für Wachse gibt es sowohl eine chemische als auch eine technologische Definition, die nebeneinander verwendet werden und sich zum Teil überschneiden: Wachse im chemischen Sinne sind Ester langkettiger Fettsäuren mit langkettigen aliphatischen Alkoholen. Wachse im technologischen Sinne sind biogene oder synthetische Stoffe, die ähnliche Eigenschaften wie Bienenwachs besitzen: Sie sind bei 20 °C knetbar oder fest, schmelzen über 40 °C ohne Zersetzung und sind unter Druck polierbar.

Biogene Wachse sind meist komplexe Mischungen verschiedener Lipide. Neben den typischen aus langkettigen Fettsäuren und langkettigen primären Alkoholen aufgebauten Wachsestern enthalten sie häufig auch freie oder veresterte aliphatische 1,2-Diole, α- oder ω-Hydroxyfettsäuren, terpenoide Alkohole oder langkettige Alkane.

Biogene Wachse haben vor allem Schutzfunktionen für die produzierenden Organismen: Sie werden meist auf Oberflächen abgelagert, die dadurch weitgehend wasserundurchlässig und schwer angreifbar für Mikroorganismen werden. Bei Pflanzen und Insekten reduzieren die Oberflächenwachse z. B. unkontrollierte Wasserverluste, bei Wasservögeln verhindern sie das Eindringen des Wassers in das Gefieder. Selten dienen Wachse auch als Reservestoffe, z. B. in den Samen von *Simmondsia chinensis*.

5.2 Biosynthese

Die in Wachsen häufig vorkommenden sehr langkettigen unverzweigten Fettsäuren werden durch Kettenverlängerung von Palmitoyl- oder Oleoyl-CoA mit Malonyl CoA aufgebaut (s. Abschn. 1.2). Die langkettigen Fettalkohole werden aus den entsprechenden Fettsäuren – wahrscheinlich durch Reduktion der Coenzym-A-Ester in Gegenwart einer Acyl-CoA-

Reduktase – gebildet. Säure- und Alkoholkomponenten biogener Wachse haben daher in der Regel eine gerade Zahl von Kohlenstoff-Atomen. Die Verknüpfung der beiden Komponenten zum Wachsester erfolgt wohl meist durch Übertragung eines Acylrestes aus Acyl-Coenzym A auf den Alkohol.

Die unverzweigten langkettigen Alkane werden durch Decarboxylierung langkettiger Fettsäuren synthetisiert. Sie haben daher in der Regel eine ungerade Zahl von Kohlenstoff-Atomen.

Verzweigte aliphatische Carbonsäuren, die vor allem in Hautwachsen von Säugetieren vorkommen, werden wahrscheinlich aus Valin über Isobutyroyl-CoA [(n-1)-Methyl-fettsäuren = *iso*-Säuren] und aus Isoleucin über 2-Methylbutyroyl-CoA [(n-2)-Methyl-fettsäuren = *anteiso*-Säuren] durch Kettenverlängerung mit Malonyl-CoA-Einheiten aufgebaut. Durch Decarboxylierung können aus ihnen verzweigte langkettige Alkane entstehen.

5.3 Monographien

Cera Carnaubae

Arzneibuch-Monographie: DAB 9 (Carnaubawachs); AB/DDR.

Stammpflanze: *Copernicia prunifera* (Mill.) H. E. Moore (Synonym: *Copernicia cerifera* Martius) – Arecaceae.

Copernicia prunifera, die Carnaubapalme, ist ein etwa 15 m hoher Baum, der an der Spitze des Stammes einen Schopf fächerförmiger Blätter trägt. Die Oberflächen der Blattspreite sind mit einer Wachsschicht bedeckt, die als Transpirationsschutz dient. Die Carnaubapalme kommt in Nordost-Brasilien wild vor und wird dort zum Teil auch kultiviert.

Droge: Das Oberflächenwachs der Blattspreite.

Gewinnung: In der Trockenzeit werden 6–8 Blätter pro Palme abgeschnitten und auf Matten getrocknet. Dabei lockern sich die Wachsschuppen und können dann durch Abklopfen und Abschaben von der Blattoberfläche abgelöst werden. Das Wachs wird anschließend durch Kochen mit Wasser gereinigt.

Inhaltsstoffe: Die Esterfraktion des Carnaubawachses enthält neben sehr langkettigen gesättigten aliphatischen Carbonsäure- und ω-Hydroxycarbonsäure-Resten auch 4-Hydroxy- und 4-Methoxy-zimtsäure-Reste. Die aliphatischen Carbonsäuren und ω-Hydroxycarbonsäuren sind mit sehr langkettigen unverzweigten aliphatischen Alkoholen und α,ω-Diolen verestert. Die Zimtsäuren sind an die freien Hydroxy-Gruppen der veresterten ω-Hydroxysäuren gebunden (s. Abb. 5.27).

Hauptkomponenten der Esterfraktion sind Ester von nichthydroxylierten Fettsäuren und ω-Hydroxyfettsäuren mit Monoalkoholen. Die Hydroxycarbonsäure-Ester sind zum Teil über die freien Hydroxy-Gruppen mit weiteren aliphatischen Carbonsäuren

$$H_3C-(CH_2)_n-\overset{O}{\underset{\|}{C}}-O-CH_2-(CH_2)_m-CH_3$$

n-Alkansäure-*n*-alkylester
n = 22, 24, 26 ; m = 28, 30, 32

$$HO-CH_2-(CH_2)_n-\overset{O}{\underset{\|}{C}}-O-CH_2-(CH_2)_m-CH_3$$

ω-Hydroxy-*n*-alkansäure-*n*-alkylester
n = 18, 20, 22, 24, 26, 28 ; m = 28, 30, 32

$$\left[R-O-CH_2-(CH_2)_n-\overset{O}{\underset{\|}{C}}-O-CH_2-(CH_2)_m-CH_3\right]_X$$

Oligo- und Polyester
n = 18, 20, 22, 24, 26, 28
m = 28, 30, 32

R = H oder $H_3C-(CH_2)_n-\overset{O}{\underset{\|}{C}}-$ oder *p*-Hydroxyzimtsäure-Rest oder *p*-Methoxyzimtsäure-Rest

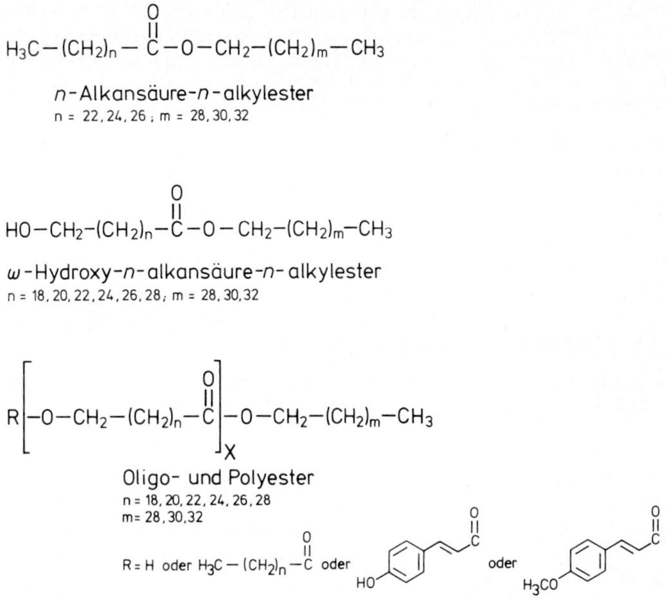

Abb. 5.27 Strukturen der Hauptkomponenten von Carnaubawachs

oder Hydroxycarbonsäuren sowie mit den aromatischen Säuren zu Oligo- und Polyestern verknüpft.

Carnaubawachs enthält etwa 12% freie Alkohole, 2–5% freie Fettsäuren und 1–2% aliphatische Kohlenwasserstoffe.

Eigenschaften: Carnaubawachs hat einen sehr hohen Schmelzpunkt und ist eines der härtesten biogenen Wachse. Diese Eigenschaften sind auf die relativ langkettigen Wachsester-Komponenten und Polyester zurückzuführen.

Verwendung: In der pharmazeutischen Technologie verwendet man Carnaubawachs zum Polieren von Dragees und zu Wachseinbettungen.

Außerdem wird es als Bestandteil von Putz- und Pflegemitteln, z. B. in Auto- und Möbelpolituren sowie in Präparaten zur Bodenpflege, eingesetzt.

Cera flava, Cera alba

Arzneibuch-Monographien: DAB 9 (Gelbes Wachs, Gebleichtes Wachs); AB/DDR; AUSTR.; HELV. VII).

Stammtier: *Apis mellifera* L. – Apidae.

Apis mellifera, die Honigbiene, ist ein staatenbildendes Insekt. Die Arbeiterinnen dieser Art entwickeln im mittleren Lebensabschnitt Wachsdrüsen am Hinterleib. Mit dem ausgeschiedenen Wachs bauen sie Waben, die aus vielen sechseckigen Zellen bestehen. Diese Zellen werden als Vorratsbehälter für Honig und Pollen sowie zur Aufzucht von Arbeiterinnen, Drohnen und Königinnen verwendet.

Drogen: Das aus den entleerten Waben gewonnene ungebleichte (Cera flava) oder gebleichte (Cera alba) Wachs.

Gewinnung: Die entleerten Waben werden mit kaltem Wasser gereinigt und dann mit heißem Wasser ausgeschmolzen. Das Rohwachs wird in geschmolzenem Zustand durch feinmaschige Siebe filtriert, um tote Bienen, Sand und ähnliche Verunreinigungen zu entfernen. Das Wachs ist dann gelb gefärbt und hat einen charakteristischen honigartigen Geruch. Dieses Produkt kommt als **Gelbes Wachs** in den Handel.

Durch Entfärben des gelben Wachses mit Alkalidichromat und Schwefelsäure oder mit Peroxiden erhält man **Gebleichtes Wachs.**

Inhaltsstoffe: Die Ester des Bienenwachses sind überwiegend aus gesättigten unverzweigten Fettsäuren und Hydroxyfettsäuren normaler Kettenlänge sowie sehr langkettigen Wachsalkoholen aufgebaut (s. Abb. 5.28). Bei den Säurekomponenten dominieren Palmitinsäure (16:0) und 15-Hydroxy-palmitinsäure, bei den Alkoholkomponenten Melissylalkohol (30:0) und Dotriacontylalkohol (32:0).

Die Esterfraktion enthält neben Monoestern (35% des Bienenwachses) auch erhebliche Mengen an Diestern (14%), Triestern (3%), Hydroxymonoestern (4%) und Hydroxypolyestern (8%).

$$H_3C-(CH_2)_{14}-\overset{O}{\underset{\|}{C}}-O-CH_2-(CH_2)_m-CH_3$$

n-Alkansäure-*n*-alkylester

$$HO-\overset{CH_3}{\underset{|}{C}}H-(CH_2)_{13}-\overset{O}{\underset{\|}{C}}-O-CH_2-(CH_2)_m-CH_3$$

(*n*-1)-Hydroxy-*n*-alkansäure-*n*-alkylester

$$R\left[-O-\overset{CH_3}{\underset{|}{C}}H-(CH_2)_{13}-\overset{O}{\underset{\|}{C}}-\right]_X O-CH_2-(CH_2)_m-CH_3$$

Oligoester

$R = H$ oder $H_3C-(CH_2)_{14}-\overset{O}{\underset{\|}{C}}$
$m = 22, 24, 26, 28, 30$
$X = 1-4$

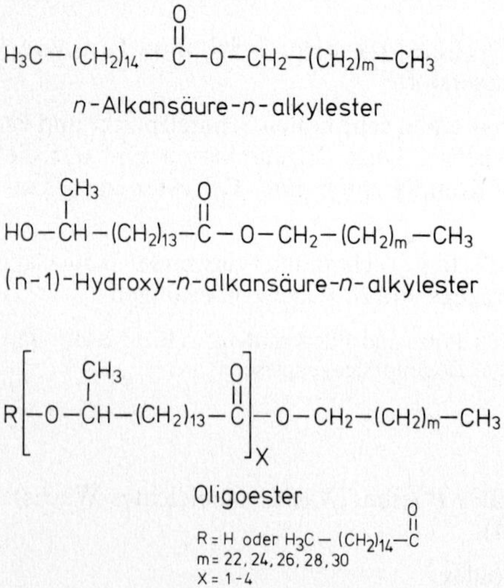

Abb. 5.28 Strukturen der Hauptkomponenten von Bienenwachs (Cera flava, Cera alba)

Bienenwachs enthält relativ hohe Konzentrationen an sehr langkettigen Alkanen (10–15%) und freien Fettsäuren (etwa 15%). Freie Wachsalkohole sind dagegen nur in geringer Konzentration (etwa 2%) vorhanden.

Die freien Fettsäuren des Bienenwachses bestehen – im Gegensatz zu den veresterten Fettsäuren – im wesentlichen aus Carnaubasäure (24:0), Cerotinsäure (26:0) und Montansäure (28:0). Bei den Alkanen überwiegen Pentacosan ($C_{25}H_{52}$), Heptacosan ($C_{27}H_{56}$), Nonacosan ($C_{29}H_{60}$), Hentriacontan ($C_{31}H_{64}$) und Tritriacontan ($C_{33}H_{68}$).

Verwendung: In der pharmazeutischen Technologie zum Polieren von Dragees, zu Wachseinbettungen oder als Bestandteil von Salbengrundlagen.

Adeps lanae (Cera lanae), Lanae alcoholes

Arzneibuch-Monographien: DAB 9 (Wollwachs, Wollwachsalkohole); AB/DDR; AUSTR.; HELV. VII.

Stammtier: *Ovis aries* L. – Bovidae.

Ovis aries, das Hausschaf, ist eines der ältesten Haustiere; es wurde bereits 9000 v. Chr. in Mesopotamien domestiziert. Es wird vor allem zur Gewinnung der Wolle gezüchtet; aber auch das Fleisch, das Fett und das Fell sind wichtige Produkte der Schafzucht.

Die Talgdrüsen in der Haut des Schafes scheiden eine wachsartige Substanz aus, welche die Wollfasern überzieht und dadurch schwer benetzbar macht.

Drogen: Wollwachs ist das aus der Schafwolle gewonnene gereinigte Wachs. **Wollwachsalkohole** bestehen entweder nur aus den Alkoholkomponenten des Wollwachses (DAB 9; AUSTR., HELV. VII), oder sie enthalten zusätzlich die aus den Säurekomponenten des Wachses durch Reduktion entstehenden Alkohole (AB/DDR).

Gewinnung: Die bei der Schur der Schafe anfallende Rohwolle wird zunächst mit kaltem Wasser gespült, um Schweißbestandteile und grobe Verunreinigungen zu entfernen. Dann wäscht man die Wolle mit Seifen- oder anderen Waschmittel-Lösungen. Dabei wird das Wollwachs im Waschwasser dispergiert, aus dem es anschließend durch Zentrifugieren abgetrennt werden kann.

Wollwachsalkohole im Sinne von DAB 9, AUSTR. und HELV. VII werden durch alkalische Verseifung von Wollwachs, Extraktion der alkalischen Lösung mit organischen Lösungsmitteln und anschließende Desodorierung und Entfärbung gewonnen.

Durch katalytische Hochdruckhydrierung von Wollwachs erhält man ebenfalls Wollwachsalkohole. Dabei werden die Ester hydrogenolytisch gespalten und die Säurekomponenten des Wachses in primäre Alkohole überführt. Das Reaktionsprodukt hat daher eine andere Zusammensetzung als das durch Verseifung gewonnene Produkt. Es entspricht nicht den Anforderungen des DAB 9, des AUSTR. und der HELV. VII, ist jedoch im AB/DDR offizinell.

Inhaltsstoffe: Wollwachs enthält einen ungewöhnlich hohen Anteil (etwa 50%) an Triterpen- und Steroidestern (s. Abb. 5.29). Hauptkomponente der Steroidfraktion ist das Cholesterol, Hauptkomponenten der Triterpenfraktion sind Lanosterol und Dihydrolanosterol. Bei den aliphatischen Alkoholkomponenten der Ester überwiegen verzweigte aliphatische

Cholesterol-Ester

Dihydrolanosterol-Ester

Lanosterol-Ester

$$R^1-O-CH_2-(CH_2)_n-\overset{CH_3}{\underset{|}{CH}}-CH_3$$
iso-Alkyl-Ester

$$R^1-O-CH_2-\overset{O-R^2}{\underset{|}{CH}}-(CH_2)_m-\overset{CH_3}{\underset{|}{CH}}-CH_3$$
iso-Alkan-1,2-diol-Ester

$$R^1-O-CH_2-(CH_2)_n-\overset{CH_3}{\underset{|}{CH}}-CH_2-CH_3$$
anteiso-Alkyl-Ester

$$R^1-O-CH_2-\overset{O-R^2}{\underset{|}{CH}}-(CH_2)_m-\overset{CH_3}{\underset{|}{CH}}-CH_2-CH_3$$
anteiso-Alkan-1,2-diol-Ester

$R^1 =$

$$H_3C-\overset{CH_3}{\underset{|}{CH}}-(CH_2)_p-\overset{O}{\underset{\|}{C}}-$$
iso-Acyl

$$H_3C-\overset{CH_3}{\underset{|}{CH}}-(CH_2)_r-\overset{OH}{\underset{|}{CH}}-\overset{O}{\underset{\|}{C}}-$$
α-Hydroxy-*iso*-Acyl

$$H_3C-CH_2-\overset{CH_3}{\underset{|}{CH}}-(CH_2)_p-\overset{O}{\underset{\|}{C}}-$$
anteiso-Acyl

$$H_3C-CH_2-\overset{CH_3}{\underset{|}{CH}}-(CH_2)_r-\overset{OH}{\underset{|}{CH}}-\overset{O}{\underset{\|}{C}}-$$
α-Hydroxy-*anteiso*-Acyl

$$H_3C-(CH_2)_s-\overset{OH}{\underset{|}{CH}}-\overset{O}{\underset{\|}{C}}-$$
α-Hydroxy-*n*-Acyl

$R^2 =$ H oder R^1
n = 16, 18, 20, 22, 24
p = 10, 12, ... 28

m = 13, 15, 17, 19
r = 13, 15, 17, 19
s = 11, 13, 15

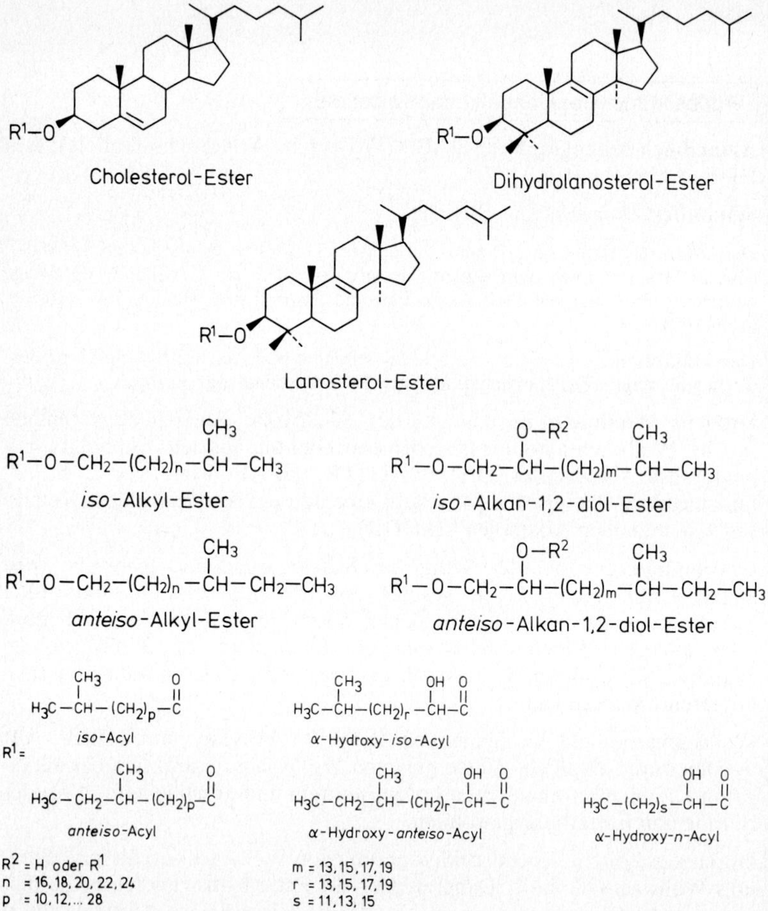

Abb. 5.29 Strukturen der Hauptkomponenten von Wollwachs

Monoole ($C_{20} - C_{33}$) und α,β-Diole ($C_{18} - C_{25}$). Der Säureanteil der Wollwachsester besteht zu etwa 60% aus verzweigten Alkancarbonsäuren ($C_{14} - C_{33}$). Daneben kommen aber auch erhebliche Mengen (etwa 30%) an unverzweigten (hauptsächlich α-Hydroxypalmitinsäure) und verzweigten (hauptsächlich α-Hydroxy-*iso*-octadecansäure) α-Hydroxysäuren vor.

Die Esterfraktion des Wollwachses ist ein sehr komplexes Gemisch: Hauptkomponenten sind Ester der Sterole und Triterpenalkohole mit nichthydroxylierten und hydroxylierten Fettsäuren, sowie Mono- und Diester aliphatischer Alkohole.

Wollwachs enthält etwa 10% freie Alkohole und nur geringe Konzentrationen an Alkanen und freien Fettsäuren (je etwa 0,5%).

Eigenschaften: Der hohe Anteil an verzweigten Acyl-Resten ist wahrscheinlich für den niedrigen Schmelzpunkt und die zähe, halbfeste Konsistenz des Wollwachses verantwortlich. Die freien Wollwachsalkohole wirken als Tenside und bedingen die gute Wasseraufnahmefähigkeit des Wollwachses.

Verwendung: Wollwachs und Wollwachsalkohole werden in der pharmazeutischen Technologie zur Herstellung von Salbengrundlagen (Absorptionsbasen) verwendet, die ein besonderes Wasserbindungsvermögen besitzen.

Jojoba-Öl

Stammpflanze: *Simmondsia chinensis* (Link) Schneid. (Synonym: *Simmondsia californica* Nutt.) – Simmondsiaceae.

Simmondsia chinensis, der Jojoba-Strauch, wird bis zu 3 m hoch. Er ist an extrem trockene Standorte angepaßt, trägt immergrüne Blätter und bildet ein- bis dreisamige Kapselfrüchte. Die Samen speichern in den Keimblättern ein flüssiges Wachs als Reservestoff. Jojoba kommt in den Wüsten Mexikos und der südwestlichen USA wild vor und kann auch in ariden Gebieten kultiviert werden. Hauptanbaugebiete sind die USA, Mittelamerika, Australien, Israel und der Sudan.

Droge: Das flüssige Wachs aus den Samen. Es wird durch Auspressen gewonnen.

Inhaltsstoffe: Jojoba-Öl besteht im wesentlichen aus Estern einfach ungesättigter langkettiger Fettsäuren mit einfach ungesättigten langkettigen Alkoholen (s. Abb. 5.30). Es sollte daher als Wachs bezeichnet werden.

$$H_3C-(CH_2)_7\overset{\frown}{}(CH_2)_n-\overset{O}{\overset{\|}{C}}-O-CH_2-(CH_2)_m\overset{\frown}{}(CH_2)_7-CH_3$$

n-Alkensäure-*n*-alkenylester
n = 7,9,11; m = 9,11

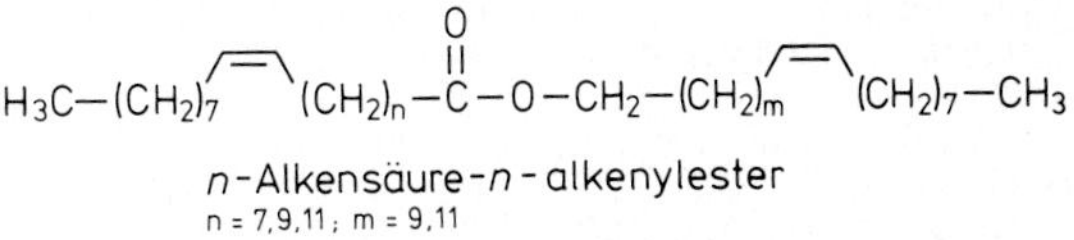

Abb. 5.30 Strukturen der Hauptkomponenten von Jojoba-Öl

Freie Fettsäuren, freie aliphatische Alkohole und freie Sterole sind zu je etwa 1% vorhanden. Wegen des hohen Anteils an ungesättigten Acyl- und Alkylresten ist das Wachs bei Raumtemperatur flüssig.

Verwendung: Jojoba-Öl kann als hochwertiger Ersatz für Walratöl, das wegen des internationalen Walfangverbots nicht mehr erhältlich ist, verwendet werden. Es wird in der Kosmetik und in der pharmazeutischen Technologie, z. B. als Bestandteil von Sonnenschutz-Präparaten, eingesetzt. Wegen seiner weitgehend temperaturunabhängigen Viskosität ist es auch als Schmiermittel für hochtourige Motoren geeignet.

Weiterführende Literatur

Abdel-Latif, A. A. (1986), Calcium-mobilizing Receptors, Polyphosphoinositides, and the Generation of the Second Messengers, Pharmacol. Rev., **38**, 227.

Bergström, S. (1967), Prostaglandins: Members of a New Hormonal System, Science **157**, 382.

Berridge, M. J. (1987), Inositol Triphosphate and Diacylglycerol: Two Interacting Second Messengers, Ann. Rev. Biochem., **56**, 159.

Bretcher, M. S. (1985), Die Moleküle der Zellmembran, Spektrum der Wissenschaft, Heft 12, 90.

Brown, M. S., Goldstein, J. L. (1985), Arteriosklerose und Cholesterin: die Rolle der LDL-Rezeptoren, Spektrum der Wissenschaft, Heft 1, 96.

Chang, J., Musser, J. H., McGregor, H. (1987), Phospholipase A2: Function and Pharmacological Regulation, Biochem. Pharmacol. **36**, 2429.

Frentzen, M. (1986), Biosynthesis and Desaturation of Different Diacylglycerol Moieties in Higher Plants, J. Plant Physiol., **124**, 193.

Green, R. H., Lambeth, P. F. (1983), Leukotrienes, Tetrahedron **39**, 1687.

Gunstone, F. D., Harwood, J. L., Padley, F. B. (Eds.) (1986), The Lipid Handbook, Chapman and Hall, London.

Hammarström, S. (1983), Leukotrienes, Ann. Rev. Biochem. **52**, 355.

Kolattukudy, P. E. (1980), Cutin, Suberin, and Waxes, in Stumpf, P. K., Conn, E. E. (Eds.), Biochemistry of Plants. Academic Press, New York.

O'Flaherty, J. T. (1987), Phospholipid Metabolism and Stimulus-Response Coupling, Biochem. Pharmacol., **36**, 407.

Pardun, H. (1969), Analyse der Fette und Fettbegleitstoffe, in Handbuch der Lebensmittelchemie, Band IV: Fette und Lipoide (Acker, L., Bergner, K.-G., Diemair, W., Heimann, W., Kiermaier, F., Schormüller, J., Souci, S. W., Eds.), Springer Verlag, Berlin, Heidelberg, New York, 402.

Roughan, P. G., Slack, C. R. (1982), Cellular Organization of Glycerolipid Metabolism, Ann. Rev. Plant Physiol. **33**, 97.

Samuelsson, B., Granström, E., Green, K., Hamberg, M., Hammarström, S. (1975), Prostaglandins, Ann. Rev. Biochem. **44**, 669.

Samuelsson, B., Godyne, M., Granström, E., Hamberg, M., Hammarström, S., Malmsten, C. (1978), Prostaglandins and Thromboxanes, Ann. Rev. Biochem. **47**, 997.

Vance, D. E., Vance J. E. (Eds.) (1985), Biochemistry of Lipids and Membranes, Benjamin/Cummings, Menlo Park, Ca.

Weber, N. (1986), Platelet Activating Factor – Ein physiologisch aktives Etherlipid, Pharmaz. in uns. Zeit **15**, 107.

Weber, P. C., v. Schacky, C., Lorenz, R. (1986), Hochungesättigte Fettsäuren vom ω-3-Typ. Prävention und Therapie, D. Apoth. Ztg. **126**, 4.

Kapitel 6

Phenylpropane

1. Allgemeines

1.1 Definitionen

Als Phenylpropane bezeichnet man stickstofffreie Verbindungen, die über den Shikimat-Weg gebildet werden und deren Grundkörper das 1-Phenylpropan ist. In diesem Kapitel werden darüber hinaus auch Verbindungen behandelt, die sich aus Phenylpropanen durch Verkürzung der Seitenkette ableiten oder direkt aus Zwischenstufen des Shikimat-Weges aufgebaut werden.

1.2 Biosynthese: Shikimat-Weg

Höhere Pflanzen und Mikroorganismen haben die Fähigkeit, Phenylpropane aus Kohlenhydraten aufzubauen. Dies geschieht auf einem stark verzweigten Biosyntheseweg, der nach einem charakteristischen Zwischenprodukt als Shikimat-Weg bezeichnet wird. Wichtige Primärstoffe, die auf diesem Wege entstehen, sind die aromatischen Aminosäuren Phenylalanin, Tyrosin und Tryptophan. Außerdem leiten sich eine große Zahl sekundärer Stoffwechselprodukte aus dem Shikimat-Weg ab (s. Abb. 6.1).

Das erste Enzym des Shikimat-Weges ist die DAHP-Synthase (s. Abb. 6.2). Sie überführt die aus dem Kohlenhydratstoffwechsel stammenden Ausgangsprodukte Phosphoenolpyruvat und Erythrose-4-phosphat in 3-Desoxy-D-*arabino*-heptulosonat-7-phosphat (DAHP) und beeinflußt durch ihre Aktivität entscheidend die Gesamtmenge der auf diesem Wege gebildeten Stoffwechselprodukte: Endprodukte der Biosynthesekette, wie Phenylalanin oder Tyrosin, hemmen das Enzym, während Ausgangsprodukte, wie Erythrose-4-phosphat oder Phosphoenolpyruvat, seine Aktivität steigern. DAHP wird zu Dehydrochinat zyklisiert, das dann über Shikimat unter Einbau einer weiteren Phosphoenolpyruvat-Einheit in Chorismat überführt wird. Hier endet die gemeinsame Strecke des Shikimat-Weges. Verzweigungen führen zu den aromatischen Aminosäuren Phenylalanin, Tyrosin, Tryptophan und Anthranilsäure.

Phenylalanin und Tyrosin werden über Prephensäure synthetisiert, die durch eine pericyclische Umlagerung aus Chorisminsäure gebildet wird (Abb. 6.3). Die Reihenfolge der nächsten Schritte, Aromatisierung und Einführung der Amino-Gruppe durch Transaminierung, sind nicht bei allen Organismen gleich. Während bei Mikroorganismen beide Wege, z. T. in derselben Art, verwendet werden, bilden die höheren Pflanzen Tyrosin und Phenylalanin wohl in der Regel auf dem Arogenatweg.

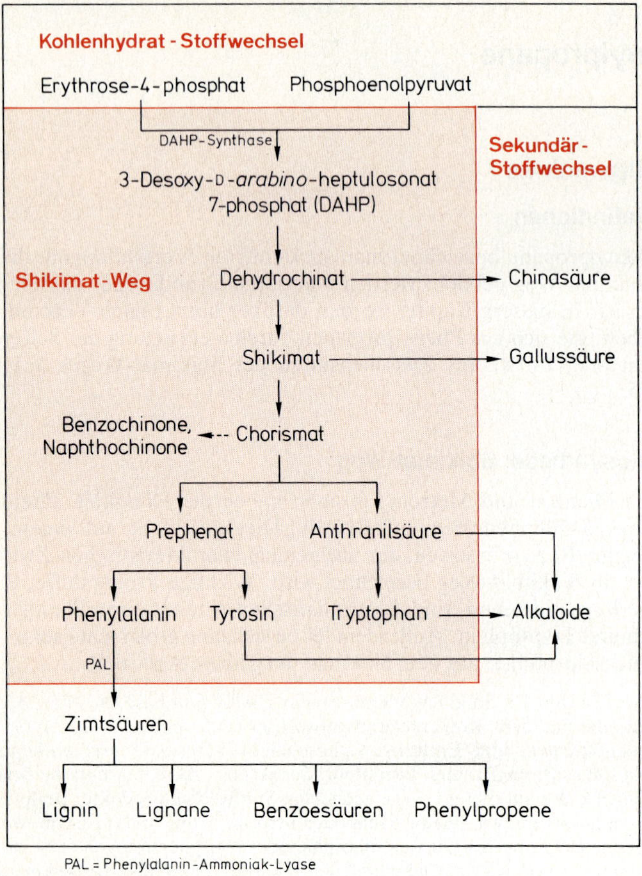

Kohlenhydrat - Stoffwechsel
Erythrose-4-phosphat
Phosphoenolpyruvat
DAHP-Synthase
3-Desoxy-D-*arabino*-heptulosonat 7-phosphat (DAHP)
Sekundär-Stoffwechsel
Shikimat-Weg
Dehydrochinat
Chinasäure
Shikimat
Gallussäure
Benzochinone, Naphthochinone
Chorismat
Prephenat
Anthranilsäure
Phenylalanin
Tyrosin
Tryptophan
Alkaloide
PAL
Zimtsäuren
Lignin
Lignane
Benzoesäuren
Phenylpropene
PAL = Phenylalanin-Ammoniak-Lyase

Abb. 6.1 Shikimat-Weg (Übersicht)

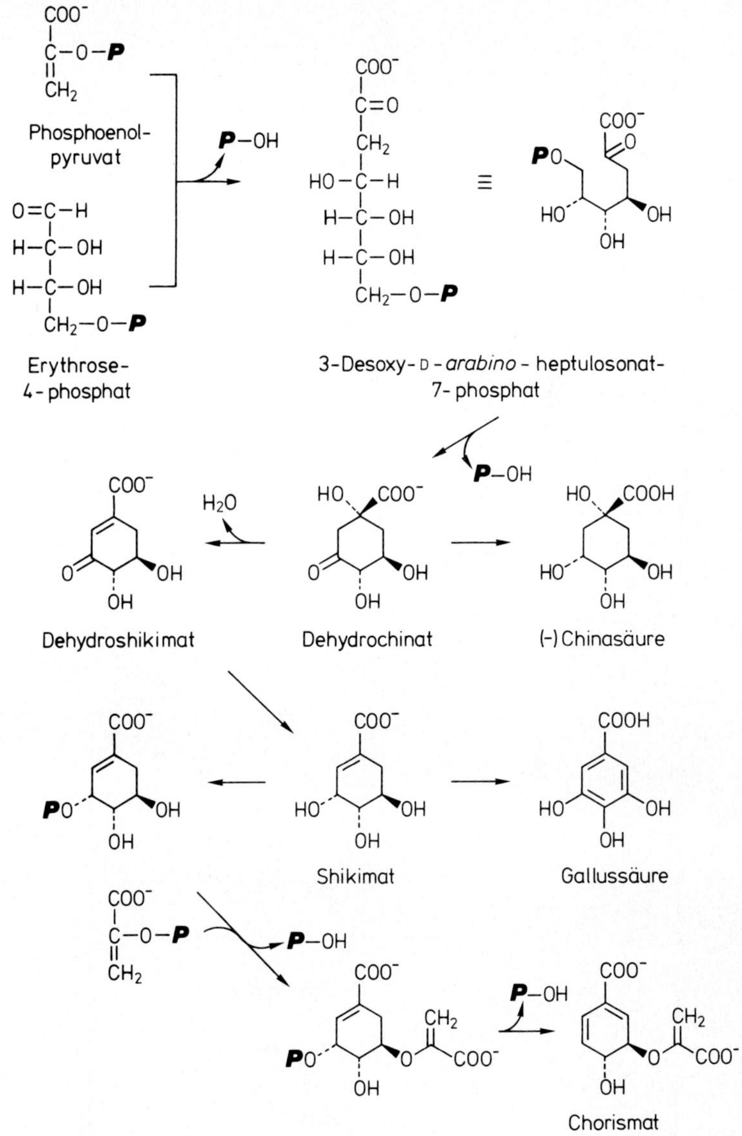

Abb. 6.2 Gemeinsame Strecke des Shikimat-Weges

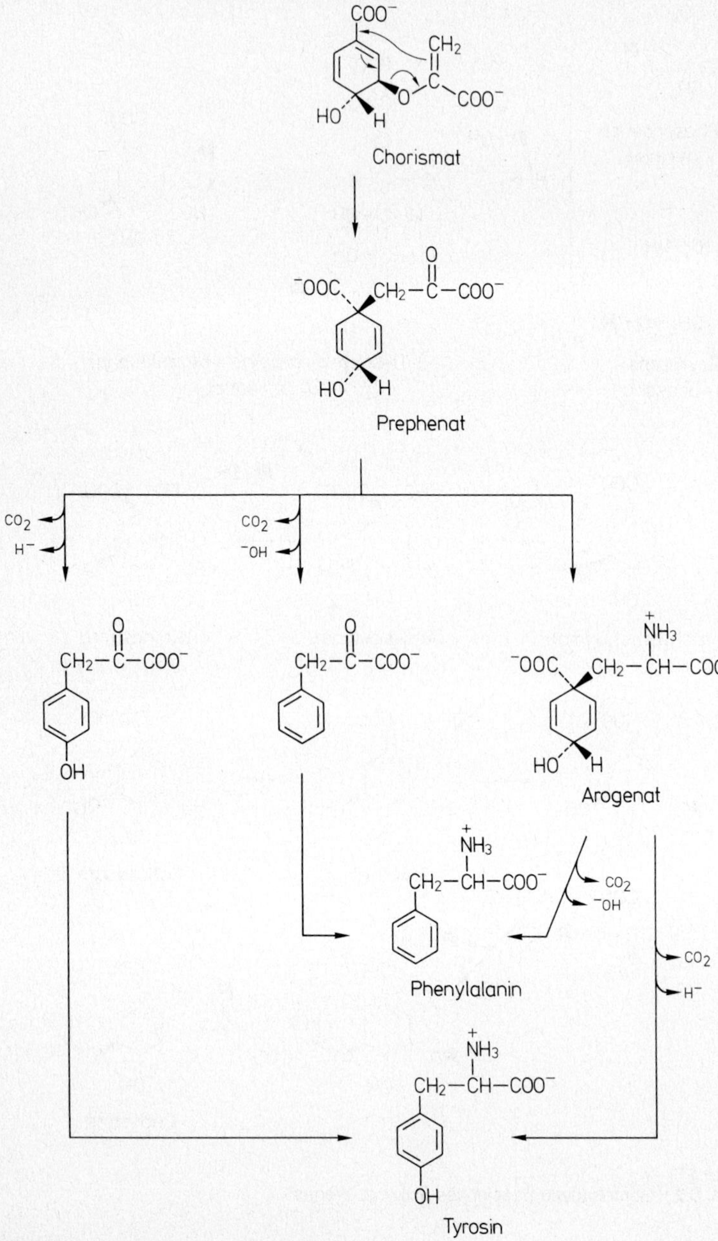

Abb. 6.3 Biosynthese von Phenylalanin und Tyrosin

2. Zimtsäuren und Zimtsäure-Derivate

2.1 Strukturen, Eigenschaften

Zimtsäuren kommen nur relativ selten frei in der Natur vor. In der Regel sind sie verestert. Als Alkoholkomponente dieser Ester findet man häufig andere Phenylpropane (Zimtalkohole, α-Hydroxy-dihydrozimtalkohole, Benzylalkohole), Zwischenprodukte des Shikimat-Weges (Chinasäure), Zucker oder Glykoside. Eine weitere häufige Strukturvariation ist die Lactonisierung von *o*-Hydroxyzimtsäuren unter Bildung von Cumarinen.

2.2 Biosynthese

Zimtsäure wird durch die Phenylalanin-Ammoniak-Lyase (PAL) aus Phenylalanin unter Eliminierung von Ammoniak gebildet. PAL ist ein Schlüsselenzym des Phenylpropan-Stoffwechsels. Sie katalysiert den ersten Schritt zur Bildung stickstofffreier Phenylpropane und reguliert damit die Verteilung des über den Shikimat-Weg gebildeten Phenylalanins zwischen Primär- und Sekundärstoffwechsel.

Hydroxylierungen und O-Methylierungen der Zimtsäuren führen dann zu den häufigsten substituierten Zimtsäuren und zu den Cumarinen (s. Abb. 6.4).

Aus den einfachen Cumarinen können durch elektrophile Substitution mit Dimethylallyl-diphosphat prenylierte Cumarine aufgebaut werden, aus denen durch oxidative Cyclisierungen unterschiedliche Typen von Furano- und Pyrano-Cumarinen entstehen können (s. Abb. 6.5).

2.3 Monographien

Melissae Folium

Arzneibuch-Monographien: DAB 9 (Melissenblätter); AB/DDR; AUSTR.; HELV. VII.

Stammpflanze: *Melissa officinalis* L. – Lamiaceae.

Die krautige, etwa 90 cm hoch werdende Pflanze kommt wild im Mittelmeergebiet und Westasien vor. Zur Drogengewinnung wird sie in den gemäßigten Zonen Europas, Asiens und Nordamerikas angebaut.

Droge: Die getrockneten Laubblätter.

Inhaltsstoffe: Melissenblätter enthalten relativ hohe Konzentrationen an Kaffeesäureestern der α-Hydroxy-dihydrokaffeesäure und der Chinasäure. Diese Depside werden wegen ihrer adstringierenden Eigenschaften und wegen der weiten Verbreitung bei einem Teil der Lamiaceae auch als

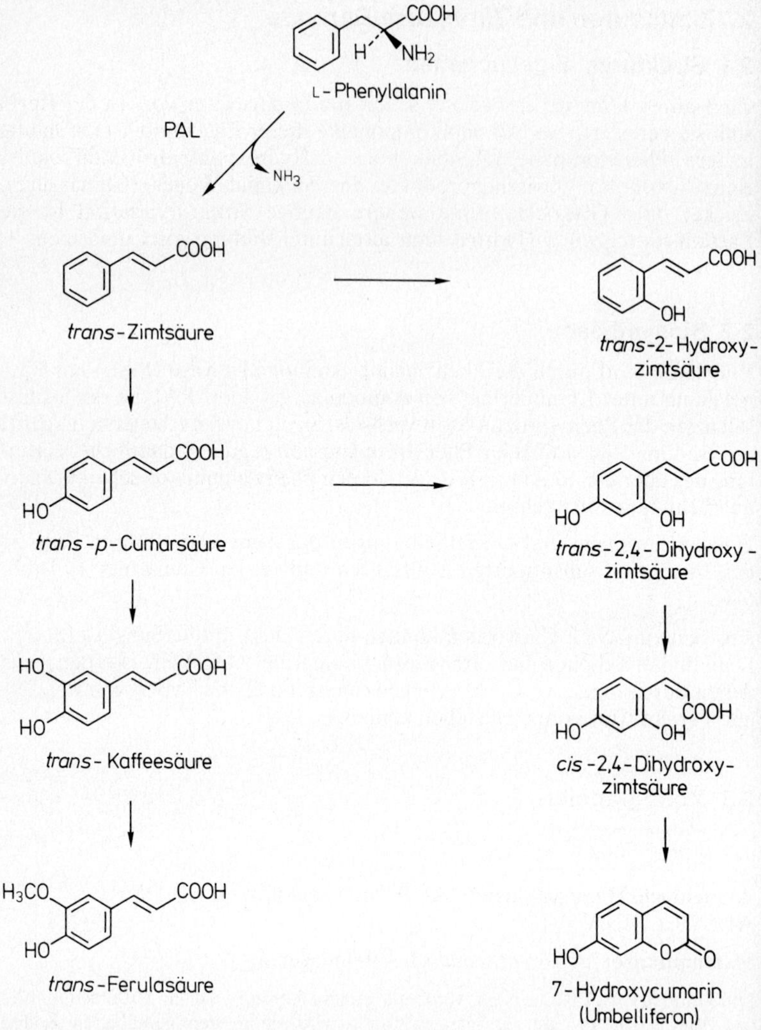

Abb. 6.4 Biosynthese von Zimtsäuren und Cumarinen

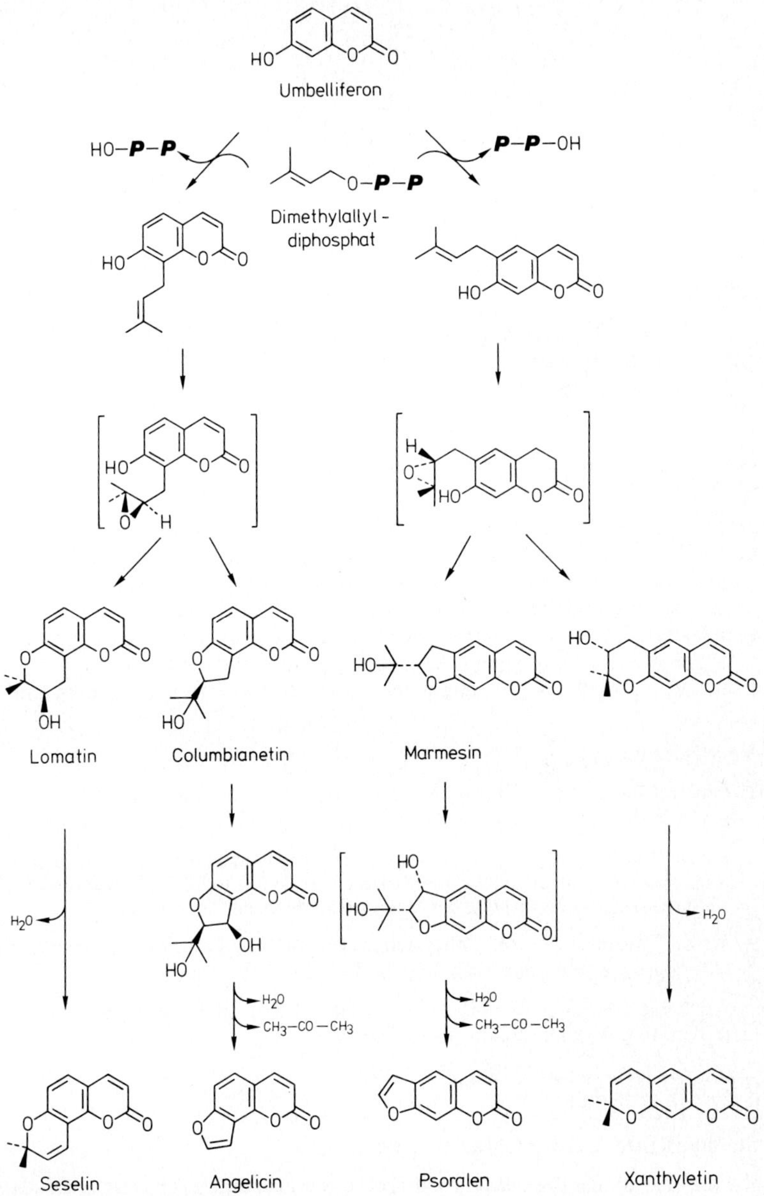

Abb. 6.5 Biosynthese von Furanocumarinen und Pyranocumarinen

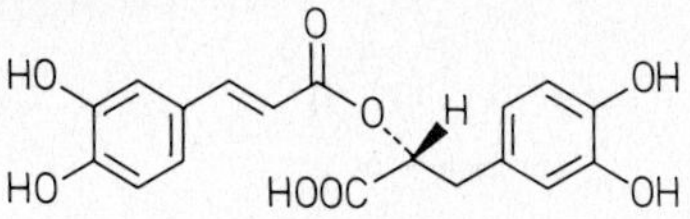

Rosmarinsäure

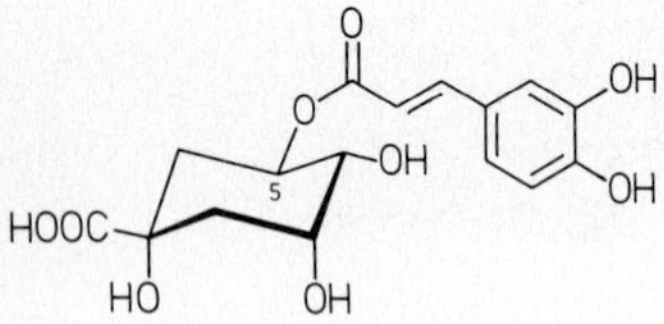

Chlorogensäure

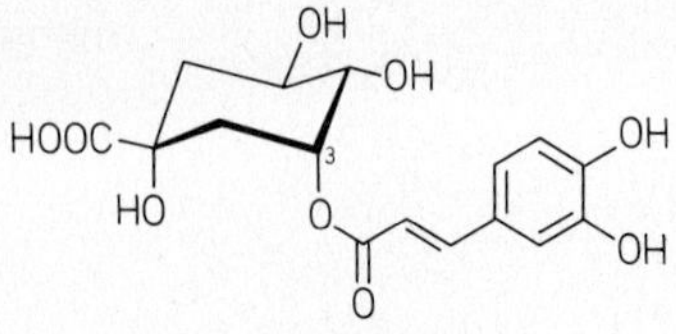

Neochlorogensäure

Labiatengerbstoffe bezeichnet. Hauptkomponenten sind die Rosmarinsäure und die Chlorogensäure.

Die Droge enthält außerdem sehr geringe Mengen ätherisches Öl. Authentisches Melissenöl enthält als Hauptkomponente ein als Citral bezeichnetes Gemisch aus Neral und Geranial. Wegen der geringen Ausbeuten und des daraus resultierenden hohen Preises ist echtes Melissenöl praktisch nicht im Handel erhältlich. Statt dessen werden Ersatzöle angeboten, wie Oleum Citronellae aus *Cymbopogon*-Arten oder Zitronenöl aus *Citrus limon,* die ähnlichen Geruch und ein ähnliches Inhaltsstoffspektrum wie Melissenöl besitzen.

Verwendung:

1. Ein standardisierter Extrakt wird zur Behandlung von Hauterkrankungen, die durch *Herpes-simplex*-Viren hervorgerufen werden, verwendet.

   Als Wirkstoffe gelten die Kaffeesäureester. Ihre virustatische Aktivität beruht wahrscheinlich auf einer Wechselwirkung mit Virus- oder Zellmembran-Proteinen, welche die Adsorption der Viren an die Zellmembran verhindert.

2. Tees, Gesamtextrakte, ätherisches Öl oder alkoholische Destillate (Melissengeist) werden als mildes Sedativum verwendet.

   Als Wirkstoffe gelten Monoterpene (vor allem Neral und Geranial) und Sesquiterpene (β-Caryophyllen) des ätherischen Öls.

Cynara scolymus

Stammpflanze: *Cynara scolymus* – Asteraceae.

Die krautige, distelartige Pflanze (Artischocke) wird im Mittelmeergebiet und in den Balkanländern angebaut.

Droge: Der Blütenstandsboden der Artischocke wird als Gemüse verwendet. Die übrigen oberirdischen Teile der Pflanze (Blätter, Stengel, Blütenknospen) dienen als Ausgangsmaterial für die Herstellung der medizinisch verwendeten Extrakte.

Inhaltsstoffe: Die Droge enthält Kaffeesäureester der Chinasäure: Hauptkomponenten der Droge und ethanolischer Extrakte sind Chlorogensäure und 1,3-Dicaffeoylchinasäure. Daneben kommen in wesentlich geringerer Menge 1,5-Dicaffeoylchinasäure (Cynarin) und 3,5-Dicaffeoylchinasäure vor.

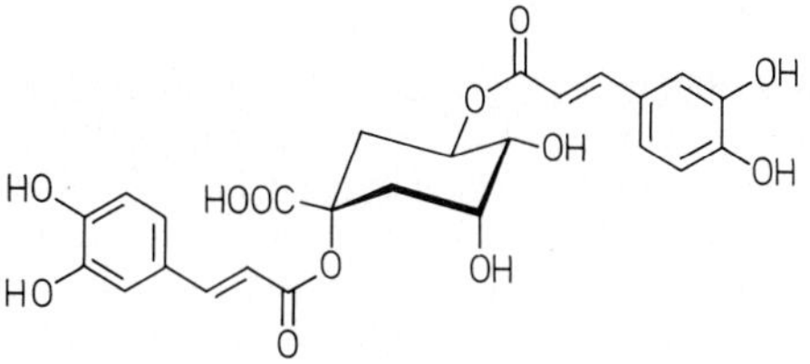

1,5 - Dicaffeoylchinasäure
(Cynarin)

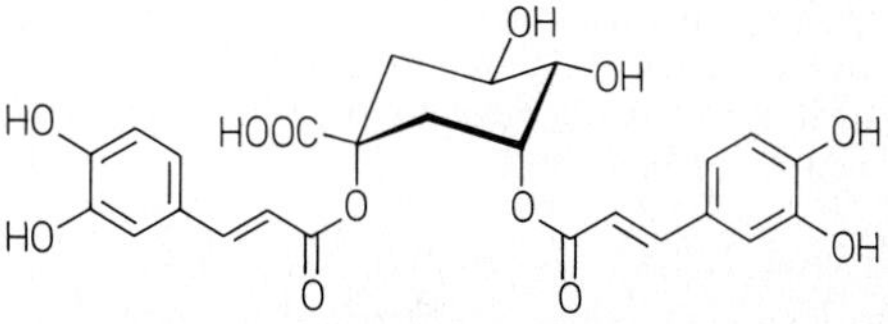

1,3- Dicaffeoylchinasäure

Bei der Herstellung wäßriger Extrakte entstehen durch Umesterung erhebliche Mengen an Isomeren: Etwa die Hälfte der ursprünglich vorhandenen Chlorogensäure wird in Neochlorogensäure (3-Caffeoylchinasäure) und Cryptochlorogensäure (4-Caffeoyl-Chinasäure) überführt; auch die Cynarin-Konzentration nimmt durch Isomerisierung von 1,3-Dicaffeoylchinasäure etwas zu.

Die Blätter enthalten außerdem das bitter schmeckende Cynaropicrin und andere Sesquiterpenlactone vom Guaianolid-Typ.

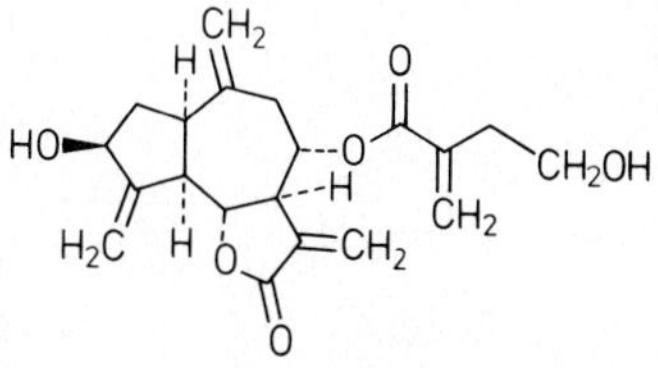

Cynaropicrin

Verwendung: Als Choleretikum bei Gallenerkrankungen und dyspeptischen Beschwerden. Als Wirkstoffe gelten die Kaffeesäureester der Chinasäure.

Meliloti herba

Stammpflanzen: *Melilotus officinalis* (L.) Pallas und *Melilotus altissimus* Thuillier–Fabaceae.

Die krautigen Pflanzen kommen im größten Teil Europas wild vor.

Droge: Die getrockneten oberirdischen Teile blühender Pflanzen.

Inhaltsstoffe: Die frische Pflanze enthält 2-(β-D-Glucosyloxy)-zimtsäuren. Das *trans*-Isomere (Melilotosid) wird in die Vakuolen transportiert und dabei z. T. zu *cis*-2-(β-D-Glucosyloxy)-zimtsäure isomerisiert. Beim Welken und Trocknen der Pflanzen wird der Vakuoleninhalt freigesetzt, und das *cis*-Isomere wird durch eine außerhalb des Protoplasten lokalisierte β-Glucosidase hydrolysiert. Das Aglykon, die *cis*-2-Hydroxyzimtsäure (*cis*-*o*-Cumarsäure), cyclisiert dann spontan zum Cumarin (s. Abb. 6.6). Das Cumarin bedingt den charakteristischen Geruch der getrockneten Droge.

Da die Isomerisierung von Melilotosid zu *cis*-2-(β-D-Glucosyloxy)-zimtsäure in Zellkulturen auch im Dunkeln abläuft, wird sie *in vivo* im Gegensatz zu der bisher meist vertretenen Auffassung wohl nicht durch UV-Licht, sondern sehr wahrscheinlich enzymatisch katalysiert.

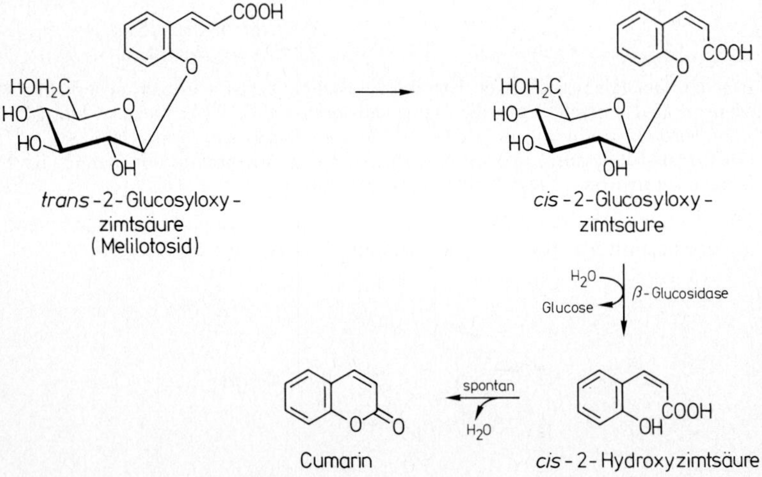

Abb. 6.6 Umwandlung von Melilotosid in Cumarin

Pharmakologische Wirkungen: Drogenextrakte wirken antiödematös und beschleunigen im Tierversuch die Wundheilung. Als Wirkstoff gilt das Cumarin, das auch für mögliche Nebenwirkungen verantwortlich ist: Drogenextrakte können in seltenen Fällen Kopfschmerzen hervorrufen. Im Tierexperiment wurden außerdem bei hoher Dosierung von reinem Cumarin Leberschädigungen nachgewiesen.

Verwendung:

1. Innerlich zur Linderung subjektiver Beschwerden und zur unterstützenden Behandlung bei Venenerkrankungen.
2. Äußerlich bei Prellungen, Verstauchungen und oberflächlichen Blutergüssen.

Ammeos visnagae fructus

Arzneibuch-Monographien: DAB 9 (Ammi-visnaga-Früchte).

Stammpflanze: *Ammi visnaga* (L.) Lam. – Apiaceae.

Die krautige Pflanze kommt im Mittelmeergebiet wild vor. Die Droge stammt von kultivierten Pflanzen. Hauptanbaugebiete sind Ägypten, Marokko und Tunesien.

Droge: Die getrockneten reifen Früchte.

Inhaltsstoffe: Die Droge enthält Dihydro-pyranocumarine, unter denen Visnadin, Samidin und Dihydrosamidin mengenmäßig vorherrschen, sowie die aus Acetateinheiten und einem Hemiterpen aufgebauten 2-Pyron-Derivate Khellin und Visnagin.

Pharmakologische Wirkung: Khellin und Visnagin wirken spasmolytisch auf die glatte Muskulatur. Visnadin steigert die Koronar- und Myokarddurchblutung.

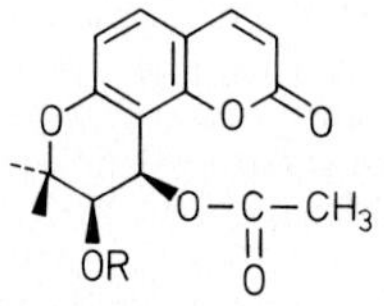

Visnadin $R = -CO-CH(CH_3)CH_2-CH_3$
Samidin $R = -CO-CH{=}C(CH_3)_2$
Dihydrosamidin $R = -CO-CH_2-CH(CH_3)_2$

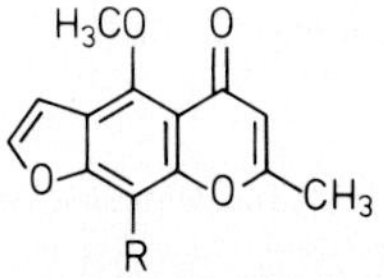

Khellin $R = OCH_3$
Visnagin $R = -H$

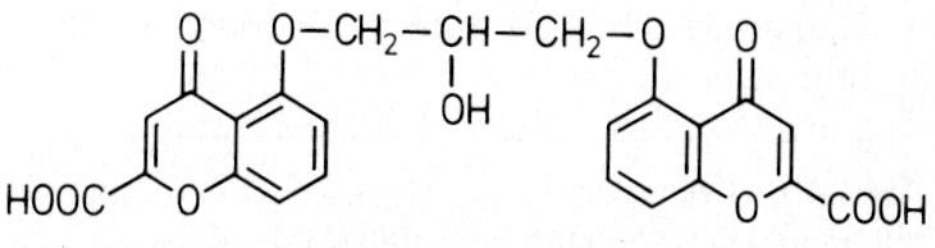

Chromoglicinsäure

Verwendung:

1. Die Droge wird zur Unterstützung der Rezidivprophylaxe und der postoperativen Behandlung von Harnsteinerkrankungen sowie zur Intervallbehandlung leichter Formen obstruktiv bedingter Atemwegsbeschwerden verwendet.
2. Visnadin verwendet man zur Behandlung leichter Formen der Angina pectoris.
3. Khellin diente als Modellsubstanz bei der Entwicklung der Chromoglicinsäure, die bei Asthma bronchiale sowie bei allergischer Rhinitis und Conjunctivitis verwendet wird.

8-Methoxypsoralen (Methoxsalen)

Gewinnung:

1. Partialsynthetisch aus 8-Geranyloxypsoralen, das aus den Früchten von *Ammi majus* (Apiaceae) extrahiert werden kann.
2. Synthetisch aus Pyrogallol.

Verwendung: Zur Behandlung der Schuppenflechte (Psoriasis) in Kombination mit langwelligem UV-Licht (UV-A: 320–390 nm). Diese Therapieform wird als Photochemotherapie oder PUVA-Therapie bezeichnet.

Zwei verschiedene Angriffspunkte des Methoxsalens werden z. Zt. als Ursachen für die Wirksamkeit diskutiert:

1. Lineare Furanocumarine wie das 8-MOP können mit der DNA reagieren. Die planaren Moleküle werden nach peroraler oder lokaler Applikation zunächst durch Einlagerung zwischen die Basenreste der DNA (Interkalation) nichtkovalent und reversibel gebunden. Bei der anschließenden Bestrahlung mit UV-A werden dann ein oder zwei benachbarte Thymin-Reste durch C_4-Cycloaddition mit der 3,4- und der 4′,5′-Doppelbindung des Furanocumarins kovalent verknüpft (s. Abb. 6.7). Die dabei entstehenden Addukte verhindern die ungestörte Ablesung der DNA und könnten damit die Synthese von Enzymen, die für die Vermehrung der Hautzellen benötigt werden, unterbinden. Das würde zu einer Herabsetzung der bei Psoriasis krankhaft erhöhten Teilungsrate der Hautzellen und damit zu einer Reduktion der Schuppenbildung führen.
2. Methoxsalen und andere lineare Furanocumarine reagieren nicht nur mit DNA. Sie werden im Dunkeln nichtkovalent an einen spezifischen Rezeptor gebunden, der sich in der Plasmamembran und im Cytoplasma von Säugetierzellen befindet. Bei Aktivierung durch UV-A-Licht hemmt der Methoxsalen-Rezeptor-Komplex die Bindung des Epidermalen Wachstumsfaktors (**e**pidermal **g**rowth **f**actor: EGF) an dessen spezifischen Rezeptor. Da EGF die Zellproliferation fördert, sollte die Hemmung der EGF-Rezeptorbindung zu einer Hemmung der Zellvermehrung führen.

Abb. 6.7 Photochemische Reaktionen von interkaliertem 8-Methoxypsoralen (8-MOP) mit benachbarten Thymin-Resten (T) der DNA.
Es ist jeweils nur eines der beiden möglichen Stereoisomeren gezeichnet

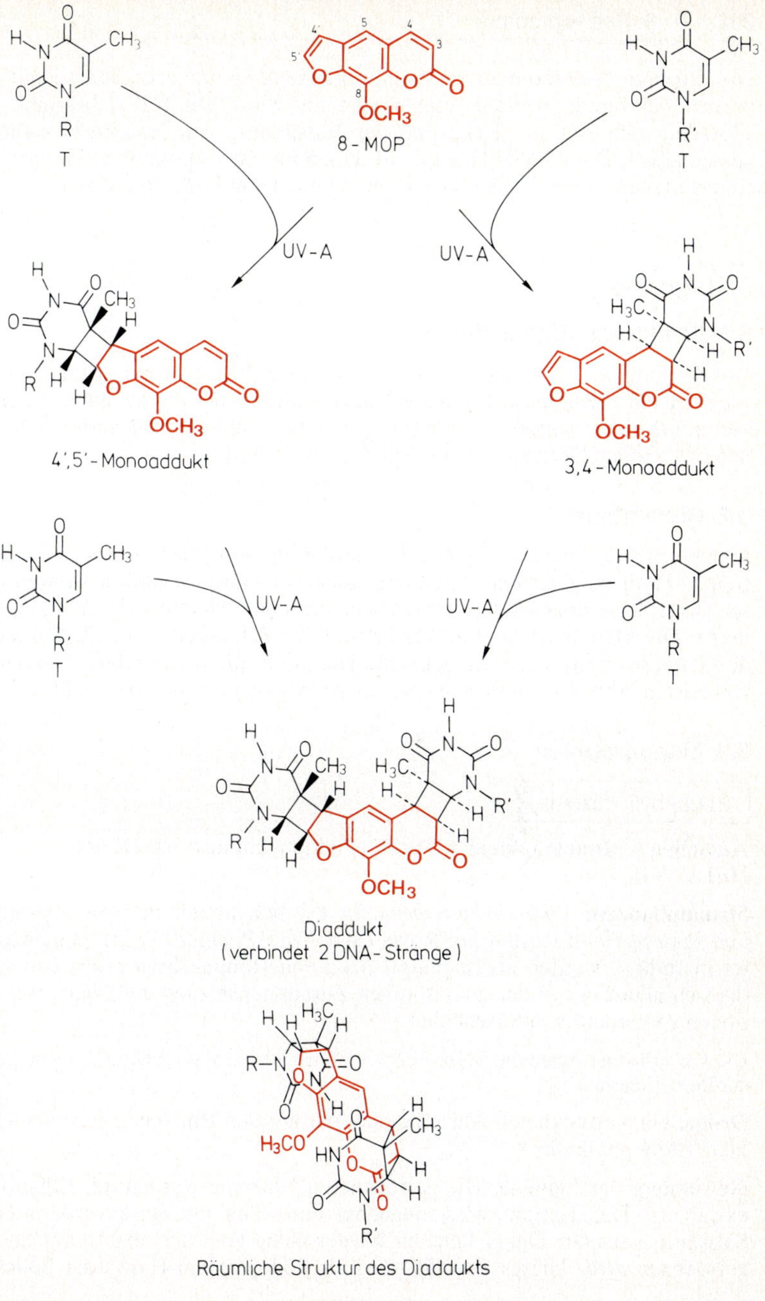

Räumliche Struktur des Diaddukts

Die Wirkung des Methoxsalens kann weitgehend auf die erkrankten Hautpartien beschränkt werden, indem man nur diese mit UV-A bestrahlt. Trotzdem läßt sich ein Restrisiko der Entstehung von Hautkrebs nicht ausschließen. Die PUVA-Therapie ist daher nur nach sorgfältiger Abschätzung von Nutzen und Risiko bei schweren Fällen von Psoriasis indiziert.

3. Lignane

3.1 Strukturen/Eigenschaften

Das Grundgerüst der Lignane besteht aus zwei Phenylpropan-Einheiten, die über die β-Kohlenstoff-Atome beider Seitenketten direkt miteinander verknüpft sind; weitere Verknüpfungen unter Bildung von carbo- oder heteocyclischen Derivaten sind möglich (s. Abb. 6.8).

3.2 Biosynthese

Lignane werden durch oxidative Dimerisierung von Phenylpropanen, die freie *p*-Hydroxy-Gruppen enthalten, gebildet. Diese Reaktion ist wahrscheinlich eine enzymkatalysierte Einelektronen-Oxidation (Phenolkopplung). Die Oxidationsstufe am α-C-Atom der Seitenkette zum Zeitpunkt der Dimerisierung ist nicht bekannt. Die Biosynthese wichtiger Lignantypen ist in Abb. 6.8 am Beispiel der Podophyllum-Lignane dargestellt.

3.3 Monographien

Podophylli rhizoma

Arzneibuch-Monographien: AUSTR. (Podophyllinum); AB/DDR; HELV. VII.

Stammpflanzen: *Podophyllum peltatum* L., beheimatet in Nordamerika und *Podophyllum hexandrum* Royle (Synonym: *P. emodi* Wall), beheimatet in Indien, werden als Stammpflanzen von Handelsdrogen verwendet, die sich allerdings in der quantitativen Zusammensetzung der Lignanfraktionen voneinander unterscheiden.

Die *Podophyllum*-Arten sind ausdauernde krautige Pflanzen; sie gehören zur Familie der Berberidaceae.

Droge: Die getrockneten Rhizome oder das aus den Rhizomen gewonnene Harz (Podophyllinum).

Gewinnung der Lignane: Die getrockneten Rhizome werden mit Ethanol extrahiert. Der Extrakt wird eingeengt und dann mit stark verdünnter Salzsäure versetzt. Dabei fällt ein Niederschlag aus, der abgetrennt und getrocknet wird. Dieses Produkt wird als Podophyllum-Harz oder Podo-

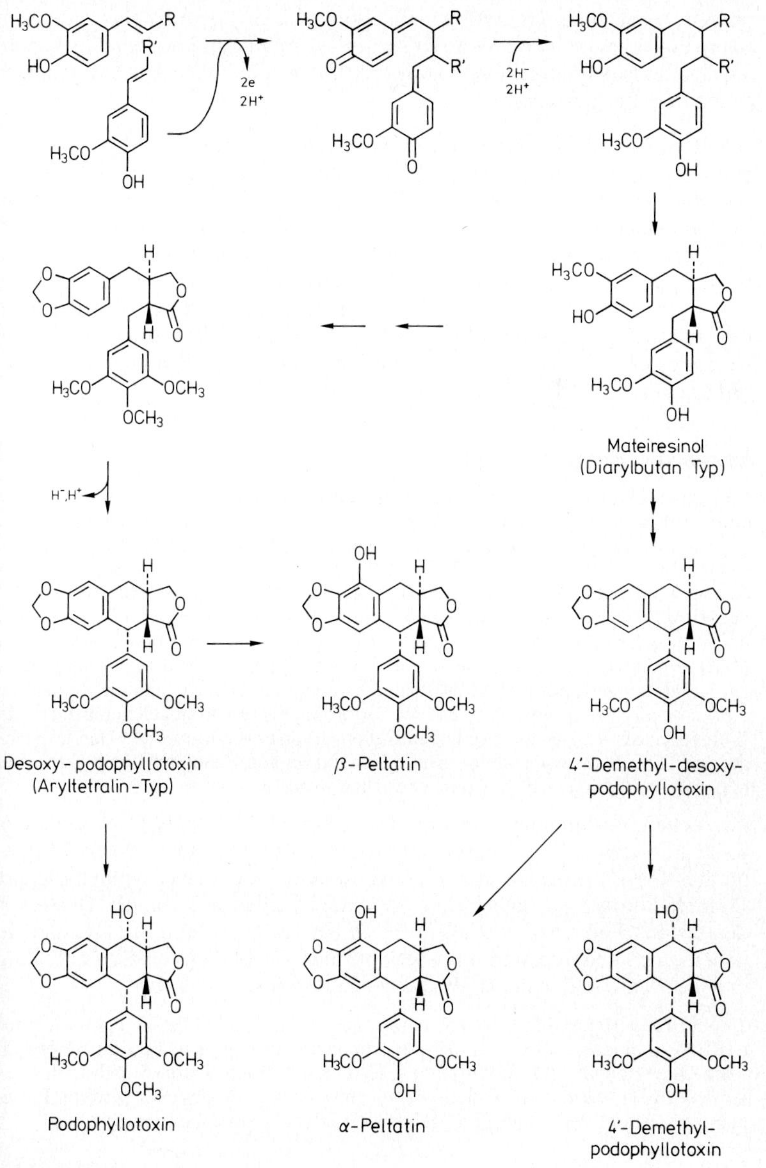

Abb. 6.8 Biosynthese von Lignanen

phyllin bezeichnet. Es besteht zum großen Teil aus nichtglykosidierten Lignanen. Lignanglykoside lassen sich mit chromatographischen Methoden aus dem eingeengten Ethanolextrakt nach Ausfällen oder Ausschütteln der freien Lignane gewinnen.

Inhaltsstoffe: Beide *Podophyllum*-Arten enthalten die gleichen Lignane, allerdings in sehr unterschiedlichen relativen Konzentrationen: Im Harz von *Podophyllum peltatum* sind α-Peltatin, β-Peltatin und Podophyllotoxin in etwa gleichen Mengen enthalten. Im Harz von *P. hexandrum* überwiegt dagegen bei weitem das Podophyllotoxin. *P. hexandrum* ist daher das bevorzugte Ausgangsmaterial für die Gewinnung des zur Partialsynthese von Cytostatika benötigten Podophyllotoxins. *P. peltatum* wird dagegen bevorzugt, wenn Podophyllinum zur Verwendung als Laxans gewonnen werden soll. Die Arzneibücher schreiben daher *P. peltatum* als Stammpflanze vor.

Pharmakologische Wirkung:

Podophyllotoxin und 4′-Demethyl-podophyllotoxin wirken cytostatisch, sind aber für eine therapeutische Verwendung zu toxisch. Die ersten therapeutisch einsetzbaren Derivate waren Mitopodozid und ein Gemisch der 4'',6''-Benzyliden-Derivate von Lignanglykosiden aus *Podophyllum hexandrum* mit 4'',6''-Benzyliden-4-*O*-β-D-glucosyl-podophyllotoxin als Hauptkomponente. Diese Verbindungen sind Spindelgifte: Sie werden an einen spezifischen Bindungsort des Tubulins nichtkovalent gebunden und verhindern damit die Assoziation der Tubulineinheiten zu Mikrotubuli. Da Mikrotubuli wichtige Komponenten des Spindelapparates sind, wird unter dem Einfluß von Spindelgiften die Mitose in der Metaphase arretiert und die Zellteilung unterbrochen. Diese vom (1α, 2α, 3β, 4α)-Podophyllotoxin abgeleiteten Derivate sind wegen des vergleichsweise hohen Nebenwirkungsrisikos aus dem Handel gezogen worden, da inzwischen eine zweite Generation von Podophyllotoxin-Derivaten mit größerer therapeutischer Breite entwickelt wurde.

Die neuen Verbindungen Etoposid und Teniposid sind 4'',6''-Acetale des 4'-Demethyl-4-*O*-β-D-glucosyl-(1α, 2α, 3β, 4β)-podophyllotoxins (4'-Demethyl-4-*O*-β-D-glucosyl-epipodophyllotoxins), die partialsynthetisch aus Podophyllotoxin zugänglich sind. Sie unterscheiden sich von den Derivaten der ersten Generation vor allem durch die Konfiguration am C4, und sie haben einen anderen Wirkungsmechanismus: Sie blockieren die Zellteilung in der S-Phase und in der G_2-Phase des Zellzyklus.

Die bei Einwirkung dieser Verbindungen nachgewiesenen DNA-Doppelstrangbrüche sind zumindest teilweise auf eine Wechselwirkung zwischen den Epipodophyllotoxin-Derivaten und der Topoisomerase II zurückzuführen: Durch Stabilisierung des normalerweise rasch zerfallenden DNA-Topoisomerase-Komplexes wird die Replikation nach der Entwindung und Spaltung der DNA-Doppelhelix unterbrochen.

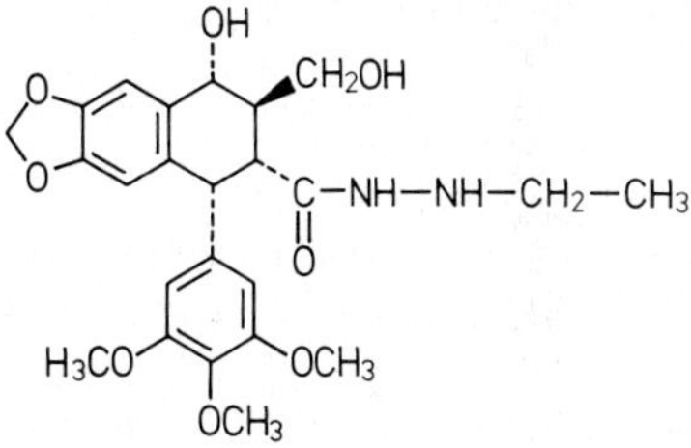

Mitopodozid

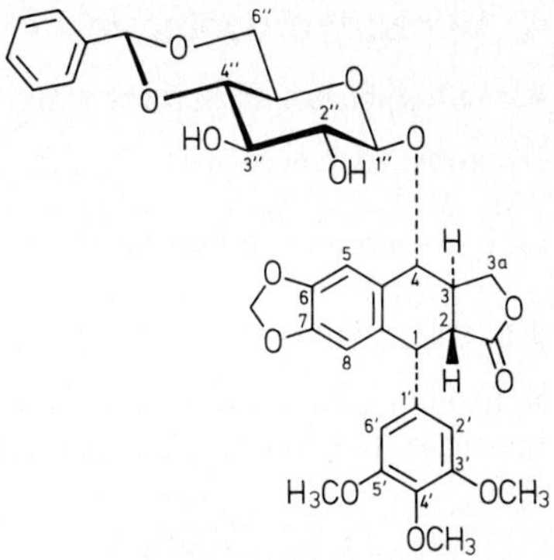

4'',6''-Benzyliden-
4-*O*-β-D-glucosyl-
podophyllotoxin

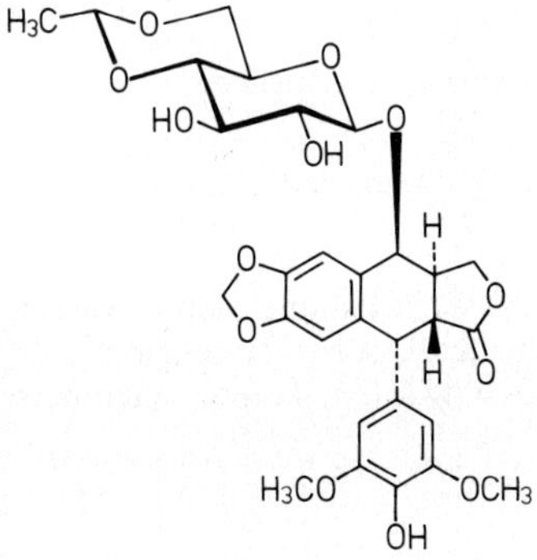

Etoposid

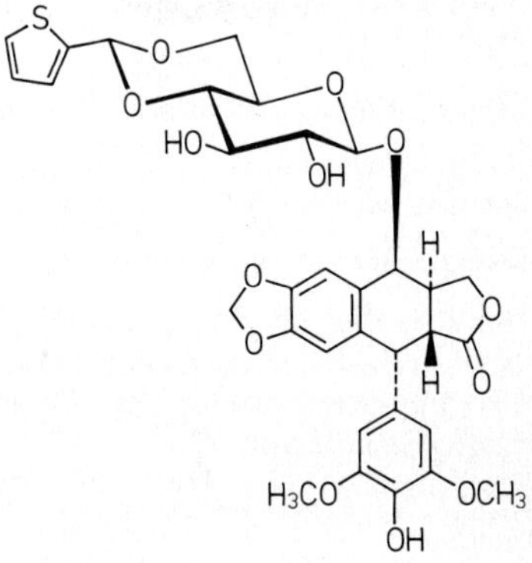

Teniposid

Verwendung:

1. Partialsynthetische Epipodophyllotoxin-Derivate: Zur Chemotherapie bestimmter Tumoren mit hoher Zellteilungsrate wie des kleinzelligen Bronchialkarzinoms und der akuten myeloischen Leukämie.
2. Podophyllinum (Podophylli peltati resina): Zur Entfernung von Feigwarzen (Condylomata acuminata), die durch Papillomviren hervorgerufen werden. Sie können lokal mit Lösungen von Podophyllumharz in Öl oder Propylenglykol behandelt werden. Wirkstoff ist Podophyllotoxin.
3. Podophyllinum wird auch als Laxans verwendet. Als Wirkstoffe gelten die Peltatine.

4. Benzohydrochinone

4.1 Strukturen, Eigenschaften

Benzohydrochinon wird in Pflanzen hauptsächlich als *O*-*β*-D-Glucosid (Arbutin) akkumuliert. Arbutin kommt vor allem in Vertretern der Ericaceae, Rosaceae und Saxifragaceae vor.

4.2 Biosynthese

Benzohydrochinon wird durch oxidative Decarboxylierung von *p*-Hydroxybenzoesäure gebildet, die aus *p*-Hydroxyzimtsäure durch *β*-Oxidation entsteht.

4.3 Monographien

Uvae ursi folium

Arzneibuch-Monographien: DAB 9 (Bärentraubenblätter); AUSTR.; HELV. VII.

Stammpflanze: *Arctostaphylos uva-ursi* (L.) Sprengel – Ericaceae.

Arctostaphylos uva-ursi, die Bärentraube, ist ein in Europa, Nordasien und Nordamerika beheimateter Zwergstrauch mit immergrünen, ledrigen Blättern.

Droge: Die getrockneten Blätter.

Inhaltsstoffe: Die Droge enthält Arbutin und Gallotannine, deren Aufbau etwa dem der chinesischen Gallen (s. Kap. 8, Abschn. 2) entspricht. In Drogenpartien, die in den Alpen gesammelt wurden, kommt außerdem Methylarbutin vor.

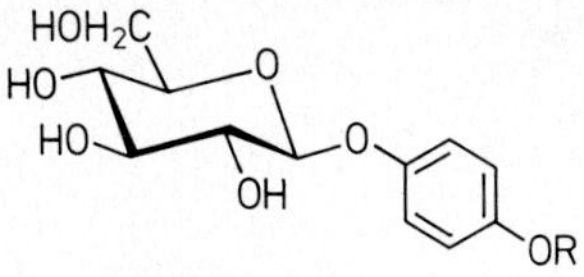

Arbutin R = H
Methylarbutin R = CH_3

Verwendung: In Form von Teezubereitungen bei entzündlichen Erkrankungen der ableitenden Harnwege.

Als Wirkstoff gilt Arbutin, das im Organismus in Hydrochinon-glucuronosid und Hydrochinonschwefelsäureester überführt wird. Der Hydrochinonschwefelsäureester wird in alkalisch reagierendem Harn zu Hydrochinon gespalten, das eine bakteriostatische Wirkung besitzt. Eine alkalische Reaktion des Harns kann z. B. durch vegetarische Diät oder durch Gabe von Natriumhydrogencarbonat erreicht werden. Bei der üblichen Anwendung des Tees ist also wohl kaum mit einer harndesinfizierenden Wirkung zu rechnen. Allerdings ist die Durchspülung der Harnwege mit Tees eine sinnvolle unterstützende Maßnahme.

5. Gallussäure

5.1 Struktur, Eigenschaften

Gallussäure ist 3,4,5-Trihydroxybenzoesäure. Sie kommt nur selten frei in Pflanzen vor. Als Ester von Zuckern, Polyolen und Phenolen ist sie dagegen weit verbreitet. Diese Galloylester gehören meist zu den Gerbstoffen und werden in Kap. 8, Abschn. 2, näher behandelt.

5.2 Biosynthese

Gallussäure ist ebenfalls ein Produkt des Shikimat-Weges. Sie wird aber im Gegensatz zur Benzoesäure und *p*-Hydroxybenzoesäure in der Regel nicht durch Kettenverkürzung aus Zimtsäuren, sondern durch Dehydrierung aus Shikimisäure und Dehydroshikimisäure gebildet (s. Abb. 6.2, S. 191).

Weiterführende Literatur

Cimino, G. D., Gamper, H. B., Isaacs, S. T., Hearst, J. E. (1985), Psoralens as Photoactive Probes of Nucleic Acid Structure and Function: Organic Chemistry, Photochemistry, and Biochemistry, Ann. Rev. Biochem., **54,** 1151.

Conn, E. E. (1986), The Shikimic Acid Pathway, Plenum Press, New York.

Matern, U. (1987), Die Isomerenfalle für Sekundärmetabolite, eine Alternative zum Ionenfallen-Modell., Biologie in uns. Zeit **17** (5), 148.

Kapitel 7

Polyketide

1. Allgemeines

1.1 Strukturen

Zu den Polyketiden werden Naturstoffe gerechnet, die aus einer variablen Carbonsäure als Starter und einer oder mehreren Acetat-Einheiten über die Zwischenstufe einer Poly-β-ketosäure biosynthetisiert werden. Die meisten Polyketide sind Phenole, deren Hydroxy-Gruppen an den mono- oder polycyclischen aromatischen Grundkörpern in *m*-Stellung angeordnet sind. Nach der Struktur der Starter-Carbonsäure kann man zwei Untergruppen unterscheiden: Polyketide mit einheitlichem Bauprinzip (Acetogenine) enthalten Essigsäure auch als Starter, während bei Polyketiden mit gemischtem Bauprinzip eine andere Carbonsäure, häufig ein Zimtsäure-Derivat, als Starter eingebaut ist.

1.2 Biosynthese

Die Biosynthese der Polyketide hat Ähnlichkeiten mit der Fettsäurebiosynthese: An einem Multienzymkomplex wird Acetyl-Coenzym A oder der Coenzym-A-Ester einer anderen Carbonsäure mit Malonyl-CoA unter Decarboxylierung verknüpft. Das Reaktionsprodukt ist der Coenzym-A-Ester einer β-Ketosäure, der wiederum auf die gleiche Weise mit einem weiteren Malonyl-CoA Molekül unter Kettenverlängerung reagieren kann. Zwischenstufen dieser Reaktionen können auch durch Reduktion der jeweils letzten Carbonyl-Gruppe zur Hydroxy-Gruppe und anschließende Wasserabspaltung modifiziert werden. Auf diese Weise entstehen *cis*-Doppelbindungen. Ist die vollständige Kettenlänge erreicht, so werden die sehr reaktionsfähigen Poly-β-ketosäuren durch intramolekulare Reaktionen in stabilere Endprodukte überführt. Die häufigsten dieser Reaktionen sind Aldoladditionen und C-Acylierungen. Durch Aldoladditionen entstehen z. B. die Grundkörper der Anthrone (s. Abb. 7.1). C-Acylierungen treten z. B. bei der Biosynthese der Flavonoide (s. Abb. 7.4) auf.

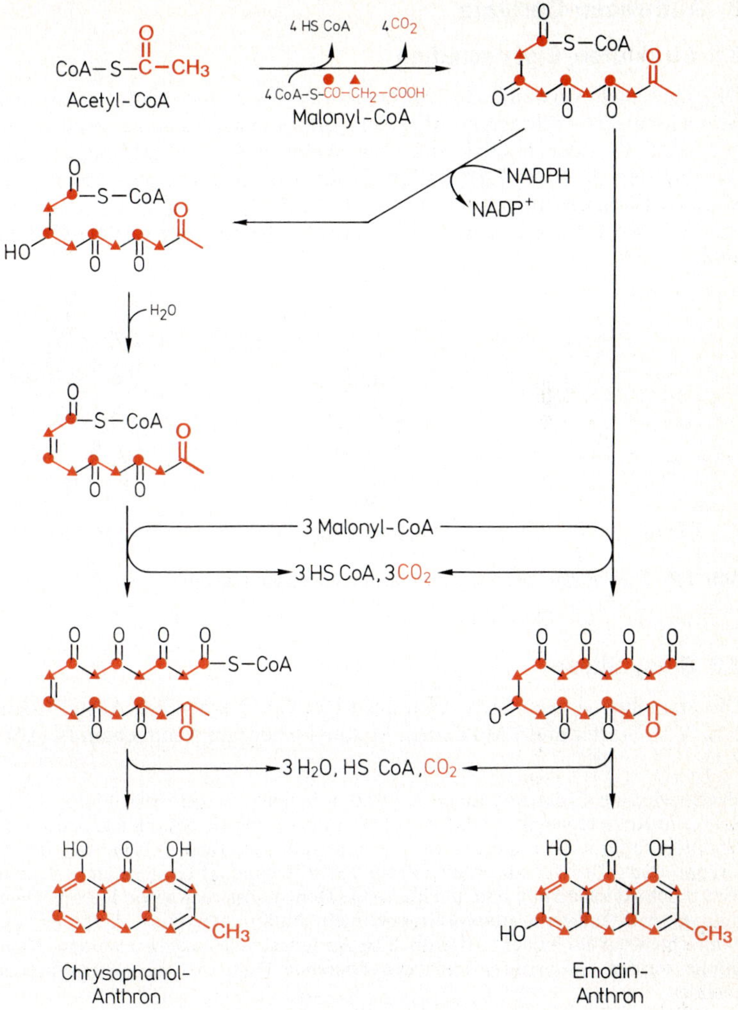

Abb. 7.1 Biosynthese von Anthronen

2. Anthracen-Derivate

2.1 Strukturen, Eigenschaften

Die arzneilich verwendeten Anthracen-Derivate, die häufig unter den Bezeichnungen Anthraglykoside oder Anthranoide zusammengefaßt werden, sind C- oder O-Glykoside von Anthronen, Anthrachinonen oder Dianthronen (s. Abb. 7.2). Aufgrund ihrer Biosynthese aus Acetat- und Malonat-Einheiten tragen die Aglyka Hydroxy-Gruppen an C-1, C-8 und zum Teil am C-6 sowie eine CH_3-, CH_2OH-, CHO- oder COOH-Gruppe am C-3.

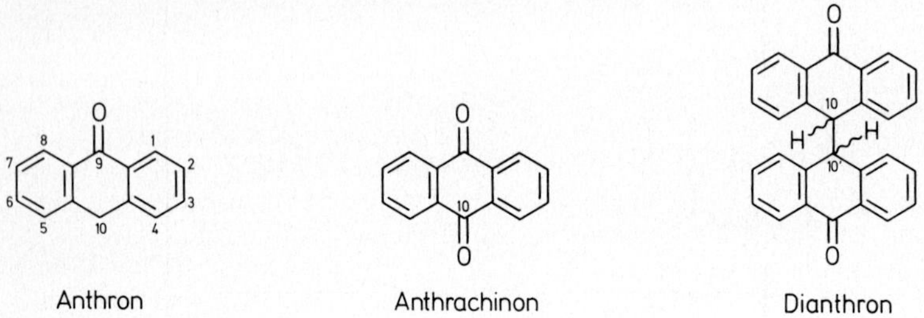

Abb. 7.2 Grundkörper arzneilich verwendeter Anthracen-Derivate

2.2 Biosynthese

Die arzneilich verwendeten Anthracen-Derivate werden aus Acetyl-Coenzym A als Starter und 7 Molekülen Malonyl-Coenzym A aufgebaut (s. Abb. 7.1).

Häufig wird die Carbonyl-Gruppe der dritten Malonat-Einheit nach Einbau in die Polyketid-Kette reduziert, so daß nach Dehydratisierung die betreffende Sauerstoff-Funktion entfernt wird und das entstehende Anthracen-Derivat keine 6-Hydroxy-Gruppe trägt. Das als enzymgebundenes Zwischenprodukt entstehende Polyketid wird durch Aldoladdition und anschließende Dehydratisierung sowie Decarboxylierung der endständigen Carboxyl-Gruppe in ein Anthron überführt. Anthrone können nichtenzymatisch oder enzymatisch zu Anthrachinonen oxydiert werden. Dianthrone werden enzymatisch durch dehydrierende Dimerisierung von Anthronen gebildet.

2.3 Pharmakologische Wirkungen

Anthraglykoside wirken laxierend. Anthrachinon- und Dianthronglykoside sind Transportformen, die bei peroraler Applikation erst im Dickdarm durch bakterielle Enzyme in die Wirkformen, die Anthron-Aglyka überführt werden. Die abführende Wirkung dieser Verbindungen kommt durch das Zusammenwirken mehrerer Faktoren zustande: Durch Veränderung der Dickdarmmotilität wird die intestinale Transitzeit verkürzt. Zusätzlich wird durch Hemmung der Resorption von Elektrolyten und Wasser aus dem Darm (antiresorptive Wirkung) sowie durch vermehrte Elektrolyt- und Wasser-Sekretion in das Darmlumen (hydragoge Wirkung) die Flüssigkeitsmenge im Dickdarm erhöht.

Die antiresorptive Wirkung ist auf eine Hemmung der Na-K-ATPase der Dickdarm-Epithelzellen zurückzuführen. An der hydragogen Wirkung scheinen zwei unterschiedliche Effekte beteiligt zu sein. Eine erhöhte Durchlässigkeit der Kittleisten führt zu einem passiven Rückstrom von Elektrolyten und Wasser in das Darmlumen. Außerdem werden durch Stimulation der Adenylatcyclase Elektrolyte aktiv aus den Epithelzellen ausgeschieden. Anthrone und Anthrachinone lösen die aktive Sekretion indirekt aus. Sie stimulieren die intestinale Synthese von PG E_2, das dann an einen mit der Adenylatcyclase gekoppelten Rezeptor gebunden wird.

Die hydragoge Wirkung ist auch für schwerwiegende Nebenwirkungen der Anthraglykoside verantwortlich: Bei längerdauernder Einnahme von Anthraglykosiden werden im Darm vermehrt Elektrolyte ausgeschieden: Vor allem Natrium- und Kalium-Ionen, aber auch Magnesium- und Calcium-Ionen gehen dem Körper verloren. Durch den intestinalen Verlust von Natrium-Ionen und Wasser wird außerdem die Aldosteron-Ausschüttung stimuliert, was zu einer vermehrten renalen Ausscheidung von Kalium-Ionen führt. Die Kaliumverluste führen zu einer Abnahme von Peristaltik und Tonus der glatten Muskulatur und damit wiederum zur Darmträgheit, die der Patient in der Regel mit einer höheren Dosis von Laxantien zu bekämpfen versucht. Auf diese Weise entwickelt sich ein Circulus vitiosus. Bei generalisierten Kaliumverlusten können dann Störungen der Herz- und Nierenfunktion auftreten. Besonders gefährlich sind Kaliumverluste bei einer gleichzeitigen Therapie mit Digitalis-Glykosiden, da in diesem Fall die Toxizität der Digitaloide gesteigert wird.

Bei langdauernder Anwendung anthraglykosidhaltiger Laxantien kann es außerdem zu schwerwiegenden Schädigungen der Darmschleimhaut mit pathologischen Veränderungen der Darm- und Nervenzellen kommen.

Anthraglykoside sollten daher nur kurzfristig, z. B. zur Darmentleerung vor einer Operation oder einem diagnostischen Eingriff, angewandt werden. Keinesfalls sollte man sie über längere Zeit zur Behandlung chronischer Obstipationen verwenden.

2.4 Monographien

Sennae folium, Sennae fructus

Arzneibuch-Monographien: DAB 9 (Sennesblätter, Alexandriner-Sennesfrüchte, Tinnevelli-Sennesfrüchte); AB/DDR; AUSTR.; HELV. VII.

Stammpflanzen: *Cassia angustifolia* Vahl, *Cassia senna* L. – Caesalpiniaceae.

Die Stammpflanzen sind bis zu 2 m hoch werdende Sträucher oder Halbsträucher mit paarig gefiederten Blättern. *C. angustifolia* wird in Südostasien, *C. senna* im Sudan und in Ägypten angebaut.

Drogen:

1. Die getrockneten Fiederblätter liefern Sennae folium. Die Trocknung erfolgt im Schatten bei Temperaturen zwischen 20 °C und 50 °C.
2. Die getrockneten Früchte haben je nach Stammpflanze einen unterschiedlichen Gesamtgehalt an Anthraglykosiden. Das Arzneibuch unterscheidet daher Sennae fructus angustifoliae, die von *C. angustifolia* gewonnen wird, und die von *C. senna* (Synonym: *C. acutifolia*) stammenden Sennae fructus acutifoliae.

Inhaltsstoffe: Hauptwirkstoffe der Drogen sind die Sennoside A und B, Homodianthrone aus zwei Rhein-Einheiten. Sie unterscheiden sich in der sterischen Anordnung der Substituenten an den Positionen 10 und 10′ voneinander: Sennosid A ist eine der beiden möglichen *trans*-Verbindungen. Das enantiomere Sennosid A_1 kommt in geringen Konzentrationen ebenfalls in Sennesblättern vor. Die absolute Konfiguration dieser Verbindungen ist wie bei den anderen Dianthronen und 10-*C*-Glucosylanthronen nicht bekannt. Sennosid B ist die achirale *cis*-Verbindung.

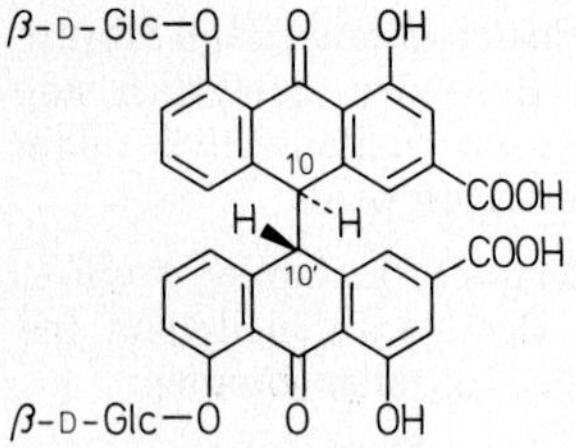

Sennosid A
(oder Sennosid A_1)

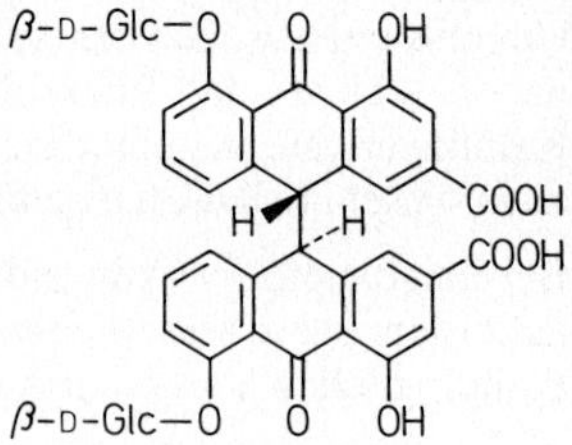

Sennosid A_1
(oder Sennosid A)

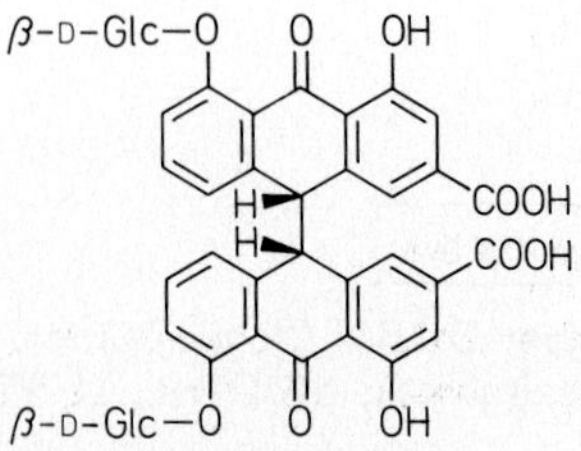

Sennosid B

In den frischen Blättern und Früchten kommen die Anthracen-Derivate hauptsächlich als Anthronglykoside vor. Bei der langsamen Trocknung bei nicht zu hohen Temperaturen werden diese Verbindungen enzymatisch zu Dianthronen dehydriert. Die dianthronbildenden Enzyme sind in der lebenden Pflanze getrennt von den Anthronen in anderen Kompartimenten lokalisiert und gelangen erst beim Absterben der Zellen während des Welkens zu ihren Substraten.

Verwendung: In Form von Tees oder Extrakten zur Behandlung von Obstipationen und zur Reinigung des Darms vor Operationen oder diagnostischen Eingriffen.

Rhei radix

Arzneibuch-Monographien: DAB 9 (Rhabarberwurzel, Rhabarberextrakt); AB/DDR; AUSTR.; HELV. VII.

Stammpflanzen: *Rheum officinale* Baillon, *Rheum palmatum* L. und deren Hybriden – Polygonaceae.

Die in China beheimateten Stammpflanzen sind kräftige bis zu 3 m hoch werdende Stauden mit verdickten Hauptwurzeln (Rüben) als Speicherorganen. Sie können auch in Mitteleuropa angebaut werden. Die Hauptmenge der Handelsdroge stammt aus China und Indien.

Droge: Die geschälten und getrockneten unterirdischen Teile von 5–7jährigen Pflanzen. Die Droge besteht im wesentlichen aus Teilen der Rübe und der verdickten Nebenwurzeln.

Inhaltsstoffe: Die Droge enthält drei verschiedene Stoffgruppen, welche für die unterschiedlichen arzneilichen Wirkungen verantwortlich sind: Anthraglykoside, Gerbstoffe und Phenylbutanon-Derivate.

Hauptkomponenten der monomeren Anthranoid-Fraktion sind die 8-*O*-β-D-Glucoside der Anthrachinone Rhein, Aloeemodin, Emodin und Chrysophanol sowie das 1-*O*-β-D-Glucosyl-chrysophanol. Daneben kommen erhebliche Mengen an Dianthronglykosiden vor, deren Hauptkomponenten die Sennoside A, C und E sind.

Die Gerbstoffe gehören überwiegend zum kondensierten Typ. Die Hauptkomponente, das Rhatannin, ist ein Gemisch polymerer Procyanidine aus 4,8-verknüpften (−)-Epicatechin-3-gallat-Einheiten, welche entweder (−)-Epicatechin-3-gallat oder (+)-Catechin als Endgruppe enthalten.

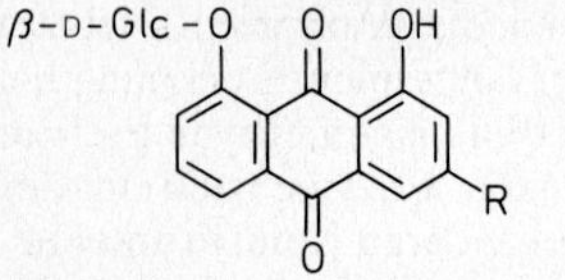

Rhein-8-*O*-glucosid R = COOH
Aloeemodin-8-*O*-glucosid R = CH_2OH

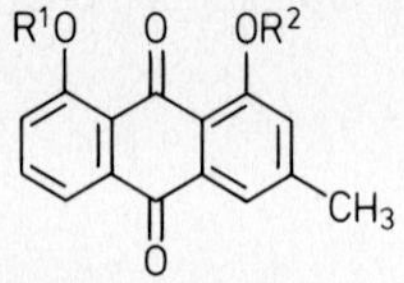

Chrysophanol-8-*O*-glucosid
R^1 = β-D-Glc, R^2 = H
Chrysophanol-1-*O*-glucosid
R^1 = H, R^2 = β-D-Glc

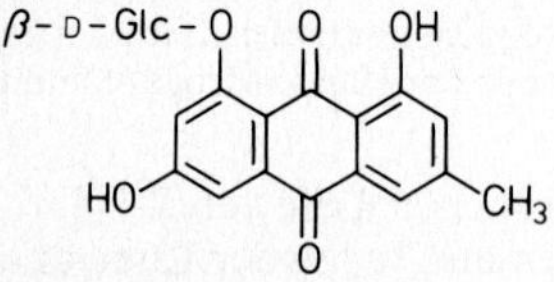

Emodin-8-*O*-glucosid

Glc = Glucosyl

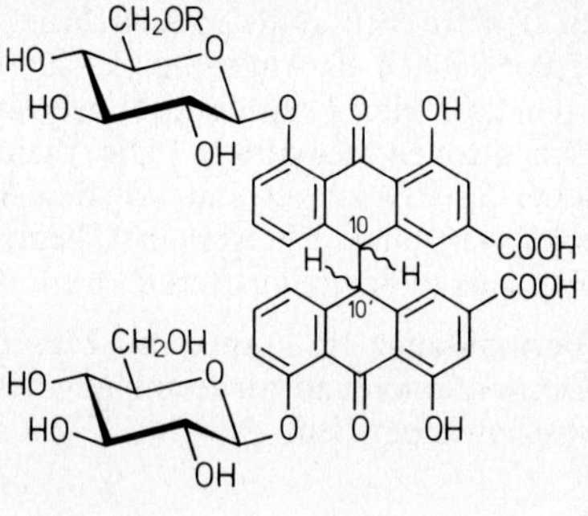

Sennosid A R = H, 10,10'-*trans*
Sennosid E R = HOOC-CO, 10,10'-*trans*

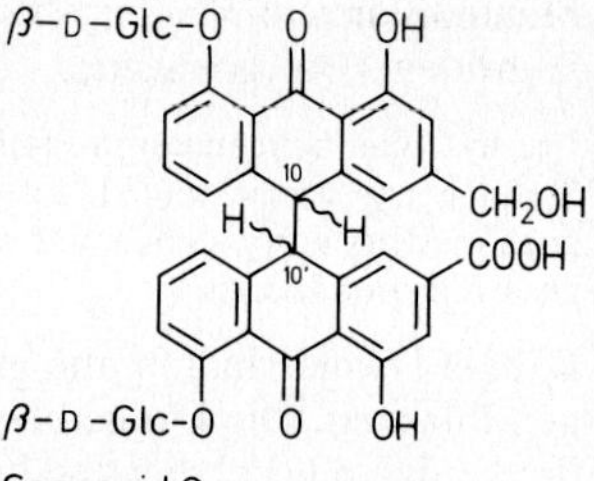

Sennosid C 10,10'-*trans*

Hauptkomponenten der Phenylbutanon-Fraktion sind Lindleyin und Isolindleyin, Gallussäureester des 4'-Glucosyloxy-phenylbutan-2-ons.

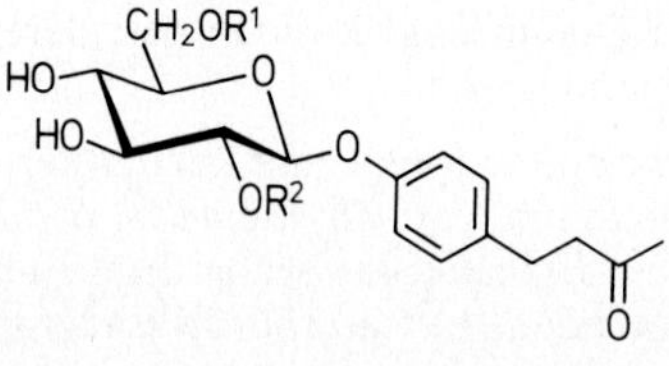

Lindleyin R^1 = 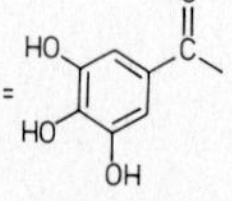 , R^2 = H

Isolindleyin R^1 = H , R^2 = 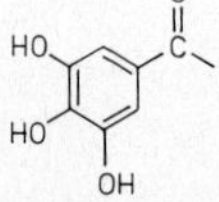

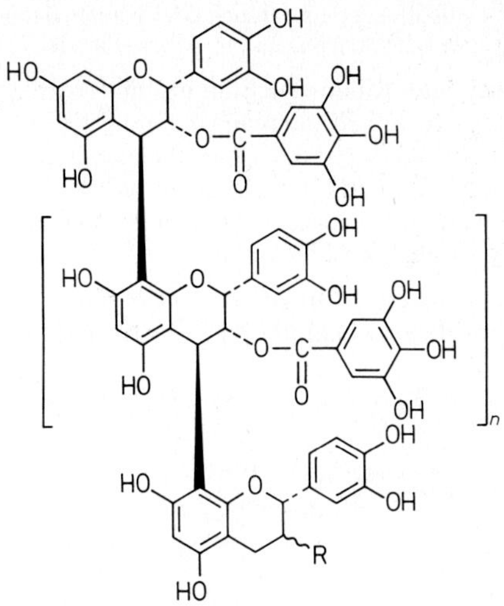

Rhatannin

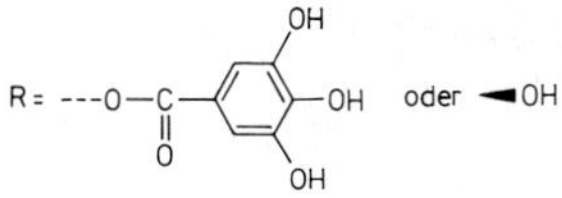

Verwendung:

1. In Form von Tees oder Extrakten zur kurzfristigen Behandlung von Obstipationen und zur Reinigung des Darms vor Operationen oder diagnostischen Eingriffen.

   Wirkstoffe sind die Anthraglykoside.

2. Bei Entzündungen des Zahnfleisches und der Mundschleimhäute.

   Bei dieser Anwendung könnten die antiphlogistische und analgetische Wirkung des Lindleyins und Isolindleyins sowie die adstringierende und plaquehemmende Wirkung der Gerbstoffe von Bedeutung sein.

Frangulae cortex

Arzneibuch-Monographien: DAB 9 (Faulbaumrinde); AB/DDR; AUSTR.; HELV. VII.

Stammpflanze: *Frangula alnus* Miller (Synonym: *Rhamnus frangula* L.) – Rhamnaceae.

Frangula alnus, der Faulbaum, ist ein Strauch oder kleiner Baum, der in Europa an feuchten Standorten und in lichten Wäldern weit verbreitet ist.

Droge: Die getrocknete Rinde der Stämme und Zweige. Da die frische Droge Brechreiz erregt und Koliken auslöst, muß sie vor der Verwendung ein Jahr gelagert oder durch Erhitzen künstlich gealtert werden. Bei dieser Behandlung werden die in frischer Droge in hoher Konzentration vorliegenden magenschleimhautreizenden Anthronglykoside zu den besser verträglichen Anthrachinonglykosiden oxidiert.

Inhaltsstoffe: In gealterter Droge kommen hauptsächlich monomere Anthrachinonglykoside vor. Hauptkomponenten sind die Diglykoside Glucofrangulin A und B.

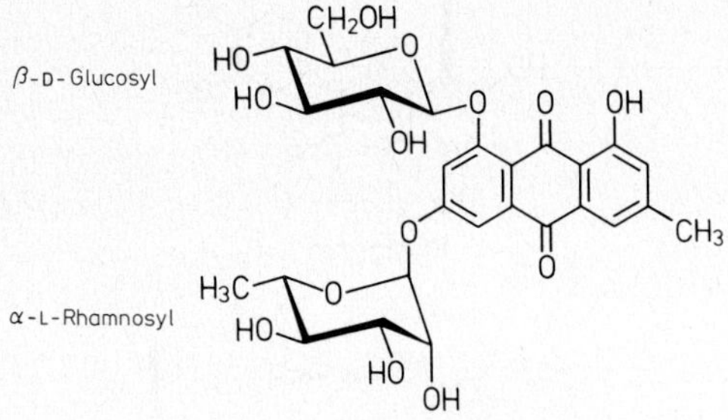

Glucofrangulin A

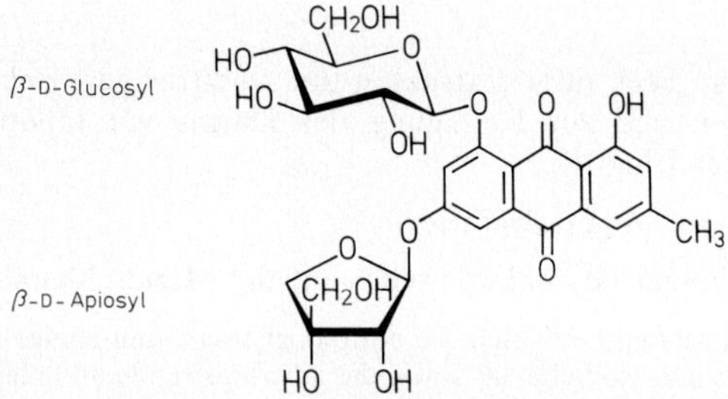

Glucofrangulin B

Verwendung: Als Tee oder in Form von Extrakten zur kurzfristigen Behandlung von Obstipationen und zur Reinigung des Darms vor Operationen oder diagnostischen Eingriffen.

Rhamni purshianae cortex

Arzneibuch-Monographien: DAB 9 (Cascararinde); AUSTR.; HELV. VII.

Stammpflanze: *Frangula purshiana* (D. C.) A. Gray ex J. C. Cooper (Synonym: *Rhamnus purshianus* D. C.) – Rhamnaceae.

Die Stammpflanze, ein mittelgroßer Baum, ist an der Pazifikküste Nordamerikas beheimatet.

Droge: Die getrocknete Rinde. Die Droge muß wie die Faulbaumrinde vor der Verwendung ein Jahr gelagert oder künstlich gealtert werden, um schleimhautreizende Anthrone zu Anthrachinonen zu oxidieren.

Inhaltsstoffe: In der frischen Droge sind relativ geringe Mengen monomerer Anthronglykoside vorhanden, die bei der Alterung der Droge zu Anthrachinonen, vor allem Aloeemodin-*O*-glykosiden, oxidiert werden. Die Hauptmenge der Anthranoide liegt bereits in frischer Droge als 10-*C*-Glucosyl-anthron-Derivat vor. Hauptkomponenten dieser Fraktion sind die 8-*O*-,10-*C*-Di-(β-D-glucosyl)-anthrone Cascarosid A, B, C und D sowie die 10-*C*-Glucoside Aloin und 11-Desoxyaloin. Die Cascaroside A/B und C/D sind jeweils Diastereomerenpaare, die sich in der Konfiguration am C-10 voneinander unterscheiden. Auch Aloin und 11-Desoxyaloin liegen als Diastereomerenpaare vor. Die Bestimmung der absoluten Konfiguration der Diastereomeren am C-10 ist bisher nicht gelungen.

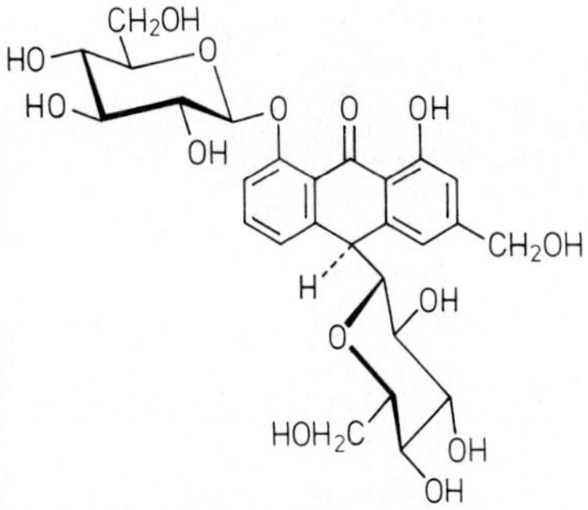

Cascarosid A (oder Cascarosid B) R = OH
Cascarosid C (oder Cascarosid D) R = H

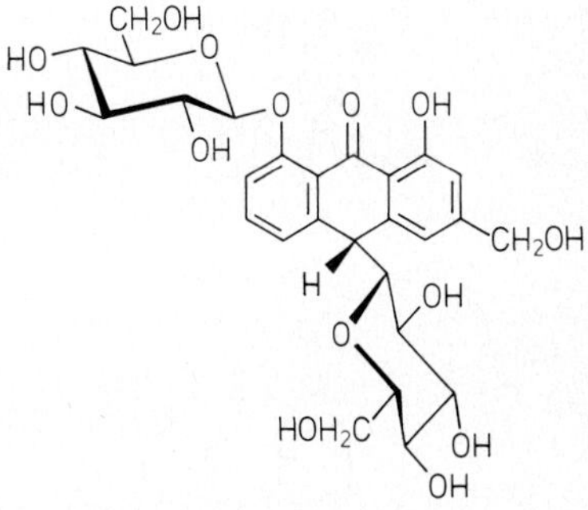

Cascarosid B (oder Cascarosid A) R = OH
Cascarosid D (oder Cascarosid C) R = H

Verwendung: Als Tee oder in Form von Extrakten zur kurzfristigen Behandlung von Obstipationen und zur Reinigung des Darms vor Operationen oder diagnostischen Eingriffen.

Aloe

Arzneibuch-Monographien: DAB 9 (Curacao-Aloe, Kap-Aloe, Eingestellter Aloeextrakt); AB/DDR; AUSTR.; HELV. VII.

Stammpflanzen: Curacao-Aloe stammt von *Aloe barbadensis* Miller; Kap-Aloe stammt von *Aloe ferox* Miller, deren Hybriden oder anderen südafrikanischen *Aloe*-Arten. Die Gattung *Aloe* wird in neueren Systemen zu den Asphodelaceae und zur Ordnung der Asparagales gestellt.

Die arzneilich verwendeten *Aloe*-Arten sind kleine Bäume mit schopfig angeordneten fleischigen Blättern. Sie kommen in Trockengebieten der Karibik *(Aloe barbadensis)* oder Südafrikas *(Aloe ferox)* vor. Die Droge wird in Südafrika von Wildpflanzen oder aus Halbkulturen, in der Karibik von kultivierten Pflanzen gewonnen.

Droge: Der zum Trocknen eingedickte Saft der Blätter.

Die Blätter enthalten in der Nähe der Leitbündel dünnwandige Exkretzellen, welche mit einem anthranoidhaltigen Saft gefüllt sind. Man schneidet die Blätter an der Basis ab und stellt sie mit der Schnittfläche nach unten in geeignete Behälter. Dabei reißen die Exkretzellen auf und das Exkret fließt aus. Je nach Art des Verfahrens, das zum Eindicken dieses Exkrets verwendet wird, entstehen unterschiedliche Han-

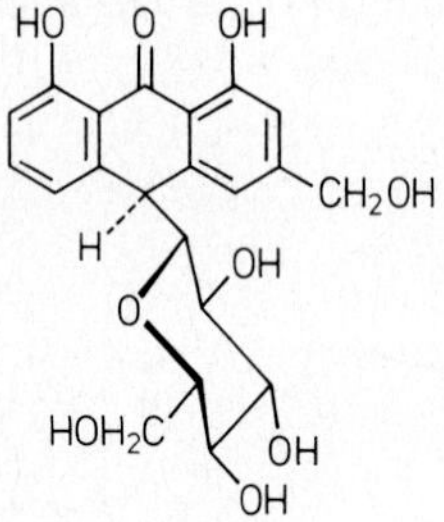

Aloin A (oder Aloin B)

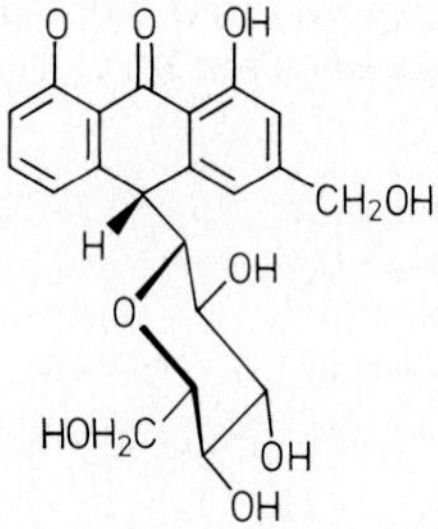

Aloin B (oder Aloin A)

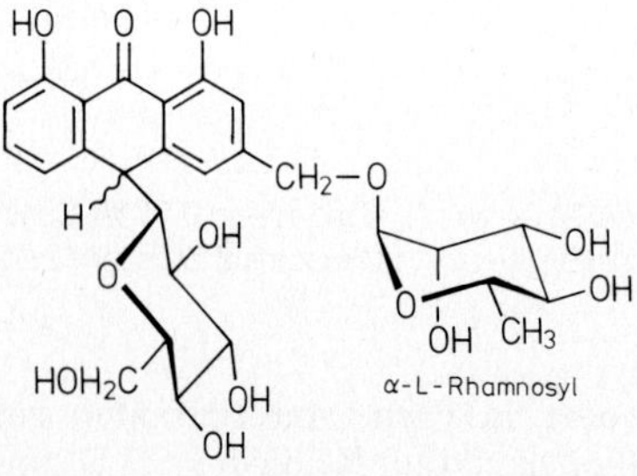

Aloinosid B

delssorten, die sich in ihrem Aussehen sehr stark unterscheiden: Bei raschem Einengen in der Hitze entsteht eine grünliche glasartige Masse, die als „Aloe lucida" bezeichnet wird. Bei langsamem Einengen, z. B. an der Sonne oder im Vakuum bei niedriger Temperatur, bildet sich dagegen eine braune Masse mit weißen Kristallnestern von Aloin, die man „Aloe hepatica" nennt. In der Regel ist die Kap-Aloe eine „Aloe lucida" und die Curacao-Aloe eine „Aloe hepatica".

Inhaltsstoffe: Hauptkomponenten der Anthranoid-Fraktion sind die beiden diastereomeren 10-*C*-*β*-D-Glucosylanthrone Aloin A und B. In Kap-Aloe sind zusätzlich O-Glykoside der Aloine enthalten, von denen bisher nur das Aloinosid B eindeutig charakterisiert ist. Die absoluten Konfigurationen am C-10 sind bei allen erwähnten Verbindungen nicht bekannt.

Verwendung: Hauptsächlich als Aloeextrakt oder als Gemisch von Anthraglykosiden (Aloin BP) zur kurzfristigen Behandlung von Obstipationen und zur Reinigung des Darms vor Operationen oder diagnostischen Eingriffen.

3. Flavonoide

3.1 Strukturen, Eigenschaften

Flavonoide sind Polyketide, die aus einer Zimtsäure als Starter und drei Malonat-Einheiten aufgebaut sind. Ihr Grundkörper besteht aus zwei Phenylresten, die über eine C_3-Kette miteinander verknüpft sind. Nach der Ausgestaltung des mittleren C_3-Teils werden Untergruppen, deren wichtigste in der Abb. 7.3 dargestellt sind, unterschieden.

Flavonoide kommen in allen höheren Pflanzen, vor allem in den Blättern und Blüten, vor und dienen wahrscheinlich als UV-Schutz für photoreaktive Zellbestandteile.

3.2 Biosynthese

Die meisten Flavonoide werden aus 4-Cumaroyl-Co A (4-Hydroxycinnamoyl-Co A), und drei Molekülen Malonyl-CoA aufgebaut. Es entsteht eine enzymgebundene Polyketosäure, die durch C-Acylierung zu einem Chalkon (4,2′,4′,6′-Tetrahydroxychalkon) zyklisiert. Aus dem Chalkon wird durch enzymkatalysierte Addition an das Enonsystem ein Flavanon gebildet, das dann in die anderen Flavonoidgruppen überführt werden kann (s. Abb. 7.4). Durch die Einführung zusätzlicher Hydroxy-Gruppen, O-Methyl-Gruppen oder Glycosyl-Reste können die Grundstrukturen weiter modifiziert werden.

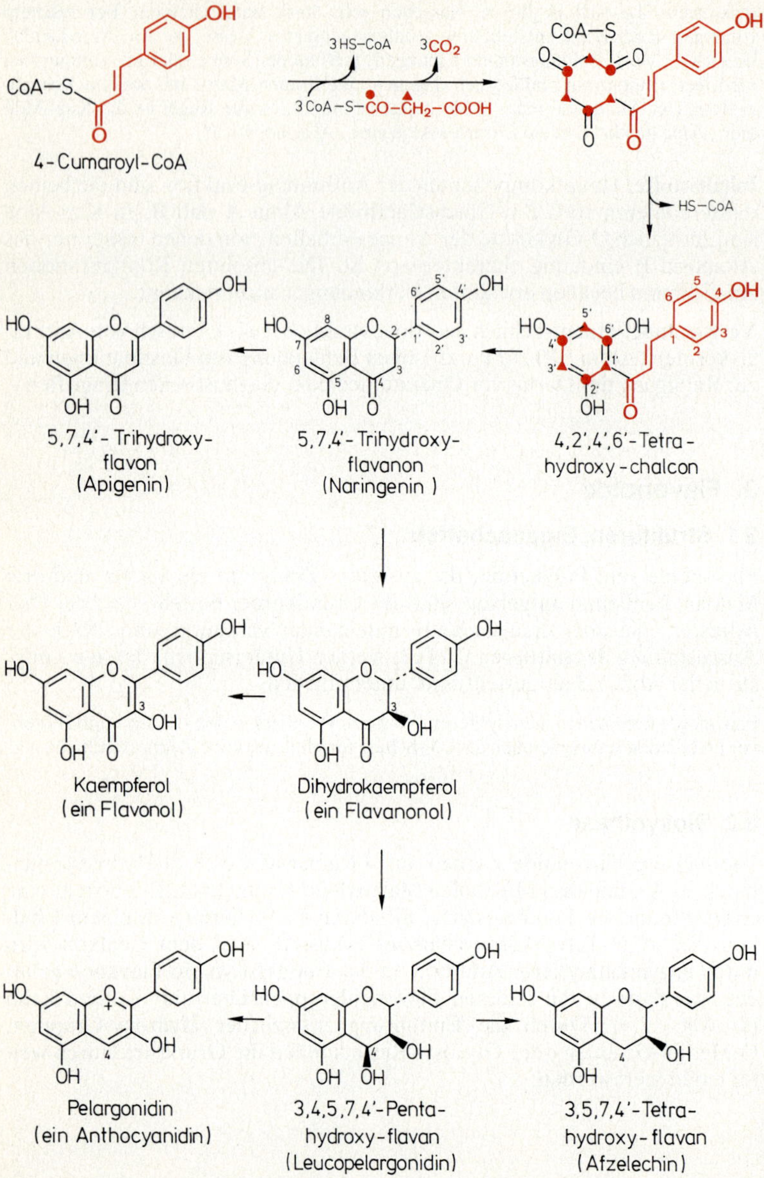

Abb. 7.3 Biosynthese von Flavonoiden

3.3 Pharmakologische Wirkungen

Flavonoide besitzen, vor allem bei In-vitro-Tests, eine ganze Reihe pharmakologischer Wirkungen, von denen bisher aber nur wenige in der Therapie eine Rolle spielen:

1. Die ödemprotektive Wirkung ist am längsten bekannt, und sie läßt sich im Tierversuch für viele Flavonoide nachweisen. Flavonoide werden daher häufig als Venentherapeutika eingesetzt.
2. Lokale antiphlogistische Wirkungen wurden für Apigenin und Quercimeritrin nachgewiesen. Sie können z. B. bei der lokalen Anwendung von Kamillenextrakten eine Rolle spielen.
3. Für Silybin und ähnliche Flavonolignane sowie für (+)-Catechin sind antihepatotoxische Wirkungen in mehreren Leberschädigungsmodellen nachgewiesen.

   Diese Effekte beruhen wohl auf einer Wechselwirkung der Flavonoide mit der Plasmamembran der Hepatocyten, die zu einer Hemmung der Aufnahme von Lebergiften in die Zelle führt. Außerdem steigert Silybin die ribosomale Proteinsynthese, was einen positiven Effekt auf die Regenerationsfähigkeit der Leber haben könnte.

4. Flavonoidhaltige Drogen werden auch als Diuretika verwendet.

3.4 Monographien

Rutosid

Arzneibuch-Monographien: DAB 9; AUSTR.; HELV. VII.

Struktur: Rutosid ist das 3-*O*-(6-*O*-α-L-Rhamnopyranosyl-β-D-glucopyranosyl)-quercetin, ein Flavonol-biosid.

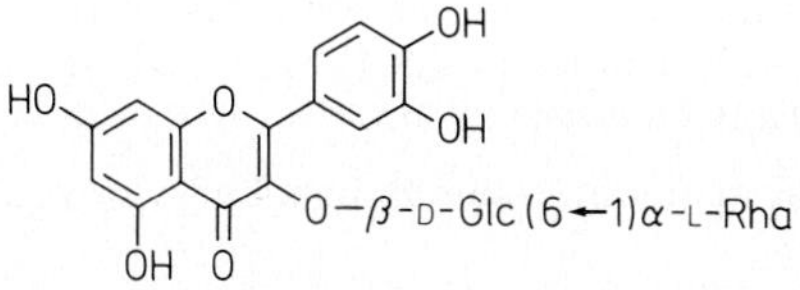

Rutosid (Rutin)

Gewinnung: Aus dem Kraut von *Fagopyrum esculentum* L. – Polygonaceae oder aus den Blüten von *Sophora japonica* L. – Fabaceae.

Fagopyrum esculentum, der Buchweizen, ist in Europa beheimatet und wird zur Drogengewinnung angebaut. *Sophora japonica* kommt in Japan und China vor.

Verwendung:

1. Zur Partialsynthese von Troxerutinum, einem Gemisch von Hydroxyethylethern des Rutosids, das wesentlich besser wasserlöslich ist als das Ausgangsprodukt.
2. Troxerutinum und seltener Rutosid werden zur unterstützenden Behandlung von Venenerkrankungen verwendet.

Diosmin

Struktur: Diosmin ist das 7-*O*-(6-*O*-α-L-Rhamnopyranosyl-β-D-glucopyranosyl)-3′,5,7-trihydroxy-4′-methoxyflavon, ein Flavon-biosid.

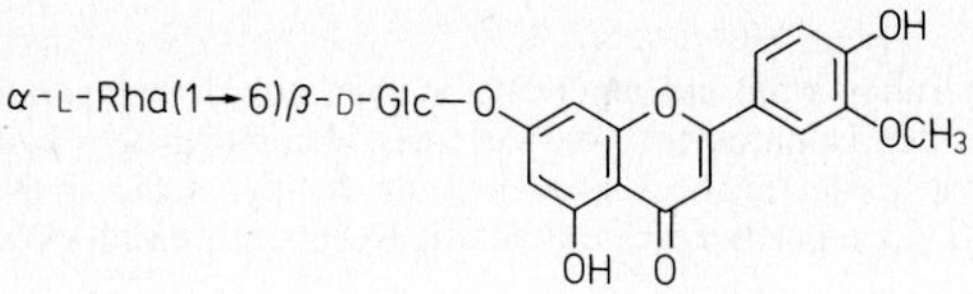

Diosmin

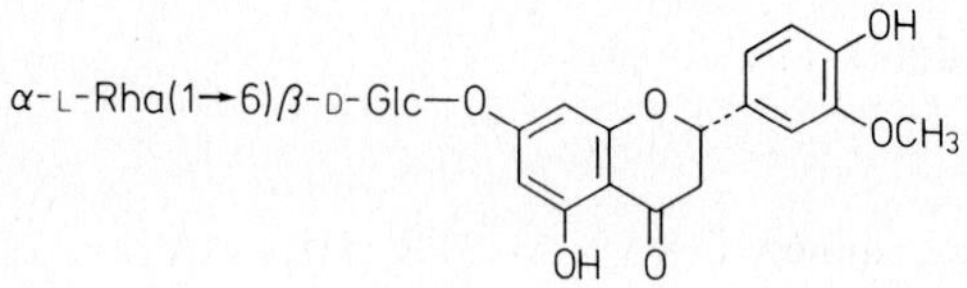

Hesperidin

Gewinnung: Diosmin kommt in der Natur vor, wird aber technisch durch Dehydrierung des Flavanonglykosids Hesperidin hergestellt, das aus Citrusfruchtschalen gewonnen werden kann.

Verwendung: Zur unterstützenden Behandlung von Venenerkrankungen.

Cardui mariae fructus

Arzneibuch-Monographie: DAB 9 (Mariendistelfrüchte)

Stammpflanze: *Silybum marianum* Gaertner – Asteraceae.

Die Mariendistel ist eine krautige Pflanze mit distelartigem Habitus. Sie ist im Mittelmeergebiet beheimatet und wird in Nordafrika, Südamerika und Mitteleuropa zur Drogengewinnung angebaut.

Droge: Die vom Pappus befreiten reifen Früchte.

Inhaltsstoffe: Die Droge enthält ein komplexes Gemisch von Flavonoiden, deren B-Ring mit einem Phenylpropan-Rest verknüpft ist (Flavonolignanen). Alle Komponenten dieses Gemisches sind aus dem Flavanonol Taxifolin und 4-Hydroxy-3-methoxy-zimtalkohol aufgebaut. Die Hauptkomponenten sind die Strukturisomeren Silybin, Isosilybin, Silychristin und Silydianin. Silybin und Isosilybin sind 1:1-Gemische der Diastereomerenpaare Silybin A und B bzw. Isosilybin A und B, die sich jeweils in den Konfigurationen am Ring D voneinander unterscheiden. Das rohe Flavonolignan-Gemisch wird auch als Silymarin bezeichnet.

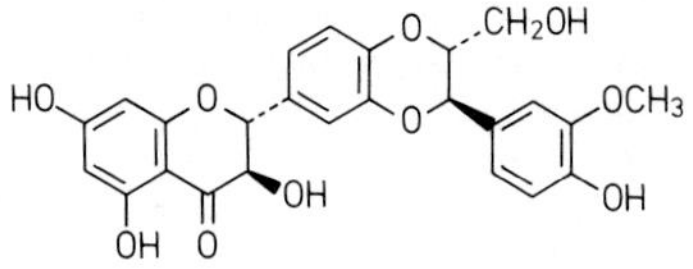

Silybin A

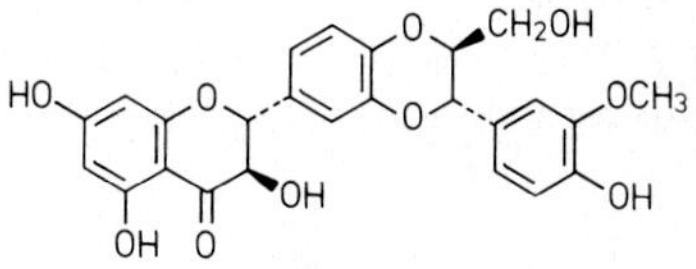

Silybin B

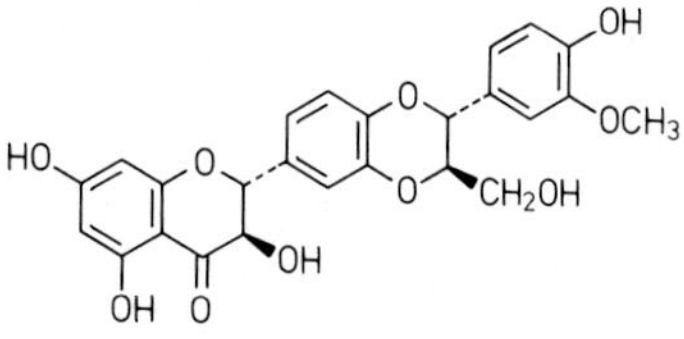

Isosilybin A

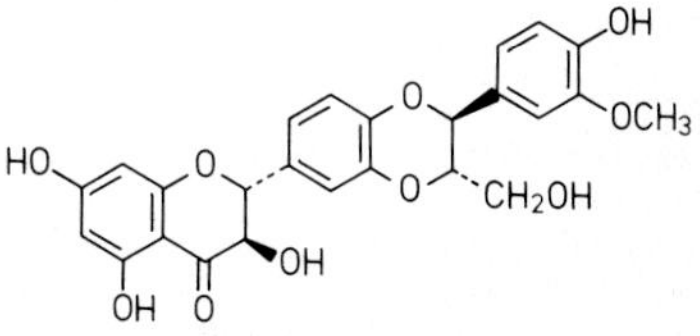

Isosilybin B

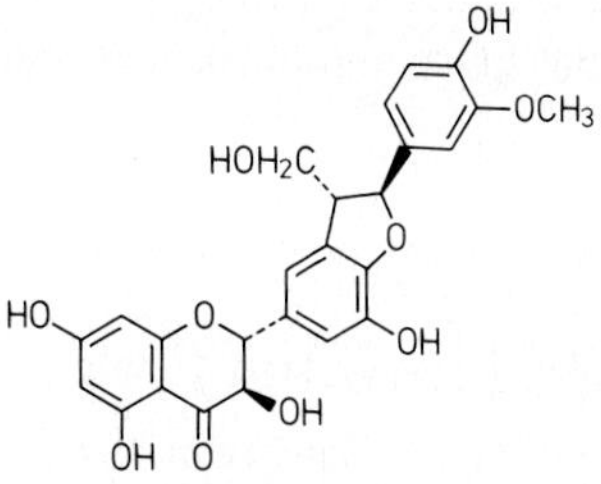

Silychristin

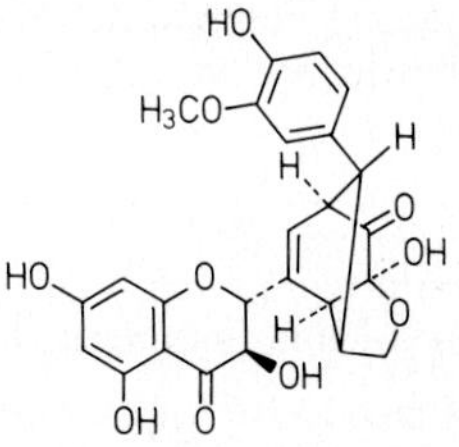

Silydianin

Verwendung:

1. Zur Behandlung akuter toxischer Leberschäden, z. B. bei Knollenblätterpilz-Vergiftungen. Dabei wird in der Regel Silibinin (Silybin A + Silybin B) eingesetzt.
2. Zur unterstützenden Behandlung bei chronischen entzündlichen Lebererkrankungen und Leberzirrhose. Bei dieser Indikation werden meist standardisierte Extrakte verwendet.

Betulae folium

Arzneibuch-Monographien: DAB 9 (Birkenblätter); AB/DDR; AUSTR.; HELV. VII.

Stammpflanzen: *Betula pendula* Roth und *Betula pubescens* Ehrhart – Betulaceae.

Beide Birkenarten sind vor allem im nördlichen Europa weit verbreitet.

Droge: Die getrockneten Laubblätter.

Inhaltsstoffe: Die Droge enthält relativ hohe Konzentrationen an Flavonoiden. Hauptkomponente der Flavonoidfraktion ist Hyperosid (Quercetin-3-*O*-β-D-galaktosid).

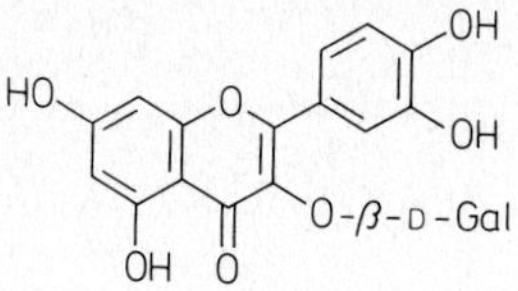

Hyperosid

Verwendung: Birkenblätter werden als Tee zur Durchspülungstherapie bei bakteriellen und entzündlichen Erkrankungen der ableitenden Harnwege angewandt. Drogenextrakte sind im Tierversuch diuretisch wirksam. Ob für diese Wirkung Flavonoide oder andere Stoffgruppen verantwortlich sind, ist nicht bewiesen.

Orthosiphonis folium

Arzneibuch-Monographien: DAB 9 (Orthosiphonblätter); HELV. VII.

Stammpflanze: *Orthosiphon aristatus* (Blume) Miquel (Synonym: *Orthosiphon stamineus* Bentham) – Lamiaceae.

Die Stammpflanze ist ein Halbstrauch, der in Südostasien, Australien und im tropischen Amerika vorkommt.

Droge: Die kurz vor der Blütezeit geernteten, getrockneten Laubblätter und Stengelspitzen.

Inhaltsstoffe: Die Droge enthält lipophile Flavonoide, deren Hauptkomponente Sinensetin ist. Ätherisches Öl kommt nur in sehr geringer Konzentration vor.

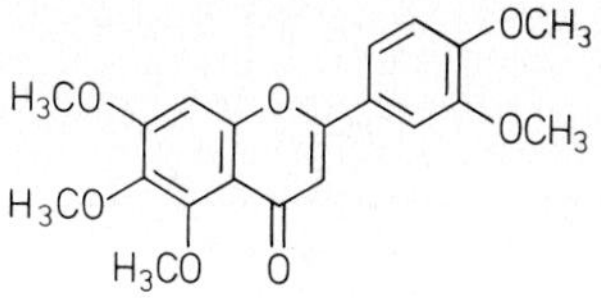

Sinensetin

Verwendung: Orthosiphonblätter werden als Tee zur Durchspülungstherapie bei bakteriellen und entzündlichen Erkrankungen der ableitenden Harnwege angewandt.

Equiseti herba

Arzneibuch-Monographien: DAB 9 (Schachtelhalmkraut); AB/DDR; AUSTR.; HELV. VII.

Stammpflanze: *Equisetum arvense* L. – Equisetaceae.

Equisetum arvense gehört zu den Schachtelhalmarten, die verschieden gestaltete fertile und sterile Triebe hervorbringen. Im Frühjahr werden zunächst rotbraune Sprosse mit Sporangienständen gebildet; erst später entstehen die grünen sterilen Sprosse.

Droge: Die getrockneten sterilen Sprosse.

Inhaltsstoffe: Die Droge enthält Flavonoidglykoside und außerdem Saponine unbekannter Struktur.

Verwendung: Schachtelhalmkraut gilt als Diuretikum.

4. Kawa-Pyrone

4.1 Strukturen, Eigenschaften

Kawa-Pyrone sind Polyketide, die aus einer Zimtsäure und zwei Malonyl-Einheiten aufgebaut sind (s. Abb. 7.4). Variationen der Grundstruktur betreffen vor allem die Substituenten am Aromaten und das Vorhandensein oder Fehlen von Doppelbindungen im Pyron-Ring und im aliphatischen Teil des Moleküls.

4.2 Pharmakologische Wirkung

Kawa-Pyrone, vor allem die 5,6-Dihydro-Verbindungen, wirken muskelrelaxierend und tranquillisierend.

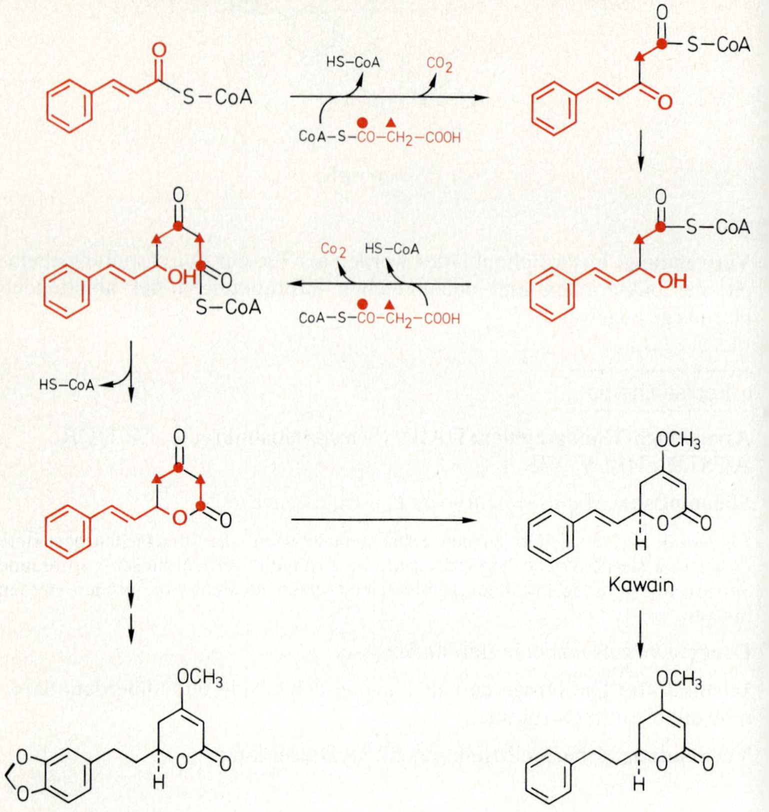

Abb. 7.4 Biosynthese von Kawa-Pyronen

4.3 Monographie

Kava-Kava rhizoma

Stammpflanze: *Piper methysticum* Forster – Piperaceae.

Piper methysticum, der Rauschpfeffer, ist ein Strauch mit bis zu 2 kg schweren Rhizomen, der auf den polynesischen Inseln beheimatet ist.

Droge: Das getrocknete Rhizom.

Inhaltsstoffe: Kawain, 7,8-Dihydrokawain, 7,8-Dihydro-methysticin und andere Kawa-Pyrone.

Verwendung: Extrakte aus dem Rhizom oder synthetisch hergestelltes racemisches Kawain werden als Geriatrikum verwendet.

Weiterführende Literatur

Ewe, K. (1980), The Physiological Basis of Laxative Action, Pharmacology, Suppl. 1, **20,** 2.

Heller, W., Forkmann, G. (1988), Biosynthesis, in The Flavonoids: Advances in Research, (Harborne, J. B., Hrsg.) Vol. 2, Chapman & Hall, New York.

Kapitel 8
Gerbstoffe

1. Allgemeines

1.1 Strukturen, Eigenschaften

Pflanzliche Gerbstoffe sind wasserlösliche phenolische Verbindungen mit Molekülmassen zwischen 500 und etwa 3000 Dalton, die mit Proteinen wasserunlösliche Fällungen geben. Man unterscheidet im allgemeinen zwei Gruppen von Gerbstoffen: 1. Hydrolysierbare Gerbstoffe (Abschn. 2), die sich mit verdünnten Säuren vollständig in kleinere Moleküle spalten lassen. Hierzu rechnet man Gallotannine, Ellagitannine und Kaffeesäure-Ester. 2. Kondensierte Gerbstoffe (Abschn. 3), die bei der Behandlung mit Säuren zu höhermolekularen Verbindungen polymerisieren und nur zum Teil in kleinere Moleküle (Anthocyanidine) gespalten werden. Gerbstoffe dieses Typs bezeichnet man als Proanthocyanidine.

Trotz unterschiedlicher Primärstrukturen haben Gallotannine, Ellagitannine und Proanthocyanidine ähnliche räumliche Gestalt: Um einen kompakten Molekülkern sind Arylrest mit freien phenolischen Hydroxy-Gruppen angeordnet, welche der Oberfläche dieser Gerbstoffe die Fähigkeit zur vielzähnigen (multidentaten) Wechselwirkung mit anderen Molekülen gibt (s. Abb. 8.1). Proteine können an diese Oberfläche über kovalente Bindungen, über Wasserstoffbrücken-Bindungen oder durch hydrophobe Wechselwirkungen gebunden werden.

Kovalente Bindungen, die vor allem bei der Lederherstellung entstehen, werden durch Oxydation der Gerbstoffe und anschließende Reaktion der gebildeten *o*- oder *p*-Chinone mit Sulfhydryl- oder Amino-Gruppen des Kettenendes oder der Seitenketten der Proteine gebildet.

An den Wasserstoffbrücken-Bindungen sind die *o*-Dihydroxyaryl-Reste der Gerbstoffe sowie die Säureamidbindung (Peptidbindung) und andere polare Gruppen an der Oberfläche der Proteine beteiligt. Hydrophobe Wechselwirkungen entstehen vor allem durch Assoziation von Arylresten über ihre hydrophoben Flächen oberhalb und unterhalb der Ringebene (s. Abb. 8.1).

Durch die Besetzung der Proteinoberfläche mit Gerbstoffmolekülen (s. Abb. 8.2) sind die Assoziate relativ hydrophob. Sie haben daher eine geringere Löslichkeit oder Quellbarkeit als die betreffenden Proteine.

Gerbstoffe werden dazu verwendet, tierische Häute zu gerben, d. h. in Leder umzuwandeln. Dieser Prozeß beruht auf Wechselwirkungen des Gerbstoffs mit den wasserunlöslichen, aber quellbaren Proteinen der Haut. Die Gerbstoffe werden an die Oberfläche dieser Proteine gebunden und vermindern deren Quellfähigkeit. Beim anschließenden Trocknungsprozeß bleiben dann die Proteinfasern weitgehend getrennt und verkleben nicht miteinander. Die Haut trocknet dadurch lederartig auf.

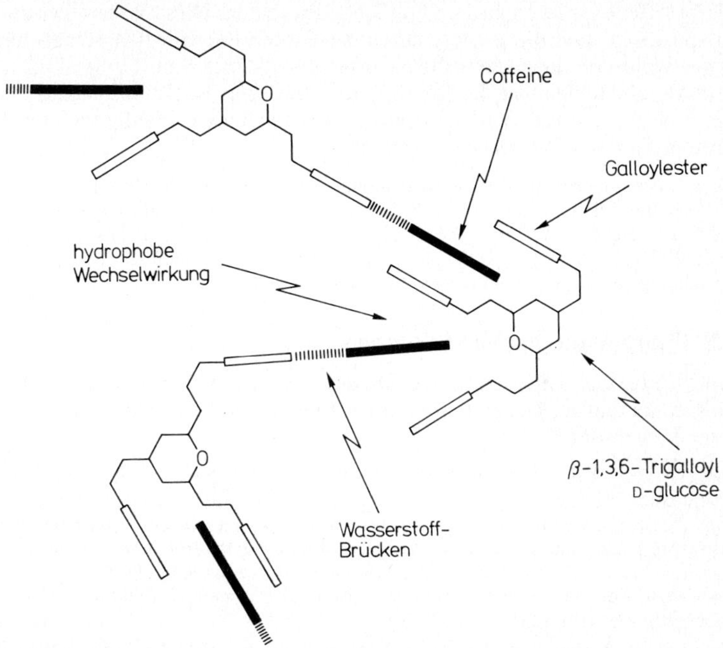

Abb. 8.1 Wechselwirkungen zwischen einem Gallotannin und Coffein (aus Spencer u. Mitarb.)

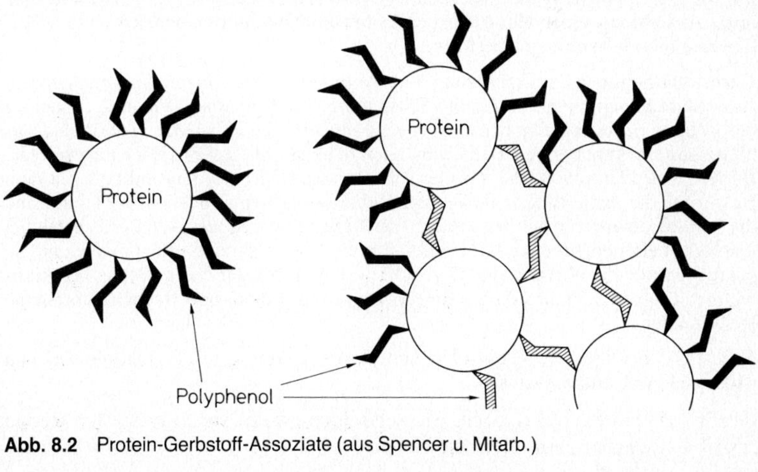

Abb. 8.2 Protein-Gerbstoff-Assoziate (aus Spencer u. Mitarb.)

Gerbstoffe assoziieren auch mit löslichen Proteinen. Diese Wechselwirkung ist spezifisch, und die Eigenschaften des Protein-Gerbstoff-Assoziats hängen sowohl von der Struktur des Gerbstoffs als auch von der Struktur des Proteins ab. Je flexibler die Konformationen beider Reaktionspartner sind, desto stärker ist die Wechselwirkung zwischen ihnen. Häufig werden die Protein-Gerbstoff-Assoziate ausgefällt.

Eine Protein-Gerbstoff-Wechselwirkung in der Nähe von Sinneszellen kann zu sensorischen Phänomenen führen. Z. B. empfindet man beim Aufbringen gerbstoffhaltiger Lösungen auf die Mundschleimhaut ein charakteristisches „stumpfes" Gefühl: Die Lösung schmeckt adstringierend. Diese Empfindung wird durch die Ausfällung von Glykoproteinen des Speichels ausgelöst.

1.2 Pharmakologische Wirkungen

Gerbstoffe und gerbstoffhaltige Drogen werden hauptsächlich als Antidiarrhoika und zur Behandlung von Entzündungen des Mund- und Rachenraumes verwendet.

Ihre Wirkung bei diesen Indikationen wird in der Regel der Ausbildung einer Koagulationsmembran zugeschrieben: Die Gerbstoffe sollen mit den Proteinen in den obersten Schichten der Schleimhaut und des Bindegewebes wasserunlösliche Assoziate bilden und dadurch das Gewebe oberflächlich verdichten. Die Koagulationsmembran soll sich reizmildernd, entzündungswidrig und sekretionshemmend auswirken. Für die Bildung einer solchen Koagulationsmembran gibt es aber keine experimentellen Beweise. Auch sollte eine so tiefgreifende Wechselwirkung von Gerbstoffen mit Zellproteinen eher zellschädigend und entzündungsauslösend als reizmildernd und entzündungshemmend wirken. Am ehesten könnte man sich die Bildung einer Schutzschicht durch Fällung von Proteinen in der Schleimschicht, welche die Schleimhäute bedeckt, vorstellen.

Es gibt jedoch Hinweise aus pharmakologischen Experimenten, daß Gerbstoffe auch ohne Ausbildung einer Koagulationsmembran entzündungshemmende und sekretionshemmende Wirkungen besitzen:

Gerbstoffe hemmen die Freisetzung oder Aktivierung von Entzündungsmediatoren. Außerdem hemmen Gerbstoffe die Entstehung von Zahnbelag (Plaque), indem sie die Glucosyltransferase von *Streptococcus mutans,* einem in der Mundhöhle des Menschen vorkommenden Bakterium, inaktivieren. Dieses Enzym katalysiert die Bildung von Dextranen, die auf den Zähnen abgelagert werden und dadurch dem Bakterium die Anheftung an den glatten Zahnoberflächen ermöglichen. Plaques sind die Voraussetzung für die Entstehung von Karies und können auch zur Entstehung von Zahnfleischentzündung (Gingivitis) führen. Die entzündungshemmende und die plaquehemmende Wirkung der Gerbstoffe könnten bei der Verwendung gerbstoffhaltiger Tees oder Tinkturen bei Entzündungen des Mund- und Rachenraumes eine Rolle spielen.

Gerbstoffe hemmen die Elektrolyt- und Wassersekretion in das Darmlumen und wirken dadurch antidiarrhoisch.

Gerbstoffe sind recht toxisch. Sie schädigen, wenn sie in größerer Menge resorbiert werden, vor allem die Leber.

2. Gallotannine und Ellagitannine

2.1 Strukturen, Eigenschaften

Gallotannine und Ellagitannine gehören zu den hydrolysierbaren Gerbstoffen. Auch Depside der Kaffeesäure wie Lamiaceen-Gerbstoffe oder Dicaffeoylchinasäuren (s. Kapitel 6, Abschn. 2) kann man zu dieser Stoffgruppe rechnen.

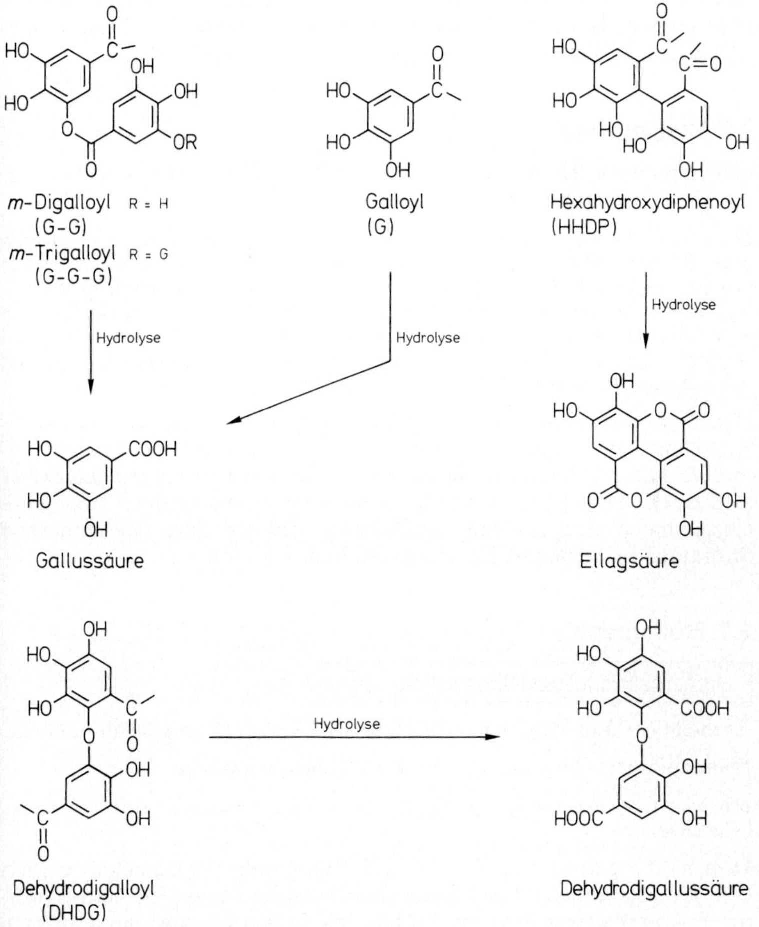

Abb. 8.3 In Gallotanninen und Ellagitanninen häufig vorkommende Gallussäure-Derivate und deren Hydrolyseprodukte

Gallotannine enthalten esterartig gebundene Gallussäure und Zucker oder andere nichtaromatische Polyhydroxy-Verbindungen. Die Galloylreste sind an die Hydroxy-Gruppen der Zucker oder Polyole und zum Teil auch an die phenolischen Hydroxy-Gruppen anderer Galloylreste gebunden.

Ellagitannine enthalten Hexahydroxydiphensäure, die esterartig mit Zukkern, in der Regel mit Glucose, verknüpft ist. Gallussäure oder komplizierte Gallussäure- oder Ellagsäure-Derivate können zusätzlich vorhanden sein (s. Abb. 8.3). Bei der Hydrolyse von Ellagitanninen entsteht aus der freigesetzten Hexahydroxydiphensäure durch spontane Lactonisierung Ellagsäure, die diesem Gerbstofftyp seinen Namen gegeben hat.

2.2 Biosynthese

Gallotannine werden aus Gallussäure und UDP-Glucose aufgebaut (s. Abb. 8.4).

Der erste Galloylrest wird von UDP-Glucose auf das C-1 der Glucose übertragen unter Bildung von Glucogallin. Durch Acylierung von Glucogallin mit aktivierter Gallussäure entsteht Digalloylglucose, die durch weitere Acylierungen zu Polygalloylglucosen mit acyliertem O-1 reagieren kann. Ausgehend vom Glucogallin kann aber auch der Acylrest auf andere Positionen des Glucose-Moleküls übertragen werden. Acylierung dieser Verbindungen führt dann zu Polygalloylglucosen mit freier Hydroxy-Gruppe am C-1.

Hexahydroxydiphenoyl-Reste werden durch enzymkatalysierte oxydative Kopplung zweier räumlich benachbarter Gallussäurereste eines Gallotannins gebildet. Auf ähnliche Weise, d. h. durch oxydative Kupplung zweier an Zucker gebundener Galloylreste, werden wahrscheinlich monomere Ellagitannine unter Bildung von Dehydrodigalloyl-Resten oder ähnlichen Strukturen zu „dimeren“ Ellagengerbstoffen verknüpft.

2.3 Monographien

Hamamelidis folium/Hamamelidis cortex

Arzneibuch-Monographien: AB/DDR, HELV. VII (Hamamelidis folium).

Stammpflanze: *Hamamelis virginiana.* – Hamamelidaceae.

Hamamelis virginiana ist ein Strauch, der im östlichen Nordamerika und in Ostasien beheimatet ist.

Droge: Die getrocknete Stamm- und Zweigrinde (Hamamelidis cortex) bzw. die getrockneten Laubblätter (Hamamelidis folium). Außerdem werden frische Blätter und Zweige zur Herstellung von Wasserdampfdestillaten verwendet.

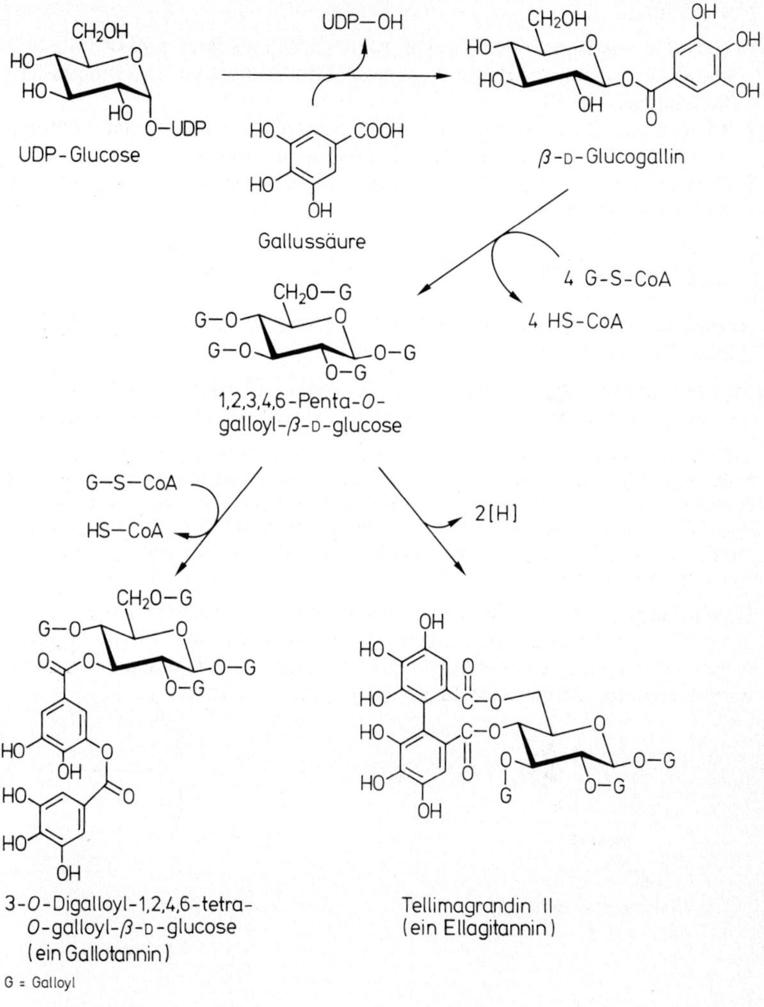

Abb. 8.4 Biosynthese von Gallotanninen und Ellagitanninen

Inhaltsstoffe: Rinde und Blätter enthalten Gallotannine und Ellagitannine. Ein charakteristisches Gallotannin der Blätter und der Rinde ist das β-Hamamelitannin, ein Gallussäureester der Hamamelose, einer verzweigten Hexose. Daneben kommen auch Proanthocyanidine vor.

Verwendung:

1. Extrakte aus Blatt- oder Rindendroge werden als Bestandteil von Zäpfchen oder Salben zur Behandlung von Hämorrhoiden oder Krampfadern verwendet.
2. Blätter und Rinde werden als Aufguß zur Unterstützung der Therapie akuter unspezifischer Durchfallerkrankungen verwendet.
3. Wasserdampfdestillate aus Zweigen und Blättern werden überwiegend zu kosmetischen Zwecken eingesetzt.

Acidum tannicum

Arzneibuch-Monographien: AB/DDR (Acidum tannicum); AUSTR. (Galla, Tanninum); HELV. VII (Tanninum).

Stammpflanzen: *Quercus infectoria* – Fagaceae (Türkische Gallen); *Rhus semialata* und andere *Rhus*-Arten – Anacardiaceae (Chinesische Gallen).

Gallen sind Wachstumsabnormitäten, die durch Einwirkung von Insekten auf bestimmte Pflanzenteile entstehen. Türkische Gallen entstehen durch die Eiablage der Gallwespe *Cynips tinctoria* in die Sproßscheitel der Seitentriebe von *Quercus infectoria,* einem in Kleinasien heimischen Baum. Chinesische Gallen entstehen durch Saugen der Blattlaus *Aphis sinensis* an den Blättern der *Rhus*-Arten, die in China beheimatet sind.

Gewinnung: Tannin gewinnt man durch Extraktion der zerkleinerten Gallen mit Ethanol-Ether-Mischungen. Der Extrakt wird mit Wasser versetzt. Nach Abtrennen der Etherphase, die vor allem freie Gallussäure enthält, wird die wäßrig-alkoholische Phase eingeengt.

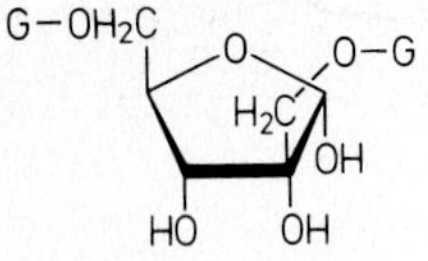

β-Hamamelitannin

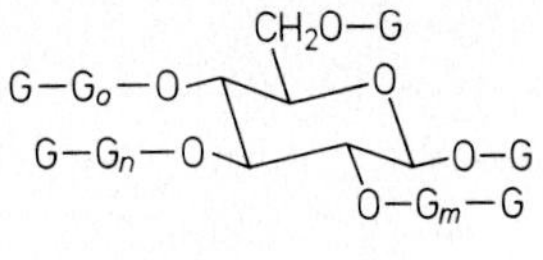

Gallotannine aus chinesischen Gallen

m, n, o = 0, 1 oder 2
m + *n* + *o* = 0 - 6

m, n = 0,1 oder 2
m + *n* = 2 - 4

m, n, o, p = 0,1 oder 2
m + *n* + *o* + *p* = 0 - 3

G = Galloyl

Gallotannine aus türkischen Gallen

Strukturen: Tannin ist ein Gemisch isomerer und homologer Gallotannine. Hauptkomponenten sind Penta- bis Nonagalloylglucosen.

Die Gerbstoffe des chinesischen Tannins leiten sich von der 1,2,3,4,6-Penta-*O*-galloyl-β-D-glucose ab. Die äußeren Gallussäure-Reste sind in diesem Fall an die Galloyl-Reste am O-2, O-3 und O-4 gebunden.

Die Gerbstoffe des türkischen Tannins lassen sich auf zwei verschiedene Grundkörper zurückführen. Ein Teil der Verbindungen leitet sich von 1,2,3,4,6-Penta-*O*-galloyl-β-D-glucose, ein anderer Teil von 1,2,3,6-Tetra-*O*-galloyl-β-D-glucose ab. Die äußeren Gallussäure-Reste sind an die Galloyl-Gruppen am O-2 und O-6 der Tetragalloylglucose oder an die Galloyl-Gruppen am O-2, O-3, O-4 und O-6 der Pentagalloylglucose gebunden.

Verwendung: Zur Behandlung akuter unspezifischer Durchfälle, z. B. von Reisediarrhoen, in Form von Tannin-Eiweiß (Albumini tannas DAC 1979), das durch Fällung des Tannins mit der gleichen Menge Albumin gewonnen wird.

Freies Tannin ist als Antidiarrhoikum nicht geeignet, da es in den oberen Darmabschnitten durch Hydrolyse inaktiviert wird und da hohe Dosen von Gerbstoffen zu einer Schädigung der Magenschleimhaut führen können. Das schwerlösliche Albumintannat besitzt eine Depotwirkung: Geringere Tanninmengen werden über einen längeren Zeitraum freigesetzt. Die Substanz wirkt daher auch in den unteren Darmabschnitten und ist besser verträglich.

Tormentillae rhizoma

Arzneibuch-Monographien: DAB 9 (Tormentillwurzelstock), AUSTR.

Stammpflanze: *Potentilla erecta* (L.) Raeuschel (Synonym: *Potentilla tormentilla* Necker) – Rosaceae.

Die krautige mehrjährige Pflanze ist in Europa und Westasien beheimatet.

Droge: Die von den Wurzeln befreiten, getrockneten Rhizome.

Inhaltsstoffe: Die Droge enthält Proanthocyanidine und Ellagitannine. Die kondensierten Gerbstoffe sind aus (+)-Catechin-Einheiten aufgebaute Dimere und Trimere. Hauptkomponente ist das Procyanidin B_3. Wegen ihrer niedrigen Molekülmasse haben sie nur eine relativ geringe adstringierende Wirkung. Hauptkomponente der Ellagitannine ist das Agrimoniin, das aufgrund seiner großen Molekülmasse sehr stark adstringierend wirkt.

Da die Procyanidine in sehr hoher Konzentration in der Droge vorkommen, ist die Adstringenz der Droge überwiegend auf diese Stoffgruppe zurückzuführen. Die relativ geringe Menge von Ellagitanninen (etwa 28% der Gerbstoffe) ist aber immerhin für etwa ein Drittel der Gesamtadstringenz verantwortlich.

Verwendung:

1. Als Tee oder als Tinktur zum Gurgeln oder Auftragen bei Entzündungen im Mund- und Rachenraum.
2. Als Tee zur Behandlung leichter Durchfälle.

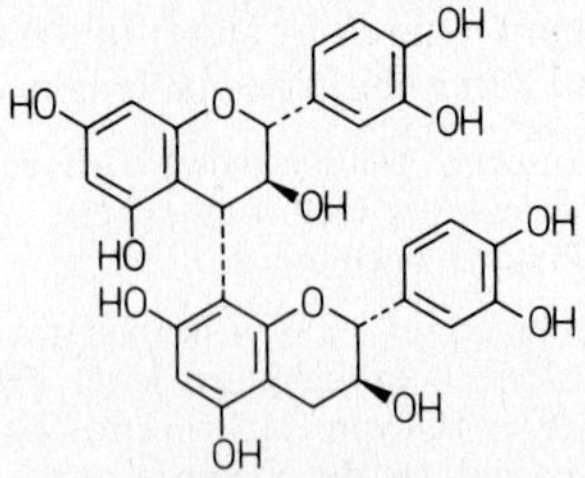

Procyanidin B_3

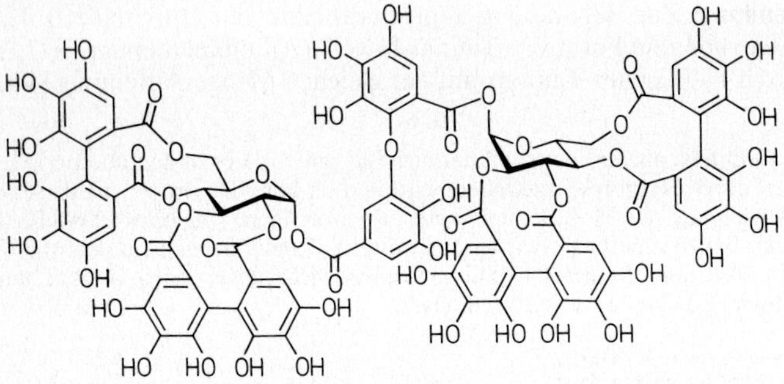

Agrimoniin

Abb. 8.5 Gerbstoffe aus Tormentillae rhizoma

3. Proanthocyanidine

3.1 Strukturen, Eigenschaften

Proanthocyanidine sind oligomere Flavanderivate. Zu den Gerbstoffen werden nur die wasserlöslichen Oligomeren mit zwei bis etwa 15 Flavaneinheiten gerechnet. Monomere Flavanderivate besitzen keine adstringierende Wirkung; Proanthocyanidine mit mehr als 15 Flavaneinheiten sind kaum noch wasserlöslich.

Formal sind die Proanthocyanidine aus Flavan-3-ol-Einheiten aufgebaut, die meist über (4,8)- oder (4,6)-Bindungen miteinander verknüpft sind. Die Flavan-3-ol-Einheiten unterscheiden sich im Substitutionsmuster am Ring A oder am Ring B und in der Konfiguration des C-3 (s. Abb. 8.6). Die häufigsten Monomeren sind die vier Diastereomerenpaare Catechin/Epicatechin, Gallocatechin/Epigallocatechin, Afzelechin/Epiafzelechin und Fisetinidol/Epifisetinidol.

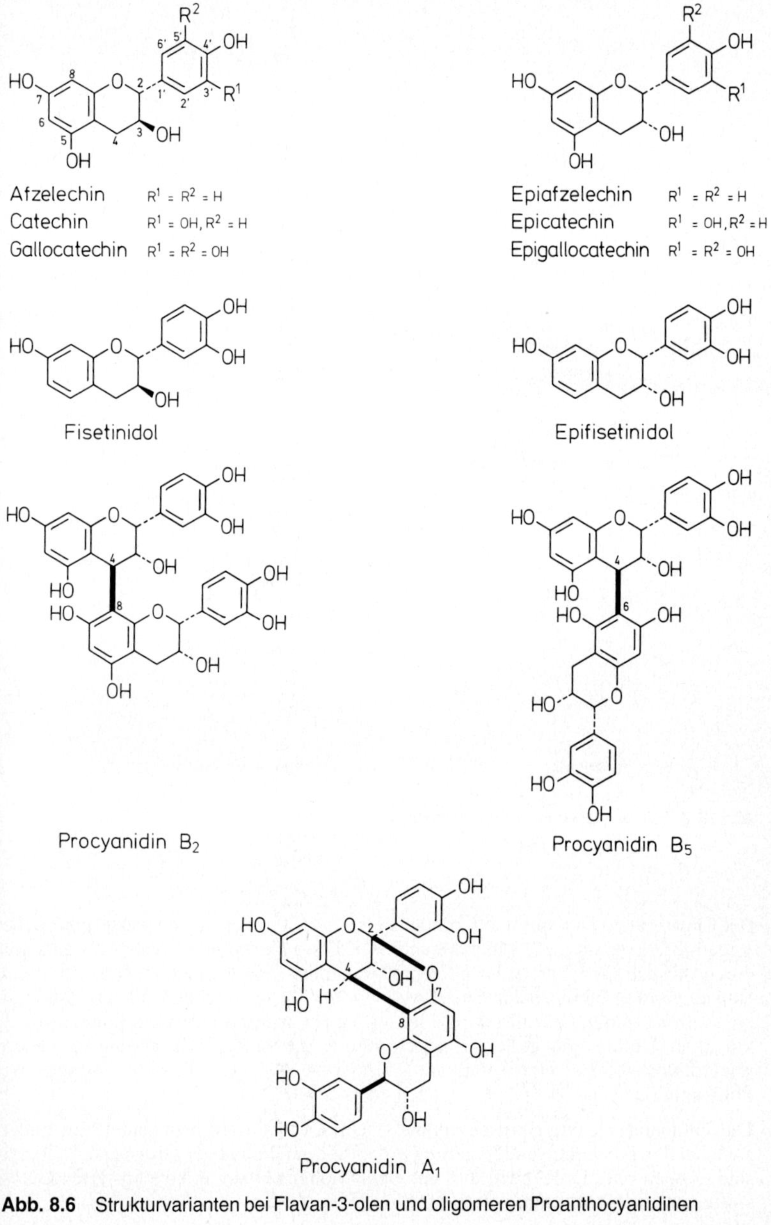

Abb. 8.6 Strukturvarianten bei Flavan-3-olen und oligomeren Proanthocyanidinen

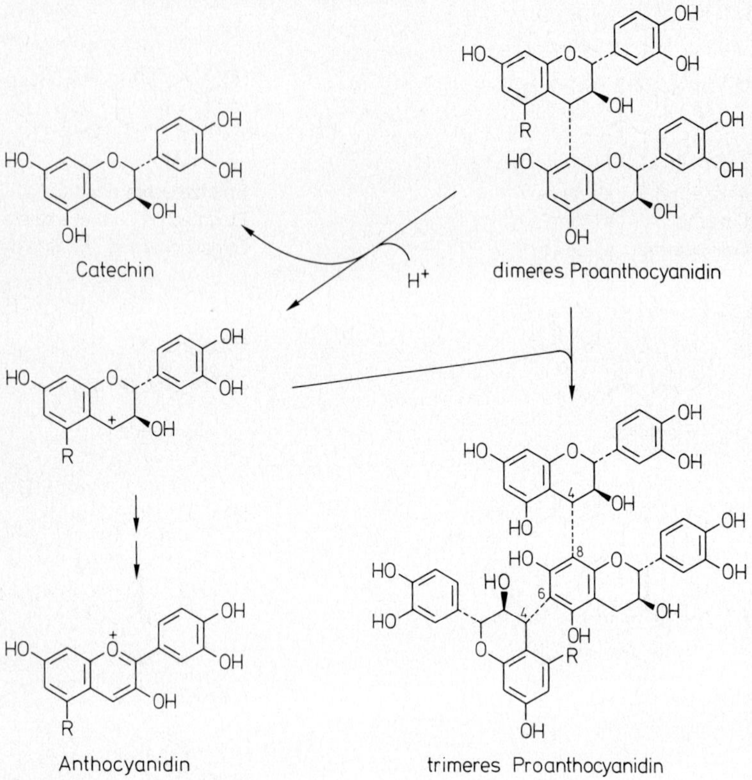

Abb. 8.7 Prinzip der Phlobaphen-Reaktion

Bei Einwirkung von Säuren auf kondensierte Gerbstoffe entstehen wasserunlösliche rotgefärbte Produkte, die Phlobaphene. Bei dieser Reaktion (s. Abb. 8.7) entsteht durch Abspaltung einer endständigen Flavaneinheit ein Carbenium-Ion, das dann entweder durch Eliminierung eines Protons vom C-3 und anschließende Oxidation in ein Anthocyanidin überführt wird oder mit einem anderen Proanthocyanidin-Molekül unter Kettenverlängerung reagiert. Durch die Kettenverlängerung entstehen wasserunlösliche Polymere, und die Anthocyane bedingen die rote Färbung der Phlobaphene.

Die Phlobaphenreaktion wurde erstmals beim Gerbeprozeß beobachtet. Sie findet auch bei der Trocknung und Lagerung proanthocyanidinhaltiger Drogen statt. Daher sind Drogen oder Drogenextrakte mit einem hohen Gehalt an kondensierten Gerbstoffen in der Regel braunrot gefärbt.

3.2 Biosynthese

Ein Proanthocyanidin wird aus einem Flavan-3-ol-Molekül als Endgruppe und einem oder mehreren Flavan-3,4-diol-Molekülen aufgebaut. Aus dem Flavan-3,4-diol entsteht durch Eliminierung der 4-Hydroxy-Gruppe ein Carbenium-Ion, das dann mit dem C-8 oder C-6 des Flavan-3-ols oder der jeweils letzten Flavan-Einheit der wachsenden Proanthocyanidin-Kette reagiert (s. Abb. 8.8).

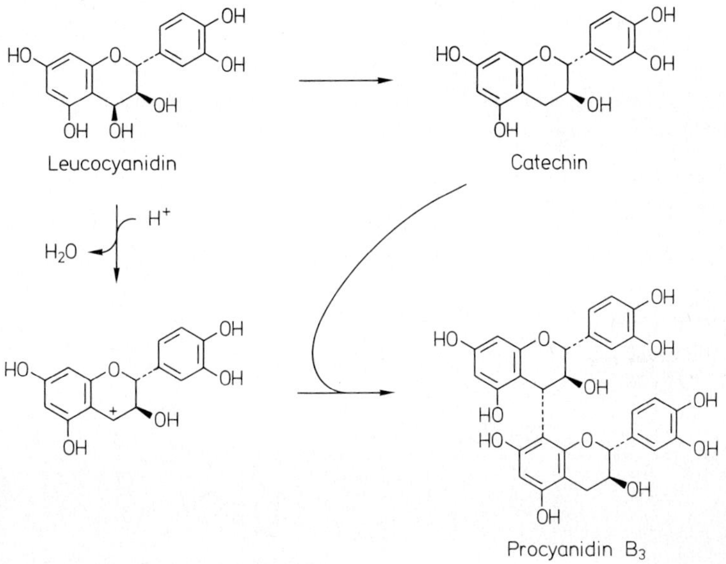

Abb. 8.8 Biosynthese von Proanthocyanidinen

3.3 Monographien

Theae folium

Stammpflanze: *Camellia sinensis* (L.) O. Kuntze – Theaceae.

Der in Assam und China beheimatete Baum wird vor allem in Indien, Sri Lanka, China, Japan, der UdSSR und der Türkei strauchartig kultiviert.

Droge: Die besten Teequalitäten liefern die jüngsten Laubblätter und die Triebspitzen. Ältere Blätter geben geringerwertigen Tee.

Werden die Blätter gleich nach der Ernte erhitzt, dann gerollt (maschinell gequetscht) und anschließend getrocknet, so erhält man **grünen Tee.** Bei dieser Aufarbeitung bleiben die Inhaltsstoffe der frischen Blätter weitgehend unverändert,

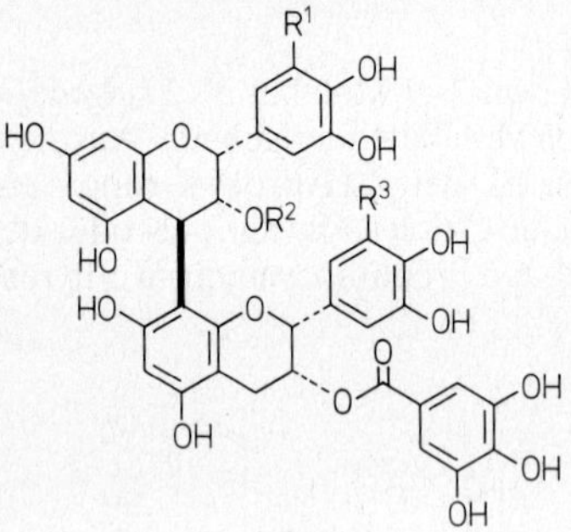

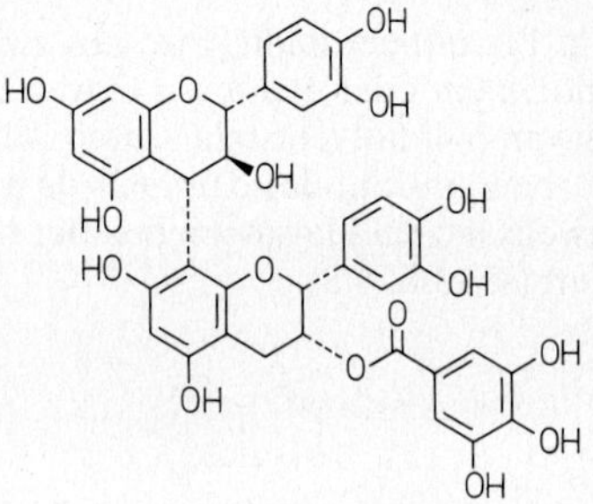

Procyanidin B_2-gallat	$R^1 = R^2 = R^3 = H$	Procyanidin B_4-gallat
Procyanidin B_2-digallat	$R^1 = R^3 = H$, $R^2 = G$	
Epigallocatechin [4β→8]-3-*O*-galloylepicatechin	$R^1 = OH$, $R^2 = R^3 = H$	
Prodelphinidin B_2-gallat	$R^1 = R^3 = OH$, $R^2 = H$	

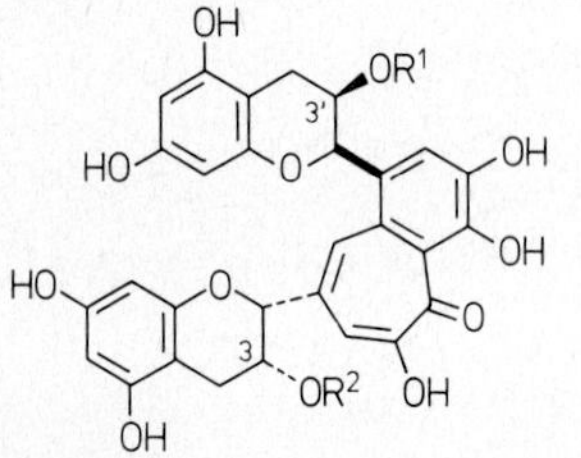

Theaflavin	$R^1 = R^2 = H$
Theaflavin-3′-*O*-gallat	$R^1 = G$, $R^2 = H$
Theaflavin-3-*O*-gallat	$R^1 = H$, $R^2 = G$
Theaflavin-3,3′-di-*O*-gallat	$R^1 = R^2 = G$

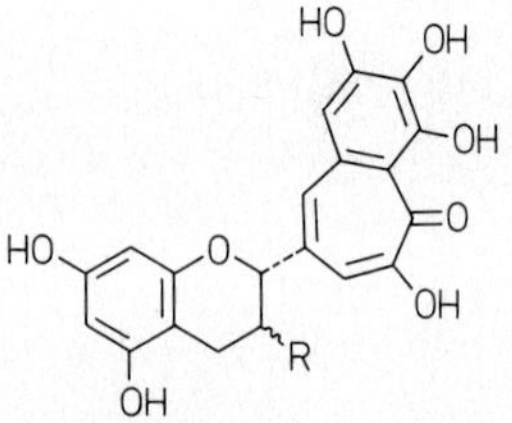

Theaflagallin	R = ◄OH
Epitheaflagallin	R = ---OH
Epitheaflagallin-3-*O*-gallat	R = ---O–G

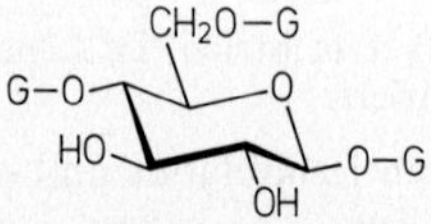

1,4,6-Tri-*O*-galloyl-β-D-glucose

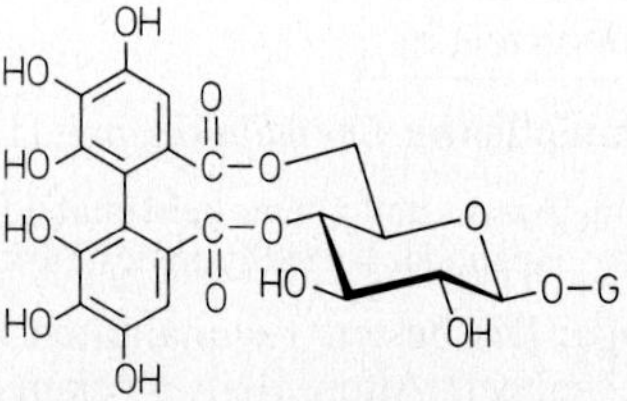

1-*O*-Galloyl-4,6-(hexahydroxydiphenoyl)-β-D-glucose

Abb. 8.9 Inhaltsstoffe von grünem und schwarzem Tee. G = Galloyl

da durch die Enzyminaktivierung beim Erhitzen enzymatische Veränderungen der Polyphenole weitgehend verhindert werden.

Schwarzer Tee entsteht durch einen Fermentationsprozeß: Man läßt die Blätter anwelken und rollt sie dann, um durch Beschädigung der Zellen eine Vermischung von Enzymen und Substraten zu fördern. Dann läßt man die Blätter bei hoher Luftfeuchtigkeit einige Stunden fermentieren, wobei sie eine rotbraune Farbe annehmen. Erst beim anschließenden Trocknen entsteht die charakteristische schwarze Farbe des Tees.

Inhaltsstoffe:

1. Purin-Alkaloide: Hauptalkaloid ist das Coffein, daneben kommen wesentlich geringere Mengen an Theobromin vor.
2. Gerbstoffe: Hauptkomponenten sind Gallussäureester von Proanthocyanidinen, die aus (4,8)-verknüpften Epigallocatechin-, Epicatechin- und Catechin-Einheiten aufgebaut sind (s. Abb. 8.9). Daneben kommen auch einfache Gallotannine und Ellagitannine vor.
3. Weitere Polyphenole: In frischen Teeblättern und in grünem Tee sind große Mengen monomerer Flavan-Derivate, vor allem Epicatechin, Epigallocatechin und deren 3-*O*-Gallate vorhanden. Bei der Fermentation entstehen daraus die charakteristischen Farbstoffe des schwarzen Tees, die gelben Theaflavine und die roten Theaflagalline. Beide Farbstoffgruppen enthalten als Chromophor ein Benzotropolon-System.

Die Theaflavine werden durch Reaktion eines vicinal trihydroxylierten Aromaten (z. B. des B-Rings von Epigallocatechin) mit einem *o*-Dihydroxyaryl-Rest (z. B. dem B-Ring des Epicatechins) gebildet. Theaflagalline entstehen dagegen aus zwei vicinal trihydroxylierten Aryl-Resten (z. B. dem B-Ring des Epigallocatechins und Gallussäure).

Verwendung:

1. Als anregendes Genußmittel.
2. Als Antidiarrhoikum.

Ratanhiae radix

Arzneibuch-Monographien: DAB 9 (Ratanhiawurzel), AB/DDR; AUSTR.; HELV. VII.

Stammpflanze: *Krameria lappacea* (Dombey) Burdet & Simpson (Synonym: *Krameria triandra* Ruiz und Pavon) – Krameriaceae.

Krameria triandra ist ein kleiner Strauch, der in den Anden des nördlichen Südamerika beheimatet ist. Die Handelsdroge stammt hauptsächlich aus Peru.

Droge: Die getrockneten Wurzeln.

Inhaltsstoffe: Die Gerbstoff-Fraktion besteht aus Proanthocyanidinen mit einem hohen Anteil an Epiafzelechin-Einheiten. Die Endgruppen sind Epicatechin- oder Catechin-Einheiten. Die Flavaneinheiten sind überwiegend (4,8)-verknüpft (s. Abb. 8.10).

a

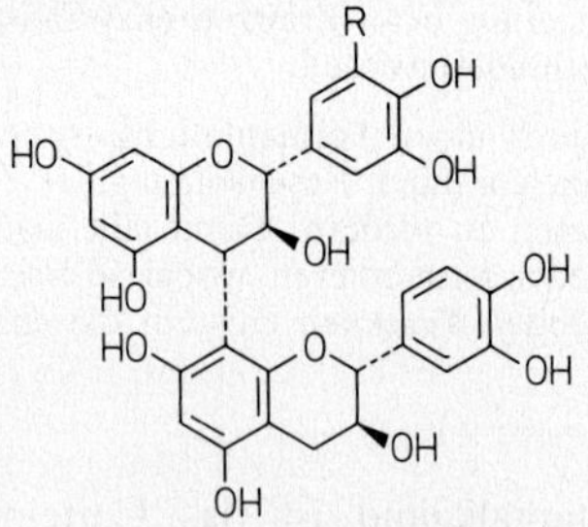

Procyanidin B_3 R = H

Gallocatechin [4→8]-catechin R = OH

b

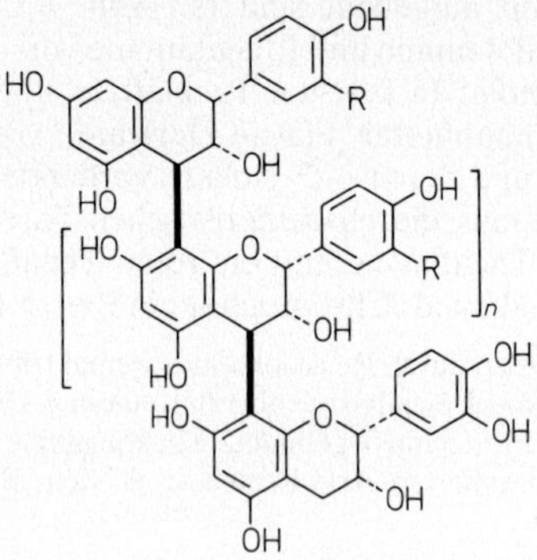

R = H (≈ 65%) oder
R = OH (≈ 35%)
n = 1-8

c

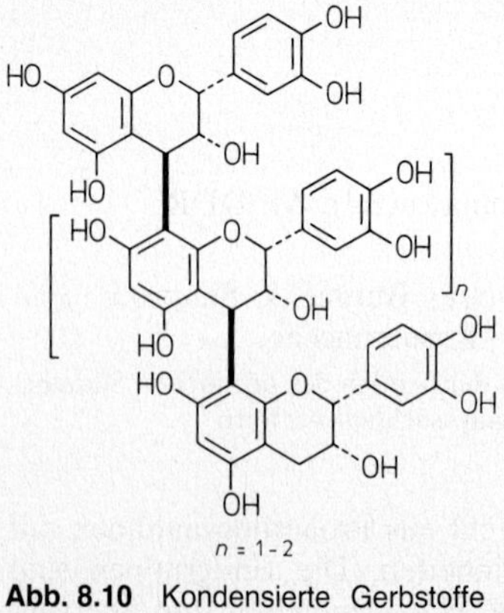

n = 1-2

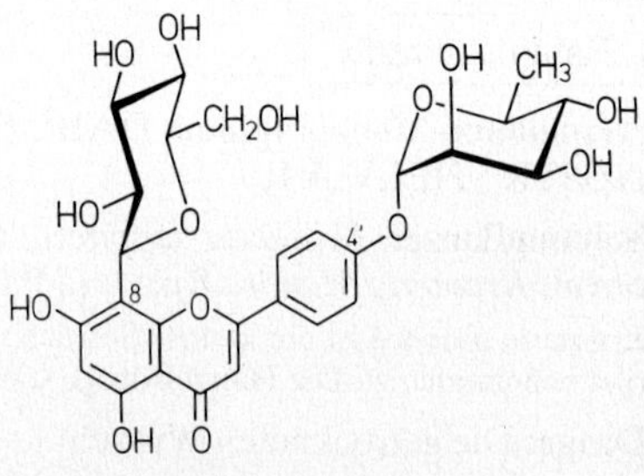

Vitexin-4'-rhamnosid

Abb. 8.10 Kondensierte Gerbstoffe und andere charakteristische Inhaltsstoffe aus pflanzlichen Drogen.
a Quercus cortex; **b** Ratanhiae radix; **c** Crataegi folium cum flore

Verwendung:

1. Als Tinktur zu Pinselungen und als Gurgelmittel bei Entzündungen von Zahnfleisch und Mundschleimhaut. Auch als Bestandteil von Zahnpasten.
2. Seltener als Tee zur Behandlung leichter unspezifischer Durchfallerkrankungen.

Quercus cortex

Arzneibuch-Monographien: AB/DDR (Eichenrinde); AUSTR.; HELV. VII.

Stammpflanzen: *Quercus robur* L. (Stieleiche) und *Quercus petraea* (Mattuschka) Liebl. (Steineiche) – Fagaceae.

Beide Arten sind in Europa weit verbreitet. *Q. robur* kommt auch noch in Kleinasien vor. Nach HELV. VII ist zusätzlich *Quercus pubescens* Willd., die in Südeuropa heimische Flaumeiche, offizinell.

Droge: Die getrocknete Rinde junger Zweige oder Stockausschläge, die noch keine Borke ausbilden (Spiegelrinde). Die minderwertige Rinde älterer Zweige oder Stämme wird von den Arzneibüchern nicht zugelassen.

Inhaltsstoffe: Die Droge enthält Proanthocyanidine, die aus Catechin- und Gallocatechin-Einheiten aufgebaut sind. Hauptkomponenten sind Procyanidin B_3 und Gallocatechin-(4,8)-Catechin (s. Abb. 8.10).

Verwendung: Als Tee zum Gurgeln bei Entzündungen von Zahnfleisch und Mundschleimhaut. Als Teilbad bei vermehrter Fußschweißsekretion und zur ergänzenden Behandlung bei Frostbeulen und Analfissuren.

Crataegi folium cum flore

Arzneibuch-Monographien: DAB 9 (Weißdornblätter mit Blüten), HELV. VII.

Stammpflanzen: *Crategus monogyna* Jaquin emend. Lindman und *Crataegus laevigata* (Poiret) De Candolle, seltener andere europäische *Crataegus*-Arten – Rosaceae.

Die *Crataegus*-Arten sind dornige Sträucher oder kleine Bäume. *C. monogyna* und *C. laevigata* kommen im größten Teil Europas vor. Die anderen drogenliefernden Arten wie *C. azarolus* oder *C. pentagyna* und *C. nigra* sind in Ost- und Südosteuropa beheimatet.

Droge: Die getrockneten blühenden Zweigspitzen liefern die offizinelle Droge Crataegi folium cum flore. Für die Herstellung von Fertigpräparaten werden auch die Früchte (Crataegi fructus) verwendet.

Inhaltsstoffe: Proanthocyanidine sind vor allem in den Blättern und Früchten enthalten. Sie sind überwiegend aus (4,8)-verknüpften Epicatechin-Einheiten aufgebaut.

Außerdem enthalten die Drogen Flavonglykoside, von denen Hyperosid und Vitexin-4′-rhamnosid, ein C-Glucosylflavon, die Hauptkomponenten darstellen.

Pharmakologische Wirkung: Für polyphenolhaltige Drogenextrakte wurden schwache positiv inotrope, blutdrucksenkende und coronardilatierende Wirkungen gefunden.

Verwendung: Tees oder standardisierte Extrakte von *Crataegus*-Blättern, -Blüten und -Früchten werden zur Behandlung des nicht digitalisbedürftigen Altersherzens und leichter Formen von bradykarden Herzrhythmusstörungen verwendet.

Weiterführende Literatur

Asquith, T. N., Butler, L. G. (1986), Interactions of Condensed Tannins with Selected Proteins, Phytochemistry **25,** 1591.

Ezaki, N., Kato, M., Takizawa, N., Morimoto, S., Nonaka, G.-I., Nishioka, I. (1985), Pharmacological Studies on Lindera umbellatae Ramus, IV. Effects of Condensed Tannin Related-Compounds on Peptic Activity and Stress-Induced Gastric Lesions in Mice, Planta med., 34.

Haslam, E. (1986), Hydroxybenzoic Acids and the Enigma of Gallic Acid, in The Shikimic Acid Pathway (Conn, E. E., Ed.), Plenum, New York, 163.

Haslam, E., Lilley, T. H., Martin, R., Magnolato, D. (1989), Traditional Herbal Medicines – The Role of Phenols, Planta Med. **55,** 1.

Hillis, W. E. (1985), Biosynthesis of Tannins, in Biosynthesis and Biodegradation of Wood Components (Higuchi, T., Ed.), Academic Press, New York, 325.

Spencer, C. M., Cai, Y., Martin, R., Gaffney, S. H., Goulding, P. N., Magnolato, D., Lilley, T. H., Haslam, E. (1988), Polyphenol Complexation – Some Thoughts and Observations, Phytochemistry **27,** 2397.

Kapitel 9

Terpene (Isoprenoide)

1. Allgemeines

1.1 Definitionen

Als Terpene bezeichnet man eine umfangreiche Gruppe von Naturstoffen, die aus sog. „aktivem Isopren“ (Isopentenyldiphosphat bzw. dessen Isomer Dimethylallyldiphosphat) biosynthetisiert werden. In der Regel werden dabei zwei oder mehrere dieser C_5-Bausteine „Kopf zu Schwanz“ verknüpft, d. h., es wird eine Kohlenstoff-Kohlenstoff-Bindung vom C-1 der einen Einheit zum C-4 der nächsten Einheit hergestellt*. Die so entstehenden Verbindungen weisen damit eine durch 5 teilbare Kohlenstoffanzahl auf; man unterscheidet:

Monoterpene (C_{10}), Sesquiterpene (C_{15}), Diterpene (C_{20}), Triterpene (C_{30}), Tetraterpene (C_{40}) und Polyterpene (C_{5n}). Sesterterpene (C_{25}) sind bisher erst in kleiner Zahl gefunden worden.

In diesem Buch folgen wir der historisch älteren, heute aber weitgehend verbreiteten Ansicht, das der Verzweigungsstelle der Kette benachbarte C-Atom als „Kopf“ und das am weitesten davon entfernte C-Atom als „Schwanz“ anzusehen: Im Isopentenyldiphosphat ist demnach C-1 der „Schwanz“, C-4 der „Kopf“ des Moleküls.

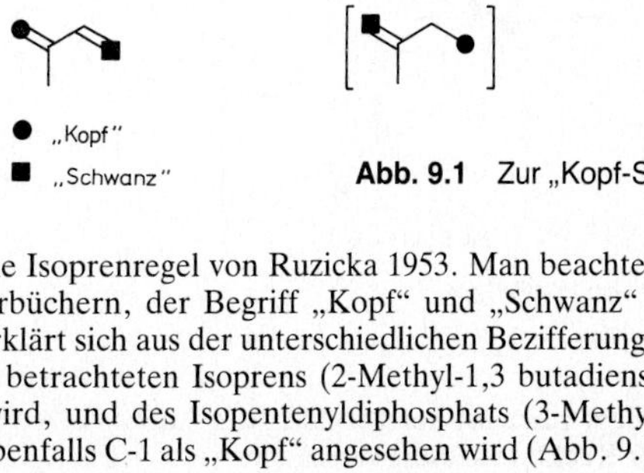

Abb. 9.1 Zur „Kopf-Schwanz-Verknüpfung“

* Biogenetische Isoprenregel von Ruzicka 1953. Man beachte, daß in der Literatur, auch in Lehrbüchern, der Begriff „Kopf“ und „Schwanz“ kontrovers gebraucht wird. Dies erklärt sich aus der unterschiedlichen Bezifferung des früher und formal als Baustein betrachteten Isoprens (2-Methyl-1,3 butadiens), wo C-1 als „Kopf“ angesehen wird, und des Isopentenyldiphosphats (3-Methyl-3-buten-1-ol-diphosphats), wo ebenfalls C-1 als „Kopf“ angesehen wird (Abb. 9.1)

Durch Sekundärreaktionen, besonders durch Zyklisierung, aber auch durch Oxidationen, Abspaltung oder Verschiebung von Substituenten entsteht eine große Zahl von Verbindungen, deren Kohlenstoffanzahl unter Umständen nicht mehr durch 5 teilbar ist – dazu zählen z. B. die Steroide.

Terpene sind bei Mikroorganismen und im Pflanzen- und Tierreich weit verbreitet. In der Pharmazie spielen Mono- und Sesquiterpene als Bestandteile ätherischer Öle und als Bitterstoffe eine Rolle. Triterpene bilden das Grundgerüst vieler Saponine, Tetraterpene begegnen uns in den Carotinoiden, während Kautschuk und Guttapercha aus Polyterpenen bestehen. Steroide als Nebennierenrinden- und Sexualhormone erfüllen wichtige Aufgaben im lebenden Organismus. In der Gruppe der herzwirksamen Glykoside sind sie wichtige Therapeutika.

1.2 Biosynthesen

1.2.1 Biosynthese von „aktivem Isopren" (Isopentenyldiphosphat)

Der C_5-Baustein entsteht formal aus drei Acetat-Einheiten ($3 \cdot C_2$) unter Abspaltung von CO_2 ($-C_1$). Die drei Acetat-Einheiten werden durch unterschiedliche Reaktionstypen miteinander verknüpft, was man an der verzweigten Kohlenstoff-Kette leicht erkennen kann. Zunächst entsteht aus 2 Acetyl-Coenzym A-Molekülen unter Einwirkung der Acetyl-CoA-Acyl-Transferase, einer β-Ketothiolase, die lineare C_4-Verbindung Acetacetyl-CoA*. Das dritte Molekül Acetyl-CoA lagert sich an die Keto-Gruppe an, katalysiert durch Hydroxymethylglutaryl-CoA-Synthase, wobei gleichzeitig das am Acetacetyl-CoA-gebundene CoA unter Ausbildung einer Carboxy-Gruppe abgespalten wird (Abb. 9.2); es entsteht Hydroxymethylglutarsäure-CoA, die unter Erhalt der Chiralität an C_3 durch eine Reduktase,

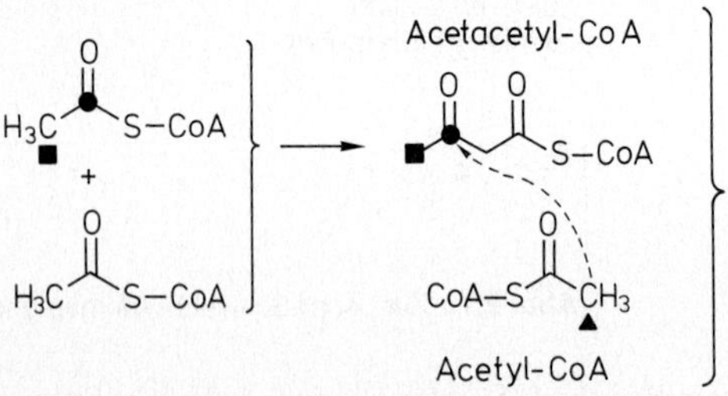

Abb. 9.2 Biosynthese von HMG-CoA

* Das Gleichgewicht liegt zunächst auf der Seite des Acetyl-CoA, wird aber durch das Fortschreiten der Reaktion ständig verschoben (echtes Fließgleichgewicht).

unter Beteiligung von NADP-H, zu 3*R*(+)-Mevalonsäure reduziert wird (Abb. 9.3).

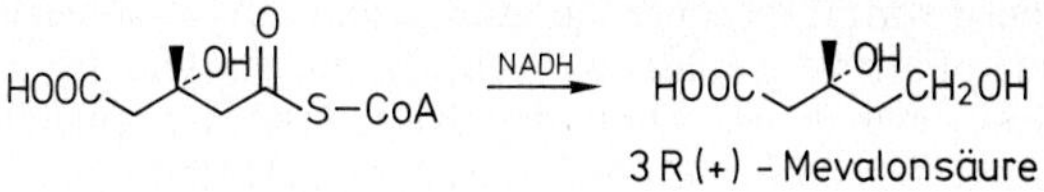

Abb. 9.3 Biosynthese von Mevalonsäure

Die Abspaltung der Carboxy-Gruppe wird eingeleitet durch zweimalige Phosphorylierung der primären alkoholischen OH-Gruppe mittels ATP, katalysiert durch Mevalonat-Kinase und Phosphomevalonat-Kinase. Anschließende Phosphorylierung der sekundären alkoholischen OH-Gruppe liefert das sehr instabile bzw. hypothetische 3-Phosphomevalonsäurediphosphat; dieses spaltet sehr leicht ein Phosphat-Anion ab unter Bildung eines Carbenium-Ions, wodurch die Decarboxylierung induziert wird: Unter Abspaltung von CO_2 entsteht das eigentliche „aktive Isopren" Isopentenyldiphosphat (Abb. 9.4).

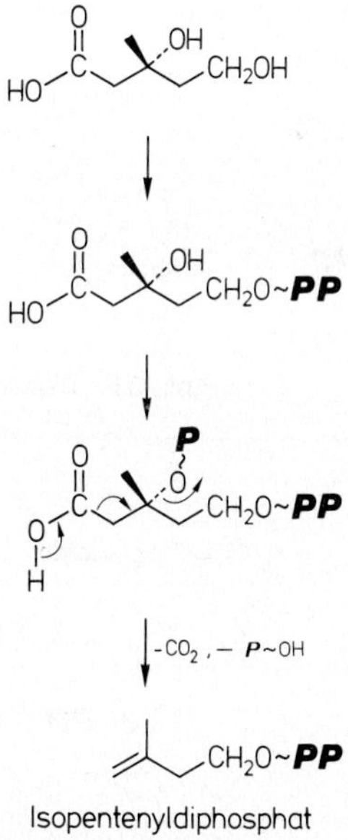

Abb. 9.4 Biosynthese von Isopentenyldiphosphat

1.2.2 Biosynthese der Monoterpene

Zwei Moleküle Isopentenyldiphosphat reagieren nicht direkt miteinander. Zur Biosynthese von Monoterpenen muß zuerst durch Isomerisierung das Dimethylallyldiphosphat gebildet werden, das die Startersubstanz darstellt. Unter der Einwirkung von Dimethylallyl-Transferase entsteht nun ein instabiles Kation, das unter stereospezifischer (!) Abspaltung eines Protons von C-2 in Geranyldiphosphat übergeht (s. Abb. 9.5). Die Biosynthese der cyclischen Monoterpene wird, wie aus Untersuchungen der letzten Jahre hervorgeht, durch stereospezifisch wirksame Cyclasen katalysiert. Geranyldiphosphat kann aus räumlichen Gründen nicht direkt cyclisiert werden, durch Enzyme erfolgt zunächst Isomerisierung zu Linalyldiphosphat; durch freie Drehbarkeit um die C_2-C_3-Achse resultiert eine für die Cyclisierung geeignete Konformation. In Abb. 9.6 sind einige hypothetische Biosynthesewege dargestellt, die zum Teil durch experimentelle Daten gestützt werden.

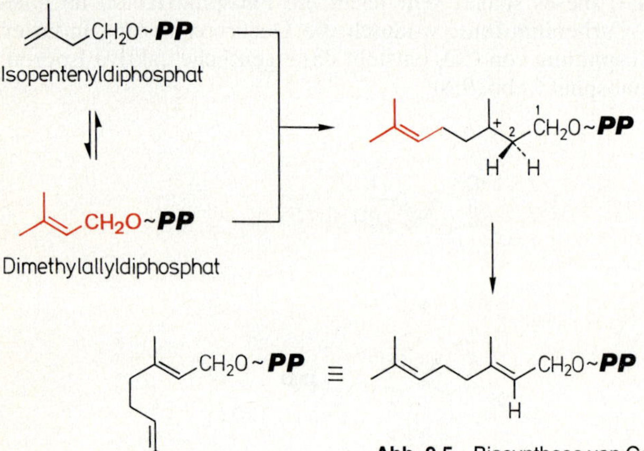

Abb. 9.5 Biosynthese von Geranyldiphosphat

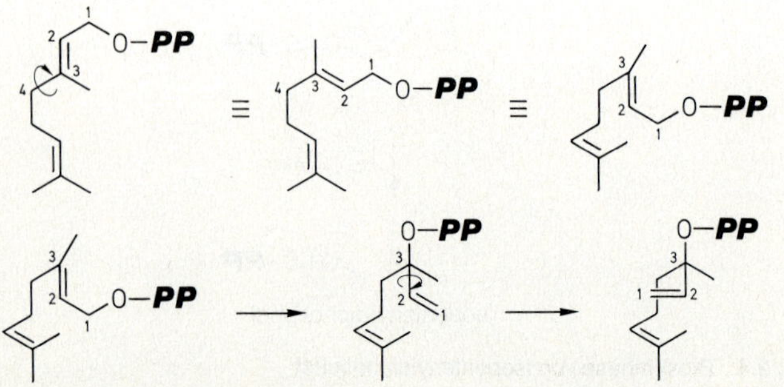

Abb. 9.6 **a** Umlagerung von Geranyldiphosphat zu Linalyldiphosphat

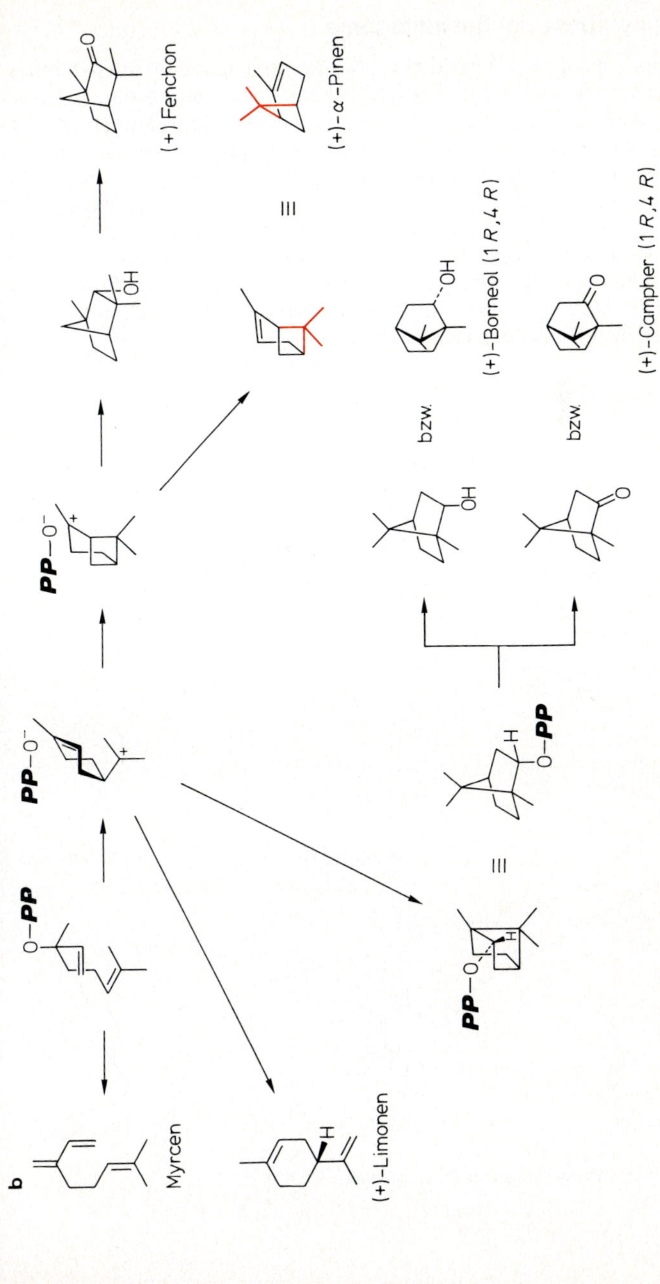

Abb. 9.6 **b** Biosynthese cyclischer Monoterpene

1.2.3 Biosynthese der Sesquiterpene

Geranyldiphosphat und Neryldiphosphat können mit Isopentenyldiphosphat jeweils zwei, insgesamt also vier verschiedene, stereoisomere Farnesyldiphosphate liefern. Das 2-*trans*, 6-*trans*-Farnesyldiphosphat ist eine wichtige Vorstufe des Squalens und damit der Triterpene und Steroide; es kann enzymatisch in die stereoisomeren Formen umgelagert werden. Für die Biosynthese der *cyclischen* Sesquiterpene, die derzeit noch weniger gut untersucht ist als die der Monoterpene, spielen jeweils nur einzelne geometrische Isomere eine Rolle. In Abb. 9.7 sind verschiedene, zum Teil noch hypothetische Biosynthesewege, die zu wichtigen Grundtypen führen, dargestellt. Die Mannigfaltigkeit an Strukturvarianten ist groß, man kennt bisher über 50 verschiedene Grundtypen.

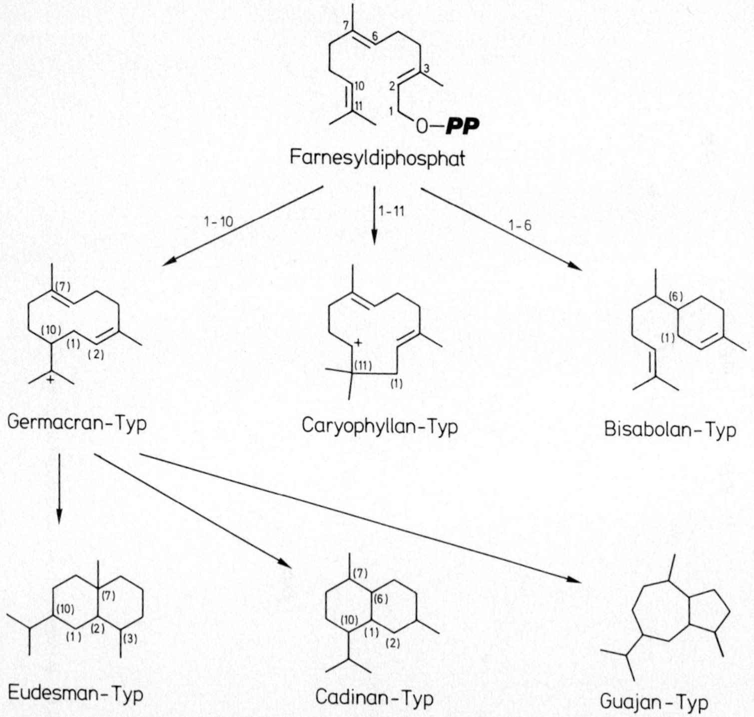

Abb. 9.7 Biosynthese cyclischer Sesquiterpene

1.2.4 Biosynthese der Diterpene

Diese erfolgt aus *all-trans*-Farnesyldiphosphat und Isopentenyldiphosphat, wobei bei höheren Pflanzen meist das *all-trans*-Geranylgeranyldiphosphat gebildet wird. Für die Biosynthese der Polyprenole (s. Abschn. 1.2.8) spielt hingegen das durch *cis*-Addition entstandene Isomere eine Rolle.

1.2.5 Biosynthese der Triterpene

Die Triterpene mit 30 C-Atomen werden nicht durch fortgesetzte Kondensation von sechs C_5-Bausteinen biosynthetisiert, sondern durch Verknüpfung zweier Sesquiterpene. Zwei Moleküle Farnesyldiphosphat werden unter Ausbildung einer C-C-Bindung zwischen den C-Atomen 1 und 1′ zu dem einfachsten aliphatischen Triterpen, dem Squalen (Abb. 9.8), umgesetzt, wobei mehrere Zwischenstufen wie Präsqualenalkohol mit Cyclopropan-Ring und weiter mit Cyclobutan-Ring durchlaufen werden.

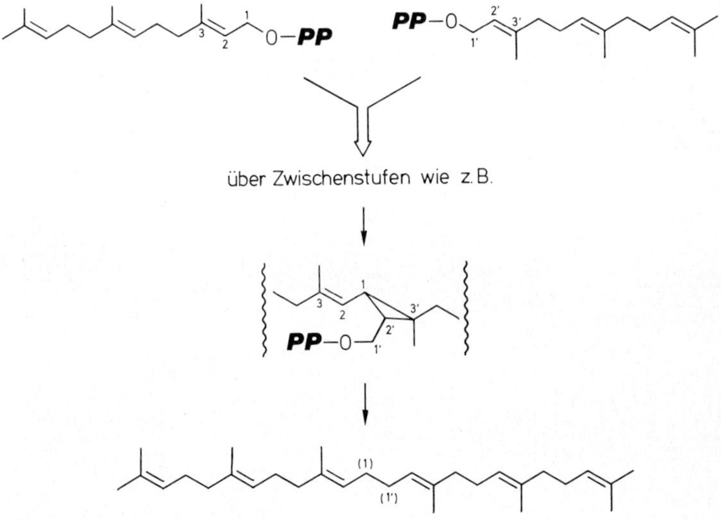

Abb. 9.8 Biosynthese von Squalen

Squalen ist ein symmetrisches Molekül, das in Lösung in einer größeren Anzahl unterschiedlicher Konformationen vorliegt. Unter dem Einfluß von Enzymen werden in der lebenden Zelle bestimmte Konformationen erzwungen, die bei der Cyclisierung zu tetracyclischen oder pentacyclischen Triterpenen eine große Rolle spielen. Erster Schritt ist stets die durch

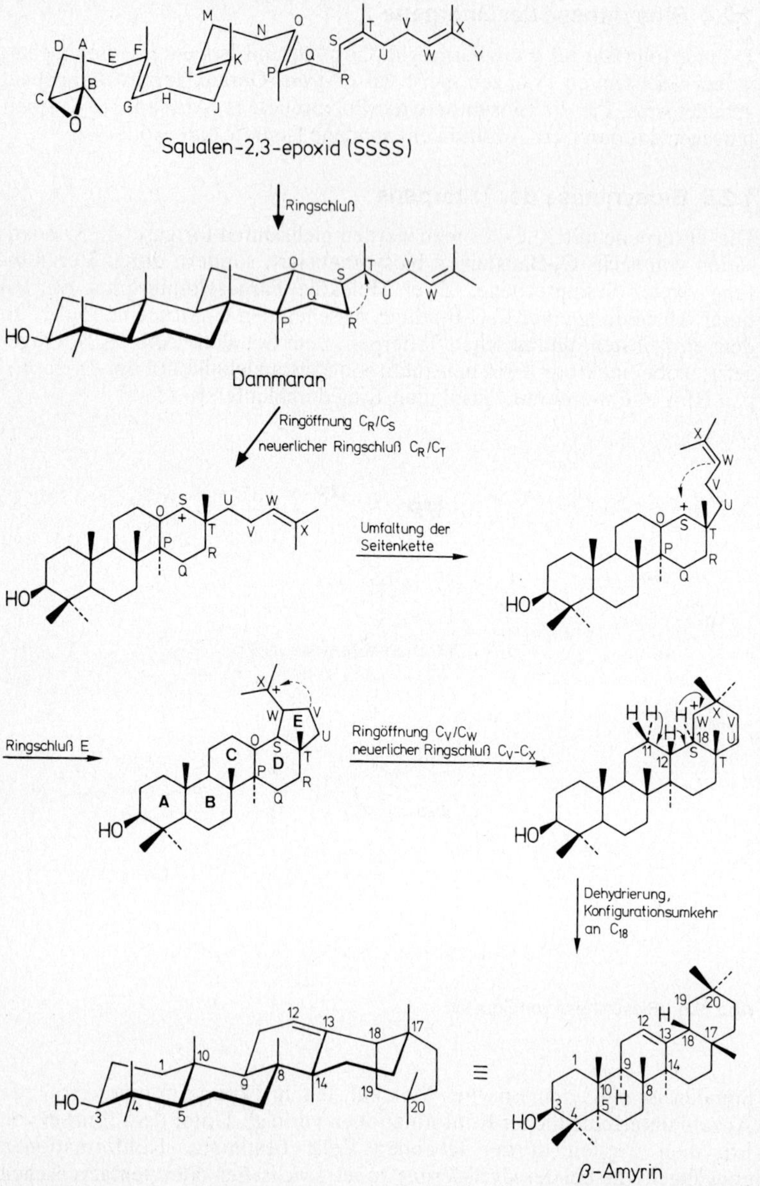

Abb. 9.9 Biosynthese tetracyclischer Triterpene vom Dammaran-Typ und pentacyclischer Triterpene

Squalenmonooxygenase katalysierte Bildung des 2,3-Squalenepoxides. Je nach vorliegender Konformation verzweigen sich hier bereits die Biosynthesewege der Steroide einerseits und der Triterpene andererseits.

Viele höhere Pflanzen verfügen über Enzyme, die dem Squalen eine Sessel-Sessel-Sessel-Sessel-Konformation aufprägen, wobei über tetracyclische Vorstufen die pentacyclischen Triterpene, z. B. vom Typ des Oleanans, entstehen (s. Abb. 9.9).

1.2.6 Biosynthese der Steroide

Startsubstanz ist, wie bei der Biosynthese der Triterpene das Squalen-2,3-epoxid, allerdings in einer anderen Konformation, nämlich der Sessel-Wanne-Sessel-Wanne-Form. Es existieren im wesentlichen zwei Enzyme, die dem Squalenepoxid diese Konformation aufzwingen: einerseits die bei Pilzen und im Tierreich vorkommende Lanosterol-Synthetase, andererseits die in den zur Photosynthese befähigten Pflanzen anzutreffende 2,3-Oxidosqualen-Cycloartenol-Cyclase. Vom Lanosterol bzw. Cycloartenol führen die weiteren Biosynthesewege, die in der schrittweisen Abspaltung von Methyl-Gruppen bestehen – in der Reihenfolge 14α, 4α und 4β – zum Cholesterol, das nur noch 27 C-Atome enthält (Abb. 9.10).

Cholesterol ist eine bedeutende Ausgangssubstanz für verschiedene pflanzliche und tierische Steroide:

Durch Einführung von ein oder zwei Methyl-Gruppen in die Seitenkette entstehen die Phytosterole, z. B. Ergosterol oder Sitosterol.

Durch Hydroxylierungen an den C-Atomen 16, 22 und 26 wird die Biosynthese verschiedener Steroidsapogenine eingeleitet.

Mit der 7α-Hydroxylierung wird ein Biosyntheseweg eröffnet, der zur Bildung der Gallensäuren führt.

Durch Photoreaktion an Δ-5,7-Dienen der Steroidreihe kommt es zur Öffnung von Ring B, die entstehenden Seco-Steroide liefern mit z. B. Ergocalciferol oder Cholecalciferol Vertreter der Vitamin-D-Gruppe.

Eine besonders wichtige, in den Mitochondrien ablaufende Biosynthesekette, die mit der zweifachen Hydroxylierung an C_{20} und C_{22} eingeleitet wird, führt unter Verkürzung des Substituenten am C_{17} auf die Stufe des Pregnenolons (s. Abb. 9.11). Pregnenolon ist eine bedeutende Schlüsselsubstanz: Von hier aus erfolgt im tierischen Organismus die Biosynthese der Nebennierenrindenhormone und der Sexualhormone; auch für die Biosynthese der Cardenolide und Bufadienolide bei Pflanzen ist Pregnenolon die Ausgangssubstanz.

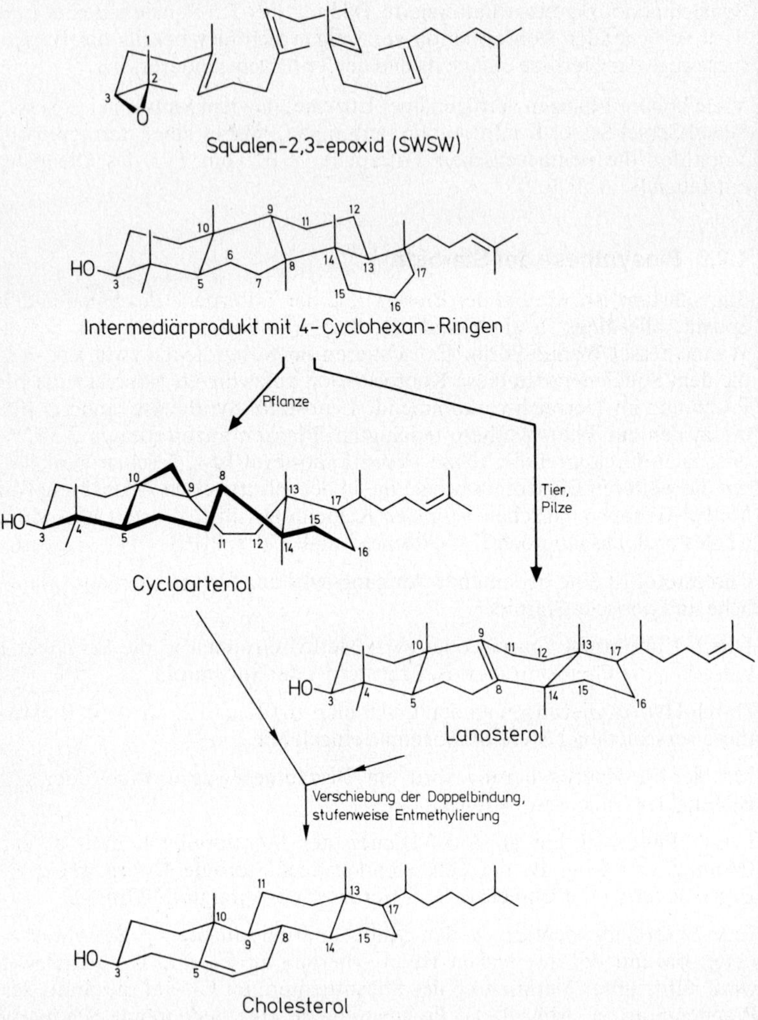

Abb. 9.10 Biosynthese von Steroiden

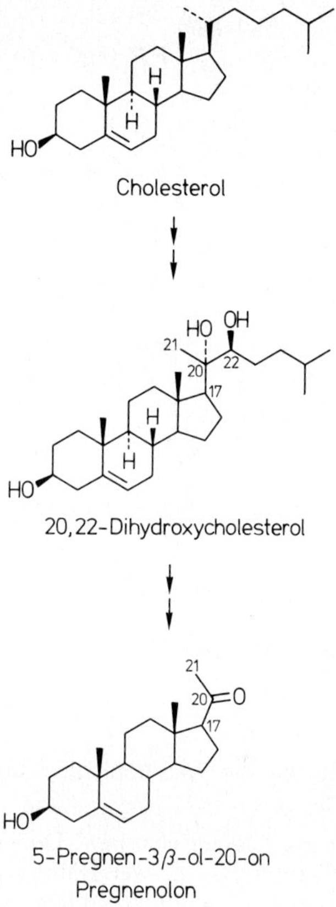

Abb. 9.11 Biosynthese von Pregnenolon

1.2.7 Biosynthese der Tetraterpene

Biogenetisch betrachtet sind Tetraterpene eigentlich dimere Diterpene, die durch „Schwanz-Schwanz-Verknüpfung“ zweier Moleküle Geranylgeranyldiphosphat entstehen (s. Abb. 9.12). Anders als bei Triterpenen erfolgt bei Tetraterpenen keine durchgehende Cyclisierung, vielmehr kommt es durch stufenweise Dehydrierung innerhalb der Chloroplasten oder auch Chromoplasten zur Bildung hochungesättigter Kohlenwasserstoffe, teilweise an einem oder beiden Kettenenden zur Ausbildung eines Cyclohexan-Ringes. So entsteht beispielsweise aus Lycopin durch Umlagerung das β-Carotin (s. Abb. 9.12). Durch Oxidation an unterschiedlichen Stellen entstehen

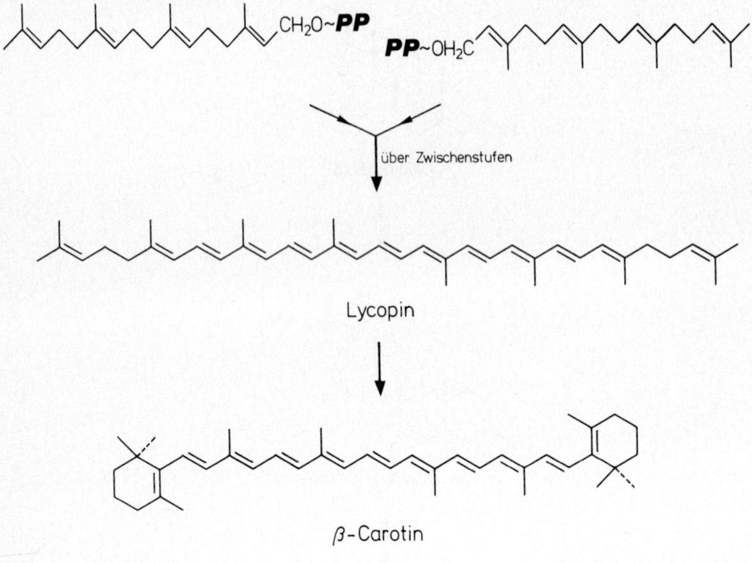

Abb. 9.12 Biosynthese von Tetraterpenen

daraus in grünen Pflanzen die Xanthophylle, die etwa die Hälfte der Carotinoide ausmachen.

Unter der Einwirkung von Oxygenasen bzw. Dehydrogenasen werden im Säugetierorganismus Carotinoide in zwei Hälften gespalten, die als Vitamine A wichtige biologische Funktionen erfüllen.

1.2.8 Biosynthese der Polyprenole und Polyterpene

Durch schrittweise Anlagerung von Isopentenyldiphosphat an Geranylneryldiphosphat werden in allen lebenden Organismen Polyisoprene mit endständiger alkoholischer Hydroxy-Gruppe, die Polyprenole, biosynthetisiert. Sie bestehen häufig aus 9, 10 oder 11 C_5-Einheiten und erfüllen offenbar beim Transport der Kohlenhydrate und der Bildung der Lipopolysaccharide eine wichtige biochemische Aufgabe.

Durch fortlaufende Verknüpfung von Isopentenyldiphosphat werden, vorwiegend im Zuge der Bildung von Milchsäften, auch hochpolymere Terpene biosynthetisiert. Je nach Art der stereochemischen Verhältnisse entsteht durch *cis*-Verknüpfung von etwa 5000 C_5-Bausteinen Kautschuk, durch *trans*-Verknüpfung von etwa 500 C_5-Bausteinen Guttapercha.

2. Iridoide

2.1 Strukturen, Eigenschaften

Als Iridoide bezeichnet man eine Gruppe bicyclischer Monoterpene, die sich formal vom Dialdehyd Iridodial bzw. dessen Enolhalbacetal ableiten lassen. Der Name geht auf die australische Ameisenart *Iridomyrmex detectus* zurück, in deren Abwehrsekret Iridodial und das Iridoid Iridomyrmecin erstmals gefunden wurden. In den letzten 30 Jahren hat man eine große Zahl von Iridoiden im Pflanzenreich entdeckt, so bei Scrophulariaceen, Lamiaceen, Verbenaceen, Valerianaceen und in weiteren Familien.

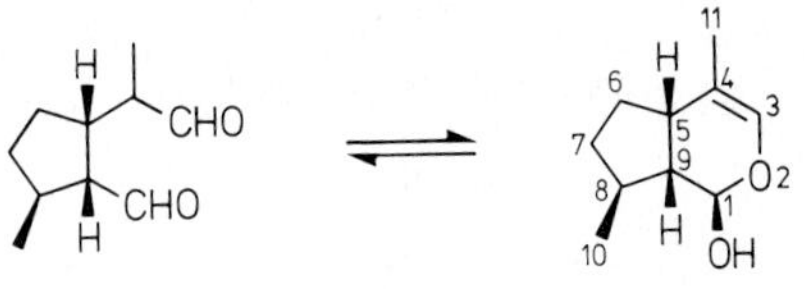

Iridodial

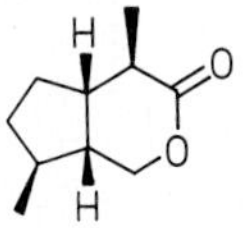

Iridomyrmecin

Die acetalische Hydroxy-Gruppe des Grundgerüstes ist entweder glykosidisch mit einem Zucker verbunden oder, weniger häufig, mit einer Säure verestert; dementsprechend sind die Iridoide recht labile Stoffe, die unter Einwirkung von Basen oder Säuren leicht gespalten werden, wobei die Dialdehyd-Form zumeist rasch weiterreagiert unter Bildung sich dunkel färbender polymerer Substanzen.

Die große Zahl heute bekannter Iridoide ergibt sich durch mannigfache Substituenten, vor allem Hydroxy-Gruppen an den C-Atomen 5, 6, 7, 8 und/oder 11, unterschiedliche Säurekomponenten, Verlust der C-Atome 10 und/oder 11 durch Decarboxylierung sowie Ausbildung von Epoxiden.

Neben diesen Iridoiden im engeren Sinn kommen in der Natur noch von diesen abgeleitete Secoiridoide vor, bei denen der carbozyklische 5-Ring zwischen C-7 und C-8 geöffnet ist. Als Beispiel sei das Secologanin (Lonicerosid) genannt, das aus Loganin durch oxidative Ringöffnung entsteht. Secologanin ist u. a. ein wichtiger Baustein der monoterpenoiden Indolalkaloide. Oftmals entstehen durch Sekundärreaktionen bicyclische Secoiridoide, wie man sie bei den Bitterstoffen der Gentianaceen und Menyanthaceen antrifft.

Die Biosynthese der Iridoide nimmt ihren Anfang beim Geraniol und verläuft unter schrittweiser Oxidation über 8-Hydroxygeraniol, 8-Oxogeraniol und 8-Oxogeranial, möglicherweise auch über die isomeren Zwischenstufen 8-Hydroxynerol bis 8-Oxoneral zu Iridodial bzw. 8-Epiiridodial. Weitere Oxidation und Glucosidierung führt zu Loganinsäure und Loganin, von denen sich die meisten Iridoide und Secoiridoide auch biogenetisch ableiten lassen (s. Abb. 9.13).

Von den vielen bisher bekannten Iridoiden werden nur verhältnismäßig wenige arzneilich genutzt, da pharmakologische Untersuchungen vielfach noch ausstehen. Relativ gut untersucht sind nur die Valepotriate; von

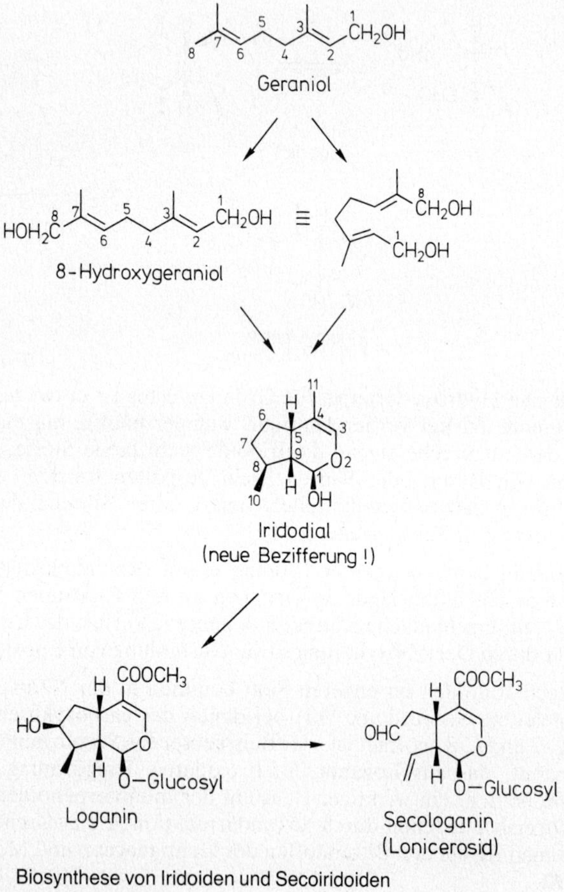

Abb. 9.13 Biosynthese von Iridoiden und Secoiridoiden

einzelnen Iridoiden gibt es Hinweise auf bestimmte Wirkungen: Aucubigenin ist durch antibakterielle Effekte, Oleuropaein durch antihypertone Wirkung charakterisiert, Penstemid besitzt cancerostatische Eigenschaften.

2.2 Monographien

2.2.1 Iridoide im engeren Sinne

Hierher gehören vor allem die Valepotriate (Valeriana-epoxytriester) verschiedener Valerianaceen, Aucubin und Catalpol als Inhaltsstoffe von *Plantago lanceolata* und die Iridoide aus Harpagophyti radix.

Valerianae radix

Arzneibuch-Monographien: DAB 9 (Baldrianwurzel); AB/DDR; AUSTR.; HELV. VII.

Stammpflanze: *Valeriana officinalis* L. s. l. – Valerianaceae.

Die bis 1,8 m hoch werdende Staude ist als polymorphe Sammelart in Europa und Asien verbreitet. Zur Gewinnung der Droge werden einige Unterarten bzw. Kultursorten in Osteuropa sowie in Deutschland, Holland und Belgien auch angebaut.

Droge: Die meist aus Kulturen stammenden gründlich gesäuberten und bei gelinder Wärme getrockneten Rhizome, Wurzeln und Ausläufer.

Inhaltsstoffe: Die Droge enthält verschiedene Esteriridoide mit Epoxid-Struktur, die als Valepotriate (Valeriana-epoxy-triester) bezeichnet werden. Es sind dies labile, nichtflüchtige, lipophile Stoffe, die vorwiegend in Rindenzellen gebildet werden. Vorherrschend sind Valtrat und Isovaltrat, daneben kommen Didrovaltrat und IVHD-Valtrat (Isovaleroxyhydroxydidrovaltrat) sowie ein Iridoidglucosid, Valerosidatum, vor. Die Droge enthält weiterhin ätherisches Öl, das je nach Unterart deutlich verschieden zusammengesetzt ist; wesentliche Anteile entfallen entweder auf Bornylacetat oder auf verschiedene Sesquiterpene. Als speziesspezifisch, in anderen *Valeriana*-Arten nicht vorkommend, sind Valerensäure und Acetoxyvalerensäure zu nennen.

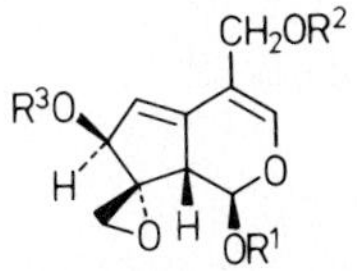

	R^1	R^2	R^3
Valtrat	*iso*-Valeroyl-	Acetyl-	*iso*-Valeroyl-
Isovaltrat	*iso*-Valeroyl-	*iso*-Valeroyl-	Acetyl-

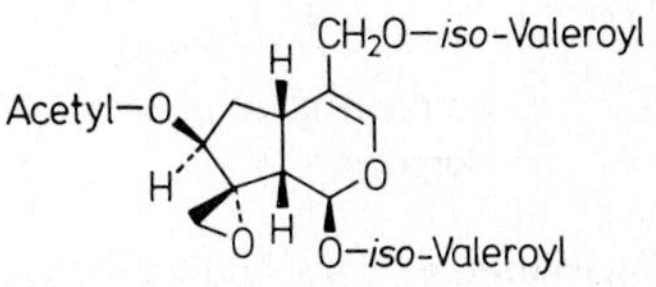

Didrovaltrat

Verwendung: Vor allem in Form der Tinktur, aber auch als Tee wird Baldrian als Sedativum gebraucht. Die hierfür verantwortlichen Stoffe sind nicht bekannt. Jedenfalls kommen die Valepotriate entgegen früheren Annahmen für die sedative Wirkung nicht in Betracht, da sie als instabile Substanzen weder im Teegetränk noch in der Tinktur enthalten sind. Möglicherweise sind Abbauprodukte vom Typ der Baldrinale im Zusammenwirken mit Komponenten des ätherischen Öles für die sedierende Wirkung verantwortlich.

Valepotriate. Die in *Valeriana officinalis* erstmals nachgewiesenen Valepotriate kommen in vielen anderen Valerianaceen, zum Teil auch in oberirdischen Organen vor und werden heute zur Herstellung von Fertigarzneimitteln aus einigen *Valeriana*-Arten in reiner Form isoliert. Als Ausgangsmaterial kommen besonders die Wurzeln von *Valeriana edulis, ssp. procera* Mey. (Mexikanischer Baldrian) mit hohem Gesamtgehalt und hohem Anteil an Valtrat oder Isovaltrat sowie *Valeriana wallichii* DC. (Indischer Baldrian) mit größeren Anteilen Didrovaltrat und/oder Acevaltrat in Betracht.

Entsprechende Präparate, die ein Gemisch reiner Valepotriate enthalten, werden bei psychischer Unruhe, vegetativen Regulationsstörungen und Konzentrationsschwäche als Tranquillantien verwendet.

Harpagophyti radix

Stammpflanze: *Harpagophytum procumbens* DC. – Pedaliaceae.

Die in Trockengebieten Südwestafrikas vorkommende Staude besitzt flachliegende, weitausgreifende Triebe; ihre Früchte sind mit Widerhaken versehen.

Droge: Die gereinigten und getrockneten Speicherwurzeln.

Inhaltsstoffe: Die Droge enthält verschiedene Iridoidglykoside wie das C_9-Esteriridoid Harpagosid, ferner Harpagid und Procumbid. Bemerkenswert ist der hohe Gehalt der Droge an wasserlöslichen Mono- und Oligosacchariden.

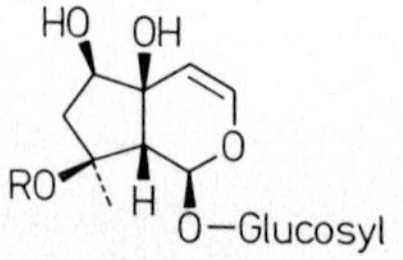

Harpagosid R = *trans*-Cinnamoyl
Harpagid R = H

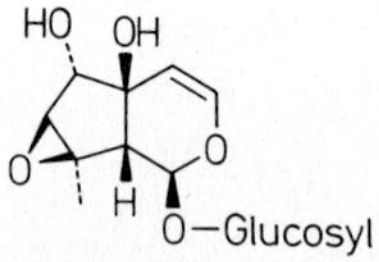

Procumbid

Verwendung: Die Indikationsgebiete dieser Droge sind recht unscharf formuliert. In Form eines Teeaufgusses wird die Droge als Bittermittel bei Verdauungsstörungen angewendet. Aus der Droge hergestellte Injektionspräparate sind zur Behandlung chronischer Gelenkaffektionen, z. B. bei rheumatischen Beschwerden, bestimmt.

2.2.2 Secoiridoide

Wie auf S. 257 beschrieben, entstehen Secoiridoide durch Ringöffnung zwischen C-7 und C-8. Häufig erfolgt in weiteren Reaktionsschritten wieder ein Ringschluß, meist als Lactonring, so daß erneut ein bicyclisches System entsteht, jetzt aber mit zwei Hetero-Sauerstoff-Atomen. Als solche sind sie die klassischen Bitterstoffe der Gentianaceen und Menyanthaceen. Secoiridoide trifft man auch in Verbindung mit Phenylpropanen an, z. B. im Oleuropein der Olivenblätter.

Gentianae radix

Arzneibuch-Monographien: DAB 9 (Enzianwurzel); AB/DDR; AUSTR.; HELV. VII.

Stammpflanze: *Gentiana lutea* L. – Gentianaceae.

Die mehrjährige, bis über 1,5 m hoch werdende krautige Pflanze mit blattachselständigen gelben Blüten kommt in den Gebirgen und Mittelgebirgen Europas und Kleinasiens vor. Seit einigen Jahren wird sie im Alpenvorland und in Frankreich auch kultiviert.

Droge: Die gesäuberte und getrocknete Pfahlwurzel samt Seitenwurzeln.

Inhaltsstoffe: Die Droge enthält ein Gemisch verschiedener Secoiridoidglucoside von stark unterschiedlicher Bitterwirkung. Mengenmäßig herrscht zwar das weniger intensiv bitter schmeckende Gentiopikrosid, syn. Gentiopikrin, vor (Bitterwert 12000), doch wird der Bitterwert der Droge von dem nur in sehr geringen Konzentrationen enthaltenen Amarogentin (Bitterwert 58000000) bestimmt; bei letzterem handelt es sich um ein Secoiridoidglucosid, dessen 2′-OH-Gruppe der Glucose mit einer phenolischen Diphenyl-

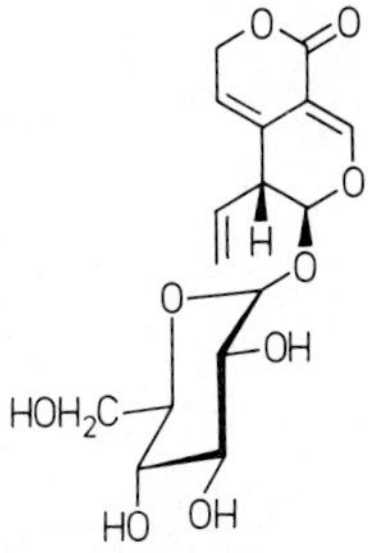

Gentiopikrosid

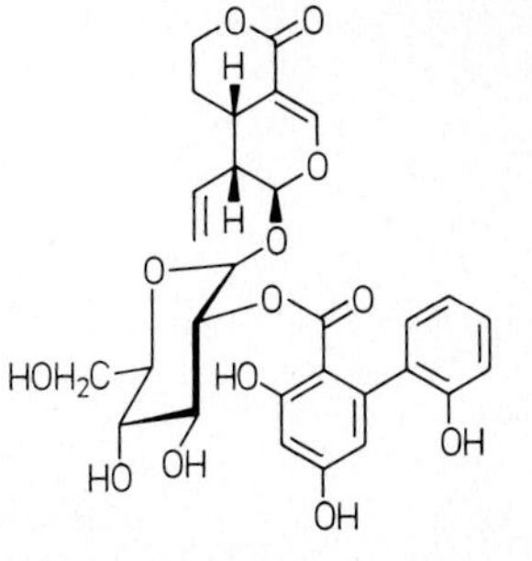

Amarogentin

carbonsäure verestert ist. Ähnliche acylierte Secoiridoide sind Amaroswerin (Bitterwert 58000000) und Amaropanin (Bitterwert 20000000), die in den Wurzeln anderer *Gentiana*-Arten und im Kraut verschiedener Gentianaceen vorkommen.

Enzianwurzel enthält beträchtliche Mengen an Di- und Trisacchariden, z. B. Gentiobiose und Gentianose, die vergärbar sind. In Süddeutschland werden erhebliche Mengen an Enzianwurzel zur Branntweinherstellung gebraucht. Der eigenartige Geschmack dieses Getränks wird durch kleine Mengen ätherischen Öles bedingt, das in der Wurzeldroge enthalten ist.

Verwendung: Die Droge wird in Form der Tinktur oder eines Teeaufgusses als Amarum angewendet, es kommt auf reflektorischem Wege zur Steigerung der Magensaftsekretion.

Centaurii herba

Arzneibuch-Monographien: DAB 9 (Tausendgüldenkraut); AUSTR.; HELV. VII.

Stammpflanze: *Centaurium erythraea* Rafn. *ssp. erythraea* – Gentianaceae. Nach DAB 9 *Centaurium minus* Moench, was von der Flora Europaea aber bezweifelt wird.

Die ein- bis zweijährige, 30–50 cm hoch werdende krautige Pflanze kommt in Europa, Nordamerika und Teilen Kleinasiens vor.

Droge: Das zur Blütezeit geerntete und getrocknete Kraut.

Inhaltsstoffe: Die Droge enthält ein Gemisch von Secoiridoidglucosiden, wobei mengenmäßig Swertiamarin und Gentiopikrosid vorherrschen. Der Bitterwert der Droge wird aber von dem nur in geringer Menge vorkommenden, fast ausschließlich im Fruchtknoten lokalisierten Centapikrin und dessen Desacetyl-Verbindung (beide haben einen Bitterwert von etwa 4000000) bestimmt. In der Droge kommen auch methoxylierte Xanthone und Flavonoide vor.

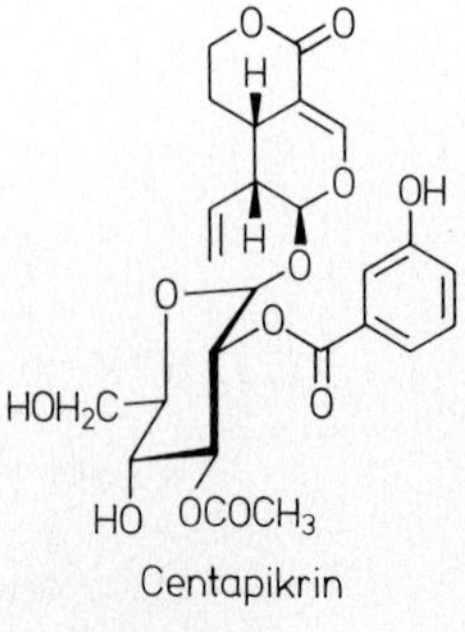

Centapikrin

Verwendung: Die Droge wird in Form des Teeaufgusses, zum Teil im Gemisch mit anderen Bitterstoffdrogen, als Amarum zur Anregung der Magensaftsekretion angewendet.

Oleae folium

Stammpflanze: *Olea europaea* L. – Oleaceae.

Der seit ältesten Zeiten kultivierte Ölbaum wird im Mittelmeergebiet großflächig angebaut.

Droge: Die getrockneten, ledrig-steifen, lanzettlichen Laubblätter.

Inhaltsstoffe: Die Droge enthält verschiedene Secoiridoide, vor allem Oleuropein, daneben Flavonoide und Spuren Cinchonidin.

Verwendung: Aus der Droge hergestellte Extrakte sind in Fertigarzneimitteln der Gruppe Antihypertonika enthalten. Für die hypotensive Wirkung wird Oleuropein in Betracht gezogen, da es im Tierversuch zu einer peripheren Vasodilatation führt.

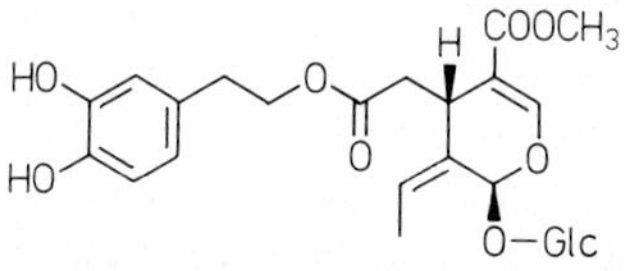

Oleuropein

3. Terpenoidsubstituierte Phenole und Chinone

3.1 Strukturen, Eigenschaften

Unter den Naturstoffen findet man auch Monoterpene bzw. Diterpene, die mit Phenolen oder Chinonen, die zu den Polyketiden gerechnet werden, verknüpft sind. Ähnlich wie bei den Flavonoiden handelt es sich auch hier um Stoffe mit gemischtem Bauprinzip. Pharmazeutisches Interesse beanspruchen die Cannabinoide, die Tocopherole und die Vitamine K_1 und K_2.

Die Ubichinone, auch als Coenzym Q bezeichnet, sind methoxylierte Benzochinon-Derivate mit isoprenoider Seitenkette, die als Teil der Elektronentransportkette eine wichtige Rolle spielen.

Die Phyllochinone, Naphthochinon-Derivate mit isoprenoider Seitenkette, besitzen für Pflanzen wahrscheinlich Hormoneigenschaften und dürften, neben Biotin und Nicotinsäure, für die Wurzelbildung notwendig sein. Für den Menschen sind Phyllochinone als Vitamin K für die Prothrombinbildung erforderlich.

3.2 Monographien

Cannabinoide

Cannabinoide sind Bestandteile des harzartigen Exkretes, das in Drüsenhaaren auf den Deckblättern weiblicher Blüten von *Cannabis sativa* L., einer diözischen, einjährigen Cannabacee, enthalten ist. Die Hanfpflanze ist ein in Tropen und Subtropen, aber auch in den gemäßigten Zonen zur Faser- und Ölgewinnung seit Jahrhunderten kultiviertes, einjähriges Kraut. Als berauschend wirkende Drogen werden einerseits die weiblichen, blühenden Sproßspitzen gesammelt und getrocknet: dies ist Marihuana, auch als Ganja oder Kiffi bezeichnet; das auf verschiedene Weise gewonnene klebrige Harz, das meist noch Pflanzenteile enthält, stellt Haschisch dar. Der Gehalt der Drogen an Cannabinoiden variiert in Abhängigkeit von der Kulturform und vom Klima sehr stark.

Biogenetisch entstehen Cannabinoide aus einem C_{12}-Polyketid, das zu Olivetolsäure cyclisiert, und Geraniol- bzw. Neroldiphosphat, wobei zunächst Cannabigerolsäure entsteht. Aus dieser bildet sich durch Cyclisierung im Terpenteil die Cannabidiolsäure, die Muttersubstanz der etwa 30 bisher bekannten Cannabinoide, darunter das mengenmäßig bedeutende Cannabidiol und das stark wirksame (−)*trans*-Δ^9-Tetrahydrocannabinol, auch als Δ^9-THC bezeichnet (Abb. 9.14).

Δ^9-THC und die isomere Δ^8-Verbindung sind neben wenigen, anteilmäßig stark zurücktretenden Substanzen die für die psychotomimetische Wirkung von Haschisch und Marihuana verantwortlichen Stoffe. Besonders Δ^9-THC wirkt euphorisch, entspannend und auch halluzinogen. Obwohl die psychische und physische Abhängigkeit von Cannabis und seinen Wirkstoffen relativ gering ist, sind diese Stoffe zu Recht den Bestimmungen der Betäubungsmittel- bzw. Suchtgiftverordnung unterworfen. Haschisch und Marihuana gelten als klassische „Einstiegsdrogen“, mit denen die Händler ihre Kunden auf „härtere“ Drogen vorbereiten.

Tocopherole

Tocopherole sind phenylsubstituierte Diterpene, die in Chloroplasten biosynthetisiert werden und als biologische Antioxidantien in den fetten Ölen aller höheren Pflanzen vorkommen. Sie werden aus Tyrosin einerseits, über die Zwischenstufe Homogentisinsäure, und einem aliphatischen Diterpen gebildet, wobei zunächst γ-Tocopherol entsteht, das dann zum eigentlichen Tocopherol mit Benzopyran-Gerüst zyklisiert (Abb. 9.15). Als leicht oxidierbare Substanzen sind sie, neben Phyllochinonen und Plastochinonen, bei der Photosynthese in der Elektronentransportkette vertreten. In fetten Ölen schützen sie die höher ungesättigten Fettsäuren vor Oxidation. Für einige Tierspezies besitzen sie Vitamincharakter, z. B. für die Ratte, wo

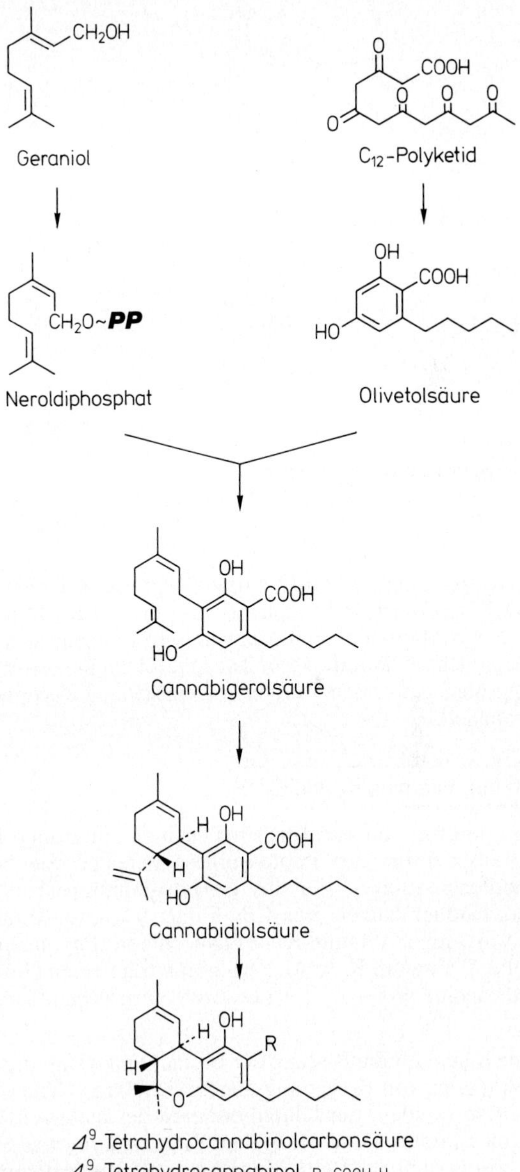

Abb. 9.14 Biosynthese von Cannabinoiden

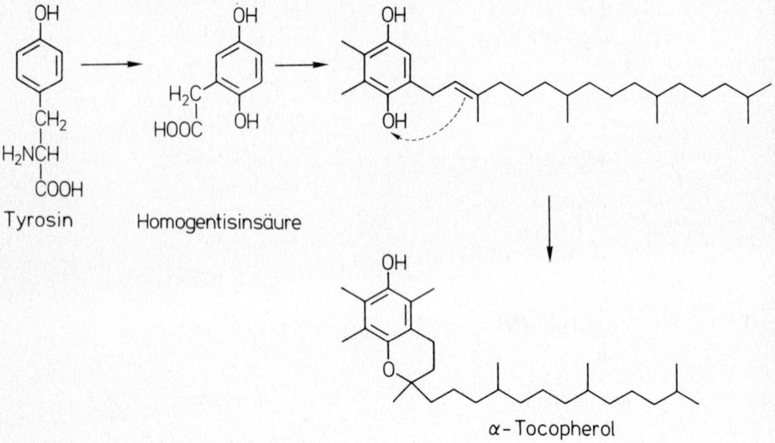

Abb. 9.15 Biosynthese von Tocopherolen

Mangel an Tocopherolen zu Sterilität bzw. bei graviden Tieren zur Fehlentwicklung der Föten führt; α-Tocopherol wird hier zu Recht als Vitamin E bezeichnet. Beim Menschen sind Mangelerscheinungen nach Entzug von Tocopherolen nicht bekannt. $(+)\alpha$-Tocopherol kann aus Weizen- oder Maiskeimlingsölen gewonnen werden, racemisches α-Tocopherol ist synthetisch zugänglich.

Phyllochinone, Vitamine K_1 und K_2

Wie die Tocopherole sind auch die Phyllochinone in grünen Pflanzen am Elektronentransport bei der Photosynthese beteiligt. Sie bestehen aus einem Naphthochinon-Teil, der aus Isochorisminsäure hervorgeht, und einem unterschiedlich langen, aus 4, 6, 7 oder 9 Isopren-Einheiten bestehendem Substituenten: Vitamin K_1 = Phyllochinon (Phytomenadion) trägt einen Phytylrest, Vitamin K_2 = Menachinon-4 trägt einen Geranylgeranyl-Rest, die Menachinone −6, −7, −9 besitzen entsprechend längere Prenyl-Seitenketten.

Die Vitamine K sind für die Bildung der Blutgerinnungsfaktoren II, VII, IX und X aus Vorstufen von Bedeutung, indem sie mikrosomale Carboxylasen aktivieren; diese wandeln die Glutaminsäuren der inaktiven Vorstufen in 4-Carboxyglutaminsäuren um. Mangel an Vitamin K führt zu Störungen im Ablauf der Blutgerinnung. Beim Menschen sind Hypovitaminosen dieser Art sehr selten.

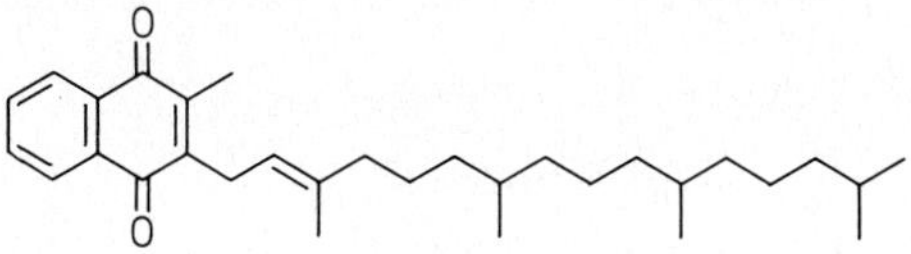

Vitamin K_1

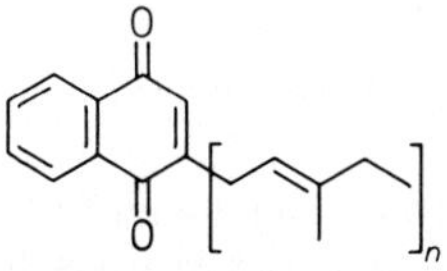

Vitamin K_2
$n = 4-9$

4. Triterpensaponine

4.1 Strukturen, Eigenschaften

Saponine sind glykosidische Naturstoffe, die neben dem hydrophilen Kohlenhydratanteil ein lipophiles Aglykon – einen Triterpen- oder Steroidalkohol – aufweisen. Durch diese Bipolarität besitzen sie Emulgatoreigenschaften: Wäßrige Lösungen bilden beim Schütteln einen stabilen Schaum, ähnlich wie Seifenlösungen (sapo lat. = Seife). Die Herabsetzung der Oberflächenspannung bedingt auch die Toxizität für Fische, deren Kiemenatmung beeinträchtigt wird – früher als „Fisch-Index" zur biologischen Wertbestimmung ausgenutzt. Viele Saponine reagieren als Komplexbildner mit Sterolen, Phenolen und Proteinen – damit erklärt man die hämolytische Aktivität der meisten Saponine; durch Schädigung der Erythrozytenmembran tritt das Hämoglobin aus, eine Blutkörperchenaufschwemmung wird durchsichtig. Die genannten Eigenschaften, Schaumbildung, Hämolyseaktivität und Fischtoxizität sind je nach chemischer Struktur mehr oder weniger stark ausgeprägt.

Das Aglykon der Triterpensaponine ist tetra- oder pentazyklisch (zu Steroidsaponinen s. Abschn. 5.2.2) Die weitaus meisten der bisher bekannten über 200 Verbindungen leiten sich von Δ^{12}-Oleanen-3β-ol ab. Die verschiedenen Aglykone weisen zusätzliche Substituenten auf: Hydroxy-Gruppen in 16α, 21β und weiteren Positionen, Carboxy-Gruppen an C-28 und/oder C-23, auch an C-30 sowie Carbonyl-Funktion an C-11, C-23 oder C-28. Neben der an C-3 angeknüpften, in der Regel verzweigten Zuckerkette kann an der 28-COOH-Gruppe eine zweite Zuckerkette acylglykosidisch verbunden sein, man spricht von mono- bzw. bisdesmosidischen (desmos griech. = Kette) Saponinen. Bisdesmoside sind hämolytisch viel weniger wirksam als Monodesmoside.

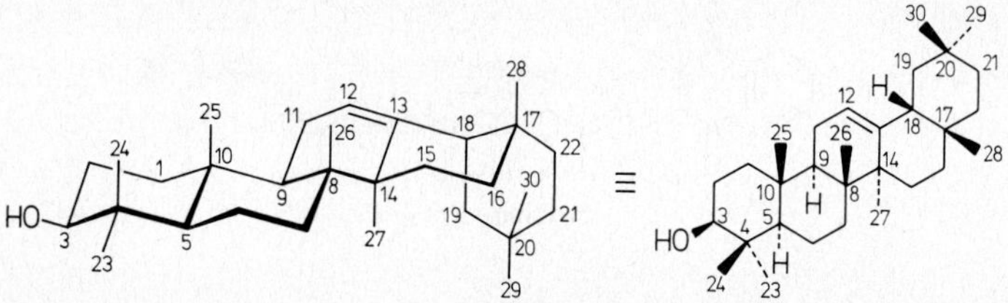

Δ^{12}-Oleanen-3β-ol

Seltener anzutreffen sind Saponine vom Dammaran-Typ, einem tetracyclischen Triterpen. Neben neutralen Saponinen gibt es auch saure Saponine; diese enthalten COOH-Gruppen entweder – wie erwähnt – im Aglykon oder in Form von Uronsäuren in der Zuckerkette.

Triterpensaponine kommen in einigen Pflanzenfamilien gehäuft vor, so bei Caryophyllaceen, Polygalaceen, Primulaceen und Araliaceen. Wahrscheinlich stellen sie aufgrund ihrer fungiziden Wirkung – sie komplexieren Mykosterole – einen Schutz gegen Pilzinfektionen dar.

Saponine werden oral kaum resorbiert; lokal wirken sie reizend auf Schleimhäute. Therapeutische Anwendung finden Saponindrogen als Expektorantien (Primulae radix, Polygalae radix, Liquiritiae radix, Hederae folium – und als Roborans – Ginseng radix).

Einige isolierte Triterpensaponine, z. B. Aescin, werden wegen ihrer ausgeprägten antiexsudativen Wirkung verwendet. In der Volksmedizin werden einige saponinhaltige Drogen auch als Diuretika gebraucht.

4.2 Monographien

Primulae radix

Arzneibuch-Monographien: DAB 9 (Primelwurzel); AUSTR.

Stammpflanzen: *Primula veris* L. und *Primula elatior* (L.) Hill. – Primulaceae.

Die mehrjährigen, krautigen Pflanzen sind in Europa und weiten Teilen Asiens, im gemäßigten Klima, verbreitet.

Droge: Die nach dem Ausgraben gereinigten und getrockneten Rhizome mitsamt den anhängenden Wurzeln.

Inhaltsstoffe: Die Droge enthält ein Gemisch verschiedener monodesmosidischer Triterpensaponine. Entgegen der bisherigen Ansicht, wonach die Wurzeln der beiden Primelarten verschiedene Saponine enthalten sollen, ergaben neuere Untersuchungen, daß in beiden Arten die gleichen zwei Hauptsaponine vorkommen. Aglykon ist das Protoprimulagenin A, die an der Hydroxy-Gruppe an C-3 gebundene Zuckerkette ist verzweigt und besteht aus Glucuronsäure, Glucose, Galactose und Rhamnose bzw. zusätzlich Xylose. Der an Wintergrünöl bzw. an Methylsalicylat erinnernde Geruch der Droge beruht auf dem Gehalt an 6-Methoxysalicylsäure-methylester, das in der frischen Wurzel als geruchlose Vorstufe, dem Primverosid, vorliegt.

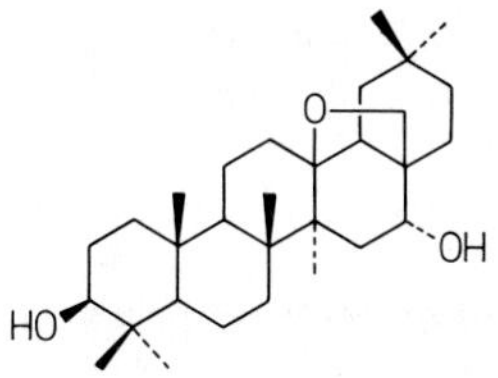

Protoprimulagenin A

Verwendung: Die Droge wird in Teegemischen, besonders aber in Form der Tinktur, des Sirups und Extrakts in Fertigarzneimitteln als Expektorans verwendet. Die sekretolytische und sekretomotorische Wirkung der Primulasaponine, bei Husten und chronischer Bronchitis erwünscht, kommt teilweise durch Reizwirkung an der Magenschleimhaut auf reflektorischem Weg zustande.

Polygalae radix

Arzneibuch-Monographien: DAB 9 (Senegawurzel); AUSTR.; HELV. VII.

Stammpflanzen: *Polygala senega* L. und verwandte *Polygala*-Arten – Polygalaceae. Die niedrige Staude kommt in den Wäldern Nordamerikas vor. Nahe verwandte Arten wie *Polygala tenuifolia* Willd. sind im gemäßigten Teil Asiens beheimatet und werden z. T. kultiviert.

Droge: Die nach dem Ausgraben gesäuberte und getrocknete Pfahlwurzel mitsamt dem krausen Wurzelkopf.

Inhaltsstoffe: Die Droge enthält verschiedene Triterpensaponine, die sich zum größten Teil nur von einem Aglykon, dem Presenegenin, ableiten. Ihre

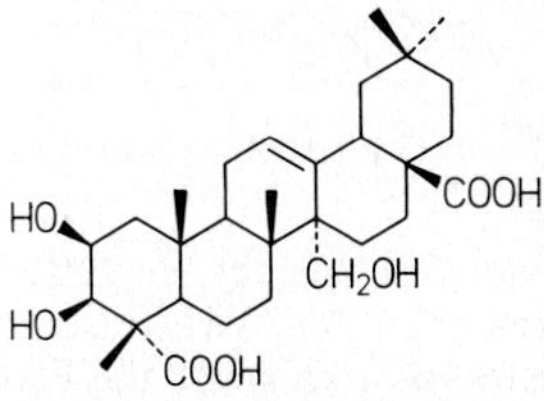

Presenegenin

Strukturen sind erst teilweise bekannt, das bestuntersuchte Senegin II ist ein bisdesmosidisches Saponin. Auch die Onjisaponine aus der Wurzel von *Polygala tenuifolia* leiten sich vom Presenegenin ab. Der Geruch einer nicht zu lange gelagerten Droge nach Methylsalicylat entsteht durch enzymatischen Abbau glykosidischer Vorstufen, die in der frischen Wurzel vorkommen, z. B. Salicylsäuremethylester-primverosid.

Verwendung: Die Droge wird, ähnlich wie Primelwurzel, als Expektorans bei Husten und chronischer Bronchitis angewendet.

Liquiritiae radix

Arzneibuch-Monographien: DAB 9 (Süßholzwurzel); AB/DDR; AUSTR.; HELV. VII.

Stammpflanze: *Glycyrrhiza glabra* L. – Fabaceae.

Die in Südeuropa und in Kleinasien vorkommende, bis 2 m hohe Staude besitzt eine Pfahlwurzel mit sehr langen seitlichen Ausläufern, sie wird im mediterranen Raum verbreitet kultiviert.

Droge: Die Hauptwurzel und Ausläufer werden gesäubert und getrocknet. Häufig wird auch geschälte Droge verwendet, bei der Kork und äußere Rindenteile entfernt sind; dies ist jedoch eine sachlich nicht begründete Tradition.

Inhaltsstoffe: Die Droge enthält pentacyclische Triterpene in Form von Kalium- und Calciumsalzen der Glycyrrhizinsäure, dem Diglucuronid der Glycyrrhetinsäure; daneben kommen in kleinen Anteilen weitere Derivate des Δ^{12}-Oleanens vor. Süßholzwurzel enthält ferner Flavonoide, besonders Liquiritin (Liquiritigenin-4′-glucosid) und das Glucosid des Chalcons Isoliquiritigenin, nebst anderen Flavon- und Chalcon-Derivaten; auch Isoflavone und prenylierte Isoflavanone sind nachgewiesen worden.

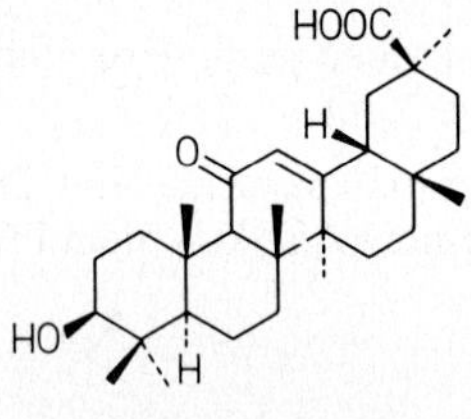

Glycyrrhetinsäure

Verwendung: Die Droge und aus ihr hergestellte Extrakte werden als Expektorantien viel verwendet. Als Wirkstoffe sind dabei die Saponine als Sekretolytika und Sekretomotorika sowie die Flavonoide als Spasmolytika in Betracht zu ziehen. Bei Überdosierung kommt es zu Störungen im

Mineral- und Wasserhaushalt, wie man sie bei einer Aldosteron-Überdosierung beobachtet. Süßholzwurzelextrakte werden auch bei Magengeschwüren verwendet.

Carbenoxolon ist der Bernsteinsäurehalbester der Glycyrrhetinsäure. Es wird hergestellt, indem man Glycyrrhizinsäure hydrolysiert und die so erhaltene Glycyrrhetinsäure mit Bernsteinsäureanhydrid umsetzt. Carbenoxolon wird bei Ulcus ventriculi verwendet, wo es zu einer Mobilisierung protektiver Faktoren beiträgt und die Abheildauer der Geschwüre deutlich verkürzt.

Hederae folium

Stammpflanze: *Hedera helix* L. – Araliaceae.

Die strauchartige Kletterpflanze (Efeu) kommt im westlichen Europa vor und wird zur Begrünung von Mauern, Wänden und Zäunen häufig auch kultiviert. Auffallend ist die Heterophyllie: Jugendblätter sind gelappt, die Blätter adulter Pflanzen jedoch eiförmig bis rautenförmig.

Droge: Die getrockneten Laubblätter.

Inhaltsstoffe: Die Droge enthält mono- und bisdesmosidische Triterpensaponine, die sich vom Hederagenin ableiten und als Hederacoside bezeichnet werden. Bei den bisdesmosidischen Saponinen dieser Droge ist eine Zuckerkette normal glykosidisch an der Hydroxy-Gruppe an C-3 gebunden, die zweite an der Carboxy-Gruppe an C-28 aber acylglykosidisch. In kleinen Mengen wurde in der Droge auch Emetin, ein Alkaloid der Ipecacuanhawurzel, gefunden.

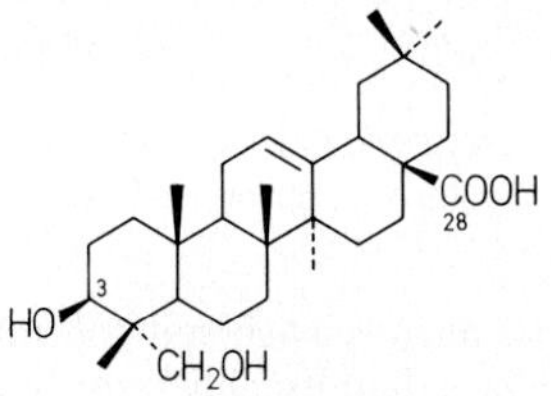

Hederagenin

Verwendung: Ethanolische Drogenauszüge werden in Hustentropfen als Expektorans angewendet. Die einzelnen Hederacoside zeigen unterschiedliche biologische Aktivitäten, sekretolytische, antiphlogistische und spasmolytische Effekte wurden beobachtet. Ob es sich bei den Hederacosiden um die allein für die Wirksamkeit in Frage kommenden Inhaltsstoffe handelt, ist unbekannt.

Ginseng radix

Arzneibuch-Monographien: DAB 9 (Ginsengwurzel).

Stammpflanze: *Panax ginseng* C. A. Meyer – Araliaceae.

Die niedrige, an Schattenstellen vorkommende Staude ist in Korea und der Mandschurei beheimatet. Zur Drogengewinnung wird sie seit Jahrhunderten besonders in Korea kultiviert.

Droge: Die von vier- bis sechsjährigen Pflanzen gewonnenen Wurzeln verlieren beim Trocknen weitgehend den Korkmantel und sind hell, dies ist die offizinelle Droge. Daneben ist die durch Überbrühen und anschließendes Trocknen gewonnene Droge im Handel, der sog. Rote Ginseng.

Inhaltsstoffe: Die Droge enthält ein komplexes Gemisch verschiedener Triterpensaponine, wobei bisdesmosidische Dammaran-Derivate vorherrschen; sie werden als Ginsenoside bezeichnet, für deren Unterscheidung bestimmte Indizes (z. B. R_a, R_{b1}, R_{b2} usw.) gebraucht werden. Die Hauptkomponenten leiten sich vom 20 *S*-Protopanaxadiol und 20 S-Protopanaxatriol ab, also tetrazyklischen Triterpenen, nur Ginsenosid R_o gehört als Oleanolsäure-Derivat zu den pentacyclischen Triterpenen. Die beiden Zukkerketten sind an den Hydroxy-Gruppen an C-3 und C-20 gebunden, im Falle des 20 S-Protopanaxatriols aber auffälligerweise an C-6 und C-20.

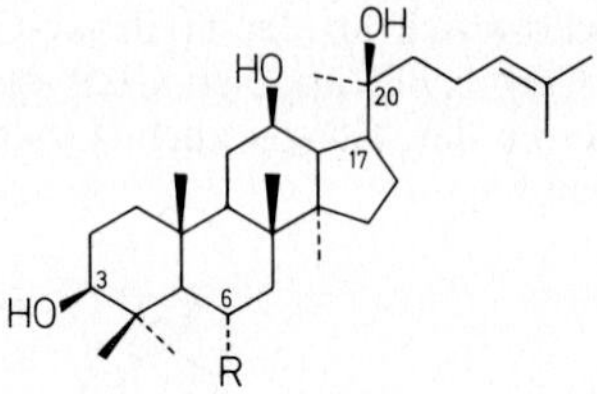

Protopanaxadiol R = H
Protopanaxatriol R = OH

Verwendung: Ginseng ist nachweislich seit Jahrtausenden Bestandteil der chinesischen Medizin, wo er hauptsächlich im Sinne eines Roborans und Tonikums angewendet wird. In Europa durch Marco Polo 1294 bekannt geworden, hat die Droge erst in den letzten Jahrzehnten als nicht unumstrittenes Arzneimittel in der Geriatrie breitere Verwendung gefunden. Die Droge, häufig auch in Form von Extrakten eingesetzt, soll die physische und psychische Leistungsfähigkeit steigern oder verbessern. Hierfür sprechen zwar einige Tierversuche, doch erscheint die Übertragung dieser Ergebnisse auf den Menschen problematisch.

Pharmakologische Untersuchungen mit reinen Ginsenosiden zeigten eine starke Abhängigkeit von der jeweiligen Struktur: so wirkt Ginsenosid R_{g1}

zentral leicht stimulierend, R_{b1} hingegen dämpfend. Die bei einigen Ginsenosiden zu beobachtende Steigerung der RNS-Biosynthese in Leberzellen bedingt eine vermehrte Protein- bzw. Enzymbiosynthese, die man mit der sog. adaptogenen Wirkung in Zusammenhang bringt: Der unspezifische Widerstand des Organismus gegen äußere Einflüsse wie Streßsituationen wird durch Ginsenoside erhöht.

Hippocastani semen

Arzneibuch-Monographie: DAB 9 (Roßkastaniensamen).

Stammpflanze: *Aesculus hippocastanum* L. – Hippocastanaceae.

Der ursprünglich im Himalaya und im Kaukasus heimische Baum ist heute in weiten Teilen Europas verbreitet.

Droge: Die reifen, getrockneten Samen.

Inhaltsstoffe: Die Droge enthält ein kompliziert zusammengesetztes Gemisch verschiedener Triterpensaponine, bei denen neben der – auch sonst bei Saponinen häufig vorkommenden verzweigten – Zuckerkette noch Essigsäure, Angelica- und Tiglinsäure esterartig gebunden vorkommen. Der leicht kristallisierende Anteil des Saponingemisches wird als Aescin bezeichnet und besteht aus ca. 30 definierten Substanzen, die sich von den beiden Aglyka Protoaescigenin und Barringtogenol C ableiten. Die Säuren sind an den Hydroxy-Gruppen der C-Atome 21 und 22 gebunden; in Lösung findet sehr leicht Acyl-Gruppenwanderung statt, so daß Artefakte entstehen, die sich hinsichtlich ihrer Löslichkeit und hämolytischen Aktivität recht unterschiedlich verhalten. Besonders in der Samenschale kommen auch Flavonoide vor.

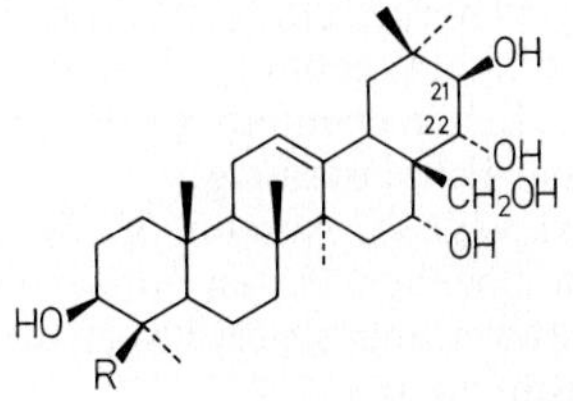

Protoaescigenin R = CH_2OH
Barringtogenol C R = CH_3

Verwendung: Zur Behandlung von Thrombophlebitiden, Varizen, Ödemen und Hämorrhoiden finden Drogenextrakte, vor allem aber das Aescin, häufig Anwendung. Aescin zeigt im Tierversuch eine ausgeprägte antiexsudative und antiödematöse Wirkung. Entsprechende Arzneiformen können parenteral, als Salbe oder Pinselung, wegen der geringen Eiweißbindung des Aescins auch als Injektionslösung angewendet werden, auch orale Zubereitungen sind in Gebrauch, da Aescin zum Teil auch bei dieser Applikation resorbiert wird.

5. Steroide

5.1 Strukturen, Eigenschaften

Steroide gehören biogenetisch (s. Abschn. 1.2.6) zu den Triterpenen, da sie ebenfalls aus Squalen-2,3-epoxid hervorgehen. Formal sind sie als Derivate des Cyclopentano-perhydrophenanthrens (Sterans) aufzufassen. Steroide kommen in allen tierischen und pflanzlichen Zellen, dagegen nicht in Bakterien und Blaualgen, vor. Während ihre Bedeutung für Mensch und Tier, z. B. als lebenswichtige Hormone, gut bekannt ist, weiß man über ihre Funktionen im Pflanzenreich noch wenig. Die einzelnen, auch physiologisch gut abgrenzbaren Steroidgruppen unterscheiden sich nicht nur durch Art und Zahl der Substituenten im Grundgerüst, sondern auch durch die Art der Ringverknüpfungen; hier unterteilt man gewöhnlich in die 5α-Reihe mit *trans-trans-trans-*, 5β-Reihe mit *cis-trans-trans-* und Cardenolid-Reihe mit *cis-trans-cis-*Verknüpfung.

Physiologisch bzw. als biogene Arzneimittel sind folgende Steroidgruppen von Bedeutung:

- Sterole, d. h. Steroidalkohole als Bestandteile tierischer und pflanzlicher Lipide, die auch als biogenetische Vorstufen von Hormonen und Vitaminen von Interesse sind; auch die Aglykone von Steroidsaponinen und Steroidalkaloiden gehören hierher. Aus diesen werden mit Hilfe von Mikroorganismen, in Kombination mit rein chemischen Reaktionen, Steroidhormone industriell hergestellt (s. Abschn. 5.2.3).
- Gallensäuren (s. Abschn. 5.2.4) gehören als Endprodukte des Cholesterol-Stoffwechsels in der Leber ebenfalls zu den Steroiden; sie erfüllen wichtige Aufgaben bei der Fettverdauung.
- Die herzwirksamen Glykoside (s. Abschn. 5.2.5) sind Steroidglykoside, die im Pflanzenreich in einzelnen Arten vorkommen, die systematisch oft weit voneinander entfernt sind; sie sind wertvolle Arzneimittel für die Behandlung der Herzinsuffizienz.

5.2 Monographien

5.2.1 Sterole

Sterole sind Steroidalkohole, die als Begleitstoffe tierischer und pflanzlicher Neutralfette außerordentlich weit verbreitet vorkommen. Die wichtigsten Vertreter sind vom Cholestan abzuleiten; sie spielen als Bestandteile von Biomembranen eine Rolle, außerdem sind sie als Hormon- und Vitamin-Vorstufen von Bedeutung. Die früher vorgenommene Unterscheidung in Zoosterole (C_{27}-Steroide), Mykosterole (C_{28}-Sterole) und Phytosterole (C_{29}-Sterole) ist heute nicht mehr üblich, da diese Typen in allen Organismengruppen vorkommen können.

Zu den Sterolen in weiterem Sinne kann man auch die zuckerfreien Anteile der Steroidsaponine und Steroidalkaloide rechnen, die zumindest formal ebenfalls als Cholestan-Derivate anzusehen sind. Sie haben als Rohstoffe für die Synthese von Steroidhormonen große Bedeutung erlangt.

Cholesterol

Cholesterol (5-Cholesten-3*β*-ol) ist das wichtigste Sterol der Warmblüter; es kommt auch bei Pflanzen vor, dort allerdings nur in geringen Konzentrationen, da es rasch metabolisiert wird. Cholesterol gilt als Risikofaktor bei der Entstehung einer Arteriosklerose, deshalb ist der Cholesterol-Blutspiegel und das Vorkommen des Cholesterols in der Fraktion der „Low density lipoproteins“ (LDL) von medizinischem Interesse.

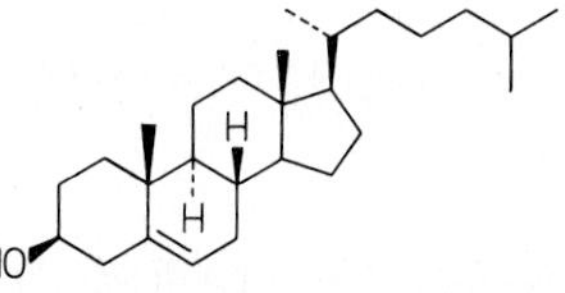

Cholesterol

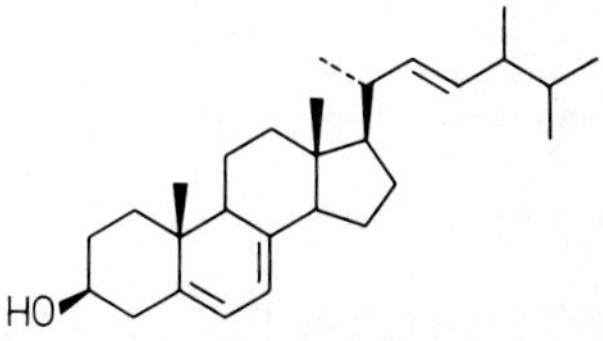

Ergosterol

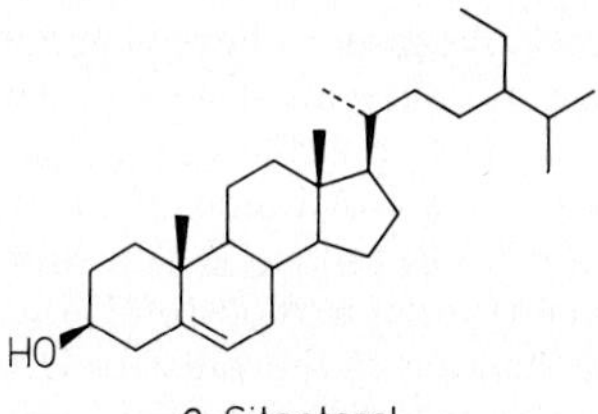

β-Sitosterol

Cholesterol ist eine biologisch außerordentlich wichtige Vorstufe anderer Steroide: Durch eine in der Leber stattfindende, enzymkatalysierte Reaktion entsteht 7-Dehydro-cholesterol, ein Provitamin, das unter UV-Licht photochemisch, unter Öffnung des Ringes B, in Vitamin D_3 (Cholecalciferol) übergeht (Abb. 9.16).

Ebenfalls in der Leber kann Cholesterol in 7-Stellung hydroxyliert werden; dies ist die Startreaktion zur Bildung der für die Fettemulgierung wichtigen Gallensäuren (s. Abschn. 5.2.4).

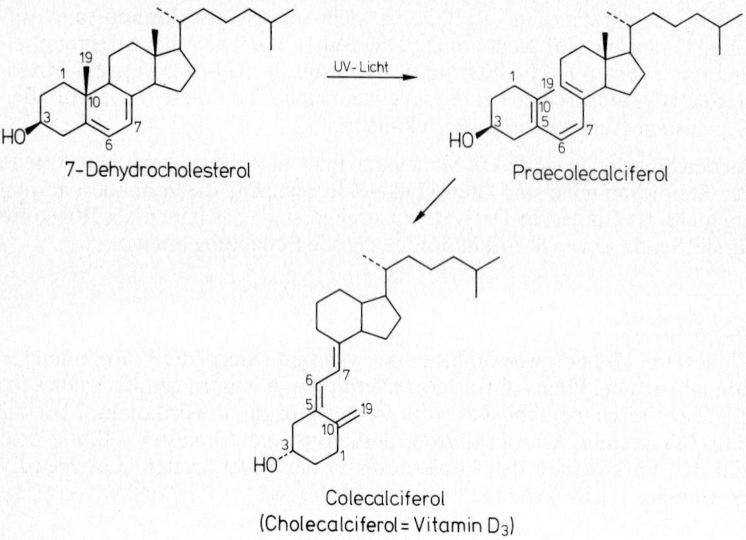

Abb. 9.16 Photochemische Umwandlung von 7-Dehydrocholesterol in Colecalciferol

Pilze und grüne Pflanzen verwenden die unmittelbare Vorstufe des Cholesterols, das 24-Dehydrocholesterol oder Desmosterol, zur Biosynthese der Sterole.

Durch mischfunktionelle Oxygenasen – bei Säugetieren in den Mitochondrien der Zellen endokriner Gewebe lokalisiert – wird Cholesterol zunächst an C-22 und C-20 hydroxyliert, anschließende Einwirkung einer Lyase spaltet die Bindung zwischen den C-Atomen 20 und 22, wobei Pregnenolon entsteht (s. Abb. 9.11). Auch pflanzliche Zellen sind in der Lage, Pregnenolon zu produzieren. Pregnenolon und dessen Dehydroprodukt Progesteron nehmen eine zentrale Stellung im Steroid-Stoffwechsel ein, von hier aus führen weitere Hydroxylierungen zu den Nebennierenrindenhormonen, und zwar den Mineralcorticoiden (ohne freie Sauerstoff-Funktion an C-11) und den Glucocorticoiden mit Hydroxy-Gruppe oder Carbonyl-Funktion an C-11. Vom Progesteron aus erfolgt auch die Biosynthese der Sexualhormone, der Gestagene – Hauptvertreter ist Progesteron selbst –, der Estrogene mit aromatischem Ring A ohne C_2-Substituenten an C-17 und der Androgene – Hauptvertreter Testosteron –, ebenfalls ohne C_2-Gruppe an C-17 (Abb. 9.17).

Sowohl Corticoide als auch Sexualhormone werden zum Teil partialsynthetisch aus Phytosterolen hergestellt. Der Bedarf an Gestagenen und Estroge-

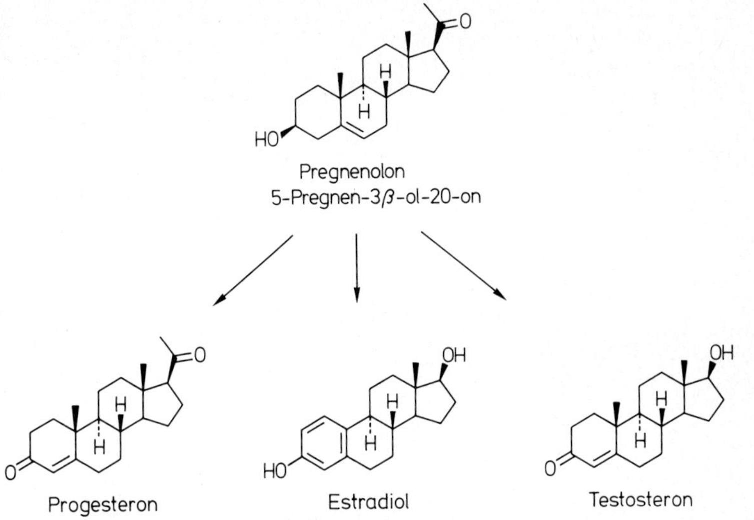

Abb. 9.17 Biogenetische Ableitung von Sexualhormonen aus Pregnenolon

nen, die in Kombinationspräparaten als Kontrazeptiva angewendet werden, ist seit Einführung der „Pille“ sprunghaft angestiegen.

Ergosterol

Dieses in der Lipid-Fraktion vieler Pilze vorkommende 24-Methyl-$\Delta^{5,7,22}$-cholestatrien-3β-ol ist eine wichtige Ausgangssubstanz zur technischen Herstellung von Vitamin D_2; es läßt sich aus Hefe gewinnen. Bei UV-Bestrahlung geht Ergosterol unter Öffnung von Ring B in Ergocalciferol (Vitamin D_2) über (Abb. 9.18).

Sitosterol

Sitosterol ist ein Gemisch nahe verwandter Sterole, die im Pflanzenreich weit verbreitet sind und sich nur im Hydrierungsgrad und der räumlichen Anordnung der Substituenten voneinander unterscheiden. Wichtigster Bestandteil ist das β-Sitosterol, das man aus Baumwollsamenöl auch technisch gewinnt.

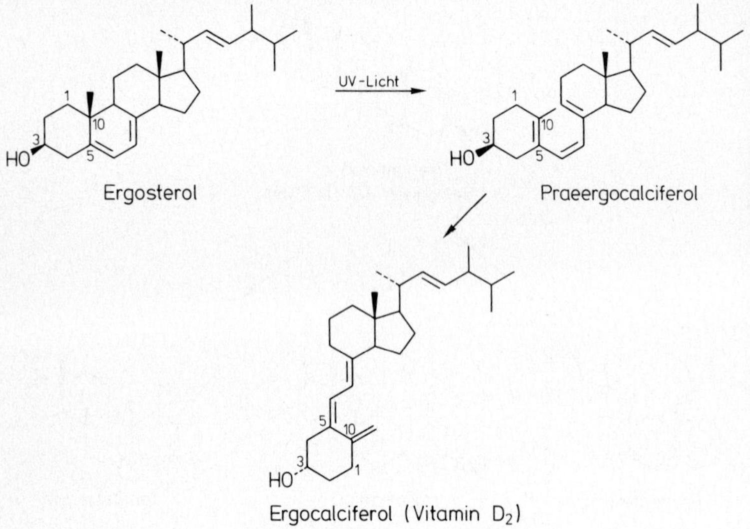

Abb. 9.18 Photochemische Umwandlung von Ergosterol in Ergocalciferol

β-Sitosterol wird arzneilich zur Senkung des Cholesterol-Blutspiegels und in Präparaten zur Behandlung von Miktionsstörungen angewendet; die Eignung wird von ärztlicher Seite oft skeptisch beurteilt.

5.2.2 Steroidsaponine

Ähnlich wie die Triterpensaponine (s. Abschn. 4, S. 267) sind auch die Steroidsaponine glykosidische Naturstoffe mit hämolytischer Aktivität und der Fähigkeit, die Oberflächenspannung wäßriger Lösungen zu erniedrigen, beim Schütteln also einen stabilen Schaum zu bilden. Die Aglykone leiten sich vom Cholesterol ab, wobei an den C-Atomen 16, 22 und 26 Hydroxylierungen bzw. Oxidationsreaktionen ablaufen; es entstehen dabei die Furostanole, die meist bisdesmosidische Saponine bilden, oder die Spirostanole. Vor allem Spirostanolsaponine kommen häufig bei den Liliatae vor und werden aus den Knollen von Dioscoreaceen oder oberirdischen Teilen von Agavaceen gewonnen; ihre Aglykone, z. B. Diosgenin oder Hecogenin, sind Ausgangsmaterial zur Synthese von Steroidhormonen (s. Abschn. 6.2).

5.2.3 Steroidalkaloide

Ebenfalls von Cholesterol abzuleiten sind die Steroidalkaloide, wobei die Biosynthese ähnlich wie bei den Steroidsaponinen verläuft, aber am C-22 wird N anstelle von O eingebaut. So ist z. B. das aus verschiedenen *Solanum*-Arten isolierte Solasodin das N-Analoge des Diosgenins: es wird ebenfalls als Ausgangsmaterial zur Synthese von Steroidhormonen gebraucht (s. Abschn. 5.2.3).

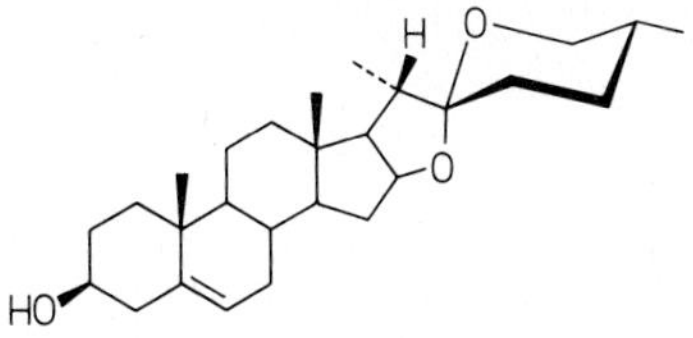

Diosgenin

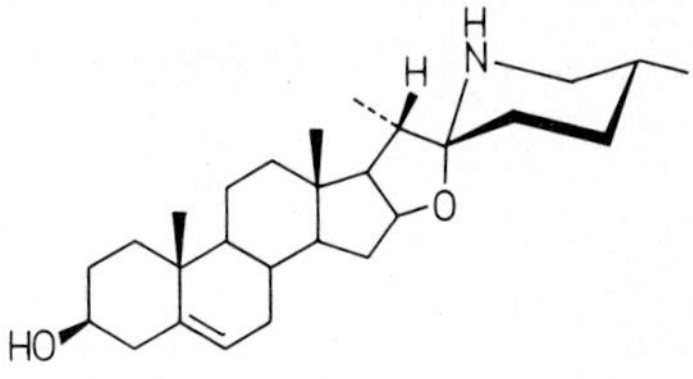

Solasodin

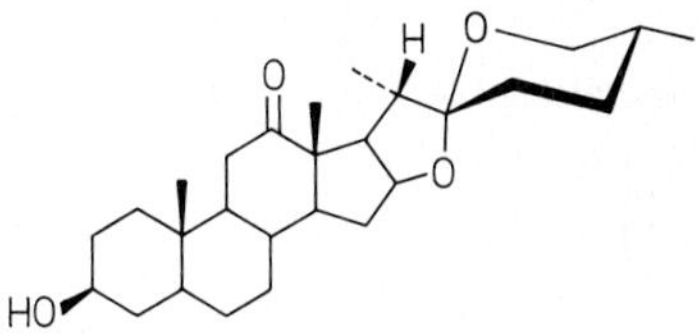

Hecogenin

5.2.4 Gallensäuren

Gallensäuren sind Derivate der 5β-Cholan-24-säure, die als Endprodukte des Cholesterolstoffwechsels in der Leber gebildet und in die Gallenflüssigkeit ausgeschieden werden. Dort liegen sie meist als „Konjugate" vor, d. h. sie sind mit der Aminogruppe von Aminosäuren zu Säureamiden verbunden: Beim Menschen und beim Rind ist dies Glycin, bei Fleischfressern häufig Taurin, die Konjugate bezeichnet man dann als Glyko- bzw. Taurocholsäuren (Abb. 9.19).

Die Biosynthese der Gallensäuren beginnt mit der 7α-Hydroxylierung von Cholesterol in der Leber, katalysiert durch eine mikrosomale Hydroxylase. Hydrierung der Doppelbindung Δ^5 über eine 3-Oxo-Verbindung als Zwischenstufe führt zur Konfigurationsumkehr an C-3. Es schließt sich Oxidation der Methyl-Gruppe an C-27 zur Carboxy-Gruppe an; solche C_{27}-Säuren werden bei Amphibien und vielen Reptilien gefunden. Bei Säugern werden die C_{27}-Säuren als Coenzym-A-Derivate durch eine Art β-Oxidation zu C_{24}-Säuren abgebaut. Die wichtigsten Gallensäuren sind die primär entstehenden Verbindungen Cholsäure und Chenodesoxycholsäure sowie die erst im Dünndarm gebildeten Desoxycholsäure und Lithocholsäure (Abb. 9.19).

Die Salze der Gallensäuren wirken als anionische Tenside emulgierend und aktivieren Lipasen; sie sind deshalb für die Fettverdauung von besonderer

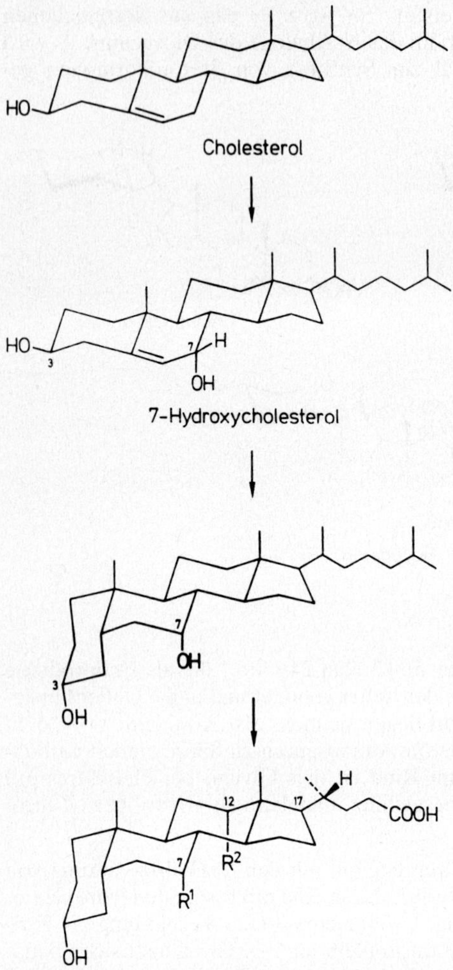

	R^1	R^2
Cholsäure	OH	OH
Desoxycholsäure	H	OH
Chenodesoxycholsäure	OH	H
Lithocholsäure	H	H

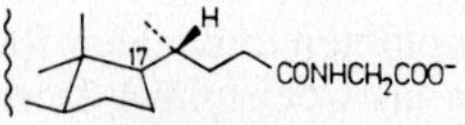

Glykocholsäuren

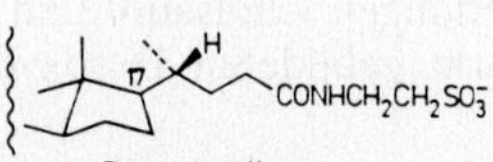

Taurocholsäuren

Abb. 9.19 Biosynthese von Gallensäuren

Bedeutung. Der Mensch scheidet pro Tag etwa 25 bis 30 g Gallensäuren aus, davon wird der größte Teil im Darm wieder rückresorbiert. Die tägliche Produktion liegt bei ca. 0,8 g Gallensäuren. Als Choleretika, d. h. Stoffe, die die Gallenproduktion anregen, werden folgende Präparate arzneilich verwendet:

Fel tauri

Ochsengalle, eine aus der Gallenblase frisch geschlachteter Rinder entnommene Gallenflüssigkeit, die durch Abseihen über Tücher von gröberen Teilchen befreit wurde. Sie enthält Glykochol- und Taurocholsäuren als Natrium- und Kaliumsalze.

Fel tauri depuratum siccum

Gereinigte und getrocknete Ochsengalle wird hergestellt, indem man frische Rindergalle mit Ethanol versetzt, zentrifugiert und die klare überstehende Lösung schonend zur Trockne bringt. Sie besteht etwa zur Hälfte aus Natrium- und Kaliumsalzen der Glykochol- und Taurocholsäuren.

Dehydrocholsäure

Dehydrocholsäure ist 3,7,12-Trioxo-5β-cholan-24-säure. Sie wird durch Oxidation von Cholsäure erhalten und stellt ein stark wirksames Choleretikum dar.

Chenodesoxycholsäure

Chenodesoxycholsäure ist 3α, 7α-Dihydroxy-5β-cholansäure. Sie kommt in der Leber vieler Vogelarten vor und wird zur In-vivo-Auflösung von Gallensteinen verwendet.

Ursodesoxycholsäure

Ursodesoxycholsäure ist 3α, 7β-Dihydroxy-5β-cholansäure. Der Name weist auf die Herkunft hin (ursus lat. = Bär); sie wurde in Bärenleber nachgewiesen. Ähnlich wie Chenodesoxycholsäure wird sie zur In-vivo-Auflösung von Gallensteinen verwendet.

5.2.5 Herzwirksame Glykoside

Die bis heute in der Therapie der Herzmuskelinsuffizienz unentbehrlichen herzwirksamen Glykoside gehören zu einer Gruppe von Steroidglykosiden, die sich auf Grund mehrerer Strukturmerkmale gut von verwandten Verbindungsklassen abgrenzen lassen:

- Ihre Aglykone besitzen ein Steroidgerüst, bei dem die Ringe A/B und C/D *cis*-verknüpft sind, die Ringe B/C sind – wie bei allen natürlich vorkommenden Steroiden – *trans*-verknüpft. Die Form des Aglykons ist daher stark gekrümmt, was für die Anlagerung an den Rezeptor von Bedeutung ist.
- Als Substituent an C-17 befindet sich in β-Stellung bei den Cardenoliden ein einfach ungesättigter 2-Buten-1,4-olid-Ring (Butenolid-Ring), bei den weniger häufig vorkommenden Bufadienoliden ein zweifach ungesättigter 2,4-Pentadien-1,5-olid-Ring.
- Die Aglykone der herzwirksamen Glykoside besitzen mindestens zwei Hydroxy-Gruppen, beide β-ständig, an C-3 und C-14. Von den einfachsten Grundkörpern, dem Digitoxigenin bzw. Bufalin lassen sich alle weiteren Aglykone (es sind ca. 100 bekannt) als sauerstoffreichere Derivate ableiten (s. Abb. 9.20).
- Eine weitere Besonderheit vieler herzwirksamer Glykoside besteht im Vorkommen sonst nur selten anzutreffender Zucker, so von 6-Desoxy- und 2,6-Didesoxyzuckern und deren Methylethern, die man neben weit verbreiteten Hexosen und Pentosen findet: Digitalose, Antiarose, 6-Desoxyallose, Digitoxose, Cymarose, Thevetose, Oleandrose u. a. Die Zucker sind, von ganz wenigen Ausnahmen abgesehen, als lineare Kette an C-3 gebunden; Glucose bildet in der Regel den terminalen, vom Aglykon am weitesten entfernten Zucker.

Die herzwirksamen Glykoside kommen im Pflanzenreich sehr vereinzelt in meist nur wenigen Gattungen einiger Familien vor, die im natürlichen System oft weit entfernt stehen; eine gewisse Häufung trifft man nur bei Asclepiadaceae und Apocynaceae an, Familien die auch reich an Pregnanglykosiden sind, wodurch der biogenetische Zusammenhang beider Glykosid-Gruppen unterstrichen wird. In der Familie der Scrophulariaceae hat man bisher nur in einer einzigen Gattung, *Digitalis,* Cardenolide gefunden. Weitere, in der Therapie wichtige herzwirksame Glykoside kommen bei den Ranunculaceae sowie bei den Liliatae-Taxa Hyacinthaceae und Convallariaceae vor. Vereinzelt sind Cardenolide auch in Tiliaceae, Sterculiaceae, Fabaceae, Euphorbiaceae, Brassicaceae und anderen Familien gefunden worden. Bufadienolide hat man im Tierreich zwar nicht als Glykoside, jedoch als Korksäureester, im Sekret verschiedener Krötenarten, z. B. *Bufo bufo* (Name!), nachgewiesen.

Biogenetisch entstehen Cardenolide, wie durch Radioisotopenmarkierung festgestellt wurde, aus Pregnanen und Acetyl- bzw. Malonyl-Coenzym A. Hingegen ist die Biosynthese der Bufadienolide nicht genau bekannt, vermutlich entsteht der zweifach ungesättigte 6-Lacton-Ring aus einem Pregnan und Oxalacetat. Zellkulturen cardenolidproduzierender Pflanzen

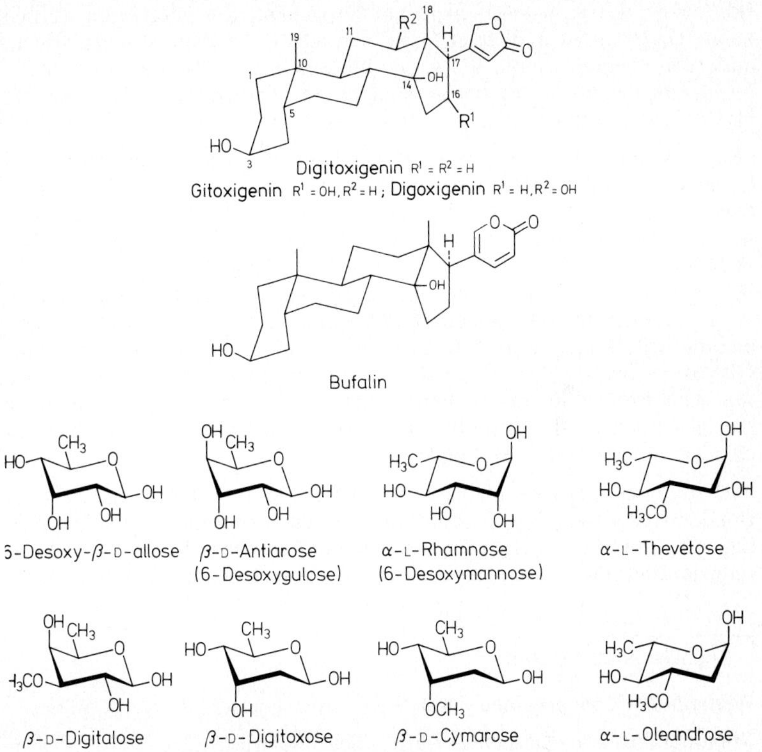

Abb. 9.20 Strukturmerkmale von Herzglykosiden

sind bisher nicht in der Lage, herzwirksame Glykoside zu bilden; man führt dies auf die Unfähigkeit der Zellen zurück, die Seitenkette des Cholesterols auf die Pregnanstufe zu verkürzen, also auf das Fehlen des sog. side-chain-cleavage-enzyme.

Sowohl die physikalisch-chemischen Eigenschaften, besonders die Löslichkeit, als auch die pharmakokinetischen Eigenschaften der herzwirksamen Glykoside werden sehr erheblich von zwei Faktoren bestimmt: 1. dem Sauerstoffgehalt des Aglykons und 2. der Art und Anzahl der Zucker in der Zuckerkette. Je sauerstoffreicher das Aglykon, desto hydrophiler und schlechter resorbierbar ist die Verbindung; je höher der Anteil an 2,6-Didesoxyzuckern oder auch deren Methylether, desto lipophiler und besser resorbierbar das entsprechende Glykosid. Beispiele hierfür sind Ouabain einerseits und Digitoxin andererseits. Es muß aber betont werden, daß die

Löslichkeit des Reinstoffes nicht auf Drogenextrakte übertragen werden kann: Digitoxin ist in Wasser – für sich allein – extrem schlecht löslich, andererseits enthalten mit Wasser hergestellte Extraktlösungen aus *Digitalis-purpurea*-Blättern erhebliche Mengen an Digitoxin, weil Begleitstoffe als Lösungsvermittler wirken.

Herzwirksame Glykoside wirken pharmakodynamisch, zumindest qualitativ, gleich, nämlich positiv inotrop, negativ chronotrop und negativ dromotrop. Hinsichtlich ihrer Pharmakokinetik sind sie allerdings sehr verschieden: So wird Digitoxin oral praktisch zu 100% resorbiert, k-Strophanthosid aber nur zu 0 bis 5%. Auch in der Plasmabindung, Organverteilung und besonders der Eliminationsgeschwindigkeit gibt es große Unterschiede. Wegen der geringen therapeutischen Breite ist eine sehr exakte Dosierung erforderlich; deshalb werden heute in der Therapie ganz vorzugsweise reine Glykoside eingesetzt wie Digoxin, Acetyldigoxin, Digitoxin und Proscillaridin. Die Resorption rasch abklingender Glykoside versucht man durch partialsynthetische Eingriffe zu verbessern: Methyldigoxin und Methylproscillaridin sind hierfür als Beispiele zu nennen.

Nicht alle herzwirksamen Glykoside werden über den Harn ausgeschieden. Bei den Herzglykosiden, die vorwiegend renal ausgeschieden werden, z. B. Digoxin, muß bei einer evtl. bestehenden Niereninsuffizienz eine Dosisreduzierung entsprechend der Creatinin-Clearance vorgenommen werden.

Digitalis lanatae folium

Arzneibuch-Monographien: DAB 9 (*Digitalis-lanata*-Blätter); AUSTR.

Stammpflanze: *Digitalis lanata* Ehrh. – Scrophulariaceae.

Die zweijährige, krautige Pflanze ist in Südosteuropa beheimatet; zur Drogengewinnung wird sie in Holland, Ungarn, Südamerika und Südafrika in größerem Umfang angebaut.

Droge: Die im ersten Jahr gebildete Blattrosette wird geerntet und anschließend getrocknet.

Inhaltsstoffe: Die Droge enthält ein komplexes Gemisch von Cardenolidglykosiden, aus dem bisher über 70 definierte Verbindungen isoliert werden konnten. Die Glykoside lassen sich von fünf verschiedenen Aglykonen ableiten und werden traditionell als Verbindungen der A-Reihe (Aglykon Digitoxigenin), B-Reihe (Gitoxigenin), C-Reihe (Digoxigenin), D-Reihe (Diginatigenin) und E-Reihe (Gitaloxigenin) bezeichnet. Die große Zahl an Glykosiden ergibt sich aus dem sehr variablen Anteil an Zuckern, die an der OH-Gruppe an C-3 als lineare Kette gebunden sind, wobei Mono- bis Tetrasaccharide vorkommen. In schonend getrockneten Blättern ist der Gehalt an Disacchariden und Tetrasacchariden groß, wobei die Zuckerkette einen bzw. drei Desoxyzucker und eine terminale Glucose enthält.

Durch Zugabe von Wasser werden blatteigene Glucosidasen wirksam, wobei aus den Tetrasacchariden (Lanatosiden) die glucosefreien Trisaccharide entstehen, z. B. aus Lanatosid C das α-Acetyldigoxin; durch Acetylwanderung von C-3''' nach C-4''' kann dieses in β-Acetyldigoxin übergehen. Therapeutisch genutzt werden von den zahlreich vorkommenden Glykosiden nur zwei bzw. drei, nämlich Acetyldigoxin, Digoxin – das durch Einwirkung schwacher Alkalien auf Acetyldigoxin zu erhalten ist – und Lanatosid C.

Verwendung: Die Droge wird heute fast ausschließlich industriell zur Herstellung der Reinglykoside Digoxin, Acetyldigoxin und, als Nebenprodukte, Lanatosid C sowie von Acetyldigitoxin und Digitoxin gebraucht. Industriell hergestellte Drogenauszüge sind biologisch auf definierte Wirkwerte eingestellt und werden in Phytopharmaka, meist Mischpräparaten, verwendet.

Aus Digoxin wird durch Methylierung der 4'''-OH-Gruppe der terminalen Digitoxose das besser resorbierbare Methyldigoxin hergestellt; es gehört zu den am häufigsten verwendeten Arzneistoffen.

Digitalis purpureae folium

Arzneibuch-Monographien: DAB 9 (*Digitalis-purpurea*-Blätter); AUSTR.; HELV. VII.

Stammpflanze: *Digitalis purpurea* L. – Scrophulariaceae.

Die zweijährige krautige Pflanze kommt in Westeuropa vor; sie bildet im ersten Jahr eine Blattrosette aus, der krautige Blütenstand wird erst im zweiten Jahr gebildet. Sie wird heute nur noch in geringem Umfang angebaut.

Droge: Die zumeist im ersten Jahr geernteten und getrockneten Blätter.

Inhaltsstoffe: Die Droge enthält ein sehr komplexes Gemisch von Cardenolidglykosiden. Anteilmäßig überwiegen in Blättern, die schonend getrocknet wurden, die Glucotridigitoxoside (Purpureaglykoside) und die Disaccharide der drei Aglykone Digitoxigenin, Gitoxigenin und Gitaloxigenin. Durch Einwirkung von im Blatt vorkommenden Glucosidasen entstehen aus den Purpureaglykosiden A, B und E die Tridigitoxoside Digitoxin, Gitoxin und Gitaloxin, die in der Droge gewöhnlich nur in kleinen Anteilen enthalten sind.

Verwendung: Die Droge wird heute nur noch wenig gebraucht, da *Digitalis lanata*-Blätter wesentlich höhere Mengen und therapeutisch wertvollere Herzglykoside enthalten.

Industriell gewinnt man aus der Droge noch Digitoxin, das bei der Langzeitbehandlung der Herzinsuffizienz gewisse Vorteile besitzt, sofern der Patient genau auf eine bestimmte Dosis eingestellt wird. Das Nebenprodukt

Gitoxin wird partialsynthetisch in das ebenfalls therapeutisch genutzte Pentaacetylgitoxin (Pentagit®) umgewandelt.

Convallariae herba

Arzneibuch-Monographien: DAB 9 (Maiglöckchenkraut); AUSTR.

Stammpflanze: *Convallaria majalis* L., z. T. auch *Convallaria keiskei* MIQ. – Convallariaceae bzw. Liliaceae.

Convallaria majalis ist eine mehrjährige, krautige Pflanze, die in lichten Waldstellen Europas, Asiens und Nordamerikas vorkommt; *Convallaria keiskei* ist in Japan beheimatet und wird in China stellenweise kultiviert.

Droge: Die zur Blütezeit gesammelten oberirdischen Teile werden schonend getrocknet.

Inhaltsstoffe: Die Droge enthält ein komplexes Gemisch verschiedener Cardenolide, die sich vorwiegend von k-Strophanthidin ableiten, daneben kommen, in Abhängigkeit von der Herkunft, auch Derivate des k-Strophanthidols und Bipindogenins in größeren Anteilen vor. Die wichtigsten Glykoside sind die Rhamnoside der genannten Aglykone: Convallatoxin, Convallatoxol und Lokundjosid. In kleinen Mengen wurden auch Sarmentogenin- und Periplogeninglykoside nachgewiesen.

Verwendung: Die Droge wird, in Form von biologisch standardisierten ethanolischen Auszügen, häufig als Bestandteil von Fertigarzneimitteln, die oft noch weitere Auszüge aus Herzglykosiddrogen enthalten, als Kardiakum verwendet. Indikationsgebiete solcher Phytopharmaka sind beginnende Herzinsuffizienz und leichte Formen von Herzrhythmusstörungen sowie nervöse Herzbeschwerden.

Adonidis herba

Arzneibuch-Monographie: DAB 9 (Adoniskraut).

Stammpflanze: *Adonis vernalis* L. – Ranunculaceae.

Die mehrjährige, krautige Pflanze kommt auf Trockenrasen und trockenen Kalkböden vor; sie steht in einigen Ländern unter Naturschutz.

Droge: Die zur Blütezeit gesammelten und rasch getrockneten oberirdischen Pflanzenteile.

Inhaltsstoffe: Die Droge enthält ein komplex zusammengesetztes Gemisch von Cardenolidglykosiden, die sich von den Aglykonen k-Strophanthidin und dessen Isomer Adonitoxigenin sowie von Adonitoxigenol und 16-Hydroxystrophanthidin ableiten. Mengenmäßig vorherrschend sind die Rhamnoside Adonitoxin und Adonitoxol sowie das Cymarosid Cymarin.

Verwendung: Ethanolische Auszüge aus der Droge werden, oft in Kombination mit weiteren Extrakten aus Herzglykosid-Drogen, als oral anzuwendende Phytopharmaka zur Therapie der beginnenden Herzinsuffizienz verwendet. Solche Präparate sind gewöhnlich biologisch auf einen bestimmten Wirkwert eingestellt.

Oleandri folium

Arzneibuch-Monographie: DAB 9 (Oleanderblätter).

Stammpflanze: *Nerium oleander* L. – Apocynaceae.

Der im Mittelmeergebiet heimische kleine Baum oder Strauch wird in Mitteleuropa häufig als Topf- oder Kübelpflanze gezogen.

Droge: Die voll entwickelten, getrockneten Laubblätter.

Inhaltsstoffe: Die Droge enthält ein komplexes Gemisch von Cardenolidglykosiden, z. B. Oleandrin und Gentiobiosyloleandrin. Unter den Cardenoliden befinden sich auch solche, die nicht herzwirksam sind, z. B. das Adynerin, dessen Aglykon ein 8,14-Epoxid des Digitoxigenins ist, auch kommen Uzarigenin-Derivate vor.

Verwendung: Die Droge wird in Form von ethanolischen Extrakten, die biologisch auf einen bestimmten Wirkwert eingestellt sind, in Mischpräparaten, gemeinsam mit anderen Herzglykosid-Drogenauszügen, bei leichten Formen der Herzinsuffizienz verwendet.

Strophanthi grati semen

Stammpflanze: *Strophanthus gratus* (Wall et Hook.) Franchet – Apocynaceae.

Die im tropischen Westafrika heimische Liane wird in Kultur strauchförmig gehalten; ihre Doppelbalgfrüchte enthalten zahlreiche Samen.

Droge: Die reifen, vom grannenartigen Flugapparat befreiten und getrockneten Samen.

Inhaltsstoffe: Die Droge enthält ein Gemisch verschiedener Cardenolidglykoside, in dem eine einzige Verbindung stark dominiert, nämlich das „g-Strophanthin“ (Ouabain), das Rhamnosid des Ouabagenins.

Verwendung: Die Droge dient ausschließlich der Gewinnung des Ouabains. Dieses wird parenteral bei der akuten Behandlung der Herzinsuffizienz verwendet; es ist im DAB 9, AB/DDR, AUSTR. und HELV. VII offizinell.

Strophanthi kombé semen

Stammpflanze: *Strophanthus kombé* Oliv. – Apocynaceae.

Die in Ostafrika heimische Liane bildet große Doppelbalgfrüchte aus, in denen zahlreiche Samen enthalten sind.

Droge: Die reifen, vom grannenförmigen Flugapparat befreiten und getrockneten Samen.

Inhaltsstoffe: Die Droge enthält ein Gemisch verschiedener Cardenolidglykoside, die zumeist vom Aglykon k-Strophanthidin abzuleiten sind. Das industriell aus der Droge gewonnene „k-Strophanthin" ist ein Gemisch, das im wesentlichen aus drei Glykosiden besteht: dem Trisaccharid k-Strophanthosid, dem Disaccharid k-Strophanthin-β und dem Monosaccharid Cymarin.

Verwendung: Die Droge dient ausschließlich als Rohstoff zur Gewinnung der reinen Glykoside. Das „k-Strophanthin" wird intravenös zur akuten Therapie der Herzinsuffizienz eingesetzt. Cymarin kann auch oral gegeben werden.

Uzara

Stammpflanze: *Xysmalobium undulatum* (L.) R. Br.; z. T. auch *Pachycarpus-* und *Gomphocarpus*-Arten – Asclepiadaceae.

Die in Südafrika heimische Asclepiadacee wird heute vorwiegend kultiviert.

Droge: Die grauen bis graubraunen, zylindrischen, schwach längsfurchigen, getrockneten Wurzeln.

Inhaltsstoffe: Die Droge enthält geringe Mengen an Cardenoliden, die sich im wesentlichen vom Uzarigenin (5α-Digitoxigenin) ableiten.

Verwendung: Ein aus der Droge hergestellter, als Uzara bezeichneter Extrakt wird als Antidiarrhoikum verwendet. Die Uzarigeninglykoside zeigen als 5α-Verbindungen kaum eine kardiotone Wirkung, hemmen aber die Darmmotilität.

Scillae bulbus

Arzneibuch-Monographie: DAB 9 (Meerzwiebel).

Stammpflanze: *Urginea maritima* (L.) Baker – Hyacinthaceae bzw. Liliaceae.

Die in den Küstengebieten des Mittelmeerraumes heimische, in einer weißschaligen und einer rotschaligen Varietät vorkommende Zwiebelpflanze ist mehrjährig; ihr Blütenstand wird erst im Spätsommer, nach dem Verwelken der Blätter, gebildet. Es sind verschiedene Chemodeme bekannt; kürzlich wurde eine Aufgliederung in sechs Unterarten vorgenommen.

Droge: Die mittleren, fleischigen, in Streifen geschnittenen Zwiebelschuppen der weißschaligen Varietät werden rasch getrocknet.

Inhaltsstoffe: Die Droge enthält ein Gemisch verschiedener Bufadienolidglykoside, wobei je nach Chemodem Scillaren A, Proscillaridin A oder Gammabufotalinrhamnosid Hauptinhaltsstoff ist. Die Nebenglykoside, früher als Scillaren-B-Komplex bezeichnet, sind nach den bei der Liebermann-Burchardt-Reaktion auftretenden Färbungen benannt: Scillicyanosid, Scilliglaucosid, Scilliazurosid u. a.

Verwendung: Die Droge dient ausschließlich der Gewinnung reiner Herzglykoside, besonders des Proscillaridins A, das oral ausreichend gut resorbiert wird und eine günstige Ausscheidungsrate besitzt. Partialsynthetisch hergestelltes Methylproscillaridin A wird ebenfalls als Kardiakum angewendet. Die rotschalige Varietät enthält andere Bufadienolide und wird gelegentlich als Rattengift verwendet.

5.3 Mikrobiologische Umwandlungen von Steroiden

Die industrielle Herstellung von Steroidhormonen hat in den letzten Jahren ständig zugenommen: Einerseits entwickelte man, von Corticoiden ausgehend, sehr wirksame Antiphlogistika, andererseits werden weltweit steigende Mengen von Gestagenen und Estrogenen als Kontrazeptiva gebraucht.

Für die Gewinnung von Corticoiden reichte die Isolierung aus den Nebennieren von Schlachttieren zu keiner Zeit aus, den Bedarf zu decken. Bei der Synthese erwies sich die Hydroxylierung an C-11 als schwierig und kostspielig; erst die 1952 eröffnete mikrobiologische Hydroxylierung durch *Rhizopus nigricans* brachte eine entscheidende Verbesserung. Heute ist man in der Lage, durch Kombination rein chemischer Reaktionen mit mikrobiologischen Umwandlungen die gewünschten Steroidhormone relativ kostengünstig herzustellen, wobei die Rohstoffe Phytosterole, Steroidsaponine und Steroidalkaloide sind, in denen das Grundgerüst bereits präformiert vorliegt. Im einzelnen sind dies vor allem Diosgenin, Hecogenin, Solasodin und Stigmasterol.

Diosgenin wird aus den saponinreichen Rhizomen folgender in Mexiko und Mittelamerika vorkommenden Dioscoreaceen gewonnen: *Dioscorea composita* Hemsl., *Dioscorea floribunda* Mart. et Gal. und *Dioscorea mexicana* Guill. sowie aus der in Indien heimischen *Dioscorea deltoidea* Wall. Verwandte *Dioscorea*-Arten liefern die Yamsknollen, die in Westafrika als stärkereiches Wurzelgemüse gebraucht werden. Als aussichtsreiche Diosgenin-Quelle gelten auch die Rhizome der Zingiberacee *Costus speciosus* Smith.

Tab. 9.1 Mikrobiologische Umwandlungen bei Steroiden

Reaktion	Substrat ⟶	Produkt	Mikroorganismen
11β-Hydroxylierung	Reichsteins Substanz S	Cortisol	*Curvularia lunata*
16α-Hydroxylierung	9-Fluorcortisol 9-Fluorprednisolon	9-Fluor-16-hydroxycortisol Triamcinolon	*Streptomyces roseochromogenus* (Actinomycetales)
1-Dehydrierung	Cortisol	Prednisolon	*Corynebacterium simplex* *Arthrobacter simplex*
	Progesteron	1-Dehydro-progesteron	*Cylindrocarpon radicicola*
Seitenketten-abspaltung an C-17	Progesteron	Δ-4-Androsten-3,17-dion (leicht in Testosteron überführbar)	*Gliocladium* sp. *Penicillium* sp. *Aspergillus* sp. *Fusarium* sp.
1-Dehydrierung und Seitenketten-abspaltung an C-17	Progesteron ⟶ β-Sitosterol ⟶ Cholesterol ⟶	1,4-Androstadien-3,17-dion (leicht in Estron überführbar)	*Streptomyces lavandulae* *Mycobacterium phlei*
Aromatisierung von Ring A und Seitenketten-abspaltung an C-17	19-Hydroxy-cholesterol-acetat	Estron	*Nocardia restricta*

Hecogenin isoliert man als Nebenprodukt bei der Sisalhanfgewinnung aus der in Afrika und Südamerika kultivierten *Agave sisalana* Perr.

Solasodin erhält man aus den unreifen Früchten von *Solanum marginatum* L. und anderer *Solanum*-Arten, die in tropischen Ländern Amerikas und Ostasiens kultiviert werden.

Stigmasterol wird aus dem unverseifbaren Anteil des fetten Öles der Sojabohne (*Glycine max* (L.) Merr. – Fabaceae) gewonnen.

In geringerem Ausmaß werden auch Cholsäure aus Ochsengalle (s. Abschn. 5.2.4) und β-Sitosterol aus Baumwollsamenöl als Ausgangsmaterial verwendet.

In allen Fällen werden die Sterole auf rein chemischem Weg zu Progesteron abgebaut oder auch zu Reichsteins Substanz S (17α,21-Dihydroxyprogesteron).

Die mikrobiellen Umwandlungen müssen wegen der geringen Löslichkeit der Steroide in Wasser in stark verdünnten Lösungen durchgeführt werden, was die Gewinnung der Reaktionsprodukte zum Teil kostspielig werden läßt. Manche Mikroorganismen, z. B. Corynebakterien, werden durch Einbetten in Polyacrylamid immobilisiert und können in dieser Form, als Granulat, wiederholt verwendet werden. Die Tabelle 9.1 stellt wichtige mikrobielle Umwandlungen an Steroiden, soweit sie heute praktisch genutzt werden, zusammen.

6. Tetraterpene

6.1 Strukturen, Eigenschaften

Die Tetraterpene entstehen biogenetisch in Mikroorganismen und Pflanzen durch Kondensation von zwei Molekülen Geranylgeranyldiphosphat (s. Abschn. 1.2.7) und nachfolgende schrittweise Dehydrierung. Hierher gehört die biologisch wichtige Gruppe der Carotinoide: das sind die Carotinoid-Kohlenwasserstoffe, und die Xanthophylle, die sauerstoffenthaltenden Carotinoide.

Die Carotinoide lassen sich auf eine gemeinsame Vorstufe, das *alltrans*-Lycopin, zurückführen; dieses ist ein rot gefärbter, aus Tomaten erstmals in reiner Form isolierter Farbstoff. Durch Zyklisierung an einem oder an beiden Kettenenden entsteht daraus α-Carotin bzw. β-Carotin oder das isomere γ-Carotin. Weitere Variationen ergeben sich durch Oxidationsreaktionen, wobei zum Teil andere Ringsysteme entstehen, wie z. B. im Capsanthin. Auch sind Carotinoide bekannt, bei denen zusätzlich ein oder zwei C_5-Bausteine in das Molekül eingebaut sind, die C_{45}- und C_{50}-Carotinoide.

Carotinoide kommen bei Pflanzen weit verbreitet vor, wo sie in der Regel mit Chlorophyll gemeinsam in Chloroplasten enthalten sind; vermutlich schützen Carotinoide die Chlorophylle gegen Oxidation. Carotinoide kommen auch in Chromoplasten vor, besonders reichlich in *Daucus carota* L., der Karotte. Bemerkenswert ist das Vorkommen von Carotinoiden in Cyanophyceen und einigen Pilzen. Einige Carotinoide, so besonders β-Carotin, werden als Provitamin A bezeichnet, weil sie vom tierischen Organismus zu zwei C_{20}-Verbindungen gespalten und in Vitamin A_1 (*all-trans*-Retinol) umgewandelt werden können.

β-Carotin wird zur Hautbräunung in einigen oral anwendbaren Kosmetika gebraucht, was ärztlicherseits nicht unumstritten ist.

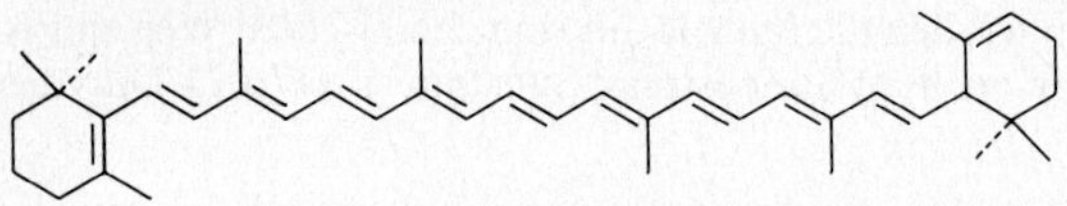

α-Carotin

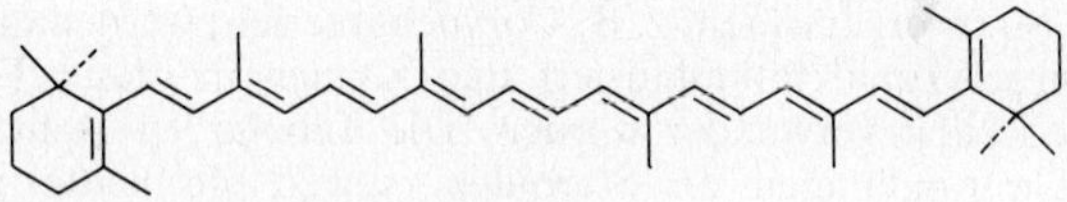

β-Carotin

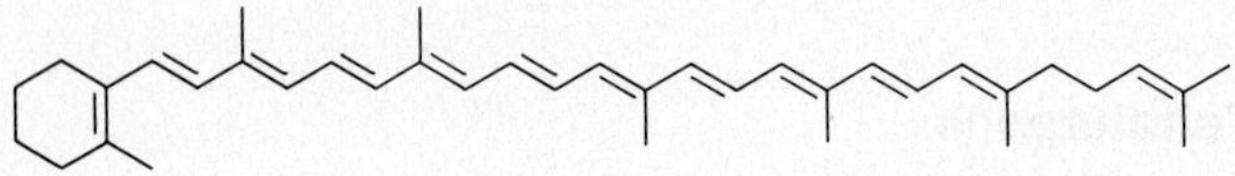

γ-Carotin

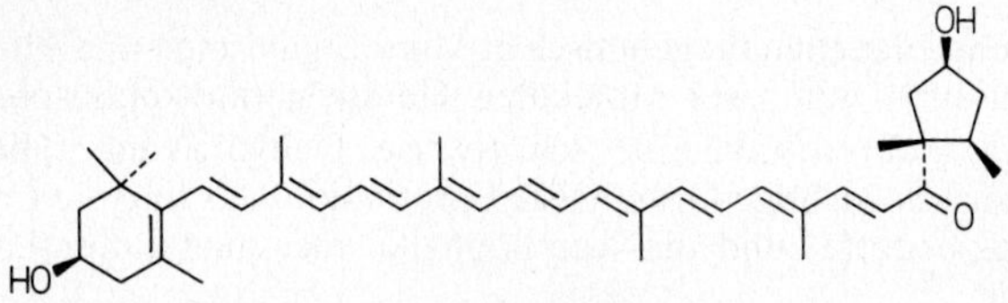

Capsanthin

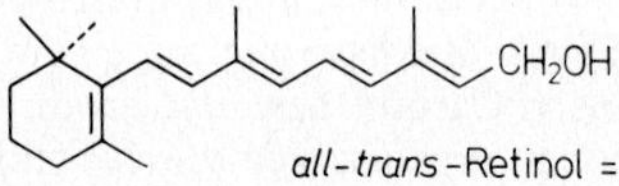

all-trans-Retinol = Vitamin A_1

7. Polyprenole und Polyterpene

7.1 Definitionen

Verbindungen, die aus mehr als 8 Isopren-Einheiten gebildet werden, bezeichnet man als Polyterpene; unter diesen bilden solche mit einer endständigen Hydroxy-Gruppe eine als Polyprenole bezeichnete Untergruppe. Zur Biogenese s. Abschn. 1.2.8.

7.2 Monographien

7.2.1 Polyprenole

Durch schrittweise Addition mehrerer Moleküle Isopentenyldiphosphat an Geranylgeranyl- oder Geranylneryldiphosphat – meist *trans*-, seltener *cis*-

Verknüpfung – entstehen längere lipophile Ketten mit endständiger OH-Gruppe, die Polyprenole; sie enthalten meist 9, 10 und 11, selten bis 24 Isopren-Einheiten. Weit verbreitet ist das *all-trans*-Nonaprenol (Solanesol) als Bestandteil der Plastochinone in den Chloroplasten bzw. als lipophile Seitenkette der Ubichinone in den Mitochondrien. Unter den tri-*trans*-poly-*cis*-Polyprenolen erfüllt das Undecaprenol oder C_{55}-Lipid in Form des Diphosphats bei Bakterien die Aufgabe eines Kohlenhydrat-Transporteurs: Durch Anknüpfung an ein *N*-haltiges Disaccharid wird dieses ausreichend lipophil, um durch die Bakterienzellwand nach außen zu diffundieren und dort für die Mureinsynthese zur Verfügung zu stehen; dabei entsteht unter Abspaltung von Phosphat Undecaprenylmonophosphat, das zur neuen Bindung eines Disaccharids frei ist (s. Kap. 15, Abschn. 2.3). Ähnliche Funktionen des Kohlenhydrat-Transportes erfüllen offenbar auch die in Säugetierzellen nachgewiesenen Dolichole, ebenfalls tri-*trans*-poly-*cis* Polyprenole, die aus 17 bis 21 Isopren-Einheiten bestehen.

7.2.2 Polyterpene

Hierher gehören die Naturstoffe mit sehr hohen Polymerisationsgraden, Kohlenwasserstoffe, die in Milchsäften emulgiert in vielen Pflanzenfamilien vorkommen. Die bedeutendsten Vertreter sind Kautschuk und Guttapercha.

Kautschuk

Etwa 5000 *cis*-verknüpfte Isopren-Einheiten liegen im Kautschuk vor, einem Polyterpen, das in den Milchsäften von Euphorbiaceae, Moraceae, Asclepiadaceae, Apocynaceae und Asteraceae vorkommt. Technisch gewinnt man Kautschuk aus dem in Malaysia und Indonesien großflächig kultivierten, über 20 m hoch werdenden Parakautschukbaum *Hevea brasiliensis* (H. B. K.) Muell. – Euphorbiaceae.

Durch Vulkanisieren – Zusammenschmelzen mit Schwefel, wobei eine Quervernetzung erfolgt – entsteht aus dem Rohkautschuk Gummi. Naturkautschuk wird in Heftpflastern, Gummi in Kompressionsverbänden und als Verschluß- und Dichtungsmaterial gebraucht.

Guttapercha

Dieses aus etwa 500 *trans*-verknüpften Isopren-Einheiten aufgebaute Polyterpen kommt im Milchsaft von *Palaquium gutta* (Hook) Baillon und anderen *Palaquium*-Arten (Sapotaceae) vor. Guttapercha ist wie Kautschuk vulkanisierbar; es wird zum Teil noch als Zahnkitt oder für Dermatika als Arzneistoffträger gebraucht.

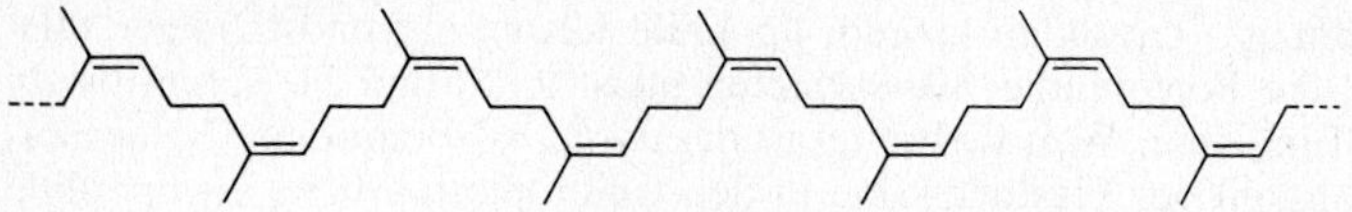

Kautschuk

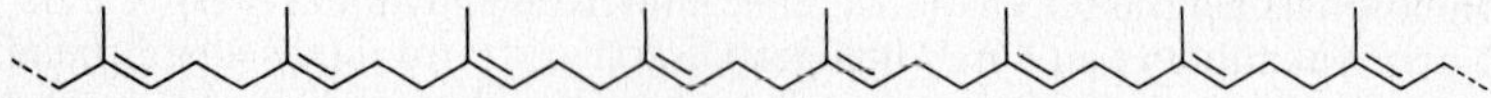

Guttapercha

Weiterführende Literatur

Bader, G., Hiller, K. (1987), Neue Ergebnisse zu Struktur und Wirkungsweise von Triterpensaponinen, Pharmazie **42,** 577.

Brenneisen, R. (1987), Bestimmung der Cannabinoide in Cannabis und Cannabis-Produkten mittels HPLC, Pharm. Acta Helv. **62,** 134.

Brieskorn, C. H. (1987), Triterpenoide, physiologische Funktionen und therapeutische Eigenschaften, Pharmazie in uns. Zeit **16,** 161.

Cane, D. E. (1983), Cell-free studies of monoterpene and sesquiterpene biosynthesis, Biochem. Soc. Trans. **11,** 510.

Coates, R. M., Denissen, J. F., Croteau, R. B., Wheeler, C. J. (1987), Geminal Dimethyl Stereochemistry in the Enzymatic Cyclization of Geranyl Pyrophosphate to (+) and (−)-α-Pinene, J. Am. Chem. Soc. **109,** 4399.

Cori, O. (1983), Enzymic aspects of the biosynthesis of monoterpenes in plants, Phytochemistry **22,** 331.

Hardman, R. (1987), Recent Developments in our Knowledge of Steroids, Planta Med. **53,** 233.

Satterwhite, D. M., Wheeler, C. J., Croteau, R. (1985), Biosynthesis of monoterpenes. Enantioselectivity in the enzymic cyclization of Linalyldiphosphate to (−) endo-fenchol, J. Biol. Chem. **260,** 13901.

Stahl-Biskup, E. (1987), Monoterpene Glycosides, State-of-the-Art, Flavour and Fragrance J. **2,** 75.

Suga, T., Hirata, T., Aoki, T., Shishibori, T. (1983), Biosynthesis of polyprenols in higher plants. The elimination of the pro-4S-hydrogen atom of mevalonic acid during the formation of their (Z)-isoprene chain, J. Am. Chem. Soc. **105,** 6178.

Suga, T., Hirata, T., Aoki, T., Shishibori, T. (1986), Interconversion and cyclization of acyclic allylic pyrophosphates in the biosynthesis of cyclic monoterpenoids in higher plants, Phytochemistry **25,** 2769.

Thies, P. W. (1985), Iridoide und andere terpenoide Naturstoffe, Pharmazie in uns. Zeit **14,** 33.

Willuhn, G. (1987), Sesquiterpenlactone, potentielle Leitsubstanzen für die Arzneistofffindung, Dtsch. Apoth. Ztg. **127,** 2511.

Kapitel 10

Ätherische Öle, Harze, Balsame

1. Allgemeines

Ätherische Öle sind lipophile, flüssige, meist in eigenen Ölräumen, Drüsenhaaren oder Ölzellen abgelagerte Stoffwechselprodukte von Pflanzen, selten auch von Tieren, die folgende Eigenschaften aufweisen: Sie sind – im Unterschied zu fetten Ölen – mit Wasserdampf flüchtig, stark lichtbrechend und weisen einen charakteristischen, meist aromatischen Geruch auf; ihre Zusammensetzung ist außerordentlich komplex.

Harze sind ebenfalls lipophile, aber nicht flüchtige Stoffwechselprodukte von Pflanzen und sehr selten, wie z. B. Schellack – auch von Tieren; sie sind bei Raumtemperatur fest, erweichen beim Erwärmen, schmelzen schließlich und bilden in dünner Schicht lackartige Filme.

Balsame sind Lösungen von Harzen in ätherischen Ölen, die gewöhnlich erst nach Verletzung von Zweigen oder Stämmen entstehen. Durch Wasserdampfdestillation läßt sich das ätherische Öl vom Harz-Anteil abtrennen.

2. Ätherische Öle

2.1 Vorkommen

Ätherische Öle sind im Pflanzenreich weit verbreitet, wobei in einigen Pflanzenfamilien ein besonders gehäuftes Vorkommen feststellbar ist; häufig beobachtet man dabei auch eine charakteristische Art der Lokalisation des ätherischen Öles. Im einfachen Fall verbleibt das ätherische Öl in den Zellen, in denen es gebildet wird. Die Protoplasten dieser Zellen sterben ab, die Zellwände werden durch eine Suberinschicht undurchlässig. Solche Ölzellen findet man bei Piperaceae, Lauraceae, Araceae und Zingiberaceae.

Durch Auseinanderweichen von Zellen kann das ätherische Öl auch in schizogenen Ölräumen oder Ölgängen abgelagert werden, so z. B. bei Pinaceae, Myrtaceae und Apiaceae. Die durch Auflösung der Zellwände entstehenden lysigenen Ölräume trifft man vor allem bei Rutaceae an.

Eine besondere Art der Ölabscheidung stellen die Drüsenhaare der Lamiaceae und Asteraceae dar; hier wird das ätherische Öl von sezernierenden Zellen in den Raum zwischen Zellwand und Cuticula transportiert, wobei sich letztere blasig abhebt.

Monoterpene

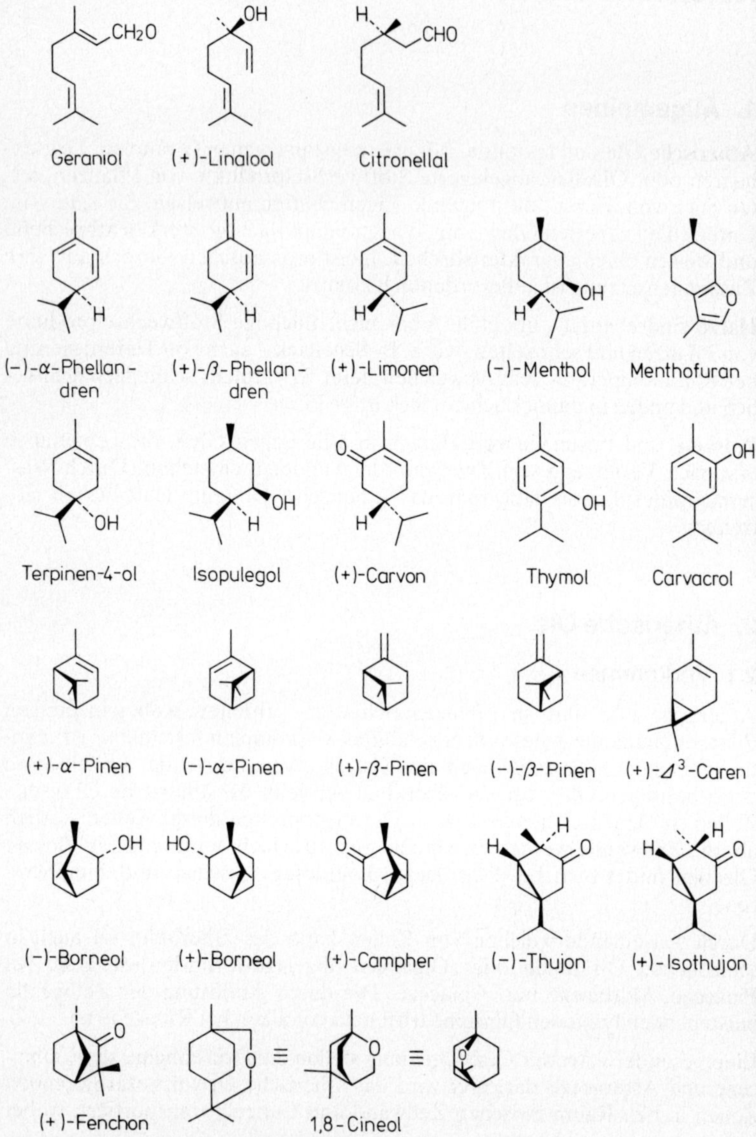

Abb. 10.1 Bestandteile ätherischer Öle: Monoterpene

Sesquiterpene

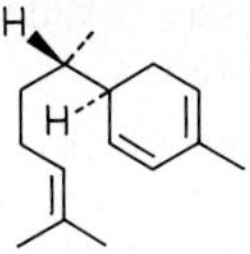

Zingiberen

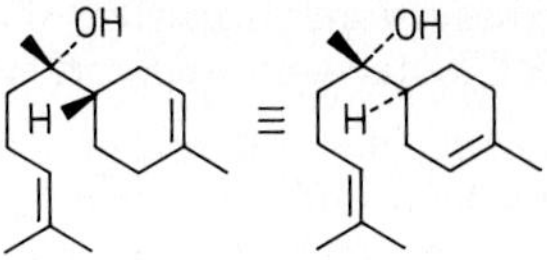

(−)-α-Bisabolol

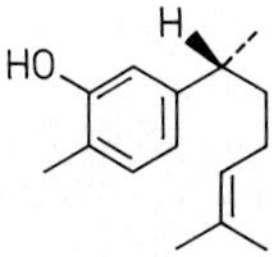

Xanthorrhizol

Phenylpropane

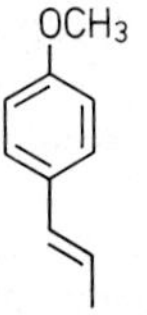

Anethol

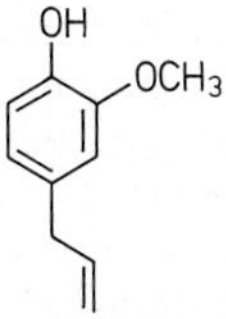

Eugenol

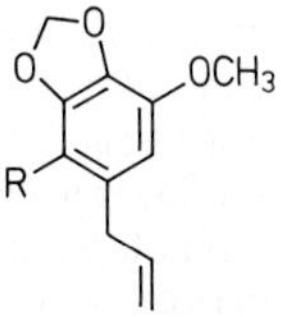

Apiol R = OCH$_3$
Myristicin R = H

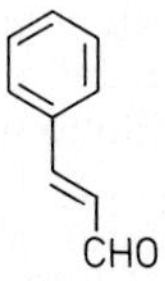

Zimtaldehyd

Abb. 10.1 (Fortsetzung) Bestandteile ätherischer Öle: Sesquiterpene und Phenylpropane

2.2 Zusammensetzung

Durch die Verfeinerung der Analysenmethoden wissen wir heute, daß sich jedes ätherische Öl aus zumeist mehreren hundert Bestandteilen zusammensetzt; dies gilt auch für solche ätherischen Öle, bei denen eine einzige Komponente weitaus überwiegt, wie z. B. Anethol im Anisöl.

In sehr vielen ätherischen Ölen findet man ausschließlich Mono- und Sesquiterpene, in den ätherischen Ölen einiger Lauraceae, Myrtaceae und Apiaceae dominieren Phenylpropane.

Die physikalischen Eigenschaften des ätherischen Öls werden dabei stark vom Gehalt an sauerstoffhaltigen Derivaten bestimmt. Die Biogenese der einzelnen Komponenten des ätherischen Öls erfolgt meist in jungen Organen, wie man an der Ausbildung von Ölräumen in Blattknospen erkennen kann. Monoterpene kommen in vielen Pflanzen auch als Glykoside vor, die vermutlich als Transportform anzusehen sind, so daß in diesen Fällen der Biosyntheseort auch weitab vom Depotort liegen kann.

Die Zusammensetzung des ätherischen Öls einer Pflanze ist genetisch fixiert, dementsprechend sind von vielen Arten Chemodeme oder Chemotypen bekannt. Änderungen im Genom können zu einer starken Verschiebung in der Zusammensetzung des ätherischen Öls führen.

Lange bekannt und auffällig ist der Befund, daß die Zusammensetzung des ätherischen Öls innerhalb einer Pflanze je nach Organ beträchtlich verschieden sein kann: In der Zweigrinde von *Cinnamomum ceylanicum* dominiert Zimtaldehyd, in der Wurzel Campher, im Blatt Eugenol. Auch während der Ontogenese kann es zu beträchtlichen Verschiebungen kommen: So enthält das ätherische Öl junger Pfefferminzblätter viel Menthon und wenig Menthol, während das Verhältnis in voll entwickelten Blättern umgekehrt ist.

2.3 Physiologische Bedeutung

Ätherische Öle stellen nicht, wie man lange Zeit annahm, Endprodukte des pflanzlichen Stoffwechsels dar: Vielmehr haben zahlreiche Experimente der letzten Jahre den Nachweis dafür erbracht, daß viele Komponenten in den Metabolismus der Pflanzen zurückgebracht werden. Namentlich für Monoterpene gibt es Anhaltspunkte für die Vorstellung, sie könnten als Vorstufen für die Biosynthese von Coenzymen der Atmungskette von Bedeutung sein, vermutlich spielen sie aber auch bei der Funktion anderer Enzymsysteme eine Rolle.

Als Duftstoffe wirken die ätherischen Öle, neben Farbstoffen, zweifellos auch bei der Anlockung von Insekten mit und erfüllen damit eine wichtige Funktion bei der Bestäubung.

Diskutiert wird in vielen einschlägigen Untersuchungen die Rolle der ätherischen Öle als Abwehrstoffe gegen Mikroorganismen und Pilze, aber auch als Hemmstoffe der Samenkeimung von Konkurrenzarten. Ob, wie immer wieder behauptet wird, ätherische Öle als Fraßschutz dienen, erscheint fraglich angesichts vieler Schädlinge, die oft auf bestimmte Arten, die reich an ätherischem Öl sind, spezialisiert sind.

2.4 Gewinnung, Aufbewahrung

Ätherische Öle können durch Wasserdampfdestillation, Extraktion oder durch Auspressen gewonnen werden; in allen Fällen kommt es zu einer mehr oder weniger deutlichen Veränderung in der Zusammensetzung des genuinen Öls, bedingt durch Verseifung von Estern, Oxidationsreaktionen, Bildung von Polymeren etc. Welches Verfahren im Einzelfall Anwendung findet, wird häufig durch ökonomische Überlegungen bestimmt.

Die am häufigsten praktizierte Art der Gewinnung ist die Wasserdampfdestillation, wobei meist frisches Pflanzenmaterial mit Wasser in einer Destillationsapparatur zum Sieden erhitzt wird oder auf Siebböden gelagert mit – evtl. gespanntem – Wasserdampf durchströmt wird; der Dampf wird kondensiert, wobei sich das ätherische Öl vom Wasser trennt, meist als spezifisch leichtere Phase auf dem Wasser schwimmend. Das abgeschiedene Wasser kann in das Destillationsgefäß zurückgeleitet werden: Vom Prinzip dieser Kreislaufdestillation macht man bei der Gehaltsbestimmung von Drogen mit ätherischem Öl Gebrauch.

Weniger gebräuchlich ist die Extraktion ätherischer Öle mit Hilfe von lipophilen Lösungsmitteln, wobei zunächst alle lipophilen Inhaltsstoffe des Pflanzenmaterials erfaßt werden; gewöhnlich schließt sich ein weiterer Extraktionsschritt an, indem aus dem zuerst gewonnenen Auszug mittels hochprozentigem Ethanol die Bestandteile des ätherischen Öls in Lösung gebracht werden, während andere Lipide und Wachse ungelöst bleiben. Die meisten Duftstoffe und Blütenöle werden so gewonnen. Eine spezielle Abart dieses Extraktionsverfahrens ist die Enfleurage, bei der Pflanzenteile auf Fettgemische, meist Schmalz und Talg, aufgestreut werden; das Fett absorbiert aus dem Dampfraum die Duftstoffe.

Die Gewinnung ätherischer Öle durch Auspressen wird vor allem bei Citrusfrüchten angewendet. Dazu werden die frischen Früchte maschinell gegen saugfähige Unterlagen gepreßt; das Öl wird anschließend gereinigt, Wasserdampfdestillation würde zu minderwertigen, unangenehm riechenden Ölen führen.

Ätherische Öle müssen vor Licht geschützt, trocken und kühl aufbewahrt werden, möglichst in vollgefüllten Flaschen; es ist empfehlenswert, die Gefäße nach Entnahme von ätherischem Öl mit Glaskügelchen so weit zu füllen, daß der Luftraum oberhalb der Flüssigkeit möglichst gering ist. Die Stabilität ätherischer Öle während der Lagerung hängt außer von den äußeren Bedingungen auch von ihrer Zusammensetzung ab: hohe Anteile ungesättigter Kohlenwasserstoffe bedingen eine geringe Stabilität. Überlagerte ätherische Öle weisen zumeist einen unangenehmen Geruch und Geschmack auf als Ausdruck vorangegangener chemischer Reaktionen. Diese können auf Oxidationen, Esterspaltung, Polymerisationen beruhen. Neben sensorischen Prüfungen lassen auch Änderungen der Löslichkeit und der physikalischen Kennzahlen das Erkennen solcher Vorgänge zu. Da länger gelagerte ätherische Öle häufig Reaktionsprodukte enthalten, die auf die Zersetzung frischer Öle autokatalytisch wirken, ist in der Regel in den Arzneibüchern ein Hinweis zu finden, wonach das Mischen gelagerter und frischer Partien nicht gestattet ist.

Es muß als Besonderheit pflanzlicher Drogen angesehen werden, daß in Ölräumen, Ölzellen oder auch in Drüsenhaaren das ätherische Öl zumeist besser gelagert ist als in vollgefüllten, dunklen Glasflaschen; jedenfalls ist die Stabilität ätherischer Öle in den Drogen größer als in isolierter Form. Nur in mikroverkapselter Form dürften ätherische Öle ähnlich stabil sein wie in Drogen.

2.5 Verwendung

Ein wesentliches Merkmal ätherischer Öle ist ihre mehr oder weniger ausgeprägte Reizwirkung an der Haut und Schleimhaut. Von dieser Wirkung wird in mehreren therapeutischen Gruppen Gebrauch gemacht, so bei den Antirheumatika, den Stomachika und den Expektorantien. In nicht wenigen Fällen werden auch die teilweise sehr beachtlichen antimikrobiellen Effekte ausgenützt, so bei den Hustenmitteln. Die spasmolytische Wirkung von Bestandteilen ätherischer Öle führt zu Anwendungen in den Gruppen Expektorantien, Karminativa und teilweise auch Cholagoga. Einige wenige ätherische Öle wirken antiphlogistisch, diuretisch oder schwach anästhesierend sowie sedativ.

Ätherische Öle werden gewöhnlich gut über die Haut und Schleimhaut resorbiert; auch beim Einatmen können sie ihre Wirksamkeit entfalten. Es handelt sich nicht immer um mild wirkende Arzneimittel, in manchen Fällen können Überdosierungen beachtliche Nebenwirkungen, ja auch toxische Reaktionen zur Folge haben. Auf diese wird im einzelnen bei den betreffenden Drogen hingewiesen.

2.6 Monographien

2.6.1 Hustenmittel

Eucalypti folium

Arzneibuch-Monographie: DAB 9 (Eucalyptusblätter).

Stammpflanze: *Eucalyptus globulus* Labill. – Myrtaceae.

Die raschwüchsigen, bis 60 m hohen Bäume sind in Australien beheimatet und werden in frostfreien Klimazonen zur Trockenlegung von Sumpfgebieten kultiviert. Charakteristisch ist der Blattdimorphismus: die Jugendblätter sind oval-herzförmig, die Folgeblätter sind sichelförmig. Es sind verschiedene Chemotypen bekannt.

Droge: Die getrockneten Folgeblätter von Bäumen mit cineolreichem ätherischem Öl.

Inhaltsstoffe: Die Droge enthält ätherisches Öl mit der Hauptkomponente 1,8-Cineol (Eucalyptol), Gerbstoffe vom Gallotannin-Typ, Flavonoide und Triterpensäuren.

Verwendung: Als Teezubereitung bei Bronchitis und Rachenentzündungen.

Eucalypti aetheroleum

Arzneibuch-Monographien: DAB 9 (Eucalyptusöl); AB/DDR; AUSTR.; HELV. VII.

Das Eucalyptusöl wird außer von *Eucalyptus globulus* noch von anderen *Eucalyptus*-Arten mit cineolreichem ätherischem Öl gewonnen, vor allem von *Eucalyptus smithii* R. T. Baker und *Eucalyptus fruticetorum* F. v. Mueller. Durch Wasserdampfdestillation frischer Blätter erhält man ein Rohöl, das zur Entfernung von Aldehyden rektifiziert wird.

Inhaltsstoffe: Hauptbestandteil des Eucalyptusöles ist Cineol (syn. Eucalyptol), daneben kommen α-Pinen und andere Monoterpene vor. Vor der Anwendung muß das Öl rektifiziert werden, um Spuren von lokal reizenden, aliphatischen Aldehyden zu entfernen.

Verwendung: Eucalyptusöl als Bestandteil von Salben oder Ölen wird beim Einreiben im Bereich der Brust sowohl perkutan resorbiert als auch beim Einatmen in den Bronchialraum befördert, wo es als Sekretolytikum wirkt. Eucalyptusöl wird bei der Behandlung des Schnupfens in Nasenölen verwendet, ferner zu Einreibungen bei rheumatischen Beschwerden gebraucht.

Pharmakologische Wirkung: Diese beruht vor allem auf dem Gehalt an 1,8-Cineol, das die Bronchialsekretion steigert und die Flimmerepithelbewegung in den Bronchien verstärkt. Eucalyptusöl wirkt antiseptisch und kühlend; es wird in Form von Einreibungen (perkutane Resorption!), Inhalationen und Pastillen bei Bronchitis und Rachenkatarrhen verwendet; häufig auch in Nasentropfen.

Thymi herba

Arzneibuch-Monographien: DAB 9 (Thymian); Helv. VII.; die Blattdroge in AB/DDR; AUSTR.

Stammpflanzen: *Thymus vulgaris* L. und *Thymus zygis* L. – Lamiaceae.

Die ein- oder mehrjährigen Halbsträucher werden im Mittelmeergebiet angebaut, *Thymus vulgaris* in geringem Umfang in Mitteleuropa. Es sind verschiedene Chemotypen bekannt.

Droge: Die getrockneten Blätter und Blüten („gerebelte“ Droge), weitgehend frei von Stengelanteilen.

Inhaltsstoffe: Die Droge enthält ätherisches Öl mit relativ hohem Anteil an phenolischen Monoterpenen (besonders Thymol, daneben das isomere Carvacrol).

Verwendung:

1. Die Droge ist Bestandteil von Hustentees. Die expektorierende und antibakterielle Wirkung kommt dem ätherischen Öl zu.
2. Thymianfluid-Extrakt (DAB 9; AB/DDR; AUSTR.; HELV. VII) wird für sich oder in Mischungen mit anderen Expektorantien bei Bronchitis angewendet, oft auch bei Pertussis.

Serpylli herba

Stammpflanzen: *Thymus pulegioides* L. und *Thymus serpyllum* L. – Lamiaceae (Taxonomie umstritten).

Die in Europa heimischen Halbsträucher sind in Habitus und Inhaltsstoffmuster außerordentlich variabel.

Droge: Die zur Blütezeit geernteten, getrockneten oberirdischen Teile. Die Droge stammt aus Wildbeständen Ost- und Südosteuropas.

Inhaltsstoffe: Die Droge enthält ätherisches Öl, das je nach Herkunft sehr verschieden zusammengesetzt ist. Wertvolle Drogen enthalten Monoterpenphenole, in allen Herkünften sind aber stets Monoterpene die Hauptkomponenten, z. B. Linalool, Cineol, α-Pinen, Carvacrol, Thymol u. a.

Verwendung: Ähnlich wie Thymi herba (s. dort) als Expektorans bei akuter und chronischer Bronchitis.

Anisi fructus

Arzneibuch-Monographien: DAB 9 (Anis); AUSTR.; HELV. VII.

Stammpflanze: *Pimpinella anisum* L. – Apiaceae.

Die einjährige bis 0,5 m hohe krautige Pflanze wird in Spanien sowie im östlichen Mittelmeergebiet und weiter bis Mittelasien hin angebaut.

Droge: Die reifen, fein behaarten, nicht in Teilfrüchte zerfallenden Doppelachaenen.

Inhaltsstoffe: Die Droge enthält ätherisches Öl mit der Hauptkomponente *trans*-Anethol, daneben kommen in kleinen Anteilen Methylchavicol und Anisaldehyd sowie der für *Pimpinella anisum* charakteristische 2-Methylbuttersäureester des 2-(1-Propenyl-)-4-methoxyphenols vor.

Verwendung: Die Droge wird als sekretolytisch und spasmolytisch wirksames Expektorans, aber auch als Karminativum und Stomachikum angewendet. Anis spielt auch als Gewürz eine Rolle.

Anisi aetheroleum

Arzneibuch-Monographien: DAB 9 (Anisöl); AB/DDR; AUSTR.; HELV. VII.

Stammpflanzen: *Illicium verum* Hooker fil. – Illiciaceae und *Pimpinella anisum* L. – Apiaceae (s. Anisi fructus).

Illicium verum ist ein in Süd- und Ostasien vorkommender, häufig kultivierter Baum, dessen Sammelbalgfrüchte als Sternanis bekannt sind. Vorwiegend aus ihnen, und nicht aus dem Anis (s. Anisi fructus), wird durch Wasserdampfdestillation das (Stern)anisöl gewonnen, das dem ätherischen Öl aus Anisi fructus jedoch sehr ähnlich ist.

Inhaltsstoffe: Anisöl besteht hauptsächlich aus *trans*-Anethol, neben wenig Methylchavicol und Anisaldehyd sowie Spuren an Monoterpenen.

Verwendung: Anisöl ist Bestandteil zahlreicher Arzneiformen, die bei Husten angewendet werden, wie Tropfen, Sirupe, Bonbons und Dragees. Wegen des durch Anethol bedingten süßen Geschmacks wird es, ähnlich wie Fenchelöl, auch bei Kindern als Hustenmittel und Karminativum gebraucht.

Foeniculi fructus

Arzneibuch-Monographien: DAB 9 (Fenchel); AB/DDR; AUSTR.; HELV. VII.

Foeniculi aetheroleum

Arzneibuch-Monographien: DAB 9 (Fenchelöl); AB/DDR; AUSTR.; HELV. VII.

Stammpflanze: *Foeniculum vulgare* Mill. – Apiaceae.

Die zweijährige, krautige, bis 1,5 m hoch werdende Pflanze wird im Mittelmeergebiet und anderen gemäßigten Klimazonen der Erde angebaut. Zur Drogengewinnung wird gewöhnlich die subsp. *capillaceum* (Gilib.) Holmboe kultiviert, wobei unterschiedliche Varietäten zugelassen sind: im DAB 9 nur die var. *vulgare*, der Bitterfenchel, im HELV. VII nur die var. *dulce*, der Süßfenchel, im AUSTR. beide Varietäten.

Droge: Die reifen, nur zum Teil in die Einzelfrüchte zerfallenen Doppelachaenen.

Inhaltsstoffe: Die Droge enthält ätherisches Öl mit der Hauptkomponente *trans*-Anethol. Je nach Varietät kommt in wechselnder Menge das Monoterpenketon Fenchon vor, das für den bitteren Geschmack verantwortlich ist.

Verwendung: Die Droge wird vorwiegend als sekretolytisch wirkendes Expektorans, aber auch als Karminativum und Stomachikum verwendet. Das Fenchelöl ist Bestandteil vieler Arzneizubereitungen und Fertigarzneimittel mit gleichen Indikationsgebieten.

2.6.2 Magenmittel und Carminativa

Carvi fructus

Arzneibuch-Monographien: DAB 9 (Kümmel); AB/DDR; AUSTR.; HELV. VII.

Stammpflanze: *Carvum carvi* L. – Apiaceae.

Die zweijährige, krautige Pflanze wird in Polen, Holland, der DDR und Ägypten kultiviert.

Droge: Die getrockneten reifen Früchte.

Inhaltsstoffe: Die Droge enthält ätherisches Öl mit den mengenmäßig dominierenden Bestandteilen (*S*)-(+)-Carvon und (R)-(+)-Limonen sowie kleinen Anteilen weiterer Monoterpene.

Verwendung: Vor allem bei Meteorismus und Flatulenz als Karminativum und Stomachikum. Große Mengen der Droge werden als Gewürz und Geschmackskorrigens gebraucht.

Carvi aetheroleum

Arzneibuch-Monographie: DAB 9 (Kümmelöl); AB/DDR; AUSTR.

Stammpflanze: *Carvum carvi* L. – Lamiaceae (s. Carvi fructus).

Inhaltsstoffe: Hauptsächlich (*S*)-(+)-Carvon und (*R*)-(+)-Limonen, daneben kleine Anteile weiterer Monoterpene.

Verwendung: Für sich als alkoholische Lösung oder in Mischung mit anderen ätherischen Ölen als Karminativum, seltener auch als Hautreizmittel zur Erzeugung von Hyperämien.

Coriandri fructus

Arzneibuch-Monographien: AUSTR.

Stammpflanze: *Coriandrum sativum* L. – Apiaceae.

Der in Südosteuropa und Nordafrika kultivierte Gartenkoriander ist eine krautige Pflanze, die in zwei Varietäten, var. *vulgare* Alef. und var. *microcarpum* DC., vorkommt.

Droge: Die reifen, annähernd kugeligen Doppelachänen mit geschlängelten Haupt- und deutlich hervortretenden Nebenrippen.

Inhaltsstoffe: Koriander enthält ätherisches Öl mit der Hauptkomponente (+)-Linalool, daneben kommen weitere Monoterpenkohlenwasserstoffe und -alkohole vor.

Verwendung: Koriander wird als Stomachikum und Karminativum bei leichten krampfartigen Magen-Darm-Störungen und bei Blähungen angewendet. Große Mengen Koriander werden als Gewürz gebraucht.

Citronellae aetheroleum

Arzneibuch-Monographien: AB/DDR; AUSTR.; HELV. VII.
Stammpflanze: *Cymbopogon winterianus* Jowitt – Poaceae.

Das auf Sri Lanka heimische Gras wird zur Gewinnung des ätherischen Öles in Indien, Indonesien und in Mittelamerika auch angebaut.

Droge: Das durch Wasserdampfdestillation aus den oberirdischen Teilen der Stammpflanze gewonnene ätherische Öl.

Inhaltsstoffe: Das Citronellöl besteht vorwiegend aus Monoterpenen. Hauptbestandteile sind (+)-Citronellal und Geraniol, daneben kommen wechselnde Mengen Citral, Limonen und andere Monoterpene sowie Eugenol vor.

Verwendung: Citronellöl wird anstelle des echten, sehr teuren Melissenöles als Stomachikum, Karminativum und Sedativum verwendet. Größere Mengen werden auch als Aromatikum und Insektenrepellent gebraucht.

Limonis (Citri) aetheroleum

Arzneibuch-Monographien: DAB 9 (Citronenöl); AB/DDR; AUSTR.; HELV. VII.

Stammpflanze: *Citrus limon* (L.) Burman fil. – Rutaceae.

Der in Indien heimische kleine Baum wird in Süditalien, Israel und im Westen der USA kultiviert. Die Früchte sind saftreiche Beeren, deren Perikarp aus einer Flavedo- und Albedoschicht besteht.

Droge: Durch Quetschen der reifen Früchte tritt das in der Flavedoschicht in Ölräumen befindliche ätherische Öl aus und wird mit Schwämmen zunächst aufgesaugt und anschließend gereinigt. Wasserdampfdestillation würde wegen der Labilität des Öles ein minderwertiges Produkt liefern.

Inhaltsstoffe: Citronenöl enthält auf Grund seiner Gewinnung neben den flüchtigen Bestandteilen, vorwiegend (+)-Limonen und weiteren Monoterpenen, auch nichtflüchtige Anteile, vor allem Derivate des Furanocumarins

Psoralen. Der den typischen Geruch und damit auch die Qualität bestimmende Anteil ist das Citral, ein Gemisch der *cis/trans*-Isomeren Geranial und Neral.

Verwendung: Citronenöl wird vorwiegend als Aromatikum und Geschmackskorrigens gebraucht. Das Öl ist sehr lichtempfindlich und verharzt sehr leicht.

Lavandulae flos

Stammpflanze: *Lavandula angustifolia* Mill. – Lamiaceae.

Die im Mittelmeerraum heimische, halbstrauchartige Pflanze wird in Südfrankreich, England, Italien, Südosteuropa und Tasmanien kultiviert.

Droge: Die vor dem völligen Aufblühen geernteten und getrockneten Blüten.

Inhaltsstoffe: Die Droge enthält, besonders in den Drüsenhaaren der Kelchblätter, ätherisches Öl. Weitere Inhaltsstoffe sind Rosmarinsäure, Gerbstoffe und Spuren an Cumarin-Derivaten.

Verwendung: Lavendelblüten werden als Aromatikum, Sedativum und Cholagogum in Teemischungen verwendet.

Lavandulae aetheroleum

Arzneibuch-Monographien: DAB 9 (Lavendelöl); AB/DDR; AUSTR.; HELV. VII.

Das ätherische Öl wird durch Wasserdampfdestillation frischer Blüten gewonnen. Dabei sind kurze Destillationszeiten von Vorteil, um eine hydrolytische Spaltung der den Wert des Öls bestimmenden Ester zu vermeiden.

Inhaltsstoffe: Die besten Qualitäten enthalten viel Linalylacetat, daneben kommen Linalool, Campher, β-Ocimen und 1,8-Cineol vor. In Spuren sind auch Sesquiterpene im Öl enthalten.

Verwendung: Vor allem als Aromatikum und Korrigens, daneben auch als Karminativum. Äußerlich wird Lavendelöl auch als schwach hyperämisierendes Hautreizmittel gebraucht (Badeöle!).

Levistici radix

Arzneibuch-Monographien: AB/DDR; AUSTR.; HELV. VII.

Stammpflanze: *Levisticum officinale* Koch – Apiaceae.

Die bis 2 m hohe Staude wird in Europa kleinflächig kultiviert.

Droge: Diese besteht aus Wurzelstöcken und Wurzeln, die zum rascheren Trocknen meist längsgespalten werden.

Inhaltsstoffe: Liebstöckelwurzel enthält ätherisches Öl, das zum Großteil aus γ-Lactonen vom Phthalidtyp wie z. B. Butylphthalid, Ligusticumlacton und Ligustilid besteht; weitere Anteile entfallen auf Monoterpene.

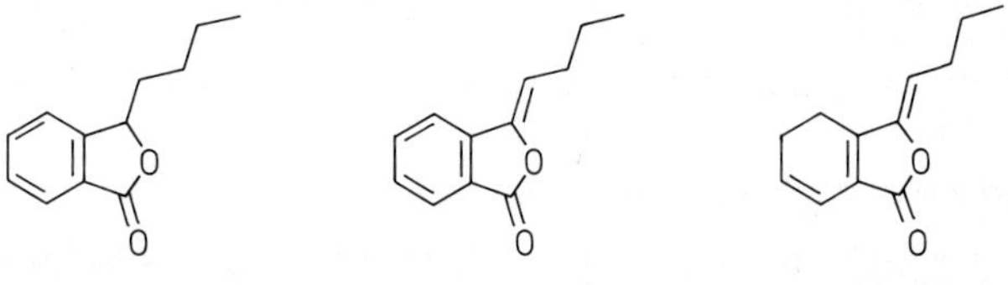

Butylphthalid Ligusticumlacton Ligustilid

Verwendung: Die Droge wird in Form eines Teeaufgusses im Sinne eines Stomachikums angewendet, besonders bei Sodbrennen, Aufstoßen und Völlegefühl. Die Anwendung als Diuretikum ist sehr umstritten.

Aurantii amari pericarpium

Arzneibuch-Monographien: DAB 9 (Pomeranzenschale); AB/DDR; AUSTR.; HELV. VII.

Stammpflanze: *Citrus aurantium* L. ssp. *aurantium* – Rutaceae.

Der bis 14 m hoch werdende Baum mit kugelförmiger Krone ist im Mittelmeergebiet heimisch und wird auf Sizilien sowie in Südfrankreich und Spanien kultiviert.

Droge: Die durch mechanisches Schälen der Früchte, Bitterorange oder Pomeranze, erhaltene äußere Fruchtwand, auch als Flavedo bezeichnet, wird schonend getrocknet.

Inhaltsstoffe: Die Droge enthält ätherisches Öl, das zum überwiegenden Teil aus (+)-Limonen besteht, ein kleiner Anteil entfällt auf Monoterpenalkohole, Sesquiterpene und aliphatische Aldehyde. Die Bitterstoffe gehören zu den Flavonglykosiden mit besonderer Verknüpfung der beiden Zucker Glucose und Rhamnose: Neben den wenig bitter schmeckenden Rutinosiden (6-Rhamnopyranosyl-glucoside) sind dies vor allem die intensiv bitteren Neohesperidoside (2-Rhamnopyranosylglucoside) des Naringenins und Hesperetins.

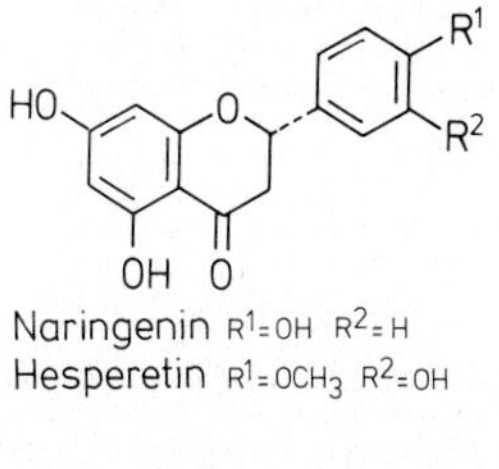

Naringenin R^1=OH R^2=H
Hesperetin R^1=OCH_3 R^2=OH

Verwendung: Als Teedroge, häufiger aber in Form der Tinktur oder des Sirups als aromatisches Bittermittel zur Steigerung der Magensaftsekretion, vor allem bei Hypoazidität und zur Anregung des Appetits bei Rekonvaleszenten, nicht selten auch als Korrigens.

Absinthii herba

Arzneibuch-Monographien: DAB 9 (Wermutkraut); AB/DDR; AUSTR.; HELV. VII.

Stammpflanze: *Artemisia absinthium* L. – Asteraceae.

Der über Europa, Nordafrika und das westliche Asien verbreitete Halbstrauch wird zur Drogengewinnung in Osteuropa auch kultiviert. Es sind mehrere Chemotypen bekannt.

Droge: Die blühenden, von dickeren Stengelanteilen befreiten, im Schatten getrockneten Sproßteile.

Inhaltsstoffe: Die Droge enthält ätherisches Öl, das vorwiegend aus Monoterpenen besteht. Je nach Chemotyp dominiert eine der vier Komponenten: β-Thujon, *cis*-Epoxyocimen, *trans*-Sabinylacetat oder Chrysanthenylacetat.

Wermutkraut enthält ferner Bitterstoffe vom Typ der Sesquiterpenlactone, vor allem das dimere Guajanolid Absinthin, daneben sind weitere dimere und monomere Sesquiterpenlactone bekannt. Bei der Wasserdampfdestillation geht ein erheblicher Teil dieser Stoffe in Chamazulen über, so daß ein blau gefärbtes ätherisches Öl erhalten wird.

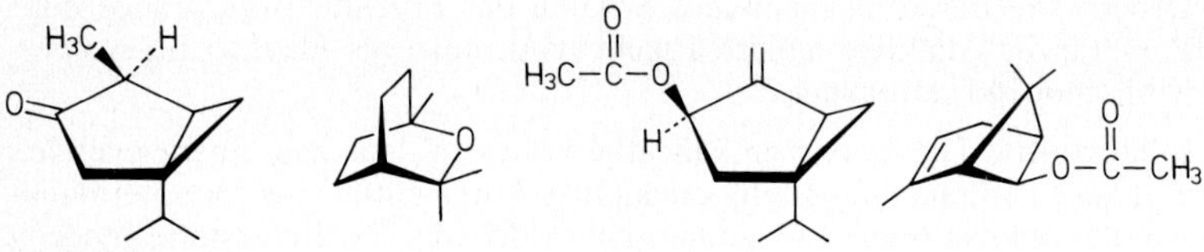

β-Thujon *cis*-Epoxyocimen *t*-Sabinylacetat Chrysanthenylacetat

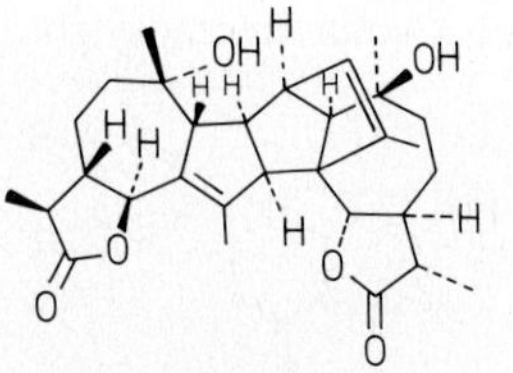

Absinthin

Verwendung: Als aromatisches Bittermittel zur Anregung des Appetits bei Rekonvaleszenten, zur Steigerung der Magensaftsekretion und bei leichten, krampfartigen Störungen im Magen-Darm-Galle-Bereich. Bei Überdosierung können durch Thujon bedingte Nebenwirkungen in Form von Durchfällen, Erbrechen und Benommenheit auftreten.

Cardui benedicti herba

Arzneibuch-Monographie: AUSTR.

Stammpflanze: *Cnicus benedictus* L. – Asteraceae.

Die einjährige, distelartige, krautige Pflanze kommt im Mittelmeergebiet und in Kleinasien vor.

Droge: Die zur Blütezeit geernteten und getrockneten Blätter und Zweigspitzen.

Inhaltsstoffe: Die Droge enthält Bitterstoffe vom Typ der Sesquiterpenlactone, vorwiegend Germacranolide wie Cnicin und dessen Desacylverbindung Sonitenolid. Die Droge enthält nur wenig ätherisches Öl.

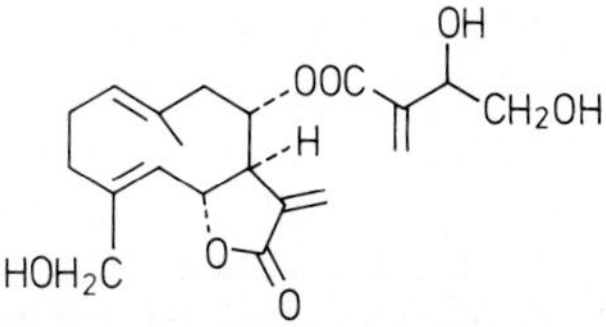

Cnicin

Verwendung: Die Droge wird in Form des Teeaufgusses, z. T. in Kombination mit weiteren Drogen, als schwach aromatisches Bittermittel zur Anregung des Appetits angewendet.

Juniperi fructus

Arzneibuch-Monographien: DAB 9 (Wacholderbeeren); AB/DDR; AUSTR.; HELV. VII.

Stammpflanze: *Juniperus communis* L. – Cupressaceae.

Der in der nördlichen Hemisphäre weit verbreitete, immergrüne, diözische Strauch mit quirlig angeordneten stechend-spitzen Blättern benötigt zur Ausbildung der fruchtartigen fleischigen Zapfen drei Jahre. Die obersten drei Wirtelblätter der weiblichen Blütenstände verwachsen miteinander und mit den Samenanlagen zunächst zu einem grünen, später dunkelblauen bis blauschwarzen Beerenzapfen.

Droge: Die im Spätsommer geernteten, reifen Beerenzapfen werden getrocknet und von Stengel- und Blattanteilen getrennt.

Inhaltsstoffe: Die Droge enthält ätherisches Öl und reichlich Invertzucker, daneben etwas Gerbstoffe und Flavonoide. Das ätherische Öl variiert in seiner Zusammensetzung stark, je nach Herkunft und Reifegrad. Im ätherischen Öl überwiegen Monoterpene, vor allem α-Pinen neben kleineren Anteilen Sesquiterpenen.

Verwendung: Wacholderbeeren werden vor allem als Stomachikum bei Verdauungsbeschwerden wie Sodbrennen, Aufstoßen und Völlegefühl angewendet. Das im ätherischen Öl enthaltene Terpinen-4-ol wirkt diuretisch; die Verwendung als Diuretikum ist jedoch wegen der Gefahr einer Nierenreizung – vor allem bei Überdosierung oder langdauernder Anwendung – nicht mehr angezeigt.

Zingiberis rhizoma

Arzneibuch-Monographien: AUSTR.; HELV. VII.

Stammpflanze: *Zingiber officinalis* Roscoe – Zingiberaceae.

Die bis 2 m hohe Rhizomstaude (Ingwer) wird in vielen tropischen und subtropischen Gebieten der Erde kultiviert.

Droge: Das getrocknete Rhizom, teilweise auch in geschälter Form. Beste Qualitäten stammen aus Jamaika, Importe erfolgen auch aus China und Indien.

Inhaltsstoffe: Die Droge enthält ätherisches Öl, das vorwiegend aus Sesquiterpenen, besonders (–)-Zingiberen, besteht. Die scharf schmeckenden, nicht wasserdampfflüchtigen Substanzen gehören biogenetisch zu den Phenylpropanen mit verlängerter Seitenkette; es handelt sich um Phenylalkanone, z. B. die Shogaole, und um Phenylalkanonole, z. B. die Gingerole.

Verwendung: Die Droge wird als Stomachikum und Digestivum, aber auch als Gewürz verwendet. Die Scharfstoffe führen auf reflektorischem Weg zu einer Steigerung der Speichel- und Magensaftsekretion. Ingwerpulver ist in höherer Dosierung, etwa 2 g, ein wirksames Antiemetikum.

Cardamomi fructus

Stammpflanze: *Elettaria cardamomum* Maton – Zingiberaceae.

Die bis 4 m hoch werdende Staude wird in Südindien, Sri Lanka sowie Teilen Zentralamerikas angebaut.

Droge: Die bis 2 cm langen, dreiseitigen, hellgraubraunen Kapselfrüchte. Verwendung finden nur die schwarzbraunen Samen, doch ist deren Ölgehalt innerhalb der Früchte besser geschützt; außerdem können Verfälschungen, die viel länger als 2 cm sind, leichter erkannt werden als bei den Samen.

Inhaltsstoffe: Ätherisches Öl, das ausschließlich in der Samenschale lokalisiert ist. Es enthält vorwiegend Monoterpene, so vor allem α-Terpineol und Cineol, daneben Linalylacetat, Limonen und andere Terpene.

Verwendung: Die Droge wird ihres besonders feinen Aromas wegen vor allem als Korrigens und Gewürz, aber auch als Karminativum gebraucht.

2.6.3 Antiphlogistisch und antibakteriell wirksame Drogen mit ätherischem Öl

Chamomillae flos

Arzneibuch-Monographien: DAB 9 (Kamillenblüten); AB/DDR; AUSTR.; HELV. VII.

Stammpflanze: *Matricaria recutita* L. (syn. *Chamomilla recutita* [L.] Rauschert) – Asteraceae.

Die einjährige, krautige Pflanze kommt auf Brachland weit verbreitet vor. Zur Drogengewinnung wird sie in großem Ausmaß in Argentinien, Ägypten und Ungarn angebaut.

Droge: Die knapp vor der Vollblüte geernteten und anschließend schonend getrockneten Blütenkörbchen.

Inhaltsstoffe: Die Droge enthält ätherisches Öl mit einem hohen Anteil an Sequiterpenen; als wertbestimmende Komponente gilt das (–)-α-Bisabolol (INN: Levomenol). Bei der Wasserdampfdestillation entsteht aus den in den Drüsenhaaren enthaltenen Sesquiterpenlactonen, vor allem Matricin, durch Verseifung, Wasserabspaltung und Decarboxylierung das Chamazulen, das die Blaufärbung des auf diese Art gewonnenen ätherischen Öles bedingt. Bemerkenswert ist der Gehalt an Polyinen, die meist kurz als En-In-Dicycloether bezeichnet werden.

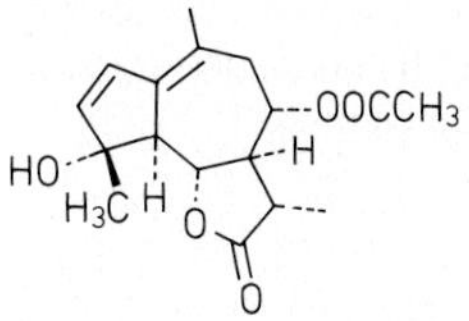

Matricin

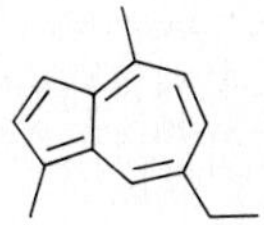

Chamazulen

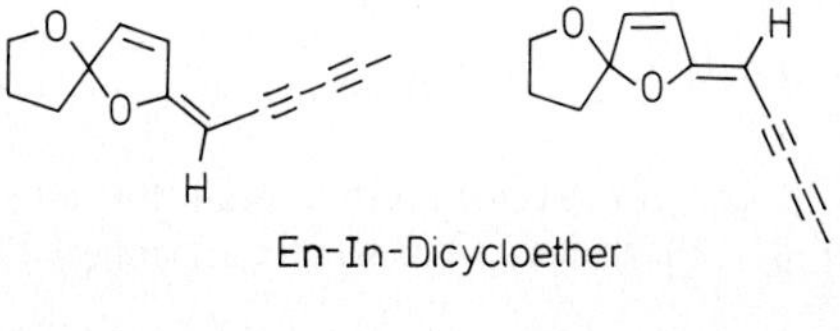

En-In-Dicycloether

Die Flavonoide der Kamillenblüten sind Apigenin- und Luteolin-Derivate, es kommen auch höher methoxylierte Flavonoide vor. Die Droge enthält reichlich Schleim.

Verwendung: Äußerlich und innerlich in Form des Teeaufgusses oder wäßrig-alkoholischer Auszüge als Antiphlogistikum; für die Wirksamkeit ist der Gehalt an Bisabolol, Chamazulen und En-In-Dicycloether wesentlich. Die bei Magen-Darm-Beschwerden ausgenützte spasmolytische Wirkung geht vor allem von den Flavonoiden, besonders dem Apigenin, aus, doch sind daran auch Bisabolol und die Polyine beteiligt. Die Droge wird auch als Karminativum, namentlich in der Pädiatrie, sowie als Stomachikum angewendet, in romanischen Ländern hingegen vorwiegend als Sedativum.

Da in Kamillenblüten lipophile und hydrophile Wirkstoffe zusammentreffen, sind ethanolisch-wäßrige Präparate oder standardisierte Fertigarzneimittel dem normalen Teeaufguß vorzuziehen.

Chamomillae romanae flos

Arzneibuch-Monographien: DAB 9 (Römische Kamille), AUSTR.; HELV. VII.

Stammpflanze: Die gefülltblütige Kulturvarietät von *Chamaemelum nobile* (L.) All. (syn. *Anthemis nobilis* L.) – Asteraceae.

Die mehrjährige, krautige Pflanze wird in Westeuropa zwecks Gewinnung der Droge angebaut. Die Wildform ist äußerlich der Echten Kamille recht ähnlich.

Droge: Die getrockneten Blütenkörbchen der gefülltblütigen, vorwiegend Zungenblüten enthaltenden Varietät.

Inhaltsstoffe: Die Droge enthält ätherisches Öl, das hauptsächlich aus Estern der Angelica-, Tiglin-, Methacryl- und Isobuttersäure mit niederen aliphatischen Alkoholen besteht. Die in der Droge vorkommenden Sesquiterpene, z. B. Nobilin, gehören zum Germacranolidtyp. Römische Kamille enthält ähnliche Flavonoide wie Echte Kamille.

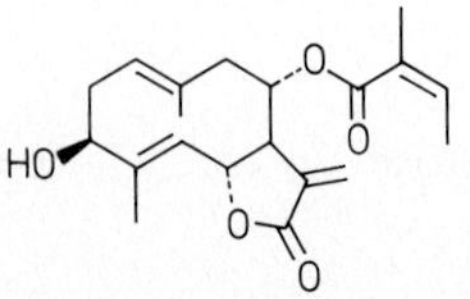

Nobilin

Verwendung: Trotz der im Vergleich mit Kamille sehr verschiedenen Zusammensetzung des ätherischen Öles wird die Droge weitgehend für die gleichen Indikationsgebiete gebraucht wie bei Kamillenblüten angegeben, also als Antiphlogistikum, Spasmolytikum, Karminativum, Stomachikum und Sedativum.

Millefolii herba

Arzneibuch-Monographien: AB/DDR; AUSTR.; HELV. VII (hier nur flos).

Stammpflanze: *Achillea millefolium* L. – Asteraceae.

Die mehrjährige, krautige Pflanze (Schafgarbe) mit mehrfach fiederschnittigen Blättern (*millefolium!*) ist in Europa, Nordamerika und Asien weit verbreitet. Die systematisch schwierige, cytogenetisch und chemisch polymorphe Art liefert dementsprechend Drogen mit unterschiedlicher Zusammensetzung der Inhaltsstoffe.

Droge: Die im blühenden Zustand gesammelten und anschließend getrockneten oberirdischen Teile, von denen gröbere Stengelstücke entfernt wurden.

Inhaltsstoffe: Die Droge enthält ätherisches Öl, das sich aus Mono- und Sesquiterpenen zusammensetzt. Bei der Wasserdampfdestillation erhält man, je nach Karyotyp, ein chamazulenreiches, intensiv blaues oder auch ein azulenarmes bzw. azulenfreies ätherisches Öl.

Die Bitterstoffe der Droge gehören in die Gruppe der Sesquiterpenlactone, wobei sowohl Guajanolide wie Achillicin als auch Germacranolide wie Millefin vorkommen. In kleinen Mengen enthält die Droge Flavonoide und Polyacetylene.

Verwendung: Ähnlich wie Kamille wird Schafgarbenkraut äußerlich und innerlich, als Aufguß bereitet, als Antiphlogistikum gebraucht. Innerlich verwendet man die Droge auch als Spasmolytikum, Stomachikum und Karminativum, seltener als Choleretikum.

Salviae folium

Arzneibuch-Monographien: DAB 9 (Salbeiblätter); AB/DDR; AUSTR.; HELV. VII.

Stammpflanze: *Salvia officinalis* L. – Lamiaceae.

Von dem im Mittelmeergebiet beheimateten Halbstrauch sind drei Subspecies bekannt (ssp. *maior, minor* und *lavandulifolia*), die sich auch in den Inhaltsstoffen etwas unterscheiden. Die Droge stammt fast ausschließlich aus Anbau.

Droge: Die getrockneten Laubblätter der ssp. *maior* und ssp. *minor.*

Inhaltsstoffe: Die Droge enthält ein meist thujonreiches ätherisches Öl, daneben Lamiaceen-Gerbstoffe (Rosmarinsäure) und Bitterstoffe vom

Diterpentyp wie z. B. Carnosol. Im ätherischen Öl herrschen Monoterpene vor; wesentliche Bestandteile sind (–)-Thujon und (+)-Isothujon, daneben kommen Borneol, Bornylester, 1,8-Cineol und weitere Monoterpene vor.

Verwendung: Die Droge wird vor allem in Form des Teeaufgusses als Gurgelmittel bei Infektionen im Mund- und Rachenraum gebraucht; als antibakteriell wirksam ist dabei das ätherische Öl anzusehen, die Gerbstoffe unterstützen diese Anwendung infolge ihrer adstringierenden Eigenschaften. Worauf die Hemmung der Schweißsekretion beruht, die nach dem Trinken von Salbeitee beobachtet wird, ist nicht bekannt.

Salviae trilobae folium

Arzneibuch-Monographien: DAB 9 (Dreilappiger Salbei); HELV. VII.

Stammpflanze: *Salvia triloba* L. fil. – Lamiaceae.

Die halbstrauchartige Pflanze kommt in Griechenland und hier besonders auf Kreta vor.

Droge: Die getrockneten Laubblätter.

Inhaltsstoffe: Die Droge enthält ätherisches Öl mit deutlich anderer Zusammensetzung als Salviae folium (s. dort).

Hauptkomponente des ätherischen Öles ist 1,8-Cineol, daneben findet man kleine Anteile an (–)-Thujon, (+)-Isothujon, Borneol und dessen Ester, weitere Monoterpene und wenig Sesquiterpene.

Verwendung: In Form des Teeaufgusses ähnlich wie Salviae folium (s. dort) als Gurgelmittel.

Caryophylli aetheroleum

Arzneibuch-Monographien: DAB 9 (Nelkenöl); AB/DDR; AUSTR.; HELV. VII.

Stammpflanze: *Syzygium aromaticum* (L.) Merr. et L. M. Perry – Myrtaceae.

Der auf den Molukken beheimatete, immergrüne, kleine Baum wird heute vor allem auf Madagaskar und Sri Lanka kultiviert.

Droge: Das Nelkenöl wird durch Wasserdampfdestillation der Blütenknospen, Blütenstiele und Laubblätter gewonnen.

Inhaltsstoffe: Nelkenöl besteht zum Großteil aus Eugenol und wechselnden, kleinen Anteilen Eugenolacetat. Je höher der Anteil an Blütenknospen im Ausgangsmaterial, desto höher der Gehalt an Eugenolacetat. Kleine Mengen an Sesquiterpenen sowie von aliphatischen Ketonen beeinflussen das Aroma des Nelkenöles.

Verwendung: Nelkenöl wird vor allem als Antiseptikum in der Zahnmedizin gebraucht, wo es, mit Zinkoxid zu einer Paste angerührt, als provisorisches Zahnfüllmaterial Verwendung findet. Nelkenöl ist auch häufig Bestandteil von Mundwässern und Zahnpasten.

2.6.4 Hautreizmittel

Rosmarini folium

Stammpflanze: *Rosmarinus officinalis* L. – Lamiaceae.

Der immergrüne Kleinstrauch ist im Mittelmeerraum beheimatet und wird dort auch angebaut.

Droge: Die schmallanzettlichen, getrockneten Laubblätter.

Inhaltsstoffe: Rosmarinblätter enthalten ätherisches Öl, Rosmarinsäure sowie Di- und Triterpene.

Verwendung: Als Karminativum und Stomachikum bei Verdauungsstörungen, daneben als Antioxidans zur Konservierung von Fetten.

Rosmarini aetheroleum

Arzneibuch-Monographie: DAB 9 (Rosmarinöl); AB/DDR; AUSTR.; HELV. VII.

Droge: Rosmarinöl wird durch Wasserdampfdestillation aus Blättern und Zweigen gewonnen.

Inhaltsstoffe: Rosmarinöl setzt sich ganz überwiegend aus Monoterpenen zusammen. Hauptbestandteil ist Cineol, daneben kommen Campher, α-Pinen, Borneol und Borneolester vor.

Verwendung: Vor allem äußerlich als Hautreizmittel, in Form von Einreibungen und Salben bei rheumatischen Beschwerden, auch als Bestandteil von Badeölen.

Arnicae flos

Arzneibuch-Monographien: DAB 9 (Arnikablüten); AB/DDR; AUSTR.; HELV. VII.

Stammpflanzen: *Arnica montana* L. – Asteraceae, in der BRD und in der DDR auch *Arnica chamissonis* Less, ssp. *foliosa* (Nutt.) Maguire – Asteraceae.

Arnica montana ist eine mehrjährige, auf kalkarmen Bergwiesen Mittel-, Nord- und Osteuropas vorkommende Asteracee, die unter Naturschutz gestellt ist. *Arnica chamissonis*, die Wiesenarnika, ist in Nordamerika beheimatet; sie läßt sich, im Gegensatz zu *Arnica montana*, leicht kultivieren.

Droge: Die bei mäßiger Temperatur getrockneten, voll aufgeblühten Blütenkörbchen.

Inhaltsstoffe: Die Droge enthält Sesquiterpenlactone vom Pseudoguajanolid-Typ, vorwiegend Ester des Helenalins und 11,13-Dihydrohelenalins; die Zusammensetzung variiert je nach Herkunft und *Arnica*-Art. Das bei der Wasserdampfdestillation erhaltene, butterartige ätherische Öl ist recht ungewöhnlich zusammengesetzt: Es besteht etwa zur Hälfte aus Fettsäuren, ferner kommen *n*-Alkane vor, der Rest entfällt auf Monoterpenphenole und deren Derivate.

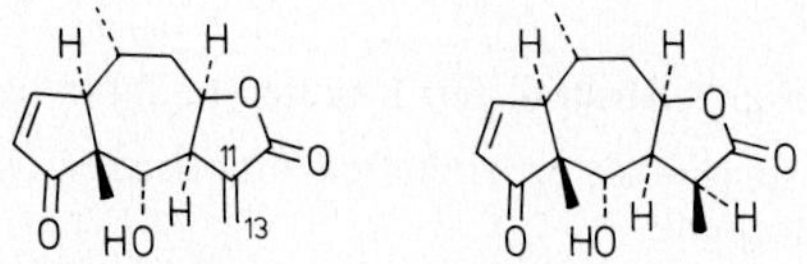

Helenalin Dihydrohelenalin

Die in der Droge enthaltenen Flavone eignen sich wegen ihres spezifischen Musters zur Identitäts- und Reinheitsprüfung.

Verwendung: In Form der Tinktur äußerlich zur unterstützenden Therapie von Quetschungen, Prellungen, Verstauchungen, Zerrungen sowie bei Muskel- und Gelenkschmerzen. Als Wirkstoffe sind die Sesquiterpenlactone anzusehen, deren antiphlogistische, antirheumatische und antiarthritische Wirkungen gut belegt sind. Die ebenfalls nachgewiesene Herz- und Kreislaufwirkung bei innerlicher Anwendung ist abzulehnen, da Untersuchungen zur Resorption und therapeutischen Breite noch fehlen, die Gefahr von Nebenwirkungen groß ist und eine Standardisierung nicht gegeben ist; dennoch ist Arnikatinktur heute noch immer Bestandteil vieler Fertigarzneimittel der Gruppe Kardiaka.

Terebinthinae aetheroleum (rectificatum/medicinale)

Arzneibuch-Monographien: AB/DDR; AUSTR.; HELV. VII.

Stammpflanzen: *Pinus palustris* Mill., *Pinus pinaster* AIT. und einige wenige weitere *Pinus*-Arten – Pinaceae.

Die vorwiegend in den USA vorkommenden und dort zum Teil auch kultivierten Bäume haben einen ähnlichen Habitus wie die einheimischen Föhren.

Droge: Der nach Verletzen der Stämme und beim Schälen der Rinde ausfließende Balsam, das Terpentin, wird in Töpfen gesammelt. Anschließend trennt man durch Wasserdampfdestillation das ätherische Öl vom

Harz, das als Colophonium zurückbleibt. Vor der arzneilichen Verwendung muß das ätherische Öl noch rektifiziert werden; dies geschieht, indem durch Zusatz von $Ca(OH)_2$ freie Säuren gebunden werden, anschließend wird fraktioniert destilliert, wobei man die zwischen 155 und 162 °C siedenden Anteile auffängt.

Inhaltsstoffe: Gereinigtes Terpentinöl besteht hauptsächlich aus α- und β-Pinen, daneben kommen kleine Anteile Δ^3-Caren, Limonen und Spuren sauerstoffhaltiger Monoterpene vor.

Verwendung: Das ätherische Öl wird als Hautreizmittel lokal bei rheumatischen Beschwerden, daneben auch innerlich oder in Form der Inhalation als Expektorans bei Katarrhen verwendet. Terpentinöl bildet beim Lagern leicht Peroxide und in weiterer Folge unlösliche Polymere. Diese harzartigen Produkte führen zur Trübung des ursprünglich klaren Öles. Die Peroxide greifen Korkstopfen an, sie bedingen zuerst ein Ausbleichen und dann den Zerfall des Korkgewebes.
Oxidationsprodukte von Terebinthinae aetheroleum werden in Form von Zäpfchen oder als Tropflösung bei Atemwegserkrankungen angewendet.

Pini aetheroleum

Arzneibuch-Monographie: DAB 9 (Kiefernnadelöl).

Stammpflanzen: *Pinus silvestris* L. und andere *Pinus*-Arten – Pinaceae.

Von der bis 40 m hoch werdenden Waldkiefer oder Föhre (*Pinus silvestris*) sind zahlreiche Rassen und Varietäten bekannt. Der Waldbaum ist über weite Teile Europas verbreitet.

Droge: Das aus frischen (!) Zweigspitzen oder benadelten Ästen durch Wasserdampfdestillation gewonnene ätherische Öl.

Inhaltsstoffe: Kiefernnadelöl besteht zum größten Teil aus Monoterpenkohlenwasserstoffen, vor allem aus α-Pinen und Δ^3-Caren, daneben kommen kleine Anteile an Bornylacetat und Spuren an Sesquiterpenen vor. Die Zusammensetzung echter Kiefernnadelöle kann je nach Herkunft ganz erheblich variieren.

Verwendung: Kiefernnadelöl wird, ähnlich wie Fichtennadelöl (s. dort), als Hautreizmittel, Expektorans und als Bestandteil von Badezusätzen verwendet.

Piceae aetheroleum

Arzneibuch-Monographie: DAB 9 (Fichtennadelöl).

Stammpflanzen: *Picea abies* (L.) Karsten – Pinaceae und *Abies sibirica* Ledeb. – Pinaceae.

Picea abies, die Fichte oder Rottanne, ist ein durch Forstwirtschaft weit verbreiteter, bis 50 m hoch werdender Waldbaum. *Abies sibirica*, die sibirische Tanne, ist im Nordosten der UdSSR verbreitet, wird aber teilweise auch in Europa kultiviert.

Droge: Das aus frischen (!) Zweigspitzen oder benadelten Ästen durch Wasserdampfdestillation gewonnene ätherische Öl.

Inhaltsstoffe: Das Fichtennadelöl enthält neben den Monoterpenkohlenwasserstoffen α- und β-Pinen und β-Phellandren beachtliche Anteile an Bornylacetat und Campher; in kleineren Mengen kommen weitere Monoterpene vor.

Verwendung: Fichtennadelöl wird äußerlich als hyperämisierendes Hautreizmittel bei Verstauchungen und Prellungen angewendet. In Form der Inhalation dient es als Expektorans. Fichtennadelöl wird auch als Bestandteil von Badezusätzen gebraucht.

Camphora

Arzneibuch-Monographien: DAB 9 (Campher) AB/DDR; AUSTR.; HELV. VII.

Stammpflanze: *Cinnamomum camphora* (L.) Steb. – Lauraceae.

Der bis zu 40 m hoch werdende Baum ist in Ostasien beheimatet und wird in vielen Varietäten und Formen in Südchina, im südlichen Japan und in Taiwan kultiviert.

Gewinnung: Das zerkleinerte Holz von über 50 Jahre alten Bäumen wird der Wasserdampfdestillation unterzogen. Aus dem abgeschiedenen ätherischen Öl kristallisiert beim Abkühlen der Großteil an D-Campher [(1*R*, 4*R*)-2-Bornanon] aus; durch fraktionierte Destillation des verbleibenden Rückstandes kann noch zusätzlich D-Campher gewonnen werden. Das zurückbleibende Campheröl enthält je nach Kulturvarietät verschiedene Monoterpene oder auch Eugenol, es wird industriell verwertet.
DL-Campher wird partialsynthetisch aus α-Pinen, über die Zwischenstufe Camphen und Isobornylacetat, hergestellt.

Verwendung: Campher wird in Form von öligen oder alkoholischen Lösungen in Linimenten und Salben als Rubefaciens bei rheumatischen Beschwerden angewendet. Eine im DAB 9 offizinelle Zubereitung ist Spiritus camphoratus.

2.6.5 Cholagoga

Curcumae xanthorrhizae rhizoma

Arzneibuch-Monographien: DAB 9 (Javanische Gelbwurz); AB/DDR.

Stammpflanze: *Curcuma xanthorrhiza* Roxb. – Zingiberaceae.

Die in Südostasien beheimatete und dort auch kultivierte Rhizomstaude wird bis 2 m hoch.

Droge: Das in Scheiben geschnittene und getrocknete Rhizom.

Inhaltsstoffe: Das Rhizom enthält ätherisches Öl, das vorwiegend aus Sesquiterpenen besteht; als spezifischer Bestandteil gilt das Xanthorrhizol, ein Phenol, das in anderen *Curcuma*-Arten fehlt oder in wesentlich geringerer Konzentration vorhanden ist. Bei den gelben Farbstoffen der Droge handelt es sich um Dicinnamoyl-methan-Derivate, nämlich Curcumin (Diferuloylmethan) und Monodesmethoxycurcumin (Feruloyl-*p*-hydroxycinnamoyl-methan).

Verwendung: Die Droge wird fast ausschließlich als Cholagogum, seltener als Stomachikum und Karminativum verwendet. Das ätherische Öl wirkt choleretisch, die Curcumine werden für die cholekinetische Wirkung der Droge verantwortlich gemacht.

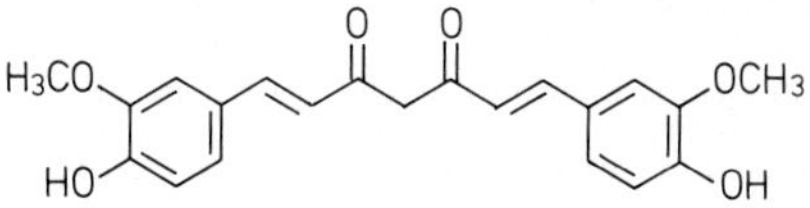

Curcumin

Menthae piperitae folium

Arzneibuch-Monographien: DAB 9 (Pfefferminzblätter); AB/DDR; AUSTR.; HELV. VII.

Stammpflanze: *Mentha x piperita* L. – Lamiaceae.

Die krautige Pflanze ist ein – vermutlich spontan entstandener – Tripelbastard. Eltern sind *Mentha aquatica* L. und *Mentha spicata* L., wobei letztere ein Bastard aus *Mentha longifolia* L. (Nath.) und *Mentha rotundifolia* (L.) Huds. ist. Sie wird in Kultur vegetativ vermehrt; es sind mehrere Zuchtsorten bekannt.

Droge: Die getrockneten Laubblätter.

Inhaltsstoffe: Die Droge enthält ätherisches Öl (s. Menthae piperitae aetheroleum), das vorwiegend aus Monoterpenen neben wenig Sesquiterpenen besteht, ferner Lamiaceen-Gerbstoffe.

Verwendung: Als Spasmolytikum und Cholagogum, vorwiegend als Tee. In Kombination mit weiteren Drogen oft auch als Sedativum angewendet. Die Wirkungen beruhen vorwiegend (aber nicht ausschließlich) auf dem Gehalt an ätherischem Öl.

Menthae piperitae aetheroleum

Arzneibuch-Monographien: DAB 9 (Pfefferminzöl); AB/DDR; AUSTR.; HELV. VII.

Stammpflanze: *Mentha x piperita* L. – Lamiaceae (s. Menthae piperitae folium).

Droge: Das ätherische Öl wird durch Wasserdampfdestillation der frischen, oberirdischen Teile der Stammpflanze gewonnen.

Inhaltsstoffe: Pfefferminzöl besteht etwa zur Hälfte aus (–)-Menthol, daneben kommen Mentholester (Acetat, Isovalerianat), Menthon, Menthofuran und weitere Monoterpene nebst kleinen Mengen an Sesquiterpenen (z. B. Viridiflorol) vor.

Verwendung: Vor allem als Cholagogum, auch als Spasmolytikum bei Spasmen im Magen-Darm-Bereich sowie bei Gallenblasenkoliken. Große Mengen Pfefferminzöl werden als Korrigens gebraucht. Äußerlich in Kühlsalben und Antirheumatika.

Menthae arvensis aetheroleum

Arzneibuch-Monographie: DAB 9 (Minzöl); AB/DDR.

Stammpflanze: *Mentha arvensis* L. var. *piperascens* Holmes ex Christy – Lamiaceae.

Die krautige Pflanze wird als Kulturvarietät der Ackerminze in Japan, China, Indien und Südamerika angebaut.

Droge: Aus dem frischen Kraut wird durch Wasserdampfdestillation ein sehr mentholreiches ätherisches Öl gewonnen. Das beim Abkühlen teilweise auskristallisierte Menthol trennt man ab; durch Rektifizieren des verbleibenden Öles wird das offizinelle Minzöl erhalten.

Inhaltsstoffe: Die Zusammensetzung des Minzöles ist recht variabel. Hauptbestandteile sind (-)-Menthol und dessen Ester; Menthon und andere Monoterpene, darunter das spezifische Isopulegol (fehlt in Pfefferminzöl) sowie Sesquiterpene kommen vor.

Verwendung: Anstelle des (teureren) Pfefferminzöles als Korrigens, innerlich als Spasmolytikum bei Darm- und Gallenblasenerkrankungen. Äußerlich wegen der kühlenden Wirkung des Menthols in Nasensalben bei Erkältungskrankheiten. Menthol senkt den Schwellenwert der Thermorezeptoren und wirkt schwach anästhesierend.

Petroselini fructus

Stammpflanze: *Petroselinum crispum* (MILL.) A. W. HILL – Apiaceae.

Die im Mittelmeergebiet beheimatete krautige Pflanze wird in den gemäßigten Zonen der Erde als Gewürzpflanze kultiviert. Es sind mehrere Chemodeme bekannt.

Droge: Die reifen, seitlich zusammengedrückten, leicht in die Teilfrüchte zerfallenden Doppelachänen.

Inhaltsstoffe: Die Droge enthält ätherisches Öl, das sowohl aus Phenylpropanen – je nach Chemodem Apiol, Myristicin oder Allyltetramethoxybenzol – als auch aus Monoterpenen zusammengesetzt ist.

Verwendung: Als stärker wirkendes Diuretikum; als wirksame Bestandteile sind vor allem das Apiol und Myristicin anzusprechen. Überdosierungen können zu Nierenreizung führen.

3. Harze

3.1 Vorkommen, Zusammensetzung

Harze sind amorphe, lipophile, nichtflüchtige Stoffwechselprodukte von Pflanzen, sehr selten – wie Schellack – auch von Tieren, die oft mit ätherischen Ölen gemeinsam als Balsame gebildet werden. Teilweise kommen Harze gemeinsam mit Kohlenhydraten vor, man bezeichnet sie dann als Gummiharze.

Harze sind sehr komplexe Gemische unterschiedlicher Zusammensetzung, wobei die Struktur der einzelnen Komponenten erst zum Teil bekannt ist. Bei den Coniferophytina überwiegen Diterpene wie z. B. Lävopimarsäure, bei den Angiospermen kommen meist Triterpensäuren und Triterpenalkohole, seltener auch Diterpene vor. Natürliche Harze wie Colophonium, Mastix, Sandarac werden heute nur noch wenig, z. B. zur Herstellung von Pflastermassen, gebraucht; an ihre Stelle sind synthetische Harze getreten. Das Gummiharz Myrrha findet hingegen noch pharmazeutische Anwendung.

3.2 Monographie

Myrrha

Arzneibuch-Monographien: DAB 9 (Myrrhe); AB/DDR; AUSTR.; HELV. VII.

Stammpflanzen: *Commiphora molmol* Engler und andere *Commiphora*-Arten – Burseraceae.

Die bedornten Sträucher oder kleinen Bäume kommen auf der arabischen Halbinsel und in Ostafrika vor.

Droge: Das nach Verletzen der Pflanze austretende Sekret, ein Gummiharz, trocknet an der Luft zu unregelmäßigen Stücken ein.

Inhaltsstoffe: Myrrha besteht etwa zur Hälfte aus einem in Ethanol löslichen Harz, das aus Triterpensäuren, -alkoholen und -estern zusammengesetzt ist. Der in Ethanol unlösliche Teil besteht aus Kohlenhydraten, im wesentlichen Arabinogalactanen, und Proteinen. Kleine Mengen an ätherischem Öl mit charakteristischen Sesquiterpenen kommen vor.

Verwendung: Myrrhe wird vor allem in Form der Tinktur zur Behandlung von Zahnfleischverletzungen als Adstringens und Antiseptikum angewendet.

4. Balsame

4.1 Vorkommen, Zusammensetzung

Balsame sind Lösungen von Harzen in ätherischem Öl, die zumeist erst bei Verletzung von Pflanzen entstehen; in vielen Fällen wird durch aktiven Transport von gelöstem Harz zum Ort der Verletzung ein Wundverschluß eingeleitet. Nicht alle Pflanzen weisen Balsambildung auf; relativ oft findet man sie bei Pinaceae, Styracaceae, Anacardiaceae, Burseraceae, Fabaceae und Apiaceae.

In einigen Fällen werden ätherisches Öl und Harz durch Wasserdampfdestillation getrennt (s. Aetheroleum Terebinthinae). Nur noch wenige Balsame werden arzneilich genutzt, z. B. Perubalsam.

4.2 Monographie

Balsamum peruvianum

Arzneibuch-Monographien: DAB 9 (Perubalsam); AB/DDR; AUSTR.; HELV. VII.

Stammpflanze: *Myroxylon balsamum* (L.) Harms, var. *pereirae* (Royle) Harms – Fabaceae.

Der über 20 m hohe Baum kommt an der Pazifikküste von San Salvador vor.

Droge: Der auf Wundreiz hin gebildete, dunkelbraune, angenehm riechende, gereinigte, zähflüssige Balsam.

Inhaltsstoffe: Perubalsam besteht zu etwas mehr als der Hälfte aus einem Estergemisch aus Benzylbenzoat und Benzylcinnamat; der Rest entfällt auf ein noch wenig untersuchtes Harz.

Verwendung: Perubalsam wird äußerlich, meist in Salben eingearbeitet, zur Behandlung von Hautschäden als Antiseptikum und Antiphlogistikum angewendet.

Weiterführende Literatur

Janssen, A. M., Scheffer, J. C. C., Baerheim Svendsen, A. (1987), Antimicrobial activity of essential oils, Planta med. **53**, 395.

Buchbauer, G., Hafner, M. (1985), Aromatherapie, Pharm. Unserer Zeit **14**, 8.

Brunke, E. J. (1986) Progress in Essential Oil Research, De Gruyter, Berlin.

Lawrence, B. M. (1986), Essential Oil Production; A discussion of influencing factors, ACS Symp. Ser. **317**, 363.

Kapitel 11

Alkaloide

1. Allgemeines

1.1 Definitionen

Alkaloide sind stickstoffhaltige Pflanzenbasen mit häufig ausgeprägter pharmakodynamischer Wirkung. Diese klassische Definition ist eigentlich eindeutig. Dessenungeachtet wird der Begriff „Alkaloid", der bereits 1819 geprägt wurde, zunehmend nicht mehr auf Pflanzenbasen beschränkt. So werden stickstoffhaltige basische Sekundärstoffe aus dem *Tier*reich ebenso als Alkaloide bezeichnet (z. B. Salamander-, Marienkäfer-Alkaloide) wie stickstoffhaltige *nicht*basische Sekundärstoffe aus dem Pflanzenreich (z. B. die Säureamide Colchicin und Capsaicin).

Man könnte also eine erweiterte Definition formulieren: Alkaloide sind stickstoffhaltige sekundäre Naturstoffe mit häufig ausgeprägter pharmakodynamischer Wirkung. Leider ist auch diese Definition so nicht befriedigend. Antibiotika sind nämlich in den weitaus meisten Fällen ebenfalls stickstoffhaltig, würden insoweit auch unter diese Definition fallen, werden jedoch von niemandem als Alkaloide bezeichnet. Selbst Peptide (z. B. Peptidhormone) würden fälschlicherweise hier erfaßt.

Eine Ausgrenzung von Antibiotika und Peptiden läßt sich durch folgende Definition erreichen: Alkaloide sind stickstoffhaltige niedermolekulare sekundäre Naturstoffe mit häufig ausgeprägter pharmakodynamischer Wirkung und *unmittelbar* auf den Säugerorganismus Einfluß nehmendem Wirkungsmechanismus. Peptide sind nämlich im Regelfall nicht niedermolekular; Antibiotika sind bekanntlich durch einen auf den pathogenen Mikroorganismus unmittelbar Einfluß nehmenden Wirkungsmechanismus charakterisiert und wirken nur mittelbar zugunsten des Säugers, indem sie die Mikroorganismen hemmen oder abtöten.

Allerdings gibt es auch Antibiotika, die unmittelbar auf den Säugerorganismus Einfluß nehmen. Hierbei sind solche Antibiotika gemeint, die in irgendeiner Weise in die Biosynthese von DNA oder RNA eingreifen (z. B. Dactinomycin, Daunorubicin). Andererseits werden gerade diese wegen ihrer hohen Toxizität nicht mehr als Antibiotika, sondern nur noch als Antitumormittel (Cytostatika) eingesetzt. Auch muß eingeräumt werden, daß die im folgenden Kap. 12 behandelten Cyanogenen Glykoside und Glucosinolate ebenfalls unter obige erweiterte Definition fallen würden, ohne daß sie jemand zu den Alkaloiden zählen wollte.

Wie man sieht, ist eine exakte Definition der Alkaloide heute nur noch mit einigem verbalen Aufwand möglich. Unter die erweiterte Definition der Alkaloide fallen neben dem mit Abstand häufigsten Fall der „klassischen Alkaloide“ (Amine mit Ausnahme der einfachen biogenen Amine) und den quartären Ammoniumbasen (z. B. Tubocurarin, C-Toxiferin-I) auch Aminoxide (z. B. Morphin-*N*-oxid, Reserpin-*N*-oxid), Säureamide (s. o.) und Aminocarbonsäuren (z. B. Lysergsäure, Narcein, Ecgonin, Trigonellin, Arecaidin). Dagegen werden *einfache* biogene Amine, d. h. die Decarboxylierungsprodukte der L-Aminosäuren (z. B. Tryptamin, Tyramin) als Produkte des Primärstoffwechsels nicht zu den Alkaloiden gezählt. Sekundäre Veränderungen am Molekül dieser einfachen biogenen Amine (z. B. N-Methylierung) führen zu einer Überschreitung der Grenze, d. h., derartige Stoffe sind bereits als Alkaloide anzusehen.

Tab. 11.1 Pflanzenfamilien mit gehäuftem Alkaloid-Vorkommen

Familie	Gattungen	N-Lieferant für die betreffenden Alkaloide („Amin-Komponente“)
Apocynaceae (Hundsgiftgewächse)	Unterfamilie Plumerioideae: *Rauvolfia, Catharanthus, Vinca, Aspidosperma, Tabernanthe*	Tryptophan
Fabaceae (Schmetterlingsblütengewächse)	Tribus Genisteae: *Cytisus, Laburnum, Lupinus*	Lysin
	Physostigma	Tryptophan
Loganiaceae (Brechnußgewächse)	*Strychnos*	Tryptophan
Papaveraceae (Mohngewächse)	Unterfamilie Papaveroideae: *Papaver, Chelidonium*	Tyrosin
Rubiaceae (Rötegewächse)	Unterfamilie Cinchonoideae: *Cinchona, Pausinystalia*	Tryptophan
	Unterfamilie Coffeoideae:	
	Cephaelis	Tyrosin;
	Coffea	u. a. Glycin
Solanaceae (Nachtschattengewächse)	*Atropa, Datura, Hyoscyamus, Scopolia, Duboisia*	Ornithin
	Nicotiana	Ornithin und Asparaginsäure
	Solanum, Lycopersicon	Glutamin (?)
	Capsicum	Phenylalanin

Früher übliche einschränkende Bezeichnungen wie „Protoalkaloide" für stickstoffhaltige basische Sekundärstoffe mit nichtringgebundenem Stickstoff oder „Pseudoalkaloide" für Alkaloide mit enger Strukturverwandtschaft zu anderen Naturstoffklassen (z. B. zu den Terpenen, vor allem den Steroiden) sind wegen der heute üblichen weitgefaßten Alkaloid-Definition als obsolet anzusehen.

1.2 Vorkommen

Seit der Publikation über die Isolierung des ersten Alkaloids (Morphin aus Opium) durch Friedrich Wilhelm Sertürner im Jahre 1806 wurden etwa 7000 Alkaloide entdeckt, von denen bisher allerdings nur ein sehr kleiner Teil therapeutisch genutzt wird. Man nimmt an, daß etwa 10 bis 20% aller höheren Pflanzen Alkaloide enthalten. In bestimmten Pflanzenfamilien kommen Alkaloide gehäuft vor. Soweit sie von pharmazeutischem Interesse sind, werden sie in Tab. 11.1 aufgeführt. Neben diesen gibt es weitere typische Alkaloid-Pflanzenfamilien, die pharmazeutisch weniger interessant sind (z. B. Berberidaceae, Buxaceae, Ranunculaceae). Zur Bedeutung von Alkaloiden der Tyrosinfamilie für die Chemotaxonomie von Angiospermen s. Kap. 3, Abschn. 2.2.2. Alkaloide finden sich auch in Mikroorganismen (z. B. bei Pilzen der Gattungen *Claviceps, Penicillium, Aspergillus, Amanita, Psilocybe* u. a.) und Tieren (s. Abschn. 1.1, auch bei Säugern).

1.3 Einteilung

Alkaloide werden traditionell eingeteilt nach bestimmten einfachen stickstoffheterozyklischen Strukturelementen (z. B. Pyrrolidin-, Piperidin-, Tropan-, Chinolin-, Isochinolin-, Chinolizidin-, Indol-Alkaloide). Dieses ist eine rein formale Betrachtungsweise ohne biologischen Aussagewert. Auch für das Verständnis der Struktur und der Eigenschaften von so kompliziert gebauten Stoffen wie z. B. Reserpin oder Ergotamin ist die Information, daß es sich dabei um Indol-Alkaloide handelt, nur von sehr begrenzter Bedeutung. Häufig werden Alkaloid-Typen ganz pragmatisch nach ihrem Vorkommen in Pflanzen (z. B. *Rauwolfia-*, *Harmala-*Alkaloide) oder pflanzlichen Drogen (z. B. Opium-, Curare-, China-Alkaloide) benannt.

Aus biologischer und didaktischer Sicht ist einer Einteilung nach biogenetischen Gesichtspunkten der Vorzug zu geben. Hierbei wird in der Regel auf der ersten Hierarchieebene die natürliche stickstoffliefernde Vorstufe, die sogenannte Amin-Komponente, zur Klassifizierung herangezogen: bestimmte L-Aminosäuren (bzw. deren daraus durch Decarboxylierung gebildete biogene Amine), vor allem die basischen Aminosäuren Ornithin (biogenes Amin: Putrescin) und Lysin (biogenes Amin: Cadaverin), der sauren Aminosäuren Asparaginsäure und Glutaminsäure sowie die aromatischen Aminosäuren Phenylalanin (biogenes Amin: Phenylethylamin), Tyrosin (Tyramin) und Tryptophan (Tryptamin). Weitere Unterteilungen sind durch Einbeziehung der verschiedenen Nichtamin-Komponenten (z. B. stickstofffreie C_2-, C_5-, C_{10}-Körper), die mit der Amin-Komponente zum Alkaloid zusammengesetzt werden, möglich.

Diesem biogenetischen Prinzip folgend sollen die Alkaloide und ihre Produzenten in den Abschn. 2 bis 7 eingeteilt und abgehandelt werden. Der Vorteil dieses Vorgehens liegt darin, daß hierdurch Stoffwechselgeschehen, Biosyntheseanalogien und chemotaxonomische Zusammenhänge in den Vordergrund gerückt werden. Darüber hinaus wird das Erlernen und Behalten komplizierter Strukturen erleichtert. Von diesem Prinzip wird lediglich in der Überschrift des Abschn. 8 (Purin-Derivate) und 9 (Durch Transfer einer Amino-Gruppe auf stickstofffreie Terpenoide gebildete Alkaloide) wegen der besonderen biogenetischen Gegebenheiten abgewichen.

1.4 Alkaloid-Stoffwechsel und Prinzipien der Alkaloid-Biosynthese

Alkaloid-Bildungsvermögen ist – wie bei anderen Sekundärstoffen auch – eine genetisch fixierte und gesteuerte Eigenschaft. Dieses gilt mit Einschränkung auch für die quantitative Zusammensetzung der jeweiligen Alkaloid-Fraktion, d. h., Umwelt und Klima beeinflussen diese nur in gewissen Grenzen. So ist also auch genetisch festgelegt, welche Stoffe Hauptalkaloid und welche Nebenalkaloid sind. Natürlich können Chemische Rassen oder Chemovare ein und derselben Art sehr unterschiedliche Alkaloid-Spektren aufweisen, aber eben in Abhängigkeit von ihrer Genetik. Mit der Entwicklung des Merkmals „Alkaloid-Bildungsvermögen" im Verlauf der Evolution mußte sich auch das Merkmal „Resistenz gegen das eigene Alkaloid" ausbilden, um den Produzenten nicht selbst zu schädigen; zumindest mußten Speicherungsmöglichkeiten entwickelt werden, um höhere Konzentrationen dieser Stoffe im stoffwechselaktiven Teil von Zellen und Geweben zu vermeiden.

Für den Bildungsort der Alkaloide kommen prinzipiell alle Pflanzenorgane in Frage, jedoch sind es je nach Pflanze in der Regel ganz bestimmte. In manchen Fällen werden die Primäralkaloide beispielsweise in der Wurzel gebildet (z. B. Hyoscyamin bei bestimmten Solanaceen, Nicotin bei *Nicotiana tabacum*), in anderen Fällen im Sproß (z. B. Lupinen-Alkaloide bei *Lupinus*-Arten, Anabasin bei *Nicotiana glauca*). Die Primäralkaloide können am Bildungsort gespeichert oder dort bereits sekundär verändert werden. Es kommt aber auch häufig vor, daß sie zumindest zum Teil via Phloem bzw. Xylem in andere Organe transportiert und erst dort gespeichert oder sekundär abgewandelt werden. So erfolgt bei bestimmten Solanaceen die partielle Umwandlung des in der Wurzel gebildeten Primäralkaloides Hyoscyamin, das via Xylem auch in die oberirdischen Teile gelangt, in das Sekundäralkaloid Scopolamin erst im Sproß. Die Entmethylierung des in der Wurzel von *Nicotiana tabacum* gebildeten Nicotins zu Nornicotin findet nach Transport des Primäralkaloides via Xylem ebenfalls erst im Sproß statt. Die in den Blättern von *Cinchona*-Arten gebildeten Primäralkaloide vom Indol-Typ werden mutmaßlich erst in der Rinde in Sekundäralkaloide vom Chinolin-Typ umgewandelt und gespeichert.

Alkaloide werden normalerweise im Cytoplasma bestimmter Zellen gebildet. In manchen Fällen findet die Alkaloid-Synthese in den Chloroplasten statt (z. B. Lupinen-Alkaloide bei *Lupinus*-Arten, Coniin bei *Conium maculatum*). Die Speicherung erfolgt in extraplasmatischen Kompartimenten. So finden die Alkaloide sich häufig in Form ihrer Salze in den Vakuolen. Es konnte in einzelnen Fällen nachgewiesen werden, daß dabei mit Hilfe *spezifischer* Carrierproteine ein aktiver Transport der Alkaloide aus dem Cytosol in die Vakuole stattfindet. In der Vakuole herrscht saures Milieu, so daß die Alkaloide mit den dort vorhandenen organischen Säuren Salze bilden. Auch in Zellwänden können Alkaloide gespeichert werden (z. B. Berberin). Besonders auffällig ist die Akkumulation von Alkaloiden in Milchsäften (z. B. Latex von *Papaver, Chelidonium*). In seltenen Fällen werden sie in toten Pflanzenteilen angehäuft (z. B. in Holzzellen von *Berberis* oder in abgestorbenen Bereichen von *Atropa*- und *Datura*-Samen).

Es gibt eine ganze Reihe von strukturell einfach gebauten Alkaloiden, die lediglich durch schlichte sekundäre Umsetzungsreaktionen (z. B. N-Methylierungen, Hydroxylierungen) aus biogenen Aminen entstehen (z. B. Psilocybin, Bufotenin, Mescalin, Adrenalin). In diesen Fällen besteht das C-N-Skelett des Alkaloids also im wesentlichen aus demjenigen der als Vorstufe dienenden aromatischen Aminosäure.

Die überwiegende Mehrzahl der Alkaloide ist jedoch komplizierter gebaut und entsteht auf dem in Abschn. 1.3 bereits geschilderten Weg durch Kondensation einer Amin-Komponente mit einer Nichtamin-Komponente, woraus meistens neue Ringsysteme resultieren. Diese setzen sich also aus dem C-N-Skelett der Amin-Komponente und dem C-Skelett der Nichtamin-Komponente (oder zumindest Teilen davon) zusammen. Hierbei sind zwei Hauptwege erkennbar:

1 Kondensation einer Amin-Komponente mit einer Nichtamin-Komponente unter Azomethin-Bildung, wobei die beiden Komponenten auch zusammen in ein und demselben Molekül vorhanden sein können. In diesem Fall kann es zum sofortigen spontanen Ringschluß kommen, d. h. ohne enzymatische Katalyse. Derartige intramolekulare Azomethin-Bildung ist besonders bei Alkaloiden, die sich von basischen Aminosäuren ableiten, von Bedeutung (z. B. Biosynthese von *N*-Methyl-Δ^1-pyrrolinium-Kation oder Retronecin aus Ornithin (Abb. 11.2) oder von Δ^1-Piperidein aus Lysin (Abb. 11.7).

2 Kondensation einer Amin-Komponente mit einer Nichtamin-Komponente (Carbonyl-Verbindung) im Sinne einer intramolekularen Mannich-Reaktion, was voraussetzt, daß im Amin-Molekül auch eine CH-acide oder doch wenigstens eine schwach aktivierte Gruppierung (z. B. aromatisches CH bzw. CH der Position 2 des Indols) vorliegt. Das Ergebnis ist der Ringschluß zum N-Heterozyklus. Entsprechende Voraussetzungen (schwache Aktivierung am Aromaten in *ortho*-Position zur Seitenkette mit hinreichender räumlicher Nähe zum Seitenketten-Stickstoff) sind vor allem bei den biogenen Aminen der aromatischen Aminosäuren gegeben, z. B. Norcoclaurin-Biosynthese (s. Abb. 11.26), Harman-Biosynthese (Abschn. 7.4) und Strictosidin-Biosynthese (s. Abb. 11.40).

Bemerkenswerterweise laufen enzymkatalysierte Umsetzungen nach Art der Mannich-Reaktion fast immer sterisch kontrolliert ab. So setzt die Strictosidin-Synthase ihre beiden Substrate (Tryptamin und Secologanin) ausschließlich zu 3α-(*S*)-Strictosidin (= Isovincosid) um, nicht aber zum 3β-(*R*)-epimeren Vincosid.

Diesen primären Cyclisierungen aus Amin-Komponente und Nichtamin-Komponente gemäß **1** oder **2** können im Verlauf von Biosynthesewegen sekundäre Cyclisierungen folgen, d. h., ein bereits vorhandenes Ringsystem eines Primäralkaloides wird weiter cyclisiert. Das wichtigste Beispiel hierfür ist die sogenannte „oxidative Kupplung von Phenolen“, wofür natürlich die von den aromatischen Aminosäuren abgeleiteten Alkaloide prädestiniert sind. Nach Abgabe des Protons wird dem Phenolat-Anion durch Phenoloxidasen ein Elektron entzogen. Die hierbei gebildeten reaktionsfähigen Phenolat-Radikale können folgende mesomere Grenzstrukturen aufweisen:

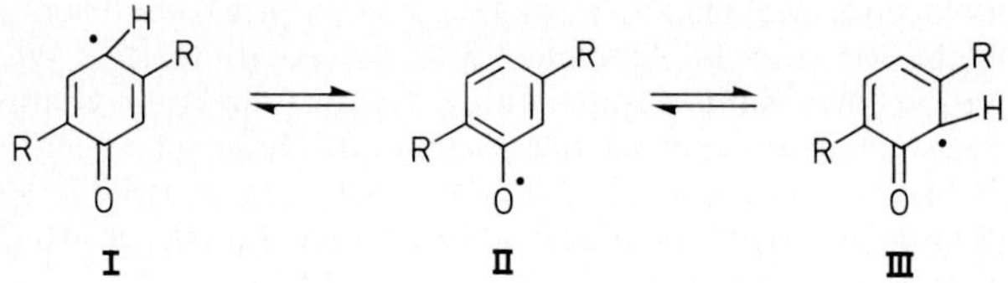

Radikal **I** ist zur sogenannten *para*-Kupplung befähigt, Radikal **III** zur *ortho*-Kupplung.

a Verbindet sich ein Radikal **I** mit einem anderen Radikal **I** gleicher Struktur bzw. analoger (d. h. mit unterschiedlichen Resten R) Struktur, spricht man von *para-para*-Kupplung.

b Reagiert ein Radikal **I** mit einem Radikal **III**, so handelt es sich um eine *ortho-para*-Kupplung.

c Zur *ortho-ortho*-Kupplung kommt es bei der Reaktion von einem Radikal **III** mit einem anderen Radikal **III** gleicher oder analoger Struktur. In allen drei Fällen (**a** bis **c**) entstehen C-C-Bindungen.

d Reagiert jedoch ein Radikal **I** oder **III** mit einem Radikal **II**, so entsteht eine C-O-Verknüpfung (Bildung eines Diarylethers).
Neben Reaktionen eines Radikals **I**, **II** oder **III** mit einem anderen Radikal sind Reaktionen solcher Radikale mit polarisierten Doppelbindungen möglich. Auch C-N-Verknüpfungen kommen vor.

Derartige oxidative Kupplungen können intra- und intermolekular stattfinden. Ein interessantes Beispiel für eine *intra*molekulare Kupplung ist die im Verlauf der Biosynthese der Opium-Alkaloide vom Morphinan-Typ sich abspielende Umsetzung von *R*-(–)-Reticulin zu (+)-Salutaridin (Abb. 11.1), bei der es sich um eine *ortho-para*-Kupplung unter C-C-Verknüpfung handelt (s. auch Abb. 11.27a). Eine *intra*molekulare *para-para*-Kupplung unter C-C-Verknüpfung ist die Basis der Umwandlung von (*S*)-Autumnalin in Androcymbin im Verlauf der Colchicin-Biosynthese (s. Abb. 11.35).

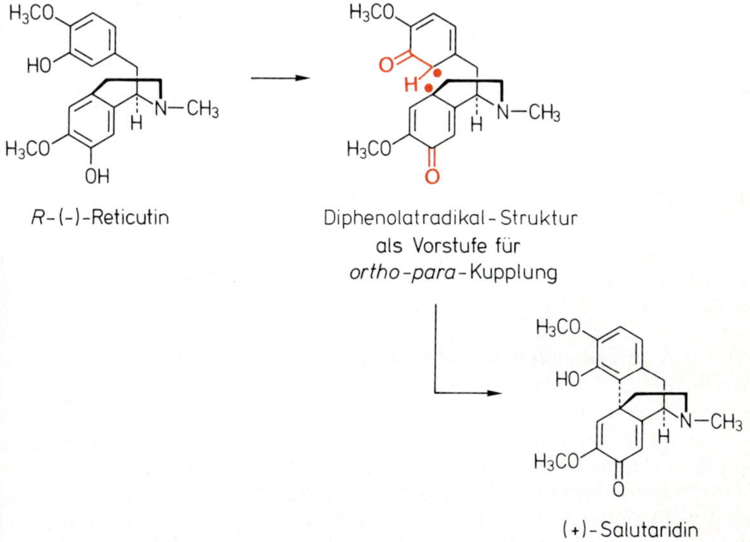

Abb. 11.1 Die im Verlauf der Opiumalkaloid-Biosynthese vom Morphinan-Typ ablaufende Umsetzung von Reticulin zu Salutaridin als Beispiel für eine oxidative *ortho-para*-Kupplung unter C-C-Verknüpfung

Als Beispiel für eine *inter*molekulare oxidative Kupplung sei die Bildung von Tubocurarin aus zwei monomeren Benzyltetrahydroisochinolinen (s. Abschn. 6.5.3) erwähnt, bei der *ortho*-Kupplungen unter C-O-Verknüpfung stattfinden.

Derartige C-C- und C-O-Verknüpfungen kommen natürlich auch bei der Biosynthese N-freier phenolischer Sekundärstoffe vor (z. B. Lignin, Gerbstoffe, Anthraglykoside).

Die Spaltung von C-N-Bindungen mit der Folge von Umlagerungen und anschließendem erneuten Ringschluß ist ein weiteres wichtiges Prinzip bei der sekundären Veränderung von Alkaloiden durch den Produktionsorganismus. Beispiele hierfür sind die Umwandlung von Scoulerin zu Noscapin, Rhoeadin und Chelidonin (Abb. 11.28) und von Corynantheal via Cinchonaminal zu Cinchonidinon (Abb. 11.43).

Auch sekundäre C-C-Spaltungen können zu Umlagerungen des Alkaloid-Moleküls mit anschließender Recyclisierung führen. Ein Beispiel hierfür ist die nach oxidativer C-C-Spaltung erfolgende Ringerweiterung von *O*-Methylandrocymbin zu *N*-Formyldemecolcin (s. Abb. 11.35).

Während alle vorgenannten Reaktionen dem Aufbau von N-heterozyclischen Ringsystemen dienen, sind die nachfolgend aufgeführten Sekundärreaktionen an Alkaloiden für kleinere Molekülvariationen verantwortlich:

- Hydroxylierungen, vor allem an aromatischen Ringsystemen,
- O-, N-, C-Methylierungen,
- Prenylierungen,
- N-Oxid-Bildung,
- Amidierungen,
- Hydrierungen,
- Dehydrierungen,
- Dehydratisierungen,
- O-, N-, C-Desmethylierungen u. a.

Von den vorgenannten Reaktionen sind nur die N-Methylierung, die N-Desmethylierung und die N-Oxid-Bildung alkaloidspezifisch. Alle drei Reaktionen kommen sehr häufig vor. Die Alkaloide im klassischen Sinn tragen an ihrem (basischen, tertiären) Stickstoff fast immer dann eine Methyl-Gruppe (Lieferant: *S*-Adenosylmethionin, Enzyme: N-Methyltransferasen), wenn es das Ringsystem ermöglicht, d. h., wenn der Stickstoff nicht alle drei Valenzen am Heterocyclus beteiligt. In aller Regel sind dann auch die entsprechenden N-Norverbindungen (also die entsprechenden Verbindungen mit sekundärem Stickstoff) als Nebenalkaloide nachweisbar. Hauptalkaloide mit sekundärem Stickstoff sind dagegen eher selten (z. B. beim Tetrahydroisochinolin-Stickstoff im Emetin). Auch N-Oxide kommen sehr häufig als Nebenalkaloide vor, manchmal auch als Hauptalkaloide (z. B. die Pyrrolizidin-Alkaloide bei manchen *Senecio*-Arten).

Unter biogenetischen Gesichtspunkten sind die **Isoprenoiden Alkaloide** (Abschn. 9) als Sonderfälle anzusehen. Hierunter versteht man Alkaloide, bei denen Aminosäuren keinerlei Anteil am C-Skelett des Ringsystems haben. Vielmehr wird hier nur heterocyclisch gebundener Sauerstoff bei manchen Terpenoiden, z. B. bei Secoiridoiden oder Steroidsapogeninen, durch Stickstoff ersetzt. Als N-Lieferanten werden Glutamin und Arginin diskutiert. Beispiele hierfür sind das Monoterpenoide Alkaloid Actinidin, das u. a. von *Valeriana officinalis* gebildet wird, und die *Solanum*-Steroidalkaloide Solanidin und Solasodin. Im Gegensatz zu manchen **Iridoiden Indolalkaloiden** (Amin-Komponente: Tryptamin, Nichtamin-Komponente: Secoiridoid) spielen die „einfachen" Isoprenoiden Alkaloide therapeutisch keine Rolle.

Die Biosynthese von Alkaloiden mit Säureamid-Charakter ist ein weiterer Sonderfall. Biogenetische Vorstufen sind hier eine Carbonsäure und ein primäres oder sekundäres Amin. Die Carbonsäure muß zunächst aktiviert werden (z. B. durch die Bildung von Acyl-Coenzym A), wodurch eine Übertragung auf die Amino-Gruppe möglich wird (vgl. hierzu die Biosynthese der Ergopeptine, Abb. 11.51).

Alkaloide werden zwar in der Pflanze gespeichert, dennoch ist der einmal erreichte Alkaloid-Gehalt nicht konstant. Vielmehr baut die Pflanze immer wieder einen Teil der Alkaloide um oder sogar vollständig ab, um die Abbauprodukte ihrem Primärstoffwechsel zuzuschleusen („Turnover"). Die Pflanze vermag offenbar das Gleichgewicht zwischen Biosynthese, Speicherung und Abbau von Alkaloiden je nach Entwicklungsstufe und Bedürfnislage in diese oder jene Richtung zu verlagern.

1.5 Bedeutung für Pharmazie und Medizin

Es kann keinem Zweifel unterliegen, daß Alkaloide zu den biologisch aktivsten, unmittelbar auf den Säugerorganismus einwirkenden Naturstoffen gehören. Von den arzneilich verwendeten Naturstoffen kommen ihnen an Wirksamkeit und Toxizität nur die herzwirksamen Glykoside gleich. Der Verdacht liegt nahe, daß dieses Faktum irgendetwas mit dem in der Regel basischen Stickstoff zu tun haben muß.

Ein großer Teil der therapeutisch genutzten Alkaloide entfaltet seine Wirkung im Zusammenhang mit dem Nervensystem. Diese auffällige Tatsache findet ihre Erklärung darin, daß die Überträgerstoffe des Nervensystems, die meist niedermolekularen Neurotransmitter, ebenfalls durch den Besitz von in der Regel basischem Stickstoff charakterisiert sind. Dieser Stickstoff ist wie bei den Alkaloiden im Zusammenhang mit einem C-Skelett und weiteren funktionellen Gruppen zu sehen. Allerdings zeichnen sich die Neurotransmittermoleküle durch sehr viel schlichteren strukturellen Bau aus. Die dennoch vorhandenen prinzipiellen Strukturähnlichkeiten zwischen Neurotransmittern und Alkaloiden sind kein Zufall: Auch bei diesen Überträgerstoffen fungieren L-Aminosäuren als biogenetische Vorstufen, z. T. sogar die gleichen wie bei bestimmten Alkaloiden

Tab. 11.2 An Neurotransmitter-Rezeptoren agonistisch und/oder antagonistisch wirkende Alkaloide

Rezeptor	physiologischer Agonist (Säuger)	agonistisch wirkende Alkaloide	antagonistisch wirkende Alkaloide
m-Cholinozeptoren (Muscarin-Rezeptor)	Acetylcholin	Muscarin, Arecolin, Pilocarpin	Hyoscyamin, Scopolamin
n-Cholinozeptoren (Nicotin-Rezeptor)	Acetylcholin	Nicotin*; nicotinartig: Anabasin, Coniin, Cytisin, Lobelin, Spartein	Tubocurarin, C-Toxiferin
α_1-Adrenozeptor	Noradrenalin, Adrenalin	Ergometrin, Ergopeptine (z. B. Ergotamin)	Corynanthin, Ergopeptine**
α_2-Adrenozeptor	Adrenalin, Noradrenalin	Ergopeptine	Rauwolscin, Yohimbin, Ergopeptine**
β_1-Adrenozeptor	Adrenalin, Noradrenalin	–	–
β_2-Adrenozeptor	Adrenalin	–	–
Dopamin-Rezeptoren	Dopamin	Ergometrin, Ergopeptine, Clavine	Ergometrin, Ergopeptine, Clavine**
Serotonin-Rezeptoren (5-HT-Rezeptoren)	Serotonin	Ergometrin, Ergopeptine, Clavine	Ergometrin, Ergopeptine, Clavine**
Glycin-Rezeptor	Glycin	–	Strychnin
GABA-A-Rezeptor-Komplex	GABA u. a.	Muscimol, β-Carboline (z. B. Harman)	Bicucullin***
Opiat-Rezeptoren (Opioid-Rezeptoren)	β-Endorphin, Enkephaline, Dynorphine	Morphin	Cocain, Ecgonin
Adenosin-Rezeptor	Adenosin	–	Coffein, Theophyllin, Theobromin

* bei höherer Dosierung oder längerer Einwirkung ganglien*blockend*

** je nach Säugerspezies, Organ (Rezeptor-Typ) und spezieller Molekülstruktur wirken Ergolin-Alkaloide als Agonisten, partielle Agonisten (Dualisten) oder Antagonisten

*** Bicucullin ist ein dem Noscapin strukturell nahe verwandtes Phthalidtetrahydroisochinolin-Alkaloid (vgl. Abb. 11.24) aus *Corydalis*-Arten (Papaveraceae). Es hat keine therapeutische Bedeutung. Alle anderen Alkaloide dieser Tabelle werden in den folgenden Abschnitten näher besprochen

(z. B. L-Tyrosin bei Dopamin, Noradrenalin und Adrenalin, L-Tryptophan bei Serotonin). In manchen Fällen dienen L-Aminosäuren selbst als Überträgerstoff (z. B. Glycin, GABA = γ-Aminobuttersäure) oder Peptide (z. B. β-Endorphin).

Die oben erwähnten Strukturähnlichkeiten zwischen Neurotransmittern und Alkaloiden führen in vielen Fällen dazu, daß derartige Alkaloide als volle Agonisten, partielle Agonisten oder Antagonisten an den Neurotransmitter-Rezeptoren fungieren können (Tab. 11.2).

Angesichts dieser Überlegungen darf nicht vergessen werden, daß es auch Alkaloide gibt, die ihre Wirkung nicht oder zumindest nicht unmittelbar über Neurotransmitter-Rezeptoren entfalten, sondern über diverse andere Mechanismen. So gibt es in dieser Stoffklasse z. B. Enzyminhibitoren wie Physostigmin und bestimmte Purinalkaloide, neurotransmitterfreisetzende Verbindungen wie Ephedrin und Reserpin oder Zellgifte wie Chinin, Colchicin und Vinblastin.

Die Bedeutung seit langem therapeutisch genutzter Alkaloide für die Entwicklung von partial- und vollsynthetischen Arzneistoffen ist aus Tab. 11.3 ersichtlich. Bei beiden Gruppen läßt sich die stoffliche oder geistige Herkunft häufig noch aus Teilen der Trivialnamen oder INN-Bezeichnungen entnehmen.

Partialsynthetische Abwandlungsprodukte können gegenüber dem Naturstoff auf zwei Gebieten therapeutischen Fortschritt bedeuten:

1. Beeinflussung der Pharmakodynamik. Unerwünschte Wirkungen des Naturstoffes können dann durch Molekülvariation eliminiert werden, wenn es sich dabei um ein hybrides Pharmakon handelt. Ein hybrides Pharmakon vermag nämlich mehrere pharmakodynamische Wirkungen aufgrund *verschiedener* Wirkungsmechanismen auszulösen. Von den Alkaloiden sind u. a. folgende Verbindungen als hybride Pharmaka anzusehen:

- *Cocain.* Lokalanästhetische, vasokonstriktive und zentralstimulierende Wirkung beruhen auf unterschiedlichen Wirkungsmechanismen.
- *Coffein.* Die zahlreichen Wirkungen beruhen auf z. T. unterschiedlichen Wirkungsmechanismen (u. a. Blockade der Adenosin-Rezeptoren, Hemmung der Phosphodiesterase).
- *Ergotamin, Ergotoxin.* Die zahlreichen Wirkungen beruhen auf z. T. unterschiedlichen Wirkungsmechanismen (u. a. Stimulation bzw. Blockade der α-Adrenozeptoren, Dopamin-Rezeptoren, Serotonin-Rezeptoren).

Durch Hydrierung der 9,10-Doppelbindung von Ergotamin (zu Dihydroergotamin) läßt sich z. B. die α-adrenozeptor-agonistische Wirkkomponente stark vermindern und im Fall von Ergocristin und den anderen Ergopeptinen der Ergotoxin-Gruppe sogar ganz ausschalten. Damit wird eine besonders gefährliche unerwünschte Wirkung dieser Mutterkorn-Alkaloide

Tab. 11.3 Bedeutung der Alkaloide für die Entwicklung von partial- und vollsynthetischen Arzneistoffen (Auswahl)

natürliches Alkaloid	als Arzneistoff genutztes partialsynthetisches Abwandlungsprodukt	vom Alkaloid abgeleiteter vollsynthetischer Arzneistoff
Ajmalin	Prajmaliumbitartrat	–
Atropin/Hyoscyamin	Benzatropin, Ipratropiumbromid	Methantheliniumbromid, Oxyphenoniumbromid
Chinin	–	Chloroquin, Primaquin
Cocain	–	Lidocain, Procain, Tetracain
Codein	Dihydrocodein, Hydrocodon, Oxycodon	Dextromethorphan
C-Toxiferin-I	Alcuroniumchlorid	Decamethoniumbromid, Pancuroniumbromid
Emetin	–	Dehydroemetin
Ephedrin	–	Pholedrin
Ergocristin	Dihydroergocristin	–
α-Ergokryptin	Bromocriptin	–
Ergometrin	Methylergometrin, Methysergid	–
Ergotamin	Dihydroergotamin	–
Morphin	Diamorphin (= Heroin), Ethylmorphin, Hydromorphon, Nalorphin	Levorphanol, Methadon, Pentazocin, Pethidin
Papaverin	–	Moxaverin
Physostigmin	–	Neostigmin, Pyridostigmin
Scopolamin	*N*-Butylscopolaminiumbromid	–
Theobromin	Pentoxyfyllin	–
Theophyllin	Diprophyllin, Etofyllin	–
Vinblastin	Vindesin	–

(Vasokonstriktion mit der möglichen Folge von Gefäßkrämpfen und Ergotismus gangraenosus) entschärft bzw. beseitigt.

Im Gegensatz zu Cocain, Coffein und Ergotamin beruhen die mannigfachen charakteristischen Wirkungen von Hyoscyamin alle auf ein und demselben Wirkungsmechanismus, nämlich der Blockade der *m*-Cholinozeptoren. Hyoscyamin ist also ein Beispiel für ein nichthybrides Pharmakon.

2. Beeinflussung der Pharmakokinetik. Bei nichthybriden und hybriden Pharmaka kann die Pharmakokinetik durch Molekülvariation positiv beeinflußt werden, also Resorption, Bioverfügbarkeit, Biotransformation usw.

Was für die Partialsynthetika gilt, ist auch für die von Alkaloiden abgeleiteten Vollsynthetika in vielen Fällen richtig. Hinzu kommt hier noch, daß synthetisch gewinnbare Pharmaka in der Regel ökonomische Vorteile haben, wenn ihre Struktur (und damit die Synthese) gegenüber der des komplizierter gebauten Naturstoffes hinreichend vereinfacht werden kann, ohne daß die gewünschte Wirkung verloren geht.

1.6 Biologische Funktion für den Produktionsorganismus

Die beiden vorstehenden Abschnitte könnten zum Übersehen der biologischen Funktion der Alkaloide für den jeweiligen Produktionsorganismus (Pflanze, Mikroorganismus, Tier) verleiten. Die früher vorherrschende Auffassung, wonach es sich bei den Alkaloiden um Stoffwechselschlacken des Stickstoff-Wechsels handelt, die im übrigen vor allem für die Pflanze keine Bedeutung haben, ist sicher nicht mehr haltbar. Vielmehr ist es durchaus vorstellbar, daß Alkaloide bei Pflanzen und Mikroorganismen als Stickstoff-Reservoir dienen (s. oben: „Turnover"). Sie könnten auch als Transportform für Stickstoff fungieren. Sicher haben sie in vielen Fällen Bedeutung als Abwehrwaffen gegen Viren, Bakterien, Pilze, Schnecken, Insekten, Vögel, Säuger u. a.

Alkaloide spielen also – ebenso wie andere Sekundärstoffe auch – eine Rolle im ökologischen Gefüge der Natur. So wirkt z. B. Spartein antiviral und antibakteriell, was für die entsprechenden Pflanzen angesichts des Fehlens eines pflanzlichen Immunsystems von Vorteil sein kann. Gleiches gilt für *Claviceps*-Arten, denen das u. a. antibakteriell wirkende Primäralkaloid Agroclavin in der Frühphase der Sklerotiumbildung einen ökologischen Vorteil bringen dürfte. Solanin und Lupanin haben fungistatische Eigenschaften. Eine ganze Reihe von Alkaloiden wirken insektizid; das bekannteste Beispiel hierfür ist Nicotin. Die meisten Alkaloide sind für Vertebraten giftig, was ihren Produzenten Fraßschutz verleiht. So werden Vögel, Mäuse oder Hamster wenig Freude beim Fressen von Mutterkorn haben, wenn man die verschiedenen Angriffsmöglichkeiten der Ergopeptine an mehreren Neurotransmitter-Rezeptoren betrachtet (s. Tab. 11.2). Natürlich gibt es auch immer wieder Überwinder solcher Giftschranken. Ein bekanntes Beispiel ist die Fähigkeit von Kaninchen, Hasen und Rehen, ungestraft Tollkirschenblätter zu fressen. Diese Tiere verfügen über eine Esterase, welche die toxischen 3α-Tropanolester Hyoscyamin und Scopolamin hinreichend schnell spaltet und damit ungiftig macht.

Bei bestimmten passiv giftigen Tieren (z. B. manche Schwanzlurche, Kröten, Marienkäfer, tetrodotoxische Fische) dienen Alkaloide ebenfalls als Fraßschutz. Feuerameisen der Gattung *Solenopsis* produzieren Piperidin-Alkaloide, die stark antibiotisch und insektizid wirken, was für die Produzenten in ihrem Lebensraum von besonderem Vorteil ist.

Gerade diese ausgeprägten biologischen Wirkungen in den ursprünglichen Abwehrfunktionen sind die Basis für die potentielle Eignung der Alkaloide als Pharmaka. Dosisabhängig können sie wertvolle Arzneistoffe und gefährliche Gifte sein. Jede alkaloidhaltige Arzneipflanze ist also auch eine Giftpflanze.

2. Von Ornithin abgeleitete Alkaloide

2.1 Biosynthese

L-Ornithin ist eine basische Aminosäure, da sie zusätzlich zur normalen α-Amino-Gruppe noch eine ω-ständige besitzt. Die Verbindung gehört nicht zu den proteinogenen Aminosäuren. Im Säugetierorganismus ist sie Komponente des – der Ammoniak-Entgiftung dienenden – Harnstoff-Cyclus. Mikroorganismen und Pflanzen können aus Ornithin unter Decarboxylierung das biogene Amin Putrescin (Tetramethylendiamin) bilden.

L-Ornithin und Putrescin sind biogenetische Vorstufen bei Pyrrolidin-Alkaloiden im weiteren Sinne. Hierzu gehören die einfachen Pyrrolidin-Alkaloide vom Hygrin-Typ, bei denen das Ringsystem eben nur aus diesem Heterocyclus besteht, und die komplizierteren Tropan- und Pyrrolizidin-Alkaloide, bei denen das Pyrrolidin in ein bicyclisches Ringsystem eingebunden ist.

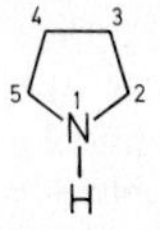

Pyrrolidin

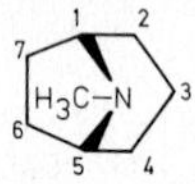

1*R*,5*S*-Tropan

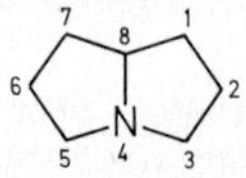

Pyrrolizidin

Der Biosyntheseweg der einfachen Pyrrolidin-Alkaloide und der Tropan-Alkaloide (Abb. 11.2 und 11.3) verläuft über 4-*N*-Methylaminobutanal, das durch die Methylamino-Gruppe und die Aldehyd-Funktion die Eigenschaften von Amin- und Nichtamin-Komponente in sich vereinigt. In nichtenzymatischer, also spontaner Reaktion cyclisiert diese Verbindung im Sinne einer Azomethin-Bildung unter Wasseraustritt zum *N*-Methyl-Δ^1-pyrrolinium-Kation. Dieses Iminium-Kation kann dann enzymatisch entweder nur an C-2 oder aber an C-2 und C-5 substituiert werden: So entstehen die therapeutisch nicht genutzten einfachen Pyrrolidin-Alkaloide vom Hygrin-Typ (durch Verknüpfung mit Acetessigsäure an C-2) und die therapeutisch wichtigen Tropan-Alkaloide (durch zusätzliche Verknüpfung dieses C_4-Bausteins oder seines Decarboxylierungsprodukts mit C-5 des Heterocyclus).

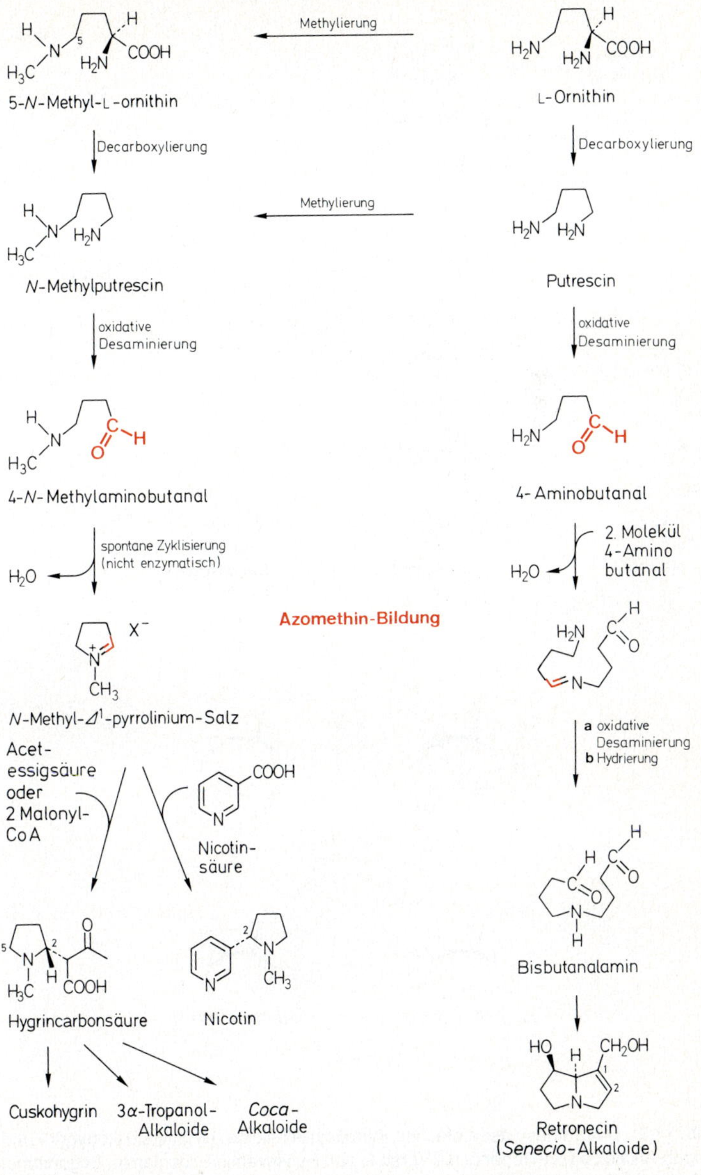

Abb. 11.2 Biogenetische Übersicht der von Ornithin abgeleiteten Pyrrolidin-Alkaloide

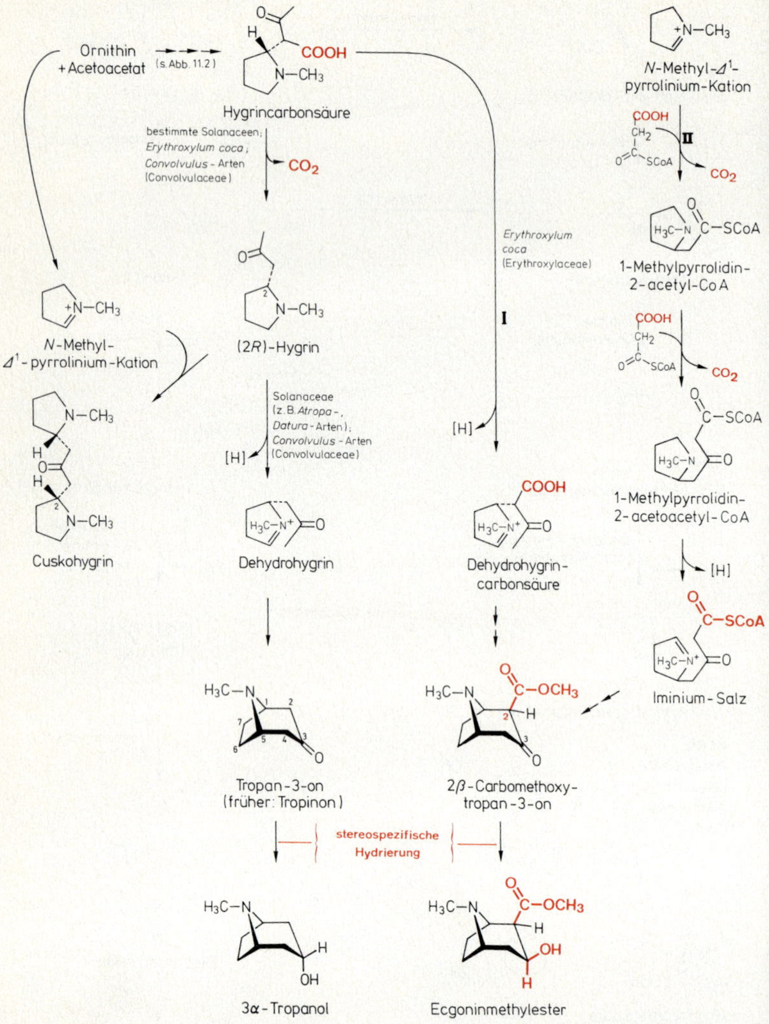

Abb. 11.3 Biosynthese der einfachen Pyrrolidin-Alkaloide (Hygrin, Cuskohygrin) und der Tropan-Alkaloide (3α-Tropanol als Vorstufe von Hyoscyamin/Scopolamin, Ecgoninmethylester als 3β-Tropanol-Derivat und Vorstufe der *Coca*-Alkaloide). Näheres zu den alternativen Wegen **I** und **II** s. Text

Neuerdings müssen indessen Zweifel an der Gültigkeit dieser Vorstellungen angemeldet werden. Zumindest für den Bereich der Coca-Alkaloide konnte nämlich nachgewiesen werden, daß das Iminium-Kation als Startermolekül für eine Polyketid-Biosynthese dient, an das schrittweise zwei Moleküle Malonyl-CoA unter Decarboxylierung ankondensiert werden. Schließlich kommt es zum Ringschluß am C-1 des Tropans (und nicht am C-5, wie man bisher glaubte!).

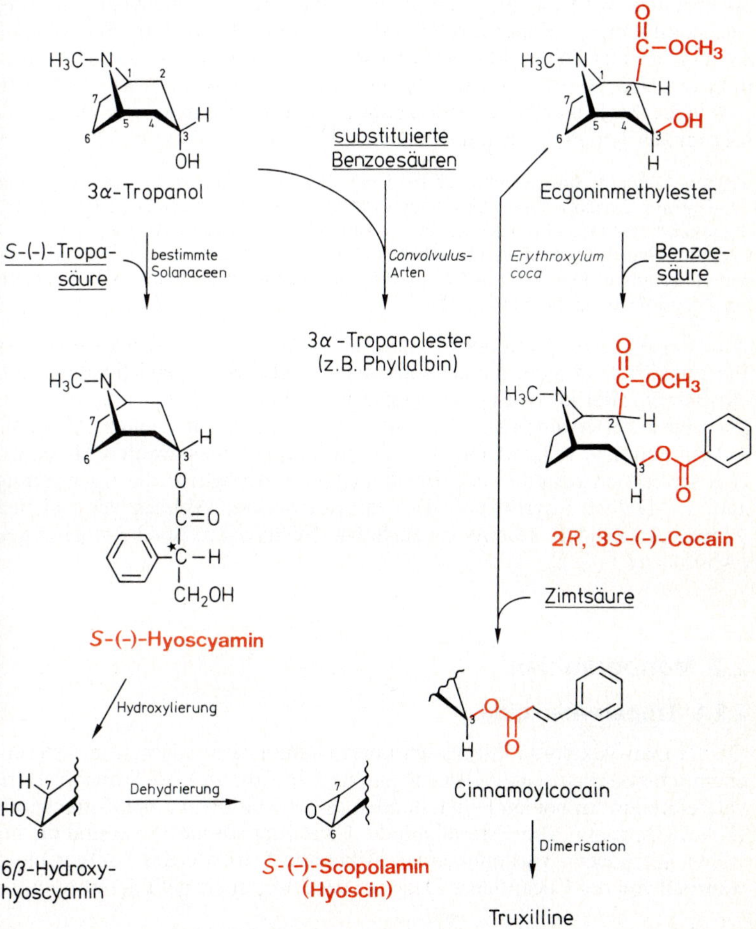

Abb. 11.4 Biosynthese **pharmazeutisch wichtiger** Tropan-Alkaloide aus 3α-Tropanol und Ecgoninmethylester (vgl. Abb. 11.3), dargestellt mittels Konformationsformeln. Zur Biosynthese der *Carbonsäuren* siehe Kap. 6, Abschn. 2

Ein besonders wichtiger Schritt in der Biosynthese-Sequenz ist die stereospezifische Hydrierung des Tropan-3-ons zu 3α-Tropanol bzw. von 2β-Carbomethoxy-tropan-3-on zum Ecgoninmethylester, der ein 3β-Tropanol-Derivat darstellt. Sowohl die charakteristischen und pharmazeutisch bedeutsamen 3α-Tropanol-Derivate bestimmter Solanaceen-Drogen (Hyoscyamin/Atropin, Scopolamin; Abb. 11.4) als auch die 3β-Tropanol-Derivate der Coca-Blätter (u. a. Cocain: Abb. 11.4) sind Esteralkaloide. 3α-Tropanol wird mit *S*-(–)-Tropasäure, die aus dem Phenylalanin-Stoffwechsel stammt (s. Kap. 6), zu *S*(–)-Hyoscyamin acyliert. *S*-(–)-Scopolamin entsteht daraus über 6β-Hydroxyhyoscyamin (zum unterschiedlichen Bildungsort von Hyoscyamin und Scopolamin vgl. Abschn. 1.4). Auch der jeweilige Acyl-Anteil der Coca-Esteralkaloide (Cinnamoyl-, Benzoyl-) stammt aus dem Phenylalanin-Stoffwechsel (s. Kap. 6, Abschn. 2).

Tropan-Alkaloide finden sich auch bei Convolvulaceen (nur bei bestimmten Arten der Gattung *Convolvulus*). Diese haben jedoch keine pharmazeutische Bedeutung. Angesichts der Gemeinsamkeiten in der Biosynthese verwundert nicht, daß Alkaloide des Hygrin-Typs häufig als Nebenalkaloide bei tropanalkaloidführenden Pflanzen vorkommen. Das *N*-Methyl-Δ^1-pyrrolinium-Kation ist auch an der Biosynthese von Nicotin beteiligt (s. Abb. 11.15).

Am Beispiel des Retronecins wird in Abb. 11.2 die Biosynthese der Pyrrolizidin-Alkaloide, die auch als *Senecio*-Alkaloide bezeichnet werden, dargestellt. Hier kommt es zur Azomethin-Bildung zwischen zwei Molekülen eines Aminoaldehyds: Die Aldehyd-Funktion des einen Moleküls 4-Aminobutanal reagiert mit der Amino-Gruppe eines zweiten Moleküls. Das schließlich resultierende Bisbutanalamin ermöglicht die Cyclisierung zum 1,2-Dehydro-pyrrolizidin-Derivat Retronecin. Ähnlich wie bei den Tropan-Alkaloiden kommt es auch bei Necinbasen zu O-Acylierungen (Abb. 11.6).

2.2 Monographien

2.2.1 Tropan-Alkaloide

Die Tropan-Alkaloide lassen sich unter chemotaxonomischen und stereochemisch-systematischen Gesichtspunkten in 3α- und 3β-Tropanol-Derivate einteilen. In beiden Fällen handelt es sich vor allem um entsprechende *O*-Acyl-Derivate, also Esteralkaloide. Charakteristischerweise sind die bei vielen Solanaceen vorkommenden Alkaloide Derivate des 3α-Tropanols, während von der Cocapflanze Derivate des 3β-Epimers gebildet werden.

Belladonnae folium
Hyoscyami folium
Stramonii folium
Belladonnae radix

Arzneibuch-Monographien: Die drei Blattdrogen: DAB 9, 2-AB/DDR, HELV. VII, AUSTR.
„Eingestellte Pulver" der drei Blattdrogen: DAB 9, HELV. VII., AUSTR.
Belladonnaextrakt: DAB 9, HELV. VII, AUSTR.
Belladonnatinktur: DAB 9, HELV. VII, AUSTR.
Belladonnae radix: 2. AB/DDR, AUSTR.
Atropinsulfat: DAB 9, 2. AB/DDR, HELV. VII, AUSTR.
Atropin: HELV. VII.
Hyoscyaminsulfat: DAB 9, HELV. VII, AUSTR.
Scopolaminhydrobromid: DAB 9, HELV. VII, AUSTR.

Stammpflanzen: Alle drei Stammpflanzen gehören zu den Solanacea.

Atropa belladonna L., die Tollkirsche, ist eine auf Kalkböden in lichten Laubwäldern Mittel- und Südeuropas perennierende, 1 bis 1,5 m hohe Staude mit meist rotbraun-violetten Blüten und violett-schwarzen Beerenfrüchten. Charakteristischerweise stehen jeweils ein größeres und ein kleineres Blatt paarweise zusammen am Sproß.

Hyoscyamus niger L., das Schwarze Bilsenkraut, ist eine 1- bis 2jährige, 0,5 bis 0,7 m hohe krautige Ruderalpflanze Europas mit hellgelben Blüten, die eine violette Aderung aufweisen; die Frucht ist eine Deckelkapsel.

Datura stramonium L., der Gemeine Stechapfel, ist eine einjährige, bis 1,2 m hohe krautige Ruderalpflanze der Subtropen (Heimat: subtropisches Mittel- und Nordamerika), die in Europa vor allem im Mittelmeergebiet, aber auch bei uns vorkommt. Die Blüten sind je nach Varietät weiß oder violett, die walnußgroßen Kapselfrüchte stachlig (Stechapfel!) oder nichtstachlig.

Drogen: In allen drei Fällen werden die Blattdrogen vor oder während der Blüte geerntet. Nach DAB 9 sind die getrockneten Blätter mit blühenden Zweigspitzen und gelegentlichen Früchten der jeweiligen Stammpflanze zugelassen. Vier Varietäten von *Datura stramonium*, die durch unterschiedliche Blütenfärbung in Kombination mit stachliger bzw. unstachliger Kapselfrucht charakterisiert sind, kommen als Drogenlieferanten in Frage.

Wie bei allen starkwirksamen Drogen finden sich im DAB 9 auch in diesen Fällen zusätzliche Monographien mit Mindest- und Höchstgehalt („Eingestellte Pulver"). Diese eingestellten Drogenpulver werden mit Lactose oder Drogenpulver mit geringerem Alkaloid-Gehalt zubereitet. – Belladonnawurzel wird vor der Blütezeit oder nach dem Abblühen geerntet.

Inhaltsstoffe: Alle drei Blattdrogen enthalten *S*-(–)-Hyoscyamin/Atropin und Scopolamin (= Hyoscin), wenn auch in unterschiedlichem Verhältnis (s. Tab. 11.4). Atropin ist das Racemat des genuinen *S*-(–)-Hyoscyamins, das als Artefakt anzusehen ist (Strukturformeln der Alkaloide s. Abb. 11.4). 3α-Tropanol besitzt kein Chiralitätszentrum; dieses liegt im Acyl-Anteil der Esteralkaloide [*S*-(–)-Tropasäure]. Racemisierung tritt besonders bei *S*-(–)-Hyoscyamin leicht ein, z. B. durch Erwärmen mit ethanolisch-wäßriger KOH auf 60 °C. Beim vorsichtigen Trocknen der Drogen (max. 60 °C) werden jedoch nur 10% des *S*-(–)-Hyoscyamins in das Enantiomere umgewandelt. *S*-(–)-Scopolamin ist weniger racemisierungsanfällig.

Ferner kommen eine ganze Reihe von Nebenalkaloiden in den Drogen vor (z. B. einfache Pyrrolidine, Cuskohygrin, Nicotin). Auch finden sich die als Artefakte anzusehenden Hyoscyamin/Atropin-Derivate 3α-Tropanol (Hydrolyseprodukt), Atropamin (= Apoatropin, Dehydratisierungsprodukt im Tropasäure-Anteil) und dessen Dimerisationsprodukt Belladonnin in geringer Menge.

Die drei Blattdrogen enthalten auch Flavonoide, während das Cumaringlykosid Scopolin und dessen Aglykon Scopoletin (s. Kap. 6) nur bei Belladonnablättern sicher nachgewiesen wurde. Ob Scopoletin auch in Stramoniumblättern vorkommt, ist umstritten.

Belladonnawurzel hat einen höheren Hyoscyamin/Atropin-Gehalt (bis 0,9%; AUSTR.: mind. 0,45% Gesamtalkaloide, berechnet als Hyoscyamin). An Cumarinen finden sich in der Wurzel Scopoletin und Umbelliferon. Flavonoide fehlen hier, was die phytochemische Unterscheidung ermöglicht zwischen einem Belladonnaextrakt, der aus Blättern (DAB 9) hergestellt wurde, und einem, der aus Wurzeln (vom DAB 9 nicht zugelassen) bereitet wurde.

Tab. 11.4 Vergleich der 3α-tropanolesterhaltigen Arzneibuchdrogen

	Belladonnablätter	Hyoscyamusblätter	Stramoniumblätter
Gesamtalkaloid-Gehalt	0,2–1,2%	0,05–0,1%	0,2–0,6%
*Mindest*gesamtalkaloid-Gehalt, berechnet als Hyoscyamin (DAB 9)	0,3%	0,05%	0,25%
Eingestelltes Pulver DAB 9	0,28–0,32%	0,05–0,07%	0,23–0,27%
Verhältnis *S*-(–)-Hyoscyamin/Atropin : Scopolamin	20 : 1	1,2 : 1	2–5 : 1
Flavonoide	+	+	+
Cumarine	+	–	?

Gewinnung von Hyoscyamin/Atropin und Scopolamin: Die therapeutisch genutzten 3α-Tropanolester werden industriell nicht aus den Arzneibuch-Blattdrogen gewonnen, da dieses wegen zu geringen Alkaloid-Gehaltes und Erschwernissen bei der Isolierung (Abtrennung von Chlorophyll) unwirtschaftlich wäre. Hierzu nutzt man andere Solanaceen-Drogen:

Für die Gewinnung von *S*-(–)-Hyoscyamin bzw. Atropin finden industriell Verwendung: **1** Wurzel von *Atropa belladonna* L., Gehalt: 0,5 bis 0,9%, Herkunft: Balkanländer; **2** Kraut von *Hyoscyamus muticus* L., Gehalt: bis 1,5%, scopolaminärmer als *H. niger*, Herkunft: Ägypten; **3** Wurzel von *Scopolia carniolica* Jacquin, dem Tollkraut, Gehalt: bis 1%, Herkunft: Balkanländer.

Für die Gewinnung von *S*-(–)-Scopolamin (Hyoscin) finden industriell Verwendung: **1** Blatt von *Duboisia*-Arten, z. B. *Duboisia aromatica* Robert Braun, Gehalt: bis 5% (!), Herkunft: Australien; **2** Samen von *Datura metel* L., fast frei von Hyoscyamin (!), Herkunft: Mittelmeerraum, Mittelamerika.

Pharmakologische Wirkungen: Die Wirkungen der drei Solanaceen-Blattdrogen oder der aus ihnen hergestellten Extrakte beruhen auf ihrem Gehalt an Hyoscyamin/Atropin und Scopolamin. *S*-(–)-Hyoscyamin und *S*-(–)-Scopolamin (Hyoscin) sind Parasympatholytika, d. h., sie sind (kompetitive) Antagonisten des Acetylcholins an den *m*-Cholinozeptoren. *R*-(+)-Hyoscyamin ist etwa zwei Zehnerpotenzen schwächer wirksam, so daß Atropin als Racemat etwa halb so wirksam ist wie *S*-(–)-Hyoscyamin.

Der Wirkungsmechanimus erklärt, weshalb die genannten Alkaloide zahlreiche Wirkungen aufweisen und ihre Produzenten zu den Giftpflanzen gehören. Grundsätzlich ist zwischen zentralen und peripheren Effekten zu differenzieren. Während *S*-(–)-Hyoscyamin/Atropin zentraldämpfend und zentralerregend wirken, zeigt Scopolamin nur zentraldämpfende Eigenschaften.

Die zentralerregenden Wirkungen von Hyoscyamin/Atropin äußern sich bei höherer Dosierung in Erregungszuständen, Delirien und Halluzinationen; daher die Namen „Tollkirsche" und „Tollkraut". Im Mittelalter enthielten die sogenannten Hexensalben Extrakte hyoscyaminhaltiger Pflanzen.

Therapeutische Bedeutung: Belladonnae, Hyoscyami und Stramonii folium spielen als solche therapeutisch kaum mehr eine Rolle, allenfalls in Form der entsprechenden standardisierten Präparationen, z. B. Eingestelltes Belladonnapulver (Belladonnae pulvis normatus), Belladonnaextrakt oder -tinktur. Dagegen sind die Reinalkaloide auch heute noch wichtig. Die überwiegende Verwendung des Racemates Atropin an Stelle von *S*-(–)-Hyoscyamin macht therapeutisch keinen Sinn. Sie hat historische Ursachen: Die Gewinnung des *S*-(–)-Enantiomers gelang erst lange nach der Einführung von Atropin in die Therapie.

Während die zentralerregenden Eigenschaften von Hyoscyamin/Atropin therapeutisch natürlich nicht nutzbar sind, haben die zentraldämpfenden Eigenschaften dieser Alkaloide und des Scopolamins Bedeutung im Hinblick auf ihre Verwendung als Antiparkinsonmittel und als Antiemetika (z. B. Scopolamin-Pflaster als Transdermales Therapeutisches System gegen die Reisekrankheit). Im peripheren Bereich macht man sich die mydriatische Wirkung von Atropin in der Augenheilkunde für diagnostische Zwecke zunutze: Der Augenhintergrund wird dadurch optisch zugänglich. Die spasmolytischen Eigenschaften von Hyoscyamin/Atropin und Scopolamin werden zur Behandlung einer ganzen Reihe von Störungen, vor allem im Magen-Darm-Bereich, aber auch bei Asthma und Bronchitis eingesetzt. Bei der Narkoseprämedikation werden sie wegen ihrer schleimsekretionshemmenden Wirkung in den Atemwegen und wegen der Ausschaltung vagaler Kreislaufregulationsstörungen benötigt. Atropin wird auch bei bradykarden Herzrhythmusstörungen eingesetzt. Es ist ferner Antidot bei Vergiftungen mit Muscarin und Alkylphospaten (z. B. E 605).

Zahlreiche Partialsynthetika von Hyoscyamin und Scopolamin sind im Handel, die z. T. verbesserte pharmakodynamische oder pharmakokinetische Eigenschaften besitzen. Hervorzuheben sind hierbei die quaternisierten Derivate, z. B. *N*-Butylscopolaminiumbromid; sie überschreiten die Blut-Hirn-Schranke nicht, so daß zentrale Wirkungen ausgeschaltet bleiben. Das ist für die Verwendung als Spasmolytikum von erheblichem Vorteil.

Cocae folium

Arzneibuch-Monographien: Cocainhydrochlorid DAB 9, 2. AB/DDR, HELV. VII, AUSTR.

Stammpflanze: *Erythroxylum coca* Lamarck – Erythroxylaceae.

Die Spezies ist nur als Kulturpflanze, nicht jedoch als Wildpflanze bekannt. Es handelt sich um einen 2 bis 3 m hohen Strauch, der seit Jahrhunderten in den Anden, besonders in Peru und Bolivien angebaut wird. In neuerer Zeit wird die Pflanze auch auf Java kultiviert. Als Drogenlieferanten spielen zwei Varietäten eine Rolle: var. *coca* und var. *spruceanum*.

Droge: Cocablätter von *E. coca* var. *coca* sind relativ groß (etwa 8 cm lang und etwa 4 cm breit) und dunkelgrün, während die der var. *spruceanum* kleiner (etwa 5 cm lang und etwa 2,5 cm breit) und hellgrün sind. Var. *coca* liefert die sogenannte „Bolivianische Coca“, var. *spruceanum* dagegen „Peruanische Coca“ und „Javanische Coca“ als Handelsdrogen.

Inhaltsstoffe: Der Gesamtalkaloid-Gehalt ist in den Handelsdrogen Südamerikas etwa gleich (0,5 bis 1,2%). In beiden Fällen ist (–)-Cocain das Hauptalkaloid. Als Nebenalkaloide kommen Cinnamoylcocain, das Zimt-

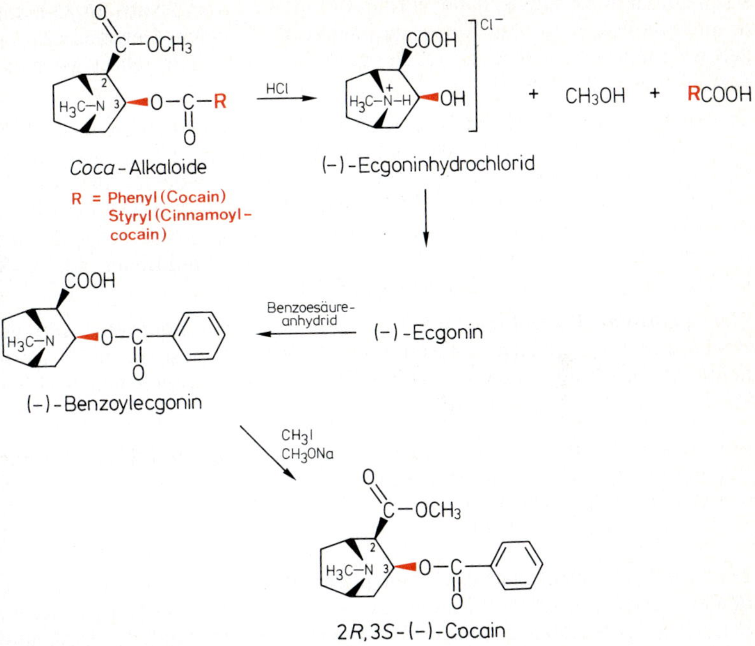

Abb. 11.5 Gewinnung von Cocain aus *Erythroxylum-coca*-Alkaloidrohextrakt

säure-Analoge des Cocains (Formeln: Abb. 11.4), und verschiedene Dimerisationsprodukte des Cinnamoylcocains (Truxilline) sowie einfache Pyrrolidin-Alkaloide (Hygrin, Cuskohygrin) vor. Die „Javanische Coca" führt dagegen 1 bis 2,5% Alkaloide; ihr Hauptalkaloid ist Cinnamoylcocain, während Cocain nur 25 bis 30% der Alkaloid-Fraktion ausmacht („Peruanische Coca" enthält bis 75% !). An weiteren Sekundärstoffen aller Handelsdrogen sind ätherisches Öl und Gerbstoffe erwähnenswert.

Der unterschiedliche Gehalt an Gesamtalkaloiden, Cocain und Cinnamoylcocain bei „Peruanischer Coca" und „Javanischer Coca", die beide von der gleichen Varietät stammen, ist dadurch zu erklären, daß auf Java junge Blätter, in Peru alte Blätter geerntet werden.

Gewinnung von Cocain (Abb. 11.5): Der durch Extraktion mit verdünnter Schwefelsäure gewonnene Alkaloid-Rohextrakt wird mit verdünnter Salzsäure erhitzt, wobei die Esteralkaloide (einschließlich Cocain!) hydrolytisch gespalten werden. Ecgoninhydrochlorid wird in die freie Base übergeführt und dann mit Benzoesäureanhydrid an der Hydroxy-Gruppe verestert. Das so entstandene Benzoylecgonin wird mit Methyliodid und Natriummethylat in methanolischer Lösung zu Cocain umgesetzt. Aus dem Gewinnungsprozeß wird deutlich, daß auch „Javanische Coca" mit ihrem relativ geringen Cocain-Gehalt geeignet ist.

Pharmakologische Wirkungen: Cocain wirkt lokalanästhetisch. Das 1862 aus Cocablättern isolierte Alkaloid wurde 1884 erstmals wegen dieser Eigenschaft bei Operationen am Auge eingesetzt. Es blockiert die Fortleitung des Aktionspotentials über die sensiblen Nervenfasern. Dadurch kann das Schmerzempfinden vorübergehend und lokal begrenzt ausgeschaltet werden, ohne daß es zu einer Einschränkung von Funktionen des ZNS kommt, wie das bei der Vollnarkose der Fall ist.

Therapeutische Bedeutung: Wenn Cocain heute nur noch eine geringe Bedeutung als Oberflächenanästhetikum besitzt und diese auf die Augenheilkunde beschränkt bleibt, so ist der Grund dafür in erheblichen Nachteilen des Coca-Alkaloides zu suchen:

- Cocain ist technisch schwer handhabbar, weil es sich in wäßriger Lösung beim Erhitzen (Sterilisieren!) leicht zersetzt,
- weist eine erhebliche Toxizität auf und
- verursacht Abhängigkeit.

Letztere Eigenschaft macht Cocain neben Heroin zu einem der beiden derzeit problematischsten Rauschgifte der internationalen Drogenszene. Illegal in Südamerika produziertes Cocain überschwemmt die USA und Westeuropa in unvorstellbaren Mengen. Cocain-Mißbrauch führt zum Kokainismus, der vom Kokaismus abgegrenzt werden muß.

Kokainismus: Cocain erzeugt Glücksgefühle und gaukelt dem Konsumenten Überlegenheit und Stärke vor. Es erfüllt damit scheinbar Tagträume, die aus Geltungsbedürfnis und Ohnmachtsempfindungen resultieren. Gleichzeitig werden Müdigkeit und Hunger betäubt. Auch Halluzinationen treten auf. Eine Applikation über den Magen-Darm-Kanal ist sinnlos, da das Esteralkaloid dort hydrolysiert wird und die charakteristische Cocain-Wirkung damit verlorengeht. Daher wird Cocain als Hydrochlorid bei mißbräuchlicher Anwendung geschnupft, d. h. über die Nasenschleimhaut resorbiert. *Crack* ist eine andere Anwendungsform, bei der in der Pfeife die Base freigesetzt und dann geraucht wird. Hierbei tritt sofort eine sehr starke Wirkung ein. Die Wirkung hält in beiden Fällen nicht lange vor. Wie nach anderen Rauschgiften ist auch hier bei abklingender Wirkung mit psychischem „Katzenjammer" zu rechnen: Angst, Aggressionsneigung, Depression bis hin zu paranoiden Reaktionen sind der seelische Preis, den der Kokainist zusätzlich zum pekuniären zu zahlen hat. Dem Cocain wird vor allem Erzeugung psychischer Abhängigkeit bescheinigt. Langzeitgebrauch führt zu völliger Enthemmung und Zerfall der Persönlichkeit.

Kokaismus: Unter Kokaismus versteht man die bei den Indianern in den Andenländern Südamerikas verbreitete gewohnheitsmäßige *perorale* Zufuhr von Cocablättern mit nachfolgendem Kauen zusammen mit Kalk. Der Zusatz von Kalk oder anderen basischen Stoffen führt zur Freisetzung der Alkaloide (in der Droge als Salze vorliegend) und zur hydrolytischen Spaltung von Cocain und dessen Begleit-Alkaloiden zu Ecgonin, Methanol und Benzoat bzw. Cinnamat. Diese Reaktion entspricht der oberen Formelreihe in Abb. 11.5. Spätestens im Magen-Darm-Kanal wird restliches Cocain in gleicher Weise zersetzt. Zur Wirkung des Cocabissens kommt es also nicht aufgrund von Cocain, sieht man von geringfügigen Mengen über die Mundschleimhaut resorbierten Cocains ab. Vielmehr ist Ecgonin der Wirkstoff, eine Aminocarbonsäure, der die lokalanästhesierenden und suchterregenden Eigenschaften fehlen. Ecgonin wirkt weckaminartig und mindert infolgedessen das Hunger- und Müdigkeitsgefühl. Körperliche Anstrengungen werden leichter ertragen, ein Effekt, der für die schwere Arbeit, die von den Indianern in den Andenhochlagen geleistet wird, seit Jahrhunderten von einem gewissen Vorteil ist. Jährlich werden etwa 5 kg Cocablätter pro Person verbraucht.

2.2.2 Pyrrolizidin-Alkaloide

Pyrrolizidin-Alkaloide *(Senecio-Alkaloide)* haben keine therapeutische, jedoch eine beachtliche toxikologische Bedeutung. Bestimmte Stoffe besitzen nämlich hepatotoxische, cancerogene, mutagene und teratogene Eigenschaften. Sie kommen im Pflanzenreich weitverbreitet vor, so bei verschiedenen Gattungen der Asteraceen (z. B. *Senecio, Tussilago*), Boraginaceen (z. B. *Echium, Heliotropium, Symphytum*) und Fabaceen (z. B. *Crotalaria*).

Chemotaxonomisch ist interessant, daß diese Gattung *Crotalaria* wie die *chino*lizidinalkaloidbildenden Gattungen *Cytisus, Laburnum* und *Lupinus* zur Tribus „Genisteae" gehört, aber *Pyrro*lizidin-Alkaloide produziert.

Von den oben aufgeführten pyrrolizidinbildenden Gattungen finden sich einige Vertreter auch in Mitteleuropa, z. B. *Senecio jacobaea* L. (Jakobskreuzkraut), *S. vulgaris* L. (Gewöhnliches Kreuzkraut), *Tussilago farfara* L. (Huflattich), verschiedene *Echium*-Arten (Natternkopf) und *Symphytum officinale* L. (Beinwell).

Arzneilich genutzt werden hiervon Symphyti radix DAC 1979 und Huflattichblätter (Farfarae folium) DAB 9. Huflattichblätter, wegen ihres Schleimgehaltes häufig Komponente von Bronchialtees, enthalten zwar neben untoxischem Tussilagin die toxischen Alkaloide Senecionin und Senkirkin (s. Abb. 11.6), gelten aber als unbedenklich, da diese Alkaloide nur in Spuren vorkommen. Dagegen beträgt der Alkaloid-Gehalt bei Symphyti radix etwa 0,2 bis 0,3% (darunter das toxische Symphytin). Allerdings kommt diese Droge praktisch nur äußerlich zur Anwendung. Sie wird bei Sportverletzungen und zur Wundbehandlung in Form von Salben und Pasten eingesetzt. An der Heilwirkung sind die Alkaloide nicht beteiligt, vielmehr ist diese auf den Schleim-, Gerbstoff- und Allantoin-Gehalt der Droge zurückzuführen.

Bei den Pyrrolizidin-Alkaloiden dieses Typs kommen als Komponenten Necinbasen und Necinsäuren vor: Als Necinbasen werden die Derivate des Necins (1-Hydroxymethyl-pyrrolizidin) bezeichnet. Unter Necinsäuren versteht man charakteristische Monocarbonsäuren (z. B. die beiden *cis-trans*-Isomeren Tiglinsäure und Angelikasäure) und Dicarbonsäuren (z. B. Senecinsäure), von denen die meisten aus den verzweigten Aminosäuren L-Isoleucin oder L-Valin gebildet werden; Senecinsäure entsteht aus zwei Molekülen Isoleucin.

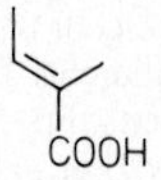

Tiglinsäure

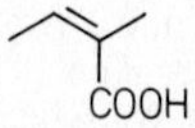

Angelikasäure

Man kann diese Pyrrolizidin-Alkaloide nach folgenden Struktur-Typen einteilen (Abb. 11.6):

- freie Necinbasen (z. B. Retronecin, Tussilagin),
- nur an der Hydroxymethyl-Gruppe der Necinbasen mit einer Necinsäure veresterte Alkaloide (z. B. Lindelofin),
- nur an der Hydroxy-Gruppe des C-7 der Necinbasen veresterte Alkaloide (z. B. 7-Angeloyl-heliotridin, bestehend aus der mit Angelikasäure veresterten Necinbase Heliotridin, dem 7α-Epimer des Retronecins),
- an beiden Hydroxy-Gruppen der Necinbasen veresterte Alkaloide, wobei sowohl Verbindungen mit zwei Monoacyl-Resten (z. B. Symphytin) als auch mit einem Diacyl-Rest, also mit einer henkelartigen cyclischen Diester-Struktur, vorkommen (z. B. Senecionin, Senkirkin).

Alle diese Struktur-Typen können auch als N-Oxide vorliegen. Bei *Senecio vulgaris* wurde nachgewiesen, daß die N-Oxide die primär gebildeten Alkaloide sind (Biosyntheseort: Wurzel), aus denen sekundär die übrigen entstehen. Die Alkaloide finden sich in allen Teilen der Pflanze. In den Infloreszenzen mancher *Senecio*-Arten kommen 80% des Gesamtalkaloid-Gehaltes der Pflanze vor. Auch hier können mehr als 90% davon in Form der N-Oxide vorliegen.

Strukturelle Voraussetzung für die Toxizität dieser Pyrrolizidin-Alkaloide ist das Vorliegen einer Necinbase mit 1,2-Didehydro-1-hydroxymethyl-pyrrolizidin-Struktur, die mit einer verzweigten, mindestens fünf C-Atome umfassenden Necinsäure verestert ist. Solche Monoester sind Alkylantien, die Biopolymere wie z. B. DNA oder RNA, schädigen können. In erhöhtem Maß ist das bei den Diestern der Fall, da diese als bifunktionelle Alkylantien wirken und es zu Vernetzungen bei DNA oder RNA kommt. Besonders sie besitzen infolgedessen carcinogene (Lebercarcinome), mutagene und teratogene Eigenschaften. Dagegen sind derartige Verbindungen mit gesättigtem Pyrrolizidin-Ringsystem ebenso wie freie Necinbasen untoxisch. Bei solchen unveresterten Necinbasen gilt dieses auch dann, wenn sie 1,2-ungesättigt sind.

Vergiftungen mit *Senecio*-Alkaloiden wurden bei Menschen durch pflanzliche Nahrungsmittel (z. B. bei den Bantus Südafrikas), durch volksmedizinische Verwendung von Tees mit entsprechendem Pflanzenanteil (Jamaika) oder bei Weidetieren (u. a. in Südafrika; in Mitteleuropa gelegentlich bei Pferden) beobachtet. Zunächst stehen Zirkulationsstörungen und Stase in Lebervenen, fettige Degeneration und Zirrhose der Leber im Vordergrund. Diesen degenerativen Prozessen kann die Entstehung von bösartigen Lebertumoren folgen. Teratogene Wirkung wurde bei Versuchstieren nachgewiesen.

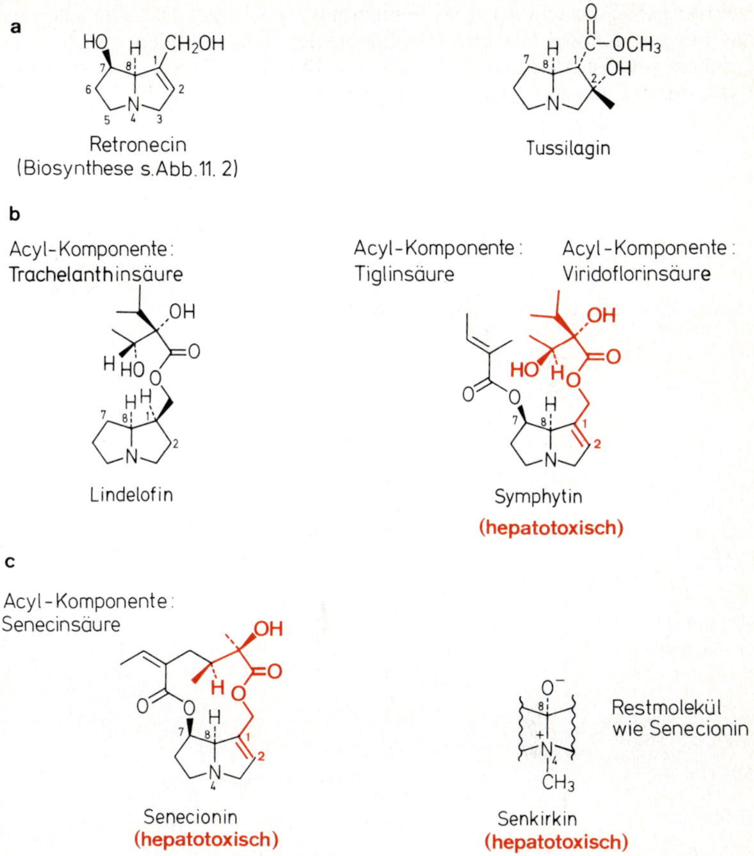

Abb. 11.6 Von Ornithin abgeleitete Pyrrolizidin-Alkaloide. **a** Necinbasen; **b** Necinbasen, mit einer oder zwei Monocarbonsäuren verestert; **c** Necinbasen, mit einer Dicarbonsäure verestert

3. Von Lysin abgeleitete Alkaloide

3.1 Biosynthese

Die basische Aminosäure L-Lysin ist das nächsthöhere Homologe des L-Ornithins, trägt also wie dieses eine zusätzliche ω-ständige Amino-Gruppe und gewinnt auf diese Weise ihren basischen Charakter. Im Gegensatz zu Ornithin ist Lysin proteinogen und für den Säugetierorganismus essentiell.

Mikroorganismen und Pflanzen können aus Lysin unter Decarboxylierung das biogene Amin Cadaverin (Pentamethylendiamin) bilden, welches am Leichen- und Fäkaliengeruch beteiligt ist. In beiden Fällen entsteht es aus Lysin durch Einwirkung von Mikroorganismen.

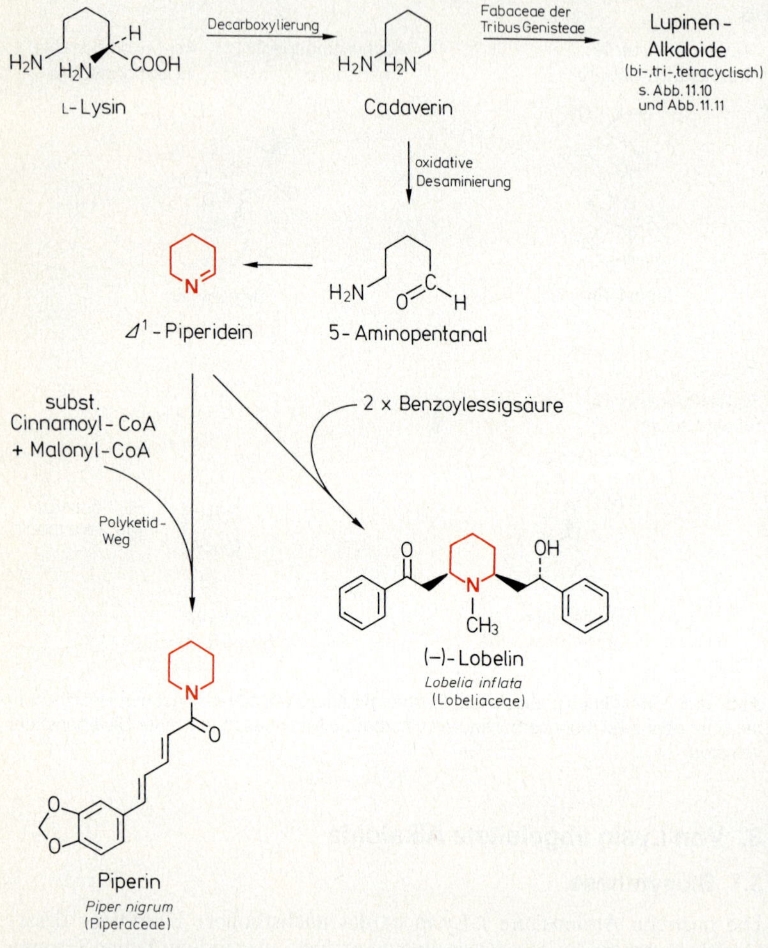

Abb. 11.7 Biogenetische Übersicht der von Lysin abgeleiteten pharmazeutisch interessanten Piperidin-Alkaloide (s. auch Abb. 11.8)

Lysin und/oder Cadaverin sind auch biogenetische Vorstufen bei Alkaloiden. Während die homologe Aminosäure Ornithin bzw. ihr biogenes Amin Putrescin zur Bildung von Alkaloiden mit Pyrrolidin- bzw. Pyrrolizidin-Grundstruktur dienen, werden aus Lysin/Cadaverin Alkaloide mit Piperidin- bzw. Chinolizidin-Grundstruktur aufgebaut (Abb. 11.7 bzw. Abb. 11.9). Hierbei finden analoge Reaktionen zu Abschn. 2 statt. So wird für die Biosynthese N-methylierter Piperidin-Alkaloide die Bildung eines *N*-Methyl-piperideinium-Kations via *N*-Methyl-cadaverin und 5-*N*-Methyl-

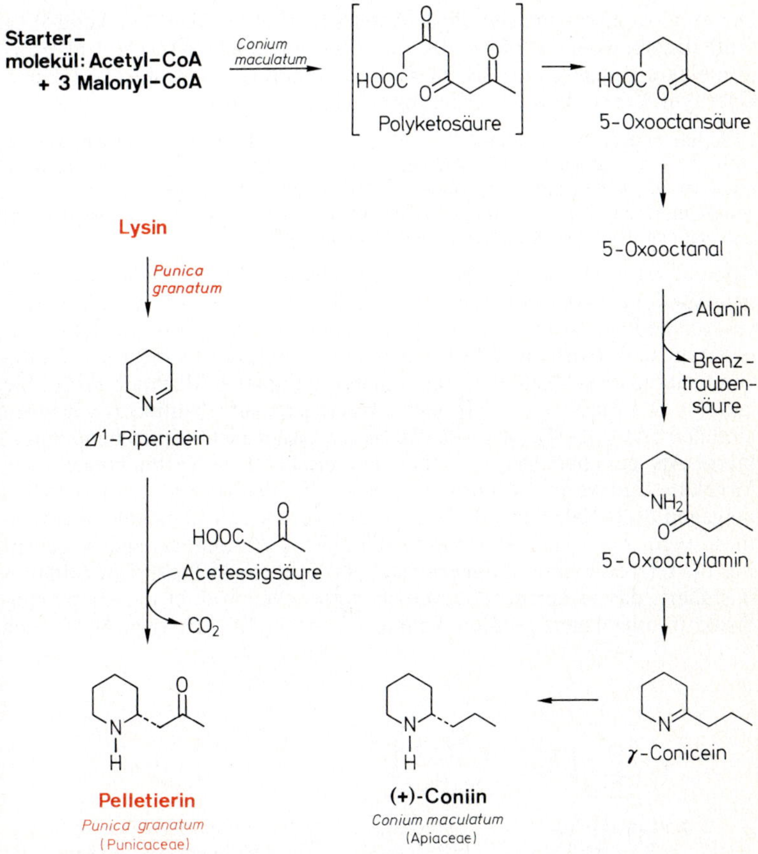

Abb. 11.8 Bildung nahverwandter Piperidin-Alkaloide auf unterschiedlichen Biosynthesewegen

aminopentanal in Analogie zum *N*-Methylpyrrolinium-Kation angenommen. Der Hauptweg der Biosynthese von Lysin/Cadaverin abgeleiteter einfacher Piperidin-Alkaloide scheint jedoch der über Δ^1-Piperidein zu sein. Diese Base kann in verschiedener Weise Baustein komplizierterer Alkaloide werden, insbesondere durch

- N-Acylierung (z. B. *Piper*-Alkaloide, Abb. 11.7),
- Substitution an C-2 (z. B. bestimmte *Punica*-Alkaloide, Abb. 11.8), *Nicotiana*-Alkaloid Anabasin, Abb. 11.15);
- Substitution an C-2 und C-6 (z. B. *Lobelia*-Alkaloide, Abb. 11.7; bestimmte *Punica*-Alkaloide mit tropanonhomologer Struktur).

Die Acyl-Komponente der *Piper*-Alkaloide wird auf dem Polyketid-Weg synthetisiert, wobei ein kernsubstituiertes Cinnamoyl-Coenzym A als Startermolekül fungiert, an das im Fall des Piperins ein Molekül Malonyl-Coenzym A unter Decarboxylierung angeknüpft wird.

Nicht alle einfachen Piperidin-Alkaloide lassen sich auf Lysin zurückführen, wie aus Abb. 11.8 ersichtlich ist. Die Alkaloide des Schierlings, *Conium maculatum* L. (Apiaceae), werden auf dem Polyketid-Weg gebildet, wobei der Stickstoff durch Transaminierung von L-Alanin auf 5-Oxooctanal übertragen wird, die Aminosäure also nicht am Aufbau des C-Skeletts der Alkaloide beteiligt ist.

Komplizierter gebaut sind die sich ebenfalls vom Lysin ableitenden Lupinen-Alkaloide, worunter man die bei bestimmten Fabaceen (z. B. Lupinen) vorkommenden Alkaloide mit Chinolizidin-Grundgerüst versteht, das daher auch als Norlupinan bezeichnet wird. Umgekehrt spricht man häufig von Chinolizidin-Alkaloiden, wenn man die Lupinen-Alkaloide meint. Sie lassen sich formal in bi-, tri- oder tetracyclisch aufgebaute Strukturtypen einteilen (Abb. 11.9). Die Biosynthese ist bisher nicht hinreichend aufgeklärt. Als gesichert gilt, daß bei den bicyclischen Verbindungen zwei Moleküle Cadaverin als Bausteine dienen, bei den tri- und tetracyclischen hingegen drei. Naheliegende Homologien zur Pyrrolizidinalkaloid-Biosynthese (vgl. Abb. 11.2: Retronecin-Bildung) sind offenbar nicht gegeben. Für die tetracyclischen Lupinen-Alkaloide wird ein Δ^1-Piperidein-Trimeres postuliert, das zu einem tetracyclischen Zwischenprodukt mit Diiminium-Struktur umgelagert werden könnte (Abb. 11.10). Hieraus ließen sich

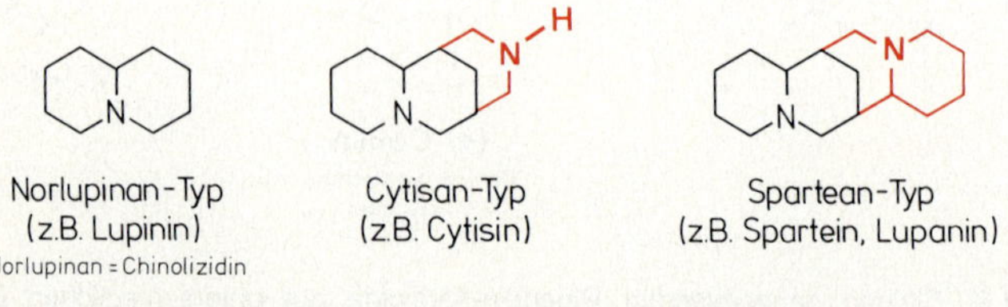

Abb. 11.9 Strukturtypen bi-, tri- und tetracyclischer Lupinen-Alkaloide

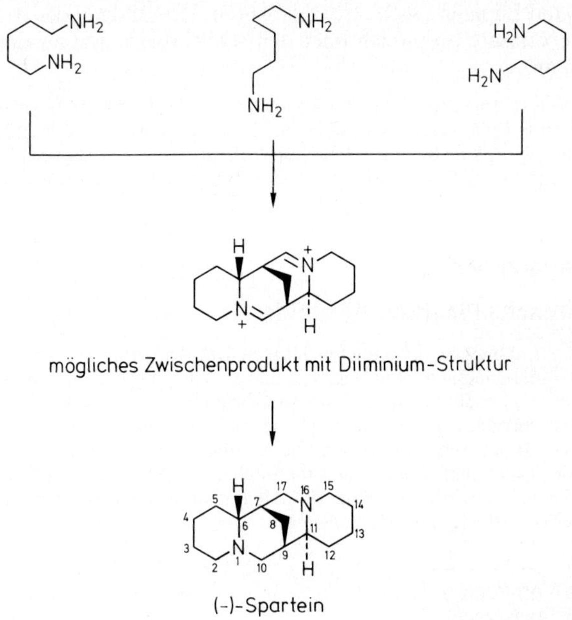

Abb. 11.10 Biosynthese von Spartein aus drei Molekülen Cadaverin; die Zwischenstufen sind nicht gesichert

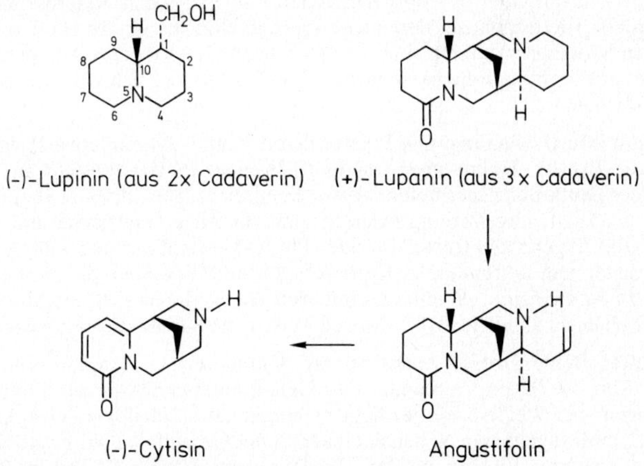

Abb. 11.11 Bi-, tri- und tetracyclische Lupinen-Alkaloide (Spartein s. Abb. 11.10). Die Pfeile deuten mögliche biogenetische Zusammenhänge an

Spartein und Lupanin (Abb. 11.11) ableiten. Die Bildung der tricyclischen Alkaloide verläuft vermutlich über den schrittweisen Abbau eines Ringes von Lupanin.

Die oben bereits angesprochene gebräuchliche Gleichsetzung der Begriffe Lupinen-Alkaloide und Chinolizidin-Alkaloide ist deswegen etwas irreführend, weil sich keineswegs alle Alkaloide mit Chinolizidin-Teilstruktur vom Lysin ableiten. Die *Cephaelis*- und *Rauvolfia*-Alkaloide sind dafür Beispiele (s. Abschn. 6.7 bzw. 7.5).

3.2 Monographien

3.2.1 Einfache Piperidin-Alkaloide

In den früher arzneilich verwendeten Drogen Granati cortex von *Punica granatum* L., dem Granatapfelbaum (Punicaceae), und Lobeliae herba von *Lobelia inflata* L. (Lobeliaceae) kommen einfache Piperidin-Alkaloide vor (Abb. 11.7 und 11.8). Lobelin hat nicotinartige Wirkung. Es vermag bei parenteraler Anwendung die Atmung zu stimulieren, was jedoch heute nicht mehr genutzt wird. Auch das Molekül des ganglionär wirksamen Tabak-Alkaloids Anabasin enthält eine Partialstruktur, die zu den einfachen Piperidin-Alkaloiden zu rechnen ist. Schließlich sind hier die Scharfstoffe des Pfeffers zu nennen.

Piperis nigri fructus
Piperis albi fructus

Arzneibuch-Monographien: Piperis nigri fructus AUSTR.

Stammpflanze: *Piper nigrum* L., Piperaceae – Piperales.
Es handelt sich um eine im tropischen Asien und tropischen Amerika angebaute perennierende Kletterpflanze, deren sproßbürtige Haftwurzeln ihr Halt an geeigneten Stützen verleihen, wodurch sie bis zu 15 m hoch klettern kann. Die Früchte sind einsamige, etwa erbsengroße beerenartige Steinfrüchte, die sich von grün über gelb bis rot verfärben.

Drogen und ihre Gewinnung: Die Pflanze liefert vom 7. Jahr an etwa 15 Jahre lang ertragreiche Ernten. Piperis nigri fructus (Schwarzer Pfeffer) besteht aus den bei beginnender Rotfärbung geernteten, also noch unreifen, getrockneten Steinfrüchten. Sie sind ungestielt, kugelförmig, besitzen eine runzelige Oberfläche und schwarzbraune Farbe. Piperis albi fructus (Weißer Pfeffer) besteht aus den vollreif geernteten (und daher zum Zeitpunkt der Ernte rotgefärbten) Früchten, die nach der Ernte einem Fermentationsprozeß unterworfen werden, wodurch sich anschließend das Fruchtfleisch leicht abschälen läßt. Danach werden die Steinkerne getrocknet.

Inhaltsstoffe: Beide Drogen enthalten als dominierendes Hauptalkaloid Piperin (Formel: Abb. 11.7), ein Säureamid. Der Gehalt kann in Schwarzem Pfeffer bis zu 5% betragen; bei Weißem Pfeffer liegt er immer etwas niedriger. Der Anteil der strukturell ähnlich gebauten Nebenalkaloide an der Gesamtalkaloid-Fraktion liegt in beiden Fällen unter 10%. Beide Drogen führen ätherisches Öl (bis zu 2,5% bei Schwarzem Pfeffer, etwas niedriger bei Weißem Pfeffer). Als Reservestoffe liegen Stärke und fettes Öl vor.

Pharmakologische Wirkungen: Piperin ist ein ausgeprägter Scharfstoff, dessen Schärfe noch in einer Verdünnung von 1:200000 feststellbar ist. Das in *Capsicum*-Arten vorkommende Capsaicin ist allerdings noch zehnmal schärfer. Für die Schärfe ist die natürliche *trans*-Konfiguration des Piperins strukturelle Voraussetzung. Es besitzt ferner ausgeprägte insektizide Eigenschaften.

Verwendung: Die Pfefferdrogen spielen therapeutisch keine Rolle. Sie erfreuen sich jedoch großer Beliebtheit als Gewürze. Aufgrund ihres Gehaltes an Scharfstoffen und ätherischem Öl wird die Magensaftsekretion angeregt und insgesamt die Verdauung gefördert. Karminative Eigenschaften kommen hinzu.

3.2.2 Lupinen-Alkaloide

Lupinen-Alkaloide kommen bei vereinzelten Berberidaceen, Chenopodiaceen und Papaveraceen vor; wichtiger ist jedoch ihr Auftreten bei bestimmten Fabaceen der Tribus Genisteae, z. B. bei

- *Lupinus luteus* L. (Gelbe Lupine),
- *Laburnum anagyroides* Medikus (Gemeiner Goldregen) und
- *Cytisus scoparius* (L.) Link (Besenginster).

Bei der im westlichen Mittelmeergebiet heimischen Gelben Lupine, die vor allem wegen ihres Eiweißreichtums als Gründünger und Futtermittel angebaut wird, unterscheidet man „bittere" Rassen (Alkaloid-Gehalt bis 2%) und „süße" Rassen (Alkaloid-Gehalt unter 0,1%). In der Alkaloid-Fraktion finden sich Lupinin als Hauptkomponente, Lupanin und Spartein (Formeln: s. Abb. 11.10 und 11.11). Zur unmittelbaren Verfütterung an Vieh eignen sich wegen der Toxizität nur „süße" Rassen. „Bittere Rassen" müssen erst durch mühseliges Aufbereiten („Auswaschen") von ihren Alkaloiden befreit werden. Die bei uns angebaute, häufig aber auch verwildert oder sogar als Zierpflanze anzutreffende Vielblättrige Lupine, *Lupinus polyphyllus* Lindley, mit meist blauen Blüten enthält dagegen nur in den Samen nennenswerte Konzentrationen dieser Alkaloide (bis zu 4,5%).

Der Gemeine Goldregen, wegen seiner auffälligen hängenden gelben Blütenstände ein beliebter und in Mitteleuropa häufig in Parks, in Gärten und auf Kinderspielplätzen anzufindender Zierstrauch oder -baum, enthält in allen Pflanzenteilen Alkaloide. Besonders alkaloidreich sind ausgerechnet die in den Hülsenfrüchten enthaltenen Samen (im reifen Zustand bis 3%), die zuweilen von Kindern für „Bohnen" gehalten und gegessen werden. Auch durch Verschlucken von Blüten ist es bereits zu Vergiftungen gekommen. Sie sind vor allem auf das sehr toxische Hauptalkaloid (–)-Cytisin (Formel: s. Abb. 11.11) zurückzuführen, neben dem u. a. *N*-Methyl-cytisin vorkommt. Cytisin wirkt nicotinartig, also ganglionär. Entsprechend kommt es bei hinreichender Dosis zum Exitus letalis durch Atemlähmung. Die emetische Wirkung des Cytisins verhindert allerdings häufig eine zu hohe und schnelle Giftaufnahme.

Sarothamni scoparii herba (Cytisi scoparii herba)

Stammpflanze: *Cytisus scoparius* (L.) Link (syn.: *Sarothamnus scoparius* (L.) Wimmer ex W. D. F. Koch) – Fabaceae.

Der Besenginster ist ein in Mittel-, Ost- und Südosteuropa vorkommender bis 2 m hoher Strauch mit gelben Blüten und stark reduzierten Blättern.

Droge: Nach DAC 1979 besteht Besenginsterkraut aus den holzigen, grünen Sprossen mit Zweigen und Blättern.

Inhaltsstoffe: 0,5 bis 1,6% Alkaloide (DAC 1979: mind. 0,8%) mit dem Hauptalkaloid (–)-Spartein; eines der Nebenalkaloide ist Lupanin. Formeln: s. Abb. 11.10 und 11.11.

Pharmakologische Wirkungen: (–)-Spartein wirkt am Herzen chinidinartig antiarrhythmisch. Flimmerbereitschaft und Neigung zu Extrasystolen werden reduziert.

Therapeutische Anwendung: Die pharmakologischen Eigenschaften von (–)-Spartein werden bei bestimmten Herzrhythmusstörungen in Arzneimitteln mit Sparteinsulfat oder in Form standardisierter Drogenextrakte genutzt. Die Bedeutung ist jedoch begrenzt und erreicht nicht die des Chinidins oder Ajmalins.

4. Von Asparaginsäure abgeleitete Alkaloide

4.1 Biosynthese

L-Asparaginsäure ist eine proteinogene Aminosäure mit einer zusätzlichen ω-ständigen Carboxyl-Funktion, also eine Dicarbonsäure. Sie wird durch Transaminierung aus Oxalessigsäure gebildet, die ihrerseits dem Citronensäure-Cyclus angehört.

Asparaginsäure liefert in der Biosynthese der Pyrimidin-Basen, die als Nucleotide in die DNA oder RNA eingebaut werden, das Skelett für N-3 sowie C-4, C-5 und C-6 der Pyrimidine Uridin, Cytidin und Thymidin. C-1 und N-2 entstammen dagegen dem Carbamoylphosphat (Abb. 11.12).

Asparaginsäure dient ferner für grüne Pflanzen mit Ausnahme von Algen als Amin-Komponente bei der Synthese von Chinolinsäure (Abb. 11.13); als Nichtamin-Komponente fungiert ein stickstofffreier C_3-Baustein (wahrscheinlich Glycerolaldehyd-3-phosphat). Chinolinsäure (= Pyridin-2,3-dicarbonsäure) ist in der Natur die unmittelbare Vorstufe der Nicotinsäure (Pyridin-3-carbonsäure), die bereits 1867 durch Oxidation von Nicotin gewonnen wurde und von daher ihre Trivialnamen erhielt.

Säuger, Algen, Pilze und bestimmte andere Mikroorganismen hingegen vermögen Chinolinsäure durch Abbau der für den Säuger essentiellen Aminosäure L-Tryptophan zu bilden. Hierbei wird zunächst der Pyrrol-Anteil des Indol-Rings zwischen C-2 und C-3, im späteren Verlauf auch der Benzol-Anteil des Indol-Rings zwischen C-3 und C-4 jeweils unter dem

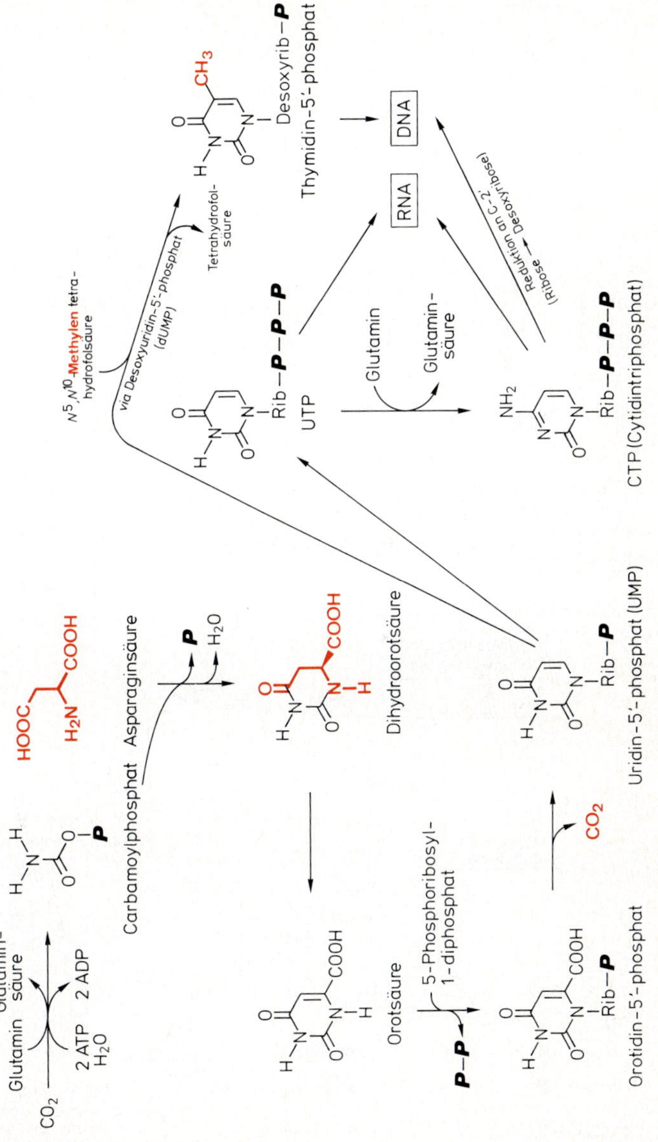

Abb. 11.12 Pyrimidinnucleotid-Biosynthese

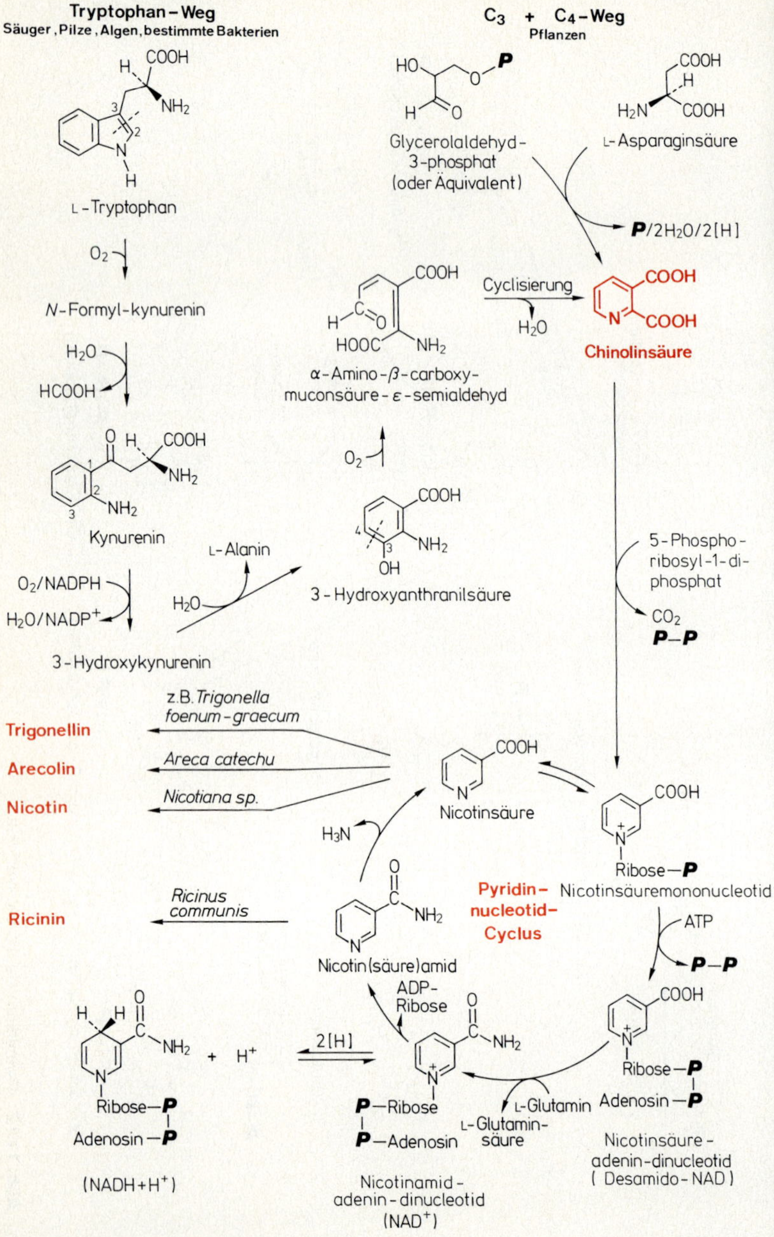
Tryptophan-Weg
Säuger, Pilze, Algen, bestimmte Bakterien
L-Tryptophan
O_2
N-Formyl-kynurenin
H_2O
HCOOH
Kynurenin
O_2/NADPH
$H_2O/NADP^+$
3-Hydroxykynurenin
H_2O
L-Alanin
3-Hydroxyanthranilsäure
O_2
α-Amino-β-carboxy-muconsäure-ε-semialdehyd
C_3 + C_4-Weg
Pflanzen
Glycerolaldehyd-3-phosphat (oder Äquivalent)
L-Asparaginsäure
P/$2H_2O$/2[H]
Cyclisierung
H_2O
Chinolinsäure
5-Phospho-ribosyl-1-di-phosphat
CO_2
P–P
z.B. Trigonella foenum-graecum
Trigonellin
Areca catechu
Arecolin
Nicotiana sp.
Nicotin
Nicotinsäure
Ribose–P
Nicotinsäuremononucleotid
Pyridin-nucleotid-Cyclus
H_3N
Ricinus communis
Ricinin
Nicotin(säure)amid
ATP
P–P
Ribose–P
Adenosin–P
Nicotinsäure-adenin-dinucleotid (Desamido-NAD)
L-Glutamin
L-Glutamin-säure
ADP-Ribose
P–Ribose
P–Adenosin
Nicotinamid-adenin-dinucleotid (NAD^+)
2[H]
+ H^+
Ribose–P
Adenosin–P
($NADH+H^+$)

Einfluß einer Dioxygenase oxidativ gespalten. Der dabei schließlich gebildete zweifach ungesättigte Aminoaldehyd wird im Sinne einer cyclischen Azomethin-Bildung zum Pyridin-Ring der Chinolinsäure umgesetzt.

Nicotinsäure und ihr Amid (Nicotinamid), die übrigens beide als Arzneistoffe Verwendung finden und daher mit Monographien im DAB 9 und anderen Arzneibüchern vertreten sind, dienen als biogenetische Vorstufen einiger Alkaloide. Beide Stoffe sind Komponenten des Pyridinnucleotid-Cyclus (Abb. 11.13), in dem auch die bei enzymatischen Redoxreaktionen als Coenzyme fungierenden N-Glykoside NAD und NADP gebildet werden.

Neben einer Reihe von einfachen Nicotinsäure-Derivaten mit Alkaloid-Charakter (Trigonellin, Arecolin, Ricinin; Abb. 11.14) sind vor allem die *Nicotiana*-Alkaloide erwähnenswert, bei denen die pflanzlichen Produzenten zusätzlich zur Nicotinsäure noch einen anderen N-haltigen, variablen Baustein verwenden (Abb. 11.15). Therapeutische Bedeutung hat keines dieser von Nicotinsäure abgeleiteten Alkaloide, jedoch sind Arecolin und Nicotin im Zusammenhang mit Genußgiften wichtig.

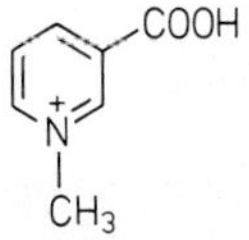

Trigonellin

z.B. *Trigonella foenum-graecum*
(Fabaceae)

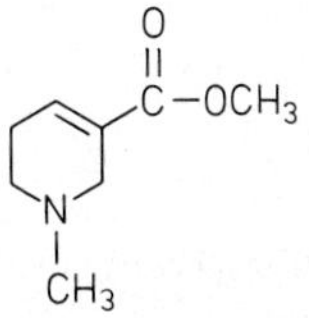

Arecolin

Areca catechu
(Arecaceae)

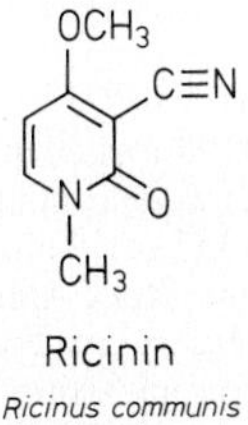

Ricinin

Ricinus communis
(Euphorbiaceae)

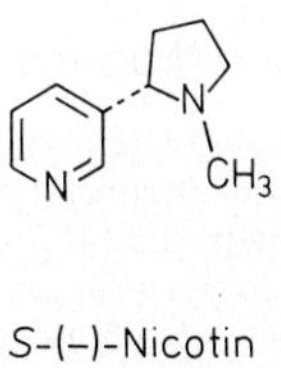

S-(–)-Nicotin

z.B. *Nicotiana tabacum*
(Solanaceae)

Abb. 11.14 Von Asparaginsäure via Nicotinsäure abgeleitete Alkaloide

◀ **Abb. 11.13** Chinolinsäure als zentrale Vorstufe für die Komponenten des Pyridinnucleotid-Cyclus und die von Asparaginsäure abgeleiteten Alkaloide (Strukturformeln der Alkaloide: s. Abb. 11.14)

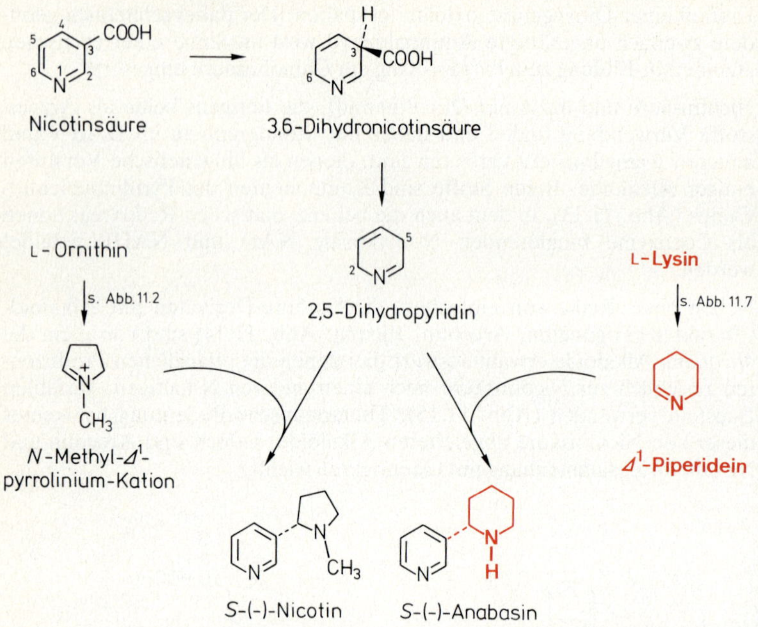

Abb. 11.15 Biosynthese der Hauptalkaloide Nicotin/Anabasin bei *Nicotiana*-Arten

4.2 Monographien

4.2.1 Einfache Nicotinsäure-Derivate

In den als Schleimdroge arzneilich verwendeten Bockshornsamen DAB 9, Foenugraeci semen, von *Trigonella foenum-graecum* L. (Fabaceae) findet sich die Aminocarbonsäure Trigonellin (*N*-Methyl-nicotinsäure), die bei der dünnschichtchromatographischen Identitätsprüfung der DAB-9-Droge eine Rolle spielt: Die entsprechende DC-Zone wird hinsichtlich Fluoreszenzminderung und Farbreaktion (Dragendorffs Reagenz) verglichen mit dem Verhalten von authentischem Trigonellin, das als Hydrochlorid Reagenz des DAB 9 ist. Als Nebenalkaloid findet sich Trigonellin auch in *Nicotiana*-Arten.

In den Samen von *Ricinus communis* L. (Euphorbiaceae), den Lieferanten von Ricinusöl DAB 9, Ricini oleum, kommt zu etwa 0,2% das wegen seiner Lactam-Struktur nichtbasische Alkaloid Ricinin vor; es weist nur geringe Toxizität auf. Ricinin ist nicht zu verwechseln mit dem ebenfalls in diesen Samen vorkommenden Glykoprotein Ricin, das zu den Lectinen gehört. Es handelt sich dabei um den (soweit bisher bekannt) giftigsten von einer Pflanze gebildeten Stoff.

Arecae semen

Arzneibuch-Monographien: AUSTR.

Stammpflanze: *Areca catechu* L. – Arecaceae. Die bis zu 30 m hohe Betelnußpalme ist eine Kulturpflanze des tropischen Asiens.

Droge: Es handelt sich um die halbkugelartigen Samen, die irreführenderweise als Betel„nuß“ bezeichnet werden. Die eiförmige, bis 7 cm lange Frucht ist eine einsamige Beere.

Inhaltsstoffe: 0,3 bis 0,6% Alkaloide mit dem Hauptalkaloid Arecolin (bis zu 80% der Alkaloid-Fraktion; Formel: s. Abb. 11.14), bis zu 25% Catechin-Gerbstoffe, ferner fettes Öl.

Pharmakologische Wirkungen: Arecolin ist ein Parasympathomimetikum; es zeichnet sich durch ausgeprägt agonistische Wirkung an den *m*-Cholinozeptoren aus. An den *n*-Cholinozeptoren wirkt es nur schwach agonistisch.

Verwendung: Therapeutisch wird die Droge und das daraus isolierte Hauptalkaloid nur noch in der Veterinärmedizin, vor allem bei Wurmerkrankungen, verwendet.

In den Ländern des tropischen Asiens ist der Arecasamen ein weitverbreitetes Genußgift. Man schätzt die Zahl der Betelkauer auf über 200 Millionen. Der Betelbissen besteht aus geschnittenem Arecasamen als Hauptkomponente, etwas gelöschtem Kalk, den catechingerbstoffreichen Drogen Gambir (aus den Blättern von *Uncaria gambir* [Hunter] Roxburgh, Rubiaceae) oder Katechu (aus dem Kernholz von *Acacia catechu* [L. f.] Willdenow, Mimosaceae), sowie geschmacksverbessernden Zusätzen (Gewürznelken, Zimt, Ingwer). Das Ganze wird in die frischen, ätherisches Öl enthaltenden Blätter des Betelpfeffers, *Piper betle* L. (Piperaceae), eingewickelt und so gekaut. Auch Tabak kann hinzugemischt sein. Beim Kauen des Betelbissens kommt es unter dem Einfluß des Calciumhydroxids zur Freisetzung der Arecolin-Base und zur Hydrolyse der Ester-Gruppe des Alkaloids. Die dabei entstehende Aminocarbonsäure, das Arecaidin, hat keine parasympathomimetischen Eigenschaften mehr, besitzt aber zentral anregende Wirkung.

4.2.2 Nicotiana-Alkaloide

In der vom amerikanischen Kontinent stammenden Gattung *Nicotiana* (Solanaceae) finden sich einjährige Kräuter, die als Kulturpflanzen sehr große Bedeutung besitzen. Die Blätter zahlreicher Varietäten und Sorten von *Nicotiana tabacum* L., *N. rustica* L. und *N. latissima* Miller sowie bestimmte Hybriden werden zur Tabakgewinnung herangezogen. Hauptproduzenten sind USA, China, Indien, UdSSR und Brasilien. Auch in Deutschland gibt es Tabakanbau.

Tabakgewinnung. Hierzu ist ein Fermentationsprozeß erforderlich, bei dem unter Selbsterwärmung der aufeinandergeschichteten Blätter durch Einfluß pflanzeneigener und bakterieller Enzyme einerseits ein Abbau von (sonst den Geschmack negativ beeinflussenden) Eiweißen und andererseits eine Verbesserung des Aromas und Geschmacks durch Bildung entsprechender Aromastoffe erzielbar ist. Hierbei verfärben sich die Blätter gelbbraun. Der Geschmack kann ferner durch „Saucieren" (Behandlung mit würzenden und/oder färbenden Saucen) verändert werden. Man unterscheidet Rauch-, Schnupf- und Kautabak.

Inhaltsstoffe. Der Gehalt an Alkaloiden schwankt je nach Tabaksorte sehr stark. Der Anteil des normalerweise als Hauptalkaloid zu bezeichnenden *S*-(–)-Nicotin kann in den getrockneten Blättern bis zu 13% betragen (im Durchschnitt 1,5%). Als Nebenalkaloide sind *S*-(–)-Nornicotin (Desmethylnicotin) und *S*-(–)-Anabasin (Formeln: s. Abb. 11.15) erwähnenswert. Es gibt mehr als 20 weitere Nebenalkaloide. Alkaloide kommen auch in allen anderen Pflanzenteilen vor.

Bei *Nicotiana glauca* Graham, einer nicht zur Tabakgewinnung herangezogenen strauchartigen Wildpflanze, die in Europa ebenfalls eingebürgert ist (Mittelmeerraum, Kanarische Inseln), findet sich das dem Nicotin isomere *S*-(–)-Anabasin mit N-nichtmethyliertem Piperidin-Anteil anstelle des N-methylierten Pyrrolidin-Anteils (Abb. 11.15) als Hauptalkaloid. Anabasin kann auch als Hauptalkaloid bei durch Züchtung nicotinarm gewordenen Kultivaren der tabakliefernden *Nicotiana*-Arten auftreten. Bei *Nicotiana glutinosa,* einer weiteren nicht zur Tabakgewinnung herangezogenen Wildart, fand man *S*-(–)-Nornicotin als Hauptalkaloid. Auch tabakliefernde Züchtungen mit Nornicotin als Hauptalkaloid werden zur Gewinnung nicotinarmer Tabake verwendet.

Nicotin wird in der Wurzel von *Nicotiana*-Arten gebildet und nach dem Transport in die oberirdischen Teile dort je nach Art bzw. Sorte in geringem oder hohem Ausmaß zu Nornicotin desmethyliert. Dieses erfolgt an der intakten Pflanze besonders bei älteren Blättern oder sogar erst nach der Ernte beim Trocknen, ist aber in seinem Ausmaß genetisch fixiert.

Nicotin und Anabasin kommen nicht nur bei *Nicotiana*-Arten vor, sondern auch bei weiteren Solanaceen (*Duboisia* sp.) und vielen anderen Pflanzenfamilien: z. B. Nicotin in *Zinnia elegans* Jacquin (Asteraceae) und Anabasin in *Anabasis aphylla* L. (Chenopodiaceae).

Pharmakologische Wirkungen. Nicotin wirkt zunächst (d. h. in niedriger Dosierung bzw. bei kurzer Einwirkungszeit) als unphysiologischer Erreger der vegetativen Ganglien, dann aber (d. h. in höherer Dosierung bzw. bei längerer Einwirkungszeit) als Ganglienblocker. Die sympathischen und parasympathischen Ganglien werden gleichermaßen beeinflußt. In beiden Fällen werden die *n*-Cholinozeptoren der postsynaptischen Membran zuerst von Nicotin erregt (kurzdauernde Depolarisation der Membran), um dann blockiert zu werden (langdauernde Depolarisation der Membran).

Je nach Ausgangslage des Rauchers erregt oder hemmt Rauchen die verschiedensten Körperfunktionen. Der Raucher versucht daher seinen individuellen Bedürfnissen entsprechend beim Rauchen so zu dosieren, daß er in eine jederzeit möglichst angenehme Situation versetzt wird. Die schnelle Resorbierbarkeit von Nicotin über die Schleimhäute sorgt für augenblickliche Effekte.

Nicotin ist ein außerordentlich giftiges Alkaloid. Die tödliche Dosis für den Menschen liegt bei 1 mg/kg Körpergewicht, was bedeutet, daß ein aus einer einzigen Zigarette bereiteter Teeaufguß für ein Kleinkind tödlich sein könnte, während beim Erwachsenen ein Tee aus etwa fünf Zigaretten oder einer Zigarre einen solchen Effekt haben würde. Der letale Ausgang einer Nicotin-Vergiftung beruht auf Atemlähmung. Der Raucher stirbt aus drei Gründen nicht beim Rauchen: **1** Ein Teil des Nicotins wird durch Pyrolyse zerstört, **2** nicht alles mit dem Rauch inhalierte unzerstörte Nicotin wird resorbiert, sondern zum Teil wieder ausgeatmet, **3** der Mensch vermag Nicotin schnell zu metabolisieren (oxidative Aufspaltung des Pyrrolidin-Rings), und zwar der Raucher schneller als der Nichtraucher.

Langanhaltender Nicotin-Abusus kann zu schweren Erkrankungen führen oder zumindest deren Entstehung fördern. Hierbei sind insbesondere Koronar-, Gefäß- und Magen-Darm-Erkrankungen zu nennen. Das Geburtsgewicht von Säuglingen rauchender Mütter ist deutlich niedriger als normal, die Mißbildungsrate bei Neugeborenen rauchender Mütter und Väter erhöht.

Bei den übrigen *Nicotiana*-Alkaloiden sind die charakteristischen Wirkungen des Nicotins abgeschwächt oder fehlen ganz (Nornicotin).

Bedeutung des Tabaks und des Nicotins. Tabak und Nicotin haben keinerlei therapeutische Bedeutung. Die dualistischen Eigenschaften des Alkaloids machen eine therapeutische Anwendung unmöglich.

Tabak wird überall auf der Welt in außerordentlich großen Mengen als Genußgift geraucht (Zigaretten, Zigarren, Pfeife), in manchen Ländern und in geringerem Umfang aber auch geschnupft und gekaut. Die Weltjahresproduktion beträgt etwa fünf Millionen Tonnen. Zu den oben bereits geschilderten Gefahren, die durch chronischen Nicotin-Abusus hervorgerufen werden können, kommen noch Gesundheitsschädigungen durch das sogenannte „Kondensat" (Teer) und viele andere Schadstoffe des Tabakrauches. Hier sind vor allem chronische Bronchitis und Auslösung von Krebserkrankungen, insbesondere Lungencarcinom, zu nennen.

Die unter der Gruppenbezeichnung „Nicotinoide" subsumierten Alkaloide Nicotin, Nornicotin und Anabasin wirken insektizid, wobei Nornicotin stärker wirksam ist als Nicotin. „Tabaklaugen" werden als hochwirksame Insektizide geschätzt. Während die Alkaloide in *Nicotiana*-Arten – wie bei anderen Pflanzen auch – als Salze vorliegen, enthalten „Tabaklaugen" die Alkaloide als freie Basen. Wegen der guten perkutanen Resorbierbarkeit des für den Menschen hochgiftigen Nicotins sind bei dieser Anwendung Schutzmaßnahmen unbedingt erforderlich (u. a. Tragen von Handschuhen).

5. Von Glutaminsäure abgeleitete Alkaloide

Die Bedeutung der sauren Aminosäure L-Glutaminsäure, wie L-Asparaginsäure strukturell durch eine zusätzliche, endständige Carboxyl-Funktion gekennzeichnet, als Lieferant des C-N-Skeletts von Alkaloiden ist sehr begrenzt. Erwähnenswert sind hier lediglich einzelne bei Pilzen vorkommende Stoffe.

5.1 Biosynthese

Das Kohlenstoff-Skelett der L-Glutaminsäure stammt im Stoffwechsel von Säuger und Pflanze aus 2-Oxoglutarsäure, die ihrerseits dem Citratcyclus entstammt. Durch Transaminierungsreaktion läßt sich die Amino-Gruppe verschiedener Aminosäuren mit Hilfe des Coenzyms Pyridoxalphosphat (= Vitamin B_6) und geeigneter Aminotransferasen (= Transaminasen) auf 2-Oxoglutarsäure übertragen, wobei via Schiffscher Base (aus Pyridoxaminphosphat und 2-Oxoglutarsäure) L-Glutaminsäure entsteht (Abb. 11.16).

Im Gehirnstoffwechsel des Säugers ist diese Transaminierung eine Schlüsselreaktion für die Biosynthese des Neurotransmitters GABA (*γ-a*mino*b*utyric *a*cid = 4-Aminobuttersäure), die aus Glutaminsäure durch Decarboxylierung an dem der Amino-Gruppe benachbarten C-Atom gebildet wird. GABA ist der physiologische Agonist am GABA-A-Rezeptorkomplex, an dem auch der Benzodiazepin-Rezeptor beteiligt ist.

Blätterpilze der Gattungen *Inocybe* und *Clitocybe*, in geringerer Menge auch *Amanita muscaria*, der Fliegenpilz, synthetisieren aus L-Glutaminsäure via 3-Hydroxyglutaminsäure und 3-Oxoglutaminsäure das Alkaloid (+)-Muscarin, wobei drei C-Atome durch Einbau von Brenztraubensäure in dessen 2-Methyltetrahydrofuran-System geliefert werden (in Abb. 11.16 rot markiert). Der Stickstoff, dreifach methyliert, hat quartären Charakter. (+)-Muscarin weist 2*S*,3*R*,5*S*-Konfiguration auf. Daneben kommen in der Natur von den acht denkbaren Stereoisomeren drei weitere vor, teilweise gleichzeitig mit (+)-Muscarin.

Auch Ibotensäure wird aus L-Glutaminsäure gebildet (Abb. 11.16). Im Verlauf dieser Biosynthese erfolgt nach vorheriger Amidierung zu L-Glutamin ebenfalls eine Oxidation am C-3, aus der sich der Ringschluß zum Isoxazol-Derivat Ibotensäure ergibt. Im Gegensatz zu Muscarin liefert die Glutaminsäure hier das komplette C-N-Skelett.

5.2 Monographien

Amanita-muscaria-Alkaloide

(+)-Muscarin ist ein Parasympathomimetikum, d. h. es wirkt agonistisch an den *m*-Cholinozeptoren (= Muscarin-Rezeptoren), denen es ihren Namen

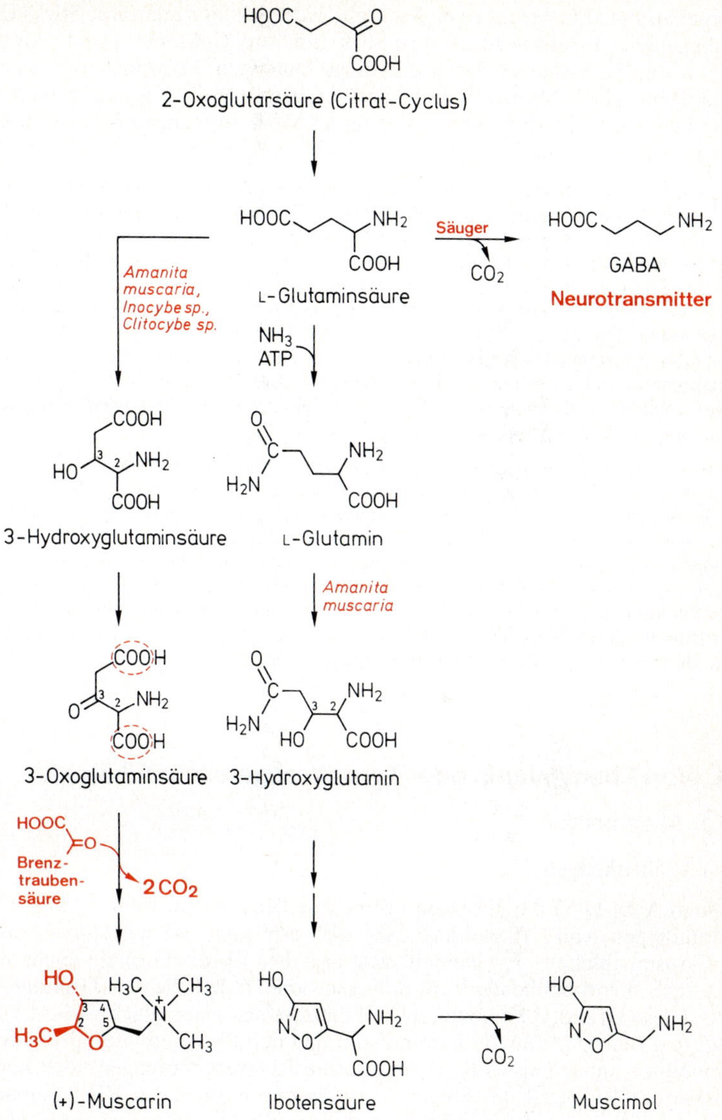

Abb. 11.16 Von L-Glutaminsäure abgeleitete Alkaloide

gegeben hat. Ein Strukturvergleich mit Acetylcholin (quartärer Stickstoff; Abstand des Estersauerstoffs vom Stickstoff: zwei C-Atome; zwei C-Atome links vom Estersauerstoff bei allerdings fehlendem Oxosauerstoff) macht dieses plausibel. Muscarin hat keine therapeutische Bedeutung, wohl aber toxikologische. Darüberhinaus dient es als Modellsubtanz in der pharmakologischen Forschung.

Das sehr giftige Muscarin kommt in verschiedenen *Inocybe*-Arten (Rißpilze; Cortinariaceae) und *Clitocybe*-Arten (Trichterlinge; Tricholomataceae) in Konzentrationen von 0,2 bis 3,2% vor. Seinen Namen erhielt es von *Amanita muscaria* (Amanitaceae), dem auch in Mitteleuropa einheimischen giftigen Roten Fliegenpilz, in dem es zuerst gefunden wurde. Der Gehalt ist beim Roten Fliegenpilz jedoch sehr gering und für dessen Giftigkeit nicht verantwortlich (0,0003%). Diese wird vor allem durch Ibotensäure (bis zu 1,0%) bzw. ihr daraus beim Trocknen durch spontane Decarboxylierung entstehendes Amin Muscimol verursacht. Muscimol ist also als Artefakt anzusehen, das nach dem Verzehr von frischem Fliegenpilz auch im Säugerorganismus gebildet wird. Ibotensäure findet sich ferner bei *Amanita pantherina*, dem Pantherpilz, als Hauptwirkstoff (bis zu 0,5%).

Ibotensäure, vor allem aber Muscimol sind psychoaktive Wirkstoffe. Sie wirken wegen ihrer Strukturähnlichkeit mit dem physiologischen Neurotransmitter 4-Aminobuttersäure am GABA-Rezeptorkomplex des Säugerhirns agonistisch, beeinflussen darüberhinaus aber auch Bereiche des GABA-Stoffwechsels. Koordinationsstörungen, Verwirrungen, Tobsuchtsanfälle, aber auch halluzinogene Eigenschaften sind zu verzeichnen. Letzteres ist der Grund für den Gebrauch von Fliegenpilzen als Rauschmittel in manchen Gebieten Sibiriens. Ibotensäure/Muscimol sind wie die 3α-Tropanolester der Solanaceen als Delirantien anzusehen. In höherer Dosierung muß mit Bewußtlosigkeit und sogar Exitus letalis gerechnet werden.

6. Von Phenylalanin oder Tyrosin abgeleitete Alkaloide

6.1 Allgemeines

6.1.1 Strukturen

Die in Abb. 11.17 dargestellten Formeln stellen eine Auswahl struktureller Grundtypen von Alkaloiden dar, die sich vom L-Phenylalanin oder L-Tyrosin ableiten. Es handelt sich also bei diesen Formeln nicht um tatsächlich vorkommende Verbindungen, sondern lediglich um Grundgerüste. Diese Grundtypen kommen im Pflanzenreich mannigfach variiert vor. Bei den Benzyltetrahydroisochinolinen und den Phenylethyltetrahydroisochinolinen entstehen häufig durch weitere Ringverknüpfungen noch kompliziertere Ringsysteme. Solche Verknüpfungen zu neuen Ringsystemen können an den aufgezeigten Grundtypen direkt geschehen oder nach vorheriger Ringspaltung der Grundtypen, anschließender Umlagerung der bei der Spaltung entstandenen funktionellen Gruppen und Neuverknüpfung.

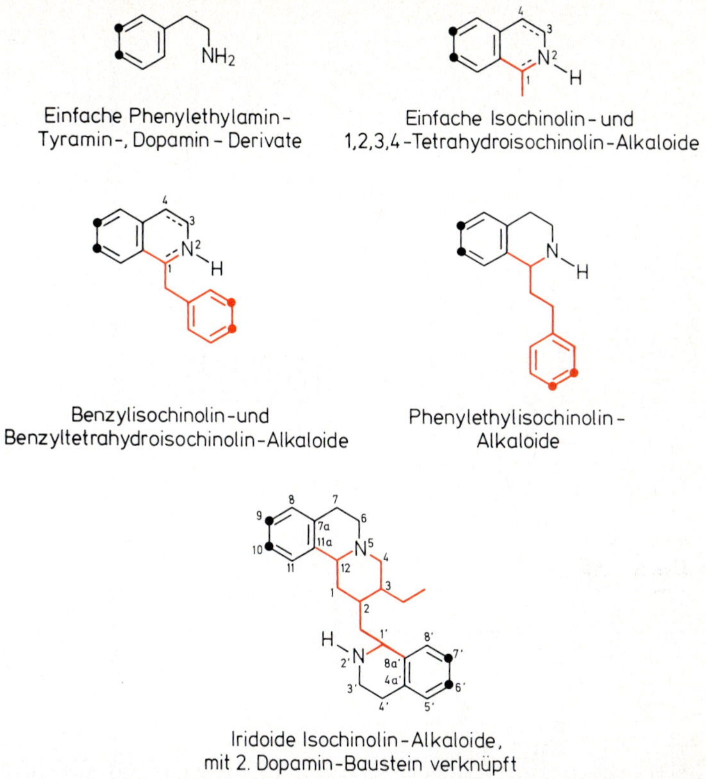

Abb. 11.17 Strukturelle Grundtypen der von Phenylalanin oder Tyrosin abgeleiteten Alkaloide (Amin-Komponente: schwarz, Nichtamin-Komponente: rot; durch Punkte markierte C-Atome tragen bevorzugt Sauerstoff-Funktionen)

6.1.2 Biogenetischer Überblick

Die aromatischen Aminosäuren L-Phenylalanin, L-Tyrosin und L-DOPA (L-3,4-Dihydroxyphenylalanin) werden im Verlauf des Shikimat-Wegs synthetisiert (s. Abb. 6.3). Ihre biogenen Amine, Phenylethylamin, Tyramin, Dopamin, dienen bei der Biosynthese zahlreicher Alkaloide als Amin-Komponente (Abb. 11.18). Am häufigsten spielt Dopamin diese Rolle; dieses gilt nicht nur für solche Alkaloide, die pharmazeutisch bedeutsam geworden sind. Beim Säuger besitzt Dopamin selbst als Neurotransmitter physiologische Bedeutung, ist aber auch als biogenetische Vorstufe von Noradrenalin und Adrenalin wichtig.

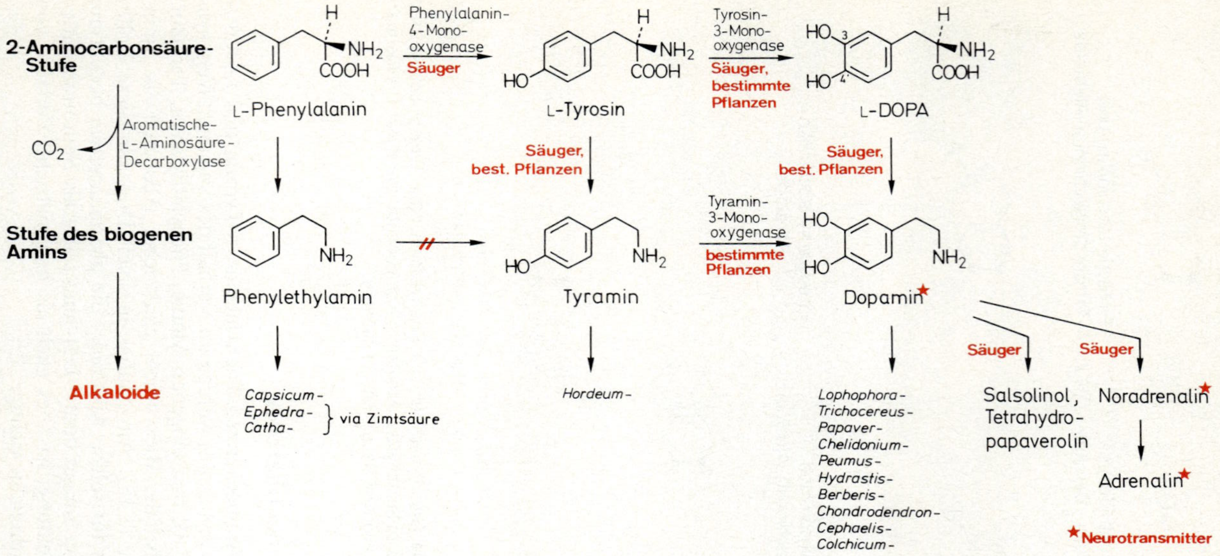

Abb. 11.18 Biosynthese der aromatischen Aminosäuren L-Phenylalanin, L-Tyrosin und L-DOPA sowie deren biogenetische Bedeutung für Alkaloide

6.2 Von Phenylalanin abgeleitete Alkaloide

6.2.1 Strukturen und Biosynthese

Phenylalanin ist die biogenetische Vorstufe der *Ephedra-*, *Catha-* und *Capsicum*-Alkaloide. Die charakteristischen Strukturen sind in Abb. 11.19 wiedergegeben.

Der genaue Verlauf der Ephedrin-Biosynthese ist noch nicht ganz geklärt. Als gesichert gilt, daß Phenylalanin hier nicht als N-Lieferant fungiert. Vielmehr wird diese Aminosäure zunächst via Zimtsäure in einen C_6-C_1-Körper (Benzoesäure oder Benzaldehyd) überführt, der mit einer C_2-Einheit (Acetyl-Partialstruktur der Brenztraubensäure) verknüpft wird (Abb. 11.20). Diese Reaktion könnte vergleichbar sein mit der bei Hefen auf Zusatz von Benzaldehyd beobachteten (vgl. Abb. 11.21), welche zur industriellen Gewinnung von (–)-Ephedrin dient. In den *Ephedra*-Pflanzen könnten dann durch Transaminierung aus der vermuteten racemischen Zwischenstufe 1-Hydroxy-1-phenylpropan-2-on (= 1-Hydroxy-1-phenylaceton) die beiden Alkaloide (–)-Norephedrin und (+)-Norpseudoephedrin (= Cathin) gebildet werden, die durch N-Methylierung schließlich in (–)-Ephedrin bzw. (+)-Pseudoephedrin umgewandelt würden. Die Cathin-Biosynthese in *Catha edulis* könnte entsprechend verlaufen.

Die Amin-Komponente der Capsaicinoide, das Vanillylamin, wird aus Phenylalanin gebildet. Die zur Amidierung erforderliche Säurekomponente entsteht z. B. bei Capsaicin via Isobuttersäure (aus L-Valin) und deren Kondensation mit drei Acetat-Einheiten, wobei schließlich noch durch Dehydrierung die 6,7-Doppelbindung eingezogen wird.

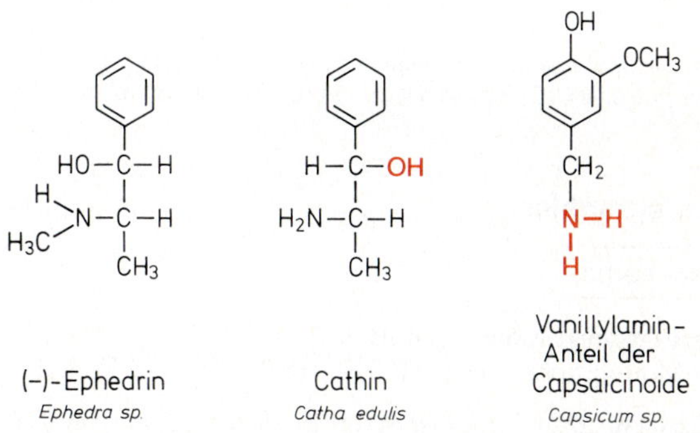

Abb. 11.19 Chemische Strukturen der von Phenylalanin abgeleiteten Alkaloide

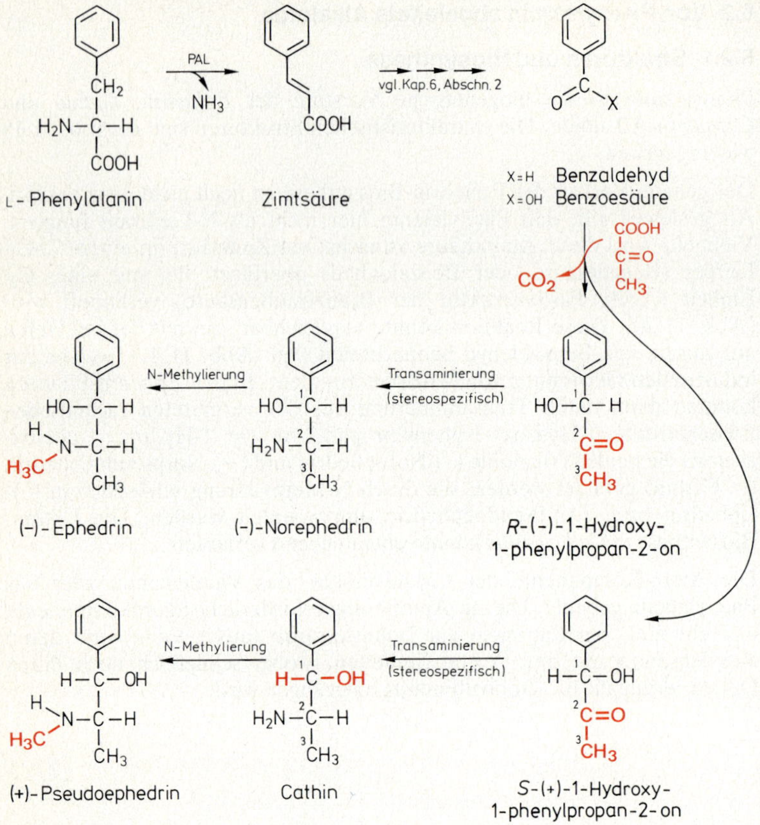

Abb. 11.20 Biosynthese der Ephedrine einschließlich Cathin (partiell hypothetisch). Gesichert ist, daß eine C_6C_1-Einheit mit dem Acetyl-Rest der Brenztraubensäure reagiert

6.2.2 Monographien

Ephedrae herba

Arzneibuch-Monographien: DAB 9 – 1. Nachtrag 1989; verschiedene Ephedrin-Monographien in DAB 9, 2. AB/DDR, HELV. VII, AUSTR.

Stammpflanzen: *Ephedra sinica* Stapf, *E. shennungiana* Tang (China, Mongolei) und andere ephedrinhaltige *Ephedra*-Arten, z. B. *Ephedra distachya* L. (UdSSR), *E. major* Host (Pakistan, Indien) – Ephedraceae.

Die hier in Frage kommenden Spezies der nacktsamigen Gattung *Ephedra* sind bis zu 90 cm hohe Rutensträucher mit zu Schuppen reduzierten Blättern.

Droge: Es handelt sich um die jungen, im Herbst gesammelten Rutenzweige.

Inhaltsstoffe: Je nach Stammpflanze und Herkunft enthält die Droge 0,5 bis 4% Alkaloide. Das Hauptalkaloid ist 1*R*,2*S*-(–)-Ephedrin, herkömmlich als L-Ephedrin bezeichnet (Abb. 11.21), das zwei Chiralitätszentren (C-1 und C-2) besitzt. Der 1. Nachtrag zum DAB 9 geht über einen semiquantitativen DC-Vergleich von einem Gehalt von etwa 2% Gesamtalkaloiden aus und fordert etwa 1,5% Ephedrin. Als Nebenalkaloide sind das diastereo-

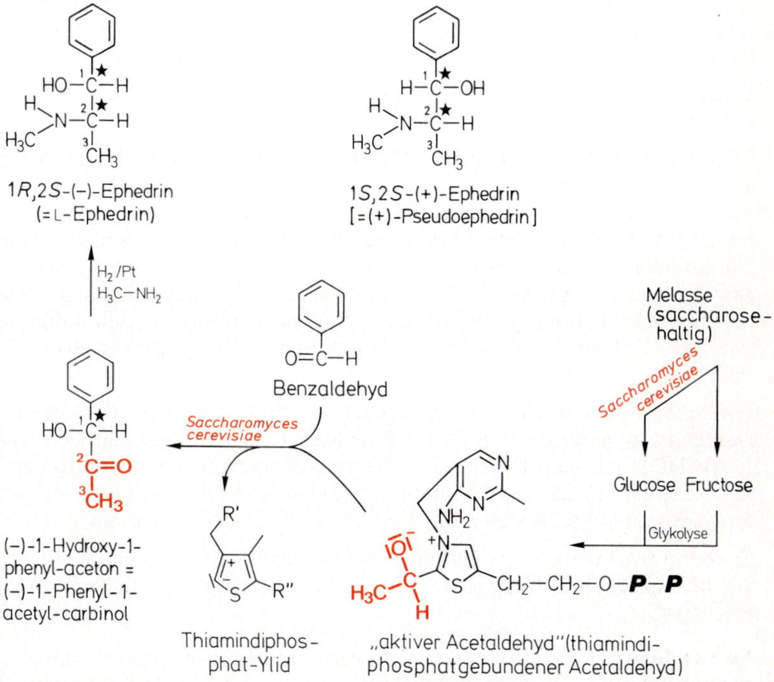

Abb. 11.21 In Ephedrakraut vorkommende Ephedrin-Diastereomere und synthetisch-mikrobiologische Gewinnung von 1 *R*, 2 *S*-(–)-Ephedrin

mere 1*S*,2*S*-(+)-Ephedrin, herkömmlich als (+)-Pseudoephedrin bezeichnet, sowie die jeweiligen Norverbindungen zu nennen. Das 1*S*,2*S*-(+)-Norephedrin, als Arzneistoff herkömmlich „D-Norpseudoephedrin“ genannt, ist bei *Catha edulis* (s. S. 373) Hauptalkaloid und wird daher auch als Cathin bezeichnet.

Gewinnung von Ephedrin: 1*R*,2*S*-(–)-Ephedrin wird auch heute noch in asiatischen Ländern (z. B. Pakistan, Indien) als Ephedrakraut isoliert. Weitaus größere Bedeutung hat jedoch ein synthetisch-mikrobiologisches Gewinnungsverfahren: Melasse, eine hochviskose braune Flüssigkeit mit etwa 60% Saccharose i. T., fällt als Abfallprodukt der Saccharose-Gewinnung aus Zuckerrohr oder -rüben an und kann mittels Hefe vergoren werden. Der dabei aus Saccharose via Brenztraubensäure entstehende „aktive Acetaldehyd“ wird vom Hefepilz mit zugesetztem Benzaldehyd in einer Acyloinaddition zu (–)-1-Hydroxy-1-phenyl-aceton [(–)-1-Phenyl-1-acetyl-carbinol] stereoselektiv umgesetzt. Dieses mikrobiologische Umwandlungsprodukt besitzt an C-1 bereits die für 1*R*,2*S*-(–)-Ephedrin erforderliche Konfiguration. Anschließend wird durch katalytische Hydrierung in Gegenwart von Methylamin zum natürlichen Alkaloid reduziert (Abb. 11.21).

Vollsynthetisch hergestelltes Ephedrin stellt das Racemat aus 1*R*,2*S*-(–)-und 1*S*,2*R*-(+)-Ephedrin dar und wird herkömmlich als DL-Ephedrin bezeichnet.

Pharmakologische Wirkungen: 1*R*,2*S*-(–)-Ephedrin setzt **1** Noradrenalin aus den Speichervesikeln der noradrenergen Neuronen frei. Wegen seiner strukturellen Verwandtschaft mit Noradrenalin wird Ephedrin in das Neuron aufgenommen und hemmt dabei **2** kompetitiv die Wiederaufnahme von Noradrenalin. Schließlich wird **3** auch die noradrenalinabbauende Monoaminoxidase (MAO) durch Ephedrin gehemmt. Aus allen drei Effekten resultiert eine Erhöhung der Noradrenalin-Konzentration an den Adrenozeptoren. Ephedrin wird daher zu den indirekten Sympathomimetika gezählt.

Während die westlichen Arzneibücher in ihren drei Ephedrin-Monographien das natürliche 1*R*,2*S*-(–)-Enantiomer fordern, begnügt sich das 2. AB/DDR mit dem Racemat. In diesem Zusammenhang ist von Bedeutung, daß das 1*S*,2*R*-(+)-Enantiomer deutlich schwächer wirksam ist; die diastereomeren Pseudoephedrine sind sehr viel schwächer wirksam.

Ephedrin wird vor allem aufgrund seiner bronchienerweiternden Wirkung, die bei spastischer Verengung besonders ausgeprägt ist, therapeutisch eingesetzt.

Verwendung: Ephedrakrautextrakt wird in einigen Phytopharmaka (Antiasthmatika, Bronchospasmolytika) verwendet. 1*R*,2*S*-(–)-Ephedrin findet in Kombinationspräparaten gegen Husten zusammen mit Drogenextrakten (z. B. Thymian-, Primula-Extrakt), ätherischen Ölen (z. B. Fenchel-, Anisöl) und/oder anderen Arzneistoffen (z. B. Bromhexin, Codein, Emetin) verbreitet Anwendung. Die Kombination von Expektorantien mit Antitussiva wird allerdings von vielen Autoren für widersinnig gehalten. Auch Antiasthmatika enthalten häufig Ephedrin in Kombination mit anderen Wirkstoffen.

1*S*,2*S*-(+)-Nor(pseudo)ephedrin (Cathin), jahrelang als Appetitzügler freiverkäuflich im Handel und als euphorisierendes Agens in der Drogenszene mißbraucht, unterliegt in der Bundesrepublik Deutschland neuerdings der ärztlichen Verschreibungspflicht. Als freiverkäuflicher „Ersatz" werden jetzt zunehmend Präparate mit racemischem Norephedrin angeboten, dessen 1*R*,2*S*-(–)-Enantiomer-Anteil Nebenalkaloid im Ephedrakraut ist.

Kath (Abessinischer Tee)

Stammpflanze: *Catha edulis* (Vahl) Forsskal ex Endlicher; Celastraceae – Celastrales. Immergrüne, strauch- oder baumartige Kulturpflanze Ostafrikas und Arabiens.

Droge: Die getrockneten Blätter werden als Tee zubereitet; wichtiger ist das Kauen frischer Blätter in den ostafrikanischen Ländern und den ihnen benachbart liegenden Staaten (vor allem Jemen, Saudiarabien).

Inhaltsstoffe: Die Blätter enthalten etwa 1% Alkaloide. Hauptalkaloid ist das bereits bei Ephedrae herba erwähnte Cathin. Von den Nebenalkaloiden ist das Cathinon [*S*-(–)-2-Aminopropiophenon] bedeutsam, bei dem die Hydroxyl-Gruppe des Cathins zum Oxosauerstoff dehydriert vorliegt.

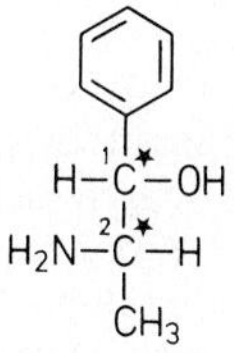
Cathin

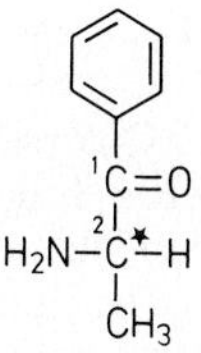
Cathinon

Pharmakologische Wirkungen und Verwendung: Zu Cathin s. Ephedrae herba. Cathinon ist lipophiler und damit ZNS-gängiger als Cathin, so daß es ausgeprägtere zentral stimulierende Wirkungen entfaltet. Dazu gehört auch der euphorisierende Effekt. Cathinon unterliegt daher in der Bundesrepublik Deutschland – im Gegensatz zu Cathin, aber ebenso wie die Amphetamine – den Einschränkungen des Betäubungsmittelgesetzes. Cathinon wird bisher arzneilich nicht verwendet. Es ist jedoch beim Kathkauen wesentlich an der Wirkung beteiligt. Der Genuß bzw. Mißbrauch von Kath spielt in manchen arabischen Ländern die gleiche Rolle wie bei uns der Alkohol, d. h. es ist eine gesellschaftlich akzeptierte „Droge". Nach anregendem, euphorisierendem Effekt kommt es auch bei Kath zu nachfolgender Müdigkeit und am anderen Tag zum „Kater".

Capsici fructus (Paprika) und Capsici fructus acer (Cayennepfeffer)

Arzneibuch-Monographien: Fructus Capsici 2. AB/DDR, AUSTR; Cayennepfeffer DAB 9, HELV. VII (Capsici frutescentis fructus); Eingestellter Cayennepfefferliquidextrakt HELV. VII; Eingestellte Cayennepfeffertinktur HELV. VII; Extractum Capsici AUSTR.; Tinctura Capsici AUSTR.

Stammpflanzen: Capsici fructus: *Capsicum annuum* L. var. *longum* (De Candolle) Sendtner; Capsici fructus acer (syn. Capsici frutescentis fructus): *Capsicum frutescens* L. s. l. – Solanaceae.

Davon abweichend lassen 2. AB/DDR und AUSTR. für ihre Monographie „Fructus Capsici" Früchte der Gattung *Capsicum* zu, schränken also nicht auf eine *Capsicum*-Art ein.

Capsicum annuum und *C. frutescens* sind im tropischen Amerika beheimatete Halbsträucher, die in Kultur als einjährige Kräuter gehalten werden. Von beiden Arten gibt es eine Vielzahl von Kultivaren. Da die Abgrenzung zu bestimmten anderen *Capsicum*-Arten nicht eindeutig geklärt ist, gestattet das DAB 9 für die Monographie „Cayennepfeffer" als Stammpflanze *Capsicum frutescens* L. s. l., wobei s. l. für *sensu latiore* (lat., im weiteren Sinne) steht. Entscheidend ist ein hinreichender Capsaicinoid-Gehalt. Während *Capsicum annuum* auch in den Subtropen und sogar in gemäßigten Breiten (Mittelmeergebiet, Ungarn) angebaut werden kann, ist *Capsicum frutescens* auf tropisches Klima angewiesen. Hauptproduzenten für den Weltmarkt sind hier Indien und das tropische Afrika.

Drogen: Paprika, auch Spanischer Pfeffer genannt, besteht aus den reifen, also roten getrockneten Früchten und ist durch scharfen Geschmack gekennzeichnet. Es handelt sich um 5 bis 12 cm lange, weitgehend hohle, länglich zugespitzte, vielsamige Beeren mit fleischigem Perikarp, welches beim Trocknungsvorgang natürlich einschrumpft. Davon zu unterscheiden ist Gemüsepaprika von *Capsicum annuum* L. var. *grossum* mit großen, dickfleischigen (unreif) grünen bzw. (reif) gelben oder roten Früchten von mehr gedrungener Form und relativ mildem Geschmack.

Cayennepfeffer, auch Peperoni oder Chillies genannt, besteht aus den reifen, also roten getrockneten Früchten und ist durch brennend-scharfen Geschmack gekennzeichnet, der Paprika diesbezüglich noch übertrifft. Es handelt sich um 2–7 cm lange, spitzkegelige, leicht säbelartig gebogene, weitgehend hohle, vielsamige Beeren mit (in getrocknetem Zustand) pergamentartigem Perikarp. Als Gewürz sind auch nichtgetrocknete unreife, also grüne Früchte im Lebensmittelhandel.

Inhaltsstoffe: Die pharmazeutisch wichtigen Inhaltsstoffe von *Capsicum*-Drogen sind Scharfstoffe mit Säureamid-Struktur, die nach der Hauptkomponente Capsaicinoide genannt werden.

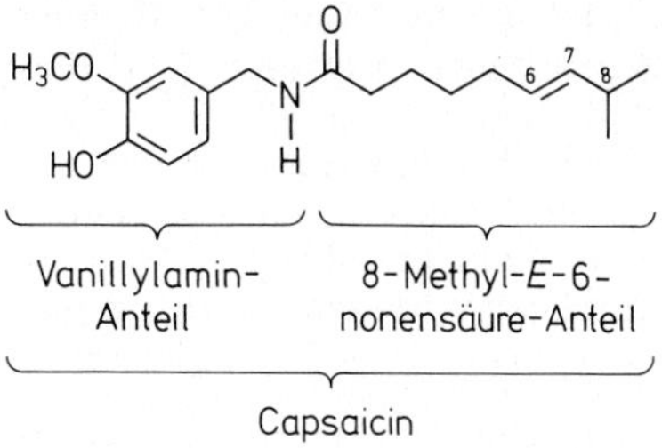

Obgleich sie keinen basischen Stickstoff enthalten (Säureamid-N ist nicht basisch, vielmehr kann er unter bestimmten Bedingungen sogar einen Wasserstoff als Proton abgeben), werden die Capsaicinoide den Alkaloiden zugerechnet. Bei Cayennepfeffer besteht die Scharfstoff-Fraktion zu etwa zwei Dritteln aus Capsaicin (mit 6,7-*E*-Konfiguration) und zu etwa einem Drittel aus (6,7-)Dihydrocapsaicin. Weitere sich im Fettsäure-Anteil unterscheidende Capsaicinoide sind nur in geringer Menge vorhanden.

Cayennepfeffer DAB 9 muß mindestens 0,4% Capsaicinoide, berechnet als Capsaicin, enthalten; es sind allerdings Drogen mit bis zu 1,5% im Handel. Der Gehalt bei Paprika liegt mit 0,3–0,5% in der Regel deutlich niedriger. Paprika AUSTR. muß mindestens 0,25% Capsaicinoide aufweisen. Die Scharfstoffe finden sich bei *Capsicum*-Drogen vor allem in den Plazenten, in geringerer Menge auch in den Samen. Die rote Färbung reifer *Capsicum*-Früchte kommt durch Carotinoide zustande.

Als Gewürz außerhalb von Apotheken käufliches Paprikapulver enthält Teile des Perikarps, der Scheidewände, Plazenten und Samen, wobei das Verhältnis dieser Bestandteile zueinander für den Schärfegrad ausschlaggebend ist: Je roter das Gewürz (hoher Perikarp-Anteil), um so weniger scharf ist es („Edelsüßer Paprika“); das scharfe Gegenstück dazu ist das deutlich weniger rote „Rosenpaprika“ mit geringem Perikarp-Anteil.

Der Scharfstoff-Gehalt von Gemüsepaprika ist bereits deutlich niedriger. Durch Entfernen von Plazenten und Samen bei der Zubereitung schmeckt das Gemüse nicht scharf. Beachtlich ist hier der hohe Ascorbinsäure-Gehalt (grüne Früchte: 100 bis 150 mg/100 g; rote Früchte: 250 bis 350 mg/100 g).

Pharmakologische Wirkungen: Auf die Haut aufgebrachtes Capsaicin verursacht eine anfängliche Schmerzempfindung, der eine Phase der Unempfindlichkeit folgt. Es ist ein perkutan resorbierbarer Reizstoff, der Schmerzrezeptoren in Haut und Schleimhaut direkt erregt. Diese Erregung der Schmerzrezeptoren durch Capsaicin führt – wie bei jeder anderen Erregung dieser Rezeptoren – zur Freisetzung von Substanz P, einem Decapeptid, das als „Neurotransmitter des Schmerzes“ angesehen wird. Dadurch wird die anfängliche Schmerzempfindung nach Capsaicin-Applikation erklärlich.

Auch die Warmrezeptoren werden nach Permeation direkt erregt. Dieser Reiz löst reflektorisch lokale Hyperämie aus. Es kommt zur Freisetzung mehrerer anderer körpereigener Mediatoren (z. B. Histamin), die an den lokalen Wirkungen von Capsaicin, vor allem der Vasodilatation, beteiligt sind. Capsaicin hat einen scharfen Geschmack, der noch in einer Verdünnung von 1 : 100 000 auf der Zunge deutlich zu spüren ist. Es regt ferner Magensaftsekretion und Darmperistaltik an. Auch diese Effekte werden durch Erregung entsprechender Nervenbahnen erzielt. Es ist zu vermuten, daß auch die übrigen Capsaicinoide qualitativ gleich wirken.

Verwendung: *Capsicum*-Tinktur und andere Extrakte sowie reines Capsaicin („*N*-Vanillyl-nonanamid“, „Nonylsäurevanillylamid“) natürlicher oder synthetischer Herkunft werden vor allem äußerlich und zwar bei rheumatischen Erkrankungen zur Linderung der lokalen Beschwerden eingesetzt. Beliebte Zubereitungsformen sind Pflaster, Salben oder Linimente, wobei vor allem Kombinationspräparate mit anderen Drogenextrakten (z. B. Arnika-, Belladonna-Extrakt), ätherischen Ölen (z. B. Eucalyptus-, Rosmarin-, Terpentin-Öl) oder reinen Wirkstoffen (z. B. Campher, Salicylsäuremethylester, Nicotinsäurebenzylester) im Handel sind.

6.3 Einfache Tyramin- oder Dopamin-Derivate

6.3.1 Strukturen

Aus L-Tyrosin oder seinem biogenen Amin Tyramin bzw. aus L-DOPA (L-3,4-Dihydroxyphenylalanin) oder seinem biogenen Amin Dopamin werden im Tier- und Pflanzenreich eine Reihe von einfachen Derivaten gebildet, die bereits Sekundärstoffe darstellen. Sie entfalten ausgeprägte physiologische oder pharmakodynamische Wirkungen. Es handelt sich dabei zunächst um solche Tyramin-/Dopamin-Derivate, in denen der Stickstoff einerseits noch erhalten, andererseits aber noch nicht cyclisiert ist (Tab. 11.5).

Beispiele für stickstofffreie Stoffwechselprodukte solcher Amine sind 3,4-Dihydroxymandelsäure und 3-Methoxy-4-hydroxymandelsäure (Metaboliten von Adrenalin und Noradrenalin beim Säuger) sowie 4-Hydroxyphenylessigsäure (Metabolit von Hordenin bei *Hordeum vulgare* L., der Saatgerste).

Tab. 11.5 Struktur und Vorkommen einfacher Tyramin- oder Dopamin-Derivate biogenen Ursprungs

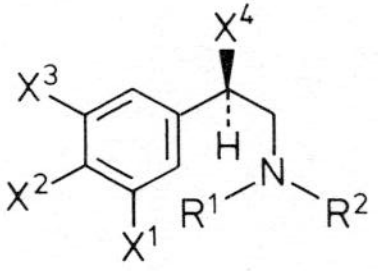

	X^1	X^2	X^3	X^4	R^1	R^2	Säuger	Amphibien*	Pflanzen
Tyramin	H	OH	H	H	H	H	+	+	ubiquitär
Dopamin	OH	OH	H	H	H	H	+	+	verbreitet
R-(–)-Noradrenalin (Norepinephrin INN)	OH	OH	H	OH	H	H	+	+	z. B. *Hydrastis canadensis, Trichocereus pachanoi,* Bananen (*Musa* spp.)
R-(–)-Adrenalin (Epinephrin INN)	OH	OH	H	OH	CH_3	H	+	+	*Portulaca grandiflora*
Hordenin	H	OH	H	H	CH_3	CH_3	–	–	z. B. *Hordeum vulgare, Lophophora williamsii, Citrus* spp.
Mescalin	OCH_3	OCH_3	OCH_3	H	H	H	–	–	*Lophophora williamsii, Trichocereus pachanoi*

* Hautdrüsensekret (z. B. Krötengift)

6.3.2 Monographien

Peyotl- und San-Pedro-Kaktus

Stammpflanzen und Drogen: Peyotl-Kaktus: *Lophophora williamsii* (Lemaire ex Salm-Dyck) Coulter; San Pedro-Kaktus: *Trichocereus pachanoi* Britton et Rose – Cactaceae.

Beim Peyotl handelt es sich um einen dornenfreien kleinen Kaktus aus den Trockengebieten des mittelamerikanischen Raumes (Mexiko, Südstaaten der USA). Als Droge wird der oberste Teil der Pflanze, in Scheiben geschnitten („mescal buttons"), gehandelt. Der San-Pedro-Kaktus ist dagegen hochgewachsen und in Ecuador heimisch.

Inhaltsstoffe: Der Peyotl-Kaktus enthält etwa 5% Alkaloide, vor allem solche vom **1** Phenylethylamin-Typ und **2** einfachen Tetrahydroisochinolin-Typ. Zu **1** gehört das Hauptalkaloid Mescalin, ferner das Nebenalkaloid Hordenin (Formeln: Tab. 11.5); zu **2** gehören die Nebenalkaloide Anhalamin und Anhalonidin (Formeln: s. Abb. 11.22). Beim San-Pedro-Kaktus ist Mescalin ebenfalls Hauptalkaloid (bis zu 2%).

Pharmakologische Wirkung und Verwendung: Mescalin ist ein Psychotomimetikum; als solches ruft es optische und akustische Halluzinationen hervor. Es untersteht natürlich den Betäubungsmittelgesetzen der meisten Länder, ist aber etwa 4000- bis 5000mal schwächer wirksam als LSD, so daß ein erwachsener Mensch für einen „Trip" etwa 200 mg benötigt. Die Wirkung ist allerdings langanhaltend (bis zu 20 h). Der Wirkungsmechanismus ist bisher nicht geklärt. Von den Indianern Mittelamerikas wird das Kauen des Peyotl-Kaktus, von denen Ecuadors das des San-Pedro-Kaktus seit Jahrhunderten zum Zweck des Berauschens geschätzt. Weder die Drogen noch Mescalin selbst werden arzneilich verwendet. Mescalin spielt in Europa im Gegensatz zu anderen Halluzinogenen (z. B. LSD, Psilocybin) in der Rauschgiftszene derzeit keine Rolle mehr.

6.4 Einfache Isochinolin-Alkaloide

Isochinolin-Alkaloide, hierbei vor allem Tetrahydroisochinolin-Alkaloide, sind in der pflanzlichen Natur weit verbreitet und durch eine Vielzahl von Strukturen gekennzeichnet. Man kann sie einteilen in einfache Isochinolin-Alkaloide, Benzylisochinolin-Alkaloide (s. Abschn. 6.5), Phenylethylisochinolin-Alkaloide (Abschn. 6.6) und Iridoide Isochinolin-Alkaloide (Abschn. 6.7). Das Prinzip der Biogenese des Isochinolin-/Tetrahydroisochinolin-Grundkörpers ist in allen Fällen gleich: Die Amin-Komponente (Tyramin, Dopamin) wird mit einer geeigneten carbonylhaltigen Nichtamin-Komponente (Aldehyd oder α-Ketocarbonsäure) unter Wasseraustritt enzymatisch verknüpft. Im Fall des Aldehyds entsteht sogleich das 1,2,3,4-Tetrahydroisochinolin, während bei der Kondensation mit einer α-Ketocarbonsäure dieses via 1,2,3,4-Tetrahydroisochinolin-1-carbonsäure und 3,4-Dihydroisochinolin gebildet wird. Je nach Pflanze bzw. Alkaloid wird der eine oder der andere Weg beschritten.

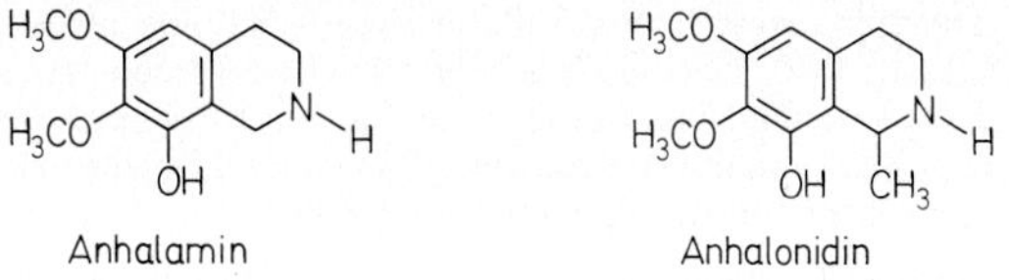

Abb. 11.22 Einfache Tetrahydroisochinolin-Alkaloide aus *Lophophora williamsii* (Lemaire ex Salm-Dyck) Coulter; syn.: *Anhalonium williamsii* (Lemaire ex Salm-Dyck) Lemaire (Cactaceae)

Zu den Einfachen Isochinolin-Alkaloiden gehören solche, die unter letztlichem Einbau eines C_1-Körpers (z. B. mittels Formaldehyd oder Glyoxylsäure) oder eines C_2-Körpers (z. B. mittels Acetaldehyd oder Brenztraubensäure) entstanden sind. Beispiele aus dem Pflanzenreich sind Anhalamin und Anhalonidin (Abb. 11.22), die von *Lophophora williamsii* (s. auch Abschn. 6.3) aus der entsprechenden Amin-Komponente (3-Desmethylmescalin) und Glyoxylsäure bzw. Brenztraubensäure synthetisiert werden.

Auch im Säugetierorganismus können auf die geschilderte Weise einfache Tetrahydroisochinolin-Alkaloide gebildet werden. So führt ein Teil des nach Alkoholgenuß durch Biotransformation entstehenden Acetaldehyds zur Reaktion mit den im Organismus vorhandenen Neurotransmittern vom Catecholamin-Typ (Abb. 11.23). Die dabei entstehenden Salsolinole werden in geringerer Menge auch ohne Alkoholzu-

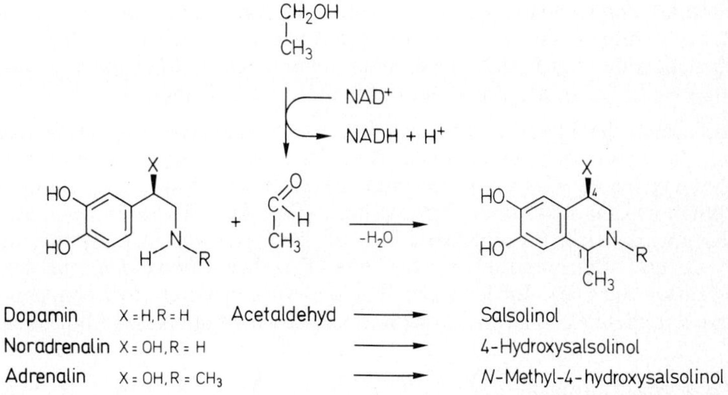

Abb. 11.23 Umsetzung von Catecholaminen zu Tetrahydroisochinolin-Alkaloiden im Säugetierorganismus unter dem Einfluß von Ethanol (nach dessen Biotransformation zu Acetaldehyd in der Leber). Salsolinol war als pflanzliches Alkaloid bereits bekannt (aus *Salsola*-Arten, Chenopodiaceae). Die Hauptmenge des Acetaldehyds wird natürlich via Essigsäure in den Citrat-Cyclus eingespeist

fuhr gebildet. Die Stereochemie an C-1 dieser Säugeralkaloide ist bisher erstaunlicherweise nicht geklärt. Sollte nur ein Enantiomer gebildet werden, also z. B. entweder *R*-(+)- oder *S*-(–)-Salsolinol, so würde dieses auf einen enzymatisch gesteuerten Prozeß hindeuten. Andernfalls wäre von einer Spontanreaktion beim Zusammentreffen von Amin- und Nichtamin-Komponente auszugehen.

Durch die Bildung der Salsolinole wird das Neurotransmittergleichgewicht im Gehirn erheblich gestört, was zunehmend mit den pharmakodynamischen Auswirkungen des Alkoholmißbrauchs in Verbindung gebracht wird. Dieses gilt auch für analog gebildete β-Carbolin-Alkaloide (Abschn. 7.4). Therapeutische Bedeutung haben die Einfachen Isochinolin-Alkaloide nicht.

6.5 Benzylisochinolin-Alkaloide

6.5.1 Strukturen

Der Begriff „Benzylisochinolin-Alkaloide" im übergeordneten Sinn umfaßt die schlichten, in ihrem Ringsystem unveränderten Benzyltetrahydroisochinolin-Alkaloide als solche und die davon durch sekundäre Cyclisierungen ableitbaren Derivate (Abb. 11.24). Derartige neue Ringsysteme liefernde Cyclisierungen sind ohne vorhergehende Ringöffnung des Benzyltetrahydroisochinolins möglich (Morphinan-, Protoberberin-, Aporphin-Typ). Vom Protoberberin-Typ lassen sich darüber hinaus nach Ringöffnung (C-N-Spaltung) durch sekundäre Cyclisierungen weitere Ringsysteme ableiten (Phthalidisochinolin-, Rhoeadan-, Benzophenanthridin-Typ).

Alle in Abb. 11.24 aufgeführten Strukturtypen kommen innerhalb der Gattung *Papaver* vor, wenn auch nicht alle in jeder *Papaver*-Art; der Benzyltetrahydroisochinolin-Typ selbst sowie Protoberberin- und Benzophenanthridin-Typ finden sich darüber hinaus auch bei *Chelidonium majus*, einer weiteren Arzneipflanze aus der Papaveraceen-Familie.

Außerhalb der Papaveraceen sind folgende Strukturtypen bei Alkaloiden von Arzneipflanzen zu erwähnen: Benzyltetrahydroisochinolin- und Aporphin-Typ bei *Peumus boldus* (Monimiaceae), Benzyltetrahydroisochinolin-, Phthalidisochinolin- und Protoberberin-Typ bei *Hydrastis canadensis* (Ranunculaceae), Protoberberin-Typ bei *Berberis vulgaris* L. (Berberidaceae) und Benzyltetrahydroisochinolin-Typ bei *Chondodendron*-Arten (Menispermaceae). Im letzteren Fall sind *Bis*benzyl(tetrahydro)isochinoline, vor allem Tubocurarin, von pharmazeutischem Interesse (Abb. 11.34).

6.5.2 Biosynthese

Gemeinsame biogenetische Vorstufe aller in Abb. 11.24 aufgeführten Strukturtypen ist das Alkaloid *S*-(–)-Norcoclaurin (Übersicht: Abb. 11.25). Insgesamt sind bisher über 2000 davon abgeleitete Alkaloide bekannt. Diesbezüglich besonders gut untersucht sind die Papaveraceen, für die das

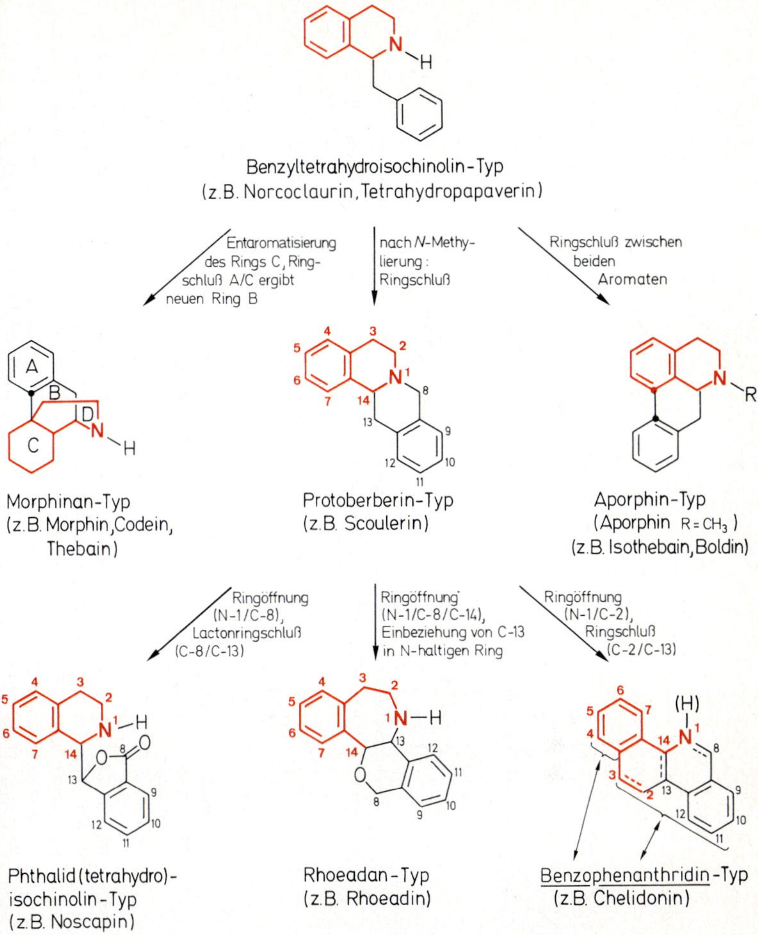

Abb. 11.24 Vom Benzyltetrahydroisochinolin-Typ durch sekundäre Cyclisierungen (z. T. nach vorhergehender C-N-Spaltung) abgeleitete Alkaloid-Grundstrukturen (biogenetische Bezifferung der Protoberberin-Folgestrukturen)

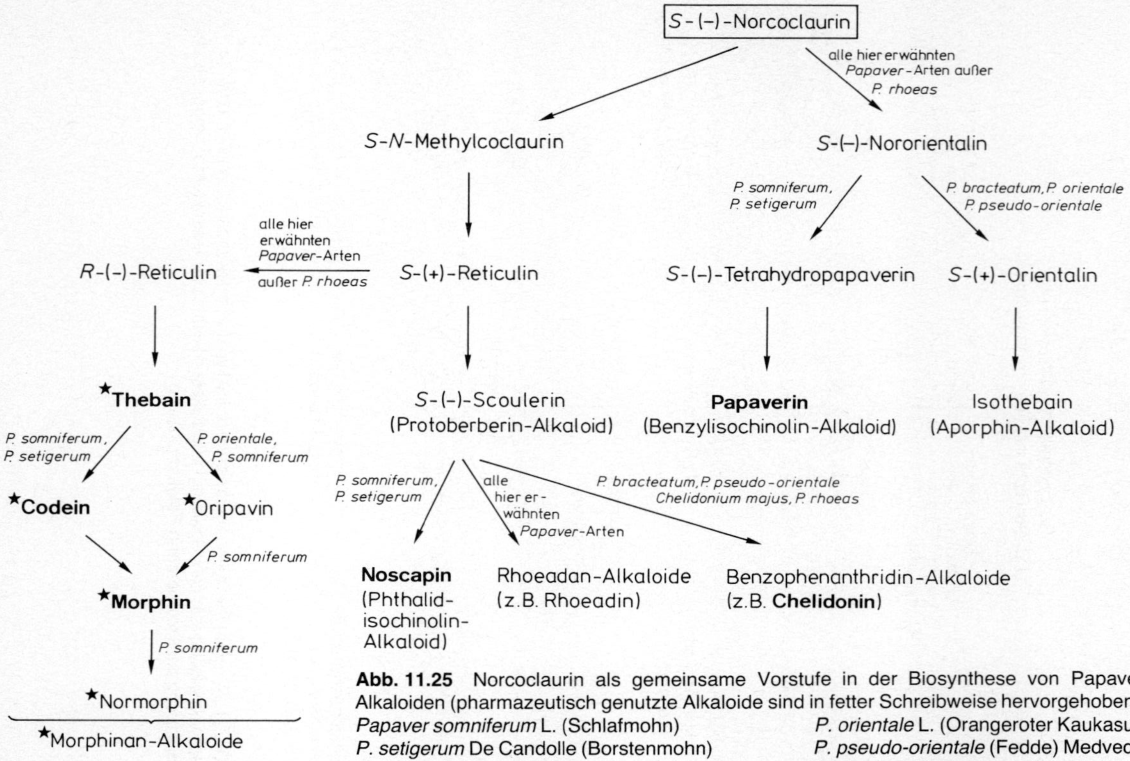

Abb. 11.25 Norcoclaurin als gemeinsame Vorstufe in der Biosynthese von Papaveraceen-Alkaloiden (pharmazeutisch genutzte Alkaloide sind in fetter Schreibweise hervorgehoben):
Papaver somniferum L. (Schlafmohn)
P. setigerum De Candolle (Borstenmohn)
P. rhoeas L. (Klatschmohn)
P. bracteatum Lindley (Blutroter Kaukasusmohn)
P. orientale L. (Orangeroter Kaukasusmohn)
P. pseudo-orientale (Fedde) Medvedev (Gefleckter Kaukasusmohn)
Chelidonium majus L. (Schöllkraut)

Vorkommen solcher Alkaloide im Milchsaft gegliederter Milchsaftschläuche charakteristisch ist.

Bei der **Biosynthese von Norcoclaurin** fungiert Dopamin als Amin-Komponente und der aus L-Tyrosin via Tyramin gebildete 4-Hydroxyphenylacetaldehyd als Nichtamin-Komponente (Abb. 11.26).

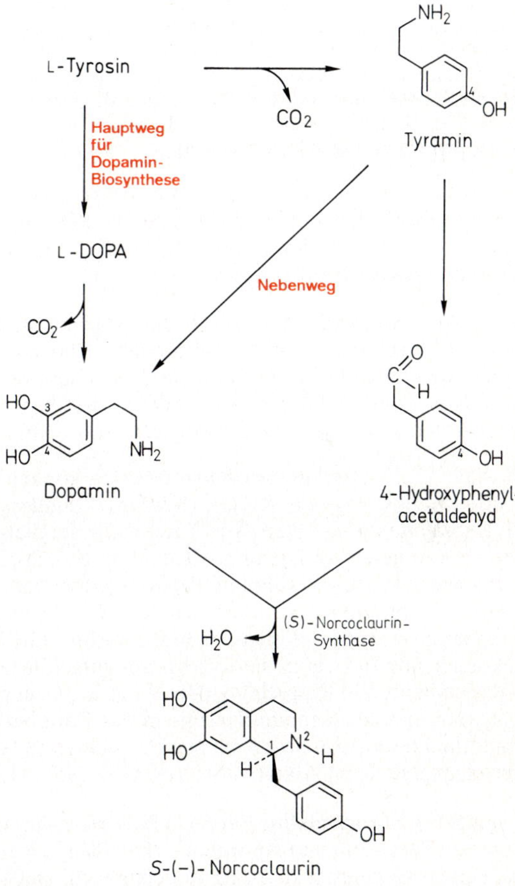

Abb. 11.26 Biosynthese von Norcoclaurin, der biogenetischen Vorstufe aller Benzylisochinolin-Alkaloide

Lange Zeit wurde angenommen, daß *S*-(–)-Norlaudanosolin [= S-(–)-3′-Hydroxy-norcoclaurin] die gemeinsame biogenetische Vorstufe der Benzylisochinolin-Alkaloide darstellt, wobei die Kondensation von Dopamin mit 3,4-Dihydroxyphenylacetaldehyd zu Norlaudanosolin tatsächlich durch ein aus Papaveraceen isoliertes Enzym katalysiert wird. Dieser im Aromaten zweifach oxygenierte Aldehyd ist jedoch nach neuesten Forschungsergebnissen nicht das natürliche Substrat.

Interessanterweise konnten während der Therapie von Parkinson-Patienten mit L-DOPA in deren Harn Norlaudanosolin und 1-Benzyltetrahydroisochinolin-1- carbonsäuren (aus DOPA und 3,4-Dihydroxyphenylbrenztraubensäure bzw. 3-Methoxy-4-hydroxyphenylbrenztraubensäure entstanden) nachgewiesen werden. Norlaudanosolin wird im Säuger auch unter dem Einfluß von Ethanol gebildet. Dessen Metabolit Acetaldehyd hemmt kompetitiv den oxidativen Abbau von L-DOPA, wodurch sich 3,4-Dihydroxyphenylacetaldehyd anhäuft, der dann mit Dopamin zu Norlaudanosolin kondensiert (zur Kondensation von Acetaldehyd mit z. B. Dopamin zu Salsolinol, s. Abschn. 6.4, S. 379). Norlaudanosolin ist ein β-adrenerger Agonist, entfaltet aber auch analgetische und suchterzeugende Wirkungen.

Von *S*-(–)-Norcoclaurin leiten sich vermutlich beide Schlüsselalkaloide für die weitere Biosynthese der Benzylisochinoline in Pflanzen ab: *S*-(+)-Reticulin und *S*-(–)-Nororientalin (Abb. 11.25). Zumindest für *S*-(+)-Reticulin kann dieses als gesichert gelten.

Biosynthese von *S*-(+)-Reticulin. *S*-(+)-Reticulin ist gemeinsame biogenetische Vorstufe der Morphinan-, Phthalidisochinolin-, Rhoeadan- und Benzophenanthridin-Alkaloide (Abb. 11.25). Seine Biosynthese verläuft ausgehend von *S*-(–)-Norcoclaurin über dessen 3-*O*-Methylether *S*-Coclaurin, *S*-*N*-Methylcoclaurin und 3′-Hydroxy-*N*-methylcoclaurin (Abb. 11.27a).

Alle sechs in Abb. 11.25 aufgeführten *Papaver*-Arten können ebenso wie z. B. *Chelidonium majus, Peumus boldus, Hydrastis canadensis, Berberis vulgaris* und *Chondodendron*-Arten *S*-(+)-Reticulin synthetisieren, das eine wichtige Verzweigungsstelle im Alkaloid-Stoffwechsel markiert: Einerseits vermögen alle hier erwähnten *Papaver*-Arten außer *P. rhoeas* daraus das *R*-(–)-Enantiomer zu bilden. Dieses *R*-(–)-Reticulin ist als gemeinsame Vorstufe der Morphinan-Alkaloide (Abb. 11.27a) wichtig. Andererseits können alle zu Beginn dieses Absatzes aufgeführten Pflanzenarten *S*-(+)-Reticulin durch Ringschluß der *N*-Methyl-Gruppe mit dem C-2′ des Benzyltetrahydroisochinolin-Systems in das Protoberberin-Alkaloid *S*-(–)-Scoulerin umwandeln. Scoulerin markiert seinerseits eine weitere wichtige Verzweigungsstelle im Alkaloid-Stoffwechsel (Abb. 11.28).

Biosynthese von *S*-(–)-Nororientalin. Bei *S*-(–)-Nororientalin, der gemeinsamen Vorstufe von Papaverin und Aporphin-Alkaloiden, liegen die beiden *O*-Methylierungen im Gegensatz zu *S*-(+)-Reticulin nicht an C-3 und C-4′, sondern an C-3 und C-3′ vor. Es steht zu vermuten, daß *S*-(–)-Nororientalin ebenfalls aus *S*-(–)-Norcoclaurin via *S*-Coclaurin gebildet wird. Die *N*-Methylierung würde hier ausbleiben, vielmehr müßte gleich die 3′-Hydroxylierung (zu 3′-Hydroxycoclaurin) stattfinden, nachfolgend die Veretherung des 3′-Hydroxyls. Alle erwähnten *Papaver*-Arten außer *P. rhoeas* sind in der Lage, auch *S*-(–)-Nororientalin zu bilden (Abb. 11.29).

Hinsichtlich ihrer Biosynthesewege lassen sich demnach die Benzylisochinolin-Alkaloide in drei Bereiche einteilen (Übersicht: Abb. 11.25):

1 über *R*-(–)-Reticulin gebildete Alkaloide,
2 über *S*-(–)-Scoulerin gebildete Alkaloide und
3 über *S*-(–)-Nororientalin gebildete Alkaloide.

Im folgenden sollen diese Bereiche einer näheren Betrachtung unterzogen werden.

Über R-(–)-Reticulin gebildete Papaver-Alkaloide (Abb. 11.27)

Das tricyclische Alkaloid *R*-(–)-Reticulin ist die erste charakteristische gemeinsame biogenetische Vorstufe aller Morphinan-Alkaloide. Durch oxidative Kupplung wird es zum tetracyclischen Dienon-Derivat (+)-Salutaridin umgesetzt. Stereoselektive Reduktion am (den Oxosauerstoff tragenden) C-7 führt zum Dienol-Derivat (–)-Salutaridinol-I. Durch Ausbildung der Ether-Brücke zwischen C-4 und C-5 entsteht Thebain mit charakteristischer Enolether-Struktur (C-6/C-7), das noch von allen hier erwähnten *Papaver*-Arten außer *P. rhoeas* synthetisiert werden kann. Für *P. bracteatum* und *P. pseudo-orientale* ist Thebain allerdings das Endprodukt dieser Biosynthesesequenz, die hier ihren höchsten Veretherungsgrad erreicht (keine freie Hydroxy-Gruppe mehr vorhanden).

Thebain markiert die Verzweigungsstelle für zwei Morphinanalkaloid-Stoffwechselwege, die beide durch O-Desmethylierungen gekennzeichnet sind. Beide Wege führen zum Morphin, das wieder eine phenolische und eine alkoholische Hydroxy-Gruppe besitzt. Diese alternativen Stoffwechselwege unterscheiden sich durch die Reihenfolge der O-Desmethylierungen an C-3 und C-6.

Schon länger bekannt ist der Weg, der mit der 6-O-Desmethylierung von Thebain beginnt, via Neopinon und Codeinon zu Codein und schließlich nach dessen 3-O-Desmethylierung zu Morphin führt. Er kann ausschließlich von *P. somniferum* und *P. setigerum* beschritten werden; allen anderen *Papaver*-Arten fehlt die für die 6-O-Desmethylierung notwendige Enzymausstattung. Die chemisch z. B. mit Salzsäure leicht spaltbare Enolether-Struktur des Thebains (Reaktionsprodukte: Codeinon und Methanol) ist also unter pflanzenphysiologischen Bedingungen durchaus stabil, wenn entsprechende Enzyme fehlen.

In neuester Zeit ist ein zweiter Weg entdeckt worden, auf dem Thebain zunächst zu Oripavin 3-O-desmethyliert und in einem weiteren Schritt zu Morphin 6-O-desmethyliert wird. Oripavin ist jedoch für *P. orientale* und

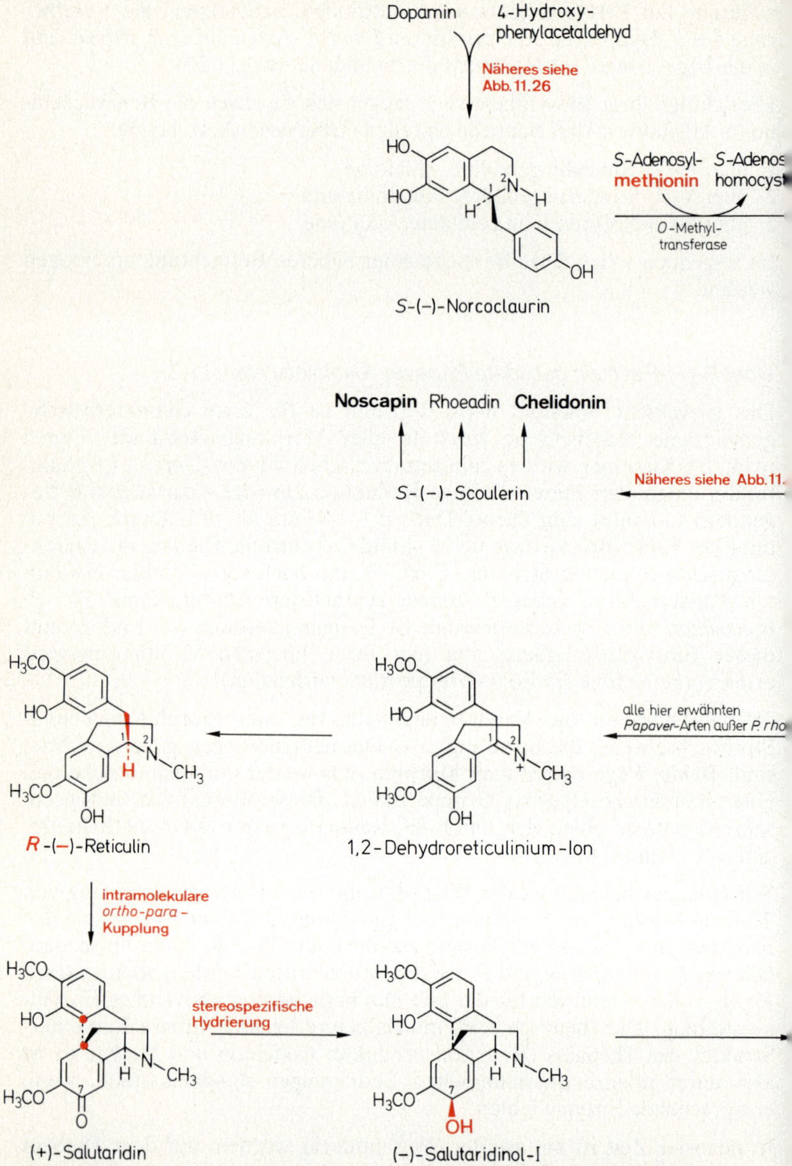

Abb. 11.27 a, b Über *R*-(–)-Reticulin gebildete Papaver-Alkaloide (Gesamtübersicht „Papaveraceen-Alkaloide" und genaue Pflanzenbezeichnungen s. Abb. 11.25)

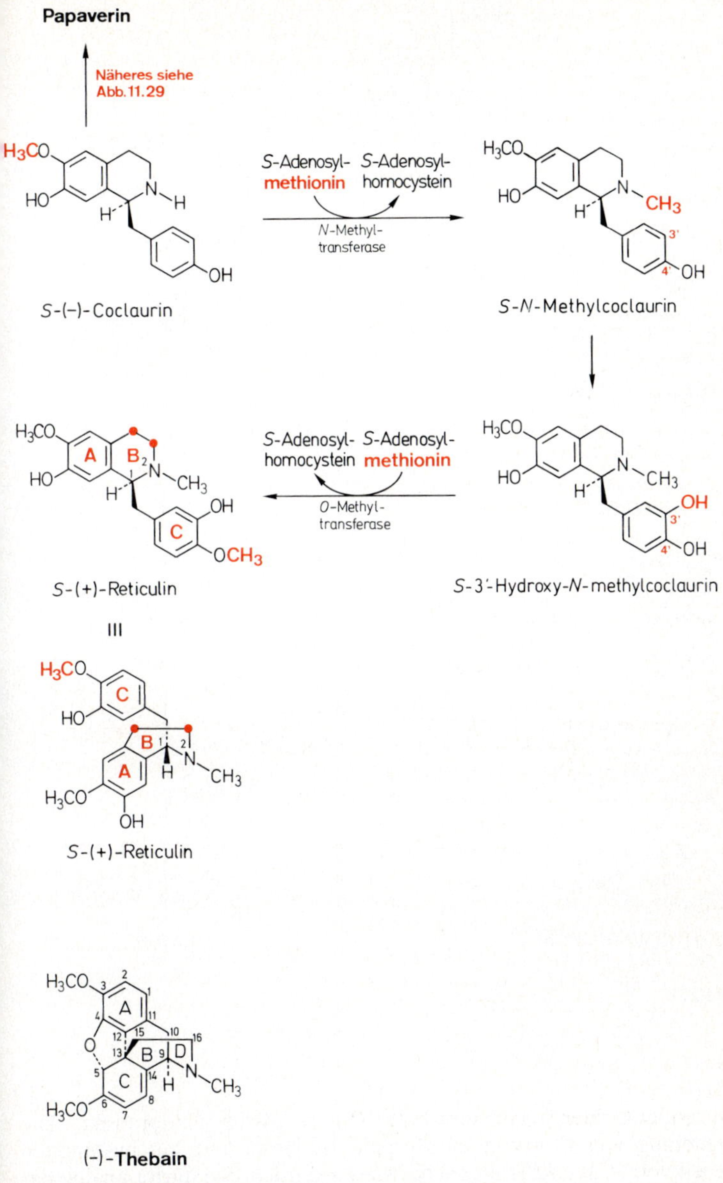
Papaverin
Näheres siehe Abb. 11.29
S-(−)-Coclaurin
S-Adenosyl-methionin
S-Adenosyl-homocystein
N-Methyl-transferase
S-N-Methylcoclaurin
S-3'-Hydroxy-N-methylcoclaurin
S-Adenosyl-homocystein
S-Adenosyl-methionin
O-Methyl-transferase
S-(+)-Reticulin
S-(+)-Reticulin
(−)-Thebain

a

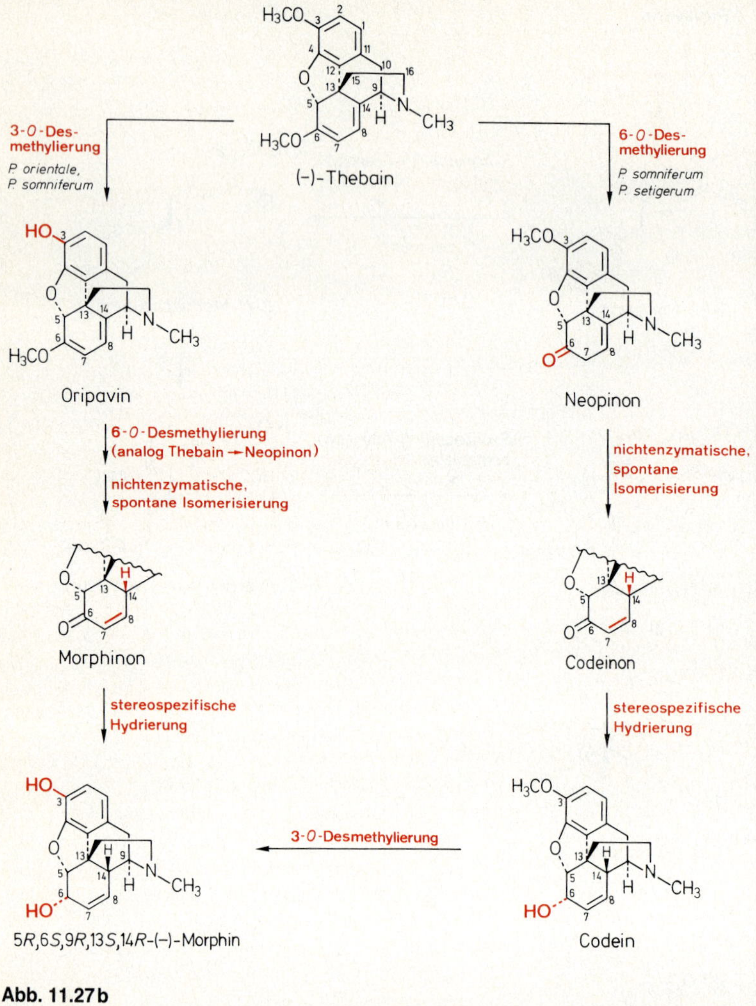

Abb. 11.27 b

einige andere, hier nicht erwähnte *Papaver*-Arten Endprodukt. Die Umwandlung von Oripavin in Morphin ist bisher nur bei bestimmten Stämmen von *P. somniferum* nachgewiesen worden. Sie dürfte analog der 6-O-Desmethylierung von Thebain, d. h. also via Morphinon verlaufen.

Tab. 11.6 Gegenüberstellung der Hauptalkaloide einiger *Papaver*-Arten

Papaver-Art	Hauptalkaloide	zugehöriger Alkaloid-Typ
Papaver somniferum	Morphin Noscapin	Morphinan Phthalidisochinolin
Papaver setigerum	Thebain Papaverin	Morphinan Benzylisochinolin
Papaver bracteatum	Thebain	Morphinan
Papaver orientale	Oripavin	Morphinan
Papaver pseudo-orientale	Isothebain	Aporphin
Papaver rhoeas	Rhoeadin	Rhoeadan

Morphin ist (neben Noscapin) eines der beiden Hauptalkaloide von *P. somniferum* (Tab. 11.6), kann jedoch in der Pflanze noch zu Normorphin N-desmethyliert werden. Normorphin ist das letzte Alkaloid der langen Morphinan-Biosynthesesequenz und besitzt ebenso wie Norcoclaurin, das erste Alkaloid dieser Sequenz, weder N- noch O-Methyl-Gruppen.

Außerhalb der Gattung *Papaver* konnten Thebain und seine biogenetischen Folgeprodukte (z. B. Codein, Morphin) bisher nicht nachgewiesen werden, wohingegen deren Vorstufen Salutaridin und Salutaridinol-I sogar außerhalb der Papaveraceen gefunden wurden.

Über S-(–)-Scoulerin gebildete Papaver-, Chelidonium- und Berberis-Alkaloide (Abb. 11.28 und Abb. 11.32)

Das Protoberberin-Alkaloid *S*-(–)-Scoulerin ist gemeinsame biogenetische Vorstufe der Phthalidisochinolin-, Rhoeadan- und Benzophenanthridin-Alkaloide.

Phthalidisochinolin-Alkaloide enthalten als charakteristisches Strukturmerkmal einen Lacton-Ring. Unter Phthaliden versteht man substituierte Lactone der *o*-Hydroxymethylbenzoesäure, bei denen Wasserstoff-Atome der Methylen-Gruppe durch aliphatische oder aromatische Reste ersetzt sind. Die Entstehung dieses Phthalid-Systems wird durch C-N-Spaltung zwischen C-8 und N-1 des Scoulerins ermöglicht, wobei dessen C-8 sich als Carbonyl-Kohlenstoff im Lacton-Ring wiederfindet. Aus dieser Gruppe ist das pharmazeutisch wichtige 1*R*,9*S*-(–)-Noscapin erwähnenswert (Bezifferung gemäß eigenem Ringsystem; das Chiralitätszentrum C-1 entspricht dem C-14 der am Scoulerin orientierten biogenetischen Bezifferung in Abb. 11.28, das Chiralitätszentrum C-9 entspricht dem dortigen C-13). Früher wurde Noscapin im deutschen Sprachbereich als Narcotin bezeichnet. Es ist das zweite der beiden Hauptalkaloide des Schlafmohns (Tab. 11.6).

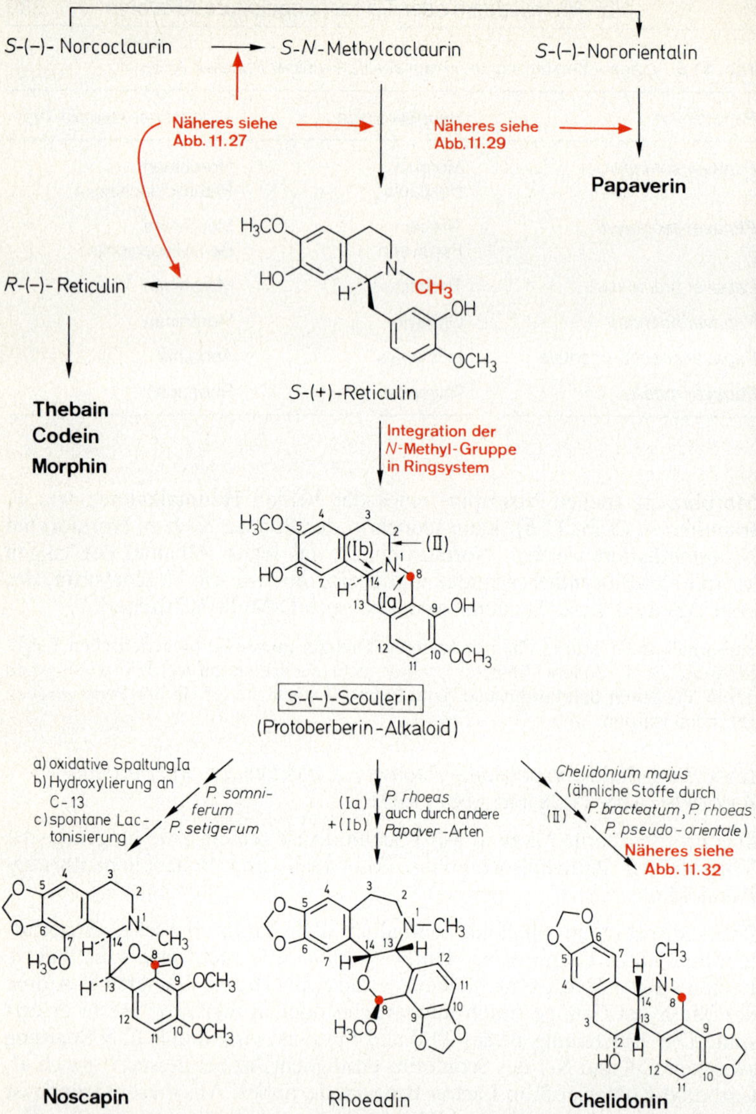

Abb. 11.28 Über *S*-(−)Scoulerin durch oxidative C-N-Spaltung gebildete *Papaver*- und *Chelidonium*-Alkaloide. Die Position der Ringspaltung ist durch Pfeil und römische Ziffer am Scoulerin-Molekül markiert. Vgl. Abb. 11.24. (Biogenetische Bezifferung von Noscapin, Rhoeadin und Chelidonin am Scoulerin orientiert, nicht am jeweiligen eigenen Ringsystem). Gesamtübersicht „Papaveraceen-Alkaloide" und genaue Pflanzenbezeichnungen s. Abb. 11.25

Das zuerst aus dem Klatschmohn isolierte Rhoeadin ist ein Beispiel für die pharmazeutisch allerdings unbedeutende Gruppe der Rhoeadan-Alkaloide. Derartige Verbindungen finden sich in allen hier erwähnten *Papaver*-Arten. Zu ihrer Biosynthese bedarf es zweier C-N-Spaltungen am Scoulerin (**Ia** und **Ib** in Abb. 11.28).Die Spaltung zwischen C-8 und N-1 **Ia** ermöglicht die Ausbildung des O-Heterocyclus, die Spaltung zwischen C-14 und N-1 **Ib** ermöglicht die Ringerweiterung zum siebengliedrigen N-Heterocyclus.

Die Bildung von Benzophenanthridin-Alkaloiden wird durch C-N-Spaltung zwischen C-2 und N-1 des Scoulerins ermöglicht. Das danach zunächst nicht mehr ringgebundene C-2 wird mit C-13 verknüpft, wodurch das Benzophenanthridin-Gerüst entsteht. Alkaloide dieses Typs finden sich bei *Chelidonium majus* (z. B. Chelidonin) und verschiedenen *Papaver*-Arten. Durch Dehydratisierung und Dehydrierung kommt es bei *Chelidonium majus* auch zur Ausbildung von Alkaloiden mit durchkonjugiertem Doppelbindungssystem und daher orangegelber Farbe (z. B. Sanguinarin). Auch Berberin, das Hauptalkaloid der Berberitze (*Berberis vulgaris*) ist gelbgefärbt. Es entsteht aus Scoulerin ohne Ringaufspaltung durch Dehydrierungen im Ringsystem.

Über S-(–)-Nororientalin gebildete Papaver-Alkaloide (Abb. 11.29)

Das pharmazeutisch wichtige Benzylisochinolin-Alkaloid Papaverin, gekennzeichnet durch vollständige O-Methylierung, kann von *P. somniferum* und *P. setigerum* via *S*-(–)-Nororientalin synthetisiert werden. Dabei entsteht zunächst das bereits vollständig O-methylierte, jedoch nicht N-methylierte (also sekundäre Amin) *S*-(–)-Tetrahydropapaverin, das anschließend durch 1,2,3,4-Dehydrierung vollständig aromatisiert wird. Zum tertiären Amin führende N-Methylierung des sekundären Amins, im Alkaloid-Stoffwechsel sonst die Regel, würde die Aromatisierung des Tetrahydroisochinolins zum Isochinolin unmöglich machen.

Papaver bracteatum, P. orientale und *P. pseudo-orientale* vermögen das tricyclische *S*-(–)-Nororientalin via *S*-(+)-Orientalin in das tetracyclische Aporphin-Alkaloid Isothebain umzuwandeln. Bei der über einen komplizierten Mechanismus ablaufenden Ringschlußreaktion geht die Hydroxyl-Gruppe des ehemals frei drehbaren „unteren" Aromaten verloren.

Biosynthese von Bisbenzyltetrahydroisochinolin-Alkaloiden am Beispiel von Tubocurarin. Die beiden monomeren Vorstufen von Tubocurarin sind über zwei Ether-Brücken miteinander verknüpft, jedoch in etwas unterschiedlicher Weise. Diese Ether-Brücken sind zwar in beiden Fällen durch eine *inter*molekulare oxidative *ortho*-Kupplung von Phenolen unter C-O-Verknüpfung entstanden, aber die beiden Ether-Sauerstoffe werden von Hydroxy-Gruppen ein und desselben Monomeren (in Abb. 11.34 des unteren monomeren Bausteins) geliefert. Die Hydroxy-Gruppe der *p*-Hydroxybenzyl-Partialstruktur dieses Monomeren (OH am C-12) und die

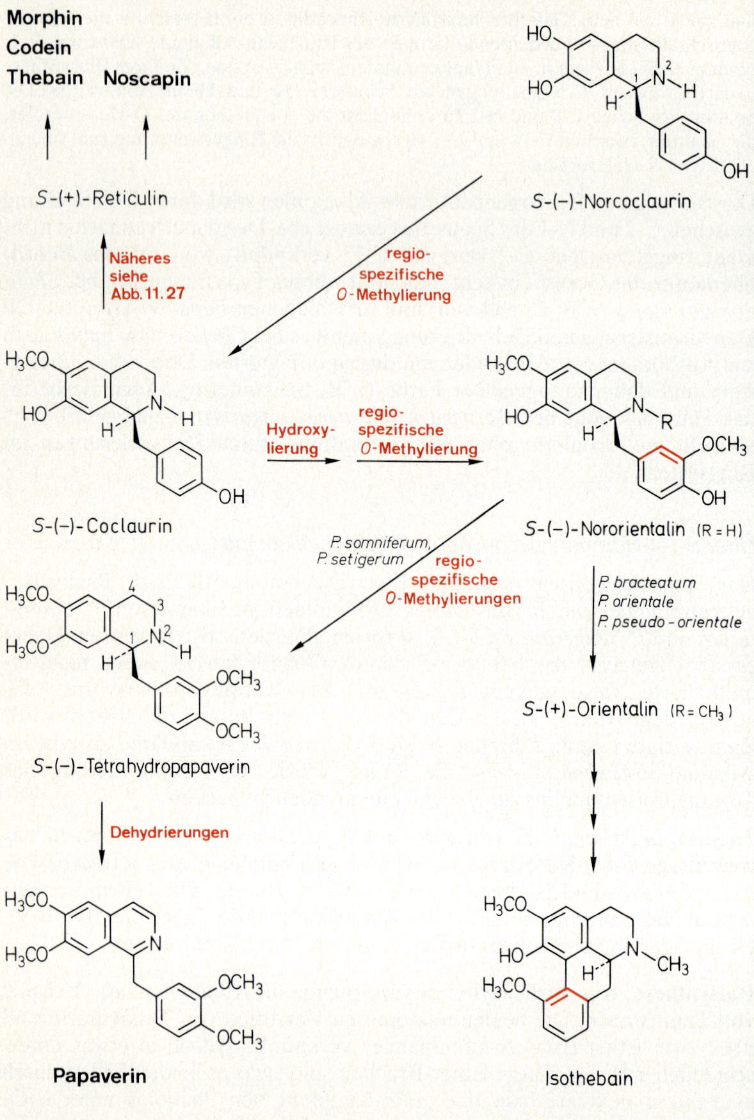

Abb. 11.29 Über *S*-(−)-Nororientalin gebildete *Papaver*-Alkaloide. Gesamtübersicht „Papaveraceen-Alkaloide" und genaue Pflanzenbezeichnungen s. Abb. 11.25

zur Methoxy-Gruppe (an C-6) *ortho*-ständige Hydroxy-Gruppe der Tetrahydroisochinolin-Partialstruktur (OH an C-7) dienen hierzu. Die Verknüpfung unter Ether-Bildung erfolgt jeweils an hydroxy-freien Nachbarpositionen phenolischer Hydroxy-Gruppen des *anderen* Monomeren (C-8′ bzw. C-11′) im Sinne einer oxidativen *ortho*-Kupplung von Phenolen. Im Endeffekt hat infolgedessen der obere monomere Baustein des Tubocurarin-Moleküls noch zwei freie phenolische Hydroxy-Gruppen (C-7′ und C-12′), der untere jedoch keine mehr, wie die Demarkationslinie in Abb. 11.34 deutlich macht. Der oberen Teil des Moleküls trägt das für die pharmakodynamische Wirkung unverzichtbare quartäre N-2′, wohingegen N-2 tertiärer Natur ist, also nicht mit vier Kohlenstoff-Atomen verbunden ist. Schließlich ist zu bemerken, daß die *p*-Hydroxybenzyl-Partialstruktur an C-1′ α-ständig, an C-1 jedoch β-ständig verknüpft ist.

6.5.3 Monographien

Opium

Arzneibuch-Monographien: Opium DAB 9, 2. AB/DDR, HELV. VII, AUSTR.;
Eingestelltes Opium (Opii pulvis normatus) DAB 9, HELV. VII;
Opiumextrakt AUSTR.;
Opiumtinktur (Opii tinctura) DAB 9, HELV. VII, AUSTR.;
Opium pulveratum (Opiumpulver) 2. AB/DDR;
Morphinhydrochlorid DAB 9, 2. AB/DDR, HELV. VII, AUSTR.;
Codein DAB 9, HELV. VII, AUSTR.,; Codeinphosphat DAB 9, 2. AB/DDR, HELV. VII, AUSTR.; Codeinhydrochlorid HELV. VII, AUSTR.;
Noscapin und Noscapinhydrochlorid DAB 9, HELV. VII, AUSTR.;
Papaverin 2. AB/DDR; Papaverinhydrochlorid DAB 9, 2. AB/DDR, HELV. VII, AUSTR.

Stammpflanze: *Papaver somniferum* L. – Papaveraceae.

Die Stammpflanze ist eine bis 1,5 m hohe, einstengelige, einjährige, krautige Kulturpflanze mit 4-kronblättriger, großer Blüte (bis 10 cm im Durchmesser) und charakteristischen, durch Wachsbelag blaugrünen Blättern und Stengeln. Man unterscheidet drei Varietäten mit den in Tab. 11.7 wiedergegebenen Merkmalen.

Von diesen drei Varietäten gibt es zahlreiche Kultivare, die zur Opium-/Alkaloid- bzw. Samen-/Öl-Gewinnung herangezogen werden. Kultivare der Varietät *„nigrum“* liefern die bei uns für Backwaren gebräuchlichen Mohnsamen. Legal wird der Schlafmohn vor allem in Indien, der Türkei, der Sowjetunion und China angebaut. Illegaler Anbau findet vor allem in Pakistan und den Ländern des „Goldenen Dreiecks“ (Burma, Thailand, Laos) statt.

Tab. 11.7 Varietäten von *Papaver somniferum*

P. somniferum-Varietät	Farbe der Blütenkronblätter	Form der Kapsel	Farbe der Samen
var. album	weiß mit violettem Fleck am Grund	eiförmig	weiß
var. nigrum	violett mit schwarzem Fleck am Grund	kugelig	blaugrau
var. glabrum	purpurrot mit schwarzem Fleck am Grund	kugelig	violett

Die Auffassung, daß der Schlafmohn von *P. setigerum*, dem im Mittelmeergebiet heimischen Borstenmohn, abstammt, ist nicht unumstritten.

Droge und deren Gewinnung: Der Name „Opium" leitet sich von dem griechischen *Opos* = Saft ab. Er findet seine Fortentwicklung in dem wenig glücklichen, wenngleich inzwischen gängigen Begriff „Opioide" (für morphinartig wirkende Stoffe).

Das DAB 9 definiert Opium als den aus angeschnittenen, unreifen Früchten gewonnenen, an der Luft getrockneten Milchsaft. Dieser alkaloidhaltige Milchsaft findet sich in gegliederten, netzartig verknüpften Milchröhren in allen Teilen der Pflanze, besonders reichlich jedoch im äußeren Mesokarp der Kapsel etwa 10 Tage nach Abfallen der Blütenkronblätter. Die wegen ihres Gehaltes an fettem Öl oder ihres Geschmackes als Lebensmittel Verwendung findenden Samen sind allerdings nahezu alkaloidfrei (0,0001%).

Zur Opiumgewinnung werden die noch grünen Kapselfrüchte zum oben angegebenen Zeitpunkt mit einem oder mehreren parallel geführten Schnitten angeritzt, wodurch der zunächst weiße Milchsaft herausquillt und an der Kapseloberfläche verbleibt. Im Verlauf der folgenden 12 h färbt er sich unter dem Einfluß der in ihm enthaltenen Phenoloxidasen und des Luftsauerstoffs braun und wird zunehmend zäher. Danach wird er als noch knetbares Rohopium abgeschabt, wobei pro Kapsel bis zu 50 mg gewonnen werden können. Nach Vereinigung zu großen Klumpen (bis 3 kg) wird das Rohopium z. B. in der Türkei je nach Morphin-Gehalt zum Zweck der Erzielung von annähernd gleichwertiger Ware mit Chargen höherer oder niedrigerer Morphin-Konzentration so vermischt, daß ein Morphin-Gehalt von mindestens 12% erzielt wird. Als block- oder würfelförmiger „Opium-Kuchen" kommt das Opium danach in den Handel.

Inhaltsstoffe: Opium riecht charakteristisch und schmeckt bitter. Es enthält 20 bis 30% Alkaloide, 5 bis 10% Säuren, ferner Harze, Kautschuk, Lipide, Polysaccharide, Enzyme und andere Proteine. In der Alkaloid-Fraktion finden sich über 40 Basen, von denen aber nur etwas mehr als die Hälfte nativ sind. Die übrigen Alkaloide stellen Artefakte dar, die erst durch

Oxidations-, Hydrolyse- und Isomerisierungsreaktionen während des Trocknungsprozesses an der Luft entstanden sind. Morphin ist mit 12 bis 20% Anteil am Opium, was etwa 60% der Alkaloid-Fraktion entspricht, das eindeutig dominierende Alkaloid. Als zweites Hauptalkaloid ist Noscapin mit 5 bis 7% Anteil am Opium anzusehen. Wichtige Nebenalkaloide sind Codein, Papaverin und Thebain, die alle ungefähr im 1%-Bereich des Opiums liegen (vgl. Tab. 11.8). Die übrigen Alkaloide sind mengenmäßig von untergeordneter Bedeutung. Als phytochemische Indikatoren für die Herkunftsbestimmung von Opium können die dem Rhoeadan-Alkaloidtyp zugehörigen Papaverrubine dienen.

Wie sonst auch liegen alle Alkaloide als Salze vor. Als Salzbildner besonders hervorzuheben ist hier die Mekonsäure (3-Hydroxy-γ-pyron-2,6-dicarbonsäure), die mit der Chelidonsäure strukturell nahverwandt ist (s. Abb. 11.33) und neben den Alkaloiden ein zweites chemotaxonomisches Merkmal darstellt. Ferner sind Milchsäure, Fumarsäure und Schwefelsäure zu nennen. Wegen seines geringen Morphin-Gehaltes eignet sich *Papaver setigerum* nicht als Opium-Lieferant (Tab. 11.6).

Gewinnung von Opium-Alkaloiden: Die pharmazeutisch wichtigen Alkaloide werden industriell sowohl aus Opium als auch aus Schlafmohnstroh isoliert. Etwa 60% der legalen Morphin-Gewinnung erfolgt aus Opium, etwa 40% aus Mohnstroh. Auf diese Weise werden die für die Opium-Gewinnung angebauten Pflanzen doppelt zur Alkaloid-Gewinnung genutzt; auch der zur Samen-/Öl-Gewinnung angebaute Schlafmohn kommt hierfür in Frage (zum Alkaloid-Gehalt der einzelnen Pflanzenteile s. „Droge und deren Gewinnung").

Der Handel mit *Papaver somniferum* und Opium ist in der Bundesrepublik Deutschland, wie in anderen Ländern auch, dem Betäubungsmittelgesetz unterstellt. Ohne die Einschränkungen durch dieses Gesetz darf jedoch mit zu Zierzwecken gewonnenen Schlafmohnpflanzen und Pflanzenteilen (Mohnstroh) gehandelt werden, sofern ihnen nach einem vom Bundesgesundheitsamt zugelassenen Verfahren das Morphin entzogen wurde.

Es besteht ein großer Bedarf an dem zweiten wesentlichen Morphinan-Alkaloid Codein, der durch Isolierung aus pflanzlichem Material nicht annähernd gedeckt werden kann. Daher wird der größte Teil des legal gewonnenen Morphins zur Codein-Partialsynthese benötigt: Etwa 85% der Weltproduktion werden mit Phenyltrimethyl-ammoniumhydroxid zu Codein verethert. Ferner wird Morphin für die Partialsynthese der Analgetika Hydromorphon und Diamorphin, des Antitussivums Ethylmorphin und des Morphin-Antagonisten Nalorphin benötigt. Codein wiederum dient als Ausgangsverbindung für die Produktion der Antitussiva Dihydrocodein, Hydrocodon und des Analgetikums Oxycodon.

Das dritte wesentliche Morphinan-Alkaloid Thebain wird selbst nicht arzneilich verwendet; seine pharmazeutische Bedeutung liegt darin, daß es zur

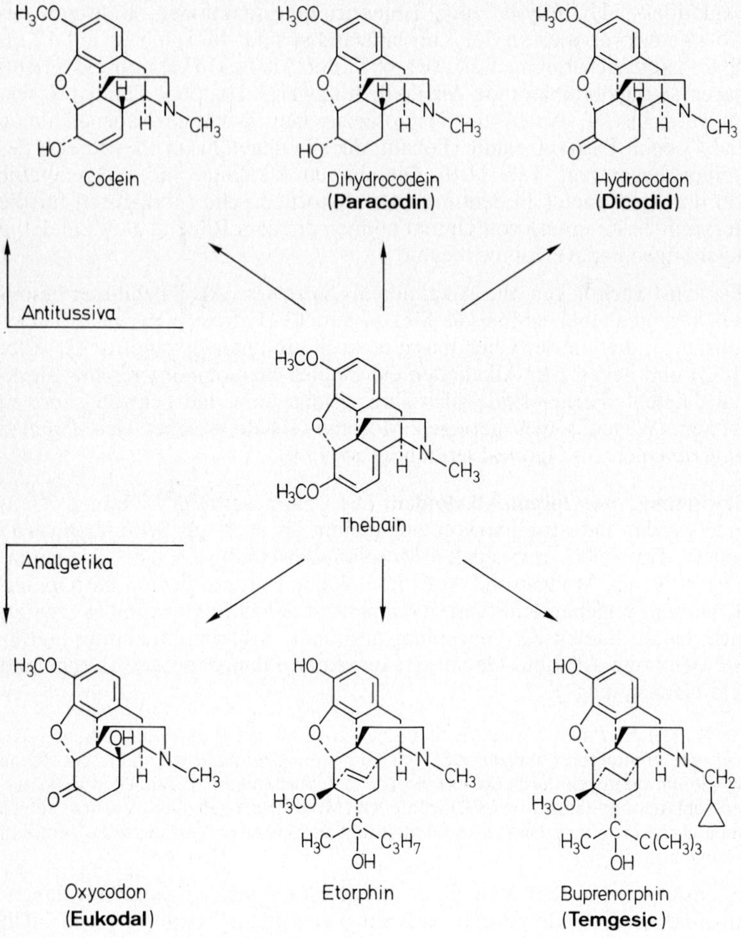

Abb. 11.30 Thebain als Ausgangsstoff für partialsynthetische Morphinane, die als Antitussiva oder Analgetika eingesetzt werden

Partialsynthese einer ganzen Reihe von Arzneistoffen mit Morphinan-Grundgerüst Verwendung findet (Abb. 11.30). Auch hier wird die Hauptmenge zur Gewinnung von Codein benötigt. Die dem Codein strukturell nahverwandten, oben bereits erwähnten Antitussiva Dihydrocodein und Hydrocodon werden ebenfalls aus Thebain gewonnen. Schließlich dient

Tab. 11.8 Pharmazeutisch wichtige Opium-Alkaloide und ihre Bedeutung

Strukturtyp	Alkaloid	Anteil* (%)	Bedeutung
Morphinan	Morphin	12–21	stark wirksames Analgetikum
	Codein	1– 2	Antitussivum
	Thebain	0,5– 1	Ausgangsstoff für Partialsynthetika (s. Abb. 11.30)
Phthalidisochinolin	Noscapin	5– 7	Antitussivum
Benzylisochinolin	Papaverin	0,8– 1	muskulotropes Spasmolytikum

* Anteil im Handelsopium; je nach Herkunft kann der Gehalt an den einzelnen Alkaloiden höher oder niedriger sein; lediglich der Morphin-Gehalt wird in der Regel auf mindestens 12% eingestellt

Thebain bei der Partialsynthese von bestimmten stark wirksamen Analgetika als Ausgangsstoff. Neben Oxycodon sind hier vor allem die *endo*-Ethano- bzw. *endo*-Etheno-tetrahydrooripavine (z. B. Buprenorphin bzw. z. B. Ethorphin), die stärksten bislang bekannten Analgetika überhaupt, zu nennen. Ethorphin wird bisher nur in der Veterinärmedizin eingesetzt.

In diesem Zusammenhang muß daran erinnert werden, daß Thebain bei *Papaver bracteatum* Hauptalkaloid (Tab. 11.6) und Endprodukt der Morphinan-Biosynthese ist. Es kommt in Kraut und Wurzeln bestimmter Rassen zu etwa 1% vor und macht bei einer Rasse sogar 98% der Alkaloid-Fraktion aus. Diese Merkmale des Blutroten Kaukasusmohns gaben zu der Hoffnung Anlaß, den weltweiten illegalen Opium-, Morphin- und Heroin-Handel unter folgenden Prämissen eindämmen oder gar stoppen zu können: **1** Geeignete Rassen von *P. bracteatum* sind ähnlich universell kultivierbar wie *P. somniferum* und liefern angemessene Hektarerträge, **2** hinreichend ökonomische Partialsynthesen für Codein und andere Morphinane aus Thebain werden entwickelt, **3** die Spezies *Papaver somniferum* wird dezimiert oder besser ausgerottet. Die Partialsynthese von Morphin bzw. Heroin aus Thebain dürfte sich äußerst schwierig gestalten, so daß sie für schwunghaften illegalen Handel im Gegensatz zum gegenwärtigen leicht aus natürlichem Morphin zugänglichen Heroin (3-*O*,6-*O*-Diacetylmorphin, Diamorphin INN) kaum in Frage kommen sollte. Ob sich diese auf *P. bracteatum* gerichteten Hoffnungen erfüllen werden, hängt u. a. davon ab, in wieweit man die bisher nicht hinreichend gelöste Problematik der Prämissen **1** und **2** in den Griff bekommen wird.

Neben den drei genannten Alkaloiden vom Morphinan-Typ werden Noscapin (Phthalidisochinolin-Typ) und Papaverin (Benzylisochinolin-Typ) aus Opium und Schlafmohnstroh gewonnen. Die Hauptmenge des benötigten Papaverins wird heute jedoch vollsynthetisch hergestellt.

Pharmakologische Wirkung: Physiologische Liganden der Opioid-Rezeptoren sind die sogenannten Endorphine („endogene Morphine"). Bei β-Endorphin handelt es sich um eine Partialstruktur des Proopiomelanocortins, eines aus 263 Aminosäuren bestehenden Polypeptids, aus dem β-Endorphin durch eine Peptidase als Peptid mit 31 Aminosäuren freigesetzt werden kann. Dadurch wird Tyrosin N-terminale Aminosäure (im β-Endorphin), was für die Bindung an den Opioid-Rezeptor von unabdingbarer Bedeutung ist. Durch geeignete Peptidasen können ferner am N-terminalen Bereich der Endorphine Pentapeptide abgespalten werden, die ebenfalls an den Opioid-Rezeptoren agonistisch wirken und als Enkephaline bezeichnet werden. So entsteht aus β-Endorphin das sogenannte Met-Enkephalin (Met = Methionin) mit der Sequenz Tyr-Gly-Gly-Phe-Met. Derartige Oligopeptide besitzen wie die Endorphine noch N-terminales Tyrosin.

Die physiologische Bedeutung der Endorphine und Enkephaline ist noch nicht abschließend geklärt. Sie spielen eine Rolle bei der Verminderung der Schmerzwahrnehmung und bei der Appetitregulation, dürften aber auch an einigen anderen physiologisch-psychischen oder sogar psychopathologischen Prozessen beteiligt sein.

Opioid-Rezeptoren, von denen es mehrere Typen gibt, finden sich in den verschiedensten Bereichen des ZNS, darüber hinaus vor allem im Dünndarm, wo sie an der Regulierung der Darmmotilität beteiligt sind, aber auch in anderen Organen.

Morphin bindet spezifisch an Opioid-Rezeptoren und wirkt dort agonistisch. Es besitzt Selektivität für den sogenannten Opioid-μ-Rezeptor. Strukturelle Analogien einschließlich sterischer Aspekte zwischen Morphin und den Endorphinen/Enkephalinen sind in der phenolischen Hydroxy-Gruppe (Ring A des Morphins, N-terminales Tyrosin der Peptide) und in der Amino-Gruppierung (tertiärer Amino-Stickstoff des Morphins, nichtacylierte Amino-Gruppe des Peptid-Tyrosins) zu sehen (Abb. 11.31).

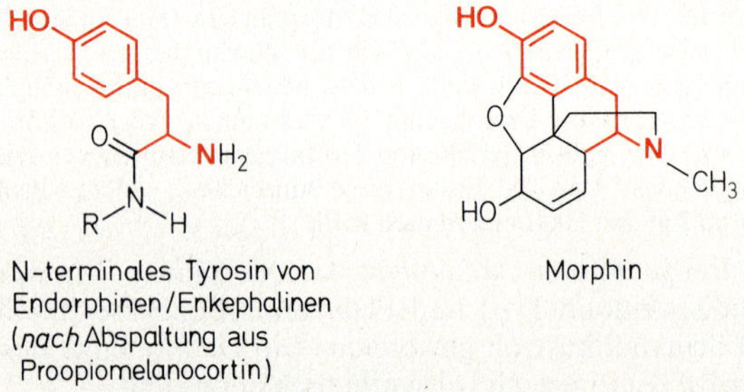

Abb. 11.31 Strukturvergleich von N-terminalem Tyrosin der Endorphine/Enkephaline mit Morphin

Die Pharmakodynamik von Morphin ist äußerst komplex. Die wichtigsten zentralen Wirkungen sind:

- analgetische,
- sedative, hypnotisch-narkotische („Schlafmohn“ !),
- tranquillisierende,
- euphorisierende,
- atemdepressive (Dämpfung des Atemzentrums; bei höheren Dosen: Atemlähmung, Ursache des tödlichen Ausgangs),
- antitussive (Dämpfung der reflektorischen Erregbarkeit des Hustenzentrums),
- antiemetische (Dämpfung des Brechzentrums nach anfänglicher Erregung),
- miotische (Engstellung der Pupille durch Erregung des entsprechenden Gehirnkernes; diagnostisch von Bedeutung bei Morphin-Vergiftung !).

Die peripheren Wirkungen bestehen in einer Tonussteigerung der glatten Muskulatur und betreffen von daher diverse Organe. Die obstipierende Wirkung beruht auf einem komplexeren Geschehen: Neben der Tonussteigerung der Darmmuskulatur kommt es zur Hemmung der koordinierten Weiterbeförderung des Darminhalts durch Blockade des Dehnungsreflexes. Die Folge ist eine verlängerte Verweildauer des Darminhaltes, der dadurch vermehrt eingedickt wird (Wasserentzug). Schließlich bleibt auch der Defäkationsreflex aus.

Von großer sozialmedizinischer und erheblicher sozialer Bedeutung ist die suchterzeugende Eigenschaft von Morphin und einigen seiner partialsynthetischen Derivate. In diesem Zusammenhang ist der Metabolismus von Codein beim Menschen von Interesse. Immerhin werden 10 bis 20% des verabreichten Codeins zu Morphin O-desmethyliert.

Bei Codein selbst ist die antitussive Wirkung im Vergleich zur analgetischen (8mal schwächer als Morphin), atemdepressiven und suchterzeugenden stärker ausgeprägt. Auch der obstipierende Effekt ist gegenüber Morphin stark herabgesetzt. Thebain, das dritte Morphinan-Alkaloid des Opiums, hat konvulsive Eigenschaften, ist also ein Krampfgift, weshalb es als Arzneistoff von vornherein nicht in Frage kommt. Noscapin wirkt schwächer antitussiv als Codein; analgetische, atemdepressive und obstipierende Wirkungen fehlen. Papaverin ist der Prototyp der muskulotropen (myogenen) Spasmolytika, d. h., es wirkt direkt auf die glatte Muskulatur, nicht über Acetylcholin-Rezeptoren. Der Wirkungsmechanismus ist wahrscheinlich eine Hemmung der Phospodiesterase. Die pharmakodynamischen Eigenschaften des Morphins fehlen dem Papaverin völlig.

Verwendung: Morphin wird wegen seiner suchterzeugenden Eigenschaften nur bei schweren Schmerzzuständen, z. B. bei Tumorerkrankungen im Finalstadium, und zwar vorzugsweise parenteral verabreicht. Codein hat überragende Bedeutung als Antitussivum, findet sich aber auch in analgetischen Kombinationspräparaten. Noscapin ist als Antitussivum bei weitem nicht so bedeutend wie Codein. Papaverin wird bei Spasmen des Magen-Darm-Trakts und der ableitenden Harnwege, bei zerebralen und peripheren Durchblutungsstörungen sowie Angina pectoris therapeutisch verwendet.

Opium findet in Form der Opium-Tinktur wegen seiner suchterzeugenden Wirkung nur noch gelegentlich als Obstipans bei Diarrhöen Verwendung. Die Vorzüge liegen angeblich darin, daß Opium-Tinktur zusätzlich zur obstipierenden Wirkung einen spasmolytischen Effekt zeigt, der vor allem durch Papaverin bewirkt werden soll. Angesichts der geringen Papaverin-Konzentration in der typischen Dosis von 20 Tropfen Opium-Tinktur sind hier allerdings Zweifel angebracht. Die bei reiner Morphin-Gabe typische Tonussteigerung der Darmmuskulatur soll bei Applikaton von Opium-Tinktur ausbleiben.

Chelidonii herba

Arzneibuch-Monographien: DAB 9, 2. AB/DDR.

Stammpflanze: *Chelidonium majus* L. – Papaveraceae.
Das Große Schöllkraut ist eine perennierende, in Europa verbreitet vorkommende Ruderalpflanze; sie wird bis zu 70 cm hoch und besitzt gelbgefärbte Blüten und charakteristisch ungleich doppelt gekerbte oder gelappte Fiederblätter, oberseits mattgrün, unterseits blaugrün gefärbt. Die schotenförmigen Früchte werden bis zu 5 cm lang. Alle Pflanzenteile führen einen orangegelben Milchsaft.

Droge: Schöllkraut besteht aus den zur Blütezeit (Mai bis September) gesammelten oberirdischen Teilen. Handelsdroge stammt überwiegend aus Osteuropa.

Inhaltsstoffe: Die Droge enthält bis zu 1% Alkaloide; das DAB 9 fordert einen Mindestgehalt von 0,6%, berechnet als Chelidonin. Die Alkaloide finden sich wie beim Schlafmohn im Milchsaft. Hauptsächlich sind die Benzophenanthridin-Alkaloide Chelidonin und Sanguinarin enthalten. Im Gegensatz zu Chelidonin besitzt Sanguinarin ein vollständig aromatisiertes tetracyclisches Ringsystem (Abb. 11.32) und ist daher gelbgefärbt. Auch einige Nebenalkaloide, wie z. B. das strukturell dem Sanguinarin nahverwandte Chelerythrin, zeigen diese Eigenschaft. Die Gelbfärbung des Milchsaftes hat darin ihre Ursache. Chemotaxonomisch bemerkenswert ist ferner das Vorkommen von Chelidonsäure (γ-Pyron-2,6-dicarbonsäure), die neben anderen organischen Säuren im Milchsaft vorkommt und mit der im Opium vorhandenen Mekonsäure strukturell nahverwandt ist (Abb. 11.33).

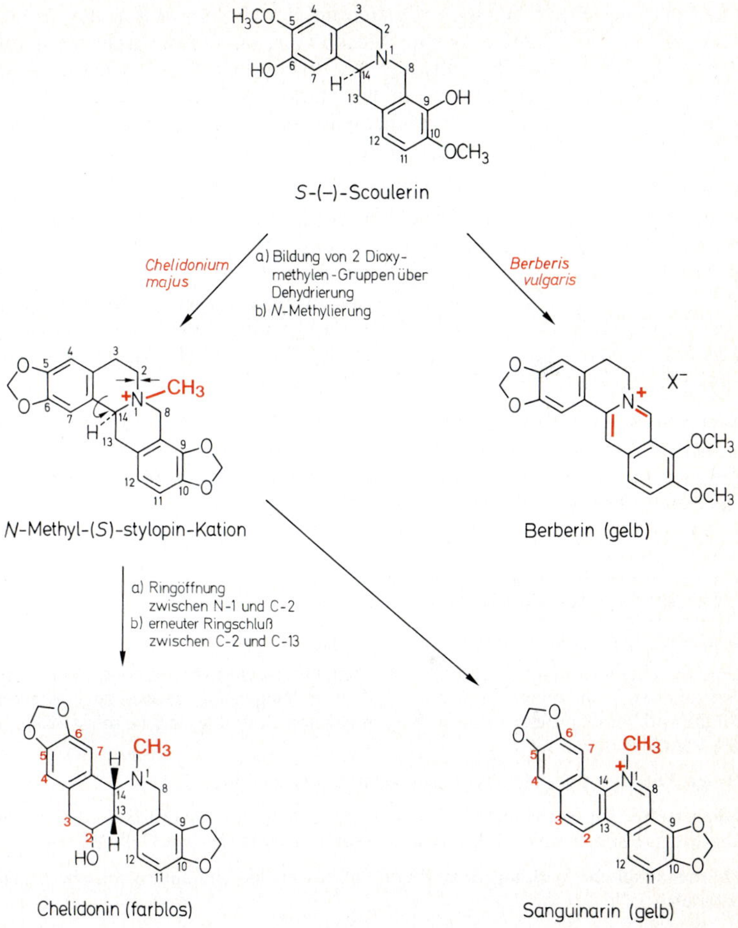
S-(−)-Scoulerin
Chelidonium majus
a) Bildung von 2 Dioxymethylen-Gruppen über Dehydrierung
b) N-Methylierung
Berberis vulgaris
N-Methyl-(S)-stylopin-Kation
Berberin (gelb)
a) Ringöffnung zwischen N-1 und C-2
b) erneuter Ringschluß zwischen C-2 und C-13
Chelidonin (farblos)
Sanguinarin (gelb)

Abb. 11.32 Biosynthese von *Chelidonium*-und *Berberis*-Alkaloiden

Mekonsäure
Chelidonsäure

Abb. 11.33 Strukturvergleich zwischen Mekonsäure und Chelidonsäure

Pharmakologische Wirkungen: Chelidonin, der Hauptwirkstoff der Droge, wirkt spasmolytisch auf die glatte Muskulatur, qualitativ vergleichbar mit Papaverin, aber schwächer wirksam. Chelidonin wirkt auch schwach analgetisch. Die Droge zeigt außerdem eine starke lokale Reizwirkung, die vor allem auf Chelerythrin zurückgeführt wird. Bemerkenswert ist die bakterizide und zytostatische Wirkung einzelner Alkaloide.

Verwendung: Schöllkraut oder Schöllkrautextrakte sind in einer ganzen Reihe von Phytotherapeutika im Gemisch mit anderen Drogen oder Drogenextrakten enthalten, insbesondere in sogenannten „Cholagoga", aber auch in Mitteln gegen Magen-Darm-Beschwerden. Ob dieser Einsatz wirklich indiziert ist, erscheint zumindest fraglich. Besonders wird bemängelt, daß der Chelidonin-Gehalt in solchen Phytotherapeutika zu gering ist, um einen spasmolytischen Effekt bewirken zu können. Frischer Schöllkraut-Milchsaft oder Schöllkraut Urtinktur werden extern gegen Warzen eingesetzt.

Neuerdings wird Sanguinarin wegen seiner bakteriziden Eigenschaft in manchen Zahnpasten verwendet (zur Vermeidung von Plaque-Bildung an Zähnen und Zahnfleisch). Die Gewinnung dieses Alkaloids erfolgt jedoch aus Zellkulturen von *Papaver somniferum*.

Berberidis radicis cortex

Stammpflanze: *Berberis vulgaris* L. – Berberidaceae.

Der Gemeine Sauerdorn, auch Berberitze genannt, ist ein 1 bis 3 m hoher, in Europa verbreitet vorkommender Strauch mit gelben, in hängenden Trauben angeordneten Blüten und korallenroten, eßbaren Beerenfrüchten. Auffällig sind die meist dreiteiligen Blattdornen.

Droge: Die Droge besteht aus der gelbgefärbten Wurzelrinde.

Inhaltsstoffe: Die Droge enthält bis zu 8% Alkaloide; das Hauptalkaloid Berberin überwiegt (Formel: Abb. 11.32). Berberin verleiht der Droge ihre Gelbfärbung.

Pharmakologische Wirkungen: Berberin hat bakterizide und antimykotische Eigenschaften.

Verwendung: Angewandt wird Berberin als Sulfat in Augentropfen gegen Reizzustände der Bindehaut und des Lidrandes. Drogenextrakte sind gelegentlich in „Cholagoga" enthalten.

Tubocurare (Menispermaceen-Curare)

Arzneibuch-Monographien: Tubocurarinchlorid DAB 9; 2. AB/DDR., HELV. VII, AUSTR.

Stammpflanzen: *Chondodendron tomentosum* Ruiz et Pav und andere *Chondodendron*-Arten – Menispermaceae.

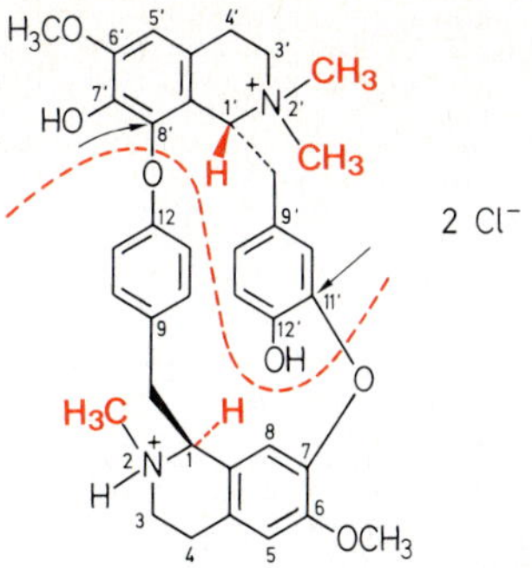

Abb. 11.34 Struktur von (+)Tubocurariniumchlorid. Die roten Markierungen machen die unsymmetrischen Bereiche dieses dimeren Benzyltetrahydroisochinolin-Alkaloides deutlich; die schwarzen Pfeile markieren den Ort der intermolekularen phenolischen *ortho*-Kupplung unter C-O-Verknüpfung

Die Pflanzen sind im amazonischen Urwald beheimatete Lianen.

Droge: Es handelt sich um den eingedickten wäßrigen Extrakt aus der Rinde und/oder den Blättern. Da die Droge früher in Bambusröhren (Tuben) in den Handel kam, erhielt sie die Bezeichnung Tubocurare. Nach dem botanischen Ursprung wird sie auch als Menispermaceen-Curare bezeichnet.

Inhaltsstoffe: Die Droge enthält vom Norcoclaurin ableitbare monomere und dimere Benzyltetrahydroisochinolin-Alkaloide. Das dimere Hauptalkaloid (+)-Tubocurarin kommt darin zu 2 bis 7% vor.

Im Gegensatz zum C-Toxiferin-I, dem Hauptalkaloid des „Calebassencurare" (s. Abb. 11.45), einem dimeren Iridoiden Indol-Alkaloid, ist das Tubocurarin-Molekül nicht ganz symmetrisch gebaut (Abb. 11.34).

Pharmakologische Wirkungen und Verwendung: s. Abschn. 7.5 („Calebassencurare" = Loganiaceen-Curare).

6.6 Phenylethylisochinolin-Alkaloide

6.6.1 Strukturen und Biosynthese

Bei den Phenylethylisochinolin-Alkaloiden handelt es sich strukturell und biogenetisch um Homologe der Benzylisochinolin-Alkaloide, deren Bedeutung und Vielfalt sie jedoch nicht erreichen. Pharmazeutisch sind hier allein die *Colchicum*-Alkaloide von Bedeutung. Sie werden biogenetisch aus Dopamin und Dihydrozimtaldehyd aufgebaut (Abb. 11.35), wobei sich die

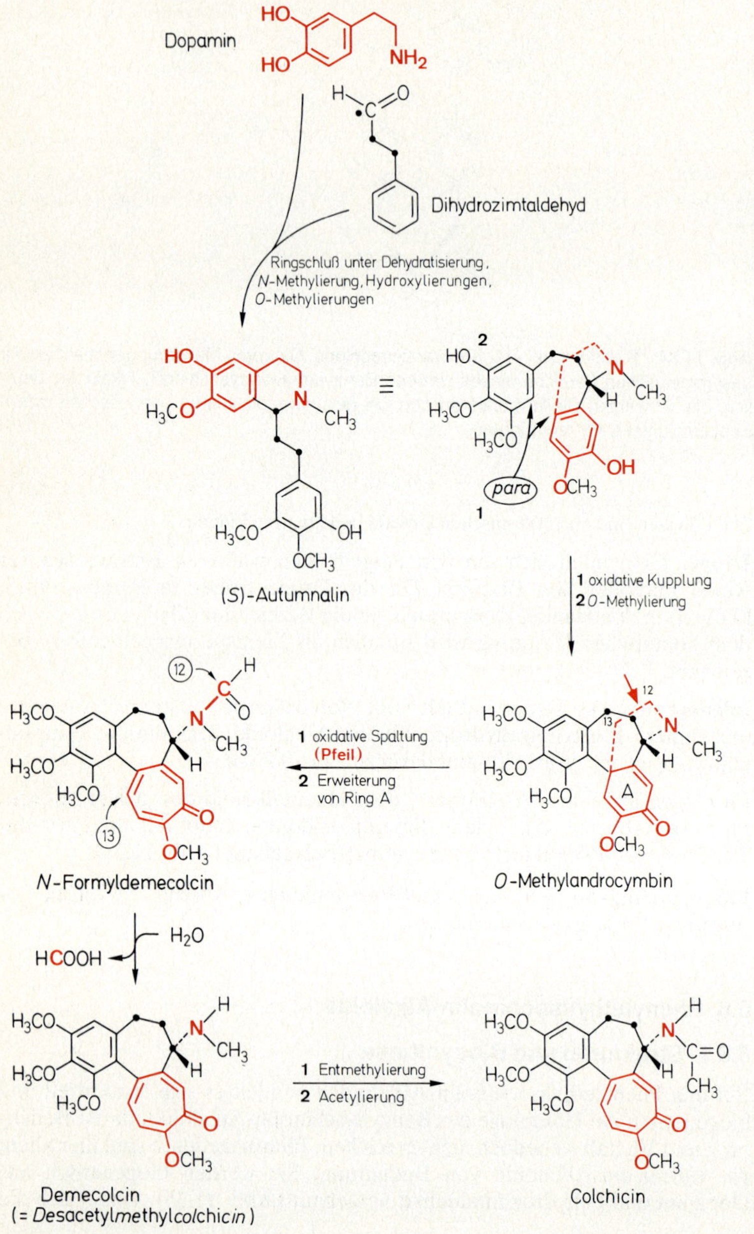
Dopamin
HO
HO
NH2
H
C
O
Dihydrozimtaldehyd
Ringschluß unter Dehydratisierung,
N-Methylierung, Hydroxylierungen,
O-Methylierungen
HO
H3CO
N
CH3
H3CO
OH
OCH3
(S)-Autumnalin
2
HO
N
H
CH3
H3CO
H3CO
para
OH
OCH3
1
1 oxidative Kupplung
2 O-Methylierung
12
13
H3CO
H3CO
H3CO
A
O
OCH3
N
H
CH3
O-Methylandrocymbin
1 oxidative Spaltung
(Pfeil)
2 Erweiterung
von Ring A
N-Formyldemecolcin
H2O
HCOOH
Demecolcin
(= Desacetylmethylcolchicin)
1 Entmethylierung
2 Acetylierung
Colchicin

Phenylethyltetrahydroisochinolin-Struktur ergibt. Hier reagiert also Dopamin mit einem C_6-C_3-Körper und nicht wie bei der Norcoclaurin-Bildung (Abb. 11.26) mit einem C_6-C_2-Körper. (*S*)-Autumnalin ist ein solches Alkaloid mit Phenylethyltetrahydroisochinolin-Struktur, die in der linken Formelschreibweise der Abb. 11.35 deutlich wird. In der rechten Schreibweise ist das Alkaloid so formuliert, daß der nachfolgende Ringschluß zum ersten siebengliedrigen Ring plausibel erscheint. Dieser ist nur unter Aufhebung des aromatischen Systems im Ring A möglich. Das schließlich via Androcymbin resultierende tetrazyklische *O*-Methylandrocymbin weist als erstes Alkaloid dieser Biosynthesesequenz keine freie phenolische Hydroxy-Gruppe mehr auf. Die Bildung von Androcymbin aus Autumnalin mit dem durch *intra*molekulare *para-para*-Kupplung ermöglichten Ringschluß entspricht im Prinzip derjenigen von Salutaridin aus Reticulin bei *Papaver* (Abb. 11.27a); dort handelt es sich allerdings um einen Ringschluß durch *ortho-para*-Kupplung.

Durch oxydative Spaltung zwischen C-12 und C-13, den ursprünglichen Seitenketten-Kohlenstoffatomen des Dopamins, entsteht wieder ein tricyclisches Alkaloid. Der Tetrahydroisochinolin-Charakter des Autumnalins existiert nicht mehr: C-13 wird unter Ringerweiterung in Ring A integriert, der somit einen zweiten siebengliedrigen Ring (in diesem Fall einen α-Tropolon-Ring) bildet; C-12 bleibt zunächst als Formyl-Gruppe am Stickstoff erhalten, wird aber schließlich unter Demecolcin-Bildung abgespalten. Dessen Desmethylierung und Acetylierung führen zum Colchicin.

6.6.2 Monographien

Colchici semen

Arzneibuch-Monographien: Colchicinum 2. AB/DDR, AUSTR., HELV. VII.

Stammpflanze: *Colchicum autumnale* L. – Colchicaceae.

Die Herbstzeitlose ist eine auf feuchten Wiesen in weiten Teilen Europas vorkommende mehrjährige Knollenpflanze, die im späten Herbst mit rosalila bis blaßvioletter Farbe blüht, jedoch erst im darauffolgenden Frühjahr, wenn sich die Blätter

◀ **Abb. 11.35** Biosynthese der *Colchicum*-Alkaloide. Ob bereits ein mit Hydroxy- oder Methoxy-Gruppen substituierter Dihydrozimtaldehyd mit Dopamin reagiert oder diese Sauerstoff-Funktionen erst in das fertige Phenylethyltetrahydroisochinolin eingefügt werden, ist nicht geklärt. *S*-Autumnalin ist als Homologes von Benzyltetrahydroisochinolin-Alkaloiden (z. B. *S*-(+)-Reticulin, Abb. 11.27) angesehen worden. Zur intramolekularen *para-para*-Kupplung bei *S*-Autumnalin vgl. Abschn. 1.4

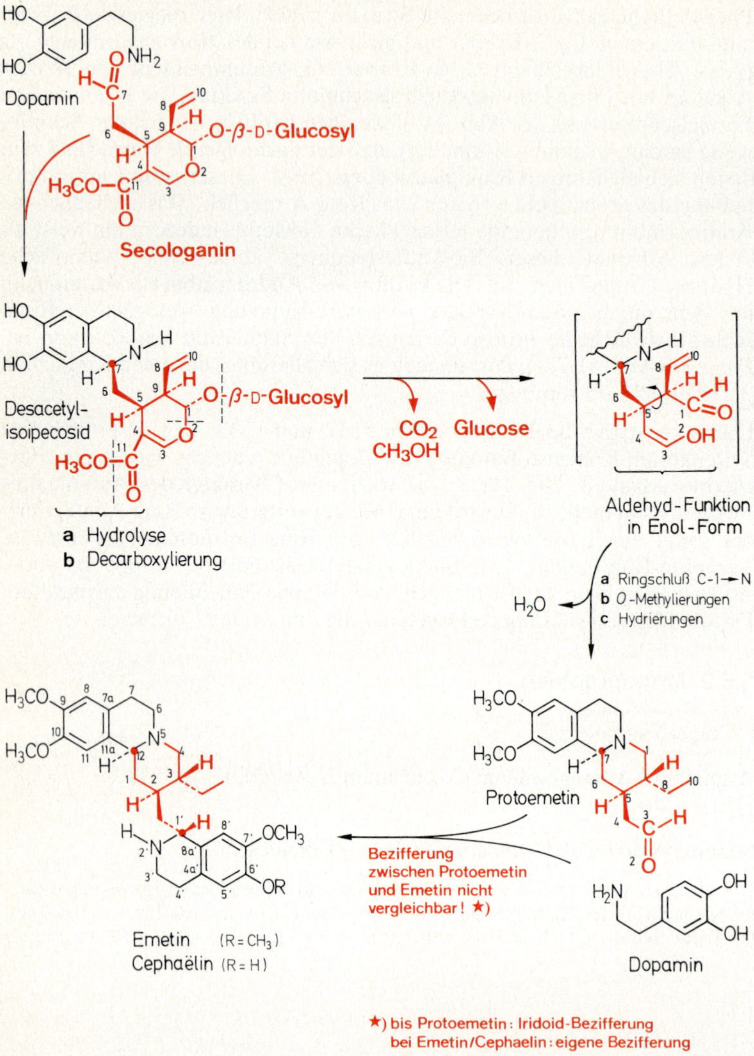

Abb. 11.36 Biosynthese der Ipecacuanha-Alkaloide aus zwei Molekülen Dopamin und einem Secologanin-Molekül. Die Atome 1–7 a und 11 a/12 bilden eine Chinolizidin-Partialstruktur, die Atome 1'–8a' den Tetrahydroisochinolin-Ring. Bei den Nebenalkaloiden Psychotrin (ansonsten dem Cephaelin strukturell gleich) und *O*-Methylpsychotrin (ansonsten dem Emetin strukturell gleich) findet sich an C-1' eine *exo*cyclische Doppelbindung

entfalten, eine Kapselfrucht entwickelt. Diese Kapsel enthält zahlreiche Samen, die im Juni herangereift sind.

Droge: Die rotbraunen Samen sind annähernd kugelrund und 2 bis 3 mm groß. Sie werden im Frühsommer von wildwachsenden Pflanzen gesammelt und dienen zur Isolierung von Colchicin. In tropischen Ländern Südostasiens baut man die ebenfalls zu den Colchicaceae gehörende *Gloriosa superba* L. zum Zweck der Colchicin-Gewinnung an.

Inhaltsstoffe: Das Hauptalkaloid ist in den Samen zu 0,2 bis 0,6% enthalten und ganz überwiegend in der Samenschale lokalisiert. Es hat keine basischen Eigenschaften, da der Stickstoff acetyliert ist, also säureamidartig gebunden ist. Es kommen über 20 Nebenalkaloide vor, von denen ein Teil ebenfalls in Form von N-Acetyl-Derivaten vorliegt, ein anderer Teil jedoch basische Eigenschaften aufweist, wie z. B. Demecolcin, das *De*sacetyl-*me*thyl-*col*chi*cin*. Der Gesamtalkaloid-Gehalt kann bis zu 1,2% betragen. Die Alkaloide kommen auch in allen anderen Pflanzenteilen vor, insbesondere in den Knollen.

Pharmakologische Wirkungen: Colchicin hat zytostatische Eigenschaften. Es ist ein allgemeines Zellgift und daher für Säuger äußerst giftig. Das Alkaloid bindet an das Tubulin und verhindert so dessen Polymerisation. Dadurch können weder Mikrotubuli gebildet werden, noch kann die in der Metaphase normalerweise ablaufende Spindelbildung bei der Zellteilung eintreten. Deshalb entstehen polyploide Kerne.

Beim akuten Gichtanfall wird der schmerzhafte Entzündungsprozeß mit Colchicin eingedämmt. Die Leukozyten, für die Phagozytose zuständig, verlieren wegen fehlender Ausbildung der Mikrotubuli an Beweglichkeit, wodurch die Phagozytose vermindert wird. Damit werden Harnsäure-Mikrokristalle, die gichtspezifische Beschwerden auslösen, weitgehend nicht mehr phagozytiert. Durch diese Hemmung der Phagozytose wird ein für den Gichtanfall entscheidender Teufelskreis durchbrochen: Beim physiologischen Zerfall von Leukozyten in der Nachphagozytosephase werden nämlich Entzündungsmediatoren und Milchsäure freigesetzt, die das Gichtanfallsgeschehen in Gang halten. Die Milchsäure bewirkt dabei eine Herabsetzung des pH-Wertes und damit ein erneutes Auskristallisieren von Harnsäure.

Verwendung: Colchicin dient therapeutisch ausschließlich der Behandlung des akuten Gichtanfalls. Auch Demecolcin kann hier Verwendung finden. Der Einsatz beider Verbindungen als Zytostatikum in der Chemotherapie von Krebserkrankungen ist wegen der besonders ausgeprägten Toxizität bei notwendigerweise längerfristiger Anwendung hoher Dosen heute nicht mehr verantwortbar.

Bedeutung von Colchicin für die Pflanzenzüchtung: Pflanzen werden natürlich auch durch Colchicin beeinflußt, ihnen droht aber dadurch nicht der

Tod. Die Ausbildung polyploider Kerne macht man sich deshalb in der Pflanzenzüchtung zunutze: Die mit Colchicin erzeugbaren polyploiden Formen können sich durch größeres Wachstum, schönere Blüten oder höheren Sekundärstoffgehalt auszeichnen; weniger positiv ist die Tatsache, daß hierdurch die Fertilität der Pflanzen oder ihre Widerstandsfähigkeit gegen Krankheitserreger herabgesetzt werden kann.

6.7 Iridoide Isochinolin-Alkaloide

6.7.1 Strukturen und Biosynthese

Diese Gruppe von Alkaloiden ist in Analogie zu den Iridoiden Indol-Alkaloiden (s. Abschn. 7.5) zu sehen. Allerdings gibt es nur wenige Iridoide Isochinolin-Alkaloide in der pflanzlichen Natur, was angesichts der riesigen Zahl der Iridoiden Indol-Alkaloide verwundert.

Aus einem Molekül Dopamin und einem Molekül des Secoiridoids Secologanin wird als Primäralkaloid Desacetylisoipecosid gebildet (Abb. 11.36); es ist die biogenetische Vorstufe der pharmazeutisch interessanten Hauptalkaloide und kann als Dopamin-Strukturanaloges des Tryptamin-Derivates Strictosidin (s. Abb. 11.40) angesehen werden. Beide Alkaloide haben gemeinsam, daß die Nichtamin-Komponente Secologanin ist und diese mit der jeweiligen Amin-Komponente in vollkommen analoger Weise verknüpft ist; beide Alkaloide sind also auch Glykoside. Während die pflanzliche Natur Strictosidin mannigfach ohne nennenswerten zusätzlichen Baustein zu Tausenden von Iridoiden Indol-Alkaloiden abwandelt (vgl. Absch. 7.5), hat Desacetylisoipecosid diese Bedeutung nicht erlangt. Es wird bei *Cephaelis*-Arten nach Esterhydrolyse und Decarboxylierung sowie Abspaltung der Glucose unter Ringschluß zwischen C-1 und N in Protoemetin überführt. Die Aldehyd-Funktion (C-3/O-2) dieses Alkaloids reagiert mit einem zweiten Dopamin-Molekül; dadurch kommt zur bereits bestehenden Chinolizidin-Partialstruktur noch eine Tetrahydroisochinolin-Partialstruktur hinzu.

6.7.2 Monographien

Ipecacuanhae radix

Arzneibuch-Monographien: DAB 9, 2. AB/DDR, HELV. VII, AUSTR.;
Eingestelltes Ipecacuanhapulver: DAB 9, HELV. VII, AUSTR.;
Ipecacuanhaextrakt DAB 9;
Eingestellter Ipecacuanhatrockenextrakt HELV. VII;
Ipecacuanhatinktur DAB 9, AUSTR.;
Brustsirup (Ipecacuanhae sirupus compositus) HELV. VII;
Emetindihydrochlorid DAB 9, HELV. VII, AUSTR.

Stammpflanzen: *Cephaelis ipecacuanha* (Brotero) A. Richard, *C. acuminata* Karsten – Rubiceae.

Beide *Cephaelis*-Arten sind kleine immergrüne Halbsträucher (20 bis 40 cm hoch) mit 5 bis 10 cm langen, 3 cm breiten, ganzrandigen Blättern. Etwa 15 weiße Blütchen bilden sprossendständig einen köpfchenartigen Blütenstand; aus ihnen entwickeln sich purpurrote bis schwarzviolette Beerenfrüchte mit 1 bis 2 Samen. Die unterirdischen Organe bestehen aus Rhizom und Wurzeln. *C. ipecacuanha* ist im tropischen Regenwald Brasiliens beheimatet, *C. acuminata* findet sich in Mittelamerika und Kolumbien.

Droge: Die Droge besteht aus den unterirdischen Organen von *C. ipecacuanha* (Handelsbezeichnung: Matto-Grosso-Ipecacuanha oder Rio-Droge) oder *C. acuminata* (Cartagena-, Nicaragua-, Panama-Ipecacuanha). 3 bis 4 Jahre alte Wildpflanzen liefern die Handelsdrogen. *Rio-Droge* besteht aus etwa 15 cm langen und etwa 6 mm dicken, oberflächlich dunkelziegelroten bis tiefdunkelbraunen Wurzelstücken, bei denen dichtstehende, ringförmige Wülste und Einschnürungen auffallen, und aus bis zu 2 mm dicken Rhizombruchstücken. *Cartagena-Droge* weist einige Unterschiede auf: Die Wurzelstücke sind bis 9 mm dick, sie sind oberflächlich graubraun bis braunrot gefärbt, die Einschnürungen sind weniger ausgeprägt, die Wülste unregelmäßiger.

Inhaltsstoffe: Die Droge enthält bis zu 3,5% Alkaloide; das Arzneibuch fordert mindestens 2%, berechnet als Emetin. Hauptalkaloide sind Emetin und Cephaelin, die in unterschiedlichem Verhältnis in den beiden Handelsdrogensorten enthalten sind: In Rio-Droge ist das Verhältnis etwa 2,5 : 1, in Cartagena-Droge hingegen etwa 1 : 1. Als Nebenalkaloide kommen die entsprechenden Basen mit einer *exo*cyclischen Doppelbindung an C-1′ vor; sie werden als *O*-Methylpsychotrin und Psychotrin bezeichnet. Die frühere Annahme, daß sich die Doppelbindung *endo*cyclisch zwischen C-1′ und N-2′ befindet, ist nicht länger haltbar. Alle genannten Alkaloide zeichnen sich durch einen Chinolizidin- und einen Tetrahydroisochinolin-Stickstoff aus; beide sind annähernd gleich stark basisch. Alkaloide finden sich vor allem in der Wurzelrinde; das Wurzelholz ist alkaloidarm.

Pharmakologische Wirkungen: Emetin und Cephaelin aktivieren die Bronchialsekretion reflektorisch über den Nervus vagus durch Reizung der Magenschleimhaut. Bei höherer Dosierung kommt es zum Erbrechen (griech.: *Emesis;* „Emetin"!). Da Emetin und Cephaelin insoweit nicht unterschiedlich zu beurteilen sind, spielt das unterschiedliche Verhältnis der beiden Hauptalkaloide in den beiden Drogensorten keine Rolle. Daher läßt das Arzneibuch beide Stammpflanzen als Drogenlieferanten zu. Emetin und Dehydroemetin, das nicht in der Droge vorkommt, sondern vollsynthetisch (!) hergestellt wird, wirken amöbizid.

Verwendung: Ipecacuanha-Extrakte oder Emetindihydrochlorid finden sich wegen ihrer bronchialsekretionsfördernden Wirkung als Bestandteil von Expektorantien. Die emetische Wirkung der Ipecacuanha-Alkaloide wird in akuten Vergiftungsfällen bei Kindern unter sechs Jahren zur Verhütung weiterer Resorption in Form des Sirupus ipecacuanhae ausgenutzt. Die in solchen Fällen bei älteren Kindern und Erwachsenen angezeigte Verwendung von Kochsalz oder Apomorphin ist für Kleinkinder nicht geeignet. Emetin und Dehydroemetin haben wegen besserer Verträglichkeit vollsynthetischer Arzneistoffe, vor allem Metromidazol, ihre Bedeutung bei der Therapie der Amöbenruhr weitgehend eingebüßt.

7. Von Tryptophan abgeleitete Alkaloide

7.1 Allgemeines

7.1.1 Strukturen

Im weitesten Sinne gehören alle sogenannten Indol-Alkaloide in dieses Kapitel. Tryptophan/Tryptamin ist biogenetischer Baustein einer sehr großen Zahl von Alkaloiden, die mit ihm das Indol-Gerüst gemeinsam haben. Zu den Indol-Alkaloiden werden auch solche Alkaloide gezählt, bei denen das Indol-Gerüst unter Fortfall der 2,3-Doppelbindung des Pyrrol-Anteils in das Indolin-Gerüst oder durch Verschiebung dieser Doppelbindung in die 1,2-Stellung in das Indolenin-Gerüst übergegangen ist.

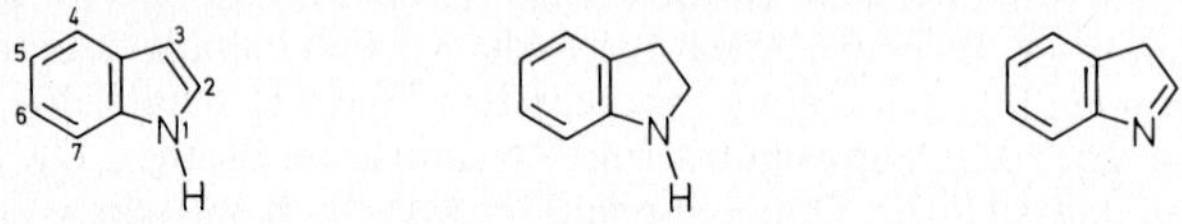

Indol Indolin Indolenin

In Abb. 11.37 sind die Strukturtypen formelmäßig wiedergegeben, die bei pharmazeutisch relevanten Alkaloiden vorkommen oder von denen sich pharmazeutisch relevante Alkaloide ableiten. Wie schon im Abschnitt über die vom Phenylalanin/Tyrosin abgeleiteten Alkaloide (Abschn. 6) kommen hier in analoger Weise neben Einfachen Tryptamin-Derivaten, die noch keinen weiteren Ringschluß aufweisen, Derivate mit zusätzlichem Ringschluß vor. Zunächst sind hier die Tricyclischen Indolin-Alkaloide vom Physostigmin-Typ zu nennen. Darüber hinaus gibt es in Analogie zu den Isochinolin-Derivaten von Abschn. 6.4 und 6.7 in Abschn. 7.4 und 7.5 entsprechende β-Carbolin-Derivate. Hierbei muß darauf verwiesen werden, daß der Vincosan-Typ (Abschn. 7.5) in unglaublich mannigfacher Weise in der Natur abgewandelt wird. Er übertrifft dabei alle anderen prinzipiellen Strukturtypen von Alkaloiden welcher Bauart auch immer um ein Vielfaches. Während bei den β-Carbolin-Derivaten der zusätzliche

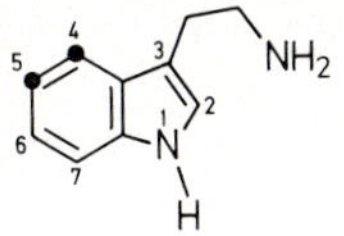

Einfache Tryptamin-Derivate

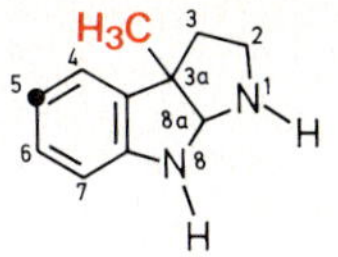

Tricyclische Indolin-Alkaloide

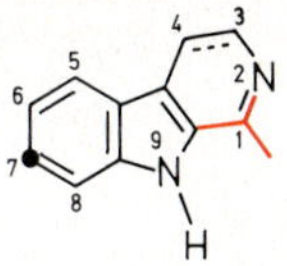

Alkaloide vom β-Carbolin- und 3,4-Dihydro-β-carbolin-Typ

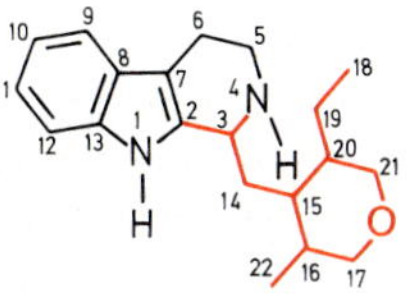

Iridoide Indol-Alkaloide vom Vincosan-Typ

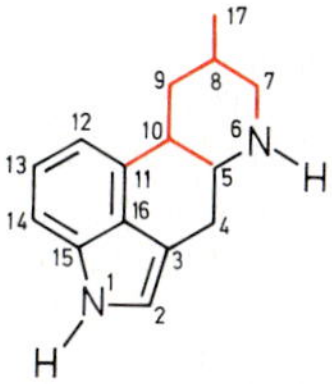

Alkaloide vom 8-substituierten Ergolin-Typ

Abb. 11.37 Strukturelle Grundtypen der von Tryptophan abgeleiteten Alkaloide (Amin-Komponente: schwarz, Nichtamin-Komponente: rot; durch Punkte markierte C-Atome tragen bevorzugt Sauerstoff-Funktionen)

Ringschluß durch Substitution von Tryptamin-Seitenkettenstickstoff und Indol-C-2 zustandekommt, sind Ergolin-Derivate (Mutterkorn-Alkaloide) durch Substitution und Ringschluß am C-4 charakterisiert.

7.1.2 Biogenetischer Überblick

Die für den Säuger essentielle Aminosäure Tryptophan kann im tierischen und pflanzlichen Organismus durch Decarboxylierung in ihr biogenes Amin Tryptamin überführt werden. Es ist noch dem Primärstoffwechsel zuzurechnen. Ganz allgemein kann man sagen, daß eine Indol-, Indolin- oder Indolenin-Partialstruktur irgendeines Naturstoffes (also nicht nur bei Alkaloiden) aus Tryptophan stammt. Hiervon gibt es nur wenige Ausnahmen, z. B. bei den Betacyanen (pflanzliche Pigmente der Caryophyllales, z. B. Pigment der Roten Bete, *Beta vulgaris* L. *ssp. vulgaris var. conditiva* Alef., Chenopodiaceae) oder den Melaninen (tierische Haut- und Haarpigmente). Diese Ausnahmen erhalten ihre Indol-, Indolin- oder Indolenin-Anteile durch Cyclisierung von L-DOPA, woraus sich ihre charakteristische 5,6-Dihydroxyindol(in)-(Cyclodopa)-Struktur ergibt. Hierdurch und durch das Fehlen einer Seitenkette an C-3 des Indol-Anteils unterscheiden sie sich von den Tryptophan-Derivaten.

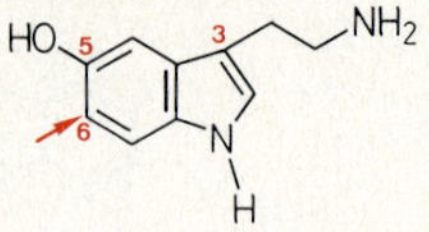

Serotonin (Tryptophan-Derivat)

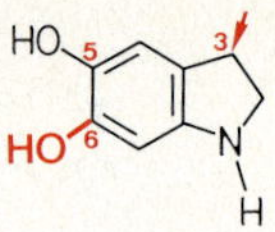

Cyclodopa

Einfachen Indol-Alkaloiden, die nur durch geringfügige strukturelle Abwandlung von Tryptamin gebildet werden (Abschn. 7.2), fehlt eine sogenannte Nichtamin-Komponente. Bei den Tricyclischen Indolin-Alkaloiden vom Physostigmin-Typ (Abschn. 7.3) kommt es zwar erstmals zu einem für die Alkaloidbildung typischen Ringschluß. Aber auch hier erfolgt dieser nicht mit einem weiteren biogenetischen Baustein im Sinne einer Nichtamin-Komponente; vielmehr dient das C-2 des Indols gewissermaßen als solche.

Bei den Tricyclischen Indol-Alkaloiden vom β-Carbolin-Typ (Abschn. 7.4) ist dieses anders: Hier finden Formaldehyd, Acetaldehyd oder Brenztraubensäure als Nichtamin-Komponenten Verwendung. Eine besonders große Zahl von Stoffen gibt es bei den Iridoiden Indol-Alkaloiden (Abschn. 7.5), deren Nichtamin-Komponente von Secologanin, einem C_{10}-Iridoid, gebildet wird. Bei allen bisher genannten Indol-Alkaloiden, bei denen es zu einem zusätzlichen Ringschluß gekommen ist, findet dieser Ringschluß (zumindest zunächst) mit dem C-2 des Indol-Anteils statt. Bei den Indol-Alkaloiden vom Ergolin-Typ (Abschn. 7.6) kommt es dagegen unter Einbau einer isoprenoiden C-5-Nichtamin-Komponente zur Cyclisierung mit dem C-4 des Indol-Anteils.

7.2 Einfache Tryptamin-Derivate

7.2.1 Strukturen und Vorkommen

Aus Tryptophan bzw. Tryptamin werden im Tier- und Pflanzenreich eine Reihe von einfachen Derivaten gebildet, die bereits Sekundärstoffe darstellen und im Säugetierorganismus eine ausgeprägte physiologische oder pharmakodynamische Wirksamkeit entfalten. Es handelt sich dabei zunächst um solche Tryptamin-Derivate, in denen der Seitenketten-Stickstoff noch erhalten ist (Indolalkylamine) (Tab. 11.9).

Derartige Verbindungen werden allerdings häufig zu seitenkettenstickstofffreien Indol-Derivaten (z. B. Serotonin über 5-Hydroxyindolyl-3-acetaldehyd zu 5-Hydroxyindolyl-3-essigsäure) abgebaut. In Pflanzen dienen Indolyl-3-essigsäure („Heteroauxin") und strukturell verwandte Indolyl-Derivate als Wachstumshormone. Das in den Fäzes enthaltene Skatol (3-Methylindol) ist ein Stoffwechselprodukt des Tryptophans, an dessen Bildung Darmbakterien beteiligt sind.

Tab. 11.9 Struktur und Vorkommen einfacher Tryptamin-Derivate biogenen Ursprungs

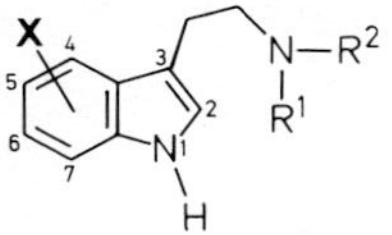

	X				natürliche Vorkommen		
	C-4	C-5	R^1	R^2	Säuger	andere Tiere	Pflanzen
Tryptamin	H	H	H	H	+		ubiquitär
Serotonin (5-HT)	H	OH	H	H	+	*	verbreitet, z. B. Ananas, Bananen, Tomaten, Walnüsse, Brennesselhaare
Melatonin	H	OCH_3	$O{=}C\text{-}CH_3$	H	+		–
N,N-Dimethyltryptamin	H	H	CH_3	CH_3	–		*Anadenanthera*-Arten (Mimosaceae/Südamerika) *Virola*-Arten (Myristicaceae/Südamerika) *Phalaris*-Arten (Poaceae/USA, Australien)
Psilocin	OH	H	CH_3	CH_3	–		*Psilocybe*- und
Psilocybin	O-Ⓟ	H	CH_3	CH_3	–		*Stropharia*-Arten (Pilze)
Bufotenin	H	OH	CH_3	CH_3	–	**	s. *N,N*-Dimethyltryptamin
O-Methylbufotenin	H	OCH_3	CH_3	CH_3	–	**	s. *N,N*-Dimethyltryptamin

* in Wespen-, Hornissen- und Skorpiongiften enthalten ** Krötengift

7.2.2 Biosynthese

Serotonin wird z. B. in den serotonergen Nerven von Säugern nach aktiver Aufnahme von Tryptophan in die Nervenzelle über 5-Hydroxytryptophan gebildet. Im Cytoplasma der Nervenzelle katalysiert Tryptophan-5-Monooxygenase diesen Reaktionsschritt, wobei das eingebaute Sauerstoff-Atom nicht aus Wasser, sondern aus molekularem Sauerstoff stammt. Anschließend erfolgt Decarboxylierung mit Hilfe der 5-HTP-Decarboxylase und Pyridoxal-5'-phosphat als Coenzym zu Serotonin. In manchen pflanzlichen Serotonin-Bildnern verläuft die Biosynthese in umgekehrter Reihenfolge (also zuerst die Decarboxylierung), in anderen in der gleichen Reihenfolge wie im Säugetierorganismus.

Melatonin wird aus Serotonin über 5-Methoxytryptamin (O-Methylierung mittels 5-Methyltetrahydrofolat-abhängiger Methyltransferase) durch Monoacetylierung des Seitenketten-Stickstoffs (Acetyltransferase und Acetyl-Coenzym A) gebildet.

Bufotenin, das zuerst im Hautdrüsensekret giftiger Kröten gefunden wurde und daher seinen Namen hat [*bufo* (lat.) = Kröte], entsteht aus Serotonin durch N,N-Dimethylierung, das stellungsisomere Psilocin durch 4-Hydroxylierung von *N,N*-Dimethyltryptamin. Psilocybin wird durch O-Phosphorylierung von Psilocin gebildet. Es liegt als Zwitterion vor, bei dem ein Wasserstoff des Phosphorsäureesters als Proton an den basischen Seitenketten-Stickstoff gewandert ist.

7.2.3 Physiologische Bedeutung und pharmakologische Wirkung

Serotonin (5-Hydroxytryptamin, 5-HT) fungiert u. a. als **1** Neurotransmitter im ZNS, **2** Mediator der Entzündung bzw. Allergie und **3** Vasokonstriktor; es kontrahiert **4** Organe mit glatter Muskulatur. Besonderes Interesse verdient die Funktion als Neurotransmitter, wodurch es u. a. Einfluß auf den orthodoxen Schlaf nimmt.

Melatonin ist ein Hormon der Zirbeldrüse (Epiphyse) und spielt bei Säugetieren in der Fortpflanzung, bei Amphibien im Pigmentstoffwechsel eine Rolle. Seine Bedeutung für den Menschen ist noch nicht klar. Wahrscheinlich ist es für jahreszeitliche Rhythmen und Tagesrhythmen des Organismus mitverantwortlich. Seine Beteiligung an der „biologischen Uhr" von Tieren gilt als gesichert.

N, N-Dimethyltryptamin, Psilocin und sein Phosphorsäureester Psilocybin sowie Bufotenin und *O*-Methylbufotenin haben psychotomimetische (halluzinogene) Eigenschaften, die auf Interaktionen dieser Stoffe mit Neurotransmitter-Rezeptoren (5-HT- und Dopamin-Rezeptoren) im ZNS beruhen.

7.2.4 Therapeutische Verwendung

Melatonin wird therapeutisch nicht verwendet, auch Serotonin selbst nicht, wohl aber seine biogenetische Vorstufe 5-Hydroxytryptophan (5-HTP), das im Gegensatz zu Serotonin die Blut-Hirn-Schranke zu überschreiten vermag. Nach Passieren derselben wird 5-HTP zu Serotonin decarboxyliert; letzteres kann dann die 5-HT-Rezeptoren des ZNS erregen. Auf diese Weise versucht man, Depressionen und Schlafstörungen zu behandeln. Auch L-Tryptophan, seinerseits biogenetische Vorstufe von 5-Hydroxytryptophan im Säugetierorganismus, wird aufgrund gleichgerichteter Überlegungen neuerdings in hoher Dosierung als Arzneistoff gegen Schlafstörungen eingesetzt.

Indianerstämme Südamerikas verwenden traditionell die Samen von *Anadenanthera*-Arten (Mimosaceae) bzw. die Rinde von *Virola*-Arten (Myristicaceae), Bäumen des tropischen Südamerikas (Tab. 11.9), aufgrund ihres Gehaltes an *N,N*-Dimethyltryptamin, Bufotenin und *O*-Methylbufotenin in Verbindung mit magischen oder religiös-kultischen Handlungen oder zu Heilzwecken (s. auch Abschn. 7.4); Indianerstämme Mittelamerikas nutzen Pilze der Gattung *Psilocybe,* z. B. *P. mexicana,* aufgrund ihres Gehaltes an Psilocin und Psilocybin für gleiche Zwecke („Teonanacatl").

7.3 Tricyclische Indolin-Alkaloide

7.3.1 Strukturen und Biosynthese

Es handelt sich bei den Tricyclischen Indolin-Alkaloiden um Indoline mit anelliertem (2,3-*b*) Heterocyclus:

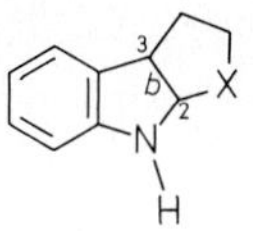

X steht in obiger Formel für NH oder CH_2-NH. Von pharmazeutischer Relevanz ist lediglich X = NH, wie es in methylierter Form in Physostigmin vorliegt.

Die Biosynthese von Physostigmin ist bisher nicht hinreichend aufgeklärt. Es wird jedoch angenommen, daß dieses Alkaloid aus Serotonin (s. Abschn. 7.2) via Eserolin gebildet wird:

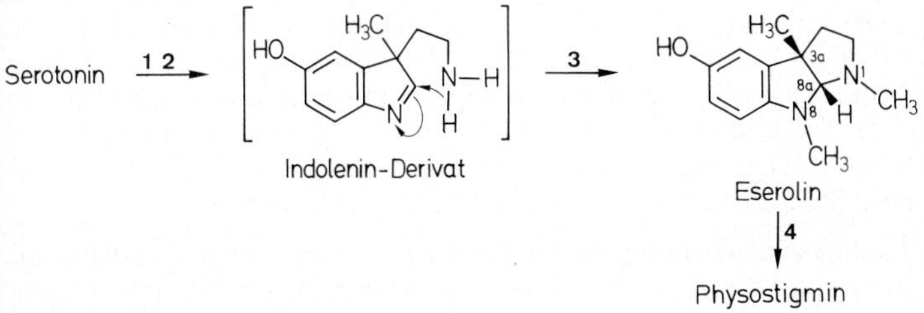

1 C-Methylierung an C-3 des Indols,
2 Ringschluß via Indolenin-Derivat.
3 Methylierung an N-1 und N-8 (Bezifferung hier auf Eserolin bezogen) und
4 Veresterung mit Carbamoylphosphat.

7.3.2 Monographien

Physostigmatis Semen

Arzneibuch-Monographien:
Physostigminsalicylat DAB 9, 2. AB/DDR, HELV. VII, AUSTR.; Physostigminsulfat HELV. VII

Stammpflanze: *Physostigma venenosum* Balfour – Fabaceae.

Es handelt sich um eine im tropischen Westafrika beheimatete Liane mit violetten Schmetterlingsblüten, aus denen sich Hülsenfrüchte mit 1 bis 3 Samen entwickeln.

Droge: Die Droge besteht aus den dunkelbraunen, nierenförmigen Samen. Sie sind außerordentlich giftig und haben lediglich als Industriedroge zur Isolierung von Physostigmin Bedeutung. Die Bezeichnung „Calabarbohne" deutet auf die Ähnlichkeit der Samen mit denen unserer Gartenbohnen (*Phaseolus vulgaris* L.) hin; Calabar ist eine westafrikanische Hafenstadt.

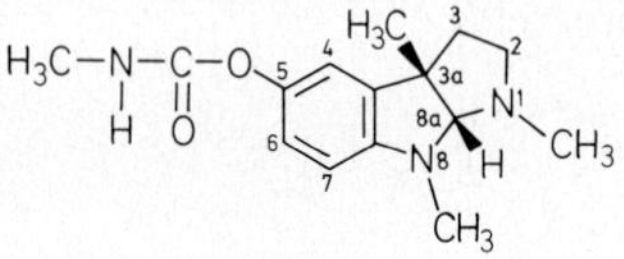

Physostigmin

Inhaltsstoffe: Alkaloide (0,5%) bilden das giftige Prinzip, wobei Physostigmin (Eserin) das Hauptalkaloid ist. Allein dieses hat therapeutische Bedeutung. Die Alkaloide sind tricyclische Indoline mit ankondensiertem (2,3-*b*) 5- oder 6-gliedrigem Heterocyclus. Bei Physostigmin handelt es sich um ein Pyrrolidino(2,3-*b*)indolin, dessen phenolische Hydroxy-Gruppe an C-5 mit Methylcarbaminsäure verestert ist; dieses stellt ein für Naturstoffe besonders auffälliges Strukturmerkmal dar. Von den drei Stickstoff-Atomen kommt unter physiologischen und pharmazeutischen Bedingungen lediglich N-1 für die Salzbildung in Frage, da N-8 unmittelbar am Aromaten steht und infolgedessen nur schwach basische Eigenschaften besitzt, während der Säureamid-Stickstoff der Ester-Gruppierung nicht basisch ist.

Pharmakologische Wirkung: Physostigmin ist ein Cholinesterase-Blocker, d. h., es hemmt die Hydrolyse von Acetylcholin zu Cholin und Acetat.

Dadurch kommt es zur Anhäufung des natürlichen Agonisten Acetylcholin an den Rezeptoren mit der Folge länger andauernder cholinerger Informationsübertragung. Besonders wird die postganglionär-parasympathische Informationsübertragung verstärkt; Physostigmin wird deshalb auch als indirektes Parasympathomimetikum bezeichnet.

Verwendung: Physostigmin ist ein wichtiges Antidot bei Atropin- und Diphenhydramin-Vergiftung. Ansonsten findet es nur noch in der Augenheilkunde lokale Anwendung (Dauertherapie des Glaukoms). Es war jedoch Modellsubstanz für Vollsynthetika mit größerer therapeutischer Breite, wie Neostigmin, Pyridostigmin, Distigmin, worauf deren Namen noch hinweisen.

7.4 Tricyclische Indol-Alkaloide vom β-Carbolin-Typ

Die tricyclischen natürlichen β-Carboline werden als Harmala-Alkaloide bezeichnet, benannt nach *Peganum harmala* L., der Steppenraute (Zygophyllaceae – Geraniales), in der dieser Alkaloid-Typ zuerst entdeckt wurde:

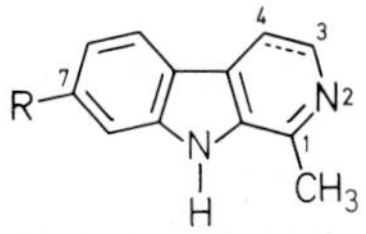

R	3,4-Dihydro-β-carboline	β-Carboline
H	Harmalan	Harman
OH	Harmalol	Harmol
OCH_3	Harmalin	Harmin

Pharmakologische Wirkung: Harmin und Harmalin sind starke Monoaminoxidase-(MAO)-Hemmer von kurzer Wirkdauer, wobei vor allem der Abbau des Serotonins gehemmt wird. Andererseits sind sie auch Serotonin-Antagonisten (Strukturverwandtschaft!). Harmala-Alkaloide haben halluzinogene Wirkungen.

7.5 Iridoide Indol-Alkaloide

(syn.: Monoterpenoide Indol-Alkaloide, Isoprenoide Indol-Alkaloide)

7.5.1 Strukturen

Bei den Iridoiden Indol-Alkaloiden lassen sich strukturell-formal acht Typen unterscheiden, von denen sich insgesamt über 1200 bereits bekannte Alkaloide ableiten. Sechs dieser acht Strukturtypen sind in Abb. 11.38 und

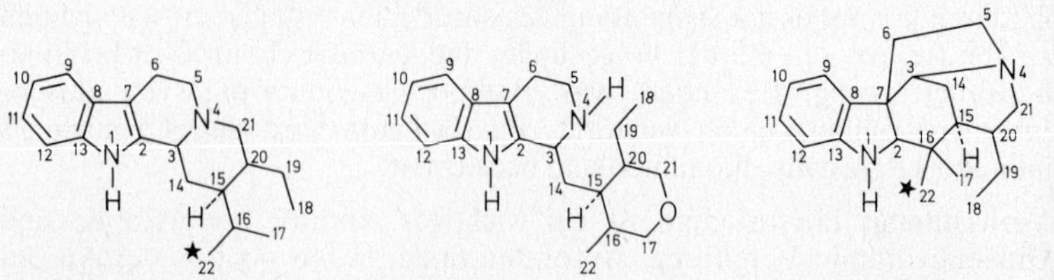

Corynanthean-Typ

4,21-Dehydrocorynanthein-aldehyd
(Rauvolfia, Pausinystalia, Aspidosperma, Catharanthus)
davon abgeleitet:
Yohimban-Typ (*Rauvolfia*, usw. (wie oben))
Heteroyohimban-Typ (*Rauvolfia, Catharanthus*)
Sarpagan-Typ, Ajmalan-Typ (*Rauvolfia*)
Corynantheal★ (*Cinchona*)
davon abgeleitet: alle *Cinchona*-Alkaloide★

Vincosan-Typ

Strictosidin (biogenetische Vorstufe aller Iridoiden Indol-Alkaloide)

Strychnan-Typ

Strychnin★ (*Strychnos*)
C-Toxiferin-I (*Strychnos*)

ferner:	Vallesiachotaman-Typ, Aspidospermatan-Typ	ohne pharmazeutische Relevanz

★Alkaloide mit C_9-Secoiridoid-Anteil; entstanden durch Decarboxylierung (C-22)

Abb. 11.38 Strukturtypen Iridoider Indol-Alkaloide mit *unverändertem* Secologanin-Anteil (biogenetische Bezifferung, orientiert am Corynanthean- bzw. Yohimban-Typ)

Abb. 11.39 formelmäßig dargestellt. Auf die Formelbilder der übrigen beiden Strukturtypen (Vallesiachotaman- und Aspidospermatan-Typ) wurde wegen fehlender pharmazeutischer Relevanz verzichtet.

Die drei Strukturtypen der Abb. 11.38 (Corynanthean-, Vincosan- und Strychnan-Typ) haben gemeinsam, daß der iridoide Anteil (Secologanin) bei ihnen unverändert geblieben ist, d.h. sein C-Skelett nicht *sekundär* intramolekular umgelagert wurde. Dieser Gesichtspunkt hat nichts mit der unterschiedlichen Verknüpfung des iridoiden Anteils mit der Amin-Komponente Tryptamin zu tun: Das C-3 ist beim Corynanthean- und beim Vincosan-Typ am C-2 des Indol-Anteils verankert, beim Strychnan-Typ jedoch am C-7. Im Gegensatz dazu findet sich bei den drei Strukturtypen der Abb. 11.39 (Eburnan-, Plumeran- und Ibogan-Typ) eine C-Skelett-Umlagerung im iridoiden Anteil: z.B. gibt es beim Eburnan-Typ und beim Plumeran-Typ eine neue Verknüpfung von C-17 mit C-20, beim Ibogan-Typ eine solche von C-14 mit C-17 sowie von C-16 mit C-21.

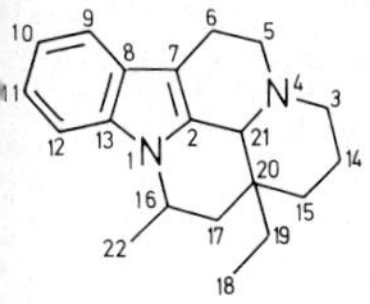

Eburnan-Typ

Vincamin *(Vinca)*

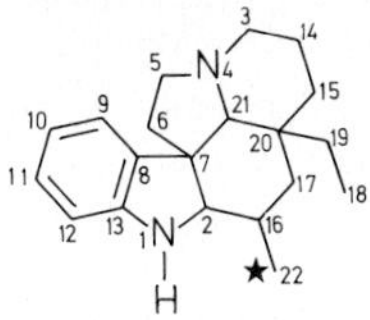

Plumeran-Typ

Vindolin und Vindolin-Anteil von Vinblastin/Vincristin *(Catharanthus)*
Aspidospermin★ *(Aspidosperma)*

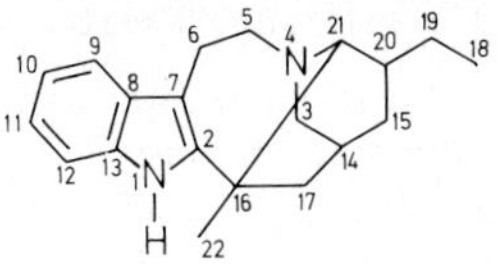

Ibogan-Typ

Catharanthin und Catharanthinderivat-Anteil von Vinblastin/Vincristin *(Catharanthus)*
Ibogain *(Tabernanthe)*

★C_9-Secoiridoid-Anteil, entstanden durch Decarboxylierung (C-22)

Abb. 11.39 Strukturtypen Iridoider Indol-Alkaloide mit *umgelagertem* Secologanin-Anteil (biogenetische Bezifferung, vgl. Abb. 11.38)

Folgende Möglichkeiten der Strukturvariation machen die auffällig große Anzahl von Iridoiden Indol-Alkaloiden, die von keinem anderen Alkaloid-Strukturtyp erreicht wird, verständlich:

- C-17 mit einer enolischen Hydroxy-Gruppe stellt in seiner tautomeren Form eine Aldehyd-Funktion dar. Diese ermöglicht verschiedene weitere Ringschlußreaktionen, z. B. (vgl. Abb. 11.42) mit C-19 unter Ausbildung eines O-Heterocyclus (Heteroyohimban-Typ), mit C-18 unter Ausbildung eines anellierten Cyclohexan-Ringes (Yohimban-Typ), mit C-7 [nach Verankerung von C-16 an C-5 (Ajmalan-Typ)] oder mit N-4 (z. B. Chinin, vgl. Abb. 11.43).
- Durch Ringöffnungen und erneuten Ringschluß an anderer Stelle sind weitere Variationsmöglichkeiten gegeben, die zu sehr ausgeprägten Strukturveränderungen führen können. Hierauf wurde oben bereits näher eingegangen. In manchen Fällen kommt es nach Esterhydrolyse durch Decarboxylierung an C-16 zum Verlust von C-22, wodurch der ursprüngliche C_{10}- zum C_9-Iridoid-Anteil verkleinert wird.

  Bei den Cinchona-Alkaloiden wird sogar die β-Carbolin-Partialstruktur zwischen N-4 und C-5 sowie N-1 und C-2 aufgespalten (s. Abb. 11.43); durch Umlagerung entstehen völlig andere Ringsysteme (Chinolin, Chinuclidin).
- Die Verknüpfung der einzelnen Ringe miteinander unterliegt bei gesättigten Ringen stereochemischen Variationsmöglichkeiten (*cis-* bzw. *trans-*Verknüpfung, vgl. Abb. 11.42).
- Häufig finden sich weitere Asymmetriezentren wegen entsprechender Substituenten an C-Atomen, die nicht der Ringverknüpfung dienen.

7.5.2 Biosynthese

Die Iridoiden Indol-Alkaloide finden sich insbesondere bei Apocynaceen, Loganiaceen und Rubiaceen, alle zu den Gentianales gehörig. Bei den Apocynaceen kommen sie jedoch nur in einer von drei Unterfamilien, den Plumerioideae (Gattungen: *Aspidosperma, Catharanthus, Rauvolfia**, *Tabernanthe, Vinca*) vor. Bei den Rubiaceen wurden sie in zwei Unterfamilien, den Rubioideae und den Cinchonoideae (Gattung: *Cinchona*) gefunden. Bei den Loganiaceen geht es unter pharmazeutischen Gesichtspunkten hier vor allem um die Gattung *Strychnos.*

Die Iridoiden Indol-Alkaloide leiten sich von der Amin-Komponente Tryptamin und der Nichtamin-Komponente Secologanin, dem Prototyp der Secoiridoide (s. Kap. 9, S. 261), ab. Die beiden Bausteine werden enzymatisch zu *(S)*-Strictosidin (syn.: Isovincosid) umgesetzt (Abb. 11.40). Dieses glykosidische Alkaloid, das selbst zum Vincosan-Typ gehört, ist also die gemeinsame Vorstufe aller Iridoiden Indol-Alkaloide.

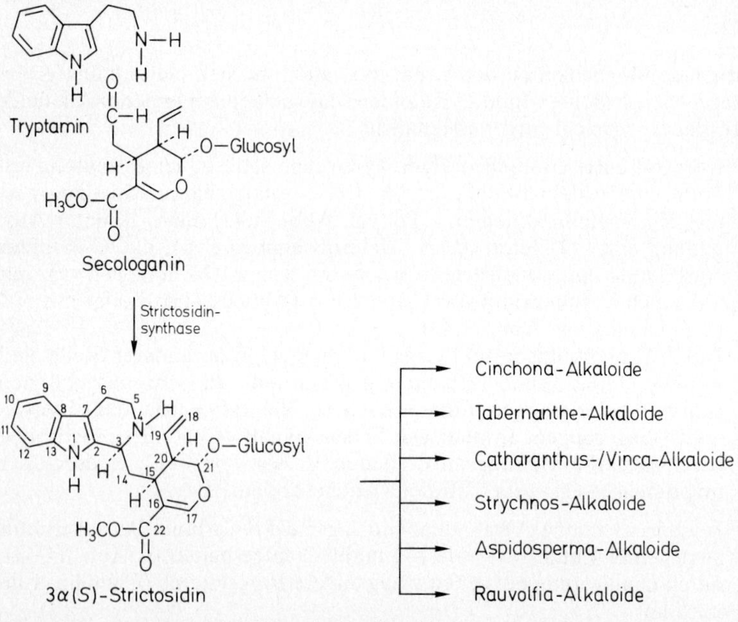

Abb. 11.40 Strictosidin als Muttersubstanz der Iridoiden Indol-Alkaloide

* Die Gattung Rauvolfia wird *botanisch* korrekt mit „v" geschrieben. In *pharmazeutischen* Wortkombinationen ist jedoch traditionell die Schreibweise mit „w" üblich, z. B. Rauwolfia-Alkaloide, Rauwolfia-Wurzel DAB 9.

I II

Abb. 11.41 Partialstruktur des Strictosidin-Aglykons (**I** cyclisches Halbacetal, **II** ringoffenes Enol)

Corynanthean-Typ. Die Acetal-Struktur von *(S)*-Strictosidin (Abb. 11.42) wird unter Abspaltung von Glucose durch eine spezifische Strictosidin-Glucosidase über das cyclische Halbacetal (s. Abb. 11.41, Formel **I**), das aus einer aldehydischen Funktion (C-21) und einer enolischen Hydroxy-Gruppe (an C-17) entstanden ist, in die ringoffene Verbindung (Formel **II**) überführt. Die Aldehyd-Gruppe (C-21), nunmehr frei um die Achse C-15/C-20 drehbar, reagiert mit N-4 unter Ringschluß zu 4,21-Dehydrocorynantheinaldehyd, in dem die Vinyl-Gruppe (C-18/C-19) nach unten geschwenkt vorliegt (Abb. 11.42). Von diesem *E*-Secoheteroyohimban-Alkaloid leiten sich ab:

- Alkaloide vom Yohimban-Typ,
- Alkaloide vom Heteroyohimban-Typ

und via Polyneuridinaldehyd

- Alkaloide vom Sarpagan-Typ,

ferner davon

- Alkaloide vom Ajmalan-Typ.

Diese Zusammenhänge wären natürlich in zahlreiche Reaktionsschritte aufteilbar, die häufig schon sehr genau aufgeklärt sind. Auf ihre Wiedergabe im Detail muß hier jedoch aus Gründen der Übersichtlichkeit verzichtet werden. Das Vorkommen der genannten Strukturtypen in Arzneipflanzen ergibt sich aus Abb. 11.38.

(+)-Yohimbin (Formel: s. Abb. 11.47) gehört der *eigentlichen* Yohimban-Reihe an, bei der die Ringe C/D und D/E *trans-trans*-verknüpft sind. Bei den Alkaloiden vom Yohimban-Typ im *weiteren* Sinne sind jedoch vier stereoisomere Ringsysteme zu beachten, die sich durch die jeweilige Verknüpfung der Ringe C/D und D/E unterscheiden. In Rauwolfia-Drogen finden sich immerhin sieben (von 32 theoretisch möglichen) stereoisomere Yohimbine. Die hohe Zahl von möglichen Isomeren kommt dadurch zustande, daß den Yohimbinen einerseits eben die vier genannten stereoisomeren Ringsysteme zugrundeliegen können und zusätzlich die Substitu-

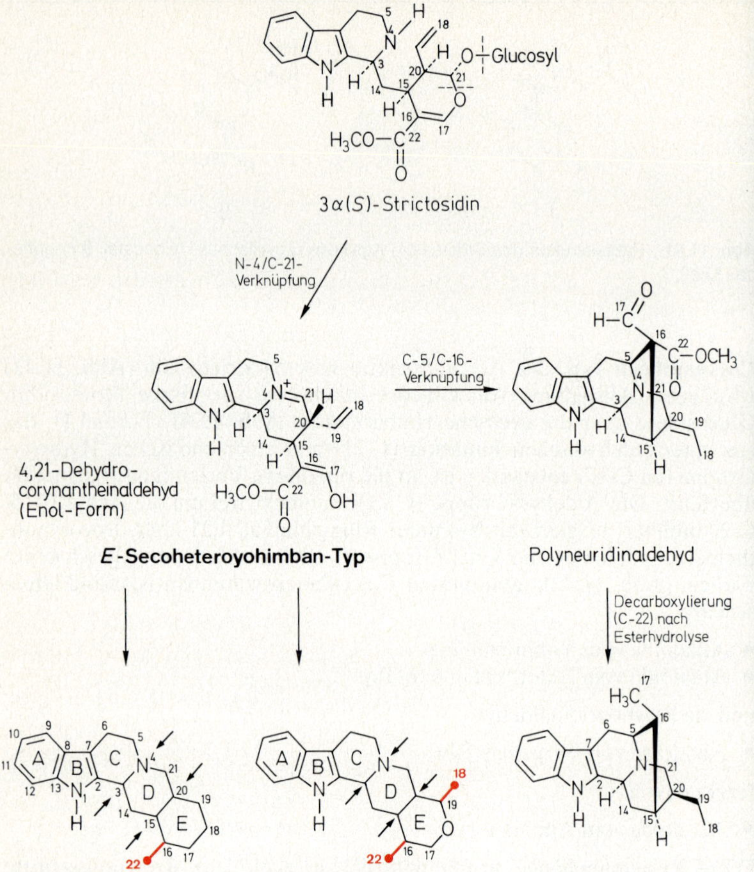

E-Secoheteroyohimban-Typ

Stereoisomere vom
Yohimban-Typ

A+B: Indol
A+B+C: β-Tetrahydrocarbolin
C+D: Chinolizidin
D+E: Decahydroisochinolin

Stereoisomere vom
Heteroyohimban-Typ
(Ring E: O-Heterocyclus)
Stereoisomerie und Bezifferung: wie Yohimban-Typen

Sarpagan-Typ
(C-17: ggf. CH_2OH o. CHO)

Stereoisomere vom **Yohimban-Typ**	Ringverknüpfung C/D	D/E
Yohimban	*trans*	*trans*
Alloyohimban	*trans*	*cis*
Pseudoyohimban	*cis*	*trans*
Epialloyohimban	*cis*	*cis*

Die mit •— angedeuteten C-Atome an C-16 und C-19 sind nicht Bestandteil der Yohimban- bzw. Heteroyohimban-<u>Grundgerüste</u>. Sie machen aber die biogenetischen Zusammenhänge deutlich

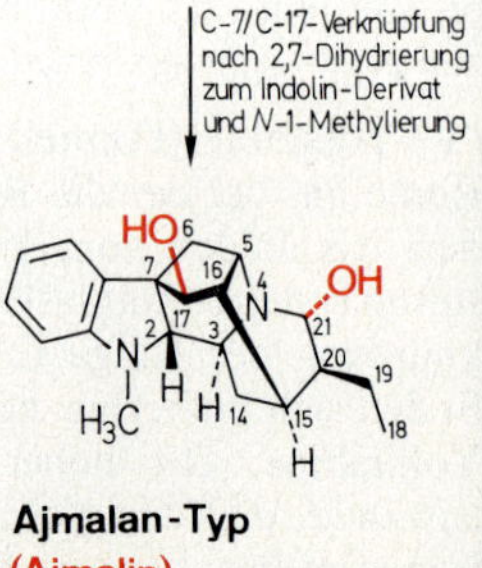

Ajmalan-Typ
(Ajmalin)

enten an den Asymmetriezentren C-16 und C-17 α- oder β-ständig konfiguriert sein können.

Alkaloide vom Heteroyohimban-Typ, die sich durch den O-heterocyclischen Ring E von den Alkaloiden des Yohimban-Typs unterscheiden, können die gleichen vier Reihen von Ringverknüpfungen aufweisen. Bei den Heteroyohimbanen finden sich pharmazeutisch bedeutsame Vertreter allerdings nur mit *trans-trans*-Verknüpfung (Raubasin, Reserpinin). Bei Serpentin indes stellt sich die Frage nach der Verknüpfungsart der Ringe C und D wegen dessen 3,4-Doppelbindung naturgemäß nicht. Bei Alkaloiden vom Ajmalan-Typ ist ein vergleichbarer Ring E nicht vorhanden: C-16 und C-17 sind mit C-5 bzw. C-7 verknüpft, während C-18 und C-19 als Ethyl-Rest an Ring D (C-20) verblieben sind. Alkaloide vom Sarpagan-Typ, bei denen lediglich C-16 und C-5 verbunden ist, haben keine pharmazeutische Relevanz.

Die Esteralkaloide vom Reserpsäure-Typ (Reserpin, Deserpidin, Rescinnamin; Formeln: s. Abb. 11.47) gehören der Epialloyohimban-Reihe (*cis-cis*-Verknüpfung) an. Für die Alkaloide dieser Reihe wäre zwar die Biogenese aus Vincosid (3β-Epimer des Strictosidin) mit 3*R*-Konfiguration denkbar, jedoch scheint auch die Biosynthese der 3β-konfigurierten Alkaloide via Strictosidin zu verlaufen, also mit nachfolgender Epimerisierung an C-3.

In den Alkaloiden vom Reserpsäure-Typ ist die β-ständige Hydroxy-Gruppe an C-18 mit 3,4,5-Trimethoxybenzoesäure (Reserpin, Deserpidin) oder *trans*-3,4,5-Trimethoxyzimtsäure (Rescinnamin) verestert. Diese Säuren werden im Verlauf des Phenylpropan-Stoffwechsels aus Kaffeesäure (3,4-Dihydroxyzimtsäure) gebildet, wobei der C_6-C_3-Körper 3,4,5-Trimethoxyzimtsäure biogenetische Vorstufe des C_6-C_1-Körpers 3,4,5-Trimethoxybenzoesäure ist (s. Kap. 6, S. 189).

Bei der Biosynthese der *Cinchona*-Alkaloide (Abb. 11.43) entsteht in Analogie zur Biosynthese der Alkaloide vom Yohimban- bzw. Heteroyohimban-Typ zunächst das *E*-Secoheteroyohimban-Alkaloid Corynantheal, welches im Unterschied zum 4,21-Dehydrocorynantheinaldehyd an C-16 (nach vorhergehender Verseifung des Esters) bereits decarboxyliert ist. Hier liegt also ein Indol-Alkaloid mit C_9-Iridoid-Anteil vor. Nach Ringöffnung zwischen N-4 und C-5 wird Cinchonaminal gebildet. Bei diesem Indol-Alkaloid ist einerseits die Aldehyd-Funktion (C-17) des Corynantheal durch Ringschluß mit N-4 unter Ausbildung des Chinuclidin-Ringsystems

---

◀ **Abb. 11.42** Biogenetische Zusammenhänge der Rauwolfia-Alkaloidstrukturtypen (am Yohimban orientierte Bezifferung).

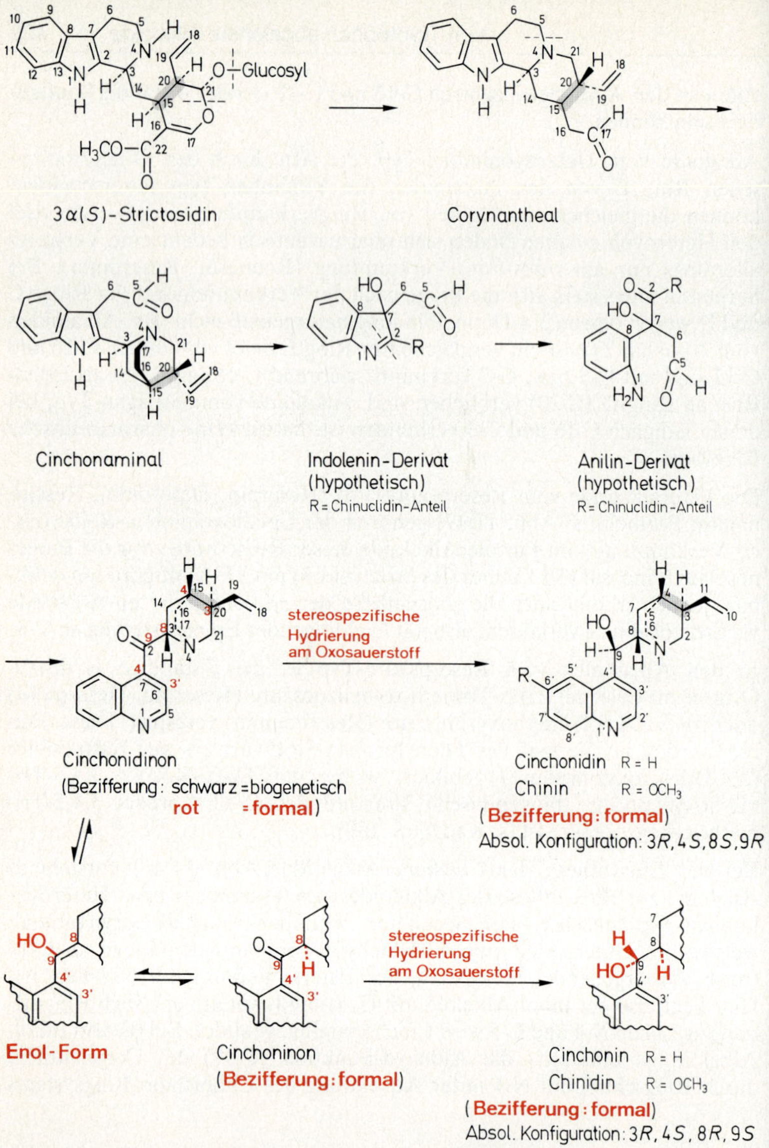

	8*S*,9*R*-Reihe	**8*R*,9*S***-Reihe	8*S*,**9*S***-Reihe	8*R*,**9*R***-Reihe
R = OCH_3	Chinin	Chinidin	Epichinin	Epichinidin
R = H	Cinchonidin	Cinchonin	Epicinchonidin	Epicinchonin
	Hauptalkaloide		Nebenalkaloide	

Abb. 11.43 Biosynthese der *Cinchona*-Alkaloide

verlorengegangen, andererseits aber eine neue Aldehyd-Funktion (C-5) entstanden. Diese steht nun via Indolenin- und Anilin-Derivat zum Chinolin-Ringschluß mit der aromatischen Amino-Gruppe zur Verfügung. Dehydratisierung an C-6/C-7 komplettiert das aromatische System zum Cinchonidinon, das als biogenetische Vorstufe aller vier stereochemischen Reihen angesehen wird.

Die Epimerisierung an C-8 (formale Bezifferung; identisch mit C-3 der biogenetischen Bezifferung) dürfte durch vorübergehende Aufhebung des Asymmetriezentrums C-8 (= C-3) via Enolisierung im Bereich C-9/C-8 (= C-2/C-3) erklärbar sein, d. h., Cinchonidinon und Cinchoninon können über ihre gemeinsame Enol-Form reversibel ineinanderübergehen. Analogien hierzu finden sich bei der Racemisierung von *S*-(-)Hyoscyamin zu Atropin und der reversiblen Epimerisierung von 5*R*,8*R*-(+)-Lysergsäureamiden an C-8.

Der **Strychnan-Typ** (Abb. 11.38) kommt nur bei den Apocynaceen und Loganiaceen vor. Im Verlauf der Biosynthese der Alkaloide vom Strychnan-Typ wird die ursprüngliche Verknüpfung von C-3 mit C-2, wie sie im 4,21-Dehydrocorynantheinaldehyd vorliegt, gelöst; stattdessen wird jetzt C-3 mit C-7 verknüpft, was nur möglich ist, wenn die Doppelbindung des Pyrrol-Rings dabei verschwindet. Infolgedessen weisen die Alkaloide vom Strychnan-Typ an Stelle der Indol- eine Indolin-Partialstruktur auf und C-7 bekommt quartären Charakter. Das C-Skelett des iridoiden Anteils wird in sich jedoch nicht umgelagert.

Zum C-N-Skelett des Strychnan-Typs kommt bei den Strychnos-Alkaloiden Strychnin und Brucin noch ein C_2-Baustein (aus Malonyl-Coenzym A) hinzu, der von N-1 nach C-17 eingefügt wird (in Abb. 11.44 rot).

Das dimere Loganiaceencurare-Alkaloid C-Toxiferin-I wird aus monomeren Vorstufen vom Strychnan-Typ durch Reaktion zwischen der jeweiligen

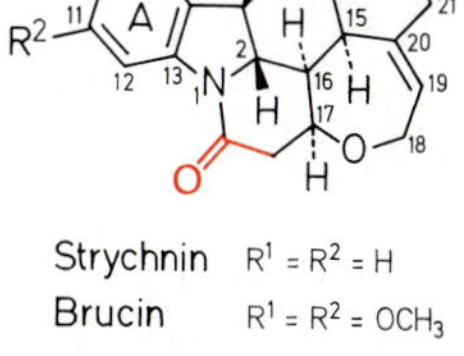

Abb. 11.44 Hauptalkaloide von *Strychnos nux-vomica* und *Str. ignatii* (biogenetische Bezifferung)

(C-17-)Formyl-Gruppe an C-16 des einen und dem Indolin-Stickstoff (N-1) des jeweiligen anderen Monomers gebildet (Abb. 11.45).

Eburnan-Typ. Der durch partielle Umlagerung des iridoiden Anteils gekennzeichnete Eburnan-Typ (Abb. 11.39) kommt ausschließlich bei den Apocynaceen vor. Alkaloide dieses Typs, z. B. Vincamin aus *Vinca minor,* sind dadurch gekennzeichnet, daß bei ihnen C-3 zwar noch mit N-4, aber

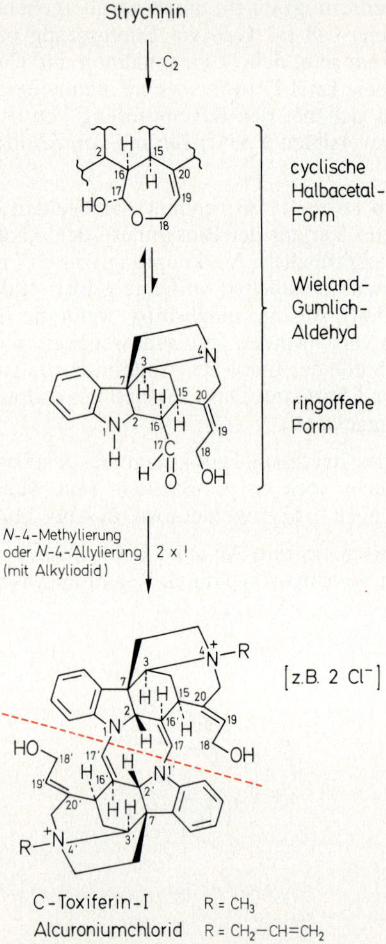

Abb. 11.45 Monomere Iridoide Indol-Alkaloide vom Strychnan-Typ (vgl. Abb. 11.38) und Partialsynthese dimerer quartärer Curare-Alkaloide

nicht mehr mit C-2 verknüpft ist. Die durchaus vorhandene β-Carbolin-Partialstruktur wird durch Neuverknüpfung von C-2 und C-21 erreicht, wodurch sich C-18, C-19 und C-20 nun links unterhalb und nicht mehr rechts unterhalb von N-4 befinden. Die sekundäre strukturelle Umlagerung innerhalb des iridoiden Anteils beruht jedoch allein auf der Wanderung der C_3-Einheit C-16/C-17/C-22 von C-15 zum benachbarten C-20, so daß C-20 nunmehr erstmals quartären Charakter annimmt. Schließlich ist C-16 mit dem Indol-Stickstoff verknüpft, wodurch sich ein neuer Heterocyclus ergibt.

Alkaloide vom **Plumeran-Typ** (Abb. 11.39) kommen ebenfalls nur bei Apocynaceen vor. Auch sie sind durch eine sekundäre intramolekulare Umlagerung des iridoiden Anteils charakterisiert. Wie schon beim Strychnan- und Eburnan-Typ wird auch hier im Verlauf der Biosynthese die ursprüngliche Verknüpfung zwischen C-2 und C-3 gelöst und die Verknüpfung von C-3 und N-4 erhalten. Stattdessen kommt es zu einer Neuverknüpfung von C-2 mit C-16. Auch insoweit besteht Verwandtschaft zum Strychnan-Typ, die noch dadurch verstärkt wird, daß der Plumeran-Typ ebenfalls eine Indolin-Struktur erfordert und ein quartäres C-7 besitzt. Der Unterschied zum Strychnan-Typ besteht darin, daß bei Alkaloiden vom Plumeran-Typ die C_3-Einheit C-16/C-17/C-22 von C-15 zum benachbarten C-20 gewandert ist, wie das auch beim Eburnan-Typ der Fall ist. Es zeigt sich, daß beim Eburnan-Typ und Plumeran-Typ das C-Skelett des iridoiden Anteils schließlich völlig gleich angeordnet, aber unterschiedlich mit der Amin-Komponente verknüpft ist: beim Eburnan-Typ C-16 mit N-1 und C-21 mit C-2, beim Plumeran-Typ C-16 mit C-2 und C-21 mit C-7.

Ein Beispiel für den Plumeran-Typ ist Vindolin, ein Hauptalkaloid von *Catharanthus roseus* (Abb. 11.46), das auch die eine Hälfte des pharmazeutisch wichtigen „dimeren" *Catharanthus*-Alkaloids Vinblastin ausmacht. Auch Aspidospermin, das Hauptalkaloid von *Aspidosperma quebracho-blanco* (s. „Quebracho cortex"), gehört hierher.

Ibogan-Typ. Wie schon die Alkaloide vom Eburnan- und Plumeran-Typ so kommen auch die vom Ibogan-Typ (Abb. 11.39) nur bei Apocynaceen vor. Alle Strukturtypen mit sekundär umgelagertem iridoiden Anteil sind also ausschließlich in dieser Pflanzenfamilie vertreten. Auch beim Ibogan-Typ wurde die ursprüngliche C-2/C-3-Verknüpfung gelöst und C-2 mit C-16 neuverknüpft, insoweit vergleichbar mit Strychnan- und Plumeran-Typ. Die C_3-Einheit C-16/C-17/C-22 ist hier nicht von C-15 nach C-20 gewandert, wie beim Eburnan- und Plumeran-Typ, sondern an das benachbarte C-Atom in entgegengesetzter Richtung, also nach C-14. Schließlich ist C-16 mit C-21 verknüpft, wodurch C-16 quartären Charakter erhält.

Beispiele für diesen Alkaloid-Typ sind das zweite Hauptalkaloid von *Catharanthus roseus,* Catharanthin (Formel: Abb. 11.46), und das halluzinogene Hauptalkaloid von *Tabernanthe iboga,* Ibogain.

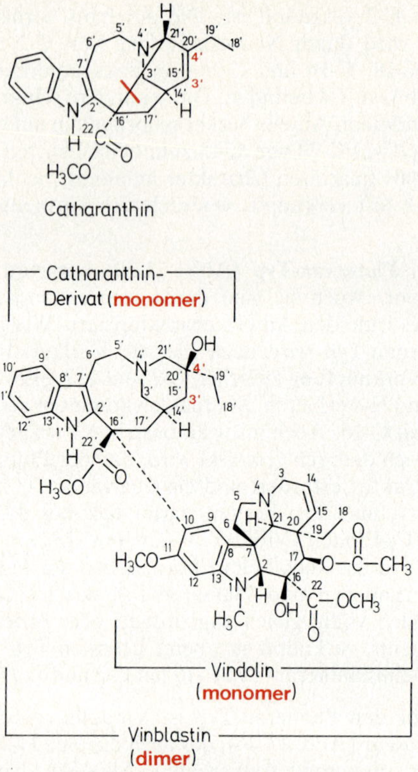

Abb. 11.46 Strukturvergleich zwischen dem cytostatisch wirksamen *Catharanthus*-Alkaloid Vinblastin und den „monomeren" *Catharanthus*-Alkaloiden Catharanthin (Indol-Alkaloid) und Vindolin (Indolin-Alkaloid). Catharanthin unterscheidet sich vom Catharanthin-Derivatbestandteil des Vinblastins durch einen zusätzlichen Ringschluß (C-16′ nach C-21′) und eine 15′, 20′-Doppelbindung bei fehlender Hydroxyl-Gruppe an C-20′. Die Bezifferung orientiert sich an biogenetischer Betrachtungsweise (s. Abb. 11.39), nicht an konsequenten Ringsystembezifferungsregeln. Das Biosynthese-Zwischenprodukt 3′, 4′-Anhydrovinblastin ist nach biogenetischer Betrachtungsweise ein $\Delta^{15',20'}$-Derivat. Vincristin trägt an N-1 anstelle einer CH_3-Gruppe eine CHO-Gruppe

Die obere Molekülhälfte des „dimeren" *Catharanthus*-Nebenalkaloids Vinblastin in Abb. 11.46 ist strukturell nahverwandt mit dem „monomeren" Indol-Alkaloid Catharanthin. Die untere Molekülhälfte von Vinblastin ist vollständig identisch mit dem monomeren Indolin-Alkaloid Vindolin (s. Plumeran-Typ). Catharanthin und Vindolin werden offenbar via 3′,4′-

Anhydrovinblastin in geringen Mengen in Vinblastin überführt. Der Biosyntheseweg ist jedoch bisher nicht vollständig geklärt. Das gleichfalls therapeutisch wichtige zweite „dimere" Nebenalkaloid Vincristin ist mit Vinblastin strukturell eng verwandt: Anstelle der Methyl-Gruppe am Indolin-Stickstoff (N-1) trägt es deren Oxidationsprodukt, einen Formyl-Rest. In beiden „dimeren" Alkaloiden ist übrigens die ursprüngliche Verknüpfung C-16'/C-21' des Ibogan-Bausteins zugunsten der Verknüpfung des C-16' mit dem C-10 des Plumeran-Bausteins aufgehoben.

7.5.3 Monographien

Rauwolfiae radix

Arzneibuch-Monographien: DAB 9;
Rescinnamin 2. AB/DDR;
Reserpin DAB 9, 2.AB/DDR, HELV. VII, AUSTR.

Stammpflanze: *Rauvolfia** *serpentina* (L.) Bentham ex Kurz – Apocynaceae.

Die Stammpflanze des DAB 9 ist ein etwa 0,5 bis 1 m hoher Halbstrauch, dessen Heimat in Indien und benachbarten Ländern (tropisches Asien) liegt. Angesichts des großen Bedarfs wird Rauwolfiawurzel heute überwiegend durch Kultivierung von *R. serpentina* in heiß-feuchten Anbaugebieten, vor allem in Indien und Thailand, gewonnen.

Als Industriedrogen zur Gewinnung von Reinalkaloiden dienen auch die Wurzeln von *R. vomitoria* Afzelius, einem 5 bis 6 m hohen, baumartigen Strauch des tropischen Westafrikas, und von *R. tetraphylla* L., einem etwa 3 m hohen Strauch des tropischen Amerikas.

Droge: Die Arzneibuchdroge besteht aus annähernd zylindrischen Stücken, die etwas gedreht sind und daher schlangenartig aussehen. Daher wird die Droge auch als „Indische Schlangenwurzel" bezeichnet. Auch der Artenname *R. serpentina* erinnert an dieses Aussehen. Rauwolfiawurzel ist geruchlos und schmeckt bitter.

Inhaltsstoffe: In der Wurzelrinde, die bei *R. serpentina* etwa 20% des gesamten Wurzelquerschnittes ausmacht, findet sich bei allen drei pharmazeutisch bedeutsamen *Rauvolfia*-Arten eine wesentliche höhere Alkaloid-Konzentration als im Holzteil. Die Alkaloid-Fraktion der Rauwolfia-Drogen besitzt keine ausgesprochenen Hauptbestandteile, vielmehr kommen die einzelnen Alkaloide nur in verhältnismäßig geringen Prozentsätzen vor.

---

* Vgl. Fußnote auf S. 420

So ist der Anteil der Alkaloide vom Reserpsäure-Typ, zu denen auch das wichtige Reserpin gehört, mit 15 bis 20% der Gesamtalkaloid-Fraktion eher bescheiden. Für die Praxis wesentliche Unterschiede im Alkaloid-Spektrum der drei Drogen bestehen nicht. Das DAB 9 verlangt einen Gesamtalkaloid-Gehalt von mindestens 1%, berechnet als Reserpin. Handelsware enthält etwa 0,7 bis 2%. In der *R. serpentina*-Droge wurden bisher etwa 25 Alkaloide gefunden, insgesamt kennt man etwa 80 Rauwolfia-Alkaloide, die jedoch nicht alle in den Wurzeln vorkommen. Sie stehen miteinander in biogenetischer Beziehung, besitzen aber kein gemeinsames Grundgerüst, sieht man von der Partialstruktur des *β*-Carbolins bzw. seines 1,2,3,4-Tetrahydro-Derivats ab (Formeln: Abb. 11.47).

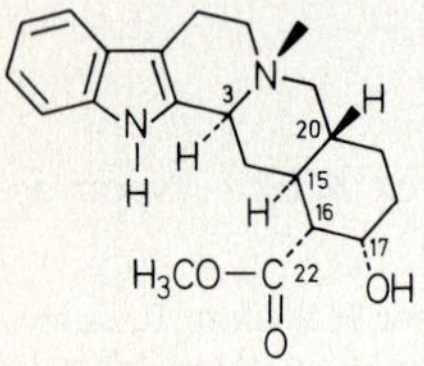

(+)-Yohimbin

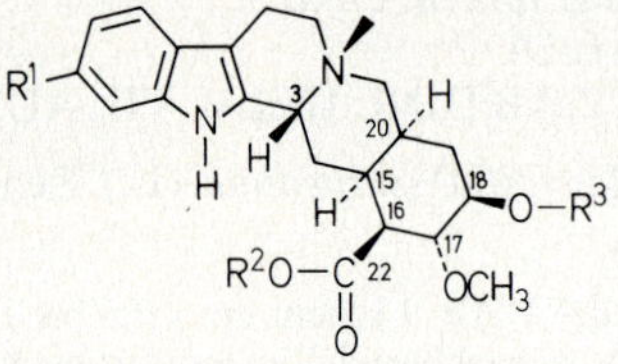

	R^1	R^2	R^3
Reserpsäure	OCH_3	H	H
Reserpin	OCH_3	CH_3	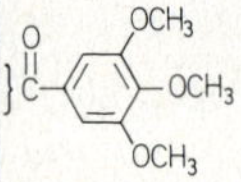
Deserpidin	H	CH_3	(wie Reserpin)
Rescinnamin	OCH_3	CH_3	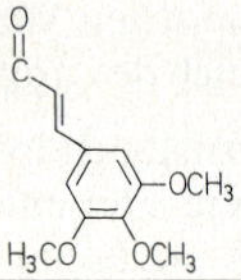

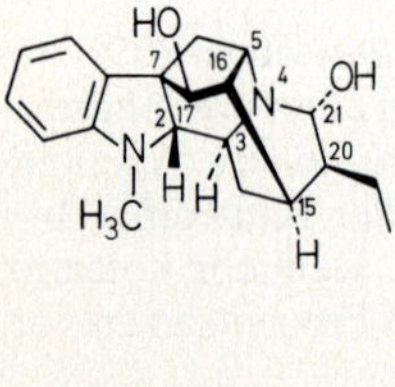

Ajmalin

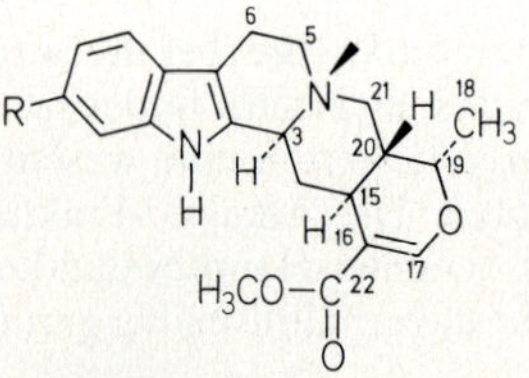

Raubasin R = H
Reserpinin R = OCH_3

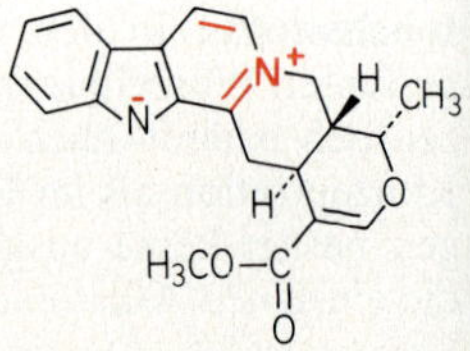

Serpentin

Abb. 11.47 Rauwolfia-Alkaloide

Pharmakologische Wirkung (s. auch Übersicht in Tab. 11.10): Reserpin besitzt eine hohe Affinität zu den Membranen der catecholaminspeichernden Vesikel an noradrenergen und dopaminergen Nervenendigungen (postganglionärer Sympathikus; Gehirn). Hierbei wird z. B. der aktive Rücktransport von aus den Speichern ausgeschüttetem Noradrenalin in die Vesikel gehemmt, so daß dieses außerhalb enzymatisch (Monoaminoxidase, Catechol-O-Methyltransferase) abgebaut wird und nicht mehr zur Erregung der Adrenozeptoren zur Verfügung steht. Auch die Neusynthese von Noradrenalin unterbleibt, da der erforderliche Präkursor Dopamin ebenfalls nicht mehr in die Vesikel transportiert werden kann. Die Folge ist eine langanhaltende Blutdrucksenkung, die durch Senkung des peripheren Gefäßwiderstandes zustande kommt. Aufgrund seines Wirkungsmechanismus wird Reserpin als Antisympathotonikum bezeichnet.

Verwendung: Zweifellos ist Reserpin aus therapeutischer Sicht das wichtigste Rauwolfia-Alkaloid. Als Antihypertensivum hat es trotz vieler neuentwickelter synthetischer Substanzgruppen auch heute noch praktische Bedeutung. Dagegen dürfte es seine Rolle als Neuroleptikum gänzlich verloren haben.

Tab. 11.10 Pharmazeutisch wichtige Rauwolfia-Alkaloide und ihre Bedeutung

Strukturtyp	Alkaloide	Bedeutung
Yohimban	(+)-Yohimbin	α_2-Adrenozeptor-Antagonist (Therapie: Aphrodisiakum, pharmakologische Modellsubstanz)
	Corynanthin	α_1-Adrenozeptor-Antagonist (pharmakologische Modellsubstanz)
Alloyohimban	Rauwolscin	α_2-Adrenozeptor-Antagonist (pharmakologische Modellsubstanz)
Pseudoyohimban	–	
Epialloyohimban	Reserpin	Antisympathotonikum (Therapie: Antihypertensivum)
	Rescinnamin Deserpidin	} wie Reserpin
Heteroyohimban	Raubasin (Ajmalicin)	Vasodilatator (Therapie: Durchblutungsstörungen)
Sarpagan	–	
Ajmalan	Ajmalin	Antiarrhythmikum (Therapie: bestimmte Herzrhythmusstörungen)

Reserpin wird in Arzneispezialitäten häufig mit anderen zur Behandlung der Hypertonie geeigneten Stoffen (z. B. Saluretika, Methyldopa) kombiniert. Auch Kombinationen von Reserpin mit anderen Rauwolfia-Reinalkaloiden (z. B. Rescinnamin, Raubasin, (+)-Yohimbin, Ajmalin) sowie Präparate mit Alkaloid-Gesamtextrakten aus *Rauvolfia serpentina* oder *R. vomitoria* sind auf dem Markt. Zur Verwendung von (+)-Yohimbin als Aphrodisiakum s. „Yohimbe cortex".

Ajmalin wird therapeutisch als Antiarrhythmikum verwendet. Sein partialsynthetisches Derivat Prajmaliumbitartrat (N-Propyl-ajmalinium-hydrogentartrat) wird wegen besserer Resorbierkeit nach peroraler Aufnahme bevorzugt. Das handelsübliche Präparat besteht aus einem Gemisch von 55% zu 45% der beiden Diastereomere, die bei der Quaternisierung des N-4 entstehen (am quaternisierten Stickstoff ist nunmehr ein zusätzliches Asymmetriezentrum entstanden).

Yohimbe cortex

Stammpflanze: *Pausinystalia yohimba* (K. Schumann) Pierre ex Beille (syn.: *Corynanthe yohimba* K. Schumann) – Rubiaceae.

Es handelt sich um einen bis zu 30 m hohen Baum (Heimat: Westafrika).

Droge und Inhaltsstoffe: Industriedroge mit etwa 1 bis 1,5% Alkaloide vom Yohimban-Typ im weiteren Sinne; Hauptalkaloid: (+)-Yohimbin (Formel: s. Abb. 11.47); Nebenalkaloide: u. a. Stereoisomere des (+)-Yohimbin, z. B. Rauwolscin (Tab. 11.9). Yohimberinde dient der Gewinnung von Extrakten und von (+)-Yohimbin.

Pharmakologische Wirkung: s. Rauwolfiae radix.

Verwendung: Yohimbe-Extrakte bzw. (+)-Yohimbin werden zur Behandlung bestimmter Potenzstörungen und als Aphrodisiakum verwendet; aus der Volksmedizin Westafrikas übernommen hat Yohimberinde in neuerer Zeit für diese Indikationsgebiete begrenzte wissenschaftliche Akzeptanz gefunden. Die vasodilatatorische Wirkung von (+)-Yohimbin und die damit verbundene erhöhte Durchblutung in den Beckenorganen werden als Haupteffekt angesehen.

Quebracho cortex

Stammpflanze: *Aspidosperma quebracho-blanco* Schlechtendal – Apocynaceae.

Stattlicher Baum des westlichen Südamerikas.

Droge und Inhaltsstoffe: Die Rinde enthält etwa 1% Iridoide Indol-Alkaloide, darunter (+)-Yohimbin (Formel: s. Abb. 11.47), Aspidospermin und damit verwandte Basen. Diese Aspidospermin-Gruppe hat nahe strukturelle Verwandtschaft mit dem *Catharanthus-(„Vinca"-)*Alkaloid Vindolin und seinen Derivaten (s. „Catharanthi herba").

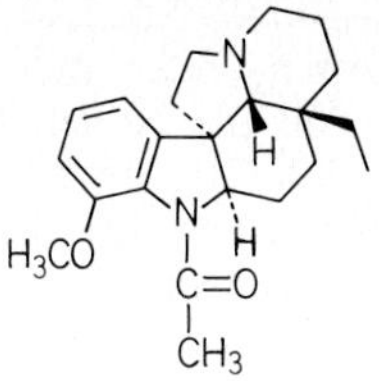

Aspidospermin

Pharmakologische Wirkung: Quebrachobaumrinde erregt das Atemzentrum und wirkt expektorierend.

Verwendung: Quebrachoextrakte sind in Kombination mit anderen pflanzlichen Extrakten und/oder synthetischen Stoffen in manchen Antitussiva und Antiasthmatika enthalten.

Catharanthi herba

Stammpflanze: *Catharanthus roseus* (L.) G. Don – Apocynaceae.

Die Stammpflanze, auf Madagaskar beheimatet („Madagaskarimmergrün"), ist heute pantropisch und sogar pansubtropisch eingebürgert. Stellt sie in den Tropen eine weitverbreitete Wildpflanze dar, so ist sie im subtropischen Bereich wegen ihrer hübschen Infloreszenzen (rotlila, rosa oder weiße, sonst unserem Immergrün, *Vinca minor* L., ähnelnde Blüten; s. auch „Vincae herba") als Zierpflanze geschätzt. Es handelt sich um eine bis zu 0,8 m hohe, teilweise verholzende Staude, die neuerdings auch in unseren Blumengeschäften auftaucht.

Droge: Madagaskarimmergrünkraut wird ausschließlich als Industriedroge zur Gewinnung von Reinalkaloiden benötigt und stammt sowohl aus Wildvorkommen als auch aus Kulturen. Es besteht ein riesiger Bedarf, da die therapeutisch wichtigen Alkaloide nur in sehr geringen Konzentrationen im Kraut enthalten sind.

Inhaltsstoffe: Der Gesamtalkaloid-Gehalt der Droge liegt bei etwa 0,7%. Allerdings gehören die beiden einzigen therapeutisch wichtigen Alkaloide (von insgesamt etwa 90) zu den nur in winzigen Konzentrationen vorhandenen Nebenalkaloiden; Vinblastin hat einen Anteil an der Alkaloid-Fraktion von 0,7%, Vincristin sogar nur von 0,15%, d. h., zusammen machen beide Stoffe nicht einmal ein Hundertstel der Gesamtalkaloide aus. Die Bezeichnungen für diese Alkaloide stellen INN-Namen dar und wurden zu einem Zeitpunkt gebildet, als *Catharanthus roseus* noch zur Gattung *Vinca* gerechnet wurde. Die beiden Basen werden daher auch als *Vinca*-Alkaloide bezeichnet, wenngleich sie korrekter *Catharanthus*-Alkaloide heißen sollten (Formeln: Abb. 11.46).

Etwa zwei Drittel der *Catharanthus*-Alkaloide sind „monomere" iridoide Indol-Basen (z. B. Catharanthin) oder Indolin-Basen (z. B. Vindolin); Catharanthin und Vindolin sind die beiden Hauptalkaloide. Aber auch Alkaloide vom Yohimban- und Heteroyohimban-Typ (vgl. Abb. 11.42) kommen vor. Das übrige Drittel besteht aus „dimeren" Iridoiden Indol-Indolin-Alkaloiden. Hierzu gehören auch Vinblastin und Vincristin.

Pharmakologische Wirkung: Wie bei Colchicin und Podophyllotoxin kommt es unter Vinblastin bzw. Vincristin in den Zellen zu einer Reaktion mit den Mikrotubuli, aus Untereinheiten des Spindelstrukturproteins Tubulin aufgebauten Makromolekülaggregaten. Hierdurch wird die Spindelbildung nachhaltig gestört. Die auf diese Weise verursachte Blockierung der Zellteilung in der Metaphase hat ein Absterben sich teilender Zellen zur Folge. Außerdem hemmt Vinblastin die DNA-Biosynthese (Hemmung der DNA-Polymerase) und Vincristin die RNA-Biosynthese (Hemmung der RNA-Polymerase). Alle diese Eigenschaften sind für die antineoplastische Wirkung der *Catharanthus*-Alkaloide verantwortlich.

Verwendung: Vinblastin und Vincristin gehören zu den wichtigsten Antineoplastika. Sie sind in Arzneispezialitäten als Sulfate enthalten. Trotz der nahen strukturellen Verwandtschaft der beiden Stoffe zeigen sie häufig bei derselben Tumorart unterschiedlich ausgeprägte antineoplastische Wirkung, so daß die Indikationsgebiete nicht identisch sind. Je nach Tumorart wird Vinblastin oder Vincristin eingesetzt, typischerweise für die Chemotherapie von Tumoren in Kombination mit anderen Zytostatika. Durch die Einführung von Vindesin, einem partialsynthetischen Vinblastin-Derivat, in die Therapie konnte das Spektrum erweitert werden, da unterschiedliche Wirksamkeit und Toxizität im Vergleich mit den beiden Naturstoffen gegeben ist.

Vincae herba

Stammpflanzen: *Vinca minor* L., *V. major* L., *V. herbacea* Waldstein et Kitaibel – Apocynaceae.

Immergrüne, am Boden kriechende Stauden bzw. Halbsträucher Mittel- und Osteuropas mit blauvioletten Blüten.

Inhaltsstoffe: Immergrünkraut ist als Industriedroge anzusehen; es enthält bis 1% Iridoide Indol-Alkaloide, unter denen Vincamin das Hauptalkaloid ist. Neben der Extraktion aus der Droge erfolgt die Vincamin-Gewinnung auch synthetisch.

Pharmakologische Wirkung: Vincamin verbessert die Hirndurchblutung und vermindert Hirnödeme. Die Sauerstoffaufnahme des Gehirns soll gesteigert, auch die Glucose-Bereitstellung erhöht werden, was zu einer Verbesserung des Hirnstoffwechsels führen dürfte.

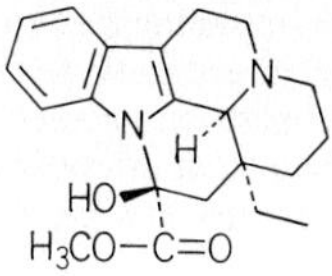

(+)-Vincamin

Verwendung: Die Wirksamkeit von Immergrünkraut und immergrünkrauthaltigen Arzneimitteln gilt als nicht ausreichend belegt. Ausreichende Vincamin-Plasmaspiegel lassen sich damit nicht erreichen. Andererseits besteht der tierexperimentell begründete Verdacht einer Blutbildveränderung. Aus diesen Gründen sind derartige Arzneimittel seit 1987 in der Bundesrepublik Deutschland nicht mehr zugelassen. Arzneimittel mit Vincamin-Reinalkaloid sind hiervon nicht betroffen.

Vincamin wird bei zerebraler Mangeldurchblutung und bestimmten alters- oder unfallbedingten Ausfallserscheinungen des Gehirns eingesetzt, ferner bei Durchblutungsstörungen am Auge oder Ohr.

Strychni semen

Arzneibuch-Monographien: 2. AB/DDR, HELV. VII, AUSTR.; Brechnußtinktur AUSTR.; Eingestellter Brechnußtrockenextrakt HELV. VII; Strychninnitrat 2. AB/DDR, HELV. VII.

Stammpflanze: *Strychnos nux-vomica* L. – Loganiaceae.

Der bis zu 15 m hohe Baum findet sich in den tropischen Ländern Asiens und in Nordaustralien. In Westafrika wird er kultiviert. Die Pflanze trägt festschalige Beerenfrüchte (3–5 cm im Durchmesser), die 2 bis 5 Samen enthalten.

Droge: Es handelt sich um die ganzen, diskusförmigen Samen, die einen Durchmesser von 20 bis 30 mm und eine Höhe von bis zu 5 mm aufweisen. Sie sind dicht und enganliegend behaart. Die Droge wird heute überwiegend zur Gewinnung von Reinalkaloiden, vor allem von Strychnin, verwendet. Zu diesem Zweck werden auch die Samen von *Strychnos ignatii* Bergius, einem in verschiedenen asiatischen Ländern angebauten Kletterstrauch, benutzt, die jedoch nicht offizinell (2. AB/DDR, HELV. VII, AUSTR.) sind.

Inhaltsstoffe: Die Samen von *Strychnos nux-vomica* enthalten 2,5 bis 5% Alkaloide, die von *Strychnos ignatii* 2,5 bis 4%. In beiden Fällen sind Strychnin und sein Dimethoxy-Derivat Brucin die Hauptalkaloide. Sie besitzen Indolin-Charakter, jedoch gegenüber vergleichbaren Indol-Basen keine höhere Basizität, da der Indolin-Stickstoff sich in säureamidartiger Bindung befindet (Formeln: s. Abb. 11.44).

Pharmakologische Wirkung: Im Rückenmark gibt es zwei Formen von Hemmechanismen, die Einfluß auf die Beuge- und Streckmuskulatur an Gelenken nehmen: die präsynaptische Hemmung (Überträgerstoff: GABA = γ-Aminobuttersäure) und die postsynaptische Hemmung (Überträgerstoff: Glycin = Aminoessigsäure). Strychnin ist ein Rückenmarkkonvulsivum, das Krampfaktivität auslöst, indem es die postsynaptische Hemmung beseitigt, also die agonistische Wirkung des Glycins an der

Membran des postsynaptischen Neurons antagonisiert. Die Folge ist bei entsprechender Dosierung eine gleichzeitige maximale, keine Koordination mehr zulassende Kontraktion der Beuge- und Streckmuskeln an den Gelenken, die außerordentlich schmerzhaft ist und bei vollem Bewußtsein erlebt wird. Entgegen der Bezeichnung „Brechnuß" besitzt die Droge keine emetischen Eigenschaften.

Verwendung: Strychnin wurde früher als Atmungs- und Kreislaufanaleptikum und Tinctura Strychni als Tonikum in der Rekonvaleszenz verwendet. Nicht zuletzt wegen der geringen therapeutischen Breite von Strychnin spielen heute weder dieses Alkaloid selbst noch die aus der Droge bereitete Tinktur therapeutisch eine Rolle.

Die Bedeutung des Strychnins liegt in seiner Eigenschaft als Ausgangsstoff für die partialsynthetische Gewinnung von Alcuroniumchlorid (s. Abb. 11.45). Brucin dient als optisch aktive Base zur Racematspaltung racemischer Säuren, als Standard zur Bitterwertbestimmung (Brucin und Strychnin schmecken außerordentlich bitter) und als hochempfindliches Reagenz zum Nitrat-Nachweis in Schwefelsäure 96% R des DAB 9. Durch HNO_3 (in stark saurer Lösung) kommt es zur Bildung eines rotgefärbten *o*-Chinon-Derivates (Ring A: Oxosauerstoffe an C-10 und C-11 gemäß der biogenetischen Bezifferung in Abb. 11.44; die zugehörigen Ring-A-Doppelbindungen sind dann zwischen C-8 und C-9 bzw. zwischen C-12 und C-13 fixiert).

Loganiaceen-Curare (Calebassen-Curare)

Stammpflanzen: *Strychnos toxifera* Schomburgk ex Bentham und einige andere *Strychnos*-Arten (nicht jedoch *Str. nux-vomica!*) – Loganiaceae.

Es handelt sich bei den Stammpflanzen um Kletterpflanzen/Lianen südamerikanischer Urwälder (u. a. Venezuela, Kolumbien, Orinoko-, Amazonas-, Rio-Negro-Gebiet).

Droge: Curare ist eine Sammelbezeichnung für südamerikanische Pfeilgifte, die von urwaldbewohnenden Indianern insbesondere aus bestimmten Loganiaceen und Menispermaceen (s. hierzu Abschn. 6.5) gewonnen werden, wozu die Rinde, zuweilen auch Stammteile und sogar Blätter, mit Wasser extrahiert und vorsichtig zur Trockne eingedampft werden. Früher wurde die Bezeichnung „Calebassen-Curare" verwendet, weil Loganiaceen-Curare in ausgehöhlten Flaschenkürbissen (Calebassen) gehandelt wurde. Entsprechend wurden auch die alkaloidischen Inhaltsstoffe mit dem vorangesetzten Buchstaben C versehen, z. B. C-Toxiferin-I.

Inhaltsstoffe: Loganiaceen-Curare enthält Iridoide Indol-Alkaloide vom Sarpagan-Typ (Abb. 11.42), z. B. Lochnerin, und Iridoide Indolin-Alkaloide vom Strychnan-Typ (Abb. 11.38), z. B. Caracurin VII. Beide Alkaloid-Typen gehören zur Gruppe der C_{20}-Alkaloide. Daneben kommen jedoch noch dimere Alkaloide vom Strychnan-Typ, C_{40}-Alkaloide vor. Diese können entweder mit tertiärem N-4 (Seitenketten-Stickstoff des Tryptamins) oder als quartäre Basen, d. h. mit methyliertem, quarternisiertem N-4, vorliegen. Nur die dimeren, quarternisierten Alkaloide besitzen die charakteristische Curarewirkung. Der wichtigste derartige Stoff ist das C-Toxiferin-I (Formel: s. Abb. 11.45).

Pharmakologische Wirkungen: Alkaloide mit charakteristischer Curare-Wirkung, also z. B. C-Toxiferin-I und sein partialsynthetisches Derivat Alcuronium, aber auch das (+)-Tubocurarin des Menispermaceen-Curare, sind Antagonisten des Acetylcholins an den *n*-Cholinozeptoren der motorischen Endplattenmembran. Sie hemmen also als nichtdepolarisierende Acetylcholin-Antagonisten postsynaptisch die neuromuskuläre Erregungsübertragung an der Skelettmuskulatur. Sie gehören daher zu den peripheren Muskelrelaxantien. Sind alle diese Rezeptoren mit curarewirksamen Alkaloiden besetzt, so erfolgt an den Endplatten keine Erregungsübertragung mehr, d. h., der Muskel ist vollständig gelähmt. Curarewirksame Alkaloide sind quartäre Ammonium-Verbindungen und als solche nicht in der Lage, die Blut-Hirn-Schranke zu überwinden, so daß zentrale Wirkungen fehlen.

Verwendung: Curarewirksame Alkaloide werden vor allem bei Operationen (Thorax, Abdomen) in Kombination mit Narkosemitteln zur erwünschten Muskelerschlaffung eingesetzt, wodurch die den Organismus stark belastenden Narkosemittel niedriger dosiert werden können. Von allen Curare-Wirkstoffen ist das partialsynthetische C-Toxiferin-I-Derivat Alcuroniumchlorid (*N, N'*- Diallyl-nortoxiferiniumchlorid) das klinisch bedeutsamste.

Es wird jedoch nicht aus C-Toxiferin-I, sondern aus Strychnin gewonnen. Dieses wird zum sogenannten Wieland-Gumlich-Aldehyd umgesetzt, der sich in seiner cyclischen Halbacetal-Form nur durch das Fehlen der C_2-Brücke (Acetat-Einheit) zwischen N-1 und C-17 von Strychnin unterscheidet. Die weitere Umsetzung zu Alcuroniumchlorid zeigt Abb. 11.45.

Curarewirksame Alkaloide müssen i.v. appliziert werden; peroral sind sie unwirksam, was an der langsamen Resorption bei rascher Elimination liegt.

Cinchonae cortex

Arzneibuch-Monographien: DAB 9, 2. AB/DDR, HELV. VII, AUSTR.; Eingestellter Chinatrockenextrakt HELV. VII; Chinaextrakt AUSTR.; Zusammengesetzte Chinatinktur DAB 9; Chininhydrochlorid und Chininsulfat: DAB 9, 2. AB/DDR, HELV. VII, AUSTR.; Chinidinsulfat DAB 9, 2. AB/DDR, HELV. VII, AUSTR.

Stammpflanze: *Cinchona pubescens* Vahl (syn.: *C. succirubra* Pavon ex Klotzsch) oder deren Varietäten und Hybriden (z. B. mit *C. calisaya* Weddell), nicht jedoch *C. calisaya* selbst (!) – Rubiaccae.

Cinchona pubescens ist ein bis zu 25 m hoch werdender tropischer Baum, dessen Heimat die Osthänge der Anden von Venezuela im Norden bis Bolivien im Süden sind. Die Heimat von *C. calisaya* ist im wesentlichen die gleiche, die Nordgrenze liegt jedoch in Peru. Beide *Cinchona*-Arten und ihre Hybriden benötigen feuchtwarmes Klima und gedeihen am besten in Höhe von 1500 bis 2500 m. Der Weltmarkt wird ganz überwiegend von Kulturen in Zaire und Ländern des tropischen Asiens, vor allem Malaysia und Indonesien, beliefert.

Droge: Die Arzneibuch-Droge besteht aus den getrockneten Rindenstükken. Nähere Angaben werden im Arzneibuch nicht gemacht. In der Praxis handelt es sich um Rinde von Stämmen, stärkeren Ästen und Wurzeln mindestens achtjähriger kultivierter Pflanzen. Die Rinde von *C. pubescens* ist im Augenblick der Ernte auf der Innenseite gelbgefärbt, an der Luft färbt sie sich jedoch innerhalb weniger Minuten rot (daher der herkömmliche Artenname „*succirubra*“ [lat.] = rotsaftig).

Die „roten Rinden“ von *C. pubescens* (syn.: *C. succirubra*) werden traditionell als „Apothekenrinden“ bezeichnet; sie dienen der Verwendung in Apotheken (z. B. zur Bereitung von Chinatinktur oder Zusammengesetzter Chinatinktur DAB 9). Die nichtoffizinellen „gelben Rinden“ von *C. calisaya* (syn.: *C. ledgerana* Moens ex Trimen) heißen „Fabrikrinden“ und werden für die industrielle Alkaloid-Gewinnung bevorzugt.

Die traditionelle deutsche Bezeichnung „Chinarinde“ (latinisiert: Chinae cortex) stellt eine Verballhornung des indianischen Wortes Quina (Rinde) dar; mit China besteht keinerlei Zusammenhang. Im anglo-amerikanischen Sprachbereich wird die Droge daher mit „*Cinchona* bark“, die Alkaloide Chinin/Chinidin mit „quinine/ quinidine“ und die Chinasäure mit „quinic acid“ bezeichnet. Entsprechend sollte im Deutschen besser von Cinchona-Rinden, Quinin/Quinidin und Quinasäure die Rede sein.

Inhaltsstoffe: Man kennt etwa 30 Alkaloide aus *Cinchona*-Arten. Diese lassen sich strukturell in zwei Gruppen einteilen: **1** die in der Rinde dominierenden Alkaloide vom Secoindol/Chinolin-Typ (Cinchonin-Gruppe) und **2** deren in den Blättern gebildeten biogenetischen Vorstufen mit noch intaktem Indol-Gerüst (Cinchonamin-Gruppe) (s. „Biosynthese“). Therapeutisch sind nur Vertreter der ersten Gruppe von Interesse. Alkaloide dieses Typs sind durch einen Chinolin-Ring und einen Chinuclidin-Ringsystem gekennzeichnet, die miteinander über eine Carbinol(= Hydroxymethylen)-Brücke (C-9) verknüpft sind. Der Chinuclidin-Stickstoff ist deutlich basischer als der Chinolin-Stickstoff (schwach basischer Stickstoff im Aromaten!), so daß unter physiologischen und pharmazeutischen Bedingungen lediglich der Chinuclidin-Stickstoff unter Salzbildung protoniert wird.

Zwei Diastereomeren-Paare sind als Hauptalkaloide der *Cinchona*-Rinden anzusehen: Chinin/Chinidin einerseits und Cinchonidin/Cinchonin andererseits (Abb. 11.43). Sie unterscheiden sich stereochemisch jeweils durch konfigurative Umkehr an C-8 und C-9. Chinin/Chinidin sind durch eine Methoxy-Gruppe an C-6′ charakterisiert; die anderen beiden Hauptalkaloide tragen an dieser Position einen Wasserstoff (keine Hydroxy-Gruppe!). Als Nebenalkaloide erwähnenswert sind die in Abb. 11.43 aufgeführten Epibasen, die ebenso wie die Hauptalkaloide 3-Vinylchinuclidin-Partialstruktur besitzen, ferner die einen 3-Ethylchinuclidin-Anteil aufweisenden 10,11-Dihydroalkaloide.

Der Alkaloid-Gehalt der „roten Rinde" soll nach Arzneibuch mindestens 6,5% betragen, wobei die Werte für Handelsware zwischen 4 und 12% schwanken. Ferner fordert das Arzneibuch einen Anteil von 30 bis 60% an Alkaloiden vom Chinin-Typ, womit nur die 6′-Methoxychinolin-Derivate gemeint sind. Auch der jeweilige Anteil an den vier Hauptalkaloiden ist bei „roten Rinden" je nach Herkunft und Charge sehr schwankend. Die 6′-Methoxychinolin-Derivate Chinin (0,8 bis 4%) und Chinidin (0,02 bis 0,4%) sind häufig in deutlich geringerer Konzentration als die 6′-Desmethoxychinolin-Derivate Cinchonidin (1,5 bis 5%) und Cinchonin (1,5 bis 3%) vorhanden. Bei „gelben Rinden" ist dagegen Chinin stets dominierend (bis zu 80% der Gesamtalkaloid-Fraktion), was ihre Bevorzugung als Industriedroge erklärt.

Die Alkaloide liegen in der Droge als Salze der Chinasäure und anderer Pflanzensäuren vor. Die Drogen führen 5 bis 8% Chinasäure. Neben der Bindung der Alkaloide an Carbonsäuren ist auch eine solche an Catechin-Gerbstoffe, die zu 4 bis 8% vorkommen, gegeben.

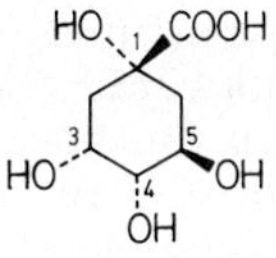

Chinasäure

Die Catechin-Gerbstoffe werden nach der Ernte zu Phlobaphen polymerisiert. Auf die dabei entstehenden Anthocyanidine ist wahrscheinlich die rote Färbung bei *C. pubescens* zurückzuführen. Neben Catechin-Gerbstoffen wurden auch Gallotannine in der Droge nachgewiesen. Weiter sind als Chinovine bezeichnete Triterpenglykosid-Bitterstoffe (Aglykon: Chinovasäure, ein Triterpen vom Δ^{12}-Ursen-Typ) vorhanden (bis zu 1,5%).

Pharmakologische Wirkung: Die *Cinchona*-Alkaloide vom Chinolin- und 6-Methoxychinolin-Typ besitzen mehr oder weniger ausgeprägte Antimalaria-Wirkung. Dieses gilt auch für die Dihydroalkaloide. Die Hauptalkaloide nehmen hinsichtlich ihrer Wirksamkeit gegen die humanpathogenen Erreger der verschiedenen Malariaformen in der Reihenfolge Chinin, Chinidin,

Cinchonin, Cinchonidin ab. Bei diesen Erregern handelt es sich um Protozoen (einzellige Tiere) der Gattung *Plasmodium,* die durch den Stich infizierter weiblicher Moskitos (Mücken der Gattung *Anopheles*) ins Blut des Menschen gelangen (Wirtswechsel). Die *Cinchona*-Alkaloide sind Zellgifte, die einerseits die DNA/RNA-Synthese durch Komplexbildung mit der DNA hemmen und darüberhinaus als „allgemeine Protoplasmagifte" wirken. Ihr therapeutisch interessantes Wirkungsspektrum umfaßt die Blutschizonten (ein bestimmtes Entwicklungsstadium der *Plasmodium*-Arten im menschlichen Blut) aller Malariaerreger. Diese Schizonten werden abgetötet.

Auch hier war der Naturstoff Leitbild für die Entwicklung vollsynthetischer Arzneistoffe (z. B. Chloroquin, Primaquin, Mefloquin), deren Chinolin-Grundgerüst noch an die *Cinchona*-Alkaloide erinnert.

Chinidin ist ein antiarrhythmisch wirksamer Stoff. In therapeutischer Dosierung stehen zwei Wirkungen von Chinidin im Vordergrund: **1** die Beeinflussung der Membranpermeabilität aller Herzmuskelzellen, **2** eine parasympatholytische Wirkung. Das Zusammenspiel beider Effekte wirkt sich bei bestimmten Formen von Herzrhythmusstörungen günstig aus.

Bitterstoffe verursachen via Erregung der diesbezüglichen Geschmacksrezeptoren („Bitterrezeptoren") der Zunge reflektorisch eine Steigerung der Speichel- und Magensaftsekretion, wobei der Nervus vagus als Vermittler dient. Im Magen regen Bitterstoffe über einen anderen Mechanismus (Gastrin-Freisetzung) die Magensaftproduktion weiter an. Appetit und Verdauung werden dadurch verbessert. Hierfür kommen sowohl die äußerst bitteren Alkaloide als auch die Triterpenglykosid-Bitterstoffe in Betracht.

Verwendung: Zusammengesetzte Chinatinktur DAB 9, zu deren Herstellung außer „roter Rinde" Pomeranzenschale (ätherisches Öl), Enzianwurzel (Bitterstoffe) und Zimt (ätherisches Öl) benötigt werden, setzt man wegen ihres bitter-aromatischen Geschmacks als magensaftsekretionsförderndes, appetitanregendes Mittel (z. B. in der Rekonvaleszenz oder bei unzureichender Magensaftsekretion) ein. Die Droge wird auch zu Chinawein verarbeitet, der dem gleichen Zweck dient wie die Tinktur.

Von den isolierten Alkaloiden haben lediglich Chinin und Chinidin einen Platz im Arzneischatz erobert. Chinin hat bei der Behandlung von Malaria (nicht Malaria-Prophylaxe!) in seiner Bedeutung in den letzten Jahren wieder entscheidend zugenommen, nachdem sich seine vollsynthetischen Konkurrenten als zunehmend stumpfer werdende Waffen (Resistenzbildung beim Erreger, besonders gegenüber dem bislang so wertvollen Chloroquin) erweisen oder schwerste Nebenwirkungen (Pyrimethamin-Sulfadoxin-Kombination) hervorrufen können. Sogar Chinidin, das zu Beginn der 20er Jahre eine eigene klinische Entwicklung als Antiarrhythmikum nahm, wird jetzt wieder als Malariamittel eingesetzt. Dieses schmälert seine Bedeutung zur Behandlung bestimmter Rhythmusstörungen natürlich nicht.

7.6 Ergolin-Alkaloide

7.6.1 Strukturen

Den Mutterkorn-Alkaloiden liegt das tetracyclische Ringsystem des Ergolins zugrunde, das einen nichtbasischen Indol-Stickstoff (N-1) und einen basischen Piperidin-Stickstoff (N-6) beinhaltet (Abb. 11.48), als solches jedoch nicht in der Natur vorkommt. Die Bezeichnung „Ergolin“ leitet sich von „ergot“ ab, dem französischen Wort für „Mutterkorn“, das als Lehn-

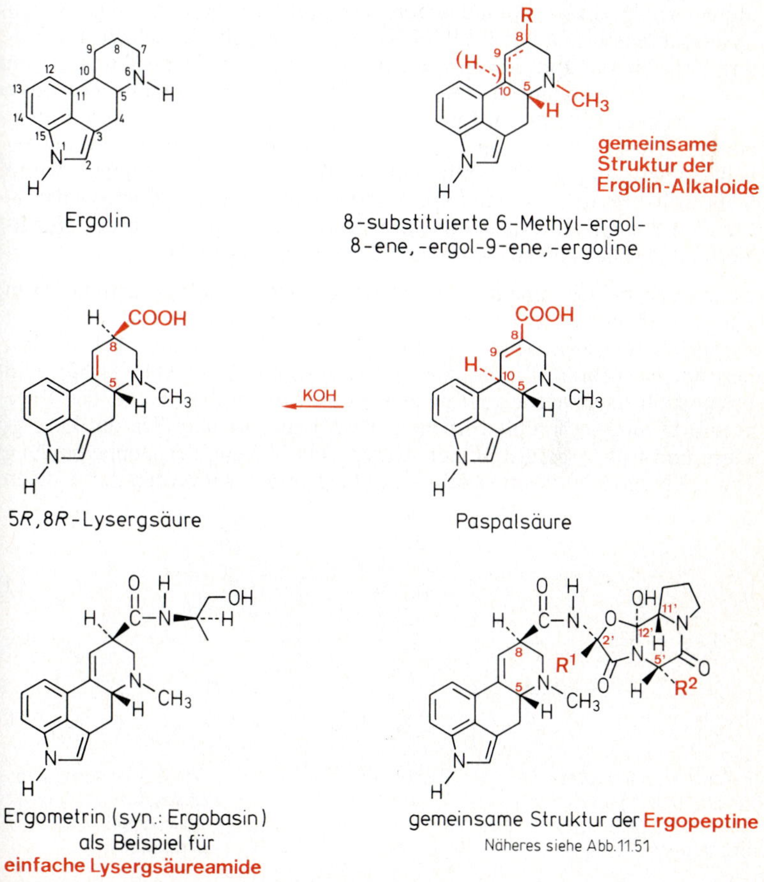

Abb. 11.48 Für Ergolin-Alkaloide wichtige Grundstrukturen

wort auch im Englischen Verwendung findet. Der Begriff „Ergolin-Alkaloide" ist also synonym mit „Mutterkorn-Alkaloide" und „Ergot-Alkaloide". Die Bezeichnungen für Alkaloide vom Lysergsäureamid-Typ beginnen alle mit dem Wortstamm „Ergo..." (z. B. Ergotamin, Ergometrin).

Daneben gibt es auch einige mit diesem Wortstamm beginnende nichtalkaloidische Sekundärstoffe, die man zuerst im Mutterkornpilz gefunden hat (z. B. Ergosterol, ein Mykosterin; Ergochrome, Mutterkornfarbstoffe vom Xanthon-Typ).

Lysergsäure (Abb. 11.48) erhielt ihren Namen vom Verfahren ihrer erstmaligen Herstellung, nämlich der Hydro*lyse* von *Erg*ot-Alkaloiden des Säureamid-Typs. Später fand man auch freie Lysergsäure in *Claviceps*-Arten. Die Stereochemie dieser Aminocarbonsäure und der von ihr abgeleiteten Lysergsäureamide ist durch *5R,8R*-Konfiguration gekennzeichnet. Erleichtert durch die zum Indol-Kern in Konjugation stehende Doppelbindung von C-9 nach C-10 kommt es bei diesen Verbindungen spontan, also ohne enzymatischen Einfluß, zur Epimerisierung an C-8. Über die Enol-Form, in der das Asymmetriezentrum an C-8 vorübergehend aufgehoben ist, entstehen Isomere mit 5*R*,8*S*-Konfiguration (Abb. 11.49). Die epimere Säure heißt Isolysergsäure, die den Lysergsäureamiden (z. B. Ergotamin) entsprechenden 8-epimeren Alkaloide tragen zusätzlich zum Namen der 5*R*,8*R*-Verbindung noch einmal die Endung **-in** (z. B. Ergotamin**in**).

Neben den beiden genannten epimeren 6-Methyl-ergolen-8-carbonsäuren mit Doppelbindung zwischen C-9 und C-10 gibt es auch eine solche mit Doppelbindung zwischen C-8 und C-9. Sie heißt Paspalsäure (Abb. 11.48), benannt nach ihrem Produzenten *Claviceps paspali* (s. Abb. 11.52), und besitzt kein Asymmetriezentrum an C-8, sondern an C-10, wobei die Ringe C und D *trans*-verknüpft vorliegen. Paspalsäure ist natürlich mit Lysergsäure und Isolysergsäure isomer. Unter Verschiebung der Doppelbindung von 8,9 in die 9,10-Position geht sie in Gegenwart von verdünnten Laugen

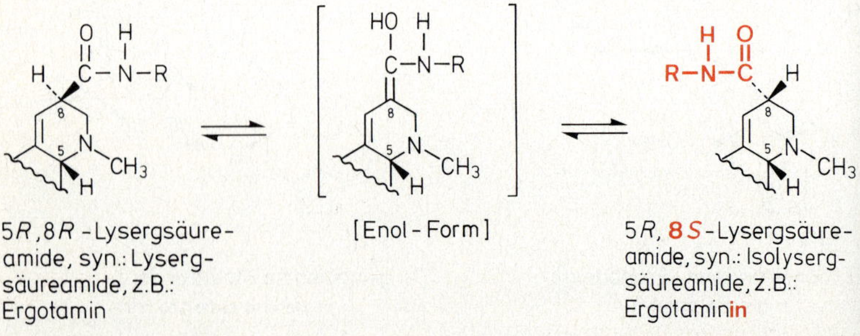

Abb. 11.49 Lysergsäure-Isolysergsäure-Epimerisierung in hydroxylhaltigen Lösungsmitteln (Wasser, Alkohole)

bei Raumtemperatur in Lysergsäure über. Paspalsäureamide kommen nicht vor.

Strukturell lassen sich drei Typen von Ergolin-Alkaloiden unterscheiden, von denen zwei Lysergsäureamid-Charakter haben (Abb. 11.48):

- **Ergopeptine,** bei denen der Lysergsäure-Anteil säureamidartig mit einem tricyclischen Tripeptid verknüpft ist, das eine ungewöhnliche Cyclol-Struktur beinhaltet. Von dem bekanntesten Beispiel Ergotamin ist der gemeinsame hypothetische Grundkörper Ergotaman abgeleitet (DAB-9-Nomenklatur).
- **Einfache Lysergsäureamide,** bei denen der Lysergsäure-Anteil säureamidartig mit Ammoniak oder einem niedermolekularen Aminoalkohol verknüpft ist.
- **Clavine,** die im Gegensatz zu den beiden vorgenannten Alkaloid-Typen dadurch gekennzeichnet sind (Abb. 11.50), daß der an C-8 stehende Substituent eine niedrigere Oxidationsstufe besitzt, also eine Formyl-, Hydroxymethyl- oder Methyl-Gruppe darstellt. Neben Ergol-9-enen kommen auch Ergol-8-ene und an C-8 bis C-10 gesättigte Ergoline vor. Die Bezeichnungen beginnen nicht mit dem Wortstamm „Ergo…" sondern enden meist mit dem Wortstamm „…clavin", was auf die wissenschaftliche Bezeichnung für die Produktionsorganismen (*Claviceps* sp.) hinweist.

Clavine vom Ergol-8-en-Typ (z. B. Agroclavin, Elymoclavin) haben die gleichen stereochemischen Verhältnisse wie Paspalsäure. Bei den im Ring D gesättigten Clavinen (z. B. Festuclavin) gibt es drei Asymmetriezentren (C-5, C-8, C-10). In der Regel findet sich auch in diesen Fällen an C-10 ein α-ständiger Wasserstoff, d. h., die Ringe C und D sind *trans*-verknüpft (H an C-5 bei natürlichen Ergolinen immer β-ständig!).

7.6.2 Biosynthese

Lysergsäureamide werden aus *L*-Tryptophan und dem Hemiterpen Dimethylallyldiphosphat aufgebaut, wobei zunächst die Aminosäure am C-4 substituiert wird (Abb. 11.50). Das hierbei entstandene 4-Dimethylallyltryptophan wird anschließend unter Decarboxylierung zur 6,7-Secoergolin-Stufe cyclisiert, wobei nach N-Methylierung und Hydroxylierung Chanoclavin-I resultiert, welches zum entsprechenden Aldehyd oxidiert wird. Die aldehydische Funktion reagiert mit dem Amino-Stickstoff unter erneuter Cyclisierung, wobei sich mit Agroclavin das erste komplette, tetracyclische Ergolin-Alkaloid bildet. An dieser Reaktion ist eine Isomerisierung beteiligt, durch die die Formyl-Gruppe aus der *trans*- in die *cis*-Position verlagert und damit in die zum Ringschluß erforderliche Stellung gebracht wird. Schließlich kommt es unter Oxidation der Hydroxymethyl-Gruppe via Paspalsäure/Lysergsäure zur Ausbildung der Einfachen Lysergsäureamide bzw. Ergopeptine.

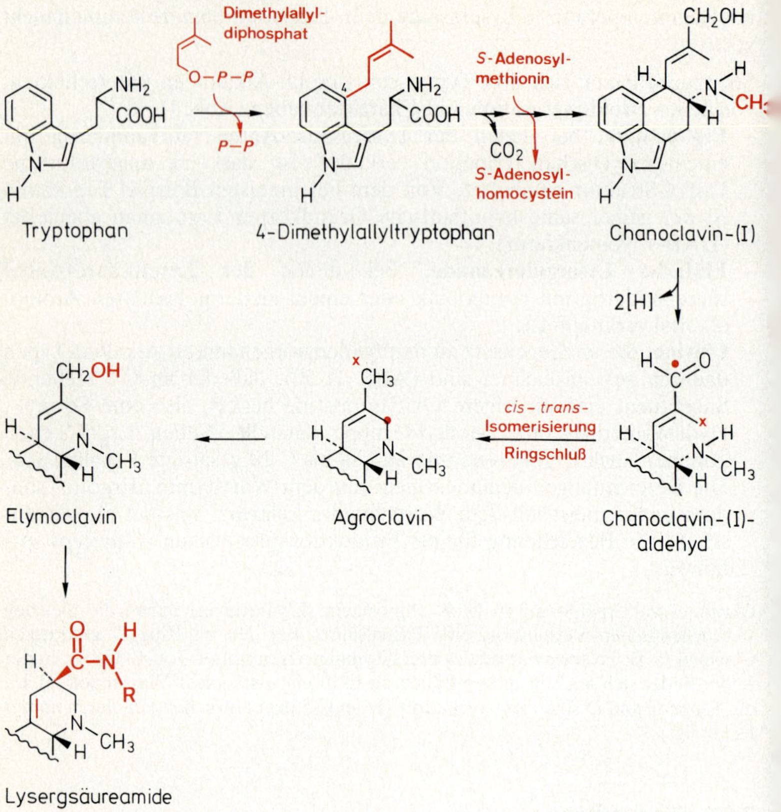

Abb. 11.50 Biosynthese der Ergolin-Alkaloide

Der Peptid-Teil der Ergopeptine wird schrittweise an einem Multienzymkomplex aufgebaut und mit Lysergsäure verknüpft, die dazu in aktivierter Form (wahrscheinlich als Lysergoyl-CoA) vorliegen muß (Abb. 11.51). In allen Fällen mit der Bindung von L-Prolin an das Enzym beginnend werden zwei variable L-Aminosäuren und abschließend Lysergsäure säureamidartig angeknüpft. Danach wird das Produkt vom Enzym gelöst, wodurch der erste Ringschluß zu einem aus Prolin und der ersten variablen Aminosäure gebildeten Diketopiperazin möglich wird. Schließlich kommt es nach enzymatischer Hydroxylierung am α-C-Atom der zweiten variablen Aminosäure (L-Alanin oder L-Valin) zu spontanem Ringschluß unter Ausbildung der charakteristischen Cyclol-Struktur (cyclisches Halbacetal).

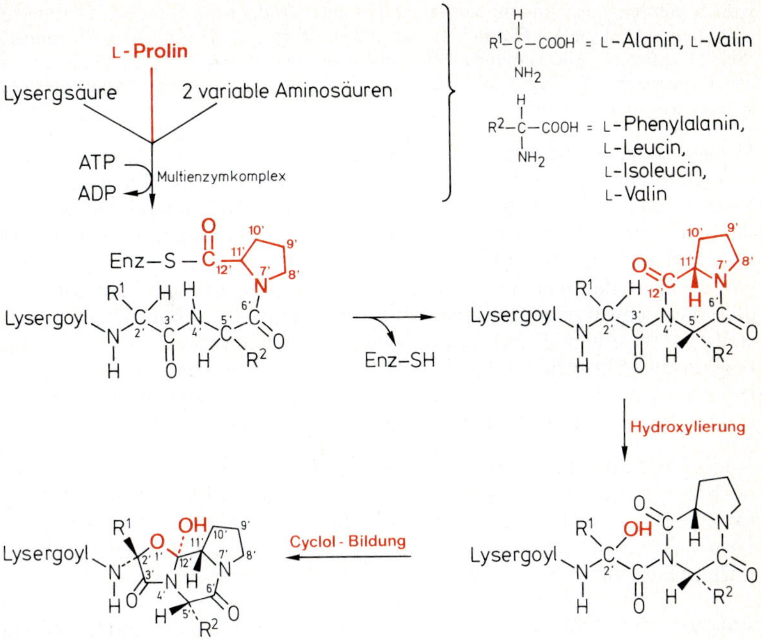

	R^1	R^2
Ergotamin	CH_3	$CH_2-C_6H_5$
Ergotoxin: Ergocristin	$CH(CH_3)_2$	$CH_2-C_6H_5$
α-Ergokryptin	$CH(CH_3)_2$	$CH_2-CH(CH_3)_2$
β-Ergokryptin	$CH(CH_3)_2$	$CH(CH_3)-CH_2-CH_3$
Ergocornin	$CH(CH_3)_2$	$CH(CH_3)_2$

Abb. 11.51 Biosynthese des Peptid-Teils der Ergopeptine

7.6.3 Monographien

Secale cornutum

Stammorganismus: *Claviceps purpurea* Tulasne – Clavicipitaceae.

Der Mutterkornpilz ist ein auf Gramineen-Blüten parasitierender Ascomycet (Schlauchpilz). Am bekanntesten ist sein Vorkommen auf Roggen, *Secale cereale* L., jedoch werden auch andere Getreidearten und Wildgräser, z. B. die Gattungen *Agropyron* (Quecke), *Elymus* (Haargerste), *Festuca* (Schwingel), *Phragmites* (Schilf), infiziert. Alle genannten Gattungen gehören zu den Poaceae (Süßgräser). Bei Cyperaceen (Sauergräser) und Juncaceen (Binsengewächse) kommt der Pilz selten vor.

Droge: Roggenmutterkorn ist das Sklerotium von auf *Secale cereale* gewachsenem *Claviceps purpurea* und daher eine lebende Droge, die ihre Vitalität erst nach Ablauf von ein bis zwei Jahren zunehmend verliert. Bis dahin ist sie auf geeigneten Nährböden zum Wachstum anregbar und vermehrbar. Die Drogenbezeichnung Secale cornutum, „gehörnter Roggen", macht deutlich, daß nur diese Wirtspflanze in Frage kommt. Die äußerlich schwarzviolette, innerlich farblose Droge von holzartiger Konsistenz ist bei einem Durchmesser von bis zu 0,5 cm etwa 1 bis 4 cm lang, hornförmig gekrümmt und spitz zulaufend. Sklerotien von *Claviceps purpurea* auf Wildgräsern sind in Abhängigkeit von der Wirtspflanzenblüte sehr viel kürzer und sehr viel schmaler. Sie bilden keine Handelsdroge.

Roggenmutterkorn ist eine reine Industriedroge, dient also praktisch nur noch der technischen Gewinnung von Alkaloiden. Wilddroge kommt hierfür mangels Gehalt nicht in Frage. Im Handel befindliches Roggenmutterkorn entstammt heute ausschließlich parasitischem, maschinell-mechanisiertem Feldanbau von selektionierten Hochleistungsstämmen.

Inhaltsstoffe: Wilddroge enthält etwa 0,05 bis 0,1% Alkaloide, Anbaudroge bis zu 1,0%. Hauptalkaloide sind die Ergopeptine, wobei es einerseits Hochleistungsstämme gibt, die ausschließlich oder zumindest ganz überwiegend Ergotamin (Abb. 11.51) bilden, und andererseits solche, für die das Gleiche bezüglich der Bildung von Alkaloiden der Ergotoxin-Gruppe gilt. Ergotoxin wurde ursprünglich als ein einheitliches Alkaloid angesehen, erwies sich aber schließlich als Gemisch der nahverwandten Peptid-Alkaloide Ergocristin, α- und β-Ergokryptin sowie Ergocornin. Bei Wildstämmen kommen Ergotamin und Ergotoxin-Gruppe neben weiteren Ergopeptinen häufig gemeinsam vor. Ergometrin ist ein Nebenalkaloid vom Einfachen Lysergsäureamid-Typ (Abb. 11.48), bei dem Lysergsäure mit (+)-2-Aminopropan-1-ol verknüpft ist. Freie Lysergsäure findet sich in sehr geringer Menge. Neben den genannten 5*R*,8*R*-Lysergsäure-Derivaten kommen in der Droge auch die entsprechenden 8-epimeren Isolysergsäure-Derivate vor.

Als weitere Inhaltsstoffe sind zu nennen: fettes Öl (bis zu 40%), biogene Amine (z. B. Tyramin, Histamin), Anthrachinon- und Xanthon-Farbstoffe.

Vorkommen von Ergolin-Alkaloiden in anderen Organismen: Ergolin-Alkaloide kommen auch in anderen *Claviceps*-Arten (Abb. 11.52) vor. Für die industrielle Produktion von Ergolinen ist neben *C. purpurea* noch *C. paspali* Stevens et Hall wichtig. Dieser Pilz ist deutlich wirtsspezifischer

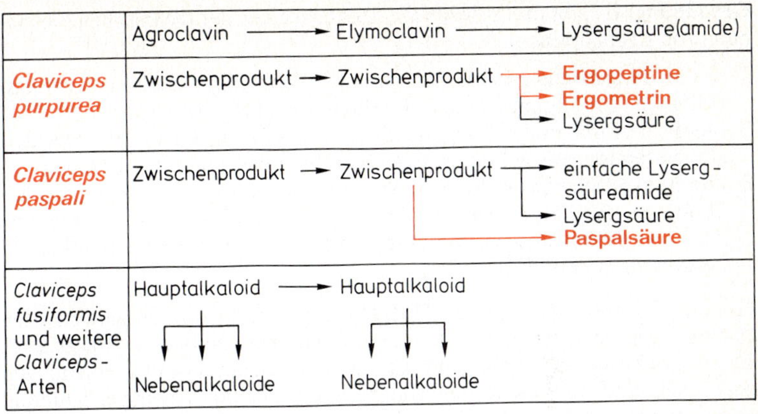

Abb. 11.52 Vorkommen von Ergolin-Alkaloiden in *Claviceps*-Arten. Pharmazeutisch wichtige Produkte und ihre Produzenten sind rot markiert

geprägt als *C. purpurea*. In der Natur wächst er nur auf Gräsern der im tropischen Amerika beheimateten Gattung *Paspalum* (vor allem auf *P. dilatatum* und *P. distichum*). *P. dilatatum* und mit ihm der Parasit sind auch in Spanien, Portugal und Italien eingebürgert. In Mitteleuropa kommt diese Grasart nicht zur Blüte und daher nicht vor. *Claviceps paspali* existiert ebenso wie *C. purpurea* in verschiedenen Chemovaren. Neben Stämmen, die Einfache Lysergsäureamide bilden, gibt es solche, die stattdessen Paspalsäure produzieren. Letztere spielen eine wesentliche Rolle für die technische Gewinnung von Ergolinen, wie noch gezeigt werden wird. Ergopeptine kommen bei *C. paspali* nicht vor. *C. fusiformis* und einige weitere *Claviceps*-Arten können keine Lysergsäure-Derivate und auch keine Paspalsäure bilden; bei ihnen endet die Biosynthese auf der Elymoclavin-Stufe. Derartige Pilze haben bisher keine technische Bedeutung erlangt.

Auch in anderen Gattungen der Clavicipitales (z. B. *Epichloë*) und in bestimmten *Aspergillus*- und *Penicillium*-Arten kommen Ergolin-Alkaloide vor. Besonders erstaunlich ist jedoch, daß diese Sekundärstoffe sogar von höheren Pflanzen gebildet werden können. Sie finden sich nämlich in den Samen bestimmter Windengewächse (Convolvulaceae) der Gattungen *Argyreia, Ipomoea, Stictocardia* und *Turbina*. Das Vorkommen bei Organismen außerhalb von *Claviceps purpurea* gilt vor allem für Einfache Lysergsäureamide (z. B. Ergometrin, Lysergsäureamid, Lysergsäuremethylcarbinolamid) und die Clavine. Ergopeptine konnten dagegen bisher nur bei *Claviceps purpurea, Epichloë typhina* und einzelnen Windengewächsen gefunden werden.

Gewinnung: Es gibt drei prinzipielle Möglichkeiten der technischen Gewinnung von Ergopeptinen:

1 durch parasitischen Feldanbau von *Claviceps-purpurea*-Hochleistungsstämmen (Ergotamin-, Ergotoxin-Stämme) auf Roggen,
2 durch saprophytische Submerskultur von *Claviceps-purpurea*-Hochleistungsstämmen (Ergotamin-, Ergotoxin-Stämme) im Fermenter und
3 durch saprophytische Submerskultur von solchen *Claviceps-paspali*-Stämmen, die Paspalsäure produzieren, mit anschließender Umsetzung zur Lysergsäure und Verküpfung derselben mit dem partialsynthetisch hergestellten Peptid-Teil.

Es muß betont werden, daß die Hochleistungsstämme für den parasitischen Anbau *nicht* mit denen für den saprophytischen Anbau identisch sind. Diese Lebensbedingungen sind zu unterschiedlich, als daß solche von Menschenhand via künstlicher Mutation und Selektion hochgezüchteten, sensiblen Stämme in beiden Fällen Gleiches leisten könnten.

Alle drei Verfahren werden industriell genutzt. Welches Verfahren im Einzelfall eingesetzt wird, hängt u. a. von der jeweiligen Kostensituation ab. Jahrelang standen zumindest bei den westlichen Industrieländern die Verfahren **2** und **3** im Vordergrund, weil das Verfahren **1** zu teuer geworden war. Dabei wurde Verfahren **3** bevorzugt dann eingesetzt, wenn die Weltmarktpreise für Aminosäuren günstig waren. In neuester Zeit ist auch das Verfahren **1** in westlichen Ländern wieder konkurrenzfähig geworden, nachdem es gelungen war, die Hektarerträge an Roggenmutterkorn entscheidend zu erhöhen. Durch Besprühen des Roggenfeldes zur Blütezeit mit Gametoziden wird die Fruchtbildung bei den Wirtspflanzen verhindert. In die voll aufgeblühten Ähren wird danach die Pilzsporensuspension gesprüht. Dieses Verfahren führt zu einer praktisch vollständigen Infektion, d. h., alle Blüten einer Ähre sind betroffen. Bei dem früher üblichen Vorgehen wurde zur Infektion mit Impfmaschinen durch das Feld gefahren. Dabei wurde jedoch stets nur ein Teil der Blüten einer Ähre infiziert.

Das Verfahren **3** eignet sich auch für die Gewinnung des Nebenalkaloides Ergometrin [partialsynthetische Verknüpfung der Lysergsäure mit (+)-2-Aminopropan-1-ol] und von nicht in der Natur vorkommenden Ergolin-Derivaten (z. B. Methylergometrin, Methysergid, Lysergsäurediethylamid = LSD).

Die in der Droge oder im Kulturfiltrat ebenfalls aufzufindenden jeweiligen Isolysergsäure-Derivate (z. B. Ergotaminin) werden beim Herstellungsprozeß nicht verworfen. Sie lassen sich gemäß Abb. 11.49 zu den entsprechenden Lysergsäure-Derivaten epimerisieren.

Pharmakologische Wirkungen: Der allen Mutterkorn-Alkaloiden gemeinsame Ergolin-Pharmakophor weist eine ausgeprägte Strukturähnlichkeit mit den Catecholaminen Noradrenalin und Dopamin sowie dem Serotonin (5-HT) auf, die aus Abb. 11.53 ersichtlich wird. Diese drei Verbindungen sind Neurotransmitter und als solche die physiologischen Agonisten an zugehörigen Rezeptoren (α-Adrenozeptoren, Dopamin- und 5-HT-Rezeptoren). Während die Strukturähnlichkeit mit Serotonin insoweit vorgege-

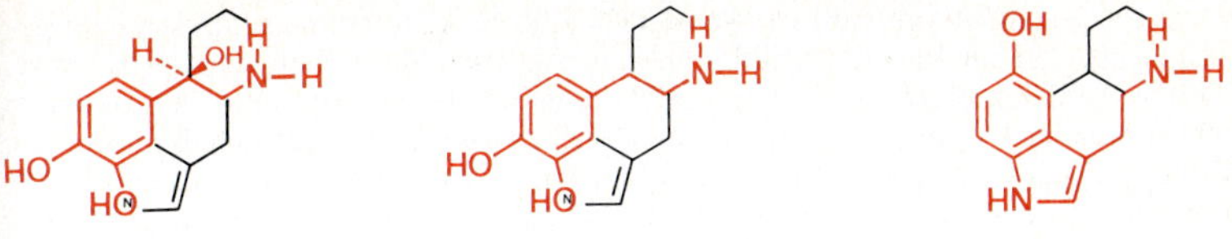

Ergolin **Noradrenalin** | Ergolin **Dopamin** | Ergolin **Serotonin**

Abb. 11.53 Strukturverwandtschaft des Ergolins mit Neurotransmittern, dargestellt durch Projektion von Catecholaminen und Serotonin auf die Ergolin-Struktur

ben ist, da sowohl dieser Neurotransmitter als auch die Ergoline aus Tryptophan gebildet werden, ergibt sich die Ähnlichkeit mit den Catecholaminen durch die charakteristische tetracyclische Struktur gewissermaßen zufällig. Es verwundert daher nicht, wenn Ergolin-Derivate an allen drei genannten Neurotransmitter-Rezeptoren Effekte bewirken können. Ergoline sind also typische hybride Pharmaka, d. h., ihre vielseitigen pharmakologischen Wirkungen werden über unterschiedliche Wirkungsmechanismen ausgelöst. In Abhängigkeit von der Spezies (z. B. Mensch, Hund, Ratte), in Abhängigkeit vom Organ (z. B. Gefäße, Uterus), in Abhängigkeit vom Zustand (Tonus) eines Organs und schließlich in Abhängigkeit von der speziellen Struktur des jeweiligen Ergolin-Derivats können diese Effekte an allen drei Rezeptoren agonistischer, antagonistischer oder dualistischer Natur sein.

Da es charakteristisch für ein hybrides Pharmakon ist, daß die einzelnen Wirkkomponenten durch Abwandlung des Moleküls verstärkt oder abgeschwächt werden können, bietet es sich an, Ergolin-Alkaloide strukturell zu variieren. Dieses ist partialsynthetisch in tausendfacher Weise geschehen, wodurch einige sehr spezifische Arzneistoffe entwickelt werden konnten, die ihre Wirkung also (zumindest vorwiegend) über nur einen Wirkungsmechanismus entfalten.

Beim Menschen wirken z. B. Ergometrin und das partialsynthetische Homologe Methylergometrin, das aus Lysergsäure und (+)-2-Aminobutan-1-ol gewonnen wird, an den während der Endphase der Schwangerschaft und im weiteren perinatalen Bereich stark gehäuft vorhandenen α-Adrenozeptoren der Gebärmutter-(Uterus-) Muskulatur agonistisch, sind aber an den α-Adrenozeptoren der Gefäßmuskulatur im Gegensatz zu den Ergopeptinen unwirksam. Die bei Ergometrin und Methylergometrin in geringerem Ausmaß auch vorhandene 5-HT-antagonistische Wirkkomponente wird durch Methylierung am Indol-Stickstoff (z. B. Methylergometrin zu Methysergid) massiv verstärkt, während die Wirkung an den α-Adrenozeptoren des Uterus dadurch verlorengeht.

Ergotamin und die Alkaloide der Ergotoxin-Gruppe wirken an den α-Adrenozeptoren der Gefäße sowohl agonistisch als auch antagonistisch. Demgemäß resultieren einerseits α-sympathomimetische Wirkungen, die bei Ergotamin am stärksten ausgeprägt sind, und zur Vasokonstriktion führen. Andererseits werden aber auch sympatholytische Effekte erzielt, die zur Erschlaffung der kontrahierten Gefäßmuskulatur führen können (Vasodilatation). In Abhängigkeit vom Tonus der Gefäßmuskulatur wirken Ergopeptine also als partielle Agonisten oder partielle Antagonisten (Dualisten). Wie Ergometrin wirken Ergopeptine aber auch agonistisch an den α-Adrenozeptoren des Uterus, wenn auch deutlich schwächer. Partialsynthetische Hydrierung der 9,10-Doppelbindung führt bei den Ergopeptinen einerseits zum Verlust der Uteruswirksamkeit und andererseits zum Verlust (Dihydro-Derivate der Ergotoxin-Alkaloide) oder der deutlichen Verminderung (Dihydroergotamin) der *sympathomimetischen* Eigenschaften. Dagegen haben die Dihydroergopeptine ausgeprägtere *sympatholytische* Eigenschaften als die nativen Alkaloide.

Durch partialsynthetische Abwandlungen von natürlichen Mutterkorn-Alkaloiden lassen sich also Arzneistoffe gewinnen, bei denen bestimmte Wirkkomponenten des ursprünglich sehr komplexen Wirkungsspektrums deutlich im Vordergrund stehen. Ein weiteres Beispiel hierfür ist die ausgeprägte dopaminerge Wirkung von Bromocriptin, dem partialsynthetischen 2-Brom-Derivat des natürlichen Alkaloids α-Ergokryptin; Bromocriptin hat in therapeutischer Dosierung keine nennenswerten Sympathikuswirkungen mehr.

Vereinfachend kann gesagt werden, daß die niedermolekularen Mutterkorn-Alkaloide (Einfache Lysergsäureamide, Clavine) und ihre partialsynthetischen Derivate in der Regel eine deutlich ausgeprägtere Affinität zu den Dopamin- und 5-HT-Rezeptoren haben als die Ergopeptine. Umgekehrt haben die Ergopeptine in der Regel eine deutlich ausgeprägtere Affinität zu den α-Adrenozeptoren als die niedermolekularen Ergoline, was auf die Möglichkeit der Ausbildung einer intramolekularen Wasserstoffbrücken-Bindung zwischen dem Amid-Sauerstoff an C-18 und der Cyclol-Hydroxy-Gruppe an C-12′ zurückgeführt wird. Dadurch wird nämlich der Peptid-Teil in einem bestimmten Winkel zum Lysergsäure-Teil fixiert. Man vermutet, daß hierdurch akzessorische Bindungen mit dem α-Adrenozeptor möglich werden, welche den Ergopeptinen Vorteile gegenüber niedermolekularen Ergolinen verschaffen könnten.

Lysergsäure, Isolysergsäure, Paspalsäure und Isolysergsäure-Derivate gelten gemeinhin als unwirksam. Zumindest für Isolysergsäure-Derivate vom Ergopeptin-Typ müssen hier inzwischen Einschränkungen vorgenommen werden. Sie sind an den α-Adrenozeptoren unwirksam, nicht jedoch an den beiden anderen Neurotransmitter-Rezeptoren.

Die α-sympathomimetische Wirkung von Ergopeptinen hat bei entsprechender Dosierung und längerer Intoxikation massive Vasokonstriktion und die daraus resultierenden typischen Vergiftungserscheinungen des *Ergotismus gangraenosus* zur Folge, die zum Absterben von ganzen Extremitäten führen können. Beginnend mit Kopfschmerzen, Schwindel und Übelkeit, nachfolgend charakterisiert durch Parästhesien (Kribbel- und Taubheitsgefühle) an den Extremitäten kommt es später zu peripheren Durchblutungsstörungen und schließlich zum Gangrän. Derartige Vergiftungen hat es in früheren Jahrhunderten durch Verwendung von durch feucht-warme Sommer mit Mutterkorn besonders stark verunreinigtem Roggen zum Brotbacken immer wieder gegeben; sie erfaßten mitunter ganze Landstriche mit Zehntausenden von Menschen. Seit man die Zusammenhänge kannte, kamen solche Massenvergiftungen natürlich kaum noch vor, weil die Bauern ihre Getreideernte durch Beizen von Saatgetreide, tiefes Pflügen und ggf. Reinigung des Erntegutes entsprechend mutterkornfrei oder doch mutterkornarm auslieferten bzw. notfalls die Mühlen für entsprechende Reinigung Sorge trugen. Bedauerlicherweise kommen in neuerer Zeit immer wieder einzelne Fälle von Mutterkornvergiftungen (z. B. durch *längerfristigen* Genuß von mutterkornkontaminiertem „Müsli") vor, weil diese Kenntnisse bei Neuagronomen, die an sich wünschenswerten, aber zuweilen unsachgerechten „biologischen Anbau" von Roggen und anderen Getreidesorten betreiben, noch nicht vorhanden sind.

Ganz vermeiden läßt sich die Infektion von Roggenfeldern mit Mutterkornpilz nicht, weil die Feldränder, die in der Hauptwindrichtung liegen, von Sporen befallen werden, die von Wildgrasmutterkorn am Feldrand stammen. Eine derartige Infektion ist jedoch in der Regel unbedenklich, weil sie nur verhältnismäßig wenige Ähren erfaßt und durch das Vermischen mit der riesigen übrigen Erntemenge aus nichtinfiziertem Roggen die Mutterkornkonzentrationen insgesamt zu gering sind.

Es muß aber auch betont werden, daß *Ergotismus* in heutiger Zeit iatrogene, also durch ärztliche Maßnahmen ausgelöste Ursachen haben kann. Arzneiliche Verabreichung von nativen Ergopeptinen über eine akute Situation (z. B. Migräneanfall) hinaus, insbesondere von Ergotamin, oder, wenn auch mit deutlich geringerer Gefahr, von partialsynthetischem Dihydroergotamin können dazu führen. Dagegen hat Codergocrinmesilat (INN), das Gemisch von *hydrierten* Alkaloiden der Ergotoxin-Gruppe, keine vasokonstriktorischen Eigenschaften mehr.

Verwendung: Die therapeutische Bedeutung *nativer* Mutterkorn-Alkaloide hält sich in Grenzen. Ergometrin wird gynäkologisch-klinisch in der Geburtshilfe genutzt, um *nach* Geburt des Kindskopfes Uteruskontraktion zu induzieren, damit die weitere Geburt zu beschleunigen und den Blutverlust der Mutter zu vermindern. Vor Geburt des Kindskopfes ist Ergometrin kontraindiziert, da die Gefahr einer Dauerkontraktion der Gebärmuttermuskulatur besteht, die für das Ungeborene verheerende Folgen haben würde. Häufiger als Ergometrin wird das etwas stärker wirksame partialsynthetische homologe Methylergometrin eingesetzt. Ergotamin und die anderen Ergopeptine sind für dieses Indikationsgebiet nicht angebracht, weil sie einerseits schwächer wirken und andererseits hier unerwünschte zusätzliche Wirkungen („Nebenwirkungen") aufweisen.

Ergotamin besitzt wegen seines komplexen Wirkungsspektrums und der Ergotismus-Gefahr nur noch ein Indikationsgebiet, in dem es allerdings immer noch das Mittel der Wahl ist: den akuten Migräneanfall. Die übrigen Ergopeptine, also die Alkaloide der Ergotoxin-Gruppe, haben als solche überhaupt keine therapeutische Einsatzberechtigung mehr.

Dagegen spielen *partialsynthetische Derivate* der Ergopeptine eine außerordentlich große Rolle für die verschiedensten Indikationsgebiete: Dihydroergotamin zur Behandlung orthostatischer Kreislaufbeschwerden und von

Migräne sowie zur Thrombose-Prophylaxe bei Operationen in Kombination mit Heparin; Codergocrinmesilat INN, das Gemisch der hydrierten Ergotoxin-Alkaloide als Salze der Methansulfonsäure (Mesilate), als wichtigstes Arzneimittel der Geriatrie zur Behandlung von altersbedingten zerebro-vaskulären und zerebro-metabolischen Insuffizienzen; Bromocriptin zur Behandlung von Morbus Parkinson und von durch Hyperprolaktinämie begleiteten Erkrankungen (Tumoren, wie Prolaktinome) oder Zuständen (z. B. zur Abstillung aus Gesundheitsgründen bei Mutter oder Kind).

Auch niedermolekulare Ergoline partialsynthetischer Natur sind von therapeutischem Interesse: Von Methylergometrin war schon die Rede; Methysergid kommt gelegentlich zur Migräneprophylaxe in Frage; Lisurid hat die gleichen Indikationsgebiete wie Bromocriptin, zusätzlich bei Migräne. Eine besondere Rolle spielt LSD, Lysergsäurediethylamid, das bisher stärkste Halluzinogen. Bereits 50 µg können bei einem erwachsenen Menschen Halluzinationen auslösen. Als Wirkungsmechanismus werden Interaktionen mit Dopamin- und Serotonin-Rezeptoren im ZNS angenommen. Der Einsatz von LSD für bestimmte psychotherapeutische Zwecke erscheint sinnvoll, wurde aber wegen Mißbrauchs dieses Stoffes als Rauschdroge durch gesetzgeberische Maßnahmen und gesellschaftliche Vorbehalte bisher nur sehr begrenzt möglich.

8. Purin-Derivate

8.1 Allgemeines

Purin ist Imidazol[4,5-d]pyrimidin; es existieren zwei tautomere Formen, die zueinander in einem Gleichgewicht stehen:

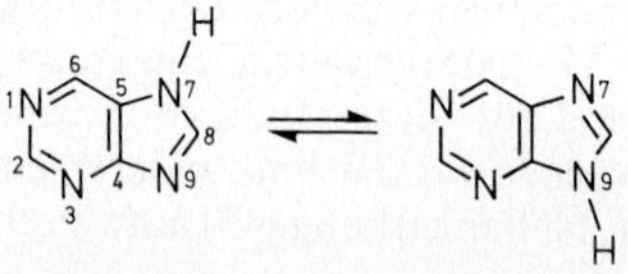

7*H*-Purin 9*H*-Purin

Purin kommt in der Natur als solches nicht vor, das Purin-Ringsystem ist jedoch Bestandteil zahlreicher Naturstoffe, wie z. B.

- **Adenin, Guanin:** Purinbasen in DNA, RNA; Bestandteil von Coenzymen (NAD, NADP, FAD); energiereiche Triphosphate (ATP, GTP); Second messengers (cyclo-AMP, cyclo-GMP);

- **Hypoxanthin:** seltene Purinbase in bestimmten tRNA;
- **Kinetin, Zeatin:** Phytohormone (Cytokinine);
- **Harnsäure:** Abbauprodukt (Gelenkablagerung bei Gicht, Blasen-, Nierensteine, Guano);
- **methylierte Xanthine:** pflanzliche Sekundärstoffe (Purin-Alkaloide).

Xanthin ist 2,6-Dioxopurin:

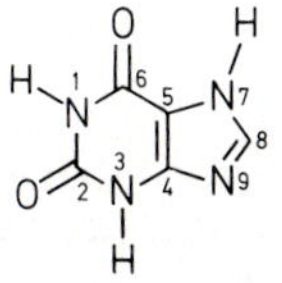

Aus dem Purin-Stoffwechsel stammen ferner L-Histidin, sein biogenes Amin Histamin und wohl auch die Imidazol-Alkaloide aus *Pilocarpus*-Arten.

8.2 Purin-Alkaloide

8.2.1 Strukturen und biogenetischer Überblick

Die Dimethylxanthine Theophyllin und Theobromin und das Trimethylxanthin Coffein sind die wichtigsten Vertreter der kleinen Gruppe von Purin-Alkaloiden (Abb. 11.54). Bei ihnen handelt es sich um Stoffe mit sehr schwach ausgeprägten basischen Eigenschaften; insbesondere Coffein ist eine extrem schwache Base. Andererseits haben Theophyllin (pK_a-Wert an N-7: 8,8) und Theobromin (pK_a-Wert an N-1: 10,0) durchaus Säurecharakter. Sie bilden infolgedessen mit Basen Salze (z. B. Theophyllin-Ethylendiamin = Aminophyllin). Hingegen ist Coffein hierzu nicht in der Lage (fehlende NH-Acidität, da an N-1, N-3 und N-7 methyliert). Die DAB-9-Monographien „Coffein-Natriumsalicylat“ und „Coffein-Natriumbenzoat“ repräsentieren Stoffgemische.

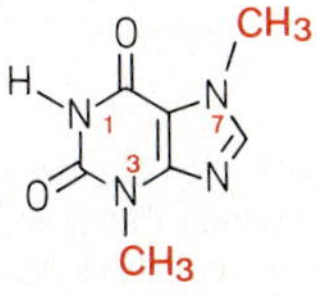

Theobromin
Theobroma cacao
(Sterculiaceae)

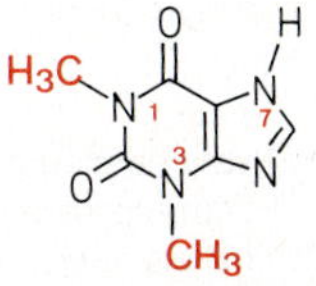

Theophyllin
Camellia sinensis
(Theaceae)

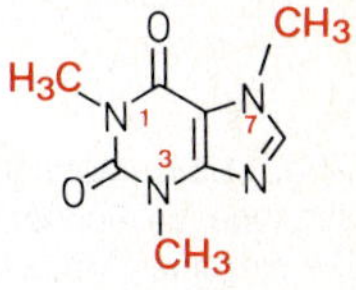

Coffein
z.B. *Coffea arabica*
(Rubiaceae)

Abb. 11.54 Strukturen wichtiger Purin-Alkaloide

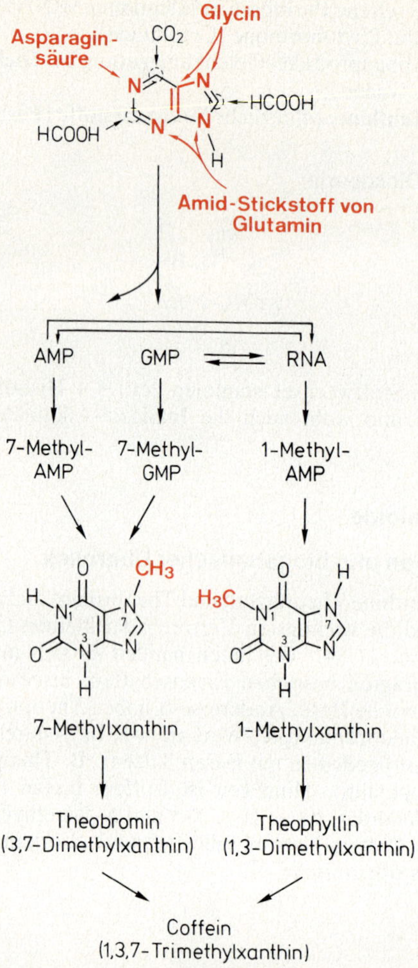

Abb. 11.55 Mutmaßliche biogenetische Zusammenhänge zwischen dem allen Lebewesen eigenen Purinstoff-Wechsel und den Purin-Alkaloiden bei verschiedenen Pflanzen. Die einzelnen Methylierungsschritte werden mittels N-Methyl-Transferasen und *S*-Adenosylmethionin („aktives Methyl") vollzogen, wobei jeweils *S*-Adenosylhomocystein gebildet wird. Solche Methylierungen finden auch an der tRNA statt, aus der z. B. 1-Methyl-AMP freigesetzt werden kann. (Näheres über die Biosynthese der Purinbasen findet sich in den Lehrbüchern der Biochemie bzw. Physiologischen Chemie)

In Abb. 11.55 sind die mutmaßlichen biogenetischen Zusammenhänge zwischen dem allen Lebewesen eigenen Purin-Primärstoffwechsel und den Purin-Alkaloiden, die als Sekundärstoffe anzusehen sind, dargestellt. Die nahe biogenetische Verwandtschaft mit den für die Nucleinsäuren benötigten Purinbasen läßt plausibel erscheinen, weshalb Coffein im Pflanzenreich relativ weit verbreitet ist.

8.2.2 Gewinnung von Purin-Alkaloiden

Eine Übersicht über purinalkaloidhaltige Drogen gibt Tab. 11.11a. Die Purin-Alkaloide liegen in frischen Pflanzen überwiegend an phenolische Verbindungen (Catechine, Gerbstoffe, Chlorogensäure) gebunden vor. Dieses geschieht durch Wasserstoffbrücken-Bindung. In solchem Zustand sind die Purin-Alkaloide schwerlöslich und damit schwer extrahierbar. Durch Fermentierungs- (Tee, Kakao) und/oder Röstprozesse (Kaffee, Kakao) werden die Bindungen gelöst; die freien Alkaloide sind nun z. B. in heißem Wasser oder Chloroform löslich.

Einen Überblick über den Gehalt an methylierten Xanthinen in gebräuchlichen Genußmitteln zeigt Tab. 11.11b. Daraus ergibt sich, daß natürliches Theophyllin nur in sehr geringen Mengen zur Verfügung steht. Da es als Arzneistoff von großer Bedeutung ist, wird es überwiegend vollsynthetisch gewonnen.

Coffein kann gewonnen werden durch

- Hochdruckextraktion von Kaffeesamen mit überkritischen Gasen (z. B. CO_2) oder durch Extraktion der wassergequollenen Samen mit Chlorkohlenwasserstoffen (Herstellung von entkoffeiniertem Kaffee),
- Extraktion von Teestaub mit heißem Wasser, Ausfällung der Gerbstoffe mit Bleiessig und anschließendes Einengen des Filtrats,
- Partialsynthese aus Theobromin, das seinerseits aus Abfällen der Kakao- und Schokoladenherstellung gewinnbar ist und
- Vollsynthese.

8.2.3 Pharmakologische Wirkungen

Das Wirkungsspektrum der Purin-Alkaloide ist außerordentlich komplex. Die ZNS-erregenden Wirkungen von Coffein und Theophyllin, die u. a. deren psychostimulierende Eigenschaften bedingen, fehlen bei Theobromin. Die Psychostimulation äußert sich in positiver Beeinflussung von Antrieb, Stimmung, Willkürmotorik und Reaktionszeit. Die geistige Leistungsfähigkeit wird gesteigert. Alle diese Effekte treten besonders ausgeprägt bei Ermüdung auf.

Am Herzen steigern alle drei Alkaloide die Kontraktionskraft (positiv inotroper Effekt); die Schlagfrequenz wird in niedriger Dosierung gesenkt

Tab. 11.11a Übersicht über gebräuchliche purinalkaloidhaltige Genußmittel und ihren Ursprung

Droge	Stammpflanze	Familie (Ordnung)	Habitus der Pflanze	Hauptproduzenten (Jahresweltproduktion)	Coffein-Gehalt pro Tasse Getränk
Schwarzer Tee* (Theae folium)	*Camellia sinensis* (L.) O. Kuntze	Theaceae (Theales)	wild: Baum kultiviert: Strauch	Indien (Darjeeling, Assam), Sri Lanka, China (ca. 2 Mio. t)	40–50 mg
Kaffee (Coffeae semen)	*Coffea arabica* L.** *C. canephora* Pierre ex Froehner (syn.: *C. robusta* Lind.) *C. liberica* Bulliard ex Hiern	Rubiaceae (Gentianales)	wild: Baum kultiviert: Strauch	Brasilien, Kolumbien, mittelamerikanische Länder, Elfenbeinküste, Uganda (ca. 5 Mio. t)	80–100 mg (entkoffeinierter Kaffee: 4 mg)
Kola (Colae semen: HELV. VII, AUSTR., mind. 1,5% Alkaloide) AUSTR.: Extractum Colae (9,75–10,25% Alkaloide) Extractum Colae fluidum (1,4–1,6% Alkaloide)	*Cola acuminata* (Palisot de Beauvais) Schott et Endlicher *C. nitida* (Ventenat) Schott et Endlicher** *C. verticillata* (Schumacher et Thonning) Stapf ex A. Chevalier	Sterculiaceae (Malvales)	Baum (6–15 m)	Mittel- und Südamerika, Zentralafrika, Südostasien (20 000 t)	40 mg/200 ml Cola-Getränk
Kakao (Cacao semen) Kakaobutter DAB 9, 2. AB/DDR, AUSTR.	*Theobroma cacao* L.	Sterculiaceae (Malvales)	Baum (bis 8 m)	Länder des tropischen West- u. Zentralafrika, Brasilien, Mittelamerika (ca. 1,5 Mio. t)	10 mg (100 mg Theobromin)

* Grüner Tee besteht aus den unfermentierten Blättern
** mengenmäßig wichtigste Art

Tab. 11.11 b Gehalt gebräuchlicher Genußmittel an Purin-Alkaloiden

Genußmittel	verwendeter Pflanzenteil	Coffein	Theophyllin	Theobromin
Tee	Blatt (fermentiert/unferm.)	2,0–4,7%*	0,02%	0,05%
Kaffee	Samen (geröstet)	0,8–2,5%**	Spuren	Spuren
Cola	Samen (getrocknet)	0,6–3,0%*	Spuren	0,1%
Kakao	Samen (ferment. u. geröstet)	0,2–0,4%*	Spuren	1–4%*

* in der unbehandelten Rohdroge überwiegend an Catechine/Gerbstoffe gebunden

** in der unbehandelten Rohdroge überwiegend als Coffein-Chlorogensäure-Kalium-Komplex

(negativ chronotrop) und in höherer gesteigert (positiv chronotrop); die Auswurfleistung wird ebenfalls gesteigert. Die Blutgefäße werden mit Ausnahme der Hirngefäße ebenso erweitert (Vasodilatation) wie die Bronchien (Bronchodilatation). Die Hirngefäße dagegen werden verengt (Vasokonstriktion). Die Diurese wird gesteigert. Die Intensität der genannten Wirkungen an Herz, Blutgefäßen, Bronchien und Niere nimmt in der Reihenfolge Theophyllin > Theobromin > Coffein ab. Die Purin-Alkaloide erhöhen ferner die Salzsäure-Produktion im Magen und die Adrenalin-Freisetzung aus dem Nebennierenmark. Coffein und Theophyllin steigern schließlich Glykolyse und Lipolyse.

Diesem vielfältigen Wirkungsspektrum liegen verschiedene Wirkungsmechanismen zugrunde:

1 kompetitiver Antagonismus an den Adenosin-Rezeptoren (z. B. bei der Wirkung an der glatten Muskulatur der Hirngefäße; wahrscheinlich auch an den psychostimulierenden Effekten beteiligt);

2 Hemmung der Phosphodiesterase, die in den Zellen den Abbau des Second messenger cyclo-AMP zu AMP katalysiert, also Hemmung des Abbaus von cyclo-AMP (z. B. bei der Steigerung der Glyko- und Lipolyse);

3 Beeinflussung der Speicherung und Freisetzung sowie des Einstroms von Calcium-Ionen im zellulären Bereich (z. B. bei der positiv inotropen Wirkung).

Eine vollständige Zuordnung aller Wirkungen zu den Mechanismen ist noch nicht möglich, jedoch dürfte insgesamt die Blockade der Adenosin-Rezeptoren, weil mit den niedrigsten Konzentrationen zu erreichen, am wichtigsten sein.

Eine außergewöhnliche Eigenschaft von Coffein darf nicht unerwähnt bleiben: Es ist der einzige bisher bekannte Hemmstoff der Reparaturenzyme, denen nach Schädigung der DNA (z. B. durch UV-Strahlung oder chemische Mutagene) die Reparatur derselben obliegt.

8.2.4 Therapeutische Bedeutung

Coffein wird in zahlreichen Arzneimitteln mit analgetisch wirksamen Stoffen (z. B. Acetylsalicylsäure, Paracetamol) kombiniert. Tatsächlich konnte bei Kopfschmerzen nachgewiesen werden, daß das Purin-Alkaloid die analgetische Wirkung dieser Stoffe verbessert. Hierbei dürfte der vasokonstriktorische Effekt von Coffein ebenso beteiligt sein wie der psychostimulierende. Dieses Xanthin-Derivat wird beim Migräneanfall auch mit anderen vasokonstriktorisch wirkenden Arzneistoffen kombiniert, z. B. mit Ergotamin. Natürlich können Analgetika oder Ergotamin auch mit entsprechend starkem Tee oder Kaffee im genannten Sinn kombiniert werden. Coffein wird ferner – ebenso wie Theophyllin – in geriatrischen Kombinationspräparaten wegen seines die Herzauswurfleistung steigernden Effekts, der sich günstig auf die Durchblutung des zerebral-sklerotisch geschädigten Hirns auswirkt, therapeutisch eingesetzt.

Das Hauptanwendungsgebiet von Theophyllin und seinen besser wasserlöslichen Salzen (z. B. Theophyllin-Diethylendiamin = Aminophyllin) liegt jedoch in der Prophylaxe und Therapie des akuten Asthmaanfalls (Bronchospasmolyse). Dabei ist die geringe therapeutische Breite zu beachten. Auch zur Behandlung von akuter Herzinsuffizienz hat es erhebliche Bedeutung erlangt.

Theobromin findet keine therapeutische Anwendung mehr, wohl aber das von ihm abgeleitete Partialsynthetikum Pentoxifyllin, das zur Behandlung von Durchblutungsstörungen dient.

8.3 Pilocarpus-Alkaloide

8.3.1 Strukturen und Biosynthese

Die gemeinsame Grundstruktur der *Pilocarpus*-Alkaloide besteht aus einem Imidazol-Ring, der an seinem C-5 über eine Methylen-Brücke mit dem C-4 eines 3-substituierten Butyrolactons verknüpft ist (Abb. 11.56). Der Substituent R steht für Ethyl oder einen C_6-C_1-Körper. Bei Salzbildung wird das doppelt gebundene N-3′ protoniert.

Es spricht manches dafür, daß der strukturelle Hauptteil der *Pilocarpus*-Alkaloide, nämlich der Imidazol-Ring, die Methylen-Brücke, die C-Atome 4 und 5 des Butyrolacton und der heterocyclische Sauerstoff (roter Anteil im Pilocarpin-Molekül der Abb. 11.57) aus Imidazolacetolphosphat, einem

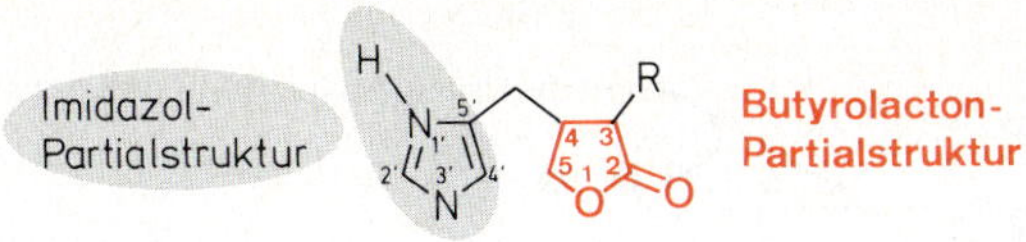

Abb. 11.56 Grundstruktur der *Pilocarpus*-Alkaloide

Intermediärprodukt der Histidin-Biosynthese, stammt. Dieser Baustein wird vermutlich mit einem C_4-Körper, der aus zwei Molekülen Malonyl-CoA oder von Acetoacetyl-CoA stammen könnte, unter Ausbildung des Butyrolacton-Rings verknüpft. Als Nebenalkaloide kommen Verbindungen vor, bei denen eine Kondensation von Imidazolacetolphosphat mit einem Phenylpropan-Körper stattgefunden haben dürfte.

8.3.2 Monographien

Jaborandi folium

Arzneibuch-Monographien: Pilocarpinnitrat DAB 9, Pilocarpinhydrochlorid HELV. VII.

Stammpflanze: *Pilocarpus jaborandi* Holmes, *P. microphyllus* Stapf, *P. pennatifolius* Lemaire, *P. racemosus* Vahl – Rutaceae.

Die im tropischen Amerika beheimateten *Pilocarpus*-Arten sind kleine Bäume oder Sträucher mit unpaarig gefiederten Blättern.

Droge: Die Droge besteht aus den einzelnen Fiederblättchen; sie wird praktisch nur noch als Industriedroge zur Gewinnung von Pilocarpin gebraucht.

Inhaltsstoffe: Jaborandiblätter enthalten bis zu 1,0% Gesamtalkaloide, unter denen 3*S*,4*R*-(+)-Pilocarpin die Hauptkomponente darstellt. Epimerisierung an C-3 zum Isopilocarpin kann spontan, also ohne enzymatischen Einfluß, auftreten (intermediäre Enolisierung unter Beteiligung des C-2, dadurch Aufhebung des Asymmetriezentrums an C-3, vergleichbar der Razemisierung von *S*-(−)-Hyoscyamin zu Atropin, Abschn. 2.2.1). Ätherisches Öl ist zu etwa 0,5% in der Droge enthalten (Rutaceae! Vgl. Perikarp von *Citrus*-Arten).

Pharmakologische Wirkungen: Pilocarpin ist ein *m*-Cholinozeptor-Agonist, also ein direktes Parasympathomimetikum. Strukturell ist es mit Acetylcholin insoweit verwandt, als es im Butyrolacton-Ring über eine Ester-Gruppierung und in geeignetem Abstand im Imidazol-Ring über ein methyliertes N-1′ verfügt.

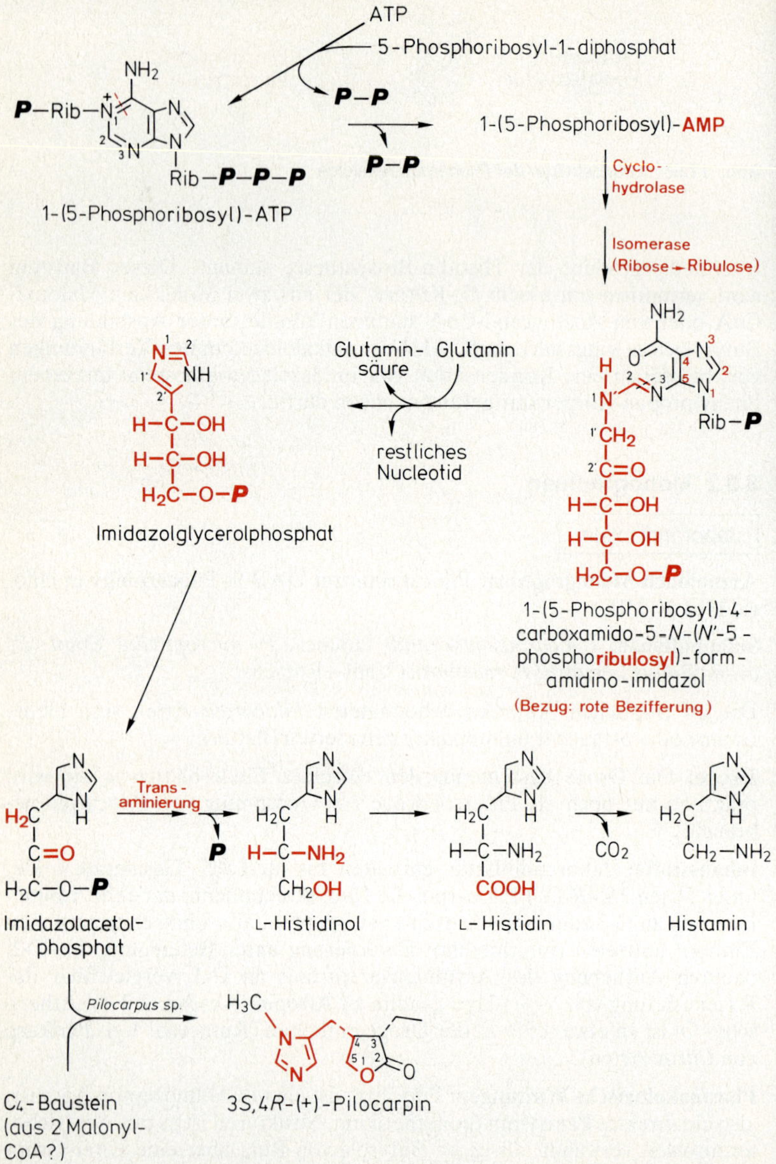

Abb. 11.57 Biosynthese des Imidazol-Alkaloids Pilocarpin (hypothetisch) im Vergleich zu der von Histidin/Histamin (gesichert)

Verwendung: Pilocarpin spielt ausschließlich in der Augenheilkunde eine gewisse Rolle. Hier dient es vor allem in Form von Augentropfen oder -salben beim Glaukom („grüner Star“) als Miotikum (pupillenverengendes Mittel) zur Minderung des intraokularen Drucks.

9. Durch Transfer einer Amino-Gruppe auf stickstofffreie Terpenoide gebildete Alkaloide (Isoprenoide Alkaloide)

9.1 Allgemeines

Im Gegensatz zu den in Abschn. 2 bis 8 beschriebenen Alkaloid-Typen sind bei der Biosynthese des hier anstehenden Typs Aminosäuren am Aufbau des C-Skeletts überhaupt nicht beteiligt. Dieses stammt vielmehr aus dem Terpen-Stoffwechsel (Kap. 9). Der Stickstoff resultiert entweder aus der Amino-Gruppe von Aminosäuren oder aus Ammonium-Ionen.

In diesem Zusammenhang sei an die Biosynthese von Coniin erinnert (Abb. 11.8), das seinen Alkaloid-Charakter durch Transaminierung eines auf dem Polyketid-Weg gebildeten C-Skeletts erhält. Ähnliches geschieht bei der Biosynthese der Tetracycline (Kap. 15).

Man unterscheidet Monoterpenoide, Sesquiterpenoide, Diterpenoide und Triterpenoide Alkaloide; zur letztgenannten Gruppe gehören auch die Steroid-Alkaloide. Diese Stoffgruppen sind vor allem aus toxikologischer Sicht von Interesse; therapeutisch spielen sie praktisch keine Rolle. Insbesondere Diterpenoide Alkaloide und Steroid-Alkaloide können ausgesprochen toxisch sein. Die sie produzierenden Organismen sind also in der Regel als Giftpflanzen bzw. Gifttiere anzusehen.

9.2 Monoterpenoide Alkaloide

Die toxikologische Bedeutung von Monoterpenoiden Alkaloiden ist offenbar gering. Solche Stoffe kommen zwar in den verschiedensten Pflanzenfamilien hin und wieder vor, haben aber keine nennenswerte Toxizität. Bekannte Beispiele sind die *Valeriana*-Alkaloide Actinidin (Abb. 11.58) und dessen durch Quaternisierung gebildetes 4-Hydroxyphenylethyl-Derivat. Monoterpenoide Alkaloide kommen häufig mit Iridoiden (Kap. 9) zusammen vor. Die biogenetischen Zusammenhänge liegen auf der Hand, auch wenn die Einzelheiten bisher nicht geklärt sind.

9.3 Sesquiterpenoide Alkaloide

Dieser Alkaloid-Typ wurde bisher bei *Nuphar*-Arten, den Teichrosen, (Nymphaeaceae = Seerosengewächse) und *Dendrobium*-Arten (Orchidaceae) nachgewiesen. Beispiele hierfür sind Desoxynupharidin (Abb. 11.58) und seine N-Oxide (Nupharidine), strukturell charakterisiert durch ein Chinolizidin-Ringsystem mit einem Furan-Ring in 4α-Position: diese Stoffe kommen auch in der in Europa auffindbaren *N. lutea* (Gelbe Teichrose) vor. Die Nupharidine wirken blutdrucksteigernd, werden aber bei uns ebenso wie *Nuphar*-Extrakte nicht arzneilich verwendet.

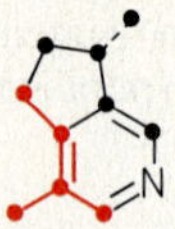

Actinidin
Monoterpenoides Alkaloid
(Valeriana officinalis)

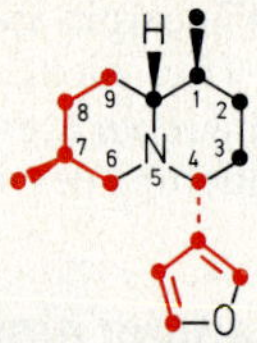

Desoxynupharidin
Sesquiterpenoides Alkaloid
(Nuphar lutea)

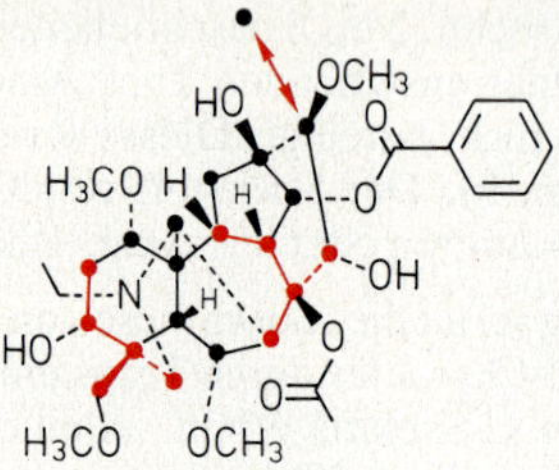

Aconitin
Diterpenoides Alkaloid
(Aconitum napellus)

Der rote Doppelpfeil bezeichnet die Position, an der das Diterpen ein C-Atom verloren hat („Norditerpen"), so daß nur 19 C-Atome das eigentliche C-Skelett bilden.

Abb. 11.58 Isoprenoide Alkaloide, deren C-Skelett durch alternierend rot und schwarz dargestellte Hemiterpen-Einheiten in biogenetischer Hinsicht verdeutlicht ist

9.4 Diterpenoide Alkaloide

Wegen ihres Gehaltes an Diterpenoiden Alkaloiden verdienen aus toxikologischer Sicht vor allem *Aconitum*- und *Delphinium*-Arten (Ranunculaceae) Beachtung, insbesondere die als Zierpflanzen kultivierten *Aconitum napellus* L., der Blaue Eisenhut, *Delphinium ajacis* L., der Gartenrittersporn, und diverse *Delphinium*-Hybriden sowie der wild vorkommende Ackerrittersporn, *D. consolida* L. Die Alkaloide finden sich in den unterirdischen Organen, im Kraut und in den Samen.

Toxikologisch besonders wichtig sind die Norditerpen-Alkaloide, C_{19}-Körper, bei denen vom ursprünglichen Diterpen ein C-Atom abgespalten wurde. Bekanntestes Beispiel hierfür ist Aconitin, das über 9 Sauerstoff-Funktionen verfügt, von denen zwei verestert sind und so über ihre Acyl-Reste zwei weitere Sauerstoff-Atome einbringen (Abb. 11.58). Strukturell auffällig ist ferner die N-Ethyl-Gruppe und der Umstand, daß nahezu alle C-Atome des Norditerpen-Skeletts ringverknüpft oder sonstwie substituiert sind.

Aconitin erhöht bei Nerven- und Herzmuskelzellen die Permeabilität von Membranen für Natrium-Ionen, indem der Öffnungszustand der Na^+-Kanäle verlängert und hierdurch der Einstrom dieser Ionen massiv verstärkt wird. Am Herzen kommt es zunächst zu einem positiv inotropen Effekt, da die Verstärkung des Na^+-Einstroms ähnlich wirkt wie die Hemmung der K^+/Na^+-ATPase durch herzwirksame Glykoside. Das Aktionspotential wird jedoch empfindlich gestört, es kommt zur Verzögerung der Repolarisation. ZNS und peripheres Nervensystem im sensiblen und motorischen Bereich werden nach anfänglicher Erregung gehemmt. Zu Beginn ist eine Vergiftung durch Brennen und Jucken der Haut, Taubheitsgefühle (Parästhesien) an den Extremitäten, Senkung der Temperatur und Herzrhythmusstörungen, später durch Übelkeit, Erbrechen und Durchfälle charakterisiert; Kreislauf- und Atemlähmung können schließlich zum Tode führen.

Aconitin gehört zu den giftigsten Naturstoffen: Die LD_{50} an der Ratte liegt bei 0,1 mg/kg i. v., die letale Dosis beträgt für den erwachsenen Menschen 1,5 bis 5 mg peroral. Die früher arzneilich verwendeten „Tubera Aconiti", rübenförmige Knollen von *Aconitum napellus,* enthalten bis zu 3% Alkaloide, von denen Aconitin das Hauptalkaloid ist. Die Droge und ihre Zubereitungen sind auch bei äußerlicher Anwendung (Neuralgien, Gelenkentzündungen) als obsolet zu bezeichnen, da die äußerst giftigen Alkaloide durch die Haut resorbiert werden.

9.5 Steroid-Alkaloide

Steroid-Alkaloide (s. auch Kap. 9) kommen bei Solanaceen (z. B. in den Gattungen *Solanum* und *Lycopersicon*), Melanthiaceen (z. B. *Veratrum*), Buxaceen (z. B. *Buxus*) und einigen Apocynaceen vor. Auch sie sind unter toxikologischen Gesichtspunkten, nicht jedoch therapeutisch wichtig. Strukturell lassen sich folgende Hauptgruppen unterscheiden:

- Alkaloide mit komplettem, unverändertem C_{27}-Skelett, biogenetisch unmittelbar vom Cholesterol abgeleitet, mit ringintegriertem Stickstoff zwischen C-22 und C-26. Hierher gehören z. B. der **Spirosolan-** und der **Solanidan**-Typ (Abb. 11.59). Näheres in Kap. 9.
- Alkaloide mit komplettem, aber umgelagertem C_{27}-Skelett, biogenetisch unmittelbar vom Cholesterol abgeleitet, mit ringintegriertem Stickstoff zwischen C-22 und C-26. Hierher gehören z. B.

- **Cevanidan**-Typ, der aus dem Solanidan-Typ durch Spaltung der N-Bindung zu C-16 und Neuverknüpfung des N mit C-18 gebildet wird und
- **Ceveratran**-Typ, der sich durch *zusätzliche* Veränderung im Bereich C-12 und C-13 auszeichnet: C-12 ist unter Ringverengung aus dem sechsgliedrigen Ring C herausgenommen und unter Ringerweiterung in den Ring D integriert worden, d. h., Ring C ist jetzt fünf-, Ring D jetzt sechsgliedrig („C-Nor-D-homo-Steroidalkaloide").

- Alkaloide mit C_{21}-(Pregnan-)Skelett und Stickstoff an C-3 und C-20, z. B. Alkaloide des Gemeinen Buchsbaums, *Buxus sempervirens* L. (Buxaceae).
- Amphibien-Alkaloide verschiedener Struktur, z. B. das Androstan-Derivat Samandarin bei *Salamandra maculosa,* dem Feuersalamander.

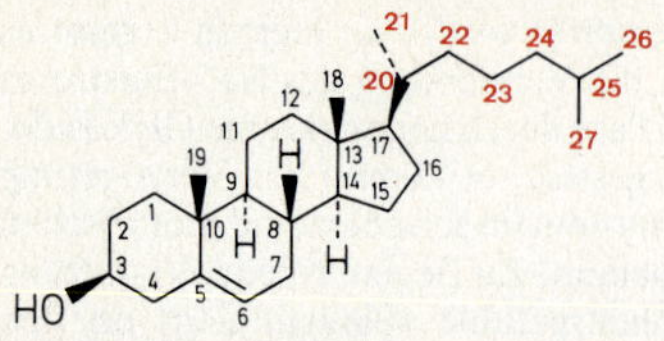

Cholesterol

Die Bezifferung von Cholesterol ist in den Steroid-Alkaloiden beibehalten, um die biogenetischen Bezüge deutlich zu machen

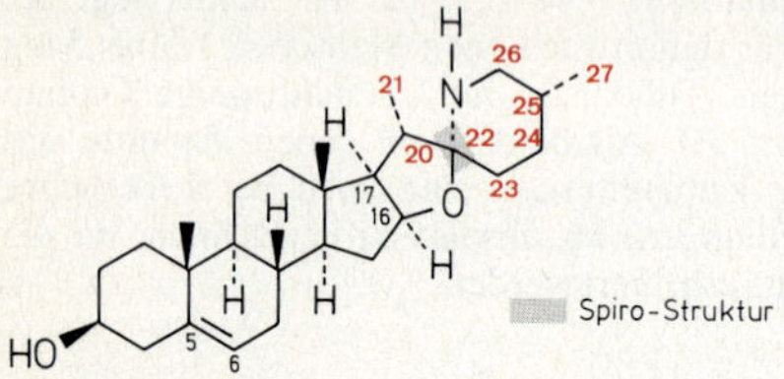

Spirosolan-Typ
Formel: Solasodin (22*R*)
Tomatidin: 22 *S*, d.h. -NH-Gruppierung *β*-ständig,
keine 5,6-Doppelbindung, H an C-5*α*-ständig

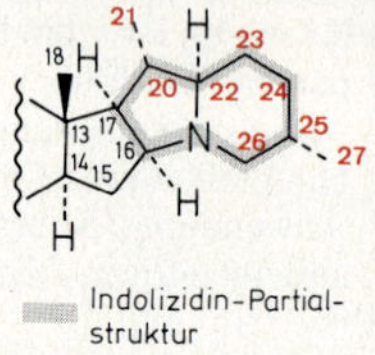

Solanidan-Typ
Formel: Solanidin
Rubijervin: 12*α*-Hydroxysolanidin

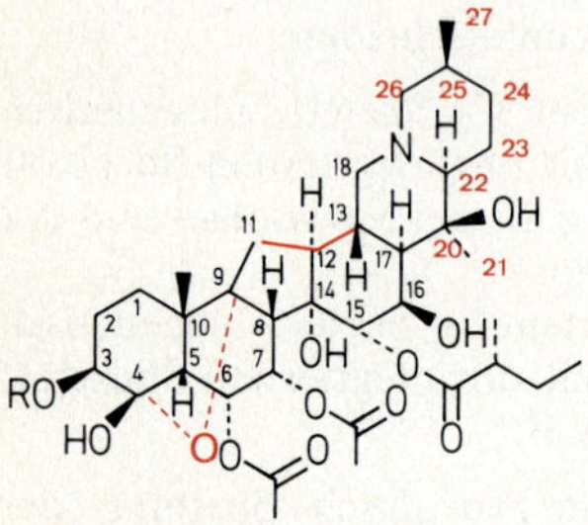

Ceveratran-Typ	R
Protoveratrin A	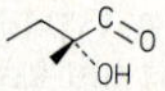
Protoveratrin B	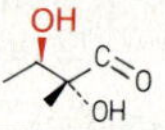

Abb. 11.59 Steroid-Alkaloide aus *Solanum*-, *Lycopersicon*- und *Veratrum*-Arten

Steroid-Alkaloide vom **Cevanidan-** und **Ceveratran-**Typ kommen in der Melanthiaceen-Gattung *Veratrum* vor. Mitteleuropäische Vertreter (Alpen) sind *V. album* L., der Weiße Germer, und *V. nigrum* L., der Schwarze Germer, etwa 1 m hohe Stauden, die in allen Organen Alkaloide enthalten. Toxikologisch sind insbesondere die Esteralkaloide vom Ceveratran-Typ, z. B. die Protoveratrine, von Bedeutung. Hierbei handelt es sich nicht um Glykoside, da auch die Hydroxy-Gruppe am C-3 acyliert ist

(Abb. 11.59). Sie haben wie Aconitin neuro- und kardiotoxische Eigenschaften, die über den gleichen Wirkungsmechanismus ausgelöst werden.

Literatur

Manske, R. H. F., Brossi, A., The Alkaloids, 35 Bände (1950 bis 1989), Academic Press, New York.

Mothes, K., Schütte, H. R., Luckner, M. (eds.) (1985), Biochemistry of Alkaloids, Verlag Chemie, Weinheim.

Phillipson, J. D., Roberts, M. F., Zenk, M. H. (eds.) (1985), The Chemistry and Biology of Isoquinoline Alkaloids, Springer Verlag, Berlin.

Southon, I. W., Buckingham, J. (1989), Dictionary of Alkaloids, Chapman and Hall, London.

Kapitel 12

Cyanogene Glykoside, Glucosinolate und Senföle

1. Allgemeines

1.1 Definitionen

Cyanogene Glykoside, früher als Blausäureglykoside bezeichnet, sind Stoffe, die als Aglykon ein α-Hydroxynitril (= Cyanhydrin) und als Zuckerkomponente meist Glucose oder ein aus Glucose zusammengesetztes Disaccharid enthalten; das durch saure oder enzymatische Hydrolyse freiwerdende Aglykon ist wenig stabil und zerfällt bereits spontan langsam zu Cyanwasserstoff (Blausäure) und einem Aldehyd oder Keton (s. Abb. 12.2).

Glucosinolate, früher als Senfölglykoside bezeichnet, sind die Thioglucoside C-substituierter Methanthiohydroximsäure-*O*-sulfate (s. Abb. 12.4); das durch saure oder enzymatische Hydrolyse freiwerdende Aglykon ist ebenfalls wenig stabil und zerfällt bei neutralem pH-Wert spontan zum entsprechenden Isothiocyanat und Hydrogensulfat. Diese Isothiocyanate bezeichnet man als **Senföle.** Bei pH-Werten von 3 bis 4 zerfällt das Aglykon zum entsprechenden Nitril, Schwefel und Hydrogensulfat.

1.2 Biogenetische Gemeinsamkeiten zwischen Cyanogenen Glykosiden und Glucosinolaten

Wie bei strukturell einfach gebauten Alkaloiden (z. B. Mescalin) liefert auch bei den Cyanogenen Glykosiden und den Glucosinolaten jeweils eine bestimmte Aminosäure allein das C-N-Skelett des Aglykon-Anteils. Im Gegensatz zu den Alkaloiden wird der Aminostickstoff hier jedoch mit Hilfe einer N-Monooxygenase als erstes oxidiert (s. Abb. 12.2 und Abb. 12.4); erst danach erfolgt hier die Decarboxylierung. So entsteht bei Cyanogenen Glykosiden und Glucosinolaten jeweils ein Aldoxim. Dann allerdings kommt es zur Trennung der Biosynthesewege: Durch Dehydratisierung werden einerseits Nitrile gebildet (bei den Cyanogenen Glykosiden), durch Einführung einer SH-Gruppe (Thiolierung) andererseits Thiohydroximsäuren (bei den Glucosinolaten).

2. Cyanogene Glykoside

2.1 Strukturen und Biosynthese

Es sind bisher etwa 30 Cyanogene Glykoside strukturell bekannt. In Abb. 12.1 sind zwei Beispiele wiedergegeben. Bemerkenswerterweise besitzt

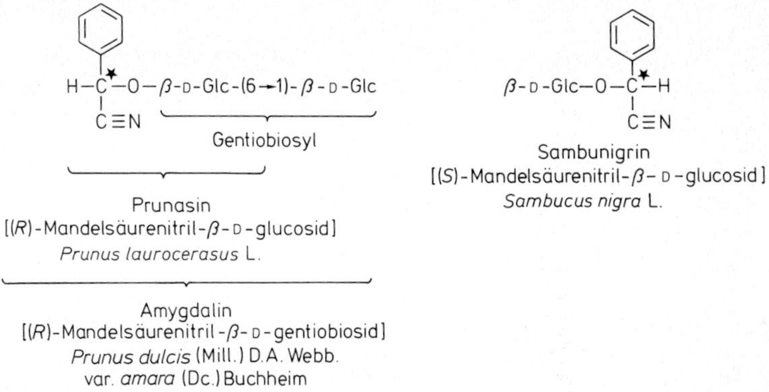

Abb. 12.1 Strukturen Cyanogener Glykoside

Sambunigrin als Glucosid des L-(+)-Mandelsäurenitrils *S*-Konfiguration, Prunasin als Glucosid des D-(−)-Mandelsäurenitrils jedoch *R*-Konfiguration. Zu Linustatin siehe Kap. 4, S. 117.

Als biogenetische Vorstufe dienen die Aminosäuren L-Valin, L-Leucin, L-Isoleucin, L-Phenylalanin und L-Tyrosin (vgl. Tab. 12.1). Wie bereits oben näher ausgeführt (Abschn. 1.2), wird die jeweilige Aminosäure am Aminostickstoff oxidiert (Abb. 12.2), in das Aldoxim überführt und dieses in das Nitril umgewandelt. Als nächster Schritt folgt die durch eine Nitril-Monooxygenase katalysierte Hydroxylierung. Das so gebildete α-Hydroxynitril ist das Aglykon, das in den Pflanzen durch Übertragung eines Glucosyl-Restes zum Cyanogenen Glykosid stabilisiert wird.

2.2 Bildung von Cyanwasserstoff aus Cyanogenen Glykosiden

In Pflanzen, die Cyanogene Glykoside führen, sind auch zu ihrer Spaltung befähigte Enzyme (β-Glucosidasen) vorhanden, wenn auch durch Kompartimentierung voneinander getrennt. Beim Zerkleinern entsprechender Pflanzenteile, z. B. durch Kauen von Bitteren Mandeln, wird die Kompartimentierung aufgehoben. Nun dienen die Cyanogenen Glykoside den β-Glucosidasen als Substrat, so daß die entsprechenden α-Hydroxynitrile gemäß Abb. 12.2 freigesetzt werden. Wie oben schon erwähnt, sind diese nicht sehr stabil und zerfallen bereits spontan langsam zu Blausäure und Aldehyd bzw. Keton. Dieser Zerfall wird durch die Anwesenheit von α-Hydroxynitril-Lyasen erheblich beschleunigt. Saure Hydrolyse der Cyanogenen Glykoside führt auch ohne Enzyme zur Freisetzung von Blausäure.

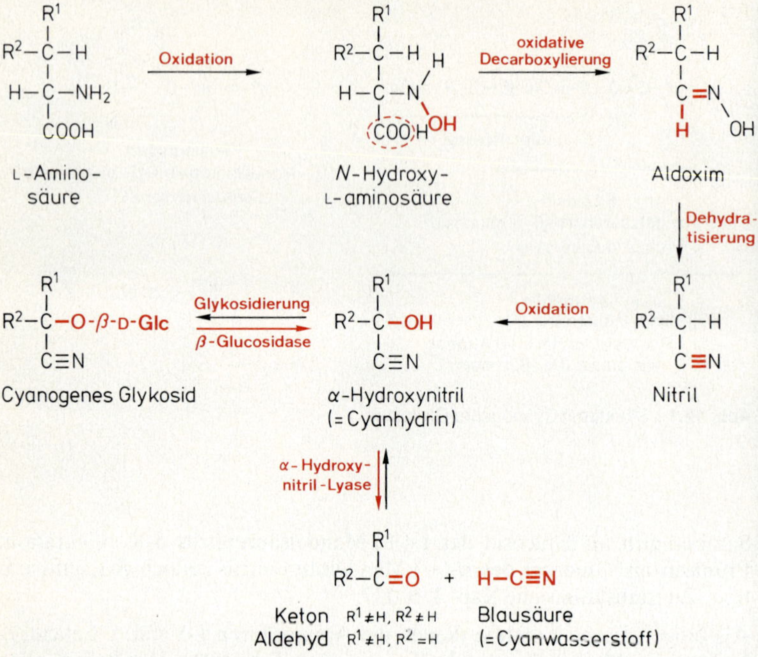

Abb. 12.2 Biosynthese und enzymatische Hydrolyse von Cyanogenen Glykosiden

2.3 Vorkommen

Cyanogene Glykoside wurden bisher bei Arten aus 110 Pflanzenfamilien nachgewiesen. Relativ häufig finden sie sich u. a. bei Rosaceen, Fabaceen, Poaceen und Euphorbiaceen. Auch bei Tieren, so z. B. bei bestimmten Schmetterlingen, wurden sie festgestellt.

In Tab. 12.1 findet sich eine Aufstellung der wichtigsten Cyanogenen Glykoside, ihrer Zusammensetzung und ihres Vorkommens bei einigen Pflanzen.

2.4 Toxikologische Bedeutung von Pflanzen mit Cyanogenen Glykosiden

Blausäure ist ein sehr starkes Gift; die letale Dosis beträgt für den Menschen 1 mg/kg. Die Cytochromoxidasen werden durch Komplexbindung des Cyanid-Ions mit dreiwertigem Eisen blockiert und dadurch die Atmungs-

Tab. 12.1 Zusammensetzung und Vorkommen Cyanogener Glykoside

	Zusammensetzung		**Vorkommen**	
Glykosid	Aglykon **(biogenetische Vorstufe)**	Zucker	Spezies	Pflanzenteil: Gesamtgehalt an Cyanogenen Glykosiden
Amygdalin	D-(–)-Mandelsäurenitril (**L-Phenylalanin**)	Gentiobiose	*Prunus dulcis* var. *amara* (Bittermandelbaum, Rosaceae); weitere Rosaceen z. B.	Samenkerne (Bittere Mandeln) bis 8,5% Samen:
			Prunus persica (Pfirsich)	bis 6,5%
			P. armeniaca (Aprikose)	bis 6,5%
			P. domestica (Pflaume)	bis 5,0%
			Malus silvestris (Apfel)	bis 1,5%
Prunasin	D-(–)-Mandelsäurenitril (**L-Phenylalanin**)	Glucose	*Prunus laurocerasus* (Kirschlorbeer, Rosaceae)	Blätter: bis 2,5%
Sambunigrin	L-(+)-Mandelsäurenitril (**L-Phenylalanin**)	Glucose	*Sambucus nigra* (Schwarzer Holunder, Caprifoliaceae)	Blätter
Linustatin	α-Hydroxyisobuttersäurenitril (**L-Valin**)	Cellobiose	*Linum usitatissimum* (Lein, Flachs, Linaceae)	Samen: bis 1,5 % (Leinsamen DAB 9)
Linamarin	α-Hydroxyisobuttersäurenitril (**L-Valin**)	Glucose	*Manihot esculenta* (Maniok, Euphorbiaceae)	Wurzelknollen: bis 0,4%

kette unterbrochen. Es kommt zur inneren Erstickung auf zellulärer Ebene. Cyanogene Glykoside als solche sind ungiftig, können aber auch durch Enzyme der Darmflora gespalten und so „gegiftet" werden.

Beim Kauen **Bitterer Mandeln** stellt man zunächst nur den bitteren Geschmack des Gentiobiosids Amygdalin fest. Da jedoch beim Kauvorgang die Kompartimentierung aufgehoben wird, kommt es zum Kontakt zwischen Amygdalin und dem Enzymgemisch Emulsin, bestehend aus

β-Glucosidasen und einer α-Hydroxynitril-Lyase. Die sich dabei abspielenden chemischen Vorgänge sind im Prinzip im unteren Bereich der Abb. 12.2 dargestellt und dort durch rote Pfeile markiert: Nach schrittweiser Abspaltung der beiden Glucose-Moleküle des Amygdalins (Formel: Abb. 12.1) beschleunigt die α-Hydroxynitril-Lyase den Zerfall des Aglykons in Benzaldehyd und Cyanwasserstoff. Beide Spaltprodukte verleihen der Bitteren Mandel beim weiteren Kauen ihren charakteristischen Geschmack und Geruch. Bittere Mandeln enthalten bis zu 8,5% Amygdalin, was bis zu 500 mg Cyanwasserstoff/100 g entspricht. Für Kinder sind bereits 5 bis 10 dieser Samenkerne tödlich, für Erwachsene etwa 60. **Süße Mandeln,** die Samenkerne von *Prunus dulcis* var. *dulcis,* dem Mandelbaum, enthalten höchstens 0,1% Amygdalin und sind von daher unbedenklich.

Bittere Mandeln werden in der Lebensmitteltechnologie in geringen Mengen neben großen Mengen Süßer Mandeln zur Geschmacksverbesserung in Feinbackwaren und zur Marzipanherstellung verwendet. Bittermandelöl und Bittermandelwasser (Aqua amygdalarum amararum, früher auch als Geschmackskorrigens offizinell) dienen dem gleichen Zweck. In angemessen niedriger Dosierung ist dagegen nichts einzuwenden, da der Organismus mit geringeren Mengen Cyanid durch Metabolisierung zu Rhodanid fertig wird.

In der HELV. VII findet sich daher die Monographie **Laurocerasi aqua normata** (Eingestelltes Kirschlorbeerwasser); hierbei handelt es sich um das durch Wasserdampfdestillation frischer Blätter von *Prunus laurocerasus* L. erhaltene schwach ethanolhaltige Destillat. Es enthält mindestens 0,09 und höchstens 0,11% freien und gebundenen Cyanwasserstoff. In den Blättern finden sich bis zu 2,5% Prunasin. Eingestelltes Kirschlorbeerwassser dient als Geschmackskorrigens.

3. Glucosinolate und Senföle

3.1 Strukturen und Biosynthese

Es sind bisher etwa 75 Glucosinolate strukturell bekannt. In Abb. 12.3 sind einige davon wiedergegeben. Wie aus der Bezeichnung für diese Stoffklasse bereits entnommen werden kann, handelt es sich um Anionen, die sowohl an anorganische Kationen (z. B. K^+, Na^+) als auch an organische Kationen (z. B. Sinapin) gebunden vorkommen können. Während Sinalbin und Sinigrin definierte Salze von Glucosinolaten darstellen, ist z. B. unter Glucobrassicin nur das Anion, also das Glucosinolat, zu verstehen (vgl. hierzu auch Tab. 12.2). Die Glucosinolate sind S-Glykoside (Thioglykoside), genauer gesagt S-Glucoside, da ihr Zuckeranteil stets Glucose ist.

Als biogenetische Vorstufe dienen entweder die proteinogenen Aminosäuren L-Leucin, L-Phenylalanin, L-Tyrosin und L-Tryptophan oder die nichtproteinogenen Homologen der proteinogenen Aminosäuren L-Methionin (L-Homomethionin und höhere Homologe) und L-Phenylalanin (L-Homo-

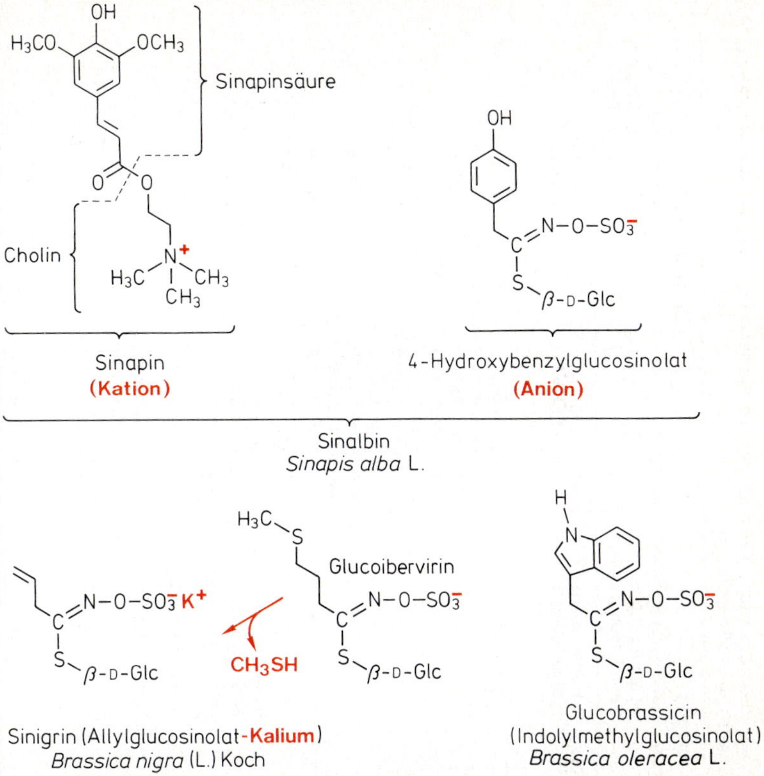

Abb. 12.3 Struktur einiger Glucosinolate und der zugehörigen Kationen

phenylalanin) (vgl. Tab. 12.2). Diese Homologen entstehen aus den proteinogenen Aminosäuren durch C_1-Kettenverlängerung über einen relativ komplizierten Mechanismus.

Wie bereits oben näher ausgeführt (Abschn. 1.2), wird die jeweilige Aminosäure am Aminostickstoff oxidiert (Abb. 12.4), in das Aldoxim überführt und dieses in die entsprechende Thiohydroximsäure umgewandelt. Als nächster Schritt folgt die Übertragung eines Glucosyl-Restes zum Desulfoglucosinolat, das bereits S-Glykosid-Charakter aufweist. Die anschließende Sulfatierung am N-Hydroxyl des Aglykons führt zum Glucosinolat.

Als Besonderheit muß vermerkt werden, daß die aus L-Homomethionin und seinen höheren Homologen hervorgehenden Glucosinolate, wie z. B.

Tab. 12.2 Zusammensetzung und Vorkommen von Glucosinolaten sowie die daraus entstehenden Senföle. Mit Ausnahme von *Tropaeolum majus* (Tropaeolaceae) gehören alle Spezies zu den Brassicaceen

	Zusammensetzung			**Vorkommen**	
Salz	Glucosinolat **(biogenetische Vorstufe)**	zugehöriges Kation	nach enzymatischer Spaltung anfallendes Senföl (Isothiocyanat)	Spezies	Pflanzenteil: Gehalt an Gesamt-glucosinolaten
Sinalbin	4-Hydroxybenzyl-glucosinolat (L-**Tyrosin**)	Sinapin	4-Hydroxybenzyl-isothiocyanat**	*Sinapis alba* (Weißer Senf)	Samen: bis 3,0%
Sinigrin	Allylglucosinolat (L-**Homomethionin**)	Kalium	Allylisothiocyanat*	*Brassica nigra* und verschiedene andere *Brassica*-Arten (Schwarzer Senf)	Samen: bis 5,0%
				B. oleracea (alle Kohl-Varietäten)	Blätter, Stamm: bis 0,14%
				Raphanus sativus var. *niger* (Rettich) var. *sativus* (Radieschen)	Wurzel
				Armoracia rusticana (Meerrettich)	Wurzel: bis 0,8%
Glucobrassicin-Salz	Indolylmethyl-glucosinolat = Glucobrassicin (L-**Tryptophan**)		Indolylmethyl-isothiocyanat, zerfällt zu Thio-cyanat-Anion und 3-Hydroxymethylindol	*B. oleracea* (alle Varietäten) *R. sativus* var. *niger*	s. o.
Glucotropaeolin	Benzyl-glucosinolat (L-**Phenylalanin**)	Kalium	Benzylisothiocyanat*	*Tropaeolum majus* (Kapuzinerkresse) *Lepidium sativum* (Gartenkresse)	
				B. oleracea (convar. *capitata* (Rotkohl, Weißkohl, Wirsing)	s. o.

* flüchtig, scharf und stechend riechend, zu Tränen reizend; scharf schmeckend

Glucoibervirin (Abb. 12.3), unter enzymatischer Abspaltung von Methanthiol in die entsprechenden endständig ungesättigten Verbindungen, z. B. das Allylglucosinolat (Anion des Sinigrins), übergehen können.

3.2 Bildung von Senfölen und anderen Spaltprodukten aus Glucosinolaten

In Pflanzen, die Glucosinolate führen, sind auch die zu ihrer hydrolytischen Spaltung befähigten Enzyme, Myrosinasen genannt, vorhanden. Bei diesen handelt es sich um Thioglucosidase-Isoenzymgemische, die nur solche Substrate spalten, die *O*-Sulfate darstellen. In den intakten Zellen glucosi-

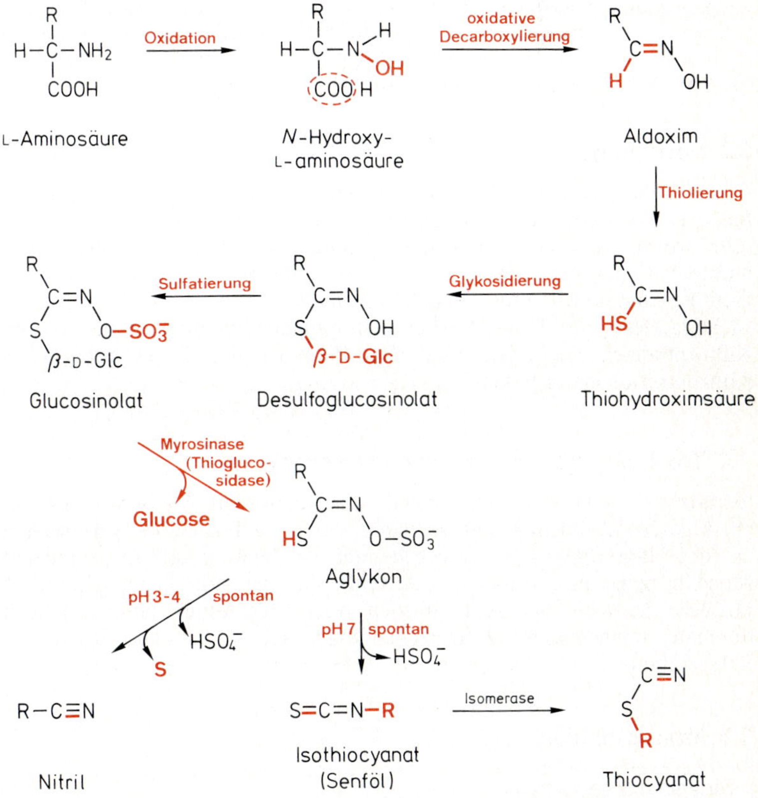

Abb. 12.4 Biosynthese und enzymatische Hydrolyse von Glucosinolaten

nolatbildender Pflanzenarten befinden sich die Myrosinasen im Zellwandraum oder membrangebunden im glatten ER bzw. in Mitochondrien, während die Substrate in der Vakuole abgelagert sind. Diese Kompartimentierung wird bei Zerstörung der Zellen aufgehoben, und es kommt zur Abspaltung von Glucose gemäß Abb. 12.4. Das resultierende Aglykon, ein C-substituiertes Thiohydroximsäure-*O*-sulfat, ist instabil und zerfällt daher unter den gegebenen Bedingungen spontan hauptsächlich zum entsprechenden Isothiocyanat (= Senföl) und Hydrogensulfat; in einer Nebenreaktion zerfällt das Aglykon zum entsprechenden Nitril, Schwefel und Hydrogensulfat. In manchen Pflanzen sorgen dort vorkommende Isomerasen für die Umwandlung des jeweiligen Isothiocyanats in das entsprechende Thiocyanat. Diese Stoffe sind flüchtig und riechen charakteristisch, z. B. lauchartig.

Aus bestimmten Glucosinolaten gebildete Senföle sind ihrerseits nicht stabil und zerfallen leicht zu entsprechenden Alkoholen und dem Thiocyanat (Rhodanid-)Ion (SCN^-). Das wichtigste Beispiel hierfür ist Indolylmethylsenföl, das aus Glucobrassicin entsteht; der zugehörige Alkohol ist das 3-Hydroxymethylindol.

3.3 Vorkommen

Glucosinolate wurden bisher in 11 Pflanzenfamilien nachgewiesen. Bedeutend ist ihr Vorkommen vor allem bei den Brassicaceen und den Tropaeolaceen, wo sie praktisch in allen Arten gefunden werden können. Sie sind bei diesen Familien ein typisches chemotaxonomisches Merkmal. Zahlreiche Gemüse- und Gewürzpflanzen gehören zu den Brassicaceen. Tab. 12.2 gibt wichtige Beispiele für das Vorkommen einiger Glucosinolate bei solchen Kulturpflanzen. Sie finden sich in allen Pflanzenteilen, in besonders hoher Konzentration in den Samen.

3.4 Toxikologische Bedeutung der Senföle

Senföle sind stark reizende Verbindungen, besonders Allylsenföl. Sie riechen, sofern sie flüchtig sind, stechend, reizen zu Tränen und verursachen auf der Haut Blasen. In entsprechender Verdünnung und in begrenzten Mengen (z. B. in Form von Tafelsenf) sind sie akut kaum gefährlich. Größere Mengen Tafelsenf, Rettich oder Meerrettich können jedoch durchaus unangenehme Reizerscheinungen im Magen-Darm-Kanal zur Folge haben.

3.5 Monographien

Sinapis nigrae semen

Arzneibuch-Monographien: HELV. VII, AUSTR.

Stammpflanzen: *Brassica nigra* (L.) Koch, *B. juncea* (L.) Czerniaev, *B. integrifolia* (West) O. E. Schulz, *B. cernua* (Thunberg) Forbes et Hemsley und andere geeignete *B.*-Arten – Brassicaceae.

B. nigra, der Schwarze Senf, ist ein 1 bis 1,5 m hohes, im südöstlichen Mittelmeergebiet geheimatetes Kraut; Frucht: bis 2,5 cm lange Schote. *B. juncea* (Sareptasenf), *B. integrifolia* (Indischer Senf) und *B. cernua* (Japanischer Senf) stammen aus Asien.

Droge: Die kugeligen, rotbraunen bis violetten Samen weisen einen Durchmesser von 1 bis 2 mm und eine fein netzig-grubige Oberflächenstruktur auf. Nach kurzem Kauen schmecken sie sehr scharf brennend. Sie stammen aus Kulturen (in Europa z. B. Holland, Ungarn, Italien).

Inhaltsstoffe: Der Glucosinolat-Gesamtgehalt kann bis zu 5,0% betragen. Hauptglucosinolat ist Sinigrin. Die Droge muß nach HELV. VII mindestens 0,7% (nach DAC 1979: mindestens 0,6%) glykosidisch gebundenes ätherisches Öl, berechnet als Allylisothiocyanat, enthalten. Ferner sind 30% fettes Öl und 20% Schleim vorhanden.

Pharmakologie: Senf beeinflußt den Geruchs- und Geschmackssinn, er steigert die Speichelmenge, die Magensaftsekretion, die Darmmotorik und hat cholagoge Eigenschaften. Diese Effekte erklären seine Verwendung als Gewürz. Antimikrobielle Eigenschaften der Senföle sind nachgewiesen.

Allylsenföl wirkt hautreizend, entzündungsauslösend und intensiv hyperämisierend. Diese Eigenschaften sind bei anderen Senfölen nicht ganz so stark ausgeprägt.

Therapeutische Bedeutung: Als Hausmittel und in der Naturheilkunde werden äußerlich anzuwendende Senfzubereitungen gegen Bronchitis, rheumatische und neuralgische Beschwerden eingesetzt. Gemahlene und entölte Schwarze Senfsamen (zuweilen auch im Gemisch mit Weißen Senfsamen) werden als „Senfmehl“ gehandelt. Durch Verrühren mit lauwarmem Wasser wird ein Brei hergestellt, in dem die Senföle gebildet werden. Der Brei wird dann auf Leinentücher gestrichen und an die gewünschte Körperstelle als Wickel aufgebracht. Alsbald stellt sich durch die Hautreizung ein brennendes Gefühl ein; wird dieses stärker, so wird der Wickel entfernt und die Haut gewaschen. Ähnlich werden Senfpflaster vorbereitet und eingesetzt. Auch diese müssen bald entfernt werden, um eine Blasenbildung der Haut und weitere Intoxikationen (Allylsenföl penetriert durch die Haut) zu vermeiden. Die Hautreizung hält ein bis zwei Tage an. Schließlich gibt es auch Einreibemittel mit synthetisch hergestelltem Allylsenföl.

Verwendung als Gewürz: Tafelsenf (Mostrich) wird aus geschälten oder ungeschälten, fein gemahlenen, oft entfetteten Samen verschiedener Senfarten (den oben aufgeführten *Brassica*-Arten und *Sinapis alba*) mit Wasser, Essig, Salz, Öl und Gewürzen (z. B. Pfeffer, Nelken, Ingwer, aber auch anderen glucosinolathaltigen Pflanzenteilen wie Meerrettich oder Kapern, den Blütenknospen von *Capparis* *spinosa* L., Capparaceae) zu einer Maische verarbeitet, bis die Senföle enzymatisch freigesetzt sind (flüchtiges Allylsenföl bei den *Brassica*-Arten, nichtflüchtiges 4-Hydroxybenzylsenföl bei *Sinapsis alba*). Hierfür werden etwa zwei bis drei Stunden benötigt. Extrascharfe Tafelsenfsorten werden überwiegend aus geschälten Samen des Schwarzen Senfs hergestellt (die Glucosinolate finden sich nicht in der Samenschale, sondern in den Kotyledonen!), scharfe bis mittelscharfe Sorten aus einem Gemisch *ungeschälter* Samen von Schwarzem Senf und Weißem Senf. Weißer Senf ist milder als Schwarzer Senf; je höher also der Gehalt an Weißem Senf, um so weniger scharf die Tafelsenfsorte.

Sinapis albae semen

Stammpflanze: *Sinapis alba* L. – Brassicaceae.

Die bis 60 cm hohe krautige Pflanze stammt aus dem östlichen Mittelmeerraum. Sie wird in vielen Ländern der gemäßigten Klimazonen kultiviert.

Droge: Die gelblichen Samen des Weißen Senfs weisen einen Durchmesser von 2 bis 2,5 mm auf. Nach kurzem Kauen schmecken sie scharf brennend.

Inhaltsstoffe: Der Glucosinolat-Gesamtgehalt kann bis zu 3% betragen. Hauptglucosinolat ist Sinalbin. Ferner kommen 30% fettes Öl und 25% Schleim vor.

Pharmakologische Wirkungen, therapeutische Bedeutung und Verwendung als Gewürz: s. Sinapis nigrae semen.

Literatur

Eyjolfsson, R. (1970), Recent Advances in the Chemistry of Cyanogenic Glycosides, in Zechmeister, L., Fortschritte der Chemie organischer Naturstoffe 28, Springer-Verlag, Wien, S. 74–108.

Schütte, H. R. (1973), Biosynthese von Cyanogenen Glykosiden und Senfölglycosiden, in Ellenberg, H. et al., (Hrsg.), Fortschritte der Botanik 35, Springer-Verlag, Berlin, S. 103–119.

Teuscher, E., Lindequist, U. (1987), Biogene Gifte, Gustav Fischer Verlag, Stuttgart, S. 291–311.

Kapitel 13

Peptide und Proteine

1. Allgemeines

1.1 Strukturen und Eigenschaften

1.1.1 Proteine

Proteine sind lineare Polymere, die aus Aminosäuren aufgebaut sind. Die Aminosäuren sind über Säureamid-Bindungen, die in diesem Fall als Peptidbindungen bezeichnet werden, miteinander verknüpft. Von den 20 am Aufbau von Proteinen beteiligten proteinogenen Aminosäuren (s. Abb. 13.1) gehören 18 zu den L-α-Aminocarbonsäuren. Ausnahmen sind die achirale α-Aminosäure Glycin und L-Prolin, dessen α-Amino-Gruppe in einen Pyrrolidin-Ring eingebaut ist. Durch Variation der Anzahl und der Reihenfolge dieser 20 Aminosäuren kann eine sehr große Zahl verschiedener Polymeren entstehen. Schon bei einem kleinen Protein mit einer Kettenlänge von 100 Aminosäuren beträgt die Zahl der Kombinationsmöglichkeiten 10^{130}. Die durch die Reihenfolge (Sequenz) der beteiligten Aminosäuren festgelegte kovalente Struktur eines Proteins bezeichnet man als dessen **Primärstruktur**. Sie beschreibt vor allem die relative Anordnung polarer, apolarer und amphiphiler Seitenketten und damit die Verteilung hydrophober und polarer Bereiche sowie die Ladungsverteilung innerhalb der Polypeptidkette.

Für die physikalischen und chemischen Eigenschaften und damit für die Funktion eines Proteins ist aber vor allem die räumliche Struktur, d. h. die Konformation der Proteinkette von entscheidender Bedeutung. Wird die charakteristische Kettenkonformation eines Proteins zerstört, z. B. indem man es erhitzt, so verändern sich die physiologischen, chemischen und physikalischen Eigenschaften drastisch: Enzyme werden inaktiviert, lösliche Proteine können ausgefällt oder unlösliche gelöst werden. Diese Überführung eines Proteins aus dem nativen hochgeordneten Zustand in den ungeordneten Zustand eines Zufallsknäuels (random coil) nennt man Denaturierung. Die Kettenkonformation eines Proteins ist von der jeweiligen Primärstruktur abhängig und läßt sich auf wenige charakteristische Grundstrukturen, die **Sekundärstrukturen** zurückführen. Die wichtigsten Sekundärstrukturen sind Schrauben-(Helix-) und Faltblattkonformationen.

Die häufigste Helix-Konformation ist die **α-Helix,** eine rechtsgängige Schraubenstruktur mit 3,6 Aminosäure-Resten pro Umdrehung. Sie wird durch intramolekulare Wasserstoffbrücken zwischen dem Carbonylsauerstoff jeder Peptidbindung mit der Imino-Gruppe der jeweils viertnächsten Peptidbindung stabilisiert (s. Abb. 13.2).

Aminosäuren mit hydrophober Seitenkette

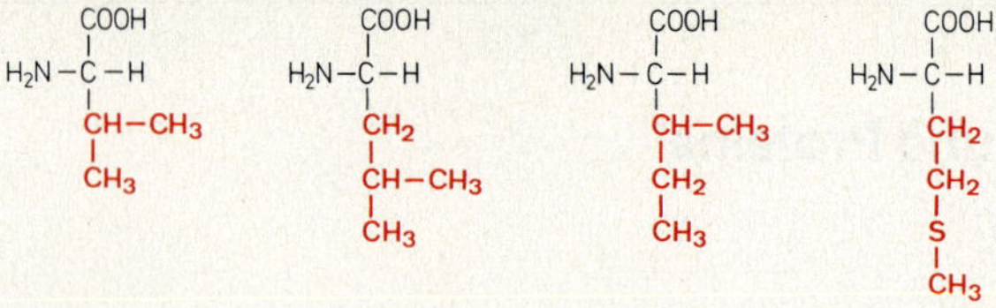

L-Valin (Val) L-Leucin (Leu) L-Isoleucin (Ile) L-Methionin (Met)

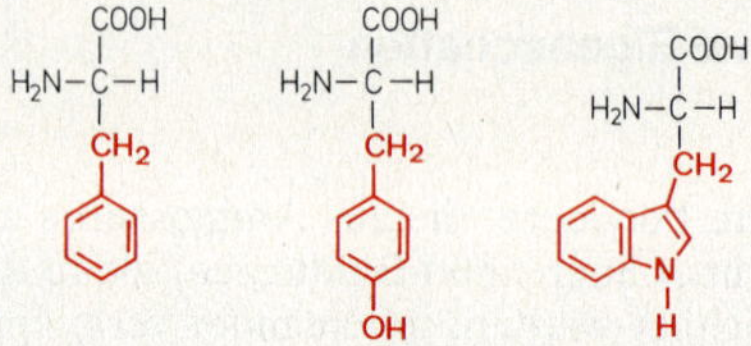

L-Phenylalanin (Phe) L-Tyrosin (Tyr) L-Tryptophan (Trp)

Aminosäuren mit ambivalenten Seitenketten

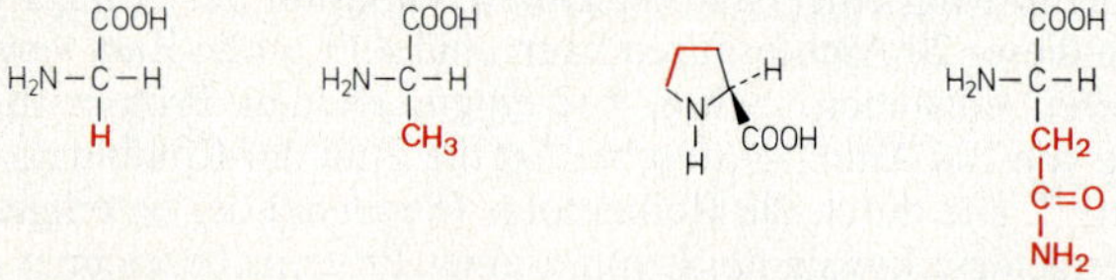

L-Glycin (Gly) L-Alanin (Ala) L-Prolin (Pro) L-Asparagin (Asn)

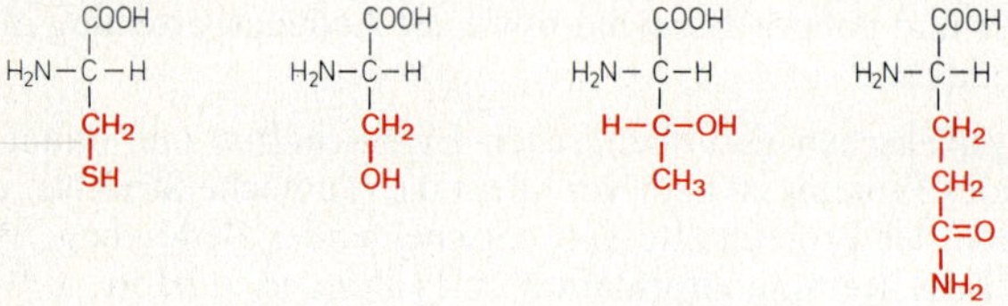

L-Cystein (Cys) L-Serin (Ser) L-Threonin (Thr) L-Glutamin (Gln)

Aminosäuren mit hydrophiler Seitenkette

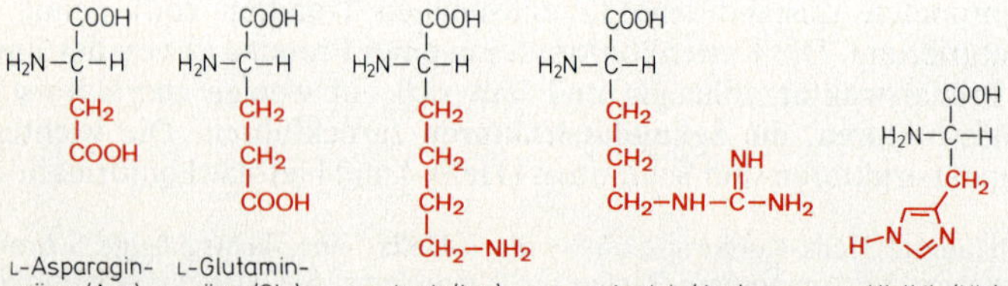

L-Asparagin-säure (Asp) L-Glutamin-säure (Glu) L-Lysin (Lys) L-Arginin (Arg) L-Histidin (His)

Abb. 13.1 Proteinogene Aminosäuren. Es sind die vollen Namen und die Dreibuchstaben-Abkürzungen angegeben

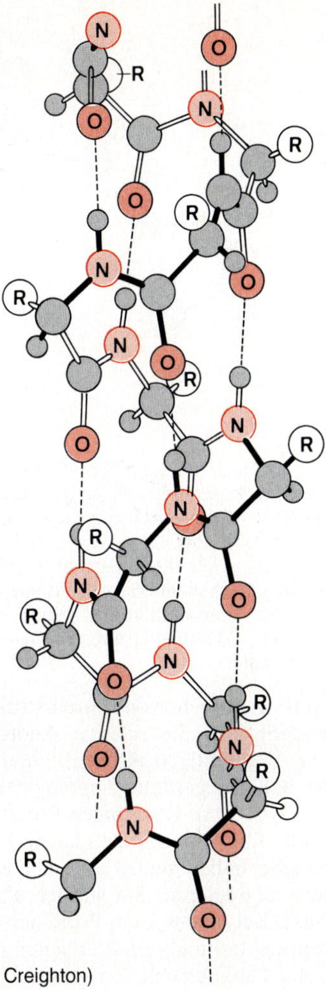

Abb. 13.2 α-Helix (aus Creighton)

Die Seitenketten der Aminosäuren ragen nach außen und behindern sich auch bei großen Resten nicht. α-Helices können daher alle proteinogenen Aminosäuren außer Prolin enthalten.

Prolin paßt nicht in eine α-Helix, weil der Pyrrolidin-Ring zu starr für die engen Windungen dieses Helix-Typs ist. Prolinhaltige Sequenzen bilden daher Helices mit größerer Ganghöhe, wie z. B. die **Poly(Pro)II-Helix,** eine linksgängige Schraube mit 3,0 Aminosäure-Einheiten pro Umdrehung (s. Abb. 13.3).

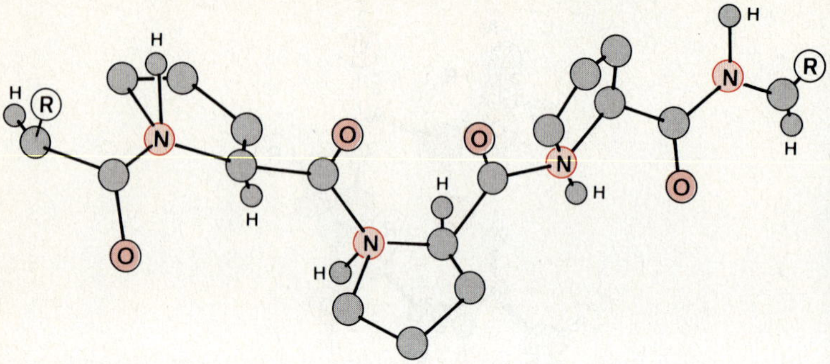

Abb. 13.3 Polyprolin II-Helix (aus Creighton)

β-Faltblattstrukturen bestehen aus gestreckten Peptidketten, die sich seitlich aneinander lagern können. Benachbarte parallel oder antiparallel gerichtete Ketten werden durch intermolekulare Wasserstoffbrücken zwischen den Carbonyl- und den NH-Gruppen benachbarter Ketten stabilisiert. Die gestreckten Ketten und deren blattartige Assoziate sind in charakteristischer Weise gefaltet (s. Abb. 13.4): Die planaren Peptidbindungen liegen auf den Flächen und die α-C-Atome an den Knickstellen des Faltblatts. Die Seitenketten der Aminosäuren sind jeweils oberhalb und unterhalb der Faltblattebene angeordnet: β-Faltblattstrukturen können wie α-Helices alle Aminosäuren außer Prolin enthalten.

Die nächsthöhere Organisationsebene von Proteinstrukturen ist die **Tertiärstruktur.** Darunter versteht man die relative Anordnung verschiedener lokaler Konformationen (Sekundärstrukturen) einer Polypeptidkette in komplexeren Proteinen, d. h. die gesamte Topologie einer gefalteten Polypeptidkette (s. Abb. 13.14, S. 505). Bei einigen Proteinen hat die Polypeptidkette ausschließlich oder überwiegend die gleiche Konformation in allen Bereichen. Solche Proteine haben meist eine langgestreckte Form und können häufig zu Fasern aggregieren. Sie werden als **Faserproteine** oder Skleroproteine bezeichnet. Bei den meisten Proteinen liegen aber verschiedene Abschnitte der Peptidkette in unterschiedlichen Konformationen vor, die über charakteristische Umkehrschleifen (reverse turns oder β-bends, Abb. 13.5) miteinander verbunden sind. Solche Proteine haben häufig eine annähernd kugelförmige Gestalt und werden dann als **globuläre Proteine** oder Sphäroproteine bezeichnet.

Die höchste Organisationsebene von Proteinstrukturen ist die **Quartärstruktur.** Darunter versteht man die Anordnung mehrerer aus je einer Polypeptidkette bestehender Proteinuntereinheiten in Proteinaggregaten, die durch spezifische intermolekulare Wechselwirkungen zusammengehalten werden.

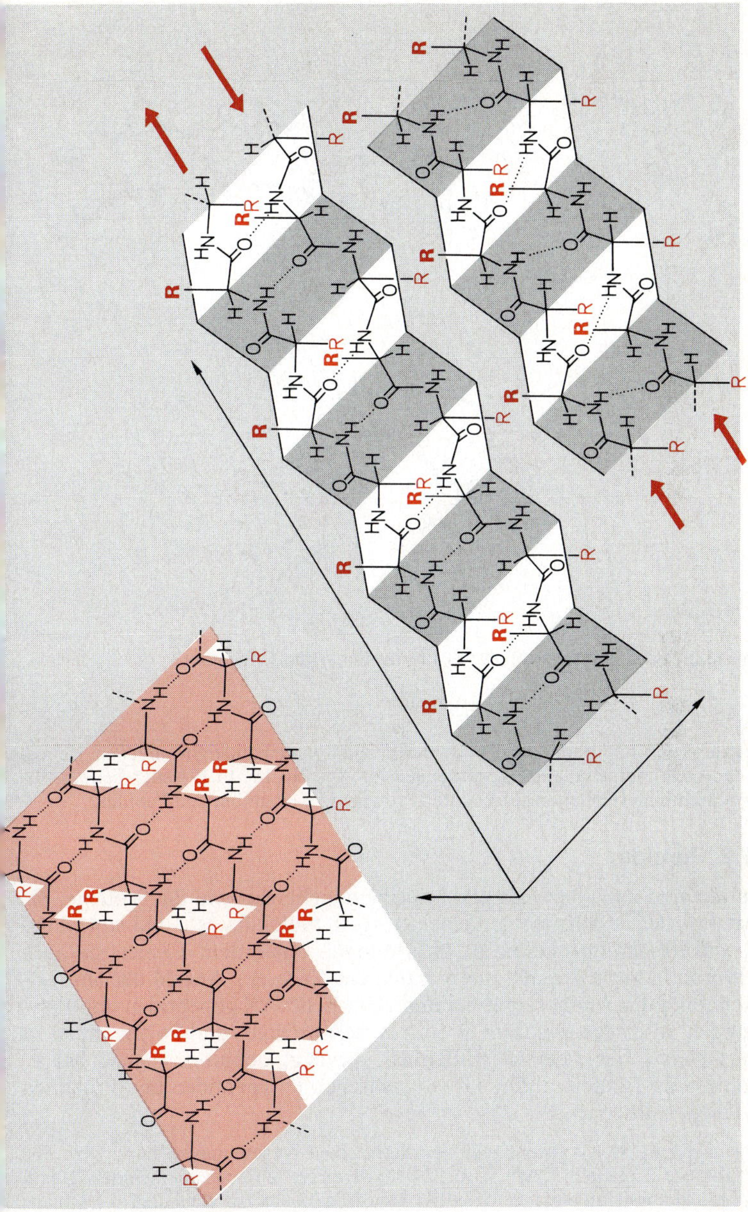

Abb. 13.4 β-Faltblattstruktur (aus Karlson)

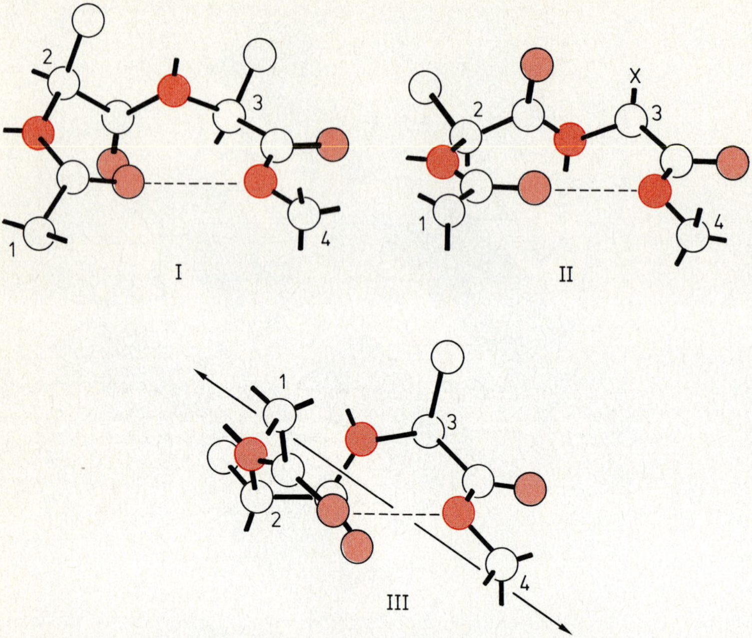

Abb. 13.5 Umkehrschleifen (β-bends, reverse turns) (aus Creighton)

Quartärstrukturen findet man z. B. bei den aus umeinandergewundenen Helices (coiled coils) aufgebauten Faserproteinen (s. Abb. 13.16, 13.17) oder bei den aus globulären Untereinheiten aufgebauten Proteinen Hämoglobin und Tubulin.

1.1.2 Peptide

Peptide sind nach den gleichen Prinzipien aufgebaut wie die Proteine. Sie besitzen aber im allgemeinen eine geringere Molekülmasse und eine einfachere Kettenkonformation als die Proteine. Außerdem können sie auch nichtproteinogene Aminosäuren enthalten. Nach der Anzahl der am Aufbau beteiligten Aminosäuren kann man zwischen Oligopeptiden und Polypeptiden unterscheiden. Die Grenze zwischen Oligo- und Polypeptiden ist zwar scharf aber ziemlich willkürlich; sie liegt definitionsgemäß bei 10 Aminosäure-Einheiten. Die Grenze zwischen Polypeptiden und Proteinen ist dagegen unscharf.

Unter Polypeptiden versteht man im allgemeinen Verbindungen mit bis zu 100 Aminosäure-Einheiten, deren Sequenz oder deren Kettenlänge nicht eindeutig definiert ist. Sie besitzen einfache repetitive Konformationen (α-Helix oder β-Faltblatt) oder ihre Konformation ist ebenfalls nicht definiert. Als Proteine werden dagegen Verbindungen bezeichnet, die eine definierte Sequenz, eine definierte Kettenlänge und eine definierte, in der Regel kompliziertere gefaltete Konformation besitzen.

1.2 Biosynthese

1.2.1 Proteine

Proteine werden von allen Organismen nach der in einer m-RNA vorliegenden Information an Ribosomen synthetisiert. Dieser als Translation bezeichnete Vorgang wird in Kap. 15, Abschn. 6.1 näher beschrieben. Das bei der Translation entstehende Polypeptid stellt aber in den meisten Fällen noch nicht das fertige Protein dar, sondern es wird erst durch posttranslationale Veränderungen in das funktionsfähige Endprodukt überführt.

Wichtige posttranslationale Modifikationen sind die **Einführung oder Veränderung funktioneller Gruppen.** Hierzu gehört z. B. die Einführung einer γ-Carboxy-Gruppe in bestimmte Glutaminsäure-Reste bei der Biosynthese von Prothrombin und anderen Gerinnungsfaktoren. Die entstehenden γ-Carboxy-glutamyl-Reste sind für die Bindung dieser Gerinnungsfaktoren an Lipidmembranen erforderlich (s. S. 529). Auch die Hydroxylierung von Prolin- und Lysin-Resten im Prokollagen (s. Abschn. 3.1) und die Einführung von Iod in Tyrosin-Reste des Thyreoglobulins (s. Abschn. 2.5.3) findet erst nach dem Translationsprozeß statt.

Von besonderer Bedeutung für die Fixierung von Kettenkonformationen und für die Stabilität von Molekülaggregaten sind **kovalente Verknüpfungen** über Disulfidbrükken, Amidbindungen oder andere funktionelle Gruppen. Die Disulfidbrücken entstehen durch oxidative Verknüpfung der Sulfhydryl-Gruppen räumlich benachbarter Cysteinreste. Sie werden meist zwischen verschiedenen Teilen des gleichen Moleküls (intramolekular) ausgebildet und finden sich vor allem in globulären Proteinen, deren Tertiärstrukturen sie stabilisieren. Verknüpfungen über Amid-Bindungen können durch Transamidierung aus je einem Glutamin- und Lysinrest entstehen. Eine intermolekulare Reaktion dieses Typs ist die durch Faktor XIII katalysierte kovalente Verknüpfung des monomeren löslichen Fibrins zum polymeren unlöslichen Fibrin bei der Blutgerinnung (s. Abschn. 3.1).

Viele Proteine enthalten kovalent gebundene Zuckerreste. Solche **Glykoproteine** sind die am weitesten verbreiteten und variabelsten Produkte posttranslationaler Modifikationen. Die Zuckerreste werden im Golgi-Apparat an geeignete funktionelle Gruppen wie die Hydroxy-Gruppen von Serin-, Threonin- oder Hydroxylysin-Resten oder den Amid-Stickstoff von Asparagin-Resten gebunden. Die Glykosylierung von Proteinen ist eng mit Sekretionsvorgängen gekoppelt. Die meisten Exportproteine und viele wichtige Membranproteine sind Glykoproteine.

Die **selektive Hydrolyse** bestimmter Peptidbindungen in Proteinen spielt ebenfalls eine wichtige Rolle bei Transportprozessen, aber auch bei Aktivierungsreaktionen:

Kurze spezifische Aminosäuresequenzen am Aminoende einer Polypeptidkette sind z. B. für die Bindung an Biomembranen und für den Transport des Proteins durch die betreffende Membran erforderlich. Diese etwa 15–30 Aminosäuren langen **Signalpeptide** findet man daher bei allen Proteinen, die Membranen passieren müssen, um an ihren Bestimmungsort zu gelangen. Die Proteinvorstufen, welche Signalpeptide enthalten, nennt man Prä-Proteine (z. B. Prä-proinsulin, s. Abschn. 2.5.4). Das Signalpeptid wird daher auch als Prä-Sequenz bezeichnet. Nach dem Passieren der Membran wird dann die Präsequenz durch selektive Hydrolyse abgespalten.

Aktivierung von Proteinen durch begrenzte Proteolyse findet man bei vielen Enzymen. Diese werden häufig in Zellen synthetisiert, die vom Wirkort räumlich getrennt sind. Sie werden daher als inaktive Vorstufe synthetisiert, die dann am Wirkort durch enzymatische Spaltung einiger spezifischer Bindungen in die aktive Form überführt werden.

Die inaktiven Vorstufen werden als Pro-Proteine bezeichnet. Wenn diese aus der Zelle exportiert werden und dabei Membranen passieren müssen, enthalten sie zunächst auch eine Präsequenz. Sie werden also zunächst als Prä-Pro-Proteine synthetisiert. Diese Art der Aktivierung findet man z. B. bei den menschlichen Verdauungsenzymen (s. S. 525), bei den Enzymen der Blutgerinnungskaskade (s. S. 527) und bei dem Peptidhormon Insulin (s. Abschn. 2.5.4).

1.2.2 Peptide

Peptide können nach zwei völlig verschiedenen Mechanismen biosynthetisiert werden. Ein Weg führt über ribosomal synthetisierte Proteine, die dann enzymatisch in Peptide gespalten werden. Dies ist der Regelfall bei Eukaryoten; z. B. werden alle in Abschn. 2 besprochenen Peptidhormone auf diesem Weg gebildet.

Der zweite Weg besteht aus einem schrittweisen Aufbau kurzkettiger Peptide durch multifunktionelle Enzyme. Nach diesem nichtribosomalen Mechanismus findet z. B. die Biosynthese von Peptid-Antibiotika durch Bakterien der Gattung *Bacillus* statt (s. Kap. 15, Abschn. 3.3.2). Auf diesem Biosyntheseweg können auch nichtproteinogene L-Aminosäuren sowie D-Aminosäuren eingebaut werden.

2. Peptidhormone und Peptidtransmitter

2.1 Definitionen

Peptidhormone werden nicht nur in endokrinen Drüsen sondern auch in Neuronen gebildet. Als Hormone werden solche Peptide bezeichnet, die nach Abgabe in den lokalen oder systemischen Kreislauf, vom Freisetzungsort entfernt wirken. Dieselben Substanzen können jedoch auch in Nervenendigungen gespeichert werden und in deren unmittelbarer Nachbarschaft eine Transmitter- oder Modulatorfunktion ausüben. Vasopressinerge Neurone des Hypothalamus projizieren z. B. im hypothalamo-neurohypophysären Trakt zum Hinterlappen der Hypophyse. Das hier gespeicherte Vasopressin wird auf adäquate Reize hin freigesetzt, erreicht über den Kreislauf die Niere und steigert die Permeabilität der Sammelrohre für Wasser. Vasopressin wird auch in den Pfortaderkreislauf der Hypophyse abgegeben und setzt ACTH frei. Weitere vasopressinerge Neurone projizieren in Hirnregionen, die wichtige vegetative Funktionen (Kreislauf, Atmung, Körpertemperatur) steuern. Eine Veränderung dieser Funktionen durch lokal appliziertes Vasopressin ist erwiesen und deutet auf eine Transmitterrolle des Peptids.

2.2 Biosynthese

Peptidtransmitter werden im Gegensatz zu klassischen Transmittern (z. B. Noradrenalin oder Acetylcholin) ausschließlich im Zellkörper der Neurone synthetisiert. Das erste Syntheseprodukt ist ein Prä-Pro-Peptid, das an den Polyribosomen des rauhen endoplasmatischen Reticulums gebildet wird. Dieses Produkt erfährt eine graduelle Proteolyse. Zunächst wird ein Signalpeptid abgespalten; das entstandene Pro-Peptid verläßt das endoplasmatische Reticulum und wird im Golgi-Apparat zum biologisch aktiven Peptidhormon abgebaut. Das Peptid wird nun in Granula eingeschlossen und mit einem axoplasmatischen Transport in die Nervenendigungen weiterbefördert. Im Laufe des Transports kann noch eine Verarbeitung zu kürzeren Bruchstücken stattfinden. Diese letzte Phase der enzymatischen Umwandlung bleibt in endokrinen Zellen naturgemäß aus.

2.3 Regulation der Freisetzung

Wie schon im Zusammenhang mit Vasopressin angedeutet, werden die neurohypophysären Hormone in hypothalamischen Kerngebieten gebildet und im Hinterlappen der Hypophyse nur gespeichert (Abb. 13.6). Die adenohypophysären Hormone wiederum werden in den entsprechenden endokrinen (somatotropen, laktotropen, thyrotropen, gonadotropen und corticotropen) Zellen des Hypophysenvorderlappens sowohl synthetisiert als auch gespeichert. Ihre Ausschüttung wird über hypothalamische Freisetzungs- und Hemmhormone reguliert, die die endokrinen Zellen über den Pfortaderkreislauf erreichen (Tab. 13.1). Die Vorderlappenhormone gelangen in den systemischen Kreislauf; einige (STH, Prolaktin) üben unmittelbare periphere Effekte aus, andere (ACTH, TSH, Gonadotropine) setzen sogenannte Zielhormone (Corticosteroide, Schilddrüsen- und Sexualhormone) aus weiteren endokrinen Organen frei. Übermäßige Schwankungen im Blutspiegel der Zielhormone werden über Rückkopplungsmechanismen abgefangen. Ein Anstieg der Plasmakonzentration von Östrogenen z. B. kann über einen langen Regelkreis die Freisetzung von Gn-RH aus dem Hypothalamus und über einen direkten Angriff an der Hypohyse die Freisetzung von FSH und LH hemmen (Abb. 13.7). Neben solchen negativen Feed-back Mechanismen ist aber auch ein positiver Feed-back möglich. Östrogene können z. B. unmittelbar vor der Ovulation auch eine LH-, und anschließend eine Progesteron-Ausschüttung auslösen. Einfacher ist die Regulation der Freisetzung einiger weiterer Hormone. Hyperosmolarität

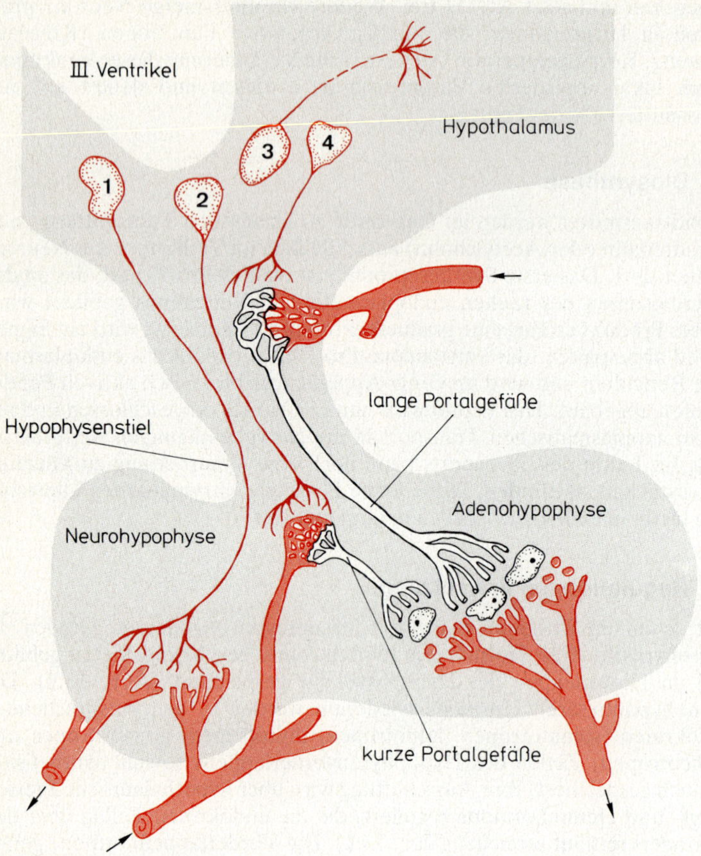

Abb. 13.6 Peptiderge Neurone des Hypothalamus regulieren die Freisetzung von hypophysären Hormonen. Die Zellkörper der Vasopressin- oder Oxytocin-produzierenden Neurone befinden sich im Hypothalamus (1), die entsprechenden Peptide werden aber in der Neurohypophyse gespeichert. Weitere vasopressinerge Neurone projizieren zu den Portalgefäßen (2), oder in entfernte Hirnregionen (3). Vasopressin ist somit nicht nur Hormon und Transmitter, sondern auch ein Freisetzungshormon von ACTH. Im Hypothalamus werden verschiedene Freisetzungs- und Hemmhormone gebildet (4), die über den Pfortaderkreislauf zu den entsprechenden endokrinen Zellen der Adenohypophyse gelangen (modifiziert nach Kupfermann)

Tab. 13.1 Hormone der Adenohypophyse und ihre hypothalamischen Freisetzungs- und Hemmhormone

hypophysäres Hormon	Synonym	hypothalamisches Freisetzungs- oder Hemmhormon
thyreotropes Hormon (THS)	Thyrotropin	Thyrotropin-Releasing-Hormon (TRH)
somatotropes Hormon (STH)	Somatotropin	Growth-Hormone-Releasing-Hormon (GH-RH)
		Somatostatin (Growth-Hormone-Release-Inhibiting-Hormon, GH-RIH)
Prolaktin (PRL)	luteotropes Hormon	Prolaktin-Releasing-Hormon (PRH)
		Prolaktin-Release-Inhibiting-Hormon (PR-IH)
follikelstimulierendes Hormon (FSH) oder interstitialzellstimulierendes Hormon (ICSH)	Gonadotropine	Gonadotropin-Releasing-Hormon (Gn-RH oder LH/FSH-RH)
Lutenisierungshormon (LH)		
adrenocorticotropes Hormon (ACTH)	Corticotropin	Corticotropin-Releasing-Hormon (CRH)
melanozytenstimulierende Hormone (MSH)	Melanotropine	Melanotropin-Releasing-Hormon (MSH-RH)
		Melanotropin-Release-Inhibiting-Hormon (MSH-RIH)

oder Hypovolämie stimuliert die Vasopressin-, Hyperglykämie die Insulinfreisetzung.

2.4 Rezeptoren und Post-Rezeptor-Mechanismen

Peptidhormone wirken an Rezeptoren, die sich entweder an der Zellmembran (ACTH, Vasopressin, Insulin) oder im Zellkern (Thyroxin) befinden. Der Membranrezeptor ist an verschiedene sogenannte Post-Rezeptor-Mechanismen gekoppelt. Zu diesen gehören die Aktivierung der Enzyme Phospholipase C und Adenylcyclase. Phospholipase C führt zur Spaltung des Membranbausteins Phosphatidylinositol-4,5-diphosphat (PIP_2) in Diacylglycerin (DG) und Inositoltriphosphat (IP_3), die ihrerseits die Proteinkinase C stimulieren, bzw. intrazelluläres Ca^{2+} freisetzen. Adenylcyclase bewirkt die Umwandlung von Adenosintriphosphat (ATP) in cyclisches Adenosinmonophosphat (cAMP), welches dic Proteinkinase A stimuliert.

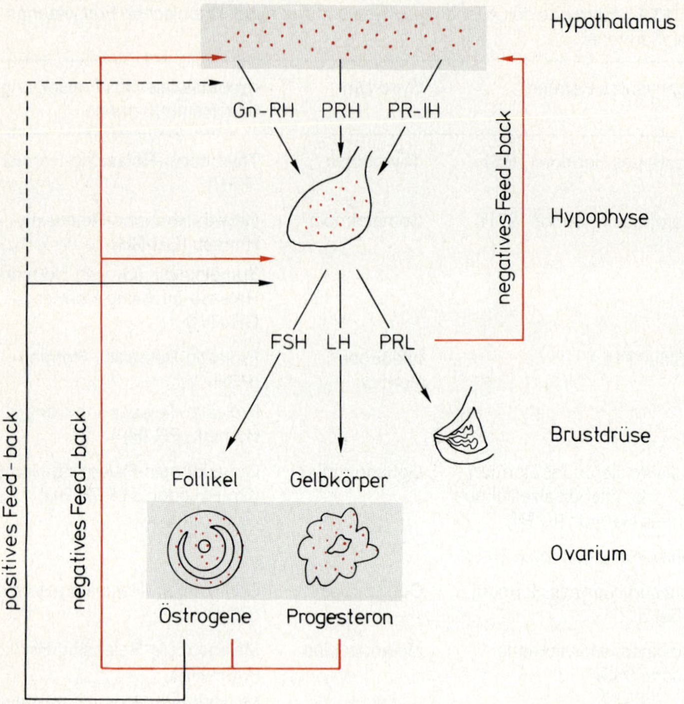

Abb. 13.7 Feed-back-Regelkreise sichern eine optimale Plasmakonzentration der Sexualhormone im weiblichen Organismus. Östrogene können über einen langen Regelkreis die Freisetzung von Gonadotropin-Releasing-Hormon (Gn-RH) aus dem Hypothalamus, und über einen direkten Angriff an der Hypophyse die Freisetzung von Follikelstimulierendem Hormon (FSH) und Luteinisierungshormon (LH) hemmen. Sie können aber auch unmittelbar vor der Ovulation eine LH- und anschließend eine Progesteron-Ausschüttung auslösen. Prolaktin stimuliert die Freisetzung des Hemmhormons Prolaktin-Release-Inhibiting-Hormon (PR-IH), und führt dadurch zu einer Verminderung der eigenen Ausschüttung

Die beiden Proteinkinasen phosphorylieren diverse Eiweiße (Strukturproteine oder Enzyme). Die Aktivierung des Kernrezeptors wiederum führt über die Synthese von Ribonucleinsäure (mRNS) zur Proteinsynthese in den Ribosomen.

Behandelt werden in diesem Abschnitt außer den eigentlichen Peptidhormonen auch Strukturabkömmlinge der Aminosäuren Tyrosin (Thyroxin und Triiodthyronin), Histidin (Histamin) und Tryptophan (Serotonin).

2.5 Monographien

2.5.1 Hormone des Hypophysenvorderlappens, Freisetzungs- und Hemmhormone des Hypothalamus

a) Thyreotropes Hormon und Thyrotropin-Releasing-Hormon

Thyreotropes Hormon (Thyrotropin; TSH)

TSH ist ein aus zwei Untereinheiten (α und β) bestehendes Glykoproteid (Molekülmasse 28000). Die Struktur der Gonadotropine ist dem des TSH weitgehend ähnlich; in beiden Hormonen ist die β-Untereinheit für die biologische Wirkung ausschlaggebend. TSH fördert die Synthese und Freisetzung von Thyroxin und Triiodthyronin. Wenn der negative Regelkreis infolge der eingeschränkten Schilddrüsenfunktion entfällt, steigt die Blutkonzentration von TSH an.

Thyrotropin-Releasing-Hormon (TRH)

TSH wird durch das hypothalamische Tripeptid TRH freigesetzt.

Verwendung: TRH wird zur diagnostischen Unterscheidung zwischen einer primären und sekundären Hypothyreose benützt (Störung der Schilddrüsen-, bzw. Hypophysenfunktion).

b) Somatotropes Hormon, Growth-Hormone-Releasing-Hormon und Somatostatin

Somatotropes Hormon (Somatotropin; STH)

STH, auch Wachstumshormon genannt, enthält eine einzige Kette von 191 Aminosäuren. Es fördert das Wachstum aller Organe und Gewebe. Das Fehlen dieses Hormons kann zum Zwergwuchs, seine Überproduktion zum Riesenwuchs oder Akromegalie führen. STH und Insulin sind die beiden wichtigsten anabolen Hormone, die Glucocorticoide und Katecholamine sind ihre katabolen Gegenspieler. Während Insulin die Glucose-Utilisation begünstigt, wird unter der Einwirkung von STH vorwiegend Fett als Energiequelle benützt. STH steigert den Blutglucose-Spiegel, wirkt lipolytisch und erzeugt Ketose; im Blut erscheinen Ketonkörper (Acetessigsäure, Aceton). Zahlreiche STH-Effekte sind indirekt; das Hormon fördert in der Leber, aber auch in anderen Geweben die Produktion von Wachstumsfaktoren (Somatomedine).

Verwendung: STH wird bei hypophysärem Zwergwuchs zur Substitutionstherapie verwendet.

Growth-Hormone-Releasing-Hormon (GH-RH) und Somatostatin (Growth-Hormone-Release-Inhibiting-Hormon; GH-RIH)

Hunger, Schlaf, Hypoglykämie und Streß setzen STH frei, indem sie ein hypothalamisches Peptid, das GH-RH mobilisieren. Die Struktur dieses Faktors wurde noch nicht eindeutig identifiziert. Ein anderes hypothalamisches Peptid, das Somatostatin (14 Aminosäuren), hemmt die Freisetzung von STH. Somatostatin kommt nicht nur im Hypothalamus, sondern auch im Bereich des gesamten Magen-Darm-Traktes vor. Es wird in den sogenannten D-Zellen der Langerhansschen Inseln des Pankreas gebildet. Diese stehen in engem Kontakt mit den Glucagon-produzierenden A-Zellen und den für die Insulinproduktion verantwortlichen B-Zellen.

Verwendung: Somatostatin hemmt die Glucagon-Sekretion und wird daher zur Therapie des juvenilen Diabetes (s. Insulin) verwendet. Es vermindert die Durchblutung der Mucosa im Magen-Darm-Trakt; dies könnte die guten therapeutischen Erfolge bei akuten gastrointestinalen Blutungen mit Somatostatin-Infusionen erklären.

c) Prolaktin, Prolaktin-Releasing-Hormon und Prolaktin-Release-Inhibiting-Hormon

Prolaktin (luteotropes Hormon; PRL)

Prolaktin (198 Aminosäuren) ist in seiner chemischen Struktur dem STH ähnlich. Da STH nicht nur in großen Mengen in der Adenohypophyse vorkommt sondern auch die Entwicklung und Sekretionstätigkeit der Brustdrüse begünstigt, war die ursprüngliche Identifizierung von Prolaktin schwierig. Im Menschen ist seine einzige Funktion die Vorbereitung der Brust auf das Stillen. Dies benötigt allerdings schon während der Schwangerschaft das komplizierte Zusammenwirken von Corticosteroiden und Sexualhormonen mit dem Prolaktin.

Prolaktin-Releasing-Hormon (PRH) und Prolaktin-Release-Inhibiting-Hormon (PR-IH)

Die Prolaktin-Ausschüttung wird durch Freisetzungs- (PRH) und Hemmhormone (PR-IH) reguliert. PR-IH ist aller Wahrscheinlichkeit nach Dopamin, während die Struktur von PRH nicht bekannt ist.

Verwendung: Zur Behandlung der Prolaktin-Überproduktion können dopaminerge Agonisten (z. B. Bromocriptin) verabreicht werden.

d) Gonadotropine und Gonadotropin-Releasing-Hormon

Follikelstimulierendes Hormon (FSH), Luteinisierungshormon (LH) und Interstitialzellstimulierendes Hormon (ICSH)

In diese Gruppe von Hormonen gehören mehrere Glykoproteide (Molekülmasse 30000–40000), deren Struktur dem TSH ähnlich ist. FSH und LH werden in der Adenohypophyse gebildet. LH wird im männlichen Organismus als ICSH bezeichnet. FSH und LH regulieren den ovariellen Zyklus der Frau und dabei auch die Freisetzung von Östrogenen und Progesteron. Diese Steroide wiederum steuern den uterinen Zyklus und bereiten die Schwangerschaft vor. FSH fördert das Wachstum der Follikel im Eierstock; die Östrogene werden in diesen Follikeln gebildet. Den Eisprung löst ein gleichzeitiger Anstieg des FSH- und LH-Blutspiegels aus. LH ist notwendig für die Gelbkörperentwicklung sowohl in der zweiten Zyklushälfte als auch während der ersten Schwangerschaftsmonate. Allerdings vermag die Plazenta schon kurz nach Beginn der Schwangerschaft ein LH-ähnliches Hormon, das Human-Choriongonadotropin (HCG), zu produzieren. Aus dem Harn menopausischer Frauen wird Human-Menopausalgonadotropin (HMG) gewonnen, das ein Gemisch von FSH und LH darstellt.

Beim Mann findet in der Abwesenheit von FSH keine normale Spermiogenese statt. LH (oder ICSH) stimuliert die Leydigschen Zwischenzellen, die dann Androgene sezernieren.

Verwendung: FSH, HMG und HCG werden zur Behandlung der weiblichen Sterilität angewandt. HCG fördert den Descensus testiculorum und wird deshalb bei Kryptorchismus verwendet. Diagnostisch kann es zur Überprüfung der Funktionsfähigkeit der Hoden benützt werden; beim gesunden Mann steigt nach HCG-Gabe der Plasmaspiegel von Testosteron.

Gonadotropin-Releasing-Hormon (Gn-RH oder LH/FSH-RH)

Gonadotropine werden durch das hypothalamische Decapeptid Gn-RH freigesetzt (Abb. 13.8).

Pyr—His—Trp—Ser—Tyr—Gly—Leu—Arg—Pro—Gly—NH_2

Gn—RH

tert. Butyl (an D-Ser)

Pyr—His—Trp—Ser—Tyr—D-Ser—Leu—Arg—Pro—NH—CH_2—CH_3

Buserelin

Abb. 13.8 Chemische Struktur von GN-RH (LH/FSH-RH) und seines Analogon Buserelin; D-Serin enthält einen tertiären Butyl-Rest (tert. Butyl). PYR steht für Pyroglutaminsäure

Verwendung: Genuines Gn-RH hat nur eine kurze Wirkdauer, weil es innerhalb von 30–60 Minuten enzymatisch abgebaut wird. Stabile Gn-RH-Analoga, wie Buserelin führen zu einer langdauernden Aktivierung der hypophysären Rezeptoren. Nach einmaliger Gabe von Buserelin wird somit die Freisetzung von Sexualhormonen aus den Gonaden stimuliert; die Dauermedikation hat eine gegengesetzte Wirkung. Der niedrige Testosteron-, bzw. Östrogenspiegel im Blutplasma erklärt den günstigen therapeutischen Effekt beim Prostatakarzinom, oder bei bestimmten Formen des Mammakarzinoms.

e) Adrenocorticotropes Hormon und Corticotropin-Releasing-Hormon

Adrenocorticotropes Hormon (Corticotropin; ACTH)

ACTH enthält 39 Aminosäuren; die biologische Aktivität des Moleküls bleibt nach Abspaltung von 19 C-terminalen Aminosäuren noch enthalten. ACTH stimuliert die Synthese der Corticosteroide in der Nebenniere über eine Aktivierung der Adenylcyclase. In der Abwesenheit von ACTH gibt es keine Produktion von Glucocorticoiden, während die Aldosteronbildung nur geringfügig verändert wird. Grund dafür ist, daß die Biosynthese von Aldosteron sowohl durch ACTH als auch durch das Renin-Angiotensin-System und weitere Faktoren beeinflußt wird.

Verwendung: ACTH wird als diagnostisches Mittel zur Prüfung der Nebennierenfunktion verwendet. Nur selten wird bei funktionsfähiger Nebennierenrinde ACTH anstelle von Glucocorticoiden auch therapeutisch eingesetzt.

Corticotropin-Releasing-Hormon (CRH)

ACTH wird durch die hypothalamischen Peptide CRH (41 Aminosäuren) und Vasopressin freigesetzt. Die ACTH- und demzufolge auch Cortisol-Ausschüttung unterliegt tageszeitlichen Schwankungen: die höchste Blutkonzentration wurde morgens, und die niedrigste um Mitternacht gemessen.

Verwendung: CRH hat ein ähnliches diagnostisches Anwendungsgebiet wie ACTH.

f) Lipotropin, Endorphine, Enkephaline, Dynorphine, melanozytenstimulierende Hormone, Melanotropin-Releasing-Hormon und Melanotropin-Release-Inhibiting-Hormon

> β-Lipotropin (β-LPH), β-Endorphin und α-melanozytenstimulierendes Hormon (α-Melanotropin; α-MSH)

β-LPH, β-Endorphin und α-MSH entstehen im Organismus, wie auch ACTH aus dem gemeinsamen Vorläufer Pro-Opio-Melanocortin. β-LPH besitzt lipolytische Aktivität, sein Spaltprodukt β-Endorphin (β-LPH$_{61-91}$) ist ein endogenes Opioid (Abb. 13.9). Die Strukturähnlichkeit zwischen ACTH und α-MSH (ACTH$_{1-13}$) erklärt, daß bei der Addisonschen Krankheit (primäre, chronische Insuffizienz der Nebennierenrinde) eine Hyperpigmentation entsteht. Bedingt ist dieses Symptom durch den Ausfall der Corticosteroid-Produktion, und dem darauffolgenden Anstieg der ACTH-Sekretion.

> Melanotropin-Releasing-Hormon (MSH-RH), Melanotropin-Release-Inhibiting-Hormon (MSH-RIH)

Die Freisetzung von α-MSH wird durch das hypothalamische Tripeptid MSH-RIH gehemmt; die Struktur des Freisetzungshormons MSH-RH ist nicht bekannt.

```
        1        13      39
H₂N — Ser ------ Val ------ Phe
        └ α-MSH ┘
        └────── ACTH ──────┘


        1         41       58        61              65           91
H₂N — Glu ------ Asp ------ Asp ------ Tyr—Gly—Gly—Phe—Met ------ Glu
        └── β-MSH ──┘       └── Met-Enkephalin ──┘
                            └──────── β-Endorphin ────────┘
        └──────────────────── β-LPH ────────────────────────┘
```

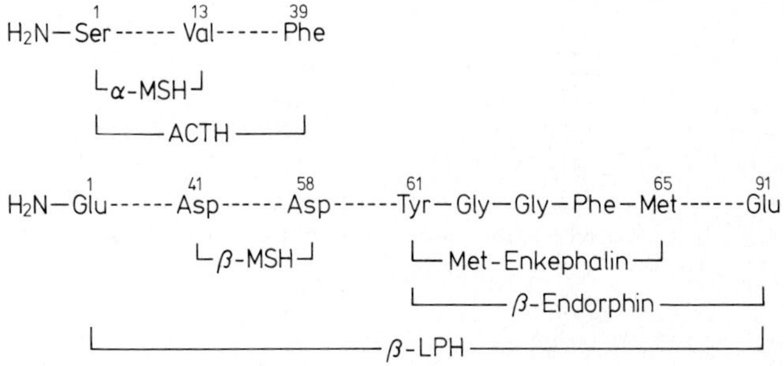

Abb. 13.9 Schematische Darstellung der chemischen Struktur von ACTH und β-Lipotropin. Alle Bruchstücke entstehen durch enzymatischen Abbau des gemeinsamen Vorläufers Pro-Opio-Melanocortin.

Opioide Peptide

Außer dem β-Endorphin sind in der Hypophyse auch weitere Opioide vorhanden, nämlich die Pentapeptide Methionin- und Leucin-Enkephalin, sowie die Dynorphine (z. B. Dynorphin A, bestehend aus 17 Aminosäuren). Diese Peptide besitzen unterschiedliche Vorläufer; die Enkephaline werden aus Proenkephalin A, die Dynorphine aus Proenkephalin B gebildet. Opioide sind nicht nur in der Hypophyse, sondern auch in weiteren endokrinen Organen (z. B. Nebennierenmark) sowie im zentralen und peripheren Nervensystem vorhanden. Die opioiden Peptide wirken analgetisch, regulieren die Freisetzung von verschiedenen Hormonen und beeinflussen Atmung, Blutdruck und Körpertemperatur. Klinisch werden sie nicht angewendet.

2.5.2 Hormone des Hypophysenhinterlappens

Vasopressin (antidiuretisches Hormon, ADH)

Die beiden Hormone der Neurohypophyse (Vasopressin und Oxytocin; zwei Cyclononapeptide; Abb. 13.10) werden vorwiegend in den hypothalamischen Kernen Nucleus supraopticus und paraventricularis synthetisiert. Ein axoplasmatischer Transport fördert sie an ein Protein (Neurophysin) gebunden in die Hypophyse, wo sie gespeichert werden. Stimuliert wird die Vasopressin-Freisetzung durch einen Anstieg der Osmolarität im Blutplasma oder eine Abnahme der Extrazellulär-Flüssigkeit. Die Osmorezeptoren befinden sich im Hypothalamus, die Volumenrezeptoren im linken Vorhof des Herzens, im Sinus carotis und der Aorta. Vasopressin aktiviert in den distalen Tubuli und Sammelrohren der Niere einen Untertyp von Vasopressin-Rezeptoren, die sogenannten V_2-Rezeptoren, und steigert dadurch den Rückfluß von Wasser in das Interstitium. An V_1-Rezeptoren erzeugt Vasopressin Vasokonstriktion.

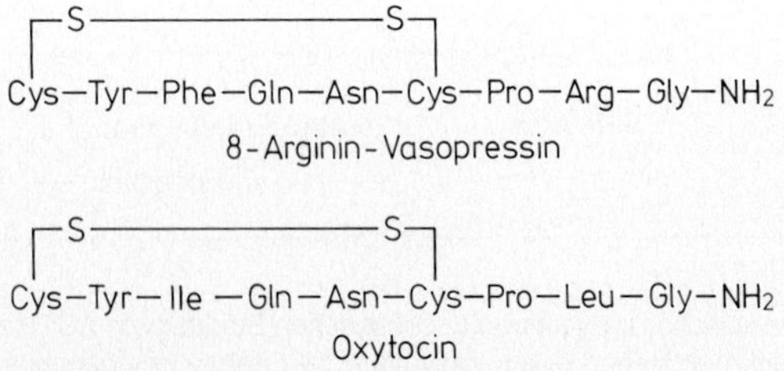

Abb. 13.10 Chemische Struktur von 8-Arginin-Vasopressin (das endogene Peptid) und Oxytocin

Verwendung: Zur Behandlung des Diabetes insipidus wird entweder 8-Arginin-Vasopressin (das endogene Peptid) oder das langsamer abgebaute Strukturanalogon Desmopressin (1-Deamino-8-D-Arginin-Vasopressin) verwendet. Diese Krankheit, mit dem Leitsymptom extreme Polyurie, ist bedingt durch einen Mangel an Vasopressin. Da Vasopressin auch die Koronargefäße kontrahiert, wird es zur Blutdrucksteigerung nicht verwendet. Es vermindert den Druck im Bereich der Pfortader und wird daher bei Ösophagenvarizenblutung intravenös appliziert.

Oxytocin

Das Hormon wird freigesetzt nach sensorischer Reizung der Scheide oder beim Saugen an der Brustdrüse. Es erhöht die Kontraktilität der Gebärmutter; seine Wirkung ist vom hormonalen Zustand abhängig. Die Empfindlichkeit des Uterus gegenüber Oxytocin steigt im laufe der Schwangerschaft und erreicht sein Maximum kurz vor der Geburt. In der Brustdrüse fördert es die Milchejektion, indem es das Myoepithel der Alveolarkanäle kontrahiert.

Verwendung: Oxytocin wird zur Einleitung der Geburt oder zur Verstärkung der Wehentätigkeit eingesetzt.

2.5.3 Hormone der Schilddrüse und der Nebenschilddrüse

Thyroxin und Triiodthyronin

Beide Hormone sind iodhaltige Aminosäure-Derivate, die in der Schilddrüse synthetisiert werden (Abb. 13.11). Iodid-Ione werden durch einen aktiven Transport aufgenommen, mit Hilfe einer Peroxydase in Iod überführt und anschließend in Tyrosin-Reste des Thyreoglobulins eingelagert. Das entstandene Mono- und Diiodtyrosin wird in Triiodthyronin und Thyroxin umgewandelt; beide Hormone werden in dieser thyreoglobulingebundenen Form auch gespeichert. Die Freisetzung der Schilddrüsenhormone erfolgt nach Proteolyse. Sie werden dann an Plasmaproteine (vorwiegend an das thyroxinbindende Globulin; TBG) gebunden und an den Wirkort transportiert.

Die Schilddrüsenhormone fördern das Wachstum und die Entwicklung der unterschiedlichsten Gewebe (auch des Nervensystems). Sie steigern den Stoffwechsel, erhöhen die Körpertemperatur und haben eine positiv inotrope und chronotrope Wirkung am Herzen.

Abweichungen von der normalen Funktion der Schilddrüse resultieren in schweren Krankheitsbildern. In der Ätiologie der Hyperthyreose spielen bestimmte Immunglobuline des IgG-Typs eine Rolle, die eine kontinuierliche Stimulation der Schilddrüse bewirken. Das charakteristische Hervortre-

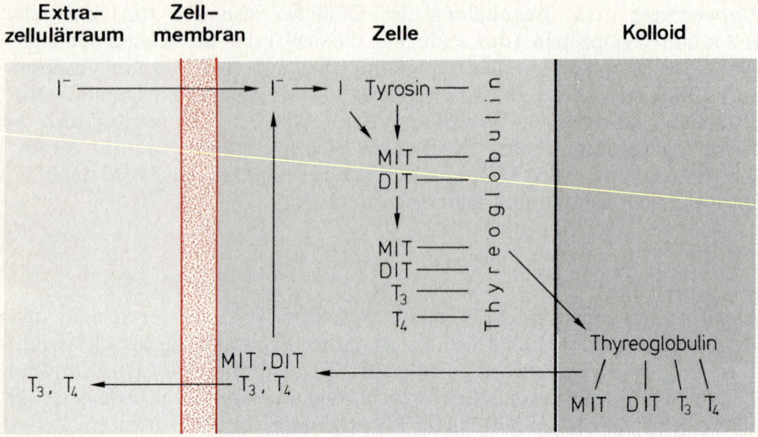

Abb. 13.11 Biosynthese von Thyroxin und Triiodthyronin. Iodid-Ionen werden in die Schilddrüsenzellen mit Hilfe eines aktiven Transports aufgenommen, in Iod überführt und anschließend in Tyrosin-Reste des Thyreoglobulins eingelagert. Es entstehen Mono- und Di-Iod-Tyrosin (MID und DID), Triiodthyronin (T_3) und Thyroxin (T_4). T_3 und T_4 werden in Thyreoglobulin-gebundener Form im Kolloid gespeichert und nach Proteolyse aus der Schilddrüse freigesetzt

ten der Augen bei dieser Krankheit wird durch eine Exophthalmus produzierende Substanz hervorgerufen. Die Hypothyreose hat verschiedene Erscheinungsbilder. Das schwerwiegendste ist, wenn infolge iodarmer Nahrung die normale Entwicklung des Kindes gestört ist (endemischer Kretinismus). Das Myxödem-Koma der Erwachsenen ist lebensgefährdend. Eine Vergrößerung der Schilddrüse (Struma oder Kropf) kann sowohl bei Hyper- als auch bei Hypothyreose auftreten.

Verwendung: Thyroxin und Triiodthyronin werden zur Substitutionstherapie bei den unterschiedlichsten Formen der Hypothyreose verwendet. Zur Behandlung der Hyperthyreose werden sogenannte Thyreostatika eingesetzt. Diese Substanzen hemmen entweder die Aufnahme von Iodid-Ionen in die Schilddrüse (z. B. Kaliumperchlorat) oder die darauffolgende Synthese der Hormone (z. B. Methylthiouracil).

Calcitonin

Das Hormon besteht aus 32 Aminosäuren und wird in den parafollikulären Zellen der Schilddrüse gebildet. Es hemmt den Knochenabbau durch die Osteoklasten und senkt den Serum-Calcium-Spiegel bei Hypercalcämie.

Calcitonin steigert im Menschen die Ausscheidung von Calcium und Phosphat in der Niere. Die Sekretion von Calcitonin wird durch die Konzentration von ionisiertem Calcium im Blutplasma reguliert. Ein Anstieg des Calcium-Spiegels erhöht die Freisetzung von Calcitonin, während ein Abfall sie verringert.

Verwendung: Calcitonin wird bei Krankheiten, die mit einer erhöhten Knochenresorption einhergehen, therapeutisch eingesetzt. Bei Hyperkalzämien verschiedenen Ursprungs wird es ebenfalls verwendet.

Parathormon (PTH)

Das Hormon, bestehend aus einer einzigen Kette von 84 Aminosäuren, wird in den Nebenschilddrüsen gebildet. Es erhöht die Calcium-Konzentration im Extrazellulärraum, indem es den Knochenabbau durch die Osteoklasten fördert. In dieser Hinsicht wirken PTH und Calcitonin antagonistisch. In der Niere steigert PTH sowohl die tubuläre Calcium-Resorption als auch die Phosphat-Sekretion. Im Magen-Darm-Trakt erhöht PTH indirekt die Absorption von Calcium und Phosphat. Es wird angenommen, daß die Darmeffekte durch die beschleunigte Umwandlung von Vitamin D in seine aktiven Metaboliten bedingt sind.

Bei Hypoparathyreose kommt es zur Hypocalcämie, begleitet von einer Übererregbarkeit des Nervensystems. Es können schwere generalisierte Krampfanfälle auftreten. Die Hyperparathyreose führt zum Calcium-Ausfall in den Nierentubuli oder unter Umständen sogar zur diffusen Verkalkung der Niere.

Die Sekretion von PTH wird ähnlich wie die des Calcitonins durch die Plasmakonzentration von Ca^{2+} reguliert. Anders als beim Calcitonin führt jedoch ein Anstieg des Calcium-Spiegels zur Verminderung der PTH-Freisetzung, und ein Abfall zu einer Steigerung.

2.5.4 Hormone des Pankreas

Insulin

Insulin besteht aus zwei Peptidketten die jeweils 21 und 30 Aminosäuren enthalten und durch zwei Disulfidbrücken miteinander verbunden sind (Abb. 13.12). Als erste Vorstufe der Synthese wird ein einkettiges Polypeptid Prä-Pro-Insulin aufgebaut; durch Abspaltung des Signalpeptids und Schluß der Disulfid-Brückenbindungen entsteht das Pro-Insulin (Abb. 13.12). Die Umwandlung in Insulin geschieht durch die Proteolyse vier basischer Aminosäuren und eines, die beiden Ketten verbindenden C-Peptids. Das Insulin wird in den B-Zellen der Langerhansschen Inseln des

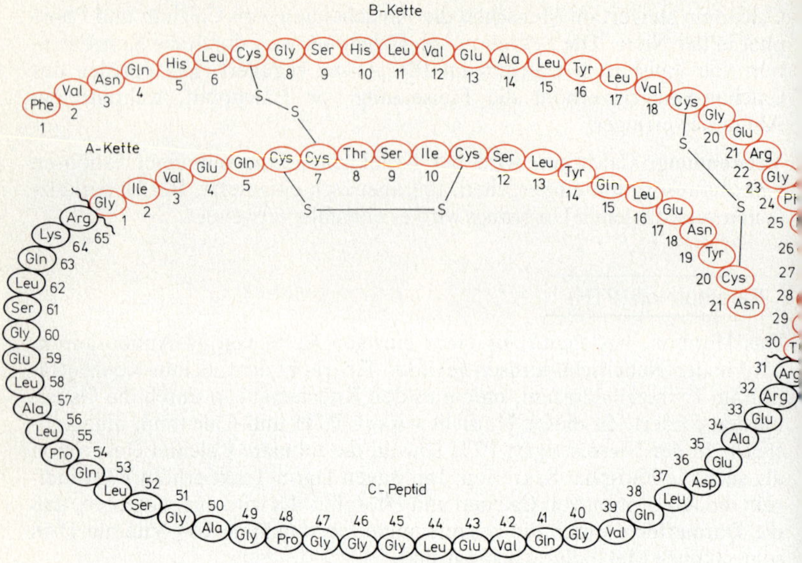

Abb. 13.12 Chemische Struktur des menschlichen Pro-Insulins. Die Umwandlung in Insulin geschieht durch die Proteolyse vier basischer Aminosäuren (31, 32, 64, 65) und eines, die beiden Ketten verbindenden C-Peptids. Schweineinsulin unterscheidet sich von Humaninsulin nur in der Aminosäure Ala (30), Rinderinsulin in den vier Aminosäuren Ala (8), Ser (9), Val (10) und Ala (30) (modifiziert nach Karlson)

Pankreas gebildet. Glucose steigert, im Gegensatz zu anderen Nahrungsmitteln, nicht nur die Sekretion, sondern auch die Biosynthese von Insulin. Es wird angenommen, daß Glucose einen spezifischen Rezeptor der B-Zelle aktiviert. Glucose initiiert erst eine schnelle, aber auch rasch abklingende und danach eine langsam einsetzende, protrahierte Phase der Insulinausschüttung.

Insulin steigert den Glucose-Transport über die Membran von Muskel-, nicht aber durch die von Leberzellen. Es fördert aber in beiden Zelltypen den Aufbau von Glykogen aus Glucose. Unter der Einwirkung von Insulin sinkt der Blutzuckerspiegel.

Die Insulin-Mangelerscheinungen können am besten bei der Stoffwechselkrankheit Diabetes mellitus verfolgt werden. Bei der sogenannten insulinabhängigen Form (juveniler Diabetes) ist ein Großteil der B-Zellen zerstört, möglicherweise durch zirkulierende Antikörper. Die insulinabhängige Form (Erwachsenen-Diabetes) ist entweder durch eine fehlende Glucose-Empfindlichkeit der B-Zellen, oder aber durch eine Abnahme der Insulin-Rezeptorendichte an den Erfolgsorganen bedingt.

Glucose wird in der Abwesenheit von Insulin in die Muskelzellen nicht aufgenommen, und es wird im Muskel und in der Leber nicht in Glykogen umgebaut. Dagegen wird die Gluconeogenese, nämlich die Umwandlung von Proteinen und Aminosäuren in Glucose, begünstigt. Diese Veränderungen des Glucose-Haushalts führen zur Erhöhung des Blutzuckerspiegels. Die Lipolyse nimmt zu, und die Konzentration von freien Fettsäuren im Plasma ist ungewöhnlich hoch. In der Leber werden durch Rückstau im Citratzyklus Ketonkörper gebildet, es entsteht das bekannte Bild der diabetischen Ketoazidose.

Bei der juvenilen, labilen Form des Diabetes kommt es oft zur Überdosierung des Insulins, da der Bedarf stark schwankt. Es entwickelt sich Hypoglykämie; die Symptomatik (in leichteren Fällen nur Verstörtheit, in den schwereren aber auch Koma und Krämpfe) deuten auf die Funktionseinschränkung des Gehirns hin.

Verwendung: Zur Behandlung des juvenilen Diabetes wird ein Insulin-Präparat parenteral verabreicht. Schweine- und Rinderinsulin unterscheiden sich vom Humaninsulin unwesentlich, das erstere nur in einer Aminosäure. Die Behandlung mit diesen tierischen Insulinen ist daher ungefährlich; humorale Antikörper werden im allgemeinen nur bei Verunreinigung durch geringe Mengen von Pro-Insulin gebildet, da in der C-Kette des Proinsulins der drei Spezies bedeutende Unterschiede bestehen. Bei der Gabe von biosynthetischem Humaninsulin kann die mögliche Verunreinigung mit Coliproteinen ähnliche Probleme aufwerfen. Im Erwachsenen-Diabetes werden auch oral applizierbare Sulfonylharnstoff-Derivate (z. B. Glibenclamid) oder ein Biguanid (Metformin) eingesetzt. Sulfonylharnstoffe führen zu einer vermehrten Insulinsekretion aus den Inselzellen.

Glucagon

Das Hormon enthält eine einzige Kette von 29 Aminosäuren; es wird in den A-Zellen der Langerhansschen Inseln gebildet. Die Freisetzung von Glucagon wird gehemmt, wenn die sekretorische Aktivität der benachbarten B-Zellen zunimmt. Glucose reguliert die Freisetzung beider Hormone, allerdings führt ein Anstieg der Plasmakonzentration von Glucose, anders als beim Insulin, zu einer Hemmung der Glucagon-Sekretion. Glucagon erhöht den Blutzuckerspiegel, indem es, ähnlich wie Adrenalin, eine verstärkte Glykogenolyse in der Leber einleitet.

Verwendung: Therapeutisch wird Glucagon bei hypoglykämischen Zuständen verwendet.

2.5.5 Hormone des Herzens

Das Herz hat nicht nur eine Pumpenfunktion, sondern sezerniert auch Peptidhormone unterschiedlicher Länge. Das im Menschen vorhandene α-hANH (atriales natriuretisches Hormon) enthält 28 Aminosäuren. Es erhöht die Natrium-Ausscheidung in der Niere und vermindert die Empfindlichkeit der Blutgefäße gegenüber verschiedenen vasokonstriktorischen Substanzen. Die Freisetzung des ANH aus den Vorhofzellen wird durch Natrium-Aufnahme und Hypervolämie gesteigert.

2.5.6 Gewebshormone

Angiotensin

Das Enzym Renin bildet aus Angiotensinogen (einem α_2-Globulin) das nur schwach wirksame Angiotensin I (Abb. 13.13). Dieses Peptid wird nach Abspaltung der beiden C-terminalen Aminosäuren durch das Angiotensin

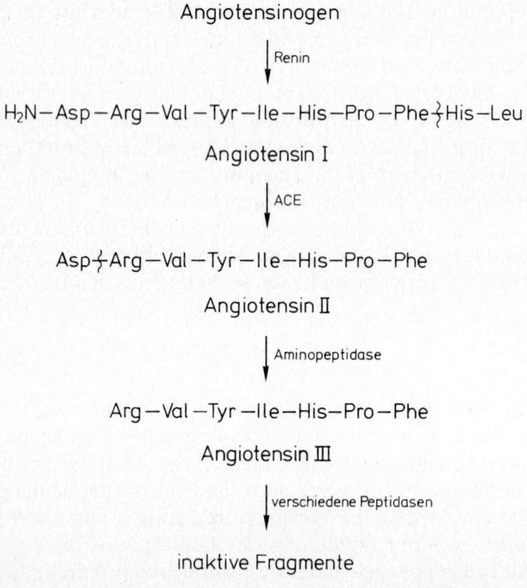

Abb. 13.13 Bildung und Inaktivierung von menschlichem Angiotensin. Das eigentliche Angiotensin (Angiotensin II) entsteht aus Angiotensin I durch Abspaltung von zwei C-terminalen Aminosäuren. In der Reaktion beteiligt ist das Angiotensin konvertierende Enzym (ACE)

konvertierende Enzym (ACE) in Angiotensin II überführt. Das eigentliche Angiotensin wird dann von einer Aminopeptidase in Angiotensin III umgewandelt: die anschließende weitere Proteolyse ergibt inaktive Fragmente. Hypovolämie (oder eine Verminderung des renalen Perfusionsdruckes) und Hyponatriämie steigern die Sekretion von Renin aus dem juxtaglomerulären System der Niere. Ein Blutdruckabfall wird demnach zur Renin-Freisetzung und einer erhöhten Plasmakonzentration von Angiotensin führen. Angiotensin wiederum löst Mechanismen aus, die den normalen Blutdruck wiederherstellen. Solche Mechanismen sind die Verengung der kleinen Blutgefäße und die Freisetzung von Aldosteron aus der Nebennierenrinde. Das Corticosteroid führt in den Nierentubuli zu einer erhöhten Natrium-Rückresorption. Zusätzlich zum zirkulierenden Renin-Angiotensin, gibt es auch eine lokale Synthese dieser Substanzen in der Wand von Blutgefäßen.

Verwendung: Angiotensin ist das stärkste bekannte blutdrucksteigernde Mittel und wird als solches auch therapeutisch eingesetzt. Größere Bedeutung haben ACE-Inhibitoren (z. B. Captopril), die die Bildung von endogenem Angiotensin vermindern und den Blutdruck senken. Die Anwendung kompetitiver Antagonisten des Angiotensins (z. B. Saralasin) hat nur diagnostische Bedeutung.

Plasmakinine und ihre Inhibitoren

In diese Gruppe von Substanzen gehören das Nonapeptid Bradykinin und das Decapeptid Kallidin (Lysyl-Bradykinin). Beide Peptide werden durch enzymatischen Abbau von α_2-Plasmaglobulinen (sogenannten Kininogenen) gebildet. Die Spaltenzyme werden als Kininogenasen bezeichnet; die größte Bedeutung besitzen offenbar die Kallikreine. Sowohl Bradykinin als auch Kallidin sind hochwirksame blutdrucksenkende Mittel. Sie erweitern die Arteriolen und erhöhen die Venolenpermeabilität. Beide Kinine kontrahieren die verschiedensten glattmuskulären Gewebe.

Verwendung: Ein Inhibitor des Kallikreins, Aprotinin, wird zur Therapie der akuten Pankreatitis verwendet.

Tachykinine

Nur einige Peptide dieser Gruppe sind im Organismus von Säugetieren vertreten; das wichtigste ist wohl das Undecapeptid Substanz P. Relativ große Mengen der Substanz kommen in primären sensorischen Neuronen vor. Substanz P senkt den Blutdruck, erweitert die Blutgefäße, kontrahiert die Bronchien und regt die Speichelsekretion an.

2.5.7 Hormone des Magen-Darm-Traktes

Diese Hormone sind Peptide, die die Sekretion des Magen- und Pankreassaftes sowie die der Galle anregen und die Motilität verschiedener Organe des Verdauungstraktes beeinflussen. Ihr Vorhandensein wurde auch im peripheren und zentralen Nervensystem nachgewiesen.

Verwendung: Klinische Bedeutung hat Pentagastrin, das ein Strukturabkömmling des Hormons Gastrin ist und die Magensaftsekretion fördert. Secretin, das in der Schleimhaut des Zwölffingerdarmes gebildet wird, kann bei akuten gastrointestinalen Blutungen als intravenöse Dauerinfusion verabreicht werden.

2.5.8 Histamin und Serotonin

Histamin

Histamin [4-(Aminoethyl)-Imidazol] wird mit Hilfe des Enzyms Histidin-Decarboxylase aus L-Histidin gebildet. Die Synthese und Speicherung findet vorwiegend in den Gewebsmastzellen und basophilen Leukozyten, aber auch in der Magenschleimhaut und in bestimmten Nervenzellen statt. Der Abbau von freiem Amin erfolgt durch das Enzym Histamin-*N*-Methyltransferase, sowie anschließend durch Mono- oder Diaminooxidasen.

Die Histamin-Rezeptoren können in zwei Gruppen aufgeteilt werden, nämlich in die der H_1- und H_2-Rezeptoren. Typische H_2-Wirkungen sind die Steigerung der Magensaftsekretion und Relaxation einiger glattmuskulärer Gewebe. Sowohl der Pepsin- als auch der Säuregehalt des Magensaftes nehmen zu, der letztere durch die Aktivierung einer H^+,K^+-ATPase, die K^+-Ionen gegen Protonen austauscht. H_1-Rezeptoren vermitteln die klassischen Histamin-Effekte, wie die Konstriktion von großen Blutgefäßen, oder die Kontraktion der Bronchien und der Muskulatur des Magen-Darm-Traktes. Die blutdrucksenkende Wirkung des Histamins ist sowohl H_1- als auch H_2-bedingt; sie beinhaltet einerseits die Dilatation von Arteriolen und Venolen, und andererseits eine erhöhte Venolenpermeabilität, ausgelöst durch die Kontraktion von Endothelzellen. Nach intradermaler Gabe von Histamin tritt ein charakteristisches Trias von Symptomen auf. Einer punktförmigen, später sich verbreitenden Rötung folgt Quaddelbildung. Die ersten beiden Symptome sind auf die Vasodilatation, die letztere auf die erhöhte Gefäßpermeabilität zurückzuführen.

In der Magenschleimhaut gebildetes Histamin reguliert im Zusammenspiel mit Acetylcholin, freigesetzt aus den Endigungen des Vagusnerven, und mit Hormonen des Verdauungstraktes (z. B. Gastrin) die Magensaftsekretion. Bei verschiedenen Allergieformen wird Histamin aus den Mastzellen und Leukozyten entspeichert; der auslösende Stimulus ist die Bindung von Antigen an zellfixierte Antikörper des IgE-Typs. Von bestimmten Neuronen des Zentralnervensystems wird Histamin als Transmitter benützt.

Verwendung: Histamin selbst oder seine Strukturanaloga werden nur zur Prüfung der Stimulierbarkeit der Magensekretion verwendet. Eine weitaus größere Bedeutung haben die Histamin-Antagonisten. Die H_2-Antagonisten (z. B. Cimetidin) werden zur Therapie der Ulkuskrankheit eingesetzt. Zur Behandlung von Allergien können sowohl H_1-Antagonisten (z. B. Diphenhydramin) als auch Histamin-Freisetzungshemmer (z. B. Cromoglicinsäure) verwendet werden.

Serotonin

Serotonin (5-Hydroxytryptamin; 5-HT) wird aus 5-Hydroxytryptophan durch Decarboxylierung gebildet. Das beteiligte Enzym ist die 5-Hydroxytryptophan-Decarboxylase. Der Großteil des Serotonins befindet sich in den enterochromaffinen Zellen des Magen-Darm-Traktes. Diese Zellen, aber auch verschiedene Nervenzellen sind in der Lage, Serotonin zu synthetisieren; Blutplättchen vermögen dies nicht, nehmen jedoch das Amin aus dem Plasma auf. Abgebaut wird das Serotonin in mehreren Schritten, wobei der erste eine oxidative Desaminierung katalysiert durch das Enzym Monoaminooxidase ist.

Es werden zwei Serotonin-Rezeptoren unterschieden, nämlich der 5-HT_1- und der 5-HT_2-Rezeptor. Serotonin kontrahiert die meisten Blutgefäße, die der Skelettmuskulatur werden aber dilatiert. Weitere reflektorische Einflüsse tragen dazu bei, daß eine komplizierte Sequenz von Blutdruckveränderungen nach der Gabe von Serotonin auftritt. Die Bronchien und die Muskulatur des Magen-Darmtraktes werden durch Serotonin kontrahiert.

Das in enterochromaffinen Zellen gebildete Serotonin vestärkt den peristaltischen Reflex. Gewisse zentrale Neurone benützen Serotonin als Transmitter.

Verwendung: Die Serotonin-induzierte Vasokonstriktion kann durch den selektiven 5-HT_2-Antagonisten Ketanserin aufgehoben werden. Ketanserin wird als Antihypertonikum verwendet. Weitere Serotonin-Antagonisten, wie das Methysergid finden in der Migräneprophylaxe Anwendung.

3. Strukturproteine und Transportproteine

3.1 Faserproteine

Filum Bombycis tortum sterile

Arzneibuch-Monographien: DAB 9 (Steriler, geflochtener Seidenfaden); AB/DDR; AUSTR.; HELV. VII.

Stammtier: *Bombyx mori* L. (Seidenspinner) – Bombycidae.

Der Seidenspinner ist ein weißer, nur selten fliegender Schmetterling, der wahrscheinlich schon im 3. Jahrtausend v. Chr. in China gezüchtet wurde. Am Ende des letzten Larvenstadiums umgeben sich die Larven mit einem Gespinst aus Proteinfäden, die sie aus einer paarigen Spinndrüse am Kopf ausscheiden. Jeder dieser Fäden ist dementsprechend aus zwei Strängen aufgebaut. Diese bestehen aus Seidenfibroin und sind von einem zweiten Protein, dem Sericin, umgeben. Durch das gummiartige Sericin werden die Einzelfäden zu einer dichten Schutzhülle verklebt, in der dann die Verpuppung stattfindet. Diese Schutzhülle wird als Puppen-Kokon bezeichnet. Die Kokonfäden liefern die Seide.

Die Larven des Seidenspinners fressen bevorzugt die Blätter von Maulbeerbäumen (*Morus alba* und *Morus nigra* – Moraceae). Sie können daher am besten dort gezüchtet werden, wo sich Maulbeerbäume kultivieren lassen. Den größten Anteil an der Seidenproduktion haben Ost- und Südostasien. Vereinzelt findet man auch in Italien Seidenraupenzucht.

Gewinnung: Zunächst werden die Puppen in den Kokons durch Heißluft abgetötet, damit die Schmetterlinge nicht schlüpfen und dabei die Kokonfäden zerstören können. die Kokons werden dann in heißem Wasser eingeweicht. Anschließend werden die Seidenfäden abgehaspelt, wobei jeweils die Fäden von 4 bis 10 Kokons zusammengefaßt werden. Das je nach Rasse des Seidenspinners weißlich, gelblich oder grünlich gefärbte Produkt wird als Rohseide bezeichnet.

Die Rohseide wird mit heißer Seifenlösung behandelt, um das Sericin zu entfernen, und erhält dadurch die weiße Farbe, den charakteristischen Glanz und den weichen Griff reiner Seide. Durch Verdrillen dieser Seidenfäden entsteht ein Zwirn, aus dem die Seidengewebe hergestellt werden. Den offizinellen Seidenfaden gewinnt man durch Flechten mehrerer Zwirnstränge. Er wird anschließend gebleicht, gegebenenfalls gefärbt und dann sterilisiert.

Struktur: Die Seidenfäden bestehen aus Seidenfibroin, einem Faserprotein mit einem hohen Anteil an β-Faltblattstrukturen.

Fibroin ist ein Block-Copolymer. Es besteht aus zwei miteinander abwechselnden Abschnitten (Blöcken) unterschiedlicher Primärstruktur, die als C_p- und C_s-Fragment bezeichnet werden. Beide Blöcke enthalten längere Sequenzen in denen jede zweite Position von Glycin eingenommen wird. Im C_p-Fragment kommt z. B. die Sequenz $[\text{Ser-Gly-(Ala-Gly)}_2]_8$ vor. Ein Modell der Tertiärstruktur des Fibroins ist in Abb. 13.14 dargestellt. Aus parallelgelagerten Polypeptid-Ketten bilden sich zunächst bandförmige Aggregate, die in den Abschnitten mit regelmäßig alternierenden Glycin- und Alanin- oder Serin-Einheiten β-Faltblattstrukturen enthalten. Die Seitenketten sind in diesen Bereichen so angeordnet, daß die H-Atome des Glycins auf der einen Seite und die Methylgruppen des Alanins auf der anderen Seite des Faltblattes stehen. Diese Bänder sind zu einer flachen Helix gewunden, wobei die Faltblattbereiche jeweils durch Umkehrschleifen (β-bends) miteinander verbunden sind. Diese Helix wird durch Wasserstoffbrücken zwischen benachbarten Helixwindungen sowie durch Wechselwirkungen zwischen gegenüberliegenden Faltblattbereichen stabilisiert. Die Innenseiten der Faltblätter tragen nur die H-Atome des Glycins anstelle von Seitenketten und können sich dadurch in sehr geringem Abstand aneinanderlagern, indem sich die Erhebungen des einen Faltblatts in die Vertiefungen des anderen Faltblatts einpassen.

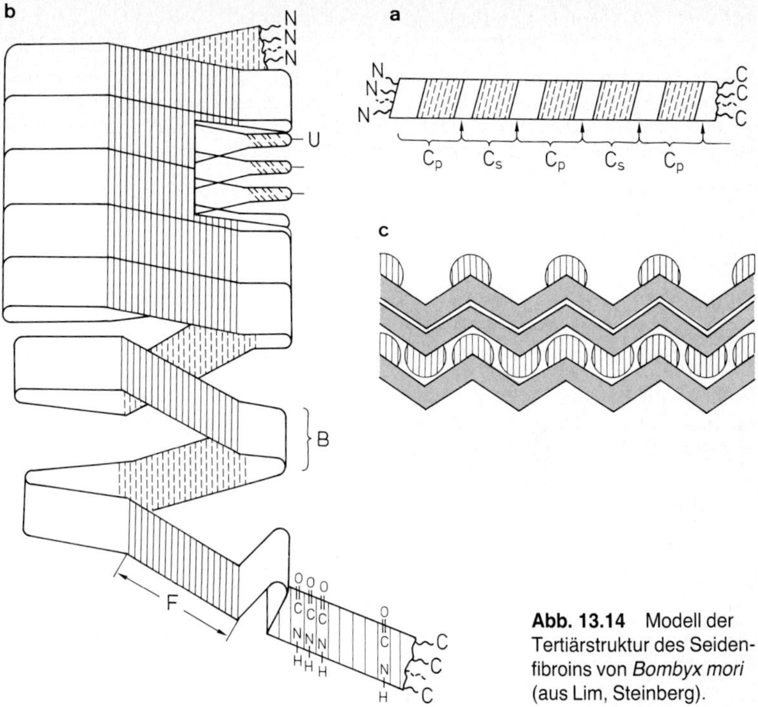

Abb. 13.14 Modell der Tertiärstruktur des Seidenfibroins von *Bombyx mori* (aus Lim, Steinberg).

a Bandförmiges Aggregat aus mehreren parallelgelagerten Fibroinmolekülen

C_p, C_s = Sich wiederholende Abschnitte (Blöcke) von Peptiden; in den gestrichelten Bereichen liegen die zu Faltblattstrukturen assoziierten Sequenzen $(Gly–X)_n$.

--- = Erhebungen auf der Glycin-Seite der Faltblattstrukturen.

— = Erhebungen auf der Alanin-/Serin-Seite der Faltblattstrukturen.

N = Amino-Ende eines Polypeptid-Abschnitts.

C = Carboxy-Ende eines Polypeptid-Abschnitts

b Struktur der flachen Helix.

B = Bandförmiges Aggregat (s. **a**);

F = Faltblattstruktur;

U = Umkehrschleife;

C = O = Carbonyl-Gruppe der Polypeptid-Kette, über die Wasserstoff-Brücken zum benachbarten Helixbereich gebildet werden;

N–H = Amid-Gruppe der Polypeptid-Kette, über die Wasserstoff-Brücken zum benachbarten Helixbereich gebildet werden

c Wechselwirkungen zwischen übereinanderliegenden Faltblattstrukturen (dicke Zickzack-Linien).

Schraffierte Bereiche stellen die Methyl-Seitenketten der Alanin-Reste dar. Die Wechselwirkung zwischen dem oberen und dem mittleren Faltblatt erfolgt wie bei den Faltblattbereichen innerhalb der Helix (s. **b**) über die Glycin-Flächen. Bei dem mittleren und dem unteren Faltblatt erfolgt die Wechselwirkung dagegen über die Alanin-Flächen

Ein Seidenfaden besteht aus vielen dieser Helices, die quer zur Faserrichtung orientiert sind. Die Helices werden durch Wechselwirkungen zwischen den Umkehrschleifen in Faserrichtung und durch Wechselwirkung zwischen den Alanin-Serin-Flächen der Faltblattbereiche senkrecht dazu zusammengehalten (s. Abb. 13.15).

Verwendung: Als nichtresorbierbares Nahtmaterial in der Chirurgie.

Keratin

Struktur: Keratine sind Strukturproteine von Epithelzellen und von Zellen epithelialer Herkunft. Weiche Keratine kommen in der Haut, harte Keratine in Haaren, Wolle, Nägeln, Hufen und Hörnern höherer Tiere vor.

Native Keratine sind Faserproteine mit einem hohen Anteil an α-Helixbereichen. Sie werden daher auch als α-Keratine bezeichnet. Durch Streckung in feuchtem Zustand können sie unter Änderung der Konformation in β-Keratine überführt werden. Dabei gehen die α-Helixbereiche in β-Faltblattstrukturen über.

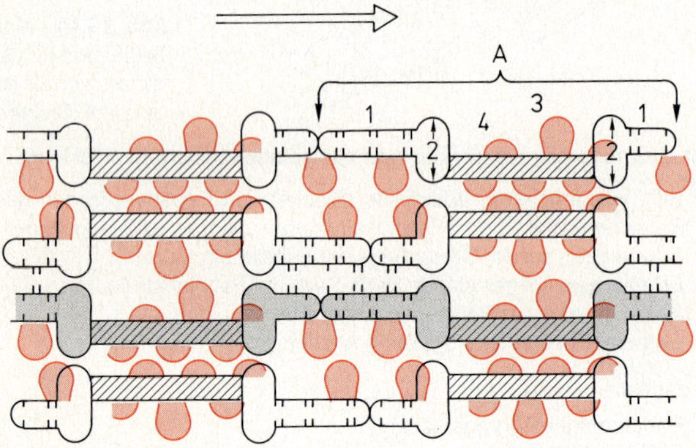

Abb. 13.15 Modell der Quartärstruktur von Seidenfibroin: Anordnung der Helices (s. Abb. 14.14.) in Seidenfasern (aus Lim, Steinberg).

A = Eine einzelne Helix;
/// = Faltblatt-Doppelschichten einer Helix;
1 = Umkehrschleifen;
2 = Irreguläre Übergangsbereiche zwischen Umkehrschleifen und Faltblattstrukturen;
3 = Größere Seitenketten;
4 = Seitenketten von Alanin- und Serin-Resten;
⇨ Richtung der Faserachse.

Die Helixachse verläuft senkrecht zur Zeichenebene. Die Helices sind parallel angeordnet

Alle α-Keratinmoleküle enthalten eine zentrale Domäne, die überwiegend in der α-Helixkonformation vorliegt, aber einige kurze nichthelicale Abschnitte enthält. Die beiden Enden der Polypeptid-Kette sind zu globulären N-terminalen und C-terminalen Domänen gefaltet. Die zentralen helicalen Bereiche von je zwei parallel orientierten Molekülen sind zu einer Superhelix (coiled coil) umeinandergewunden, die durch hydrophobe Wechselwirkungen an den Kontaktflächen beider Helices stabilisiert wird. Eine solche Struktur ist nur dann stabil, wenn die Primärstruktur der beiden Polypeptid-Ketten im Helixbereich weitgehend periodisch ist. Die Wiederholungseinheiten von α-Keratinen bestehen aus sieben Aminosäuren, von denen jeweils die erste und die vierte eine hydrophobe Seitenkette trägt.

Die Helixbereiche bilden eine starre stabförmige Struktur, die an den Enden die flexibleren globulären Domänen trägt (s. Abb. 13.16 b). Diese stabförmigen Aggregate werden zu einem röhrenförmigen Filament zusammengelagert, das einen Durchmesser von 7–8 nm besitzt und wegen des übereinstimmenden Bauprinzips und weitgehender Homologien in den Primärstrukturen der Helixdomänen zu den 10-nm-Filamenten (= intermediate filaments) gerechnet wird. Ein Modell des Aufbaus dieser Filamente ist in Abb. 13.16 dargestellt. Die charakteristische antiparallele und versetzte Anordnung benachbarter Superhelices wird durch ionische Wechselwirkungen zwischen den in regelmäßigen Abständen vorkommenden sauren (Asparaginsäure, Glutaminsäure) und basischen Aminosäuren (Lysin, Arginin) gesteuert und wahrscheinlich durch Disulfid-Brücken zwischen benachbarten Superhelices stabilisiert.

10-nm-Filamente sind Bestandteile des Cytoskeletts und kommen in allen eukaryontischen Zellen vor. Die Filamente verschiedener Gewebetypen unterscheiden sich allerdings in ihren Molekülmassen, in ihren immunologischen Eigenschaften und in ihrer Löslichkeit. Je nach Gewebetyp werden daher Subtypen der 10-nm-Filamente unterschieden. Die in epithelialen Zellen vorkommenden Filamente werden als Cytokeratine bezeichnet. In weichen Keratinen sind diese Filamente die wesentlichen Strukturkomponenten. In harten Keratinen sind geordnete Bündel von Cytokeratinfilamenten in eine Matrix aus cystinreichen Proteinen eingebettet.

Eigenschaften: Keratine sind schwerlöslich in Wasser. Sie lösen sich jedoch in wäßrigem Alkali und in Eisessig, da sie einen relativ hohen Anteil an sauren und basischen Aminosäuren enthalten.

Gewinnung: Hufe und Hörner von Schlachttieren werden zerkleinert und dann mit Pepsin-Lösungen behandelt, um alle magensaftlöslichen Proteine abzubauen und zu entfernen. Der nach dem Auswaschen verbleibende Rückstand wird in Ammoniaklösung gegeben. Dabei geht das Keratin, das einen hohen Anteil an den sauren Aminosäuren Asparaginsäure und Glutaminsäure enthält, in Lösung. Die Lösung wird filtriert. Der nach dem Einengen des Filtrats verbleibende Rückstand ist das Handelsprodukt Keratin.

Verwendung: In der pharmazeutischen Technologie als magensaftresistenter Überzug von Tabletten.

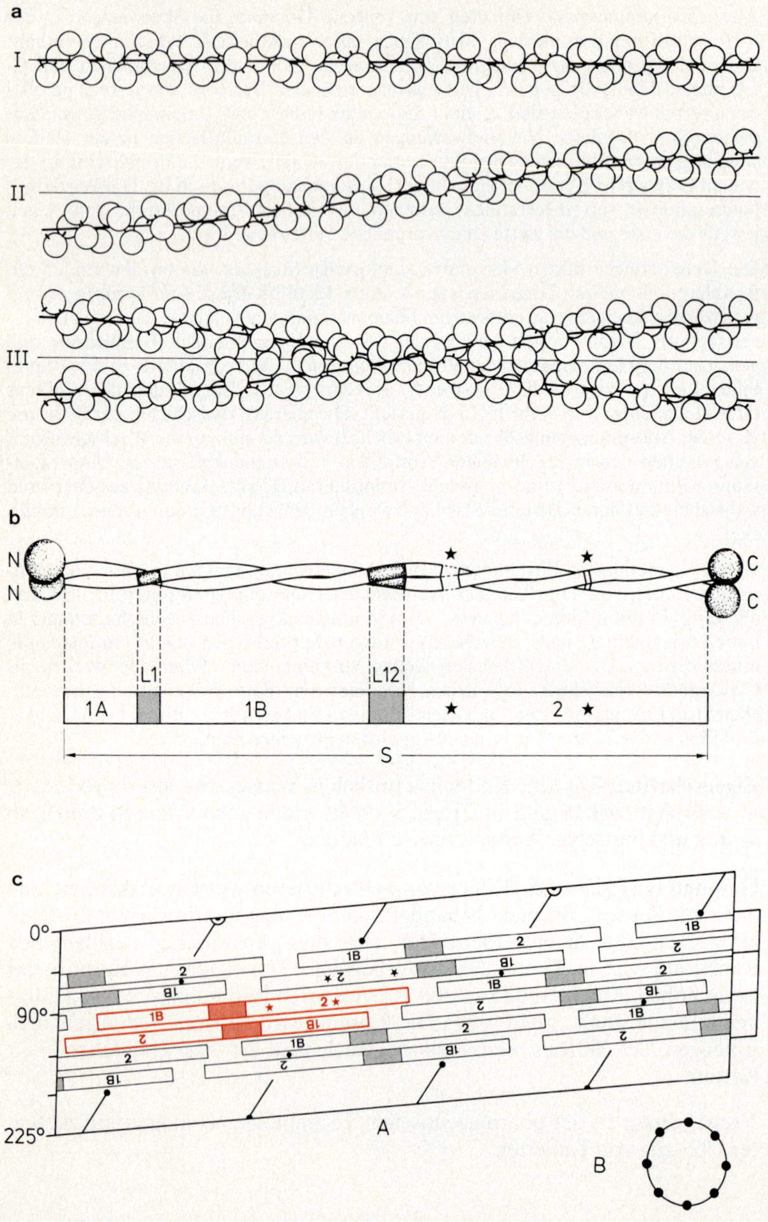
a
I
II
III
b
N
N
C
C
L1
L12
1A
1B
2
S
c
0°
90°
225°
1B
2
A
B

Kollagen

Struktur, Eigenschaften: Kollagene sind eine Gruppe komplexer Glykoproteine, die bei allen vielzelligen Tieren am Aufbau der Interzellularsubstanz beteiligt sind. Sie haben bei Tieren eine ähnliche Funktion wie die Cellulose in der Zellwand der Pflanzen: Sie bilden den zugfesten Anteil der Interzellularsubstanz und sind wesentlich für die mechanische Stabilität von Geweben verantwortlich.

Bei Säugetieren kommen die fibrillär aufgebauten interstitiellen Kollagene (Typ I–III) vor allem im Bindegewebe vor. Die nichtfibrillären perizellularen Kollagene (Typ IV) sind Bestandteile stark spezialisierter Gewebe. Sie sind z. B. am Aufbau der Basalmembran von Epithel- und Endothelzellen beteiligt. Die verschiedenen Typen von Kollagenen unterscheiden sich in ihrer Primärstruktur aber auch durch unterschiedliche posttranslationale Medifikationen voneinander.

Die strukturelle Grundeinheit aller Kollagene ist das Kollagenmolekül (Tropokollagen), das aus drei umeinandergewundenen Helices (coiled coils) gleicher oder unterschiedlicher Primärstruktur aufgebaut ist, die an den Enden jeweils kurze nichthelicale Abschnitte, die Telopeptide, enthalten. Diese Konformation setzt eine weitgehend periodische Primärstruktur der drei zugrundeliegenden Polypeptid-Ketten (α-Ketten) voraus. Die Wiederholungseinheiten im Helixbereich der α-Ketten bestehen aus je drei Aminosäuren und lassen sich durch die allgemeine Formel X-Y-Gly beschreiben. Etwa ein Drittel der Aminosäuren X und Y sind Prolin oder

---

◀ **Abb. 13.16** Modell der Tertiär- und Quartärstruktur von α-Keratin (aus Fraser und Mitarb.: 1972 (a), 1986 (b, c).

a Aufbau einer zweisträngigen Superhelix (coiled coil):

I Normale rechtshändige α-Helix; jede Kugel stellt das α-C-Atom einer Aminosäure dar.
II Zu einer linksgängigen Schraube verdrillte α-Helix.
III Superhelix aus zwei umeinander gewundenen α-Helices

b Aggregat aus zwei α-Keratin-Molekülen:
N = N-terminale globuläre Domäne,
C = C-terminale globuläre Domäne,
S = Stabförmige Superhelix-Domäne,
1A, 1B, 2= α-helicale Abschnitte
L1, L12, * = nichthelicale Abschnitte

c Packung der Keratin-Moleküle in den Cytokeratin-Filamenten:
Je zwei antiparallele zweisträngige Molekülaggregate bilden eine Wiederholungseinheit (farbig markiert). Diese Einheiten aggregieren in Längsrichtung und in Querrichtung zu einem Hohlzylinder, der in Zeichnung A aufgeschnitten und in der Ebene ausgebreitet und in Zeichnung B quer geschnitten ist

4-Hydroxyprolin, wobei Prolin überwiegend in Position X und 4-Hydroxyprolin ausschließlich in Position Y steht. Dieser hohe Anteil an starren Prolin- und Hydroxyprolin-Resten verhindert die Ausbildung einer normalen α-Helix. Statt dessen bilden sich linksgängige Helices mit größerer Ganghöhe (3 Aminosäuren pro Umdrehung), von denen sich je drei zu einer rechtsgängigen Superhelix (Tripelhelix) zusammenlagern (s. Abb. 13.17). Da im Inneren dieser Tripelhelix nur wenig Platz vorhanden ist, darf jede dritte Aminosäure keine Seitenkette tragen. Auch diese Bedingung ist durch die Primärstruktur der Kollagenketten, die ja Glycin an jeder dritten Position enthalten, erfüllt.

Außer Prolin und Hydroxyprolin kommen in den Positionen X und Y weitere Aminosäuren vor, deren Menge und Anordnung für die einzelnen Kollagentypen unterschiedlich ist. Von besonderer Bedeutung für die Quartärstruktur des Kollagens, d. h. für die Aggregation von Kollagenmolekülen zu Einheiten höherer Ordnung, sind die sauren Aminosäuren Asparaginsäure und Glutaminsäure sowie die basischen Aminosäuren Lysin und Arginin. Sie sind zur Außenseite der Kollagenmoleküle orientiert und bilden ein regelmäßiges Muster positiv und negativ geladener Bereiche, die durch intermolekulare elektrostatische Wechselwirkungen die parallele, in der Längsrichtung gegeneinander versetzte Anordnung der Kollagenmoleküle in den Kollagenfibrillen steuern. Diese Anordnung wird dann durch kovalente Bindungen zwischen räumlich benachbarten Kollagenmolekülen stabilisiert. Erst durch diese kovalente Quervernetzung erhalten die Kollagenfibrillen ihre charakteristischen mechanischen Eigenschaften, insbesondere ihre Zugfestigkeit.

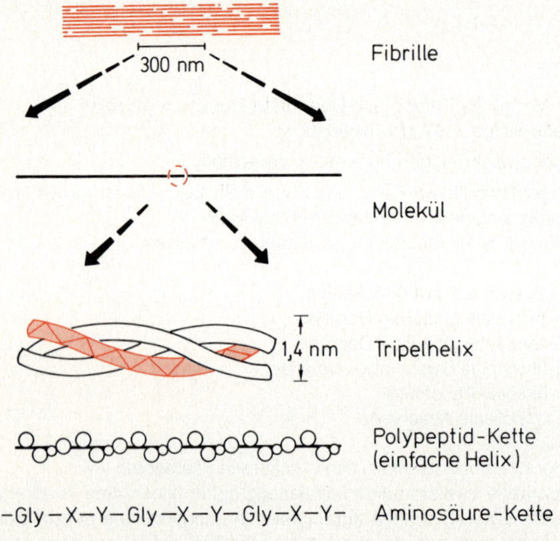

Abb. 13.17 Primärstruktur, Kettenkonformation und Packung von Kollagen (nach Eyre)

Der Kohlenhydratanteil der Kollagene besteht aus Glucosyl-Galactose-Resten, die über die Hydroxy-Gruppen der Hydroxylysin-Reste glykosidisch an das Kollagenmolekül gebunden sind. Die Anzahl der Disaccharid-Einheiten pro Kollagenmolekül variiert beträchtlich zwischen den verschiedenen Kollagentypen.

Chorda resorbilis sterilis

Arzneibuch-Monographie: DAB 9 (Steriles Catgut); AB/DDR; AUSTR.; HELV. VII.

Droge: Steriles Catgut besteht aus Kollagenfäden, die aus der Darmwand von Säugetieren gewonnen werden.

Gewinnung: Als Ausgangsmaterial wird in der Regel der Dünndarm von Schafen oder Rindern verwendet.

Die Därme werden in nassem Zustand und in Gegenwart von Alkali durch Schaben und Walken von den nicht benötigten Schichten befreit und dann in Streifen geschnitten. Die gebleichten und mit Wasser gespülten Streifen werden noch feucht einzeln oder zu mehreren verdrillt und anschließend unter Spannung langsam getrocknet. Dabei verkleben die Streifen miteinander zu einem relativ homogenen Faden, dessen Oberfläche durch Schleifen geglättet wird.

Verwendung: Als resorbierbares Nahtmaterial in der Chirurgie.

Kollagen wird im menschlichen Organismus durch körpereigene Proteinasen (Kollagenasen) abgebaut. Die Resorptionsdauer für einen Kollagenfaden beträgt in der Regel 8–12 Tage. Sie kann durch Gerben der Catgut-Fäden mit Chromsalzen auf die doppelte Zeit erhöht werden.

Fila Collagenis resorbilia sterilia

Arzneibuch-Monographie: DAB 9 (Sterile, resorbierbare Kollagenfäden); AUSTR.; HELV. VII.

Gewinnung: Als Ausgangsmaterial werden Muskelsehnen von Rindern verwendet. Durch Zusatz von Milchsäure wird das Kollagen dispergiert. Die Dispersion wird filtriert und dann durch Düsen in ein Fällbad aus Aceton gedrückt. Dabei fällt das Kollagen in Form von Bändern aus, die zu Fäden mit kreisrundem Querschnitt verformt werden. Die Fäden können mit Chromsalzen gegerbt werden.

Verwendung: Als resorbierbares Nahtmaterial vor allem in der Augenchirurgie.

Gegenüber dem Catgut zeichnen sich diese Kollagenfäden durch größere chemische und physikalische Homogenität aus. Das zeigt sich in einer gleichmäßigeren Resorption und in geringeren Schwankungen der Reißkraft.

Kollagenpräparate für die Blutstillung

Droge: Kollagenpräparate für die Blutstillung bestehen aus nativen Kollagenfibrillen. Sie kommen als Schaum, als Kompresse oder als Puder in den Handel.

Gewinnung: Als Ausgangsmaterial werden Rindersehnen oder die Lederhaut (Corium) von Kälbern verwendet.

Eigenschaften: Kollagenfibrillen starten durch Kontaktaktivierung des Gerinnungsfaktors XII die Blutgerinnung über den plasmatischen Weg (s. S. 529). Außerdem aktivieren sie Thrombozyten durch Anlagerung an ihre Oberfläche.

Die Kollagenpräparate werden im Verlauf von 3–6 Wochen vollständig resorbiert.

Verwendung: Als lokales Hämostyptikum bei chirurgischen Eingriffen.

Gelatina

Arzneibuch-Monographie: DAB 9 (Gelatine); AB/DDR; AUSTR.; HELV. VII.

Droge: Gelatine ist ein Protein, das durch Denaturierung und partielle Hydrolyse von Kollagen gewonnen wird. Nach dem Herstellungsverfahren unterscheidet man zwei verschiedene Gelatine-Typen: Typ A entsteht bei saurer Hydrolyse und Typ B bei alkalischer Hydrolyse des Kollagens.

Gewinnung: Als Ausgangsmaterial werden kollagenhaltige tierische Produkte, vor allem Häute oder Knochen von Schlachttieren verwendet. Die Knochen werden zunächst mit Säuren entkalkt. Der im wesentlichen aus Kollagen bestehende Rückstand wird dann wie die übrigen Ausgangsmaterialien weiterverarbeitet: Das Kollagen wird durch Erhitzen in säurehaltigem oder basenhaltigem Wasser denaturiert und partiell abgebaut.

Gelatine vom **Typ A** (**a**cid) entsteht bei der Behandlung mit Mineralsäuren. Nach dem Vorquellen bei Raumtemperatur wird auf 60–90 °C erhitzt. Dabei wird das Kollagen denaturiert, und die Polypeptid-Ketten werden durch partielle Hydrolyse verkürzt. Anschließend wird mit heißem Wasser extrahiert. Die gereinigten und im Vakuum eingeengten Extrakte liefern Gelatine. Da bei der sauren Hydrolyse die Amidgruppen der Asparagin- und Glutaminreste weitgehend unverändert bleiben, überwiegen die basischen Aminosäuren. Gelatine vom Typ A hat daher einen isoelektrischen Punkt (IP) zwischen 8,5 und 9,0.

Gelatine vom **Typ B** (**b**asic) wird durch Behandlung mit Alkali gewonnen. Das Ausgangsmaterial wird in Kalkmilch bei Raumtemperatur gequollen und dann zum Sieden erhitzt. Extraktion mit heißem Wasser, Reinigung der Extrakte und Einengen im Vakuum liefert die Gelatine. Bei diesem Verfahren wird das Kollagen ebenfalls denaturiert und partiell hydrolysiert. Im Gegensatz zum sauren Abbau werden aber im Alkalischen auch die Amidgruppen der Asparagin- und Glutaminreste zu Carboxylat-Gruppen hydrolysiert. Gelatine vom Typ B hat daher einen IP zwischen 4,5 und 5,0.

Eigenschaften: Kühlt man eine heiße wäßrige Gelatinelösung ab, so bildet sich ein Gel, das beim Erhitzen wieder in den Solzustand übergeht.

Im Sol liegen die Polypeptid-Ketten der Gelatine überwiegend in Knäuelkonformationen vor. Die Haftpunkte im Gel werden durch Assoziation von kollagenähnlichen Tripelhelices gebildet.

Verwendung: In der pharmazeutischen Technologie als Bindemittel, als Dickungsmittel und als Hilfsstoff zur Herstellung von Gelatinekapseln.

Fibrinogenum humanum cryodesiccatum

Arzneibuch-Monographie: DAB 9 [Fibrinogen vom Menschen (gefriergetrocknet)]; HELV. VII.

Vorkommen: Fibrinogen ist Bestandteil des Blutplasmas aller Wirbeltiere und einiger Arthropoden. Bei der Blutgerinnung (s. S. 527) wird es durch das Enzym Thrombin in Fibrin überführt.

Struktur: Fibrinogen ist ein dimeres Glykoprotein mit einer relativen Molekülmasse von 340 kDa.

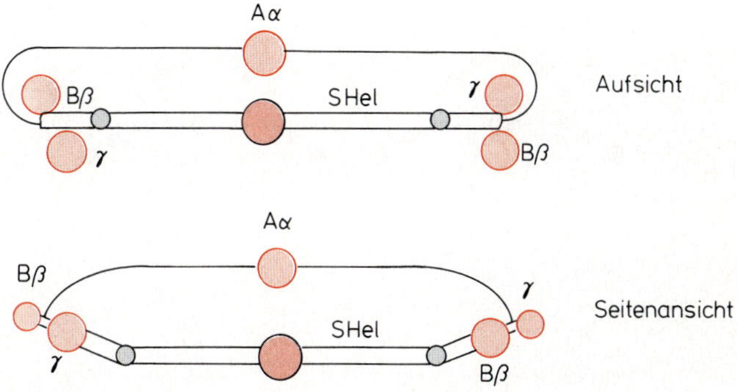

Abb. 13.18 Modell der räumlichen Struktur von Fibrinogen (nach Weisel u. Mitarb. 1981, 1985).

- ○ Globuläre Bereiche im Inneren der Polypeptid-Ketten
- ● Amino-terminale Bereiche der Polypeptid-Ketten (globulär)
- ○ Carboxy-terminale Bereiche der Polypeptid-Ketten (globulär)

Aα, Bβ, γ = Polypeptid-Ketten

SHel = Superhelix aus Teilen der drei verschiedenen Polypeptid-Ketten

Es besteht aus je zwei Aα-, Bβ- und γ-Polypeptid-Ketten. Diese sechs Ketten sind durch 29 Disulfidbrücken kovalent miteinander verbunden. Im mittleren Teil jeder Molekülhälfte liegen die drei Polypeptid-Ketten bis auf einen kurzen nichthelicalen Abschnitt in der α-Helixkonformation vor. Diese drei Helices sind zu einer Superhelix (coiled coil) umeinandergewunden. Die carboxyterminalen Teile der Molekülhälften und der gemeinsame aminoterminale Bereich haben eine globuläre Konformation. Ein Modell der räumlichen Struktur von Fibrinogen ist in Abb. 13.18 dargestellt.

Fibrinogene verschiedener Tierarten besitzen unterschiedliche Primärstrukturen und unterschiedliche Antigenität. Zur parenteralen Anwendung beim Menschen muß daher menschliches Fibrinogen verwendet werden.

Eigenschaften: Fibrinogen ist gut löslich in Wasser. Es zirkuliert im Blut und wird bei Bedarf durch das Enzym Thrombin unter Abspaltung kurzkettiger Peptide in das wasserunlösliche Fibrin überführt.

Die abgespaltenen Peptide sind aminoterminale Teile der Aα-Kette (Fibrinopeptid A) und der Bβ-Kette (Fibrinopeptid B). Da je zwei Aα- und Bβ-Ketten im Fibrinogenmolekül vorhanden sind, werden durch Thrombin je zwei Fibrinopeptide A und B entfernt.

Die Fibrinopeptide verhindern im intakten Fibrinogen eine Assoziation der Moleküle. Durch ihre Abspaltung werden Bindungsstellen freigelegt, die dann mit anderen Fibrinmolekülen nichtkovalent wechselwirken. Durch Aggregation der Fibrinmonomeren in Längsrichtung und in Querrichtung entstehen verzweigte Fasern (s. Abb. 13.19), die durch kovalente Bindungen stabilisiert werden: Faktor XIII, eine

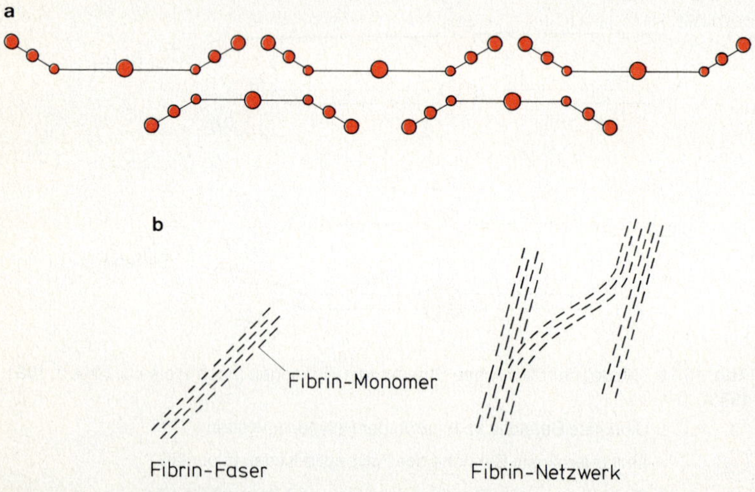

Abb. 13.19 Aufbau von Fibrin.
a Anordnung von Fibrinmonomeren in faserartigen Aggregaten, **b** Aufbau von Fibrinpolymeren

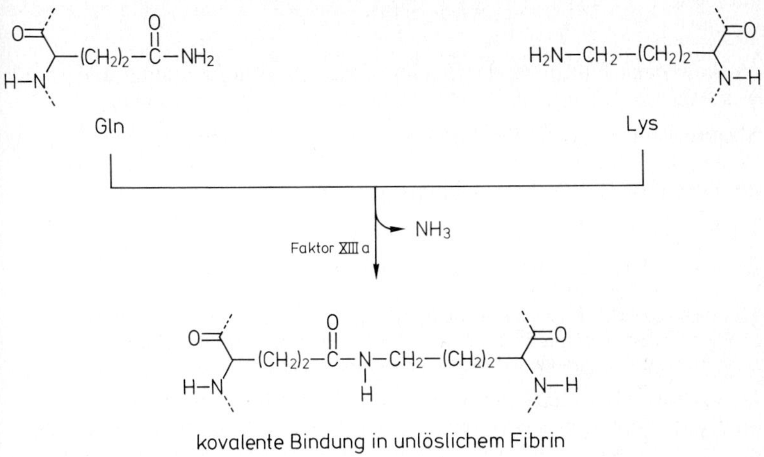

Abb. 13.20 Quervernetzung von Fibrinaggregaten durch kovalente intermolekulare Bindungen

Transamidase der Blutgerinnungskaskade, katalysiert in Gegenwart von Calcium-Ionen die Bildung intermolekularer Amidbindungen aus Glutamin- und Lysinresten in C-terminalen Bereichen benachbarter Fibrinmoleküle (s. Abb. 13.20).

Die Fibrinfasern bilden ein dreidimensionales Netzwerk, das Wasser und weitere Blutbestandteile wie Erythrozyten und Thrombozyten einschließt. Diese Gelstruktur, die später unter Beteiligung der Thrombozyten durch Auspressen des Wassers verdichtet wird (Retraktion), bildet den Wundverschluß (Thrombus).

Gewinnung: Das offizinelle Fibrinogen wird aus menschlichem Blutplasma gewonnen. Durch Fällungen bei kontrolliertem pH, kontrollierter Ionenstärke und kontrollierter Temperatur erhält man Proteinfraktionen, die zu etwa 60% aus Fibrinogen bestehen. Diese Fraktionen werden unter sterilen Bedingungen gelöst und die Lösung wird gefriergetrocknet.

Verwendung:
1. Parenteral zur Blutstillung bei Fibrinogen-Mangelzuständen.
2. In der Chirurgie als Bestandteil von Fibrinklebern zur Nahtsicherung, Gewebeklebung und Wundversorgung. Diese Kleber enthalten Human-Fibrinogen, Thrombin, Faktor XIII und Calcium-Ionen. Beim Zusammengeben dieser Komponenten entsteht Fibrin, das die Wundflächen zusammenhält.

Fibrin

Vorkommen: Fibrin ist das Endprodukt der Blutgerinnung. Es ist ein wesentlicher Bestandteil des Thrombus, der die Wunde verschließt.

Struktur: Fibrin ist ein Glykoprotein, das sich vom Fibrinogen durch das Fehlen der Fibrinopeptide A und B unterscheidet. Ein Modell des Aufbaus der Fibrinfasern ist in Abb. 13.19 dargestellt.

Eigenschaften: Fibrin ist in Wasser unlöslich.

Die nur durch nichtkovalente Wechselwirkung zusammengehaltenen Fibrinaggregate lösen sich in konzentrierten Harnstofflösungen unter Dissoziation auf. Sie werden daher als lösliches Fibrin bezeichnet. Das in Gegenwart von Faktor XIIIa entstehende kovalent verknüpfte Fibrin kann auch in konzentrierten Harnstofflösungen nicht gelöst werden und wird unlösliches Fibrin genannt.

Gewinnung: Beim Einleiten von Luft in das Blutplasma von Rindern wird die Blutgerinnung aktiviert, und es entsteht ein Fibrinschaum. Dieser liefert nach dem Waschen und Trocknen ein Fibrinpräparat mit großer Oberfläche (Fibrinschwamm).

Verwendung: In der Chirurgie als Tamponade bei Gewebsblutungen. Der Fibrinschwamm besitzt ein großes Saugvermögen und sehr geringe Antigenität. Er wird vom Organismus enzymatisch abgebaut (s. Fibrinolyse, S. 533) und resorbiert.

3.2 Globuläre Proteine

Albumini humani solutio

Arzneibuch-Monographie: DAB 9 (Albuminlösung vom Menschen); HELV. VII.

Vorkommen: Humanes Serumalbumin ist ein Hauptbestandteil des menschlichen Blutplasmas. Es ist an der Regulation des kolloidosmotischen Drucks beteiligt, und es dient als Transportmittel für körpereigene und körperfremde Stoffe.

Gewinnung: Albumin wird aus menschlichem Blutplasma, aus Blutserum oder aus Plazenten gewonnen.

Die Abtrennung erfolgt durch Fällungen bei kontrolliertem pH, kontrollierter Ionenstärke und kontrollierter Temperatur. Mit diesem Verfahren erhält man Proteinfraktionen, die zu mindestens 95% aus Human-Serumalbumin bestehen. Diese Fraktionen werden in Wasser gelöst, durch bakterienzurückhaltende Filter filtriert und unter sterilen Bedingungen abgefüllt. Es werden hyperonkotische (15–25%) oder isoonkotische (5%) Albuminlösungen verwendet.

Struktur: Humanes Serumalbumin (HSA) ist ein einkettiges globuläres Protein, das aus 585 Aminosäuren aufgebaut ist.

Es besteht aus drei kompakten Domänen, die durch flexiblere Bereiche voneinander getrennt sind. Die Domänen sind einander in der Primärstruktur und in der Konformation recht ähnlich: Jede Domäne enthält einen hohen Anteil an α-Helices, die durch β-Schleifen und kurze Abschnitte anderer Konformationen miteinander verbunden sind. Die globuläre Struktur der Domänen wird durch Disulfidbrücken stabilisiert. Das Gesamtmolekül besitzt die Form eines Ellipsoids.

Eigenschaften: HSA ist gut wasserlöslich. Es kann durch nichtkovalente Wechselwirkung Verbindungen aus unterschiedlichen Stoffklassen, z. B. auch viele Arzneistoffe reversibel binden.

Verwendung: Als Plasmaersatzmittel zur Volumensubstitution bei Blutverlusten.

4. Enzyme

4.1 Strukturen, Eigenschaften

Enzyme sind globuläre Proteine, die als biogene Katalysatoren wirken: Sie beschleunigen die Gleichgewichtseinstellung chemischer Reaktionen. Enzyme kommen in allen Kompartimenten lebender Zellen vor und katalysieren deren Stoffwechselreaktionen. Häufig sind mehrere Enzyme oder enzymatisch aktive Domänen zu multifunktionellen Enzymen zusammengefaßt. Auch durch Bindung an räumlich benachbarte Areale von Membransystemen können kooperierende Enzyme zu funktionellen Einheiten zusammengefaßt werden.

Ein Enzym ist entweder ausschließlich aus Aminosäuren aufgebaut, oder es enthält zusätzlich eine Nichteiweißkomponente. Ist diese Komponente kovalent an das Enzymprotein gebunden, so spricht man von einer **prosthetischen Gruppe.** Wird sie dagegen reversibel und nichtkovalent gebunden, so bezeichnet man sie als **Coenzym** oder **Cosubstrat;** die Eiweißkomponente wird in diesem Fall als **Apoenzym** bezeichnet.

Enzyme sind substrat- und wirkungsspezifisch. Diese Eigenschaften und die katalytische Wirkung selbst werden durch die jeweilige Primärstruktur und die Konformation des Enzyms bestimmt. Durch die räumliche Anordnung der Polypeptid-Ketten entstehen aktive Zentren, die einerseits durch ihre Form, ihre Größe und die Verteilung hydrophiler und lipophiler Bereiche nur für bestimmte Moleküle zugänglich sind, und andererseits durch die spezifische Anordnung funktioneller Gruppen nur bestimmte Reaktionen katalysieren können.

Die für katalysierte Reaktionen charakteristische Erniedrigung der Aktivierungsenergie kommt dadurch zustande, daß die Reaktionspartner im aktiven Zentrum in optimalem Abstand und in optimaler Konformation angeordnet werden. Außerdem wird häufig die Acidität oder Basizität bestimmter funktioneller Gruppen durch eine apolare Umgebung oder durch Ausbildung spezifischer Wasserstoffbrücken beeinflußt.

Enzyme werden nach den von ihnen katalysierten Reaktionen in Gruppen eingeteilt. Als Arzneimittel werden vor allem Hydrolasen verwendet.

4.2 Monographien

4.2.1 Esterhydrolasen

Lipasen sind Enzyme, welche die Esterbindungen von Triacylglycerolen hydrolytisch spalten. Die vollständige Spaltung von Neutralfetten in Glycerin und Fettsäuren erfordert das Zusammenwirken mehrerer Lipasen unterschiedlicher Spezifität. Tierische und pflanzliche **Reservefette** werden nacheinander von einer Triacylglycerol-Lipase, einer Diacylglycerol-Lipase und

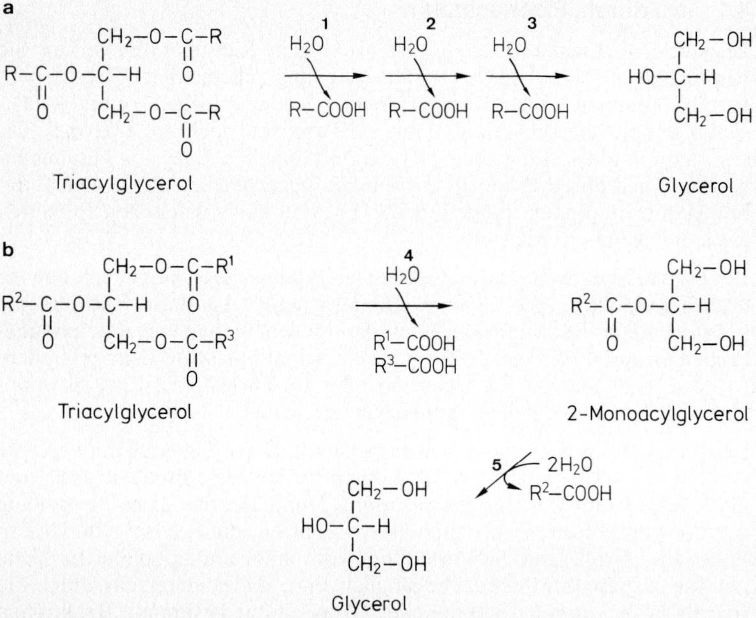

Abb. 13.21 Hydrolyse von Triacylglycerolen durch Lipasen.

a Hydrolyse tierischer und pflanzlicher Reservefette: 1 Triacylglycerol-Lipase, 2 Diacylglycerol-Lipase, 3 Monoacylglycerol-Lipase.

b Hydrolyse von Nahrungsfetten im Darm von Säugetieren: 4 Pankreas-Lipase, in Gegenwart von Gallensäuren, 5 (2-Monoacylglycerol)-Lipase

einer Monoacylglycerol-Lipase angegriffen. Dabei spaltet jedes Enzym einen Fettsäurerest ab (s. Abb. 13.21). Am Abbau von **Nahrungsfetten** im Darm von Säugetieren sind dagegen nur zwei verschiedene Lipasen beteiligt: Die Pankreas-Lipase hydrolysiert die Esterbindungen in den Positionen 1 und 3 unter Bildung von 2-Monoacylglycerolen. Etwa 50% des Nahrungsfetts wird in dieser Form resorbiert. Die restlichen 2-Monoacylglycerole werden durch eine in der Dünndarmschleimhaut gebildete Monoacylglycerol-Lipase in Glycerin und Fettsäure gespalten.

Lipasen werden von Bakterien, Pilzen, höheren Pflanzen und Tieren gebildet. Von pharmazeutischer Bedeutung sind vor allem Pankreas- und Pilz-Lipasen.

Pankreas-Lipase

Arzneibuch-Monographie: Pankreas-Lipase ist enthalten in Pancreatis pulvis (Pankreas-Pulver), DAB 9; AB/DDR; AUSTR.; HELV. VII.

Vorkommen: Im Sekret der Bauchspeicheldrüse des Menschen und anderer Säugetiere.

Gewinnung: Aus Bauchspeicheldrüsen von Schlachttieren, insbesondere vom Schwein *(Sus scrofa)* oder vom Rind *(Bos taurus)*. Die Bauchspeicheldrüsen enthalten neben Lipasen auch Amylasen und Proteinasen. Für die pharmazeutische Verwendung ist die aufwendige Trennung in Einzelenzyme in der Regel nicht erforderlich. Man verwendet statt dessen einen auf definierte Enzymaktivitäten standardisierten Gesamtextrakt, das Pankreas-Pulver (Pankreatin).

Struktur, Eigenschaften: Pankreas-Lipase ist ein Glykoprotein mit einer relativen Molekülmasse von 35000 Dalton. Sie hydrolysiert emulgierte Neutralfette in Gegenwart von Calcium-Ionen zu 2-Monoacylglycerolen. Taurocholsäure, die als Bestandteil der Gallenflüssigkeit in den Darm gelangt und dort zusammen mit anderen konjugierten Gallensäuren die Fette emulgiert, aktiviert die Pankreas-Lipase.

Verwendung: Als Bestandteil des Pankreas-Pulvers zur Enzymsubstitutionstherapie bei exokriner Pankreasinsuffizienz.

Rizolipase

Vorkommen: Rizolipase (INN) wird von *Rhizopus arrhizus* – Mucoraceae, einem Pilz aus der Klasse der Zygomycetes, gebildet.

Verwendung: Zur Enzymsubstitutionstherapie bei exokriner Pankreasinsuffizienz. Die Lipase wird meist in Kombination mit amylase- und proteinasehaltigen Präparaten, die z. B. aus *Aspergillus oryzae* gewonnen werden können, angewandt.

Desoxyribonucleasen hydrolysieren Phosphodiester-Bindungen in DNAs. Die Enzyme können entweder Bindungen im Inneren des DNA-Moleküls spalten (Endonucleasen), oder sie spalten einzelne Nucleotide von den Enden des DNA-Moleküls ab (Exonucleasen).

Restriktionsendonucleasen sind bakterielle Enzyme, welche Doppelstrang-DNA an bestimmten Basensequenzen spezifisch spalten. Sie liefern relativ wenige größere Bruchstücke und werden zur Strukturaufklärung (Sequenzierung) von DNA sowie zum Einbau von Genen in artfremde DNA in der rekombinanten Gentechnologie eingesetzt. Andere **Endonucleasen** bakterieller oder tierischer Herkunft spalten Doppelstrang-DNA in kleine Bruchstücke. Einige dieser Enzyme werden therapeutisch verwendet.

Streptodornase

Vorkommen: Streptodornase wird von β-hämolysierenden Streptokokken (*Streptococcus pyogenes* – Streptococcaceae) gebildet.

Verwendung: Zur Reinigung eitriger Wundflächen.

Die hohe Viskosität eitriger Exsudate ist vor allem auf die aus Leukozyten stammende DNA zurückzuführen. Der hydrolytische Abbau der DNA durch Streptodornase verflüssigt daher das Exsudat.

Streptodornase wird in der Regel mit Streptokinase (s. S. 534) kombiniert, welche den Abbau des auf der Wundoberfläche vorhandenen Fibrins stimuliert.

Pankreas-Desoxyribonuclease

Vorkommen: Pankreas-DNase wird in der Bauchspeicheldrüse von Säugetieren gebildet und zusammen mit den anderen Verdauungsenzymen in den Darm abgegeben.

Gewinnung: Aus den Bauchspeicheldrüsen von Rindern.

Verwendung: Zur Reinigung eitriger Wundflächen. Es wird in der Regel mit aus Rinderblut gewonnenem Plasmin, einer fibrinabbauenden Protease (s. S. 534), kombiniert.

4.2.2 Glykosid-Hydrolasen

Als **Amylasen** bezeichnet man Enzyme, die Stärke hydrolytisch abbauen. Sie lassen sich nach ihrem Angriffsort in Exo- und Endoamylasen einteilen. Außerdem unterscheiden sie sich in ihrer Fähigkeit (1→6)-Bindungen zu spalten. Die bei der Hydrolyse freigesetzten reduzierenden Endgruppen der Spaltprodukte können α-oder β-Konfiguration besitzen.

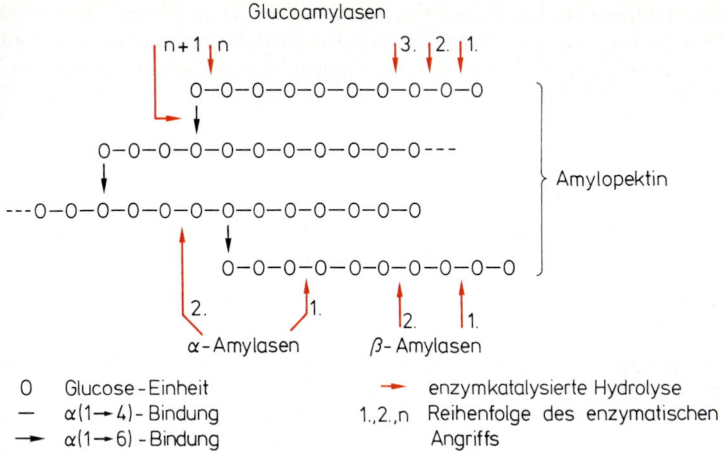

Abb. 13.22 Hydrolyse von Amylopektin durch Amylasen

***α*-Amylasen** bilden Spaltprodukte, deren reduzierende Endgruppen in der *α*-Konfiguration vorliegen. Sie sind in der Regel Endoamylasen und spalten nur die (1→4)-Glykosidbindungen im Inneren von Amylose- oder Amylopektin-Molekülen (s. Abb. 13.23 und Kapitel 4, Abschn. 5.4.1). *α*-Amylasen sind weit verbreitet. Sie kommen in Bakterien, Pilzen, Tieren und in einigen Pflanzen vor.

Da (1→6)-Bindungen von *α*-Amylasen nicht gespalten werden, und da Triosen die kürzesten vom Enzym angreifbaren Oligosaccharide sind, entstehen bei längerer Einwirkung von *α*-Amylasen auf Amylopektin kurzkettige verzweigte Oligosaccharide sowie Maltose, Isomaltose und Glucose als Endprodukte. Im Säugetierdarm werden die Oligosaccharide durch andere Glykosidasen vollständig zu Glucose hydrolysiert.

***β*-Amylasen** liefern *β*-Maltose als Spaltprodukte. Es sind Exoamylasen, die an den nichtreduzierenden Enden der Amylose- oder Amylopektin-Moleküle angreifen und jeweils Disaccharid-Einheiten aus dem Substrat abspalten. *β*-Amylasen kommen vor allem in Pflanzen vor, wo sie die Reservestärke abbauen.

Da *β*-Amylasen nur (1→4)-Bindungen angreifen können und auch nicht in der Lage sind, Verzweigungsstellen zu überspringen, können sie Amylopektin nicht vollständig hydrolysieren. Nach dem Abbau der unverzweigten Seitenketten bleibt ein relativ hochmolekulares verzweigtes Polysaccharid, das als Grenzdextrin bezeichnet wird, zurück. In keimenden Samen wird der vollständige Abbau des Amylopektins durch ein zweites Enzym, das R-Enzym gewährleistet. Dieses spaltet die von den *β*-Amylasen nicht angegriffenen (1→6)-Bindungen.

Glucoamylasen sind ebenfalls Exoamylasen. Sie katalysieren die Abspaltung einzelner Glucose-Moleküle vom Kettenende und können nicht nur (1→4)-Bindungen sondern auch (1→6)-Bindungen spalten. Glucoamylasen bauen daher Amylose und Amylopektin vollständig zu Glucose ab. Sie kommen vor allem in Pilzen vor.

Pankreas-α-Amylase

Arzneibuch-Monographie: Pankreas-α-Amylase ist enthalten im Pankreas-Pulver (DAB 9; AB/DDR; AUSTR.; HELV. VII).

Vorkommen: Im Sekret der Bauchspeicheldrüse des Menschen und anderer Säugetiere.

Gewinnung: Aus Bauchspeicheldrüsen von Schlachttieren, insbesondere vom Schwein *(Sus scrofa)* oder vom Rind *(Bos taurus)*. Die Bauchspeicheldrüsen enthalten neben Amylasen auch Lipasen und Proteasen. α-Amylase aus Schweinepankreas ist zwar in kristalliner Form als Handelsprodukt erhältlich. Für die pharmazeutische Verwendung ist aber die aufwendige Trennung in Einzelenzyme in der Regel nicht erforderlich. Man verwendet statt dessen einen auf definierte Enzymaktivitäten standardisierten Gesamtextrakt, das Pankreas-Pulver (Pankreatin).

Struktur, Eigenschaften: Pankreas-α-Amylase ist ein calciumhaltiges Glykoprotein mit einer Molekülmasse von etwa 50000 Dalton, das durch Chlorid-Ionen aktiviert wird.

Verwendung: Als Bestandteil des Pankreas-Pulvers zur Enzymsubstitutionstherapie bei exokriner Pankreasinsuffizienz.

Aspergillus oryzae-α-Amylase

Gewinnung: Die Amylase wird aus *Aspergillus oryzae* (Ahlburg) Cohn, einem Pilz aus der Klasse der Deuteromycetes, gewonnen. Ähnliche α-Amylasen können auch aus *Aspergillus niger* Van Tieghem und aus bestimmten Stämmen von *Bacillus subtilis* (Ehrenberg) Cohn (Synonym: *Bacillus amyloliquefaciens*) gewonnen werden.

Verwendung: Zur Substitution von Verdauungsenzymen.

Der Pilz produziert neben α-Amylase auch Proteinasen, Cellulasen und Hemicellulasen. Reine Aspergillus-oryzae-α-Amylase ist zwar als Handelsprodukt erhältlich, für die Herstellung von Fertigpräparaten verwendet man aber in der Regel auf definierte Enzymaktivitäten standardisierte angereicherte Gemische, die alle genannten Enzyme enthalten. Eine weitere Trennung dieses Gemisches wäre relativ aufwendig. Außerdem werden Amylasen und Proteasen zur Enzymsubstitutionstherapie sowieso benötigt. Die Cellulasen bauen Cellulose bereits im Dünndarm ab und können dadurch bei cellulosereicher Kost die Gasentwicklung beim bakteriellen Celluloseabbau im Dickdarm vermindern.

Struktur, Eigenschaften: Aspergillus-oryzae-α-Amylase ist ein calciumhaltiges Glykoprotein mit einer Molekülmasse von etwa 50000 Dalton. Im Gegensatz zur Pankreas-α-Amylase benötigt sie keine Chlorid-Ionen zur Aktivierung.

Verwendung: In Kombination mit Lipasen zur Enzymsubstitutionstherapie bei exokriner Pankreasinsuffizienz.

Glucoamylasen

Gewinnung: Glucoamylasen können aus Pilzen der Klasse Deuteromycetes [*Aspergillus niger* V. Tiegh., *Aspergillus oryzae* (Ahlb.) Cohn], und Zygomycetes [*Rhizopus delemar, Rhizopus niveus* – Mucoraceae] gewonnen werden.

Struktur: Aspergillus-niger-Glucoamylase ist ein Glykoprotein mit einer Molekülmasse von 97000 Dalton.

Verwendung: Zur Herstellung von Glucose aus Stärke. Um den Abbau der Stärke zu beschleunigen, wird in der Regel eine Mischung von Glucoamylase und α-Amylase verwendet.

4.2.3 Peptidhydrolasen

Peptidhydrolasen spalten die Peptidbindungen von Peptiden und Proteinen. Auch diese Enzyme können an den Enden der Ketten (Exopeptidasen) oder im Inneren der Ketten (Endopeptidasen) angreifen. Von pharmazeutischer Bedeutung sind vor allem Endopeptidasen. Diese Enzyme werden auch als Proteinasen bezeichnet und nach Strukturelementen des katalytischen Zentrums in Serin-Proteinasen, Cystein-Proteinasen, Aspartat-Proteinasen und Metallo-Proteinasen unterteilt.

a) Serin-Proteinasen

Das katalytische Zentrum der Serin-Proteinasen enthält je einen Serin-, Histidin- und Asparaginsäure-Rest, die über Wasserstoffbrücken miteinander verbunden sind. Dieses System wird als katalytische Triade bezeichnet.

Während die Wasserstoffbrücke zwischen dem Asparaginat-Rest und dem Histidyl-Rest der räumlichen Fixierung und der Stabilisierung der geeigneten tautomeren Form des Imidazol-Ringes dient, ist die Wasserstoffbrücke zwischen Histidin- und Serin-Rest direkt an der Übertragung eines Protons vom Serin über das Histidin auf den Amidstickstoff der zu spaltenden Bindung beteiligt. Der Serin-Sauerstoff greift die Peptidbindung des Substrats nucleophil an. Dabei wird das Hydroxylproton des Serins auf den Histidyl-Rest übertragen und es bildet sich ein tetraedrisches Zwischenprodukt, dessen negativ geladener Carbonylsauerstoff über zwei Wasserstoffbrücken an die Oxanion-Bindungsstelle des Enzyms gebunden wird. Nach der Protonierung des Imidazol-Ringes bildet sich eine neue Wasserstoffbrücke zwischen

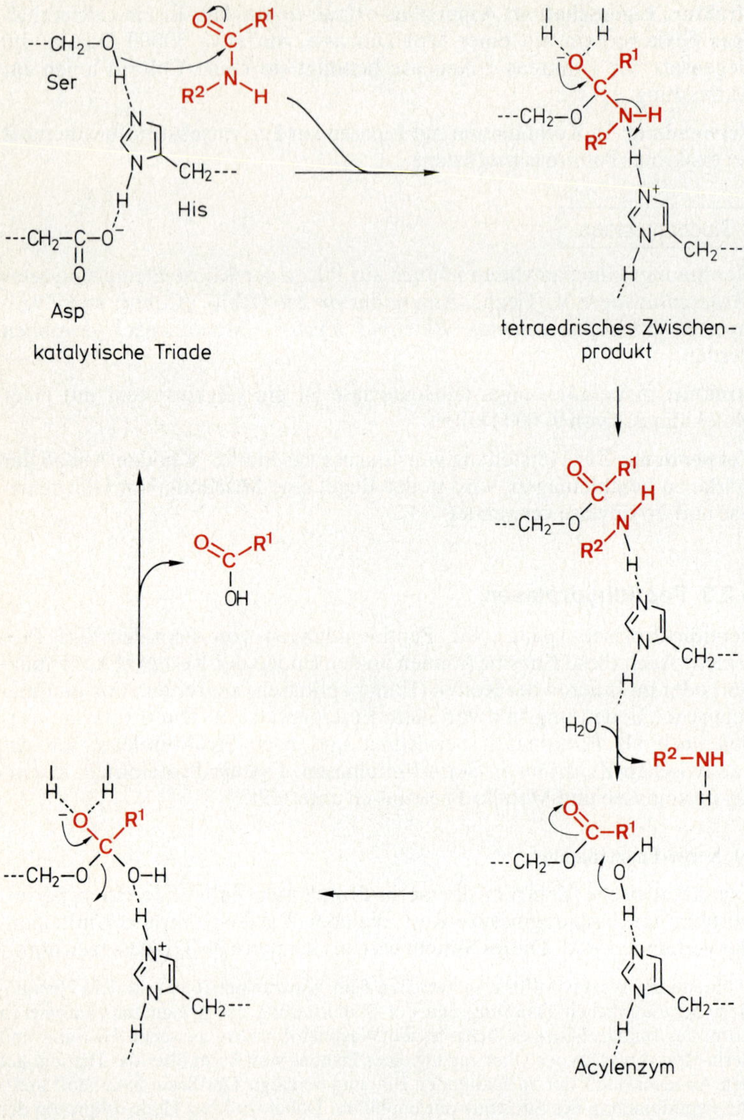

Abb. 13.23 Hydrolyse von Peptiden durch Serin-Proteinasen

dem Histidyl-Rest und dem Amidstickstoff des Substrats. Durch vollständige Übertragung des Protons auf den Stickstoff wird dann die C-N-Bindung des Substrats unter Freisetzung eines N-terminalen Peptidbruchstücks und unter Bildung eines Acylenzyms gespalten. Das Acylenzym wird schließlich nach Aufnahme eines Wassermoleküls in das aktive Zentrum unter Freisetzung des carboxyterminalen Peptidbruchstücks und unter Rückbildung des ursprünglichen Zustands hydrolysiert (s. Abb. 13.23).

Bei der Biosynthese von Serin-Proteinasen entstehen zunächst enzymatisch inaktive Proenzyme (Zymogene). Diese werden durch Exocytose aus der Zelle geschleust und erst am geeigneten Ort und zum geeigneten Zeitpunkt durch hydrolytische Spaltung einer oder weniger Peptidbindungen aktiviert. Diese Spaltung bezeichnet man als limitierte Proteolyse.

Verdauungsenzyme

Die an der Verdauung von Nahrungsproteinen beteiligten Enzyme der Säugetiere werden im Pankreas als Proenzyme gebildet und im Darm aktiviert: Eines der Proenzyme, das Trypsinogen wird durch eine von der Darmschleimhaut sezernierte Proteinase, die Enteropeptidase (Enterokinase), in das aktive Trypsin überführt. Dieses aktiviert dann autokatalytisch weitere Trypsinogen-Moleküle sowie die anderen an der Proteinverdauung beteiligten Pankreas-Zymogene Chymotrypsinogen, Proelastase und Procarboxypeptidase A und B.

Die Pankreas-Proteinasen spalten die Nahrungsproteine in Oligopeptide. Diese werden dann durch die Exopeptidasen Carboxypeptidase A und B vollständig zu Aminosäuren abgebaut.

Trypsin

Arzneibuch-Monographie: Trypsin ist enthalten im Pankreas-Pulver (DAB 9; AB/DDR; AUSTR.; HELV. VII).

Vorkommen: Trypsinogen kommt im Sekret der Bauchspeicheldrüse von Wirbeltieren vor. Es wird im Darm durch Enteropeptidase in Trypsin überführt.

Gewinnung: Trypsin kann durch Extraktion von Trypsinogen aus dem Pankreas von Schlachttieren und anschließende Reinigung sowie Aktivierung des Trypsinogens in reiner Form gewonnen werden. Meist wird es jedoch als Bestandteil des Pankreas-Pulvers verwendet.

Struktur, Eigenschaften: Trypsin ist eine Serin-Proteinase mit einer Molekülmasse von etwa 24000 Dalton und einem pH-Optimum von 7–9. Es besitzt eine hohe Substratspezifität: Nur Peptidbindungen, an denen die Carboxy-Gruppen von Lysyl- und Arginyl-Resten beteiligt sind, werden gespalten. Die entstehenden Bruchstücke enthalten Arginin oder Lysin als carboxyterminale Aminosäure.

Trypsinogen ist ein einkettiges Protein, das sechs Disulfidbrücken enthält. Es wird durch Abspaltung eines N-terminalen sauren Hexapeptids [Val-$(Asp)_4$-Lys] aktiviert. Durch diese limitierte Proteolyse wird eine Konformationsänderung induziert, die eine optimale Anordnung der Seitenketten im aktiven Zentrum zur Folge hat. Das Reaktionsprodukt ist β-Trypsin, welches durch weitere trypsinkatalysierte Proteolyse in das zweikettige α-Trypsin und das dreikettige Pseudotrypsin überführt werden kann. α-Trypsin und Pseudotrypsin sind ebenfalls enzymatisch aktiv.

Verwendung:

1. Als Bestandteil des Pankreas-Pulvers zur Substitution von Verdauungsenzymen.
2. Als Reinsubstanz zum Abbau von Nekrosen und Fibrinbelägen in schlechtheilende Wunden, z. B. bei Unterschenkelgeschwüren (Ulcus cruris).

Chymotrypsinum

Arzneibuch-Monographie: DAB 9 (Chymotrypsin); AUSTR.; HELV. VII.

Vorkommen: Chymotrypsinogene werden im Pankreas von Säugetieren gebildet und in den Darm sezerniert. Dort werden sie durch Trypsin in Chymotrypsine überführt.

Gewinnung: Aus dem Pankreas von Rindern wird Chymotrypsinogen isoliert, das dann durch Aktivierung mit Trypsin in Chymotrypsin überführt wird. Chymotrypsin ist auch Bestandteil des Pankreas-Pulvers.

Struktur, Eigenschaften: Chymotrypsine sind eine Gruppe von Serin-Proteinasen mit sehr ähnlicher Wirkung. Sie spalten bevorzugt die Peptidbindungen nach der Carbonyl-Gruppe hydrophober Aminosäuren, wie Phe, Tyr, Trp und Leu.

Chymotrypsine werden aus inaktiven Vorstufen, den Chymotrypsinogenen, durch limitierte Proteolyse gebildet. Hauptkomponente im Pankreas des Menschen und der Schlachttiere ist Chymotrypsinogen A. Die Primärstrukturen der Chymotrypsinogene sind einander und dem Trypsinogen sowie der Elastase sehr ähnlich, weil Chymotrypsinogene und Trypsinogen und Proelastase homologe Proteine sind: Sie haben sich im Laufe der Evolution aus einer gemeinsamen Vorstufe entwickelt. Die Unterschiede in der Wirkungsspezifität von Trypsin und Chymotrypsin sind auf den Austausch einer einzigen Aminosäure an der Substratbindungsstelle zurückzuführen: Chymotrypsin bindet den Aminosäure-Rest, der sich vor der zu spaltenden Bindung befindet, in einer hydrophoben Tasche. Es ist daher für große hydrophobe Seitenketten spezifisch. Beim Trypsin ist in dieser hydrophoben Tasche ein Serin-Rest durch einen Asparaginsäure-Rest ersetzt. Dessen Seitenkette enthält ein Carboxylat-Ion und bindet daher spezifisch die basischen Aminosäuren Arginin oder Lysin.

Die Aktivierung der Chymotrypsinogene ist komplizierter als die Aktivierung des Trypsinogens, weil mehrere Bindungen in unterschiedlicher Reihenfolge gespalten werden können. Hauptprodukt der Aktivierung von Chymotrypsinogen A unter physiologischen Bedingungen ist α-Chymotrypsin, ein dreikettiges Protein.

Verwendung:

1. Als Bestandteil des Pankreas-Pulvers zur Substitution von Verdauungsenzymen.
2. Als Reinstoff zum Abbau von Nekrosen und Fibrinbelägen in schlechtheilende Wunden.
3. Als Reinstoff zur intramuskulären Injektion bei Blutergüssen und verletzungsbedingten Schwellungen.

Aspergillus-Proteinasen

Gewinnung: Proteinasen können aus *Aspergillus oryzae* (Ahlb.) Cohn, *A. niger* V. Tiegh. und anderen *Aspergillus*-Arten (Deuteromycetes) gewonnen werden. Aus *A. oryzae* isoliert man in der Regel ein Enzymgemisch, das außer Proteinasen auch α-Amylasen und Cellulasen enthält.

Struktur, Eigenschaften: Die handelsüblichen Enzympräparate aus *Aspergillus*-Arten enthalten in der Regel mehrere Proteinasen unterschiedlicher Struktur und unterschiedlicher Wirkungsspezifität. Diese Enzymgemische können daher Proteine an verschiedenen Stellen spalten und so zu Aminosäuren und Oligopeptiden abbauen. Die Aspergillus-Proteinasen sind sehr stabil gegen Säuren und gegen Pankreas-Proteinasen. Ihre Wirkungsoptima reichen vom sauren bis in den alkalischen Bereich. Sie sind daher sowohl im Magen als auch im Dünndarm enzymatisch aktiv.

Verwendung: In Kombination mit Lipasen zur Substitution von Verdauungsenzymen.

Enzyme, Aktivatoren und Hemmstoffe der Blutgerinnung

Die Blutgerinnung ist ein komplexer Vorgang, an dem Plasmaproteine, ein Gewebsprotein, Phospholipide und Calcium-Ionen beteiligt sind. Die Plasmaproteine sind Vorstufen von Enzymen oder Cofaktoren. Die aus den **Proenzymen** entstehenden Enzyme sind bis auf den Faktor XIII Serin-Proteinasen. Die **Cofaktoren** sind selbst nicht enzymatisch aktiv, sie können aber durch Wechselwirkung mit dem Enzym oder dem Substrat eine Reaktion sehr stark beschleunigen.

Die Enzym- und Cofaktor-Vorstufen werden durch limitierte Proteolyse in die aktivierte Form überführt. Diese Aktivierung erfolgt kaskadenartig (s. Abb. 13.24): Ein aktiviertes Enzym katalysiert die Umwandlung eines weiteren Proenzyms in die aktivierte Form. Dadurch wird bei jedem Schritt die Zahl der aktivierten Moleküle erhöht. Das führt jeweils zu einer Signalverstärkung, bis am Ende der Kaskade eine ausreichende Menge Fibrinogen in Fibrin überführt ist und so ein Wundverschluß gebildet werden kann (s. Abschn. 3.1).

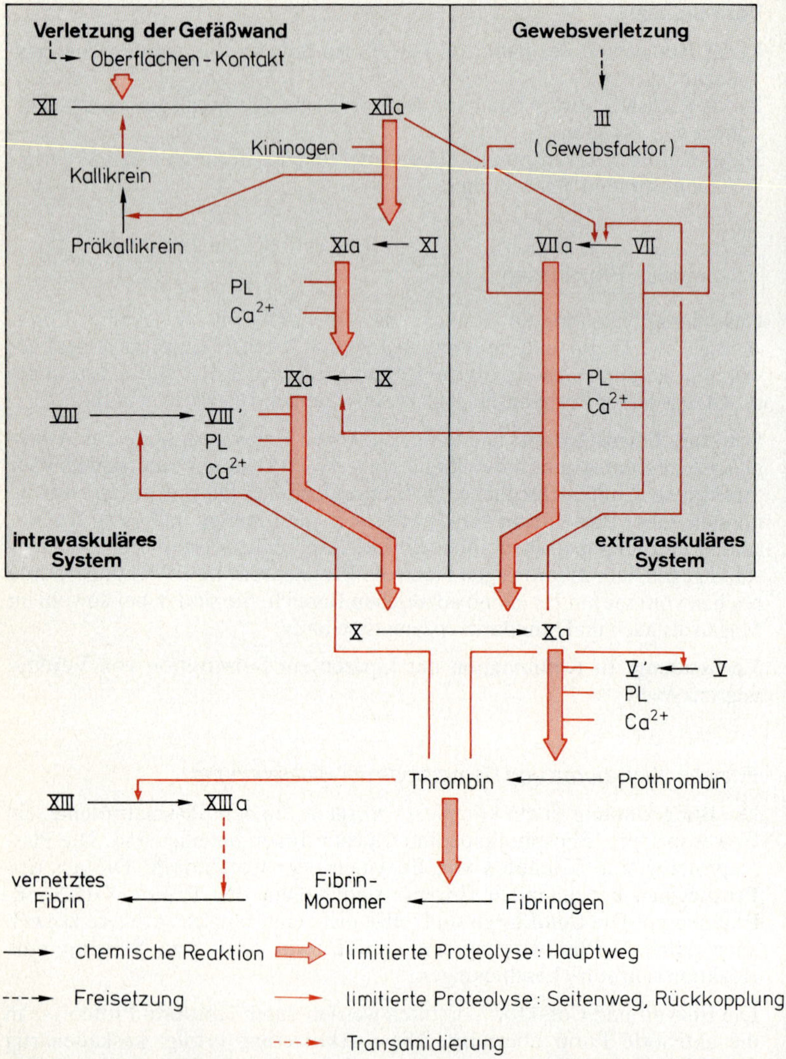

Abb. 13.24 Blutgerinnung.

V–XIII = Faktoren der Blutgerinnung
ohne Zusatz: Zymogen oder Vorstufe eines Cofaktors
Zusatz „a": aktiviertes Enzym
Zusatz „ ' ": aktivierter Cofaktor

PL = Phospholipide

Die an vielen Reaktionen der Gerinnungskaskade beteiligten Phospholipide bilden in dem wäßrigen Milieu des Blutplasmas Vesikel, an deren Oberfläche in der Regel ein Enzym, ein Protein-Cofaktor und das Substrat unter Beteiligung von Calcium-Ionen gebunden werden. Dadurch wird die Reaktionsgeschwindigkeit der enzymatischen Umsetzung erheblich gesteigert. Die Bindung der beteiligten Proteine erfolgt über Domänen, welche γ-Carboxyglutaminsäure-Reste enthalten. Diese seltenen Aminosäure-Reste werden prosttranslational in einer **Vitamin-K-**abhängigen Reaktion durch Carboxylierung von Glutaminsäure-Resten gebildet. Vitamin-K-Mangel oder die Gabe von Vitamin-K-Antagonisten, wie z. B. Phenprocoumon, führt daher zu einer Hemmung der Blutgerinnung.

Die Blutgerinnung kann auf zwei verschiedenen Wegen ausgelöst werden: Das **intravaskuläre System** der Blutgerinnung wird durch kleine Verletzungen in den Gefäßen aktiviert. Es benötigt nur plasmatische Faktoren, und die Aktivierung erfolgt wesentlich langsamer als im extravaskulären System: Es dauert einige Minuten, bis die Fibrinbildung einsetzt. Das System wird durch Kontakt des Faktors XII (Hagemann-Faktor) mit der geschädigten Oberfläche gestartet. Als auslösendes Agens *in vivo* gilt das durch Verletzungen freigelegte Kollagen. *In vitro* kann die Reaktion auch durch Kontakt mit Glas oder Kaolin ausgelöst werden.

Wahrscheinlich ändert sich bei der Bindung an die Oberfläche des Aktivators die Konformation des Faktors XII, so daß seine Aktivierung durch Proteinasen – besonders wenn diese ebenfalls an die Oberfläche des Aktivator gebunden werden – wesentlich erleichtert wird. Der Faktor XIIa hydrolysiert dann Präkallikrein zu Kallikrein, das seinerseits Faktor XII in Faktor XIIa überführt. Durch diese reziproke Aktivierung, die hochmolekulares Kininogen als Cofaktor erfordert, wird die Bildung von Faktor XIIa und Kallikrein sehr stark beschleunigt. Faktor XIIa aktiviert dann Faktor XI und setzt damit die Gerinnungskaskade fort.

Das **extravaskuläre System** wird durch Gewebsverletzungen aktiviert und bildet innerhalb weniger Sekunden Fibrin. Die Reaktionskaskade wird durch den aus verletztem Gewebe freigesetzten Faktor III (Gewebsfaktor) gestartet.

Faktor III ist ein Membranprotein, das in Phospholipidvesikel eingebaut sein muß, um seine biologische Aktivität zu entfalten. In Gegenwart von Calcium-Ionen bindet der membranassoziierte Faktor III den Faktor VII und erhöht dadurch dessen enzymatische Aktivität. Faktor VII spaltet dann Faktor X zur aktiven Serin-Proteinase Xa. Diese Reaktion läuft relativ langsam ab. Sobald aber etwas Faktor Xa gebildet ist, wird sie durch eine positive Rückkopplung stark beschleunigt: Faktor Xa spaltet den Faktor VII zu dem wesentlich aktivieren Faktor VIIa, der dann sehr rasch weitere Faktor-X-Moleküle in Faktor Xa überführt.

Ähnliche Rückkopplungen finden sich bei der Aktivierung von Faktor VIII im intravaskulären System und bei der Aktivierung von Faktor V in der gemeinsamen Endstrecke der Blutgerinnungskaskade durch Thrombin. Solche positiven Rückkopplungen gibt es aber nicht nur innerhalb des intra- oder extravaskulären Systems, sondern auch zwischen diesen beiden Aktivierungswegen: So aktiviert der Gewebsfaktor/Faktor-VIIa-Komplex nicht nur den Faktor X, sondern er kann auch zusätzlich über eine Aktivierung des Faktors IX das intravaskuläre System in den Gerinnungsprozeß einbeziehen. Andererseits aktiviert der Faktor XIIa nicht nur das intravaskuläre System, sondern er kann durch Aktivierung des Faktors VII zusätzlich die Blutgerinnung über das extravaskuläre System fördern.

Darüber hinaus ist die Blutgerinnung auch mit anderen Systemen gekoppelt: Das zu Beginn des intravaskulären Weges gebildete Kallikrein spaltet aus Kininogen Bradykinin ab. Dieses Peptid erweitert die Gefäße und ruft dadurch eine lokale Mehrdurchblutung hervor. Außerdem löst es Schmerzen aus. Faktor XIIa und Kallikrein aktivieren auch das Plasminogen und starten damit das Fibrinolysesystem (s. S. 533).

Factor VIII coagulationis sanguinis humani cryodesiccatus

Arzneibuch-Monographie: DAB 9 [Blutgerinnungsfaktor VIII vom Menschen (gefriergetocknet)]; HELV. VII.

Vorkommen: Faktor VIII (antihämophiles Globulin A) kommt im Blutplasma vor.

Gewinnung: Faktor-VIII-Präparate werden durch Fraktionierung von menschlichem Blutplasma, das von mehr als 10 gesunden Spendern stammen muß, hergestellt. Da Faktor VIII nur in sehr geringer Konzentration im Blut vorkommt, ist eine Reindarstellung nur mit sehr großem Aufwand und entsprechend hohen Kosten möglich. Die Handelsprodukte (Faktor-VIII-Konzentrat, Kryopräzipitat) sind Plasmafraktionen, in denen der Faktor VIII angereichert ist. Sie können bis zu 80% Fremdproteine, vor allem Fibrinogen, enthalten. Um eventuell vorhandene Viren zu inaktivieren, werden die Präparate nach unterschiedlichen Verfahren erhitzt oder mit Chemikalien, z. B. β-Propiolacton, behandelt. Die Endprodukte werden dann gefriergetrocknet.

Mit gentechnischen Methoden könnte reiner Faktor VIII wirtschaftlich dargestellt werden. Da die Klonierung und Expression des Faktor-VIII-Gens vor kurzem gelungen ist, werden entsprechende Präparate wahrscheinlich in den nächsten Jahren erhältlich sein.

Struktur: Faktor VIII ist ein sehr großes einkettiges Glykoprotein. Bei der Aktivierung wird durch limitierte Proteolyse ein Polypeptid aus der Mitte des Moleküls entfernt. Faktor VIII′ besteht daher aus zwei Polypeptid-Ketten, die über Calcium-Ionen zusammengehalten werden.

Eigenschaften: Faktor VIII ist ein Cofaktor der Blutgerinnung, der durch Thrombin in die aktivierte Form, Faktor VIII′, überführt wird. Faktor VIII′ beschleunigt die durch Faktor IXa katalysierte Umwandlung von Faktor X in Faktor Xa (s. Abb. 14.24). Mangel an Faktor VIII verursacht die klassische Bluterkrankheit (Hämophilie A).

Verwendung: Zur Behandlung von Blutungen bei Hämophilie A oder anderen Erkrankungen mit Faktor-VIII-Mangel.

Thrombinum

Arzneibuch-Monographie: DAB 9 (Reagenz: Thrombin); AB/DDR; HELV. VII.

Vorkommen: Thrombin entsteht im Blut von Wirbeltieren durch limitierte Proteolyse aus Prothrombin (s. Abb. 13.24).

Gewinnung: Aus dem Blutplasma von Rindern.

Struktur, Eigenschaften: Thrombin ist eine Serin-Proteinase mit hoher Spezifität: Es katalysiert die Bildung von Fibrin durch hydrolytische Abspaltung der Fibrinopeptide A und B aus Fibrinogen (s. Abschn. 3.1).

Verwendung: Zur lokalen Blutstillung. Auch die perorale Applikation bei Magen- oder Darmblutungen ist möglich.

Ancrod

Vorkommen: Ancrod ist ein Bestandteil des Giftdrüsensekrets der malayischen Grubenotter *Agkistrodon rhodostoma* – Crotalidae.

Gewinnung: Durch chromatographische Auftrennung des Giftdrüsensekrets.

Struktur, Eigenschaften: Ancrod ist eine fibrinogenspaltende Proteinase. Im Gegensatz zum Thrombin katalysiert es jedoch nur die Abspaltung von Fibrinopeptid A. Das dabei gebildete unphysiologische Des-A-Fibrin wird im strömenden Blut rasch durch das körpereigene fibrinolytische System (s. S. 533) abgebaut. Bei einer parenteralen Gabe von Ancrod wird also die Fibrinogenkonzentration des Blutes vermindert, ohne daß sich ein Fibringerinnsel bildet. Da durch die Senkung der Fibrinogenkonzentration die Blutviskosität deutlich abnimmt, kann man durch Defibrinogenierung über eine Verbesserung der Fließeigenschaften des Blutes eine bessere Blut- und Sauerstoffversorgung minderdurchbluteter Gewebe bei Verengungen oder Verschlüssen peripherer Arterien erreichen.

Verwendung: Zur Behandlung mittelschwerer und schwerer Formen der peripheren arteriellen Verschlußkrankheit.

Batroxobin

Vorkommen: Batroxobin ist ein Bestandteil des Giftdrüsensekrets der südamerikanischen Lanzenotter *Bothrops moojeni* Hoge – Crotalidae.

Gewinnung: Durch chromatographische Auftrennung des Giftdrüsensekrets.

Struktur, Eigenschaften: Batroxobin ist eine Proteinase, welche die Abspaltung von Fibrinopeptid A aus Fibrinogen katalysiert. Sie kann wie Ancrod zur Verminderung der Blutviskosität durch Defibrinogenierung eingesetzt werden.

Verwendung: Zur Behandlung mittelschwerer und schwerer Formen der peripheren arteriellen Verschlußkrankheit.

Antithrombin III

Vorkommen: Antithrombin III, der wichtigste physiologische Hemmstoff der Blutgerinnung, kommt im Blutplasma vor.

Gewinnung: Aus menschlichem Blutplasma von gesunden Spendern wird ein Antithrombin-III-Konzentrat gewonnen, das biologisch standardisiert wird. Ein gentechnisches Verfahren zur Herstellung von Antithrombin III wird zur Zeit entwickelt.

Struktur, Eigenschaften: Antithrombin III ist ein einkettiges Glykoprotein mit einer Molekülmasse von 58000 Dalton. Es inaktiviert vor allem Thrombin und Faktor Xa, aber auch die Faktoren XIIa, XIa, IXa und VIIa werden gehemmt. Diese enzymhemmenden Wirkungen werden durch Heparin sehr stark beschleunigt (s. Kap. 4, S. 124).

Verwendung: Zur Thromboembolie-Prophylaxe bei Antithrombin-III-Mangel. Dieser kann erblich bedingt sein oder durch schwere Lebererkrankungen hervorgerufen werden.

Hirudo

Arzneibuch-Monographie: AB/DDR (Blutegel).

Stammtier: Der Blutegel, *Hirudo medicinalis* – Hirudinidae, kommt in Tümpeln, Mooren und Sümpfen Europas und Nordamerikas vor. Er ernährt sich durch Blutsaugen an Säugetieren.

Inhaltsstoffe: Beim Blutsaugen geben Blutegel ein blutgerinnungshemmendes Speichelsekret ab. Der Wirkstoff dieses Sekrets ist das Hirudin, ein aus 65 Aminosäuren aufgebautes einkettiges Polypeptid. **Hirudin** ist der wirksamste der bisher bekannten natürlichen Hemmstoffe der Blutgerinnung. Es wird rasch und spezifisch nichtkovalent an Thrombin gebunden und bildet einen sehr stabilen Hirudin-Thrombin-Komplex, der keine enzymatische Aktivität mehr besitzt. Hirudin verhindert dadurch die Spaltung von Fibrinogen zu Fibrin.

Gewinnung: Hirudin wird aus den Kopfenden von Blutegeln durch fraktionierte Fällung und säulenchromatographische Trennung in reiner Form isoliert. Die gentechnologische Darstellung von Hirudin ist gelungen, entsprechende Präparate sind noch nicht zugelassen.

Verwendung: Hirudin wird in Salben bei Venenentzündungen und Thrombosen sowie bei stumpfen Verletzungen und bei Hämorrhoiden angewandt. Die Wirksamkeit dieser Zubereitungen ist umstritten.

Lebende Blutegel werden nur noch selten verwendet. Sie werden bei Venenentzündungen an den betroffenen Stellen angesetzt, um Blut zu saugen.

Enzyme und Aktivatoren der Fibrinolyse

Das Fibrinolysesystem kann das bei der Blutgerinnung gebildete Fibrin wieder abbauen. Es wird bereits bei Beginn des intravaskulären Blutgerinnungsweges durch Faktor XIIa und Kallikrein aktiviert. Außerdem kann es durch gewebespezifische Aktivatoren wie Urokinase oder den Gewebe-Plasminogen-Aktivator (**t**issue-type **p**lasminogen **a**ctivator: t-PA) gestartet werden (s. Abb. 13.25). Das Fibrinolysesystem ist ähnlich wie das Blutgerinnungssystem aufgebaut: Ein im Blutplasma vorhandenes Proenzym, das Plasminogen, wird durch limitierte Proteolyse in das aktive Enzym, die Serin-Proteinase Plasmin überführt, das dann Fibrin hydrolytisch abbaut.

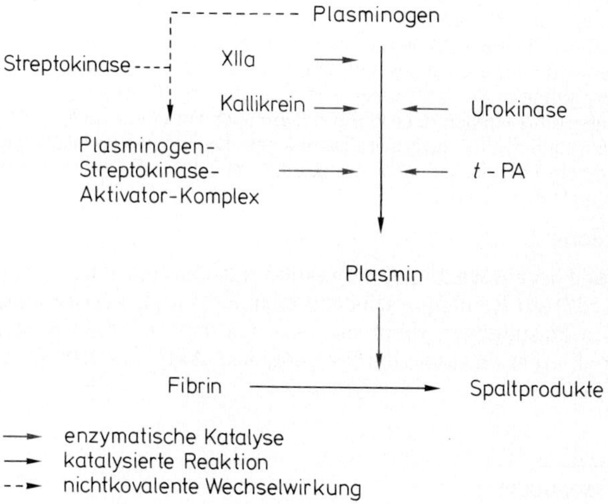

Abb. 13.25 Fibrinolyse.
Urokinase und t-PA (Gewebe-Plasminogenaktivator) sind körpereigene Plasminogen-Aktivatoren. Streptokinase ist ein unphysiologischer Aktivator aus *Streptococcus*-Arten

Wie schon die Aktivierung der Fibrinolyse durch Enzyme der Blutgerinnung zeigt, beeinflussen die beiden Systeme sich gegenseitig: So hemmen die bei der Fibrinolyse entstehenden Spaltprodukte des Fibrins die Blutgerinnung, indem sie den Faktor Xa inaktivieren und damit die Überführung von Prothrombin in Thrombin blockieren. Außerdem greift Plasmin Fibrinogen sowie die Faktoren V und VIII an und hydrolysiert sie zu inaktiven Spaltprodukten, was ebenfalls die Blutgerinnung hemmt.

Plasminogen / Plasmin

Vorkommen: Plasminogen, die inaktive Vorstufe des Plasmins, ist Bestandteil des Blutplasmas.

Gewinnung: Plasminogen wird aus menschlichem oder Rinder-Blutplasma gewonnen. Es kann nach verschiedenen Verfahren, z. B. mit Streptokinase oder mit Chloroform, zu Plasmin aktiviert werden.

Struktur, Eigenschaften: Plasmin ist eine Serin-Proteinase. Das Molekül besteht aus zwei ungleich langen Polypeptid-Ketten, die über eine Disulfidbrücke miteinander verbunden sind. Die leichtere Kette, welche das aktive Zentrum enthält, ist den Pankreas-Serinproteinasen homolog. Plasmin katalysiert den hydrolytischen Abbau von polymerem Fibrin zu wasserlöslichen Spaltprodukten.

Plasminogen ist ein einkettiges Protein mit einer Molekülmasse von 68000 Dalton. Bei seiner Aktivierung wird eine Arginin-Valin-Bindung im Inneren des Moleküls gespalten und ein zweikettiges Protein gebildet, dessen Polypeptidketten über eine Disulfidbrücke miteinander verbunden bleiben. Dieses Protein wird nach dem N-terminalen Aminosäurerest als Glu-Plasmin bezeichnet. Es kann autokatalytisch unter Abspaltung eines N-terminalen Polypeptids aus 77 Aminosäuren in das Lys-Plasmin überführt werden. Lys-Plasmin kann auch auf einem anderen Weg gebildet werden: Plasmin spaltet auch aus Plasminogen das amino-terminale Polypeptid ab. Dabei entsteht Lys-Plasminogen, das dann durch t-PA oder andere Aktivatoren zu Lys-Plasmin hydrolysiert wird.

Verwendung:

1. Rinder-Plasmin wird in Kombination mit Pankreas-Desoxyribonuclease (s. S. 520) zur Reinigung schlechtheilender Wunden verwendet.
2. Human-Plasminogen dient als Ausgangsmaterial zur Herstellung von **A**nisoyliertem **P**lasminogen-**S**treptokinase-**A**ktivator-**K**omplex (APSAC).

Streptokinasum

Arzneibuch-Monographie: DAB 9 (Streptokinase); HELV. VII.

Gewinnung: Aus dem Kulturfiltrat bestimmter Stämme von *Streptococcus haemolyticus* Gruppe C – Streptococcaceae.

Struktur, Eigenschaften: Streptokinase ist ein enzymatisch inaktives Protein mit einer Molekülmasse von 47000 Dalton. Es bildet mit Human-Plasminogen einen Komplex, der aus je einem Molekül Plasminogen und Streptokinase besteht und die Eigenschaften eines Plasminogen-aktivierenden Enzyms hat.

Dieser Plasminogen-Streptokinase-Komplex überführt freies Plasminogen in Plasmin, indem er die hydrolytische Spaltung derselben Arginin-Valin-Bindung, die auch von den physiologischen Aktivatoren Urokinase oder t-PA gespalten wird, katalysiert. Das entstehende Plasmin kann dann Fibringerinnsel zu löslichen Spaltprodukten abbauen.

Streptokinase wird daher als indirektes Fibrinolytikum eingesetzt. Obwohl Streptokinase antigen wirkt, kann sie parenteral verabreicht werden, da die Behandlung jeweils nur kurzfristig erfolgt und der Antikörper-Titer nach einer Streptokinase-Therapie relativ schnell wieder absinkt.

Verwendung: Als Fibrinolytikum zur Auflösung von Blutgerinnseln (Thrombolyse) z. B. bei tiefen Venenthrombosen, bei peripheren arteriellen Thrombosen und beim frischen Herzinfarkt.

APSAC
Anisoylierter Plasminogen-Aktivator-Komplex

Gewinnung: APSAC wird aus dem Lys-Plasminogen-Streptokinase-Komplex durch Anisoylierung des aktiven Zentrums dargestellt.

Struktur/Eigenschaften: APSAC (**a**nisoylated **p**lasminogen **s**treptokinase **a**ctivating **c**omplex) ist ein stöchiometrischer Komplex aus humanem Lys-Plasminogen und Streptokinase, dessen katalytisches Zentrum durch eine Anisoyl-Gruppe reversibel blockiert ist. Der Anisoyl-Rest ist an den Serinrest der katalytischen Triade (s. S. 523) esterartig gebunden.

In Gegenwart von Wasser wird der Anisoyl-Rest hydrolytisch abgespalten. Dadurch wird die enzymatische Aktivität des Plasminogen-Streptokinase-Komplexes wiederhergestellt. Durch die reversible Blockade des katalytischen Zentrums soll eine größere Selektivität bei systemischer Applikation des Wirkstoffes erreicht werden.

Da APSAC relativ langsam hydrolysiert wird und vor dem Angriff durch Antiaktivatoren des Blutes weitgehend geschützt ist, gelangt ein großer Teil der applizierten Dosis zu den Fibringerinnseln und wird dort durch spezifische nichtkovalente Bindung angereichert. Die hydrolytische Spaltung von APSAC und damit die Freisetzung des Plasminogenaktivator-Komplexes findet also überwiegend lokal am Thrombus statt. Der Plasminogen-Streptokinase-Komplex katalysiert dann die Umwandlung von Plasminogen in Plasmin, das schließlich Fibrin zu löslichen Spaltprodukten abbaut.

Verwendung: Als Fibrinolytikum zur Behandlung des akuten Herzinfarkts.

Urokinase

Vorkommen: Urokinase wird im Nierenepithel gebildet und in die Harnkanälchen ausgeschieden, um den Verschluß der feinen Kanälchen durch Fibrinablagerungen zu verhindern.

Gewinnung: Urokinase kann aus menschlichem Harn isoliert werden. Da die Konzentrationen sehr gering sind, ist die Gewinnung aufwendig und das Produkt entsprechend teuer.

Mit gentechnischen Methoden könnte Urokinase kostengünstiger hergestellt werden. Da die Klonierung und Expression des Urokinase-Gens vor kurzem gelungen ist, werden entsprechende Präparate wahrscheinlich in den nächsten Jahren erhältlich sein.

Struktur, Eigenschaften: Urokinase ist eine Serin-Proteinase, die Plasminogen zu Plasmin hydrolysiert. Als arteigenes Protein besitzt es bei parenteraler Anwendung beim Menschen keine antigenen Eigenschaften.

Verwendung: Als Fibrinolytikum zur Auflösung von Blutgerinnseln (Thrombolyse) z. B. bei tiefen Venenthrombosen, bei peripheren arteriellen Thrombosen und beim frischen Herzinfarkt.

t-PA
Gewebe-Plasminogenaktivator

Vorkommen: t-PA wird von Gefäßendothelzellen gebildet und in das Blut sezerniert. Es ist Bestandteil des fibrinolytischen Systems der Blutbahn.

Gewinnung: t-PA wird gentechnisch hergestellt.

Struktur, Eigenschaften: Der t-PA ist eine Serinproteinase.

Er wird als einkettiges Polypeptid synthetisiert und sezerniert, kann aber durch limitierte Proteolyse in eine zweikettige Form, deren Polypeptid-Ketten durch eine Disulfidbrücke verbunden sind, überführt werden. Diese Reaktion wird unter physiologischen Bedingungen durch Plasmin katalysiert. Beide Formen sind enzymatisch aktiv. Die zweikettige Form bindet jedoch schlechter an Fibrin als die einkettige Form.

t-PA hydrolysiert Plasminogen zu Plasmin, das dann Fibrin zu löslichen Spaltprodukten abbaut.

Die einkettige Form von t-PA hat eine hohe Affinität zu Fibrin. Sie wird gemeinsam mit Plasminogen spezifisch an die Fibrinmatrix eines Thrombus gebunden und hat in diesem Zustand eine wesentlich größere Plasminogenaktivator-Aktivität als in Lösung. Das ist der Grund für die relativ hohe Thrombo-Selektivität des t-PA.

Verwendung: Als Fibrinolytikum zur Behandlung des akuten Herzinfarkts.

b) Cystein-Proteinasen

Cystein-Proteinasen sind den Serin-Proteinasen im Aufbau des katalytischen Zentrums und in der Wirkungsweise relativ ähnlich. Sie enthalten anstelle des Serinrestes einen Cysteinrest im aktiven Zentrum, der das Substrat ebenfalls unter Bildung eines Acylenzyms, hier eines Thioesters, spaltet.

Auch bei den Cysteinproteinasen ist ein Histidinrest an der Katalyse beteiligt. Es bildet sich allerdings nicht eine Wasserstoffbrücke zwischen dem Histidin- und dem Cysteinrest aus, sondern das Proton der Thiol-Gruppe des Cysteins wird vollständig auf den Iminstickstoff übertragen: Das Thiolat-Anion und die Immonium-Gruppe bilden im aktiven Enzym ein Ionenpaar. Diese Differenz zwischen Cysteinproteinasen und Serinproteinasen ist auf die unterschiedliche Azidität von Sulfhydryl- und Hydroxy-Gruppen zurückzuführen.

Cysteinproteinasen werden rasch und vollständig gehemmt durch Verbindungen, die mit der Sulfhydryl-Gruppe reagieren. Dazu gehören vor allem Thiole, Schwermetalle und Sauerstoff. Die Enzyme werden daher meist in weitgehend inaktiver Form isoliert. Durch Zusatz von Thiolen, z. B. Cystein, kann man Disulfide wieder in das freie, enzymatisch aktive Thiol überführen. Schwermetalle können durch Komplexbildner abgefangen werden.

Papain, Chymopapain

Vorkommen: Papain und Chymopapain sind im Milchsaft des Melonenbaums, *Carica papaya* – Caricaceae, enthalten.

Die Stammpflanze ist eine baumartige Staude, die im tropischen Amerika beheimatet ist. Sie wird in vielen tropischen Ländern wegen ihrer melonenartigen, als Obst oder Gemüse verwendeten Früchte (Papayas) angebaut.

Gewinnung: Papain und Chymopapain gewinnt man aus dem getrockneten Milchsaft der unreifen Früchte durch Fällung mit Ammoniumsulfat und Natriumchlorid bei unterschiedlichen pH-Werten. Chymopapain wird anschließend noch durch Ionenaustauschchromatographie gereinigt. Die isolierten Enzyme werden durch Zusatz von L-Cystein aktiviert.

Struktur/Eigenschaften: Papain und Chymopapain sind Cystein-Proteinasen. Beide Enzyme bestehen aus einer einzigen Polypeptid-Kette und wirken als Endopeptidasen.

Chymopapain hat eine hohe Affinität zu Proteoglykanen, die wahrscheinlich auf die ektrostatische Anziehung zwischen den sauren Polysacchariden der Proteoglykane und dem stark basischen Chymopapain zurückzuführen ist. Diese Selektivität wird bei der Behandlung von Bandscheibenvorfällen durch Chemonukleolyse ausgenutzt: Das Chymopapain wird in die Bandscheibe injiziert und greift dort den zentralen, aus Proteoglykanen bestehenden Teil (Nucleus pulposus) an, ohne die umgebenden kollagenhaltigen Gewebestrukturen zu beeinflussen. Die hydrolytische Spaltung der Proteoglykane reduziert die Wasseraufnahmefähigkeit und führt so zu einer Volumenverminderung der Bandscheibe. Dadurch wird der Druck der prolabierten Bandscheibe auf die Nervenwurzel, der den Schmerz auslöst, verringert.

Verwendung:

1. Chymopapain wird zur Behandlung des Bandscheibenvorfalls verwendet. Es reduziert bei intradiskaler Injektion das Volumen des Nucleus pulposus durch hydrolytischen Abbau von Proteoglykanen (Chemonukleolyse).
2. Papain wird zur enzymatischen Reinigung schlechtheilender Wunden und zur Substitution von Verdauungsenzymen verwendet.

Bromelaine

Vorkommen: Bromelaine kommen in der Ananas, *Ananas sativus* (Ldl.) Schult. (Synonym: *Ananas comosus* [Stickm.] Merr.), und anderen Bromeliaceae vor.

Ananas sativus ist eine Staude mit rosettig angeordneten Blättern. Sie ist im tropischen Amerika beheimatet, wird aber auch in anderen tropischen und subtropischen Ländern zur Gewinnung der als Obst verwendeten Fruchtstände angebaut.

Gewinnung: Die Stiele der Ananas-Fruchtstände (Mutterstümpfe) werden ausgepreßt oder mit Wasser extrahiert. Aus dem Extrakt wird durch Fällung mit Aceton oder Ammoniumsulfat ein Gemisch von Bromelainen gewonnen.

Struktur, Eigenschaften: Als Bromelaine bezeichnet man die in der Familie Bromeliaceae vorkommenden Cystein-Proteinasen. Sie sind strukturell und katalytisch dem Papain ähnlich und müssen wie dieses durch Thiole aktiviert werden.

Verwendung:

1. Bromelaine können wie andere Proteinasen zur Enzymsubstitution bei Verdauungsstörungen verwendet werden.

c) Aspartat-Proteinasen

Aspartat-Proteinasen enthalten zwei Asparaginsäure-Reste im katalytischen Zentrum. Im aktiven Zustand muß die Carboxy-Gruppe eines Asparaginsäure-Restes ionisiert sein, während die zweite Carboxy-Gruppe undissoziiert vorliegt. Dies wird durch die Ausbildung einer Wasserstoffbrücke zwischen den räumlich benachbarten Gruppen ermöglicht. Wegen der gegenseitigen Beeinflussung der Dissoziationskonstanten ($pK_1 = 1,5$ und $pK_2 = 4,7$) in einem solchen System, dissoziiert das erste Proton schon im stark sauren Bereich ab. Diese Enzyme haben daher ihr Wirkungsoptimum etwa zwischen pH 1,5 und 2. Sie werden aus diesem Grunde auch als saure Proteinasen bezeichnet.

Aspartat-Proteinasen binden im Gegensatz zu den Serin- und Cystein-Proteinasen bei der Spaltung von Peptidbindungen sowohl den Acylrest als auch den Aminrest des Substrates vorübergehend an das katalytische Zentrum.

Pepsinum

Arzneibuch-Monographie: DAB 9 (Pepsin); AB/DDR; AUSTR.

Vorkommen: Das Proenzym Pepsinogen wird in der Magenschleimhaut von Wirbeltieren gebildet. Unmittelbar nach seiner Sekretion wird es durch die im Magen vorhandene Säure unter Konformationsänderung reversibel aktiviert. In dieser Form spaltet es andere Pepsinogen-Moleküle zu Pepsin, das dann die autokatalytische Aktivierung fortsetzt.

Gewinnung: Aus den Magenschleimhäuten von Schweinen, Schafen oder Kälbern (s. Kap. 1, Abschn. 4.3.1).

Struktur, Eigenschaften: Pepsin ist ein Gemisch mehrerer sehr ähnlicher Aspartat-Proteinasen, die aus zwei verschiedenen Proenzymen, Pepsinogen A und Pepsinogen C, entstehen. Hauptkomponente ist das Pepsin A, ein stark saures, einkettiges Phosphoprotein. Bei der Hydrolyse von Pepsinogen zu Pepsin werden zwei N-terminale Peptide abgespalten.

Pepsin leitet die Eiweißverdauung ein, indem es die Nahrungsproteine zu relativ großen Polypeptiden hydrolysiert. Die Wirkung des Pepsins im Magen hält nicht sehr lange an, da durch die Pufferwirkung der aufgenommenen Nahrung der pH ansteigt und bald einen Wert erreicht, bei dem Pepsin nicht mehr wirksam ist. Üblicherweise finden daher nur etwa 10–15% der Proteinverdauung im Magen statt.

Verwendung: In Kombination mit Säuren, z. B. Salzsäure oder Glutaminsäure-Hydrochlorid, bei Verdauungsbeschwerden. Solche Präparate sollen über eine Stimulation der Gastrinsekretion die Salzsäureproduktion der Magenschleimhautzellen steigern.

Weiterführende Literatur

Austin, L. A., Hearth, H. (1981), Calcitonin, N. Engl. J. Med. **304,** 269.

Beaven, M. A. (1978), Histamine: Its Role in Physiological and Pathological Processes, Karger, Basel.

Brownstein, M. J. (1983), Biosynthesis of Vasopressin and Oxytocin, Ann. Rev. Physiol. **45,** 129.

Buijs, R. M. (1983), Vasopressin and Oxytocin – Their Role in Neurotransmission, Pharmacol. Ther. **22,** 127.

Creighton, T. E. (1984), Proteins, W. H. Freeman & Comp., New York.

Daughaday, W. H. (1977), Anterior Pituitary, in The Year in Endocrinology (Ingbar, S. H., Ed.), Plenum Medical Book, New York, 27.

De Clerck, F. F., Vanhoutte, M. (1982), 5-Hydroxytryptamine in Peripheral Reactions, Raven Press, New York.

Doolittle, R. F. (1985), Proteine, Spektrum der Wissenschaft Nr. 12, 78.

Doolittle, R. F. (1973), Structural Aspects of the Fibrinogen to Fibrin Conversion, Adv. Protein Chem. **27,** 1.

Eyre, D. R. (1980), Collagen: Molecular Diversity in the Body's Protein Scaffold, Science **207,** 1315.

Guillemin, R. (1978), Peptides in the Brain: The New Endocrinology of the Neuron, Science **202,** 390.

Hasselblatt, A. (1985), Hormone der Bauchspeicheldrüse – Insulin und Glucagon, D. Apoth. Z. **125,** 365.

Hughes, J. (Ed.) (1983), Opoid Peptides, Brit. Med. Bull. **39** Nr. 1.

Jerzy-Glass, G. B. (Ed.) (1980), Gastrointestinal Hormones, Raven Press, New York.

Klein, E. (1978), Die Schilddrüse, Diagnostik und Therapie ihrer Krankheiten, Springer Verlag, Berlin, Heidelberg, New York.

Lim, V. I. (1981), A Novel Structural Model for Collagen: Water-Carbonyl Helix, FEBS Letters, **132,** 1.

Marceau, F., Lussier, A., Regoli, D., Giroud, J. P. (1983), Pharmacology of Kinins: Their Relevance to Tissue Injury and Inflammation, Gen. Pharmacol. **14,** 209.

Pernow, B. (1983), Substance P, Pharmacol, Rev. **35,** 85.

Pless, J., Doepfner, W. (1983), Somatostatin, Biochemie, Pharmakologie und therapeutische Aspekte, D. Apoth. Z. **123,** 209.

Porte, D. Jr, Halter, J. B. (1981), The Endicrine Pancreas and Diabetes mellitus, in Textbook of Endocrinology (Williams, R. H., Ed.), Saunders, Philadelphia, 716.

Reid, I. A., Morris, B. J., Ganong, W. F. (1978), The Renin-Angiotensin System, Ann. Rev. Physiol. **40,** 377.

Rosenfeld, M. G., Barrieux, A. (1979), Regulation of Protein Synthesis by Polypeptide Hormones and Cyclic AMP, Adv. cycl. Nucleot. Res. **11,** 205.

Tooney, N. M., Weisel, J. W. (1979), Fibrinogen: Structure and Assembly, in Fibrous Proteins: Industrial and Medical Aspects (Parry, D. A. D., Creamer, L. K., Eds.), Academic Press, New York, London.

Vatukaitis, J. L., Ross, G. T., Braunstein, G. D., Rayford, P. L. (1976), Gonadotropins and Their Subunits: Basic and Clinical Studies, Recent Progr. Horm. Res. **32,** 289.

Weber, K., Osborne, M. (1985), Die Moleküle des Zellskeletts, Spektrum der Wissenschaft Nr. 12, 102.

Weiss, J. B. (1984), Collagens and Collagenolytic Enzymes, in Connective Tissue Matrix (Hukins, D. W. L., Ed.), Verlag Chemie, Weinheim, Deerfield Beach, Basel.

Werder, K. v. (1985), Die hypothalamisch-hypophysäre Achse und ihre Störungen, Med. Mo. Pharmaz. **8,** 354.

In Abbildungen zitierte Literatur

(soweit nicht unter weiterführender Literatur aufgeführt):

Fraser, R. D. B., MacRea, T. P., Parry, D. A. D., Suzuki, E. (1986), Intermediate Filaments in α-Keratins, Proc. nat. Acad. Sci. USA **83,** 1179.

Fraser, R. D. B. und Mitarb. (1972), Keratins, Their Composition, Structure, and Biosynthesis, C. C. Thomas, Springfield (Illinois).

Karlson, P. (1988), Biochemie für Mediziner und Naturwissenschaftler, Georg Thieme Verlag, Stuttgart, New York.

Kupfermann, I. (1981), Hypothalamus and Limbic System I: Peptidergic Neurons, Homeostasis, and Emotional Behavior, in Principles of Neuronal Science (Kandel, E. R. Schwarz, J. H., Eds.), Edward Arnold, London.

Lim, V. I., Steinberg, S. V. (1981), A Novel Structural Model for Silk Fibroin: αLαRβ-Structure, FEBS Letters **131,** 203.

Weisel, J. W., Phillips Jr, G. N., Cohen, C. (1981), A Model from Electron Microscopy for the Molecular Structure of Fibrinogen and Fibrin, Nature **289,** 263.

Weisel, J. W., Stauffacher, C. V., Bullitt, E., Cohen, C. (1985), A Model for Fibrinogen: Domains and Sequence, Science **230,** 1388.

Kapitel 14

Immunologisch wirksame Stoffe

1. Immunsystem des Menschen

Das Immunsystem hat die Fähigkeit, körperfremde Strukturen von körpereigenen zu unterscheiden, die körpereigenen zu tolerieren und die körperfremden unschädlich zu machen. Befallen z. B. mikrobielle Krankheitserreger (humanpathogene Viren, Bakterien, Pilze) den Organismus, so werden diese in Zusammenarbeit zwischen angeborenem (unspezifischem) und erworbenem (spezifischem) Immunsystem bekämpft. Beide Immunsysteme besitzen als Waffen gegen die Eindringlinge einerseits bestimmte Zellen und andererseits lösliche Faktoren. Die durch lösliche Faktoren vermittelte Immunabwehr wird in Abgrenzung zur zellulären als **humorale Immunität** (humor, lat.: Flüssigkeit) bezeichnet. Organe des Immunsystems sind Knochenmark, Lymphknoten, Milz, Tonsillen, Thymus und die Lymphfollikel verschiedener Schleimhäute, z. B. der Ileum-Schleimhaut (lymphatische Organe).

Das Immunsystem vermag also einerseits zwischen eigenen und fremden Strukturen zu differenzieren und ggf. zu reagieren; es vermag aber auch andererseits die Information über einmal durchgeführte Immunreaktionen zu speichern und bei Bedarf zu nutzen („immunologisches Gedächtnis“). Das Immunsystem ist demnach charakterisiert durch drei Funktionen:

1 Erkennen körperfremder Strukturen,
2 Antworten auf und Eliminierung von körperfremden Strukturen,
3 Speicherung und Wiederabrufung von Informationen über bereits früher einmal erkannte körperfremde Strukturen.

Die Aufgaben des Immunsystems können jedoch aufgrund genetischer Defekte, im Laufe des Lebens erworbener Erkrankungen oder iatrogener Maßnahmen gestört sein (z. B. Autoimmunkrankheiten; acquired immune deficieny syndrome = AIDS; Immunsuppression durch bestimmte Arzneistoffe, z. B. Cortisol, Cyclosporin A).

Cyclosporin A, ein neutrales, cyclisches Undecapeptid aus *Tolypocladium inflatum* Gans und *Cylindrocarpon lucidum* Booth (Fungi imperfecti), das insbesondere zelluläre Immunantworten unterdrückt, ist ganz wesentlich an den großen Erfolgen der Organtransplantation beteiligt. Es verhindert die Abstoßung des transplantierten Fremdorgans durch das körpereigene Immunsystem, ist aber im Gegensatz zu anderen Immunsuppressiva nicht knochenmark- und nicht lymphozytotoxisch. Die körpereigene Abwehr gegen Mikroorganismen bleibt so im wesentlichen erhalten.

1.1 Angeborenes Immunsystem

Im angeborenen Immunsystem gibt es zwei Zelltypen, Phagozyten und natürliche Killerzellen. Die Funktion der **Phagozyten** (neutrophile und eosinophile Granulozyten, Monozyten) ist das „Fressen" von Krankheitserregern (Phagozytose). Diese Zellen können sich über ihre nichtspezifischen Zelloberflächenrezeptoren an viele Mikroorganismen anlagern, diese danach umschließen und durch eine ganze Reihe von Mechanismen abtöten und partiell verdauen. **Natürliche Killerzellen** sind von Interferonen aktivierbare Leukozyten; sie können Änderungen der Zelloberfläche *virus*infizierter Zellen erkennen, sich an sie anlagern und sie töten.

Zu den **löslichen Faktoren** des angeborenen Immunsystems gehören Akutphasenproteine, Komplement und Lysozym.

Akutphasenproteine sind Serumproteine, deren Konzentration nach einer Infektion rasch stark ansteigt und im Verlauf der Infektion erhöht bleibt. Beispiele hierfür sind die bereits erwähnten Interferone, die von virusinfizierten Zellen, aber auch von Lymphozyten gebildet werden können, oder das C-reaktive Protein (CRP). CRP bindet z. B. an das C-Protein von Pneumokokken. Derartig gebundenes CRP fördert die Anlagerung von Komplement, einem weiteren Bestandteil der löslichen Faktoren des angeborenen Immunsystems, was zur Steigerung der Phagozytose führt.

Das **Komplement** besteht aus insgesamt etwa 20 Serumproteinen, von denen viele Proteinasen sind. Diese Proteine können untereinander und mit anderen Komponenten des angeborenen und erworbenen Immunsystems reagieren. Vergleichbar dem System der Blutgerinnungsfaktoren spricht man von Enzymkaskaden des Komplementsystems. Ein Enzym setzt durch gezielte Proteolyse aus einem zweiten (inaktiven) Protein ein aktives Enzym frei; stufenweise werden auf diese Weise weitere Komplementproteinasen aktiviert. Die einzelnen Protein-Komponenten des Komplements werden mit C1, C2 usw. bis C9 bezeichnet; die Ziffern geben die Reihenfolge in der Kaskade an, wenn man davon absieht, daß C4 zwischen C1 und C2 anzusiedeln ist. Man unterscheidet den **klassischen Reaktionsweg** und den **alternativen Reaktionsweg** (s. Abb. 14.7). Die angeborene Immunität wird durch den alternativen Reaktionsweg vermittelt. Der klassische Reaktionsweg ist im Zusammenhang mit dem erworbenen Immunsystem zu sehen, weshalb unter Abschn. 1.2.3 auf Gemeinsamkeiten und Unterschiede zwischen den beiden Reaktionswegen näher eingegangen wird. Dort wird es vor allem um den Bereich C1 bis C5 gehen.

Das Komplementsystem führt im Ergebnis zur Lyse der Zellmembranen von Bakterien. Ausgelöst wird diese durch den C5–9-Membranangriffskomplex: Zunächst bindet C5b an biologische Membranen (z. B. von Bakterien, auch virale Hüllmembranen), dann werden die Komplementfaktoren C6, C7 und C8 schrittweise angehängt. Der C5b678-Komplex dringt in die Membran ein und sorgt für die Polymerisation von C9 zu röhrenförmigen Gebilden, die durch die Membran hindurchragen. C5b678 und poly-C9 bilden den C5–9-Membranangriffskomplex. Dieses „Leck" in der bis dahin intakten Membran führt zu ungehindertem Elektrolyt- und Wassereinstrom in die Bakterienzelle (osmotische Veränderungen); auch werden Stoffe frei, die Phagozyten chemotaktisch heranlocken. Bestimmte Komplementkomponenten umhüllen daraufhin die Oberfläche von Bakterien, was den Angriff der Phagozyten erleichtert. Weiter oben wurde bereits ausgeführt, daß bakteriengebundenes CRP die Anlagerung von Komplement und dieses die Phagozytose fördert. Stoffe wie CRP nennt man Opsonine, den Vorgang der Umhüllung von Bakterien mit Protein zur Steigerung der Phagozytose **Opsonierung.**

Die Komplementkaskaden laufen örtlich fixiert ab, d. h., das Komplementsystem ist membran- oder immunkomplexgebunden. Zur Regulation des Komplementsystems dienen Inaktivatoren, die aktive Komponenten (Proteinasen) unwirksam machen.

Ein weiterer löslicher Faktor des angeborenen Immunsystems ist **Lysozym** (Muramidase), eine Hydrolase, welche die glykosidischen β-1,4-Bindungen zwischen den *N*-Acetylmuraminsäure-Einheiten und den *N*-Acetylglukosamin-Einheiten von Zellwänden grampositiver Bakterien spaltet. Hierdurch bricht deren Gefüge (Murein-Saculus) unter Abtrennung entsprechender, am *N*-Acetylmuraminsäure-Anteil peptidisch substituierter Disaccharide auseinander. Die oben angesprochene Lyse der Zellmembranen von Bakterien durch das Komplementsystem wird aufgrund von Zerstörung der Bakterienzellwand durch Lysozym erleichtert.

Die im vorhergehenden Satz enthaltene Feststellung ist ein Beispiel dafür, daß man die verschiedenen, im einzelnen recht genau untersuchten Funktionen der zellulären oder löslichen Faktoren des angeborenen wie auch des erworbenen Immunsystems beim lebenden Organismus im Zusammenwirken sehen muß.

Es ist ein Charakteristikum der angeborenen Immunität, daß die Resistenz auch nach wiederholten Infektionen unverändert bleibt. Hingegen wird die erworbene Immunität nach wiederholten Infektionen verbessert.

1.2 Erworbenes Immunsystem

Wie bereits erwähnt finden sich auch im erworbenen Immunsystem zelluläre und lösliche Faktoren. Die zellulären Waffen sind hier T-Lymphozyten, die humoralen Waffen sind die Antikörper.

T-Lymphozyten sind immunologisch kompetente Zellen und bilden langlebige „Gedächtniszellen". Die Tochterzellen einer mit einem Antigen erstmals in Berührung gekommenen T-Zelle besitzen an ihrer Oberfläche spezifische Rezeptoren, mit denen dieses Antigen bei Wiederauftreten

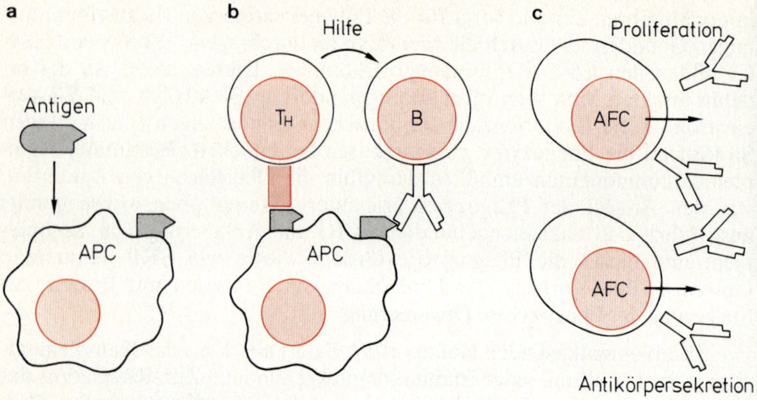

Abb. 14.1 Immunantwort im Überblick.
a Das Antigen trifft auf antigenpräsentierende Zellen (APC); Teile des Antigens bleiben an der Oberfläche der APC hängen.
b T-Helferzellen (T_H) erkennen das Antigen über ihre Oberflächenrezeptoren und unterstützen B-Zellen (B), die das Antigen ebenfalls über Oberflächenrezeptoren (Immunglobulin) erkennen.
c Die B-Zellen werden zur Proliferation angeregt und teilen sich zu antikörperbildenden Zellen (antibody forming cells AFC), welche Antikörper sezernieren

erkannt und gebunden werden kann. Neben diesen Gedächtnis-T-Zellen werden noch andere T-Zelltypen gebildet, die an der Immunabwehr beteiligt sind, z. B. die zytotoxisch wirkenden Killer-T-Zellen (wichtig für die Unterdrückung von Tumorzellen und störend beim Anwachsen von Fremdorgantransplantaten).

Vom Knochenmark abstammende Lymphozyten heißen B-Zellen, vom Thymus abstammende heißen T-Zellen. Bei der **Antikörperbildung**, also der Genese der humoralen Waffen des erworbenen Immunsystems, spielen B-Zellen die Rolle der antikörpersynthetisierenden und sezernierenden Effektorzellen und T-Zellen dienen als Helferzellen (Abb. 14.1**a**, **b**). Als dritter Zelltyp sind Makrophagen beteiligt, deren Hauptfunktion hier darin besteht, den B- und T-Zellen das Antigen in einer hochimmunogenen Form zu präsentieren (APC in Abb. 14.1**a**, **b**), wobei das Antigen offensichtlich zerstückelt vorliegt. Makrophagen besitzen jedoch keine Antigenspezifität.

1.2.1 Antigene

Ein Antigen ist ein **hochmolekularer Fremdstoff**, der bei über ein Immunsystem verfügenden Organismen (z. B. Säuger) eine Immunabwehr induziert (immunogene Wirkung) und mit dem vom Organismus spezifisch gegen diesen Fremdstoff gebildeten Abwehrstoff (Antikörper) Bindungen eingeht (Antigen-Antikörper-Reaktion). Als Antigene kommen vor allem körperfremde Proteine und Kohlenhydrate in Betracht. Proteine sind in der Regel stärkere Antigene als Kohlenhydrate. Die Antigenspezifität, die wiederum die Spezifität des korrespondierenden Antikörpers bedingt, ergibt sich aufgrund bestimmter Teilstrukturen (determinante Gruppen), die sich an exponierter Stelle des Makromoleküls befinden.

Niedermolekulare Fremdstoffe, z. B. niedermolekulare Arzneistoffe, besitzen selbst noch keine Antigeneigenschaften, können aber nach kovalenter Bindung an körpereigene Makromoleküle zum Vollantigen werden. Solch ein niedermolekularer Fremdstoff wird als Hapten (Präantigen) bezeichnet. Es ist für die Bildung des spezifischen Antikörpers verantwortlich, trägt also hier die Rolle der determinanten Gruppe.

Von großer Bedeutung für die aktive Immunisierung sind zelluläre Antigene, also z. B. Bakterien und andere Mikroorganismen, deren Oberfläche wegen Polysaccharid-, Lipopolysaccharid- oder Glykoprotein-Gehalts Antigencharakter aufweist. Auch Virushüllproteine sind in diesem Zusammenhang zu nennen. Lipopolysaccharidhaltige bakterielle Autolyseprodukte („Endotoxine") und bakterielle Stoffwechsel-Toxine mit Protein-Charakter („Exotoxine", z. B. Botulinus- und Tetanus-Toxin) sowie hochmolekulare pflanzliche Toxine (z. B. Lectine, wie Ricin, mit Glykoprotein-Charakter) und tierische Toxine (z. B. Schlangengifte, mit Peptid-Charakter) besitzen ebenfalls Antigeneigenschaften.

Antigene gelangen entweder über den Blutkreislauf oder über die Lymphgefäße zu den lymphatischen Organen. Dort lösen sie die Immunantwort aus.

1.2.2 Antikörper

Antikörper (Immunglobuline) sind die Produkte von B-Zellen und stellen chemisch Glykoproteine dar. Sie binden *spezifisch* an das Antigen, das ihre Bildung induziert hat. Immunglobuline kommen im Serum, wo sie 20% der darin enthaltenen Proteine ausmachen, und in Gewebeflüssigkeiten des Säugerorganismus vor. Man teilt sie in fünf Klassen ein (IgG, IgA, IgM, IgD und IgE), die sich in der Molmasse, der Aminosäure-Sequenz des Protein-Anteils, der Zusammensetzung des Kohlenhydrat-Anteils und der elektrischen Ladung voneinander unterscheiden.

Die relative Molekülmasse M_r liegt je nach Klasse zwischen 146000 und 970000, der Kohlenhydrat-Anteil zwischen 2 und 14%. Die großen Unterschiede in der M_r hängen davon ab, ob eine Ig-Klasse monomer oder polymer vorliegt. IgG ist ein Monomer (Abb. 14.2), IgM ist z. B. ein Pentamer aus fünf monomeren Grundeinheiten (Abb. 14.3). Die Monomeren bestehen aus vier Polypeptid-Ketten, zwei langen („schweren") und zwei kürzeren („leichten") Ketten (Abb. 14.2). Schwere Ketten haben eine

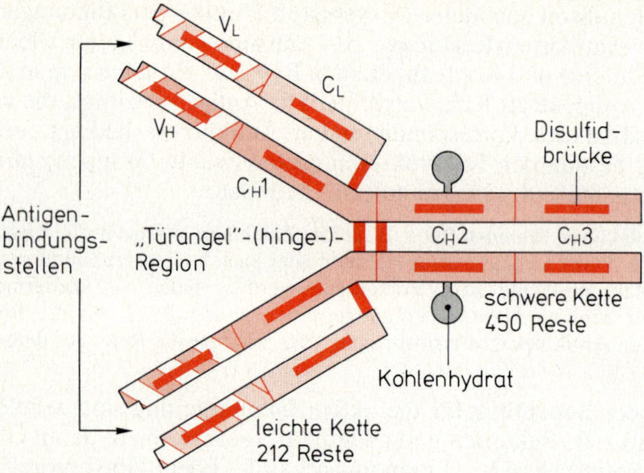

Abb. 14.2 Grundstruktur des IgG. Das aminoterminale Ende zeichnet sich durch eine Sequenzvariabiltät (V) in den schweren (heavy: H) und leichten (L) Ketten aus, die als V_H- bzw. V_L-Regionen bezeichnet werden. Der Rest des Moleküls besitzt eine relativ konstante (C) Struktur. Der konstante Anteil der leichten Kette ist die C_L-Region. Der konstante Anteil der schweren Kette unterteilt sich strukturell in drei verschiedene Regionen: C_H1, C_H2 und C_H3. Diese globulären Regionen, deren Ketten durch Disulfid-Brücken in sich stabilisiert werden, sind die sogenannten „Domänen". Die Orte, an denen die Antikörper-Antigen-Bindung stattfindet, befinden sich in den variablen Domänen. Die „Türangel"-(hinge-)Region ist ein (nicht sehr exakt definiertes) Segment der schweren Kette zwischen der C_H1- und C_H2-Domäne. Die Beweglichkeit in dieser Region erlaubt eine Änderung des Abstandes zwischen beiden Antigenbindungsorten, wodurch sie unabhängig voneinander verfügbar sind. Kohlenhydrat-Anteile finden sich außen an den C_H2-Domänen

M_r von 50000 bis 77000 und sind bei den einzelnen Ig-Klassen unterschiedlich zusammengesetzt. Leichte Ketten haben eine M_r von 25000 und sind bei allen Ig-Klassen identisch zusammengesetzt. Die beiden schweren Ketten und die beiden leichten Ketten eines Ig-Moleküls haben jeweils die gleiche Struktur. Die Polypeptid-Ketten werden durch kovalente Bindungen und nichtkovalente Kräfte zusammengehalten. Kovalente Bindungen sind auch hier Disulfid-Brücken (vgl. Insulin). Nichtkovalente Kräfte werden z. B. von Wasserstoffbrücken-Bindungen geliefert. Die leichten Ketten bestehen nur aus Aminosäuren und besitzen eine variable (V_L-) und eine konstante (C_L-)Region. V_L-Regionen tragen das N-terminale Ende der Polypeptid-Kette (freie Amino-Gruppe), C_L-Regionen das C-terminale Ende (freie Carboxy-Gruppe). Beide Regionen sind etwa gleich lang. Schwere Ketten sind etwas mehr als doppelt so lang. Sie bestehen vorwie-

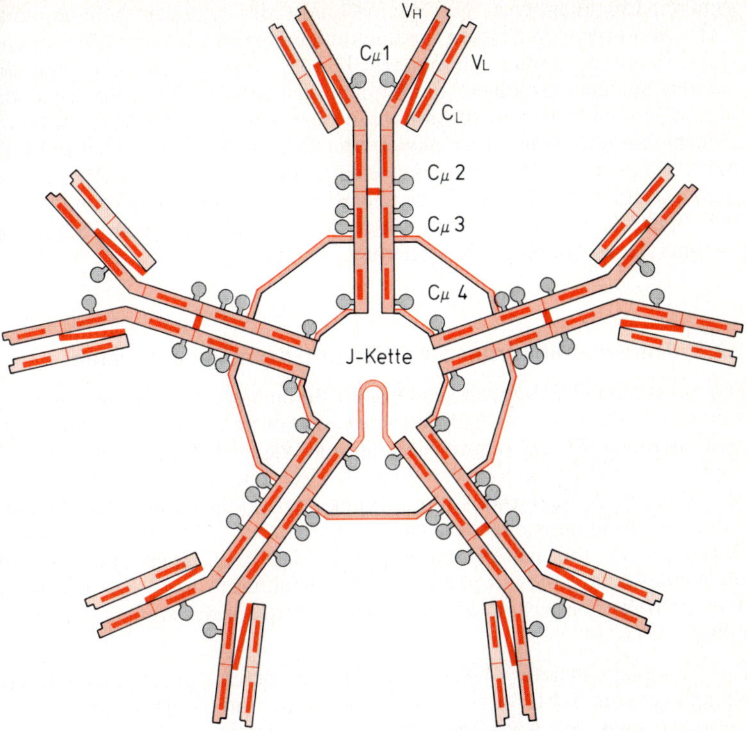

Abb. 14.3 Pentamere Struktur der Polypeptid-Kette des menschlichen IgM. In den schweren Ketten des IgM werden die fünf Domänen durch Disulfid-Brücken kreuzvernetzt, die über die Grenzen der Untereinheiten hinaus benachbarte $C_{\mu}3$- und $C_{\mu}4$-Domänen miteinander verbinden. Es sind auch die Kohlenhydrat-Seitenketten und die mögliche Lokalisation der J-Kette eingezeichnet. Als J – (Joining-)Kette ist eine zusätzliche Peptid-Kette bezeichnet, die an der Polymerisation beteiligt ist (zur Bedeutung von Details vgl. Abb. 14.2)

gend aus Aminosäuren, beinhalten aber auch den Kohlenhydrat-Anteil der Antikörper.

IgG ist die Hauptimmunglobulin-Klasse im normalen Serum des Menschen. Bei einer Infektion wird jedoch zunächst ganz überwiegend IgM gebildet, erst sekundär IgG, wobei die Konzentration von IgM dann zurückgeht. IgM ist wegen seiner höheren Anzahl von Antigenbindungsstellen (Pentamer!, Abb. 14.3) wirksamer als IgG. So ist IgM der wichtigste Antikörper der primären Immunantwort, IgG der wichtigste der sekundären Immunantwort. Die übrigen Ig-Klassen kommen in geringerer Menge im Serum vor (IgA 20% der Serumimmunglobuline, IgD 1%, IgE Spuren), üben aber an anderen Stellen wesentliche Funktionen aus: IgA ist die vorherrschende Immunglobulin-Klasse in seromukösen Sekreten (z. B. Speichel, Nasen-, Bronchialsekret, Tränenflüssigkeit) zum Schutz der Schleimhäute, IgD findet sich in großer Menge auf den Membranen zirkulierender B-Lymphozyten und IgE auf der Oberflächenmembran von basophilen Granulozyten und Mastzellen. IgE ist an allergischen Reaktionen vom Soforttyp (Asthma, Heuschnupfen, „Nesselfieber") beteiligt.

1.2.3 Antigen-Antikörper-Reaktion und Komplementsystem

Die in Abschn. 1.2.1 bereits erwähnten Bindungen, die bei der Antigen-Antikörper-Reaktion zustande kommen, sind nicht kovalenter Natur. Vielmehr beruhen sie auf derAusbildung von Wasserstoff-Brücken, elektrostatischen Bindungen, Van-der-Waals-Kräften und hydrophoben Bindungen zwischen den determinanten Gruppen der Antigene und den Aminosäuren im Bindungsstellenbereich der Antikörper (Abb. 14.4). Antigene Determinante und Antigenbindungsstelle des Antikörpers müssen also zueinander komplementär passen (Schlüssel-Schloß-Prinzip). Die Spezifität der Antikörper basiert auf der Aminosäure-Sequenz der Antigenbindungsstelle.

Das Komplementsystem (Abschn. 1.1) wird durch Antigen-Antikörper-Komplexe vom IgM- oder IgG-Typ aktiviert. Im Antigen-Antikörper-Komplex zeigt der Antikörper-Anteil Konformationsänderungen gegenüber dem freien Antikörper. So werden bei IgG die $\mathrm{C_H2}$-Domänen und bei IgM die $\mathrm{C_H4}$-Domänen [in Abb. 14.3 als $\mathrm{C_\mu 2}$ (!) bezeichnet] dadurch für die Bindung mit der Komplementsubkomponente C1q zugänglich, die mit den Subkomponenten C1r und C1s zusammen den Komplementfaktor C1 bildet (Abb. 14.5). Zur Bindung von einem intakten C1q sind mindestens zwei Moleküle IgG erforderlich (Abb. 14.6); beim pentameren IgM genügt ein Molekül. Die durch die Bindung ausgelösten intramolekularen Veränderungen an den $\mathrm{C_H2}$- bzw. $\mathrm{C_H4}$-Domänen führen zur Aktivierung der gesamten Komplementkaskade. Der C1-Komplex ist also die Erkennungseinheit im klassischen Komplementreaktionsweg.

Gemeinsamkeiten des klassischen und des alternativen Reaktionsweges sind in Abb. 14.7 zusammengefaßt. In beiden Reaktionswegen kommt es zur Freisetzung einer C3-Konvertase (im klassischen Reaktionsweg ist diese $\overline{\mathrm{C4b2b}}$, im alternativen Reaktionsweg ist es $\overline{\mathrm{C3b, Bb}}$). Diese C3-Konvertasen können jeweils weiteres C3b binden und damit die Enzyme für dieBildung von C5 bereitstellen, nämlich die jeweiligen C5-Konvertasen ($\overline{\mathrm{C4b2b3b}}$ für den klassischen Reaktionsweg, $\overline{\mathrm{C3b, Bb3b}}$ für den alternati-

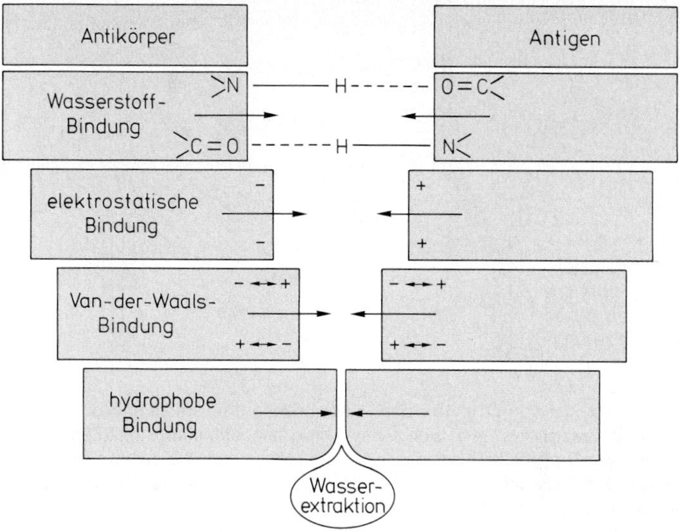

Abb. 14.4 Intermolekulare Anziehungskräfte bei der Antigen-Antikörper-Bindung. Diese Kräfte können nur bei einer starken räumlichen Annäherung der interagierenden Gruppen wirksam werden. Die Wasserstoff-Bindung ist eine Brückenbildung zwischen den entsprechenden Atomen; *elektrostatische Kräfte* entstehen bei der gegenseitigen Anziehung von elektrisch entgegengesetzt geladenen Gruppen auf zwei Protein-Seitenketten; Van-der-Waals-Kräfte resultieren aus der Interaktion zwischen Elektronenwolken (in diesem Fall oszillierende Dipole); hydrophobe Bindungen (die bis zu 50% der Antigen-Antikörper-Bindung ausmachen können) basieren auf einer Verdrängung von Wassermolekülen durch apolare, hydrophobe Gruppen. Der für eine Bindung optimale Abstand zwischen den interagierenden Gruppen ist bei den einzelnen Bindungstypen unterschiedlich

ven Reaktionsweg). Auf diese Weise wird die Bildung des für die Lyse von feindlichen Zellmembranen erforderlichen Membranangriffskomplexes (vgl. Abschn. 1.1) in beiden Wegen sichergestellt.

Solange spezifische Antikörper nicht in genügender Menge zur Verfügung stehen, also z. B. in der Frühphase einer Infektion, hilft der alternative Reaktionsweg aus: Dort setzt nämlich, wie aus Abb. 14.7 hervorgeht, die Komplementbindung keinen angelagerten Immunkomplex voraus; die Mikroorganismen selbst setzen die Komplementkaskade durch ihre Oberflächenpolysaccharide in Gang. Immunkomplexe spielen also nur im klassischen Reaktionsweg eine Rolle.

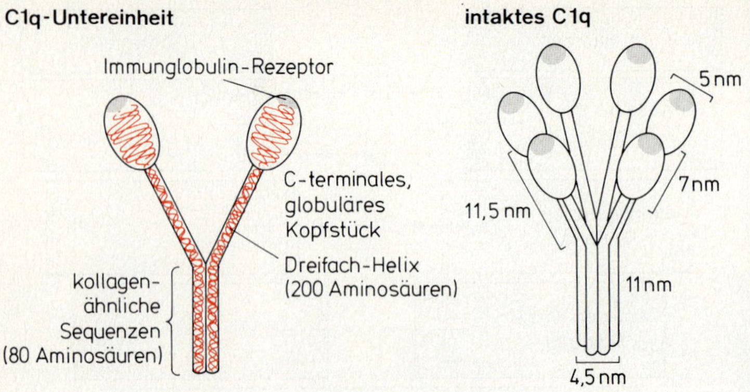

Abb. 14.5 Struktur von C1q. 18 Peptid-Ketten bilden drei Untereinheiten aus je sechs Ketten. Jede Untereinheit setzt sich aus Y-förmig angeordneten Strukturen zusammen, die je aus einer Dreifachhelix bestehen, an ihrem länglichen Stiel paarweise miteinander verbunden sind und nach oben in einen kugelförmigen Kopf auslaufen. Die Rezeptoren zur Anheftung an Immunglobulin-Komplexe befinden sich im kugelförmigen Kopfteil

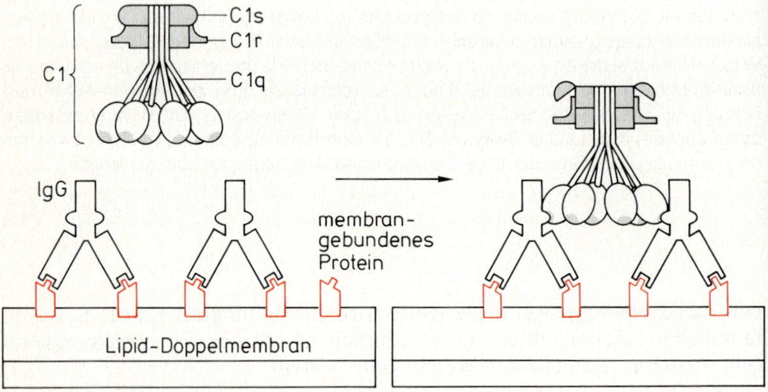

Abb. 14.6 C1qrs-Bindung. Ein Paar von IgG-Molekülen wird an ein repetitives Proteinantigen (membrangebundenes Protein), und C1 an die C_H2-Domäne von IgG gebunden. Die Aktivierung von C1r und C1s ist in der Abbildung schematisch dargestellt

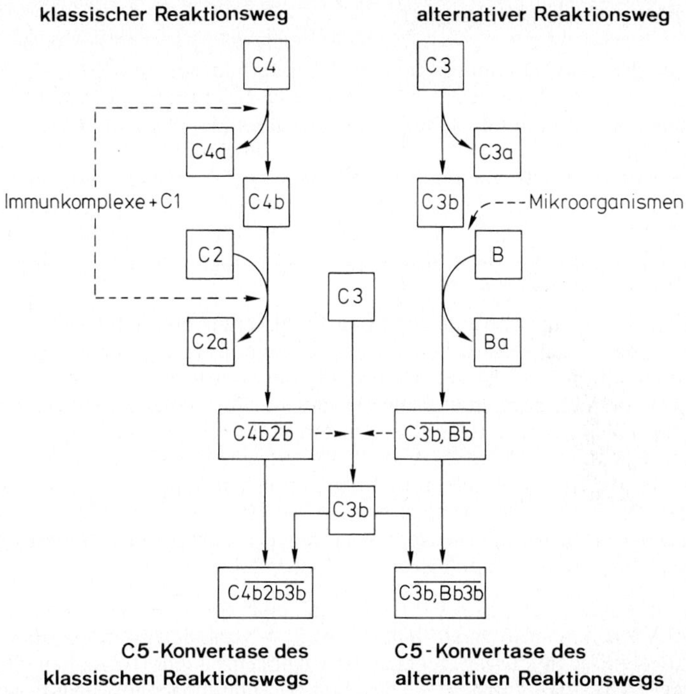

Abb. 14.7 Gemeinsamkeiten des klassischen und alternativen Reaktionswegs. Beide Reaktionswege generieren eine C3-Konvertase: $C\overline{4b2b}$ (klassischer Reaktionsweg) und $C\overline{3b,Bb}$ (Alternativweg). In der klassischen Sequenz spaltet das durch Antikörperkomplexe aktivierte C1 von den Komponenten C4 und C2 die kleinen Fragmente C4a und C2a ab; die größeren Teilstücke bilden $C\overline{4b2b}$. Im Alternativweg wird Faktor B (ebenfalls ein Komplementprotein) vom bereits vorhandenen C3b gebunden und spaltet das kleine Fragment Ba ab. Das größere Fragment Bb verbleibt im $C\overline{3b,Bb}$-Komplex. Dieser setzt weiteres C3 um, wodurch der Rückkopplungscyclus aufrechterhalten wird. Aktivierende Oberflächen (z. B. auf Mikroorganismen) begünstigen den Zusammenschluß von Faktor B und C3b und aktivieren dadurch den Alternativweg. Die C3-Konvertase beider Reaktionswege kann weiteres C3b binden und somit die Enzyme für die Bildung von C5, der folgenden Komponente des Komplementsystems, bereitstellen: die C5-Konvertase des klassischen Reaktionswegs $C\overline{4b2b3b}$ und die C5-Konvertase des Alternativwegs $C\overline{3b,Bb3b}$

2. Aktive Immunisierung

Natürliche aktive Immunisierung findet aufgrund der pathogenen Bakterien, Pilze oder Viren, mit denen der Mensch sich in seiner Umwelt täglich auseinandersetzen muß, ständig statt. Das normale Kleinkind baut zunehmend eine leistungsfähige körpereigene Abwehr auf, aber auch ältere Kinder und Erwachsene müssen sich immer wieder auf neue Krankheitserreger einstellen (z. B. bei Reisen in ferne Länder, bei Epidemien), was gelegentlich unter mehr oder weniger schwerer Erkrankung geschieht. Überlebt der Patient die Erkrankung, so ist er im allgemeinen lebenslänglich immun gegen deren Erreger.

Zur Vorbeugung schwerer Infektionskrankheiten empfiehlt sich jedoch vom frühesten Kindesalter an die aktive Immunisierung durch Impfstoffe (Schutzimpfung). Sie basiert ebenso wie die natürliche aktive Immunisierung auf dem unserem erworbenen Immunsystem eigenen Leistungsvermögen bezüglich „Spezifität" und „Gedächtnis". Die Schutzimpfung (z. B. mit einem bakteriellen Toxoid, Abb. 14.8) ruft eine primäre Antikörperantwort hervor. Eine spätere natürliche Infektion (im Beispiel mit dem Produzenten des bakteriellen Toxins) bewirkt eine rasche und starke sekundäre Antikörperantwort, die zur Neutralisierung des Toxins führt. Näheres zum Bereich bakterielles Toxin/Toxoid s. Abschn. 2.4.

Um verträgliche Impfstoffe zu erhalten, muß das pathogene Bakterium bzw. Virus oder ein bakterielles Toxin so verändert werden, daß die Pathogenität nicht mehr gegeben ist, die Antigenität jedoch erhalten bleibt. Denn es ist die Antigenität, die für die immunogenen Eigenschaften verantwortlich zeichnet. Die im Impfstoff enthaltenen Antigene induzieren die Bildung von Antikörpern im Organismus.

Zur Erzielung hinreichenden Impfschutzes ist die Impfung in der Regel nach einem Monat zu wiederholen (Grundimmunisierung). Je nach Erreger sind Auffrischimpfungen nach einem bis mehreren Jahren erforderlich, um einen inzwischen verminderten Antikörpertiter wieder anzuheben (z. B. Choleraimpfung nach sechs Monaten, Diphtherieimpfung nach zwei bis fünf Jahren, Tetanusimpfung nach fünf bis zehn Jahren, Poliomyelitisschluckimpfung nach zehn Jahren). Durch eine solche Auffrischimpfung wird in kürzester Zeit wieder ein optimaler Schutz erreicht. Erfolgt diese Auffrischung nicht, so kann die betreffende Krankheit in abgeschwächter Form ausbrechen, d. h., die ehemalige Grundimmunisierung ist nicht vollständig verschwunden.

Auch wenn Impfstoffe in mancher Hinsicht optimale Vorbeugungsmittel gegen Infektionskrankheiten darstellen, sind sie nicht frei von unerwünschten Wirkungen. So können mehr oder weniger starke Impfreaktionen bis hin zur Komplikation mit Dauerschäden eintreten. Aber auch positiv zu bewertende Nebenwirkungen sind möglich: So kann die Interferon-Produk-

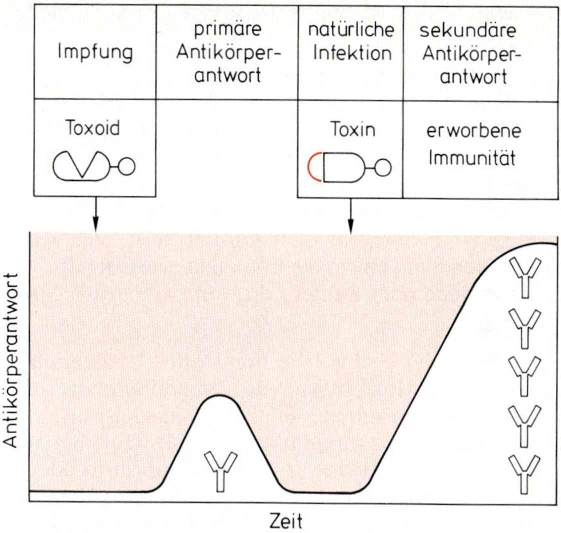

Abb. 14.8 Prinzip der Schutzimpfung. Am Beispiel der Immunisierung mit Diphtherietoxoid soll das Prinzip der Schutzimpfung erläutert werden. Diphtherietoxoid enthält einige Epitope des Toxins von Diphteriebazillen, so daß eine Impfung mit Toxoid eine primäre Antikörperantwort gegen diese Epitope hervorruft. Bei einer natürlichen Infektion stimuliert das Toxin B-Gedächtniszellen zu einer raschen und starken sekundären Antikörperantwort gegen die Epitope, wodurch das Toxin neutralisiert wird. Ein Epitop ist eine einzelne Determinante eines Antigens

tion im Organismus induziert und die Phagozytose gesteigert werden. Derartige Nebenwirkungen rechnet man der Paramunität zu.

2.1 Systematik der Impfstoffe

Das DAB 9 beinhaltet zwei allgemeine Monographien für Impfstoffe: „Impfstoffe für Menschen (Vaccina ad usum humanum)" und „Impfstoffe für Tiere (Vaccina ad usum veterinarium)". Darüber hinaus finden sich zahlreiche spezielle Impfstoff-Monographien im Arzneibuch. Da keine prinzipiellen Unterschiede zwischen Impfstoffen für Menschen und Impfstoffen für Tiere bestehen, werden im folgenden nur solche Arzneibuch-Monographien erwähnt, die Impfstoffe beschreiben, welche zur Vorbeugung von beim Menschen vorkommenden Krankheiten dienen. „Impfstoffe für Menschen enthalten antigene Stoffe mit der Fähigkeit, eine spezifische, aktive Immunität gegen das infizierende Agens oder das von ihm gebildete Toxin oder Antigen zu induzieren. Ihre Wirksamkeit beim Menschen muß nachgewiesen sein" (DAB 9). Impfstoffe können nach Arzneibuch bestehen aus

1 inaktivierten pathogenen Mikroorganismen,
2 lebenden pathogenen Mikroorganismen, die, falls erforderlich, in geeigneter Weise zur Abschwächung **(Attenuierung)** ihrer Virulenz ohne Zerstörung ihrer antigenen Wirksamkeit behandelt worden sind, [**Lebend-Impfstoffe** enthalten durch Mutation oder Selektion in ihrer Virulenz abgeschwächte pathogene Bakterien (z. B. Typhus-Impfstoff) oder Viren (z. B. Poliomyelitis-Lebend-Impfstoff); sie wirken daher aktiv immunisierend, aber nicht mehr krankheitserregend].
3 antigenen Fraktionen oder Stoffen, die von pathogenen Mikroorganismen stammen.

Das DAB 9 unterscheidet „bakterielle Impfstoffe", „bakterielle Toxoide" und „Virusimpfstoffe". Hinsichtlich der Zubereitungsart sind flüssige, adsorbierte und gefriergetrocknete Impfstoffe handelsgängig. Impfstoffe können je nach Erreger durch intramuskuläre (z. B. Diphtherie-, Tetanus-, Hepatitis-B-Impfstoff), intrakutane (z. B. BCG-Impfstoff) oder subkutane Injektion (z. B. Cholera-Impfstoff, Masern-, Mumps-Lebend-Impfstoff), aber auch peroral als „Schluckimpfstoff" (z. B. Poliomyelitis-Lebend-Impfstoff, attenuierter Typhus-Lebend-Impfstoff [Typhoral L]) appliziert werden.

2.2 Lagerung von Impfstoffen

Impfstoffe müssen in der Regel kühl (2 bis 8 °C) und dunkel aufbewahrt werden, weil Licht und Wärme sie inaktivieren würden. Ein Einfrieren muß jedoch bei flüssigen und adsorbierten Impfstoffen (Veränderung der Adsorptionsverhältnisse) vermieden werden. Poliomyelitis-Lebend-Impfstoff kann bei –25 °C gelagert werden; erst nach dem Auftauen ist er kühl zu lagern. Bei gefriergetrockneten Impfstoffen ist die Lyophilisierung so durchzuführen, daß der Wassergehalt auf höchstens 2% reduziert wird. Auch ist die Verwendbarkeit trotz geeigneter Lagerung zeitlich begrenzt (z. B. sechs Monate für kühl gelagerten Poliomyelitis-Lebend-Impfstoff, 12 Monate für Masern-Lebend-Impfstoff, 24 Monate für Pertussis-Impfstoff).

2.3 Bakterielle Impfstoffe

Bakterielle Impfstoffe werden aus Kulturen geeigneter Stämme pathogener Bakterienarten hergestellt, wobei die ganze Kultur, die Mikroorganismen allein oder sogar nur Fraktionen von diesen Mikroorganismen verwendet werden können. Die Verfahren zur Konservierung der Eigenschaften eines Stammes, zur Kultivierung und Produktion unterscheiden sich prinzipiell nicht von den unter Kap. 1.1 geschilderten Bedingungen und Verfahrensschritten. In besonderem Maß muß bei der Gewinnung von Impfstoffen allerdings darauf geachtet werden, daß die stufenweise Vermehrung des Inokulums so schonend und zeitlich kurz wie irgend möglich erreicht wird, damit die immunogene Fähigkeit bei minimierter Pathogenität voll erhalten bleibt. Das Arzneibuch gibt hierzu auch konkrete Zahlenwerte an, z. B. bei Typhus-Impfstoff: „Der Impfstoff darf höchstens drei Subkulturen von dem Stamm entfernt sein, an dem die Laboratoriums- und klinischen Prüfungen durchgeführt wurden, die zeigten, daß er geeignet ist."

Eine wichtige Rolle bei der Herstellung von Impfstoffen spielt das **Saatgutsystem**, das die oben erwähnte schonende und nur wenige Passagen erfordernde Vermehrung des Inokulums garantiert. Aus einer Probe des Originalstamms wird eine größere Menge „Saatgut" vermehrt, das dann portioniert wird. Eine Portion dient als Inokulum für einen sofortigen Produktionsansatz, die restlichen werden (z. B. mittels Gefriertrocknung) konserviert und bei Bedarf eingesetzt.

Bei der Herstellung ist darauf zu achten, daß zur Vermeidung von unerwünschten Immunreaktionen möglichst keine fremden Antigene (bakterielle und virale Verunreinigungen, bestimmte Nährmedienbestandteile) im Impfstoff enthalten sind.

Es lassen sich folgende Typen von bakteriellen Impfstoffen unterscheiden:

Impfstoffe mit lebenden, attenuierten Bakterien (gefriergetrocknet). DAB 9: BCG-Impfstoff (gefriergetrocknet). BCG = „Bacillus Calmette und Guérin" ist ein von diesen Autoren attenuierter Stamm von *Mycobacterium bovis,* der zur aktiven Immunisierung gegen die von *M. bovis* und *M. tuberculosis* verursachte Tuberkulose beim Menschen eingesetzt wird.

Impfstoffe mit inaktivierten Bakterien (Suspension). DAB 9: Cholera-Impfstoff (Krankheitserreger und Produktionsorganismus: *Vibrio cholerae*), Typhus-Impfstoff *(Salmonella typhi).*
Die Inaktivierung erfolgt auf physikalischem Weg (z. B. durch Erhitzen der Bakteriensuspension auf 56°C beim Cholera-Impfstoff), durch ein chemisches Verfahren (Behandlung mit Aceton, Formaldehyd oder Phenol, z. B. beim Typhus-Impfstoff) oder auch durch Kombination von physikalischen und chemischen Methoden. Hierbei werden nicht nur die Bakterien unschädlich gemacht, sondern auch alle ihre Enzyme inaktiviert, die anderenfalls die verbleibenden immunogenen Eigenschaften durch Abbau von antigenen Strukturen beseitigen oder schwächen würden. Formaldehyd reagiert mit den Amino- bzw. Imino-Gruppen der Proteine und Nucleinsäuren.

Impfstoffe mit inaktivierten Bakterien (gefriergetrocknet). DAB 9: Cholera-Impfstoff (gefriergetrocknet) und Typhus-Impfstoff (gefriergetrocknet).

Impfstoffe mit inaktivierten Bakterien, an mineralische Stoffe adsorbiert (Adsorbat-Impfstoffe, Suspension). DAB 9: Pertussis-Adsorbat-Impfstoff (*Bordetella pertussis,* der Erreger des Keuchhustens).

Die inaktivierten Bakterien sind an einen mineralischen Träger adsorbiert (Aluminiumhydroxid, Aluminiumphosphat oder Calciumphosphat). Das Arzneibuch legt für Adsorbat-Impfstoffe einen Höchstgehalt je Einzeldosis für Aluminium (in der Regel 1,25 mg) und Calcium (in der Regel 1,3 mg) fest. Adsorbat-Impfstoffe sind resorptionsverzögerte Impfstoffe, was für eine optimale Immunantwort von Vorteil ist. Unabhängig davon verbessern Adsorbentien die Immunantwort auch noch auf unspezifische Weise.

Impfstoffe mit Fraktionen inaktivierter Bakterien (gefriergetrocknet). DAB 9: Meningokokken-Polysaccharid-Impfstoff, bestehend aus einem oder mehreren gereinigten Polysacchariden, die aus geeigneten Stämmen von *Neisseria meningitidis* der Gruppen A, C, Y und W135 gewonnen werden. *N. meningitidis* ist einer der wichtigsten Erreger der bakteriellen Meningitis (Hirnhautentzündung). Die Arzneibuch-Monographie beschreibt hochgereinigte Antigene, die unschädlich und in der Lage sind, beim Menschen die Bildung von spezifischen Antikörpern hervorzurufen. Es handelt sich um gruppenspezifische Kapselpolysaccharide der oben genannten Bakterienstämme, z. B.:

- Gruppe-A-Polysaccharid: teilweise O-acetylierte, sich wiederholende Einheiten von *N*-Acetylmannosamin über 1$\alpha \rightarrow$6-Phosphorsäurediester-Bindungen.
- Gruppe-C-Polysaccharid: teilweise O-acetylierte, sich wiederholende Einheiten von Sialinsäure über 2$\alpha \rightarrow$9-Glykosid-Bindungen.

Dieser neue Impfstofftyp hat den Vorteil, daß andere Bestandteile von Mikroorganismen, die für manche unerwünschte Wirkungen herkömmlicher Impfstoffe verantwortlich sind, fehlen.

Anhang: Tuberkuline. DAB 9: Alttuberkulin, Gereinigtes Tuberkulin. Tuberkuline sind keine Impfstoffe, sondern Testallergene, die diagnostischen Zwecken dienen. Eine positive Tuberkulinreaktion nach Applikation auf oder unter die Haut zeigt an, daß der Betreffende irgendwann einmal eine Infektion mit Tuberkelbakterien erlitten oder in den letzten Jahren eine erfolgreiche BCG-Impfung erhalten hat. Bei Tuberkulinen handelt es sich im wesentlichen um von *Mycobacterium*-Stämmen in das Nährmedium abgegebene Proteine.

2.4 Toxoidimpfstoffe

Toxoidimpfstoffe sind zwar auch bakteriellen Ursprungs, zeigen jedoch einen wichtigen Unterschied zu den unter Abschn. 2.3 besprochenen „bakteriellen Impfstoffen“: Nicht die Bakterienoberfläche liefert die Antigene. Vielmehr enthalten Toxoidimpfstoffe entgiftete **Exotoxine** von Bakterien, also Giftstoffe mit Protein-Charakter, die von den Bakterien in die Umgebung abgegeben werden. Sie werden mit Hilfe entsprechend ausgewählter, im Saatgutsystem gehaltener Bakterienstämme produziert. Die Entgiftung der Exotoxine zum entsprechenden Toxoid erfolgt bei der Impfstoffherstellung mittels physikalischer oder chemischer Verfahren (z. B. Behandlung mit Formaldehyd) praktisch vollständig. Beim Einwirken von Formaldehyd auf die Exotoxine kommt es zur Reaktion freier Amino-Gruppen des Proteins (geliefert von basischen Aminosäure-Bausteinen), wobei Azomethin-Gruppen entstehen. Die den Exotoxinen eigene hohe Toxizität, z. B. die neurotoxische Wirkung des Tetanus-Toxins, die durch Bindung an körpereigene Stoffe (Ganglioside) ausgelöst wird, unterbleibt beim Toxoid. Es ist jedoch noch in der Lage, eine jeweils spezifische und hinreichend ausgeprägte Antikörperbildung im Organismus zu provozieren.

Die Reinigung der Toxoide erfolgt durch die in der Eiweißchemie üblichen mehrfachen Ausfällungsverfahren unter jeweils unterschiedlichen Bedingungen in den einzelnen Verfahrensschritten. Es wird also zuerst die Entgiftung mittels Formaldehyd durchgeführt und dann gereinigt. Man könnte auch zunächst das jeweilige Toxin isolieren und dann mit Formaldehyd zur Reaktion bringen, jedoch fördert dieses Verfahren die natürlich absolut unerwünschte Rückbildung des Toxins aus dem Toxoid bei nachfolgenden Herstellungsschritten des Impfstoffs. Verständlicherweise müssen sich Toxoidimpfstoffe besonderen Toxizitätsprüfungen unterwerfen. Die damit geimpften Kontrolltiere (Meerschweinchen) müssen bis sechs Wochen nach der Impfung beobachtet werden, weil unzureichend entgiftetes Toxin noch nach vier Wochen zu toxischen Spätlähmungen führen kann.

Die Toxoide sind an einen mineralischen Träger adsorbiert (Adsorbat-Impfstoffe):
DAB 9: Diphtherie-Adsorbat-Impfstoff (Diphtherie-Formoltoxoid von *Corynebacterium diphtheriae*), Tetanus-Adsorbat-Impfstoff (Tetanus-Formoltoxoid von *Clostridium tetani*).
Der Adjuvanzcharakter der mineralischen Adsorbentien hinsichtlich der Verbesserung des Impferfolges wurde bereits unter Abschn. 2.3 erwähnt. Er gilt in besonders ausgeprägtem Maß für Toxoidimpfstoffe.

2.5 Virusimpfstoffe

Virusimpfstoffe sind Suspensionen von in geeigneten Zellkulturen, Geweben, Geflügelembryonen oder anderen lebenden Tieren gezüchteten Viren oder Suspensionen der Antigenbestandteile solcher Viren. Im allgemeinen darf der Impfstoff höchstens fünf Subkulturen von der Saatviruscharge entfernt sein, im speziellen sogar weniger. In den Monographien des Arzneibuchs liest sich das z. B. bei Gelbfieber-Lebend-Impfstoff und Poliomyelitis-Lebend-Impfstoff so: „Der Impfstoff darf höchstens drei Subkulturen von dem Originalimpfstoff entfernt sein, an dem die Laboratoriums- und klinischen Prüfungen durchgeführt wurden, welche die Stämme als geeignet erwiesen haben.“ Das Saatgutsystem gilt also natürlich auch für Virusimpfstoffe, ebenso das unter Abschn. 2.3 bezüglich Vermeidung fremder Antigene Gesagte. In diesem Zusammenhang muß bei den Viren zusätzlich auf die Notwendigkeit der Verwendung von SPF-Tieren hingewiesen werden. SPF steht für „specified pathogens free", also frei von spezifizierten, pathogenen Mikroorganismen.

Virusimpfstoffe sind dennoch als etwas problematischer einzustufen als bakterielle Impfstoffe, weil die vollständige Abtrennung tierischer Proteine (z. B. Hühnereiweiß) nicht möglich ist, was die Gefahr der Unverträglichkeit insbesondere bei wiederholten Impfungen beinhaltet. Auch der erlaubte Zusatz von Antibiotika (außer Penicillinen und Streptomycin), der die Kulturen bei der Produktion und die fertigen Impfstoffe vor bakterieller Kontamination schützen soll, ist für die zu impfende Person nicht unproblematisch.

Die Viren werden nach der Vermehrung in den tierischen Zellen in manchen Fällen aus dem diese umgebenden Medium gewonnen. In anderen Fällen ist die Gewinnung aus den Wirtszellen erforderlich. Hierzu werden diese wiederholt bei –60°C eingefroren und danach schnell wieder aufgetaut, was zur Folge hat, daß die tierischen Zellen aufgebrochen werden. Nach Zentrifugation erhält man eine Rohvirussuspension. Die Reinigung erfolgt mittels verschiedener Fällungsschritte in Kombination mit Zentrifugationsschritten.

In neuester Zeit sind auch Impfstoffe mittels gentechnologisch manipulierter Hefen herstellbar geworden. Das Prinzip ist in Kap. 1, Abschn. 1.3.2 näher beschrieben. Auf diese Weise gewonnene Hepatitis-B-Impfstoffe sind bereits im Handel.

Es lassen sich folgende Typen von Virusimpfstoffen unterscheiden:

Impfstoffe mit lebenden, attenuierten Viren (Suspension). DAB 9: Poliomyelitis-Lebend-Impfstoff („Polio-Schluckimpfstoff").

Impfstoffe mit lebenden, attenuierten Viren (gefriergetrocknet). DAB 9: Gelbfieber-Lebend-Impfstoff, Masern-Lebend-Impfstoff, Mumps-Lebend-Impfstoff, Pocken-Lebend-Impfstoff (gefriergetrocknet), Röteln-Lebend-Impfstoff.

Impfstoffe mit inaktivierten Viren (Suspension). DAB 9: Influenza-Impfstoff, Poliomyelitis-Impfstoff (zur s.c. bzw. i.m. Injektion). Ferner: Frühsommer-Meningo-Enzephalitis-(FSME-)Impfstoff.

Der Influenza-Impfstoff beugt der epidemisch, gelegentlich auch pandemisch auftretenden Virusgrippe vor. Er enthält einen oder mehrere inaktivierte Stämme der Typen A und B des Influenzavirus oder eine Mischung von inaktivierten Stämmen beider Typen. Grippeviren unterliegen besonders häufig mehr oder weniger ausgeprägten Antigenveränderungen hinsichtlich der Zusammensetzung ihrer Oberflächenantigene Hämagglutinin und Neuraminidase. Die Zusammensetzung des Impfstoffs richtet sich infolgedessen nach den augenblicklich hauptsächlich vertretenen Wildvirusvarianten, die von erkrankten Personen isoliert werden. Dieses ist die

Erklärung dafür, daß gefährdete Personen (z. B. Angehörige von Gesundheitsberufen, Menschen mit verminderter Abwehrkraft, herzkreislaufkranke Menschen) jährlich geimpft werden sollten.

Der inaktivierte Poliomyelitis-Impfstoff ist für Personen mit Immundefekten oder solche, die unter immunsuppressiver Therapie stehen, besser geeignet als der Lebendimpfstoff.

Impfstoffe mit inaktivierten Viren (gefriergetrocknet). DAB 9: Tollwut-Impfstoff.

Spaltimpfstoffe. DAB 9: Influenza-Spaltimpfstoff. Es handelt sich hierbei um die Suspension der von Viren abgespaltenen Oberflächenantigene H (Hämagglutinin) und N (Neuraminidase) eines oder mehrerer Stämme der Typen A und B des Influenzavirus oder einer Mischung von Stämmen beider Typen. Das Virus wird zur Herstellung des Spaltimpfstoffs mit oberflächenaktiven Stoffen (z. B. Tween 80 in Kombination mit Ether) behandelt. Derartige Spaltimpfstoffe sind besser verträglich als der entsprechende Impfstoff mit kompletten Viren, allerdings sind auch die immunogenen Eigenschaften etwas schwächer ausgeprägt.

2.6 Praktische Aspekte bei Impfungen

Die Kombination bestimmter Impfstoffe ist möglich und zur Vermeidung zu häufiger Impftermine auch sinnvoll. So gibt es industriell hergestellte bi- und trivalente Impfstoffe: z. B. Diphtherie-Tetanus-Adsorbat-Impfstoff DAB 9, Diphtherie-Pertussis-Tetanus-Adsorbat-Impfstoff DAB 9. Auch simultane Verabreichung von zwei monovalenten Impfstoffen oder einem monovalenten mit einem bi- oder trivalenten ist in manchen Fällen möglich (z. B. Polio-Schluckimpfstoff und gleichzeitig Diphtherie-Tetanus-Adsorbat-Impfstoff). In manchen anderen Fällen müssen jedoch Impfabstände eingehalten werden, um ein Komplikationsrisiko nicht unnötig zu erhöhen. So sollen BCG-Impfstoff und Pertussis-Impfstoff erst im Abstand von etwa einem halben Jahr gespritzt werden, und nach einer Poliomyelitis-Schluckimpfung ist eine einmonatige Sperrfrist vor der Anwendung anderer Lebend-Impfstoffe erforderlich. Auch nach Röteln- und nach Masernimpfung gelten solche Sperrfristen.

Nach Poliomyelitis-Schluckimpfung besteht die Möglichkeit der Übertragung des Impfvirus auf andere Personen, da der Impfling bis sechs Wochen danach mit dem Stuhl Viren ausscheidet.

Auch verdient Beachtung, daß nicht alle Impfstoffe unabhängig vom Alter der zu impfenden Person geeignet sind. So kann die volle Impfdosis des für Kinder bis zum vollendeten 7. Lebensjahr geeigneten Diphtherie-Impfstoffs bei älteren Kindern und Erwachsenen zu schweren Nebenreaktionen führen, weshalb für diesen Personenkreis ein Impfstoff mit geringerem Gehalt an Diphtherie-Toxoid erforderlich ist.

3. Passive Immunisierung

Unter passiver Immunisierung versteht man eine Immunisierung, die nicht vom betreffenden Organismus selbst erreicht wird, sondern durch Zufuhr von außerhalb des Organismus gebildeten Antikörpern (Immunglobulinen). Passive Immunisierung ist daher immer mit einem medizinischen Eingriff, in aller Regel mit der i.m. Injektion von antikörperhaltigen Präparaten, verbunden. Eine solche passive Immunisierung ist angezeigt, wenn

- eine plötzliche Ansteckungsgefahr oder ein Verdacht auf Infektion (z. B. mit dem Erreger der Tollwut durch Tierbiß, mit dem Erreger des Wundstarrkrampfs durch Verletzung) besteht und es damit zur aktiven Immunisierung durch Impfstoffe zu spät ist,
- eine aktive Immunisierung mangels eines geeigneten Impfstoffs nicht möglich ist. Dieses ist z. B. bei der Hepatitis-A-Prophylaxe für Reisende in Länder mit niedrigem hygienischem Standard der Fall, weil Versuche mit Hepatitis-A-Impfstoffen erfolglos verliefen,
- angeborene oder erworbene Antikörpermangelsyndrome zur Substitution zwingen,
- rezidivierende Infektionen therapiert werden müssen, in Fällen bakterieller Ursache in Kombination mit Antibiotika und
- ein durch gramnegative Bakterien (z. B. *Escherichia coli*) ausgelöster *Endo*toxinschock den Patienten in Gefahr bringt. Endotoxine sind antigen wirkende Lipopolysaccharide.

Es muß betont werden, daß nicht alle immunglobulinhaltigen Präparate der passiven Immunisierung dienen. Beispiele: Antilymphozyten-Sera werden wegen ihrer immunsuppressiven Wirkung (z. B. zur Verminderung der Fremdorganabstoßung bei Organtransplantationen) eingesetzt. Rhesus-(Rh-)negativen Müttern werden während der Geburt gegen den Rh-Faktor des Kindes gerichtete Antikörper verabreicht. Auf diese Weise werden die in den mütterlichen Kreislauf gelangten Erythrozyten des Kindes abgefangen, ohne eine Immunreaktion auf das Rh-Antigen auszulösen.

Man unterscheidet Immunglobuline vom Menschen **(homologes Antiserum)** und Immunglobuline vom Tier **(heterologes Antiserum).**

3.1 Immunglobuline vom Menschen

Das DAB 9 beinhaltet vier Monographien über Immunglobuline vom Menschen. Hierbei handelt es sich um „Immunglobulin vom Menschen", das früher als „Gammaglobulin" bezeichnet wurde, und um drei spezielle Immunglobuline: „Masern-Immunglobulin vom Menschen", „Tetanus-Immunglobulin vom Menschen" und „Vaccinia-Immunglobulin vom Menschen", ein gegen den Erreger der Pocken gerichtetes Immunglobulin. Darüber hinaus gibt es im Handel weitere spezielle Immunglobuline, z. B. FSME-Immunglobulin.

„Immunglobulin vom Menschen" ist eine flüssige oder gefriergetrocknete Zubereitung, die vorwiegend IgG (mindestens 90%, in der Regel >95%), ferner bis zu 2,5% IgA und bis zu 2% IgM enthält. Sie wird aus Plasma, Serum oder Plazenten gesunder Spender gewonnen, d. h. von Spendern, die frei von Infektionserregern sind, die durch Transfusion von Blut oder Blutkomponenten übertragen werden können. Hierbei ist besonders auf Hepatitis-B-Oberflächenantigen (HBs) und auf HIV-(human immunodeficiency virus-)Antikörper zu prüfen. Wenn nicht alle Anforderungen hinsichtlich des Freiseins von Infektionserregern erfüllt sind, dann ist das Material dennoch verwertbar, „sofern nachgewiesen werden kann, daß das Fraktionierungsverfahren alle erfaßbaren Erreger entfernt, welche die Gesundheit beeinträchtigen können" (DAB 9). Das Arzneibuch schreibt weiter vor, daß das Präparat aus dem gesammelten Material von mindestens 1000 Spendern stammt. Dadurch weist es das normale Antikörperspektrum der Bevölkerung auf, aus der die Spender stammen.

Die Herstellungsmethode muß sicherstellen, daß

- eine Infektion nicht übertragen wird und
- bei einer Protein-Konzentration von 16% Antikörper enthalten sind, bei denen für mindestens zwei (ein viraler und ein bakterieller) ein internationaler Standard vorliegt.

Diese 16%ige Lösung ist mindestens 10fach, in der Regel 12- bis 15fach IgG-reicher als normales Serum. Zur Gewinnung wird das menschliche Ausgangsmaterial mit Hilfe von Fällungsverfahrensschritten, wie sie in der Proteinchemie üblich sind, fraktioniert. Durch die sogenannte Kälte-Ethanol-Fraktionierung wird erreicht, daß die Präparate frei von infektiösem Material sind. Durch Zusatz von hohen Mengen HIV bzw. Hepatitis-B-Viren zu Produktionsansätzen wurde die Sicherheit des Verfahrens überprüft.

„Immunglobulin vom Menschen" ist, wie oben bereits erwähnt, bei Reisen in tropische oder subtropische Länder zur Prophylaxe von Hepatitis A angezeigt. Es gewährt gegen diese Virusinfektion einen etwa drei- bis viermonatigen Schutz. Danach läßt die Wirkung wegen zunehmenden Abbaus der Antikörper schnell nach. Auch zur Vorbeugung gegen Masern, Mumps oder Poliomyelitis eignet sich dieses Präparat, wenn Ansteckungsgefahr besteht und es für eine aktive Immunisierung zu spät ist. Bis 14 Tage nach einer vermuteten Infektion mit Hepatitis-A-Viren wird eine Injektion von „Immunglobulin vom Menschen" als sinnvoll angesehen. Bei den anderen viralen Infekten ist diese Frist kürzer (fünf Tage).

Die oben bereits genannten speziellen Immunglobuline beinhalten neben allen übrigen Antikörpern des normalen IgG jeweils einen spezifischen Antikörper (z. B. gegen Masernviren gerichtet) *in erhöhter Konzentration,* d. h., es handelt sich nicht um monospezifische Antikörper, wie man aus der Bezeichnung fälschlich ableiten könnte. Der Vorteil dieser speziellen

Immunglobuline liegt darin, daß für spezielle Zwecke wegen der erhöhten Konzentration ein geringeres Volumen gespritzt werden muß. Die Zahl der Spender ist für diese Immunglobuline geringer als beim „Immunglobulin vom Menschen", und die Spender sind speziell ausgesucht. Meist werden dafür eigens aktiv immunisierte Spender ausgewählt.

Nach Gabe von Immunglobulinen dürfen parenteral anzuwendende Virus-Lebend-Impfstoffe (z. B. Masern-, Mumps-, Röteln-Lebend-Impfstoffe) nicht vor Ablauf von mindestens drei Monaten appliziert werden, da sonst die körpereigene Immunantwort wegen der Antigen-Antikörper-Reaktion zwischen Impfstoffantigen und injiziertem Immunglobulin unzureichend wäre. Dieses gilt aber nicht für Virus-Lebend-Schluckimpfstoffe (z. B. Poliomyelitis), inaktivierte Impfstoffe und Toxoidimpfstoffe.

Flüssige Immunglobulin-Präparate müssen kühl (2 bis 8 °C) aufbewahrt werden, gefriergetrocknete vertragen 25 °C. Die Haltbarkeit ist zeitlich begrenzt (für flüssige Präparate etwa drei Jahre).

3.2 Immunglobuline vom Tier

Immunglobuline vom Tier heißen im DAB 9 entweder **„Immunsera für Menschen"**, **„Immunsera für Tiere"** oder **„Antitoxine"**. Es handelt sich um gereinigte Zubereitungen, die Immunglobuline aus dem Serum immunisierter Tiere enthalten. Während der Immunisierung dürfen die Tiere zur Vermeidung von Allergien beim Menschen nicht mit Penicillinen behandelt werden. Zur Immunisierung eignen sich vor allem Pferde (u. a. wegen der Bildung großer Mengen von Antikörpern), aber auch Rinder, Schafe und andere Säuger kommen in Betracht. Nach der Gewinnung von antikörperreichem Serum vom immunisierten Tier muß dieses Serum möglichst weitgehend von unerwünschten Begleitproteinen (Fremdeiweiß!) befreit werden, wobei andererseits die Antikörper angereichert werden sollen. Dieses ist vor allem mit Hilfe bestimmter Proteinasen möglich, welche die Immunglobuline allenfalls zu solchen Teilstücken abbauen, die noch vollen Antikörpercharakter besitzen. Im übrigen gilt hinsichtlich Herstellung, Haltbarkeit und Immunisierungsschutz das unter Abschn. 3.1 Ausgeführte in analoger Weise.

Nach Art des Antigens lassen sich die Immunglobuline vom Tier unterteilen in:

Immunsera gegen tierische Gifte. DAB 9: Schlangengift-Immunserum (Europa); es enthält Antikörper gegen die Gifte der wichtigsten europäischen Schlangen (*Vipera*-Arten: Kreuz-, Sand-, Wiesenotter, Aspisviper). Es handelt sich um ein polyvalentes Immunserum. Ferner gibt es meist polyvalente Schlangengift-Immunsera für die verschiedensten geographischen Bereiche (Kontinentalsera), in denen Giftschlangen vorkommen.

Schlangengifte enthalten charakteristische Polypeptide, die beim Säuger kardio- oder neurotoxisch wirken, zusätzlich aber auch eine ganze Reihe von Enzymen, die z. T. ebenfalls toxisch sind.

Giftspinnen-Immunsera sind mono- oder polyvalent, häufig gemischt mit Skorpion-Antisera. Auch bei den Giften dieser Tiere handelt es sich um Peptidtoxine. Sie können neurotoxisch, zytotoxisch oder hämolytisch wirken.

Immunsera gegen bakterielle Gifte. DAB 9: Botulismus-Antitoxin: Toxinbildner *Clostridium botulinum;* Diphtherie-Antitoxin: *Corynebacterium diphtheriae;* Gasbrand-Antitoxin (Novyi): *Clostridium novyi;* Gasbrand-Antitoxin (Perfringens): *Clostridium perfringens;* Gasbrand-Antitoxin (Septicum): *Clostridium septicum;* Gasbrand-Antitoxin (polyvalent): *Clostridium novyi, C. perfringens* und *C. septicum;* Tetanus-Antitoxin: *Clostridium tetani.*
Diese Antitoxine enthalten Immunglobuline, die das Toxin der jeweiligen Bakterien spezifisch neutralisieren.

Immunsera gegen Bakterien. Diese Immunsera spielen heute wegen der ausgezeichneten Möglichkeiten der Therapie bakterieller Erkrankungen mit Antibiotika bzw. Chemotherapeutika in der Regel keine Rolle mehr.

Immunsera gegen Viren. Diese Immunsera wurden in neuerer Zeit weitgehend durch entsprechende Immunglobuline vom Menschen ersetzt.

Immunsera gegen andere Antigene. DAB 9: Antilymphozyten-Serum (s. Abschn. 3, letzter Absatz).

Anhang: In bestimmten Fällen ist die sogenannte **Simultanimpfung**, d. h., die Kombination von aktiver Immunisierung mittels Impfstoff und passiver Immunisierung mittels Immunglobulin bzw. Immunserum (jedoch an unterschiedlichen Injektionsstellen), sinnvoll, z. B. bei Infektionsgefahr durch Tetanus oder Tollwut.

Literatur

Drews, J. (1986), Immunpharmakologie, Springer-Verlag, Berlin.

Golub, E. S. (1982), Die Immunantwort, HTB 220, Springer-Verlag, Berlin.

Klenk, H.-D. (1984), Tierische Zellkulturen als Produzenten von Arzneistoffen, in F.-C. Czygan (Hrsg.), Biogene Arzneistoffe, Vieweg, Braunschweig.

Roitt, J. M., Brostoff, J., Male, D. K. (1987), Kurzes Lehrbuch der Immunologie, Georg Thieme Verlag, Stuttgart, New York.

Kapitel 15

Antibiotika

1. Allgemeines

1.1 Eigenschaften

Als Antibiotika bezeichnet man Naturstoffe, die vermehrungsfähige und krankheitsverursachende Agentien aus dem menschlichen oder tierischen Organismus eliminieren können. Diese Definition umfaßt also Stoffwechselprodukte von Mikroorganismen und höheren Organismen, die gegen Mikroorganismen, gegen Tumorzellen oder auch gegen Viren wirksam sind. Wird ein Krankheitserreger durch das Antibiotikum abgetötet, so spricht man je nach der Art des Erregers von einer bakteriziden, fungiziden oder viruziden Wirkung. Wird dagegen nur Wachstum und Vermehrung des Krankheitserregers gehemmt, so handelt es sich um eine bakteriostatische, fungistatische, virustatische oder cytostatische Wirkung.

Ursprünglich bezeichnete man als Antibiotika nur Stoffwechselprodukte von Mikroorganismen, die in der Lage sind, andere Mikroorganismen in ihrer Entwicklung zu hemmen oder abzutöten. Diese enger gefaßte Definition und der Name „Antibiotika" gehen auf Vorstellungen über die Bedeutung dieser Stoffe für die antibiotikaproduzierenden Mikroorganismen zurück. Kultiviert man antibiotikaproduzierende Mikroorganismen auf Agarplatten so scheiden sie das Antibiotikum in das Kultursubstrat aus und bilden in der unmittelbaren Umgebung der Kolonie eine Hemmzone, in der viele andere Mikroorganismen nicht wachsen können. Man hat daher vermutet, daß Antibiotika ebenso wie viele Sekundärstoffe höherer Pflanzen als Abwehrstoffe wirken und dem produzierenden Organismus einen Selektionsvorteil gegenüber Konkurrenten um den gleichen Lebensraum verleihen. Diese Erklärung wird jedoch nicht allgemein akzeptiert. Da eindeutige experimentelle Beweise fehlen, muß diese Frage zur Zeit offen bleiben. Es gibt allerdings Hinweise darauf, daß zumindest ein Teil der Antibiotika auch andere Funktionen für den produzierenden Organismus haben könnte. Das Peptidantibiotikum Gramicidin ist z. B. an der Regulation der Sporenbildung des produzierenden Bakteriums *(Bacillus brevis)* beteiligt.

1.2 Ursachen der selektiven Wirkung von Antibiotika

Da Antibiotika definitionsgemäß im lebenden Wirtsorganismus wirksam sind, müssen sie selektiv auf die krankheitsverursachenden Agentien einwirken bei möglichst geringer Schädigung des Wirtes. Außerdem besitzt jedes Antibiotikum ein charakteristisches Wirkungsspektrum: Es schädigt selektiv nur bestimmte Mikroorganismen oder Tumorzellen, während andere Mikroorganismen oder Tumorzellen nicht beeinflußt werden. Diese Selektivität der Wirkung läßt sich im wesentlichen auf zwei Ursachen zurückführen: auf Unterschiede im Aufbau von Zielstrukturen oder auf Unterschiede in der Aufnahme der Antibiotika in die betroffenen Zellen.

1.2.1 Zielstrukturen

Wichtige Zielstrukturen für Antibiotika sind z. B. die Zellwand und die Ribosomen. Unterschiede im Aufbau oder bei der Biosynthese dieser Strukturen bestehen vor allem zwischen Prokaryoten und Eukaryoten. Diese Unterschiede sind die Basis der unterschiedlichen Toxizität vieler Antibiotika für mikrobielle und tierische Zellen.

Die **Zellwand** der Eubakterien enthält Murein, ein Peptidoglykan, das bei Eukaryoten nicht vorkommt. Penicilline und andere Antibiotika, welche die Mureinbiosynthese hemmen (s. Abschn. 2), können diese Wirkung also nur in Eubakterien entfalten. Das bedeutet allerdings nicht, daß diese Verbindungen nebenwirkungsfreie Arzneimittel sein müssen. Denn der Wirtsorganismus kann andere Zielstrukturen enthalten, die ebenfalls von dem Antibiotikum beeinflußt werden. So können z. B. die Penicilline beim Menschen allergische Reaktionen auslösen.

Die **70 S-Ribosomen** von Eubakterien und die 80 S-Ribosomen im Cytoplasma der Eukaryonten unterscheiden sich hinsichtlich der Zahl und Struktur von Proteinen und rRNAs sehr deutlich voneinander (s. Abschn. 6.1). Es ist daher zu erwarten, daß 70 S- und 80 S-Ribosomen unterschiedliche Bindungsstellen für Antibiotika besitzen. Tatsächlich gibt es eine ganze Reihe von Antibiotika, die selektiv an 70 S-Ribosomen gebunden werden und dann die Translation stören. Dazu gehören z. B. die Aminoglykoside (s. Abschn. 6.2) und die Macrolide (s. Abschn. 6.4). Andererseits gibt es auch Antibiotika (z. B. Cycloheximid) oder Toxine (z. B. Diphtherietoxin), die selektiv an die 80 S-Ribosomen gebunden werden und deren Funktion stören.

1.2.2 Transportmechanismen

Antibiotika werden entweder aktiv in die Zielzellen aufgenommen oder sie können passiv die Plasmamembran und gegebenenfalls die Zellwand der Zielzelle durchdringen.

Die **aktive Aufnahme** von Antibiotika erfolgt über Transportsysteme, die in der Plasmamembran lokalisiert sind und üblicherweise für andere, ähnlich strukturierte Verbindungen verwendet werden. Da diese Transportprozesse mit energieliefernden Reaktionen gekoppelt sind, kann das Antibiotikum auch gegen einen Konzentrationsgradienten in die Zelle aufgenommen werden. Es wird daher in den Zellen, die das betreffende Transportsystem besitzen, angereichert. Wenn ein solches Transportsystem nur in bestimmten Bakterienzellen, nicht aber in Säugetierzellen vorhanden ist, so kann das Antibiotikum die Bakterien im lebenden Säugetierorganismus selektiv schädigen. Durch den aktiven Transport in die Bakterienzelle werden dort toxische Konzentrationen erreicht, während in den Wirtszellen wesentlich geringere Konzentrationen des Antibiotikums vorliegen, die noch keine schwerwiegenden Nebenwirkungen verursachen. Dieser Mechanismus ist z. B. an der selektiven antibakteriellen Wirksamkeit der Tetracycline (s. Abschn. 6.3) und des Fosfomycins (s. Abschn. 2.4) beteiligt.

Auch bei der **passiven Aufnahme** muß das Antibiotikum die Zellwand und in vielen Fällen auch die Plasmamembran durchdringen, um an den Ort der Wirkung zu gelangen. Bei Bakterien hat die Zellwand (s. Abschn. 2.1) eine besondere Bedeutung für die passive Aufnahme von Antibiotika in die Zielzelle. Die Zellwand grampositiver Bakterien ist für die meisten Antibiotika keine Permeabilitätsbarriere. Sie wirkt allenfalls als Molekularsieb, das nur die höhermolekularen Verbindungen zurückhält. Die Zellwand gramnegativer Bakterien ist dagegen nur für kleinere hydrophile Moleküle gut passierbar. Ursache der begrenzten Permeabilität ist die äußere Lipidmembran. Hydrophile Antibiotika können durch die wassergefüllten Poren von Membranproteinen (Porinen), deren physiologische Funktion der Transport von Nährstoffen ist, die äußere Lipidmembran passieren und in das Periplasma gelangen. Für lipophile Verbindungen ist die äußere Lipidmembran dagegen kaum durchlässig.

Dieser zunächst unerwartete experimentelle Befund läßt sich folgendermaßen erklären: Die äußere Lipidmembran ist asymmetrisch aufgebaut. Die äußere Schicht der Doppelmembran besteht ausschließlich oder überwiegend aus Lipopolysachariden (LPS), deren in der Membran verankerter Teil, das Lipid A (s. Abb. 15.5, S. 574), über Magnesium-Ionen mit den benachbarten LPS-Molekülen verbunden ist. Dadurch wird die Außenseite der Membran durch polare Gruppen abgeschirmt und ist für lipophile Verbindungen nicht zugänglich.

Die unterschiedliche Zellwandstruktur von grampositiven und gramnegativen Bakterien ist von großer Bedeutung für das Wirkungsspektrum von Antibiotika. Relativ hydrophobe Antibiotika, wie die Macrolide, Rifamycine und viele β-Lactame, wirken nur auf grampositive Bakterien, während hydrophilere Antibiotika, wie Aminoglykoside oder Tetracycline, auch bei gramnegativen Bakterien wirksam sind.

1.3 Resistenz

Mikroorganismen, die durch ein bestimmtes Antibiotikum nicht im Wachstum gehemmt oder abgetötet werden, bezeichnet man als resistent gegen dieses Antibiotikum. Wenn diese Unempfindlichkeit auf ursprünglich vorhandene, arttypische Merkmale zurückzuführen ist, spricht man von natürlicher Resistenz. Z. B. sind die meisten gramnegativen Bakterien gegen Benzylpenicillin resistent, weil Benzylpenicillin wegen der geringen Polarität des Moleküls deren äußere Lipidmembran nur langsam passieren kann und weil die wenigen Moleküle, die in das Periplasma gelangen, dort durch spezifische Enzyme inaktiviert werden. Da sowohl die äußere Lipidmembran als auch die periplasmatischen Enzyme (β-Lactamasen) bei gramnegativen Bakterien üblicherweise vorhanden und für diese Bakteriengruppe charakteristisch sind, liegt hier eine natürliche Resistenz vor.

Erworbene Resistenz entsteht in zunächst gegen das Antibiotikum empfindlichen Zellen durch Mutation oder durch Übernahme genetischer Information aus anderen Zellen.

1.3.1 Genetische Mechanismen

Mutationen können in einem einzigen Schritt zu praktisch vollständiger Resistenz gegen ein bestimmtes Antibiotikum führen. Eine solche Einschritt-Mutation (large step mutation) wurde z. B. bei der ribosomalen Resistenz gegen Streptomycin beobachtet (s. Abschn. 6.2.4). Andererseits kann eine Mutation nur eine graduelle Verringerung der Empfindlichkeit hervorrufen, so daß jeweils höhere Dosen des Antibiotikums zur Schädigung des Bakteriums erforderlich sind. Bis zur vollständigen Resistenz sind in diesem Fall mehrere Mutationsschritte erforderlich (multiple-step mutations). Mehrschritt-Mutationen wurden z. B. bei der Entstehung von Resistenz gegen Penicilline beobachtet.

Die Gene, welche für die Antibiotikaresistenz verantwortlich sind, können bei Bakterien entweder auf dem Bakterienchromosom oder auf extrachromosomalen DNA-Elementen, den Plasmiden, vorkommen. Die Lokalisation dieser Resistenzgene ist von entscheidender Bedeutung für ihre Übertragung auf andere Bakterienpopulationen und damit für ihre klinische Relevanz.

Chromosomenkodierte Resistenzen entstehen in der Regel durch Mutation und werden bei der asexuellen Vermehrung an die Tochterzellen weitergegeben. Unter dem Selektionsdruck der Antibiotika reichern sich dann die resistenten Mutanten gegenüber dem nichtresistenten Wildtyp an. Die Resistenzentstehung und die Resistenzausbreitung ist in diesem Fall, besonders bei Vielschritt-Mutationen (multiple-step mutations), ein relativ langsamer Prozeß.

Plasmidcodierte Resistenzen entwickeln und verbreiten sich dagegen wesentlich schneller: Resistenzplasmide (R-Faktoren) sind kleine ringförmige doppelsträngige DNA-Moleküle, welche die genetische Information für Resistenzen gegen Antibiotika tragen und unabhängig vom Bakterienchromosom repliziert werden. Sie werden durch parasexuelle Mechanismen wie Konjugation oder Transduktion auf andere Bakterien übertragen. Dadurch können neu entstandene Resistenzen innerhalb kurzer Zeit auf andere Stämme der gleichen Art oder sogar auf andere Arten übertragen werden. Ferner können sich relativ schnell mehrfachresistente Bakterienstämme enwickeln, weil mehrere Resistenzgene unterschiedlicher Herkunft entweder in ein gemeinsames Plasmid eingebaut werden oder in Form mehrerer einzelner Plasmide nebeneinander in derselben Zelle existieren können.

Die Resistenzplasmide der Enterobacteriaceae (R-Plasmide) werden durch Konjugation übertragen. Sie enthalten oft mehrere Resistenzgene, die Resistenzen gegen unterschiedliche Antibiotika – z. B. Macrolide, Aminoglykoside oder Tetracycline – kodieren. Ein großer Teil dieser Gene kann, unabhängig von den üblichen Rekombinationsmöglichkeiten des Bakteriums, von einem Plasmid auf ein anderes Plasmid, aber auch von einem Plasmid auf das Bakterienchromosom oder vom Bakterienchromosom auf ein Plasmid übertragen werden. Solche genetischen Elemente, die in eine nichthomologe DNA eingebaut werden und diese auch wieder verlassen können, werden als Transposons bezeichnet. Sie sind für den raschen Austausch und die Neukombination der Resistenzgene und damit auch für die Entstehung von Mehrfachresistenzen verantwortlich.

Bei grampositiven Bakterien kommen kleinere Resistenzplasmide (r-Plasmide) und Resistenz-Transposons vor, die durch Transduktion oder Konjugation übertragen werden können. Sie enthalten meist nur ein Resistenzgen. Trotzdem treten z. B. bei *Staphylococcus aureus* Mehrfachresistenzen auf. Diese sind auf das Vorhandensein mehrerer verschiedener Plasmide in derselben Bakterienzelle zurückzuführen.

1.3.2 Biochemische Mechanismen

Die Entstehung von Resistenzen kann auf zwei grundsätzlich verschiedene biochemische Mechanismen zurückgeführt werden: Entweder finden Veränderungen an der Zielzelle statt, oder das Antibiotikum wird verändert.

Mögliche Veränderungen an der Zielzelle sind Modifikationen der Zielstruktur, an der das Antibiotikum angreift, oder eine Veränderung der Permeabilität von Plasmamembran oder Zellwand. Diese Art von Resistenzentwicklung ist in Tumorzellen sehr häufig, kommt aber auch bei Bakterien vor.

Veränderungen der Zielstruktur sind in der Regel chromosomenkodiert. Man findet sie z. B. bei Resistenzen gegen Antibiotika, die am Ribosom angreifen: So ist die ribosomale Resistenz gegen Streptomycin (s. Abschn. 6.2) auf den Austausch einer Aminosäure im Protein S12, einem Bestandteil der kleinen Untereinheit des Ribosoms, zurückzuführen. Diese durch eine Punktmutation ausgelöste Veränderung bewirkt den Verlust der Bindungsfähigkeit des Ribosoms für Streptomycin. Ein ähnlicher Mechanismus, Austausch einer Aminosäure im Protein L4 der großen Ribosomen-Untereinheit, ist für die Resistenz von *Escherichia coli* gegen Erythromycin verantwortlich. Diese Veränderung verhindert aber nicht nur die Bindung von Erythromycin, sondern auch die Bindung anderer Macrolid-Antibiotika (s. Abschn. 6.4) sowie von Lincomycin und Chloramphenicol (s. Abschn. 6.5) an die große Untereinheit der Ribosomen. Eine solche, gegen mehrere Antibiotika gerichtete, Resistenz bezeichnet man als Kreuzresistenz oder Parallelresistenz. Sie kann nicht nur bei Veränderungen an

Bindungsstellen, sondern auch bei anderen Resistenzmechanismen auftreten.

Genetisch bedingte **Permeabilitätsänderungen** können ebenfalls zu Resistenzen führen. Klinisch relevante Resistenzen gegen Tetracycline sind z. B. auf eine beschleunigte Ausscheidung der Antibiotika aus der Bakterienzelle zurückzuführen. Diese Resistenzen sind plasmidcodiert.

Ein weiterer wichtiger Mechanismus der Resistenzentstehung ist die **Inaktivierung der Antibiotika** durch Abbau oder Derivatisierung. So werden Penicilline und Cephalosporine durch β-Lactamasen unter hydrolytischer Spaltung des β-Lactamrings inaktiviert (s. Abschn. 2.6). Aminoglykosidantibiotika werden dagegen durch N- oder O-Acylierungen in unwirksame Derivate überführt (s. Abschn. 6.2).

2. Hemmstoffe der Zellwandbiosynthese

2.1 Aufbau bakterieller Zellwände

Die Zellwände von Bakterien sind als Zielstruktur oder Permeabilitätsbarriere von erheblicher Bedeutung für die Wirkung von Antibiotika. Der Zellwandaufbau ist für große Bakteriengruppen charakteristisch und daher ein wichtiges taxonomisches Merkmal. Bei den Eubakterien gibt es zwei verschiedene Zellwandtypen, die sich in der Regel durch die Gramfärbung nachweisen lassen: Versucht man Bakterien, die zunächst mit Kristallviolett gefärbt und dann mit Iod/Kaliumiodid-Lösung behandelt wurden, mit Alkohol zu entfärben, so gelingt das nur bei einem Teil der Bakterienarten; diese werden als gramnegativ bezeichnet. Die grampositiven Bakterien halten dagegen den Farbstoff-Iodkomplex zurück und bleiben gefärbt.

Die **Zellwand grampositiver Bakterien** enthält eine dicke, dreidimensional vernetzte Schicht aus Murein, das kovalent mit Teichonsäuren oder Teichuronsäuren verknüpft ist. Diese Zellwandbestandteile sind nicht in getrennten Schichten angeordnet, wie das in früheren Modellen postuliert wurde. Sowohl Murein als auch Teichonsäuren oder Teichuronsäuren kommen in allen Zellwandbereichen vor.

Die **Zellwand gramnegativer Bakterien** (s. Abb. 15.1) ist vor allem durch eine im mittleren Bereich gelegene Lipidmembran, die äußere Membran, und das zwischen dieser und der Cytoplasmamembran gelegene Periplasma charakterisiert. Das Murein ist in diesem Fall einschichtig; es liegt im Periplasma.

Murein ist also ein charakteristischer Zellwandbestandteil der meisten Bakterien. Nur in den zellwandlosen Mykoplasmen und den Archaebakterien kommt es nicht vor. Es fehlt auch den Eukaryotae. Murein ist ein

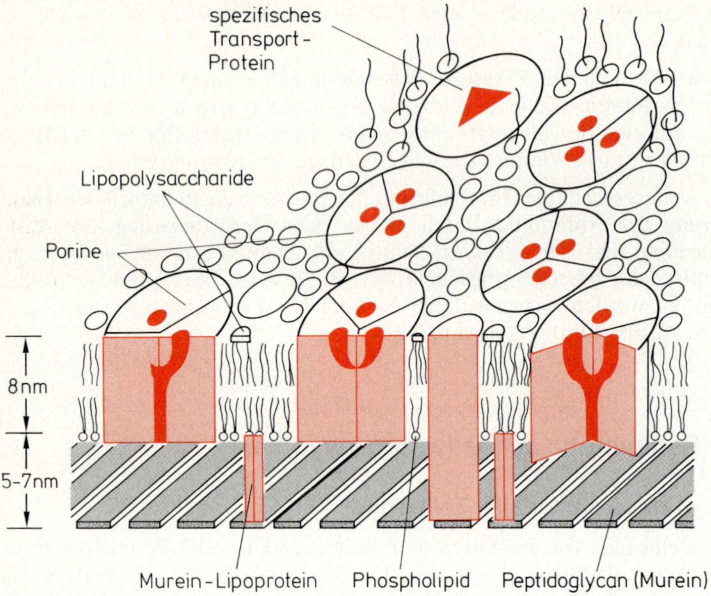

Abb. 15.1 Modell der Zellwand gramnegativer Bakterien (aus Nikaido und Vaara)

Peptidoglykan, dessen Hauptkette aus sich wiederholenden Disaccharid-Einheiten aufgebaut ist. Die Disaccharide bestehen aus (1,4)-verknüpften β-D-*N*-Acetylglucosamin- und β-D-*N*-Acetylmuraminsäure-Resten. Die *N*-Acetylmuraminsäure-Reste tragen kurze Peptid-Seitenketten aus alternierenden L- und D-Aminosäuren. Die Peptid-Untereinheiten benachbarter Proteoglykan-Ketten sind kovalent miteinander verbunden (s. Abb. 15.2) und bilden so ein stabiles Netzwerk, das die mechanische Stabilität der bakteriellen Zellwand bedingt.

Das Peptidoglykan der gramnegativen Bakterien ist sehr einheitlich aufgebaut: Die Peptid-Untereinheiten sind über die Aminosäure in Position 4 des einen Peptids und die Aminosäure in Position 3 des zweiten Peptids direkt miteinander verbunden. Der Aufbau der dreidimensionalen Mureinschicht grampositiver Bakterien variiert dagegen relativ stark (s. Abb. 15.3): Bei einigen Gruppen, z. B. bei der Gattung *Bacillus,* sind die Peptid-Untereinheiten ebenfalls direkt über die dritte und vierte Aminosäure benachbarter Peptidoglykan-Ketten miteinander verknüpft. Bei den meisten grampositiven Bakterien sind aber die benachbarten Peptid-Untereinheiten über eine Interpeptid-Brücke, die aus einer einzelnen Aminosäure oder einem Oligopeptid bestehen kann, quervernetzt. Diese Interpeptid-Brücke verbindet meist ebenfalls die Aminosäuren in den Positionen 3 und 4 miteinander, sie kann jedoch auch

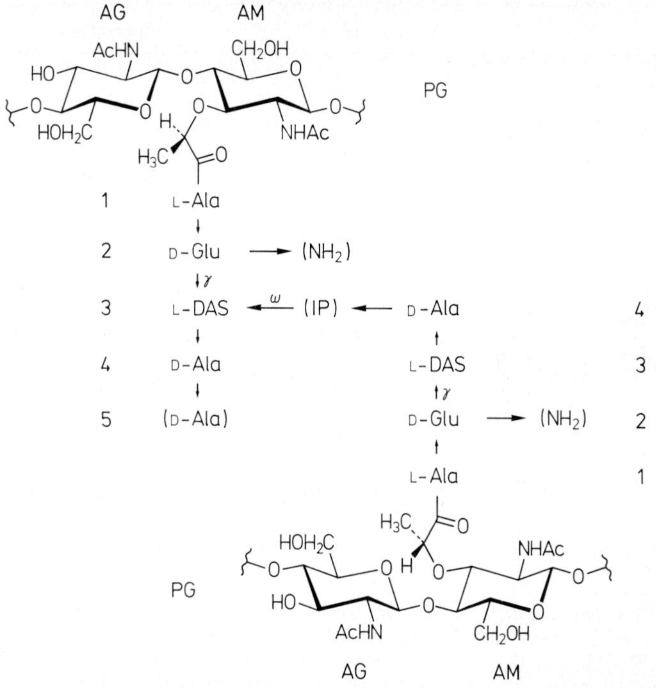

Abb. 15.2 Murein: Grundstruktur der Peptidoglykan-Ketten und Prinzip der Quervernetzung.
PG = Peptidoglykan-Kette, AM = *N*-Acetylmuraminsäure, AG = *N*-Acetylglucosamin, IP = Interpeptid-Brücke, Ac = Acetyl, Ala = Alanin, Glu = Glutaminsäure, DAS = variable Diaminosäure. 1–5 = Positionen der Aminosäuren in der Peptidseiten-Kette. ( ) = In Klammern stehende Substituenten können fehlen. → = Peptidbindung; der Pfeil zeigt von der CO- zur NH-Gruppe. γ, ω = Stellung der an der Bindung beteiligten Amino- oder Carboxy-Gruppe

zwischen den Aminosäuren in Position 2 und 4 ausgebildet sein. Die Strukturen der am Aufbau der Interpeptid-Brücke beteiligten Aminosäuren und die Struktur der Aminosäure in Position 3 der Peptid-Untereinheiten sind variabel. Die Struktur des Mureins ist für bestimmte Bakteriengruppen charakteristisch und spielt eine wichtige Rolle in der Systematik der grampositiven Bakterien.

Teichonsäuren und **Teichuronsäuren** (s. Abb. 15.4) sind charakteristische Komponenten der Zellwände grampositiver Bakterien. Teichonsäuren sind aus Glycerol- oder Ribitol-Molekülen, die über Phosphodiester-Bindungen miteinander verbunden sind, aufgebaut und enthalten meist D-Alaninreste, die mit Hydroxy-Gruppen der Polyole verestert sind. Auch Mono- oder Oligosaccharide können an ihrem Aufbau

DAS	IP	Vorkommen
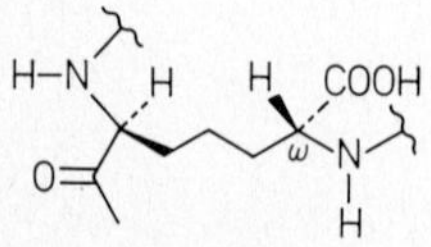 *m*-Dpm	–	gramnegative Bakterien, *Bacillus*-Arten
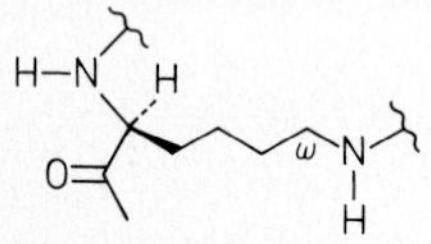 L-Lys	←(Gly)$_5$←	*Staphylococcus aureus*
L-Lys	←L-Thr←L-Ala←	*Streptococcus*-Arten
L-Lys	←L-Ala←L-Ser←	*Lactobacillus*-Arten

Abb. 15.3 Murein: Häufige Strukturvarianten.
DAS = variable Diaminosäure in Position 3, m-Dpm = *meso*-Diaminopimelinsäure, Lys = Lysin, IP = Interpeptid-Brücke, Gly = Glycin, Thr = Threonin, Ser = Serin, Ala = Alanin. → = Peptidbindung; der Pfeil zeigt von der CO- zur NH-Gruppe; ω = Stellung der an der Bindung beteiligten Amino-Gruppe

beteiligt sein. Teichuronsäuren sind Polysaccharide, die aus einer Uronsäure und einem weiteren Zucker aufgebaut sind. Teichonsäuren und Teichuronsäuren sind kovalent über Phosphodiester-Bindungen mit dem Murein verbunden. Teichonsäuren kommen außerdem in einer an ein Glykolipid gebundenen Form vor, die als Lipoteichonsäure bezeichnet wird und nichtkovalent mit der Außenseite der Plasmamembran assoziiert ist.

Die für gramnegative Bakterien charakteristische **äußere Lipidmembran** enthält nur in der inneren Halbmembran die auch in anderen Biomembranen vorkommenden Phospholipide. Die äußere Halbmembran besteht nahezu ausschließlich aus Lipid A, einem Glykolipid, an das die Polysaccharid-Ketten der Oberflächenantigene kovalent gebunden sind (s. Abb. 15.5). Diese Lipopolysaccharide (LPS) sind die Endotoxine gramnegativer Bakterien. Die toxische Wirkung dieser Verbindungen ist auf den Lipid-A-Anteil zurückzuführen. Die äußere Lipidmembran enthält außerdem Proteine, welche wassergefüllte Poren bilden und so den Austausch von

$$\left[\begin{array}{c} CH_2O-PO_2^- \\ R-O-\overset{|}{C}-H \\ -OH_2C \end{array}\right]_n \qquad \left[\begin{array}{c} CH_2O-PO_2^- \\ R^1-O-\overset{|}{C}-H \\ R^2-O-\overset{|}{C}-H \\ R^3-O-\overset{|}{C}-H \\ -OH_2C \end{array}\right]_n$$

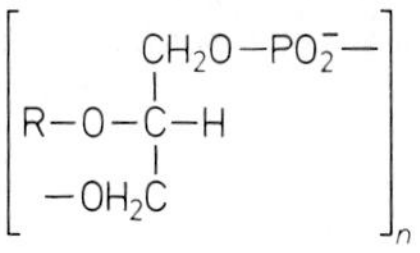

Glycerol-Teichonsäuren

R = D-Ala oder D-Glc oder H

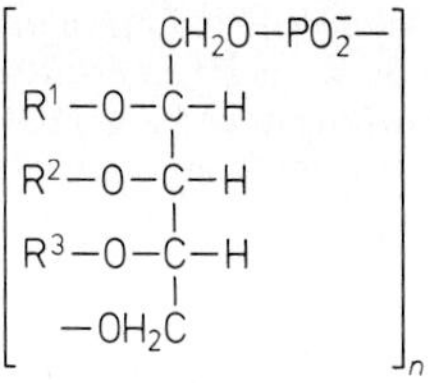

Ribitol-Teichonsäuren

R^1 = D-Glc oder D-GlcNAc
R^2 = D-Ala oder H
R^3 = H oder D-Ala

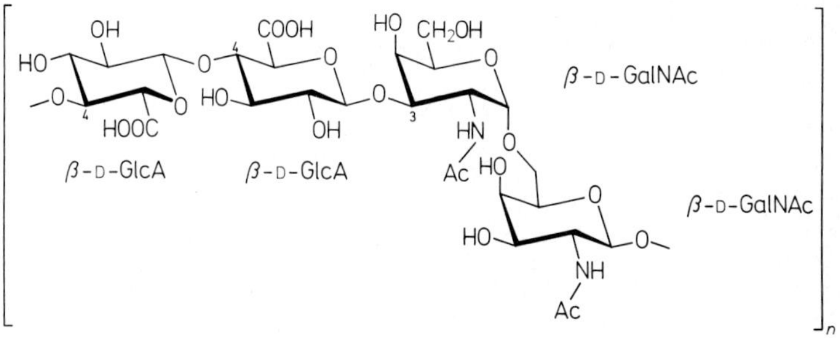

Teichuronsäure aus *Bacillus licheniformis*

Abb. 15.4 Teichonsäuren und Teichuronsäuren.
Glc = Glucose, GlcA = Glucuronsäure, Ala = Alanin, GlcNAc = *N*-Acetylglucosamin, GalNAc = *N*-Acetylgalactosamin

hydrophilen Verbindungen zwischen dem Periplasma und der Umgebung ermöglichen. Diese Proteine werden als Porine bezeichnet. Ihre Bedeutung für die Resistenz gramnegativer Bakterien gegen bestimmte Antibiotika wurde in Abschn. 1.2.2 behandelt.

2.2 Zellwandbestandteile als Zielstrukturen für Antibiotika

Von den genannten Zellwandbestandteilen ist das Murein die wichtigste Zielstruktur für Antibiotika. Die Mureinbiosynthese kann an verschiedenen Stellen und von unterschiedlichen Antibiotika gehemmt werden.

Die bakterizide Wirkung dieser Antibiotika, die nur bei wachsenden und sich vermehrenden Bakterien auftritt, ist wahrscheinlich auf eine Verschiebung des natürlichen Gleichgewichtes zwischen Mureinbiosynthese und Mureinabbau zurückzuführen: In der Wachstums- und Vermehrungsphase können bakterieneigene

Enzyme, die Autolysine, Bindungen im Mureinsacculus hydrolytisch spalten. Diese Reaktionen sind wahrscheinlich erforderlich, um während des Zellwandwachstums oder bei der Zellteilung neue Peptidoglykan-Ketten in das Murein einzubauen. Wird nun die Mureinbiosynthese durch Antibiotika gehemmt, so werden durch die Auto-

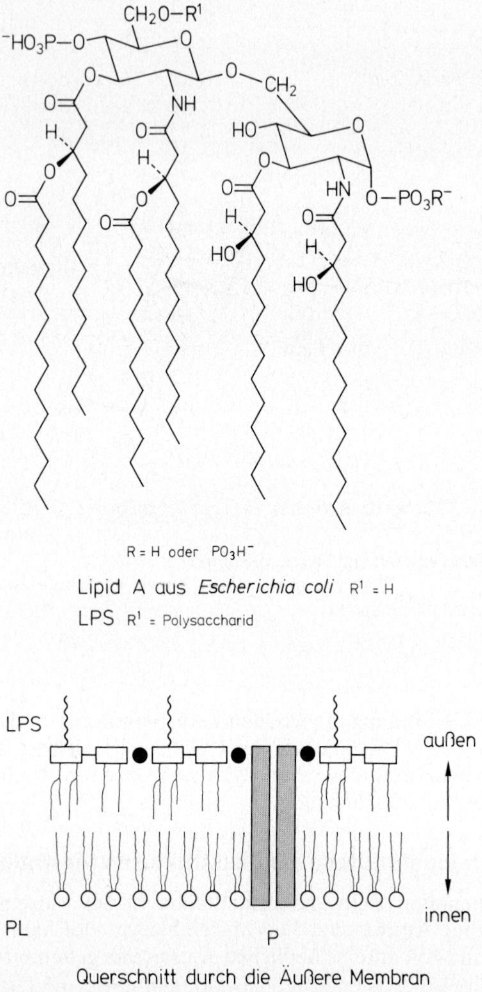

Abb. 15.5 Lipid A und Lipopolysaccharide: Bauprinzip und Anordnung in der Äußeren Membran gramnegativer Bakterien.
LPS = Lipopolysaccharid, P = Porin, PL = Phospholipid, ● = Ca^{2+}- oder Mg^{2+}-Ion

lysine weiterhin Bindungen gespalten, und es entstehen Schwachstellen in der Zellwand. Die geschädigte Zellwand kann dann dem osmotischen Druck des Zellinhalts nicht mehr standhalten und reißt auf. Dabei wird auch die Plasmamembran zerstört und die Zelle geht zugrunde.

2.3 Biosynthese von Murein

Die Biosynthese des Mureins läßt sich in drei Phasen einteilen: Die erste Phase umfaßt alle Reaktionen, die im Cytoplasma ablaufen. Dazu gehört die Synthese von *N*-Acetylmuraminsäure und *N*-Acetylglucosamin sowie der Aufbau der Peptid-Seitenkette. Die zweite Phase umfaßt die Reaktionen, welche an der Plasmamembran ablaufen. Dazu gehört der Aufbau der Disaccharid-Einheiten an der Innenseite der Membran, der Transport dieser Bausteine durch die Membran und die Übertragung der Disaccharid-Peptide auf die wachsenden Peptidoglykan-Ketten der Zellwand an der Außenseite der Membran. Die dritte Phase umfaßt alle Reaktionen, die außerhalb der Plasmamembran ablaufen. In dieser Phase werden die Peptidoglykan-Ketten durch Verknüpfung der Peptid-Seitenketten quervernetzt.

In jeder dieser Phasen gibt es Reaktionen, die von Antibiotika gehemmt werden können. In den folgenden Abschnitten werden die einzelnen Phasen der Mureinbiosynthese genauer dargestellt und die Wirkungsmechanismen der wichtigsten Antibiotika behandelt.

2.4 Hemmstoffe cytoplasmatischer Reaktionen der Mureinbiosynthese

2.4.1 Hemmbare Reaktionen

Die im Cytoplasma ablaufenden Reaktionen der Mureinbiosynthese sind in Abb. 15.6 zusammengefaßt. Fosfomycin hemmt den ersten Schritt der Reaktionsfolge, indem es die Pyruvyltransferase, ein Enzym, welches die Umsetzung von *N*-Acetylglucosamin mit Phosphoenolpyruvat zur *N*-Acetylmuraminsäure katalysiert, inaktiviert.

2.4.2 Monographien

Fosfomycin

Vorkommen: Fosfomycin wird von *Streptomyces fradiae, Streptomyces viridichromogenes* und *Streptomyces wedmorensis* (Streptomycetaceae – Acetinomycetales) gebildet.

Streptomyces-Arten sind fadenförmige grampositive Bakterien, die im Boden vorkommen.

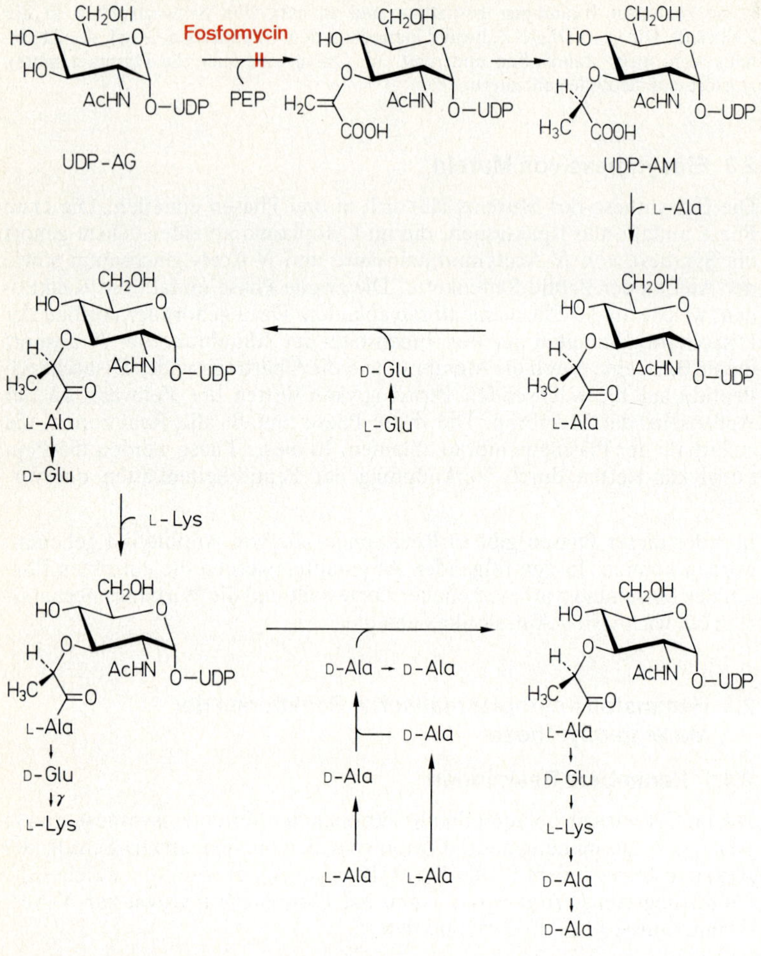

Abb. 15.6 Mureinbiosynthese 1: Reaktionen, die im Cytoplasma ablaufen, und deren Hemmung durch Antibiotika.

UDP = Uridindiphosphat, PEP = Phosphoenolpyruvat, Ac = Acetyl, AG = *N*-Acetylglucosamin, Ala = Alanin, Glu = Glutaminsäure, Lys = Lysin, AM = *N*-Acetylmuraminsäure. → = Peptidbindung; der Pfeil zeigt von der CO- zur NH-Gruppe. γ = Stellung der an der Bindung beteiligten Carboxy-Gruppe

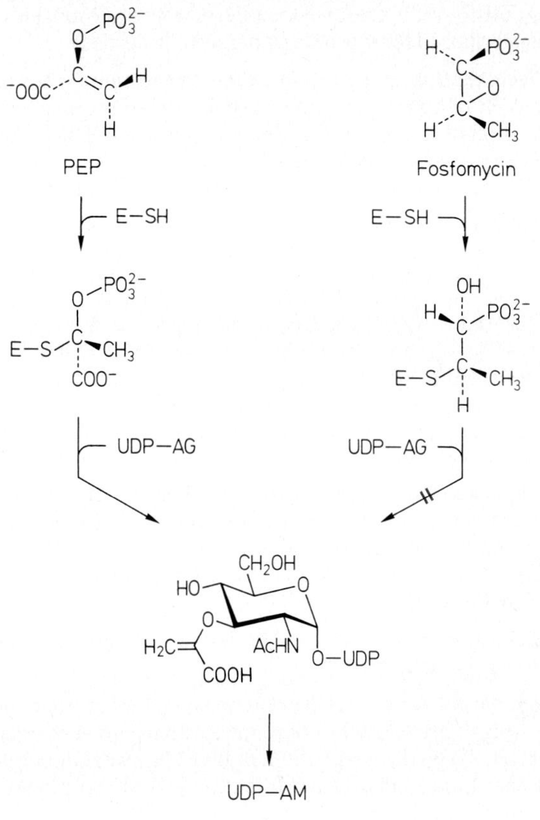

Abb. 15.7 Reaktion der Pyruvyltransferase mit Phosphoenolbrenztraubensäure und mit Fosfomycin.
E-SH = Phosphoenolpyruvat: UDP-*N*-Acetylglucosamin-3-*O*-Enolpyruvyl-Transferase (= 'Pyruvyltransferase'), PEP = Phosphoenolpyruvat, AG = *N*-Acetylglucosamin, UDP = Uridindiphosphat, AM = *N*-Acetylmuraminsäure

Gewinnung: Fosfomycin kann aus den Fermentationslösungen von *Streptomyces fradiae* isoliert oder synthetisch hergestellt werden.

Struktur/Eigenschaften: Fosfomycin ist das Dinatriumsalz der (1*R*,2*S*)-1,2-Epoxypropyl-phosphonsäure. Seine antibakterielle Wirkung beruht auf der irreversiblen Inaktivierung der Phosphoenolpyruvat: UDP-*N*-Acetylglucosamin-3-*O*-Enolpyruvyl-Transferase (Pyruvyltransferase), welche die Bildung von *N*-Acetylmuraminsäure aus *N*-Acetylglucosamin katalysiert.

Fosfomycin wird an das aktive Zentrum des Enzyms gebunden und dort wie das natürliche Substrat an eine Thiolgruppe des Enzyms kovalent gebunden. Das gebundene Fosfomycin hat eine sehr ähnliche Struktur wie die kovalent gebundene Phosphoenolbrenztraubensäure (s. Abb. 15.7), es kann aber im Gegensatz zum natürlichen Substrat nicht auf die 3-Hydroxy-Gruppe der *N*-Acetylmuraminsäure übertragen werden. Es wirkt also als Suizidsubstrat und blockiert irreversibel das katalytische Zentrum des Enzyms.

Fosfomycin ist eine sehr polare Verbindung und kann daher die bakterielle Plasmamembran nicht passiv durchdringen. Die Aufnahme in die Bakterienzelle erfolgt aktiv über Transportsysteme für Glycerin-3-Phosphat oder Hexose-6-phosphate.

Resistenz: Resistenzen gegen Fosfomycin können chromosomencodiert oder plasmidcodiert sein. Die chromosomencodierte Resistenz beruht auf einer Hemmung der aktiven Aufnahme von Fosfomycin. Bei der plasmidkodierten Resistenz bleibt die Aufnahme unbeeinflußt; der genaue Mechanismus ist nicht bekannt.

Wirkungsspektrum: Fosfomycin wirkt bakterizid auf grampositive und gramnegative Bakterien.

Verwendung: Fosfomycin muß parenteral appliziert werden. Es wird als intravenöse Infusion bei Infektionen mit Fosfomycin-empfindlichen Erregern eingesetzt. Typische Indikationen sind Harnweginfektionen, Atemweginfektionen, Lungenabszeß und Infektionen bei Operationen.

2.5 Hemmstoffe plasmamembrangebundener Reaktionen der Mureinbiosynthese

2.5.1 Hemmbare Reaktionen

Die an der Plasmamembran ablaufenden Reaktionen der Mureinbiosynthese sind in Abb. 15.8 zusammengefaßt. Alle Zwischenstufen dieser Phase sind über einen Diphosphat-Rest an das Undecaprenol gebunden. Das Undecaprenol, ein C_{55}-Terpenalkohol, vermittelt auf Grund seiner Lipophilie die Bindung der sehr polaren Mono- und Disaccharid-Einheiten an die Plasmamembran, und er ist an ihrem Transport durch die Plasmamembran beteiligt. Für einen ungestörten Ablauf der Reaktionen ist daher die Regenerierung des Undecaprenolphosphats in einer cyclischen Reaktionsfolge erforderlich. Dieser Polyprenol-Cyclus wird von dem Peptidantibioti-

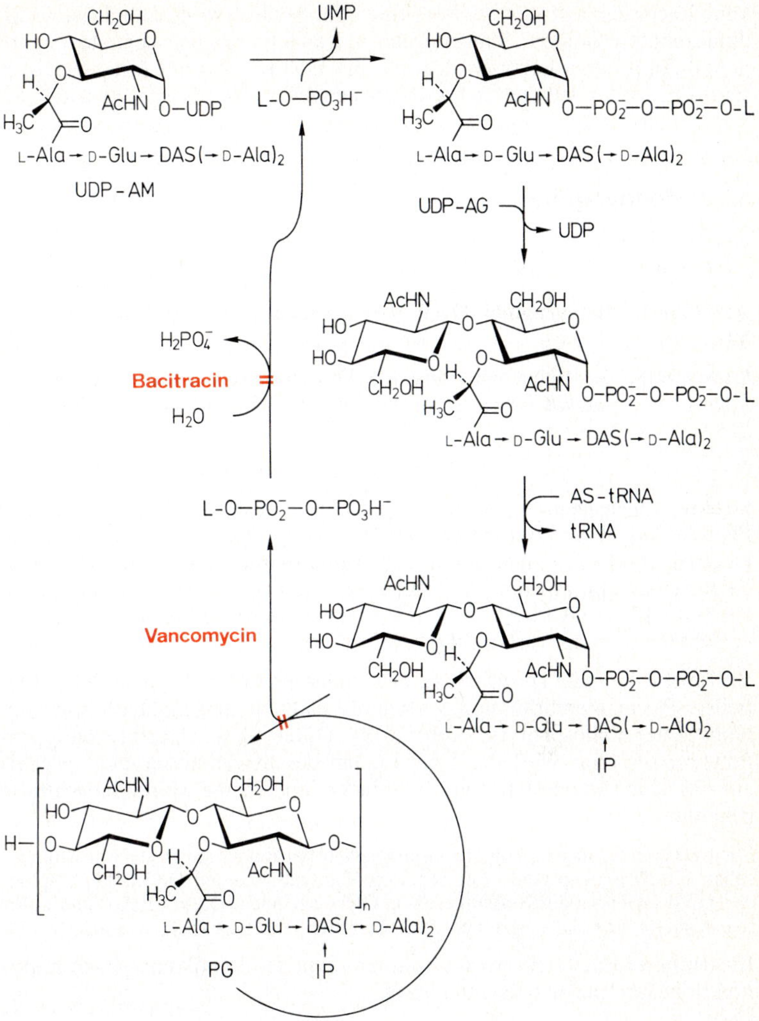

Abb. 15.8 Mureinbiosynthese 2: Reaktionen, die an der Plasmamembran ablaufen, und deren Hemmung durch Antibiotika.
UDP = Uridindiphosphat, PEP = Phosphoenolpyruvat, Ac = Acetyl, AG = *N*-Acetylglucosamin, IP = Interpeptid-Brücke, L-O-PO$_3$H$^-$ = Undecaprenolphosphat (Lipidcarrier), PG = wachsende Peptidoglykan-Kette, Ala = Alanin, Glu = Glutaminsäure, DAS = variable Diaminosäure, AM = *N*-Acetylmuraminsäure, AS = Aminosäuren der IP

kum Bacitracin auf der letzten Stufe, der Hydrolyse des Undecaprenoldiphosphats gehemmt. Vancomycin und andere, ähnlich gebaute Glykopeptid-Antibiotika hemmen dagegen die Übertragung der fertigen Disaccharid-Einheiten auf die wachsende Proteoglykan-Kette der Zellwand.

2.5.2 Monographien

Bacitracin

Arzneibuch-Monographie: DAB 9 (Bacitracin/Bacitracin-Zink); HELV. VII.

Gewinnung: Bacitracin wird aus den Fermentationslösungen bestimmter Stämme von *Bacillus licheniformis* (Weigmann) Chester (= „*Bacillus subtilis* var. Tracy") gewonnen.

Bacillus-Arten sind endosporenbildende grampositive Bakterien.

Struktur/Eigenschaften: Bacitracin ist ein Gemisch strukturell ähnlicher Peptide. Die Hauptkomponente der Handelsprodukte ist Bacitracin A, ein Dodekapeptid mit einem aus sieben Aminosäuren aufgebauten Ring und einer Seitenkette aus fünf Aminosäuren. Die beiden letzten Aminosäuren der Seitenkette, L-Cystein und L-Isoleucin, sind unter Bildung eines Thiazolinrings miteinander verknüpft (s. Abb. 15.9).

Bacitracin A bindet spezifisch an das Undecaprenol-diphosphat der bakteriellen Plasmamembran und verhindert dadurch dessen Hydrolyse zum Undecaprenolphosphat (s. Abb. 15.8). Durch diese Unterbrechung des Polyprenol-Cyclus wird die Übertragung des Muraminsäurepentapeptids auf das Undecaprenolphosphat verhindert und so die Mureinbiosynthese gehemmt.

Bacitracin bindet auch an Polyprenoldiphosphate der Eukaryoten wie Farnesyldiphosphat, ein Zwischenprodukt bei der Steroidbiosynthese, und Dolicholdiphosphat, den Lipidcarrier bei der Biosynthese von Glykoproteinen. Diese Effekte sind wahrscheinlich für die hohe Toxiztät des Bacitracins für Säugetiere verantwortlich.

Biosynthese: Bacitracin wird wie andere Peptidantibiotika an einem multifunktionellen Enzym biosynthetisiert.

Wirkungsspektrum: Bacitracin wirkt bakterizid gegen viele grampositive Bakterien. Gegen gramnegative Bakterien ist es in der Regel inaktiv, da es deren äußere Lipidmembran nicht durchdringen kann.

Verwendung: Wegen seiner hohen Toxizität kann Bacitracin nicht parenteral verwendet werden. Man verwendet es in Form von Pudern oder Salben zur Behandlung oberflächlicher Infektionen der Haut und des Auges. Meist wird es mit anderen Lokalantibiotika wie Polymyxin oder Neomycin, die

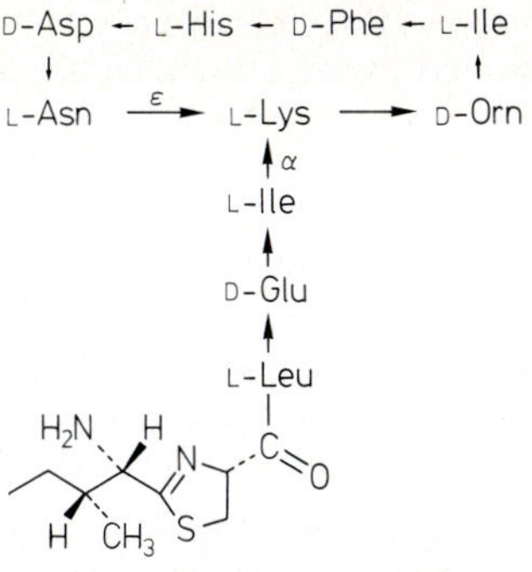

Bacitracin A

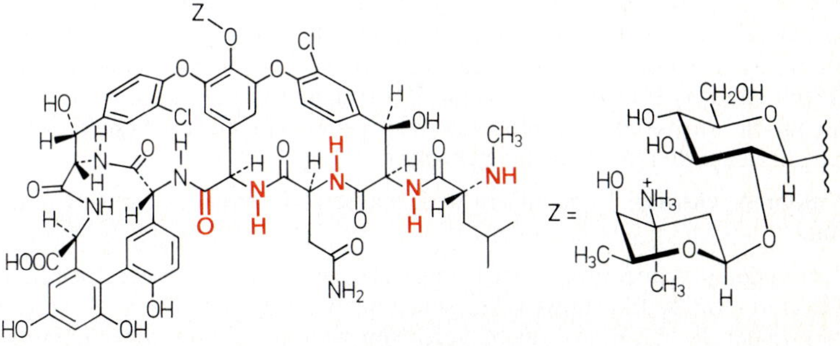

Vancomycin

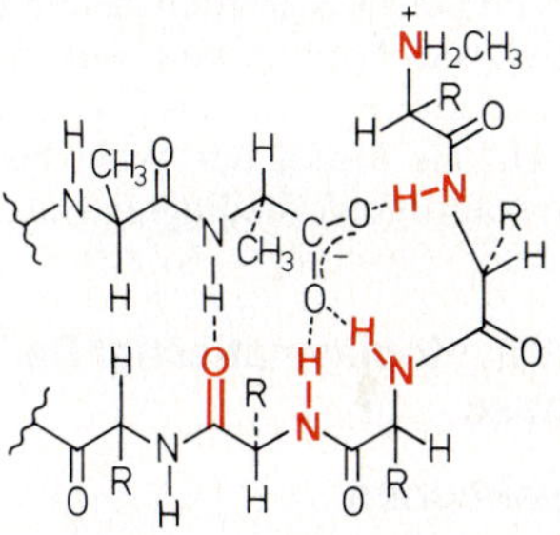

Abb. 15.9 Antibiotika, welche die Mureinbiosynthese durch Wechselwirkung mit lipidgebundenen Vorstufen hemmen.
Bei Vancomycin ist der an der Bindung des D-Alanyl-D-Alanin-Restes beteiligte aminoterminale Bereich des Moleküls farbig markiert.
Unten: Bindung des D-Alanyl-D-Alanin-Restes der Peptidseiten-Kette von Murein an den aminoterminalen Teil des Vancomycin-Moleküls

vorwiegend auf gramnegative Bakterien wirken, kombiniert. Der therapeutische Nutzen der Anwendung von Lokalantibiotika ist umstritten.

Vancomycin

Gewinnung: Vancomycin wird aus den Fermentationslösungen von *Streptomyces orientalis* – Streptomycetaceae (Actinomycetales) – isoliert.

Struktur/Eigenschaften: Vancomycin ist ein Glykopeptid. Die Peptidkette ist durch kovalente Bindungen zwischen den Seitenketten zu einer sehr kompakten tricyclischen Struktur verknüpft (s. Abb. 15.9).

Das Molekül besitzt einen hydrophoben Spalt, in dem ein D-Alanin-D-Alanin-Dipeptid spezifisch gebunden werden kann. Die terminale Carboxy-Gruppe dieses Peptids wird durch eine Ionenbeziehung mit der aminoterminalen Ammonium-Gruppe des Antibiotikums und über Wasserstoffbrücken fixiert (s. Abb. 15.9).

Vancomycin bindet an die Peptid-Seitenkette der lipidgebundenen Mureinvorstufen und der noch nicht quervernetzten Disaccharid-Einheiten der jungen Zellwand. Dadurch wird die Übertragung der Disaccharid-Einheiten auf die wachsende Peptidoglykan-Kette und wohl auch die Quervernetzung der Peptidoglykan-Ketten gehemmt.

Wirkungsspektrum: Vancomycin wirkt bakterizid auf grampositive Bakterien.

Verwendung: Vancomycin wird eingesetzt, wenn die weniger toxischen β-Lactam-Antibiotika unwirksam sind oder vom Patienten – z. B. wegen allergischer Reaktionen – nicht vertragen werden. Hauptanwendungsgebiete sind Infektionen mit methicillinresistenten Staphylokokken und die durch Staphylokokken hervorgerufene Endokarditis. Bei durch Streptokokken verursachter Endokarditis werden Kombinationen von Vancomycin mit einem Aminoglykosid-Antibiotikum verwendet. Wegen der schlechten Resorption wird Vancomycin in diesen Fällen parenteral appliziert. Die perorale Applikation gilt als Mittel der Wahl bei der durch *Clostridium difficile* hervorgerufenen antibiotikabedingten Enterocolitis.

2.6 Hemmstoffe extracytoplasmatischer Reaktionen der Mureinbiosynthese

2.6.1 Hemmbare Reaktionen

Außerhalb der Plasmamembran erfolgt die Quervernetzung der Peptid-Untereinheiten durch Transpeptidasen (s. Abb. 15.10). Diese Enzyme übertragen die Acylgruppe des vorletzten D-Alaninrestes einer Peptid-Seitenkette unter Abspaltung von D-Alanin auf eine freie Aminogruppe einer zweiten Peptidkette. Als Akzeptor für die Acylgruppe dient entweder die letzte Aminosäure der Interpeptid-Brücke oder direkt die an Position 3

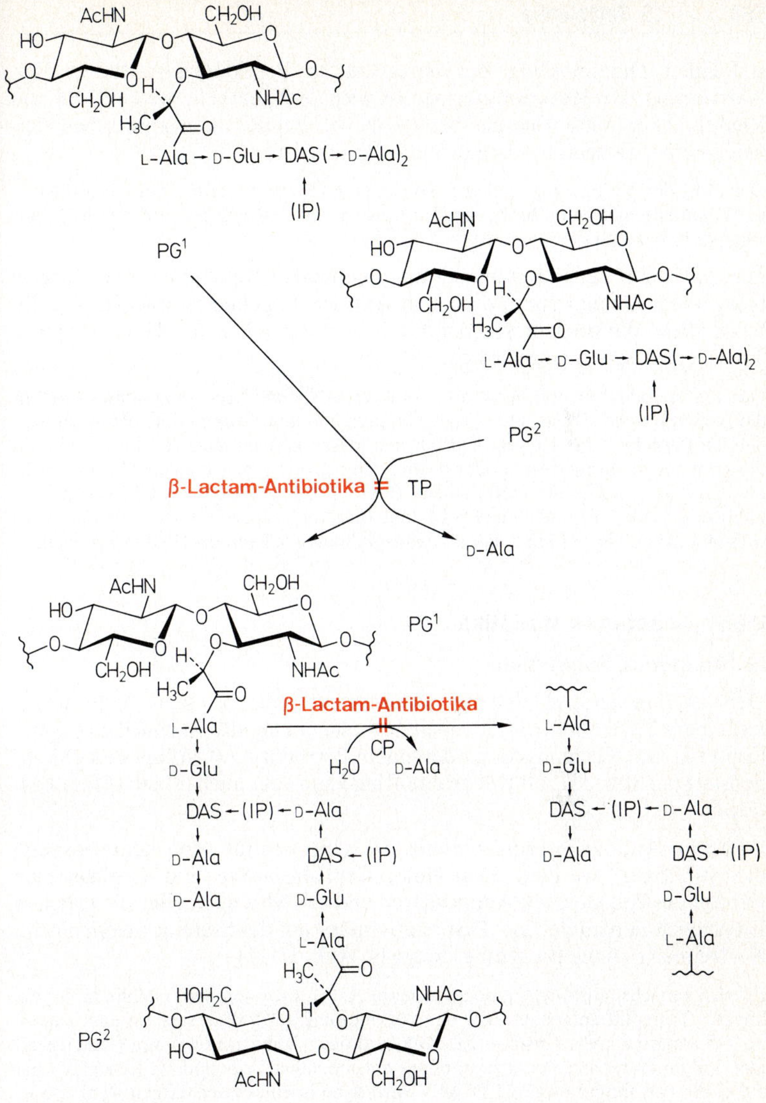

Abb. 15.10 Mureinbiosynthese 3: Reaktionen, die außerhalb der Plasmamembran ablaufen und deren Hemmung durch Antibiotika.
UDP = Uridindiphosphat, PEP = Phosphoenolpyruvat, Ac = Acetyl, IP = Interpeptid-Brücke, TP = Transpeptidase, Ala = Alanin, Glu = Glutaminsäure, DAS = variable Diaminosäure, PG = Peptidoglykan-Kette, CP = Carboxypeptidase, ( ) = In Klammern stehende Substituenten können fehlen

stehenden Diaminosäure der benachbarten Peptidoglykan-Kette. Eine Aktivierung der Reaktionspartner ist nicht erforderlich, weil die für die Reaktion benötigte Energie bereits in der Peptidbindung zwischen den beiden endständigen D-Alaninresten enthalten ist.

Die Zahl der Vernetzungsstellen kann dadurch reguliert werden, daß endständige D-Alaninreste hydrolytisch abgespalten werden. Diese Reaktion wird durch Carboxypeptidasen katalysiert.

Die außerhalb der Plasmamembran ablaufenden Reaktionen der Mureinbiosynthese können durch β-Lactam-Antibiotika gehemmt werden. Für die bakterizide Wirkung dieser Antibiotika ist vor allem die Hemmung der Transpeptidasen verantwortlich.

Die Transpeptidasen und der größte Teil der D-Alanin-Carboxypeptidasen sind an die Außenseite der Plasmamembran gebunden und modifizieren dort die neuentstehenden Peptidoglykan-Ketten. Carboxypeptidasen können auch frei im Periplasma der gramnegativen Bakterien oder im Bereich der dreidimensionalen Mureinschicht grampositiver Bakterien vorkommen. Beide Enzymgruppen können durch ihre Fähigkeit, Penicilline und andere β-Lactam-Antibiotika spezifisch zu binden, nachgewiesen werden. Sie werden daher als **penicillinbindende Proteine** (PBPs) bezeichnet.

2.6.2 β-Lactam-Antibiotika

a) Strukturen, Biosynthese

Der namengebende β-Lactamring dieser Antibiotikagruppe ist in der Regel mit einem Thiazolidinring (Penicilline), einem Dihydrothiazinring (Cephalosporine und Cephamycine) oder einem Pyrrolinring (Carbapeneme) kondensiert (s. Abb. 15.11). Der zweite Ring kann aber auch fehlen (Monobactame).

β-Lactam-Antibiotika sind modifizierte Oligopeptide, die nichtribosomal biosynthetisiert werden. **Penicilline, Cephalosporine** und **Cephamycine** werden aus den gleichen Aminosäuren und zunächst auch über die gleichen Zwischenstufen aufgebaut. Erst relativ spät – auf der Stufe des Isopenicillin N – trennen sich die Biosynthesewege (s. Abb. 15.12).

Es wird zunächst aus L-α-Aminoadipinsäure (L-A), L-Cystein und L-Valin (L-V) ein lineares Tripeptid aufgebaut. Vor der Verknüpfung des Valinrestes mit dem Dipeptid L-α-Aminoadipyl-L-Cystein (LL-AC) wird das L-Valin zum D-Valin isomerisiert. Der Valinrest des bei der Verknüpfung entstehenden Tripeptids (LLD-ACV) hat daher die D-Konfiguration. LLD-ACV wird dann in einer zweistufigen Reaktion zu Isopenicillin N cyclisiert. Diese reduktive Cyclisierung wird durch die Isopenicillin-N-Synthase (IPNS) katalysiert. Aus Isopenicillin N kann dann entweder durch Austausch des L-α-Aminoadipinsäure-Restes gegen einen Benzylessigsäure-Rest Benzylpenicillin gebildet werden, oder Isopenicillin N kann zu Penicillin N isomerisiert und dann durch Ringerweiterung in Desacetoxycephalosporin C überführt werden. Diese Verbindung wird dann zu Desacetylcephalosporin C hydroxyliert. Desacetylcephalosporin C ist ein weiterer Verzweigungspunkt dieses Biosyntheseweges: Durch

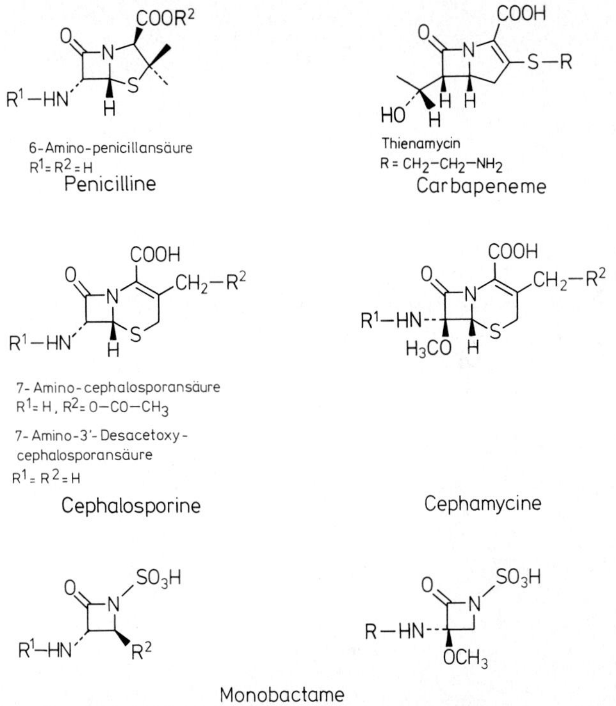

Abb. 15.11 Untergruppen der β-Lactam-Antibiotika und deren Grundkörper

Acetylierung entsteht daraus Cephalosporin C; Übertragung eines Carbamoylrestes, Hydroxylierung am C-7 und anschließende Methylierung dieser Hydroxy-Gruppe führt zum Cephamycin C.

Das Ringsystem der **Carbapeneme** wird aus Glutamat (Pyrrolidinring) und Acetat (C-6 und C-7) biosynthetisiert. Die schwefelhaltige Seitenkette des Thienamins stammt aus Cystein.

Der β-Lactam-Ring der **Monobactame** wird aus Serin aufgebaut.

b) Wirkungsmechanismus

β-Lactam-Antibiotika besitzen eine ähnliche Struktur und Konformation wie das Dipeptid D-Alanyl-D-Alanin. Sie werden daher an Stelle der terminalen D-Alanyl-D-Alanineinheit von Peptidoglykan-Ketten an das katalytische Zentrum von PBPs gebunden, so daß die β-Lactambindung sich in der gleichen Position befindet wie die Peptidbindung zwischen den beiden D-Alanineinheiten des physiologischen Substrats (s. Abb. 15.13).

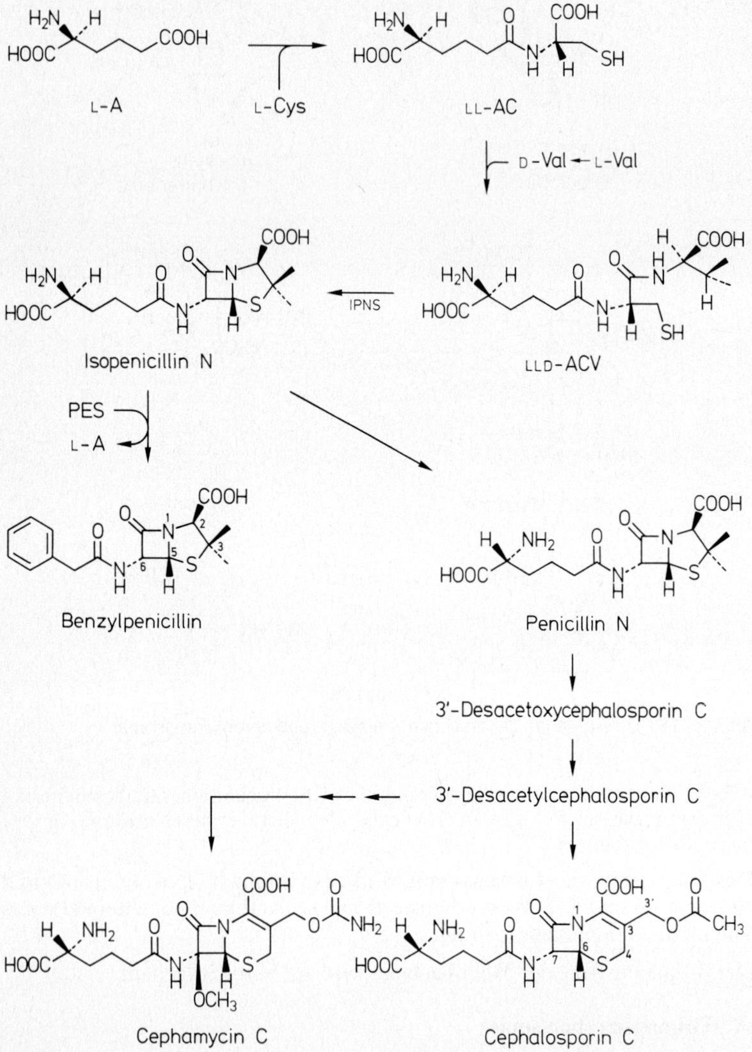

Abb. 15.12 Biosynthese der Penicilline, Cephalosporine und Cephamycine.
IPNS = Isopenicillin-N-Synthase, A = α-Aminoadipinsäure, LL-AC = δ-(L-α-Aminoadipyl)-L-Cystein, LLD-ACV = δ-(L-α-Aminoadipyl)-L-Cysteinyl-D-Valin, PES = Phenylessigsäure, Cys = Cystein, Val = Valin

Die sehr reaktionsfähige β-Lactamstruktur reagiert dann wie das natürliche Substrat mit der Hydroxy-Gruppe eines Serinrestes unter Bildung eines Acylenzyms.

Bei den natürlichen Substraten wird nun der Acylrest entweder auf die Aminogruppe einer zweiten Peptid-Untereinheit oder auf ein Wassermolekül übertragen. Im ersten Fall wirkt das Enzym als Transpeptidase, im zweiten Fall als Carboxypeptidase. In beiden Fällen wird das aktive Enzym regeneriert. Das bei der Reaktion mit

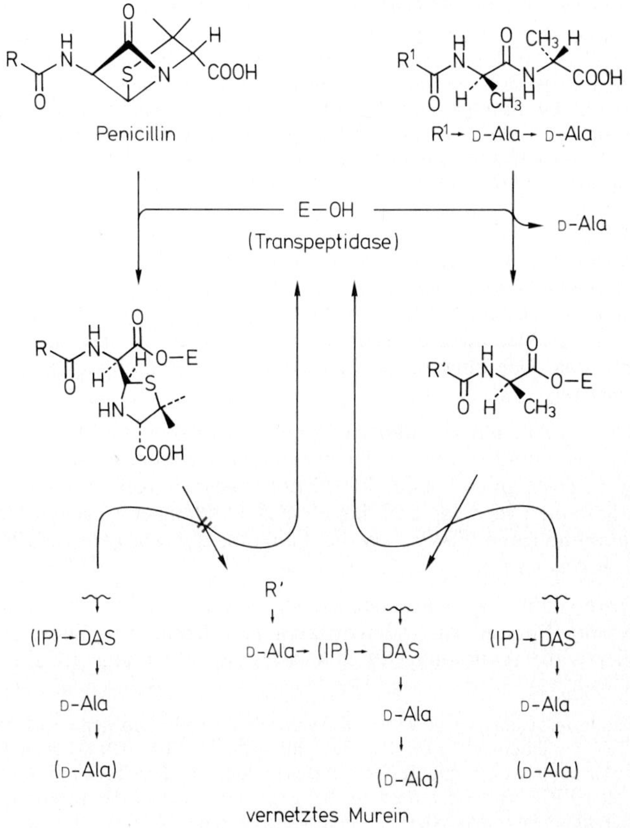

Abb. 15.13 Reaktionen von penicillinbindenden Proteinen (PBPs) mit Peptidseiten-Ketten des Mureins und mit β-Lactamantibiotika.
E-OH = Enzym (PBP), R′ → D-Ala → D-Ala = Ende der Peptidseiten-Kette eines Peptidoglykan-Stranges, DAS = variable Diaminosäure in der Peptidseiten-Kette eines Peptidoglykan-Strangs, P = Interpeptid-Brücke, ( ) = Eingeklammerte Substituenten können fehlen

β-Lactam-Antibiotika entstehende Acylenzym ist dagegen bemerkenswert stabil. Es kann nur sehr langsam durch direkte Hydrolyse oder durch Abbau des Heterocyclus und anschließende Hydrolyse vom katalytischen Zentrum entfernt werden. Eine Übertragung der Acylgruppe auf Aminogruppen anderer Peptid-Untereinheiten findet in diesem Fall nicht statt. Die Hemmwirkung der β-Lactam-Antibiotika auf Transpeptidasen und Carboxypeptidasen beruht also auf einer sehr raschen Acylierung des katalytischen Zentrums und einer sehr langsamen Spaltung des Acylenzyms. Die Fähigkeit, das katalytische Zentrum dieser Enzyme effektiv zu acylieren, hängt sowohl von der möglichst substratähnlichen Form als auch von der chemischen Reaktionsfähigkeit der β-Lactamstruktur des Antibiotikums ab.

Da die direkte Folge der Inaktivierung von PBPs bestenfalls eine Wachstumshemmung, also eine bakteriostatische Wirkung ist, muß die tödliche Wirkung auf indirektem Wege zustande kommen. Wahrscheinlich führt die Hemmung der Peptidoglykansynthese zu einer vermehrten Bildung von Murein-Hydrolasen (Autolysinen), welche dann durch Abbau des Mureins die mechanische Festigkeit der Zellwand soweit vermindern, daß durch den starken osmotischen Druck des Zellinhalts Zellwand und Cytoplasmamembran zerstört werden.

c) Resistenz

Resistenzen gegen β-Lactam-Antibiotika können auf geringe Empfindlichkeit der penicillinbindenden Proteine (PBPs), auf die Bildung antibiotikainaktivierender Enzyme oder – bei gramnegativen Bakterien – auf geringe Duchlässigkeit der äußeren Lipidmembran zurückzuführen sein. Häufig bestimmt eine Kombination dieser Faktoren das Wirkungsspektrum eines Antibiotikums.

Veränderte **PBPs mit verminderter Bindungsfähigkeit** sind z. B. die Ursache von Penicillinresistenzen bei einigen *Pneumococcus*- und *Neisseria-gonorrhoeae*-Stämmen. Die Methicillinresistenz von *Staphylococcus-aureus*-Stämmen wird dagegen durch die Neubildung eines gegen Methicillin unempfindlichen PBPs, das die Funktion der normalen PBPs übernimmt, hervorgerufen.

Die meisten klinisch bedeutsamen Resistenzen gegen β-Lactam-Antibiotika sind auf die Bildung von **β-Lactamasen** zurückzuführen. Diese Enzyme inaktivieren die Antibiotika durch hydrolytische Spaltung des β-Lactamrings.

Die meisten β-Lactamasen sind Serin-Enzyme wie die PBPs, aus denen sich wohl ein großer Teil von ihnen entwickelt hat. Sie spalten wie die PBPs den β-Lactamring der Antibiotika unter Acylierung des Serinrestes im katalytischen Zentrum. Im Gegensatz zu den PBPs sind sie jedoch in der Lage, sehr schnell die Esterbindung zu hydrolysieren und das inaktivierte Antibiotikum freizusetzen.

β-Lactamasen werden durch die Plasmamembran nach außen abgegeben. Bei **grampositiven Bakterien** diffundieren sie durch die Zellwand in die Umgebung des Bakteriums. Dadurch kann sich eine größere Bakterienkolonie sehr wirksam gegen Antibiotika schützen. Da die Bildung der Enzyme in der Regel durch β-Lactame induziert wird, können in Gegenwart des Antibiotikums große Mengen der β-Lactamasen gebildet werden, wenn eine genügend große Zahl von Bakterienzellen vorhanden ist. Für die Abtötung einer größeren Bakterienansammlung ist dann eine sehr viel höhere Antibiotikakonzentration erforderlich als für die Abtötung einer kleinen Zahl von Bakterien des gleichen Stammes (Inoculum-Effekt). Deshalb ist es z. B. nicht sinnvoll, Abszesse, die in der Regel eine große Zahl grampositiver Bakterien enthalten, mit β-Lactamase-empfindlichen Antibiotika zu behandeln.

Bei **gramnegativen Bakterien** können die β-Lactamasen die äußere Membran nicht durchdringen und reichern sich daher im Periplasma an. Dadurch kann mit relativ geringen Enzymmengen ein wirksamer Schutz der Einzelzelle erreicht werden. Die β-Lactamasen gramnegativer Bakterien sind daher häufig konstitutiv, seltener wird ihre Bildung durch β-Lactam-Antibiotika induziert.

Für die Resistenz gramnegativer Bakterien gegen β-Lactam-Antibiotika spielt neben den β-Lactamasen auch die **Durchlässigkeit der äußeren Lipidmembran** eine wichtige Rolle.

Die β-Lactam-Antibiotika passieren die äußere Membran in der Regel durch Porinkanäle (s. Abschn. 2.1.1). Die Geschwindigkeit, mit der sie durch diese wassergefüllten Poren transportiert werden, ist um so größer, je hydrophiler das Molekül ist. Dieser Transport wird bei lipophileren Molekülen zwar verlangsamt, aber nicht vollständig unterbunden. Er kann daher nicht allein für eine Resistenz verantwortlich sein. Nur durch die Kombination von verlangsamtem Transport und Abbau der in das Periplasma gelangenden Antibiotikamoleküle durch β-Lactamasen kann das Bakterium vollständig gegen das Antibiotikum geschützt werden. Die Empfindlichkeit eines gramnegativen Bakteriums gegen das betreffende Antibiotikum hängt also davon ab, ob die β-Lactamasen alle eindringenden Antibiotikamoleküle abfangen können, bevor diese an ihre Zielenzyme, die PBPs, binden und dadurch die Mureinbiosynthese hemmen können. Da die meisten Penicilline relativ hydrophob sind und dementsprechend langsam durch die Porinkanäle transportiert werden, können sie rechtzeitig von den β-Lactamasen inaktiviert werden; gramnegative Bakterien sind daher gegen die meisten Penicilline resistent. Bei hydrophileren Penicillinen (z. B. Ampicillin, Amoxicillin, Carbenicillin), welche die Porinkanäle schneller passieren, kann dagegen die Antibiotikakonzentration im Periplasma so stark ansteigen, daß die β-Lactamasen nicht mehr alle Moleküle rechtzeitig inaktivieren können; diese Verbindungen sind daher auch bei einigen gramnegativen Bakterien wirksam.

d) Nebenwirkungen

β-Lactam-Antibiotika sind für den Menschen im allgemeinen wenig toxisch. Die wichtigsten Nebenwirkungen sind allergische Reaktionen, die von leichten Hautreaktionen bis zum anaphylaktischen Schock in allen Schweregraden auftreten können.

Diese Reaktionen werden durch spezifische Antikörper hervorgerufen. β-Lactame werden zwar wegen ihrer geringen Molekülgröße vom Immunsystem nicht erkannt, sie reagieren jedoch mit Proteinen zu antigen wirksamen hochmolekularen Verbindungen, welche die Antikörperbildung auslösen. Diese Antigene bilden sich wahrscheinlich nicht im Körper des Patienten sondern bei der Herstellung der Antibiotika und werden dann als Verunreinigungen mit dem Antibiotikum appliziert. Penicilline reagieren vor allem mit der 6-Aminogruppe von Lysinresten unter Bildung von Penicilloylamiden. Die Penicilloylgruppe wirkt als Determinante und bestimmt die Spezifität der Antikörper. Die Antigene, welche die Bildung von Cephalosporin-

Abb. 15.14 Biogene und durch gelenkte Biosynthese zugängliche Penicilline

Antikörpern auslösen, sind weniger gut bekannt. Insgesamt ist die Häufigkeit allergischer Reaktionen bei Cephalosporinen geringer als bei Penicillinen. Relativ selten tritt Kreuzallergie zwischen Penicillinen und Cephalosporinen auf.

e) Monographien

Penicilline

Nur eines der therapeutisch verwendeten Penicilline, das Benzylpenicillin, ist ein Naturprodukt. Es ist hochwirksam gegen grampositive Bakterien und nahezu untoxisch für den Menschen. Es wird aber durch β-Lactamasen schnell inaktiviert. Außerdem ist es säurelabil und wird daher bei peroraler Gabe im Magen zu unwirksamen Produkten abgebaut. Man hat daher versucht, durch partialsynthetische Veränderungen des Moleküls Verbindungen mit verbesserten Eigenschaften herzustellen. Ausgehend vom Grundkörper der Penicilline, der 6-Aminopenicillansäure, wurden vor allem durch Variation der an das C-6 gebundenen Seitenkette säurefeste oder penicillinasestabile Verbindungen sowie Verbindungen mit erweitertem Wirkungsspektrum entwickelt.

Benzylpenicillinum

Arzneibuch-Monographie: DAB 9 (Benzylpenicillin-Natrium, Benzylpenicillin-Kalium, Benzylpenicillin-Procain); AB/DDR; AUSTR.; HELV. VII.

Gewinnung: Benzylpenicillin wird aus den Kulturlösungen geeigneter Mutanten von *Penicillium chrysogenum* Thom (Syn. *Penicillium notatum* Westling), einem Pilz aus der Klasse Deuteromycetes, isoliert. Um die Ausbeute an Benzylpenicillin zu erhöhen und die Bildung anderer Penicilline weitgehend zu unterdrücken, setzt man den Fermentationsansätzen Phenylessigsäure zu.

Penicillium chrysogenum produziert neben Benzylpenicillin (Penicillin G) auch die Penicilline F, H2F, H, K und X, die sich durch die Struktur des Acylrestes an der 6-Aminogruppe voneinander unterscheiden. Dieser Acylrest wird im letzten Schritt der Biosynthese unter Abspaltung des α-L-Aminoadipinsäure-Restes in das Penicillinmolekül eingeführt. Welcher Acylrest bei dieser Reaktion bevorzugt eingebaut wird, hängt unter anderem von der Konzentration der Säure ab, die als Vorstufe (Precursor) des Acylrestes verwendet wird. Man kann daher die Ausbeute an Benzylpenicillin erhöhen, indem man dem Fermentationsansatz den Precursor Phenylessigsäure zusetzt.

Wirkungsspektrum: Benzylpenicillin ist vorwiegend gegen grampositive Bakterien wirksam. β-Lactamase-bedingte Resistenzen treten vor allem bei Staphylokokken auf.

Verwendung:

1. Wegen seiner geringen Toxizität und hohen Wirksamkeit ist Benzylpenicillin nach wie vor ein wichtiges Antibiotikum, vor allem bei Infektionen mit nichtresistenten *Streptococcus-*, *Staphylococcus-* und *Pneumococcus-Arten.* Benzylpenicillin ist säurelabil und muß parenteral verabreicht werden.
2. Zur Gewinnung von 6-Aminopenicillansäure. Die Abspaltung der Phenylessigsäure kann mit Penicillinacylasen, die z. B. aus *Escherichia coli* gewonnen werden können, oder mit chemischen Methoden durchgeführt werden. 6-Aminopenicillansäure ist das Ausgangsprodukt für die Herstellung der partialsynthetischen Penicilline.

Phenoxymethylpenicillinum

Arzneibuch-Monographie: DAB 9 (Phenoxymethylpenicillin, Phenoxymethylpenicillin-Kalium); AB/DDR; AUSTR.; HELV. VII.

Gewinnung: Phenoxymethylpenicillin wird mit geeigneten Mutanten von *Penicillium chrysogenum* hergestellt: Setzt man den Fermentationsansätzen an Stelle von Phenylessigsäure den unnatürlichen Precursor Phenoxyessigsäure zu, so wird Phenoxymethylpenicillin als Hauptprodukt gebildet.

Wirkungsspektrum: Phenoxymethylpenicillin ist wie Benzylpenicillin vorwiegend gegen grampositive Bakterien wirksam. β-Lactamase-bedingte Resistenzen treten vor allem bei Staphylokokken auf.

Verwendung: Phenoxymethylpenicillin wird zur Behandlung von Infektionen mit penicillinempfindlichen grampositiven Kokken verwendet.

Phenoxymethylpenicillin ist säurestabil und kann daher peroral appliziert werden. Die antibakterielle Wirkung ist jedoch nur halb so groß wie die des Benzylpenicillins.

Cephalosporine

Das natürlich vorkommende Cephalosporin C ist nur schwach antimikrobiell wirksam. Es dient jedoch als Vorbild und Ausgangsmaterial für die Partialsynthese therapeutisch einsetzbarer Derivate. Die Partialsynthesen gehen in der Regel von der 7-Aminocephalosporansäure (7-ACA) aus, die durch Abspaltung des α-D-Aminoadipinsäure-Restes aus Cephalosporin C zugänglich ist. 7-Amino-desacetoxycephalosporansäure-Derivate lassen sich auch aus Penicillinen durch Ringerweiterung darstellen. Im Gegensatz zur 6-Aminopenicillansäure kann die Grundstruktur der Cephalosporine an zwei Stellen, an der 7-Aminogruppe und am C-3', variiert werden, um zu wirksamen Derivaten zu gelangen.

Cephalosporin C

Gewinnung: Cephalosporin C wird aus den Kulturlösungen geeigneter Stämme von *Acremonium chrysogenum* (Thirum. & Sukap.) W. Gams (Synonym: *Cephalosporium acremonium* Corda p.p.), einem Pilz aus der Klasse der Deuteromycetes, isoliert.

Verwendung: Zur Gewinnung von 7-Aminocephalosporansäure, dem Ausgangsprodukt für die Herstellung semisynthetischer Cephalosporine. Die Abspaltung des α-D-Aminoadipinsäure-Restes wird mit chemischen Methoden durchgeführt, da geeignete Enzyme schwer zugänglich sind.

Cephamycine

Cephamycine unterscheiden sich von den Cephalosporinen durch eine zusätzliche Methoxy-Gruppe am C-7 (s. Abb. 15.11). Die natürlichen Cephamycine sind nicht direkt als Antibiotika einsetzbar; sie werden wie die Cephalosporine durch Partialsynthese modifiziert.

Die semisynthetischen Cephamycine sind entweder aus Cephamycin C oder aus Cephalosporinen zugänglich. Cephamycin C wird aus den Kulturlösungen von *Streptomyces clavuligerus* oder *Streptomyces lactamdurans* (Streptomycetaceae – Actinomycetales) isoliert.

Carbapeneme

Carbapeneme werden von mehreren *Streptomyces*-Arten gebildet. Die wirksamste Verbindung ist das Thienamycin, das aus der Kulturlösung von *Streptomyces cattleya* – Streptomycetaceae (Actinomycetales) gewonnen werden kann. Da die Ausbeuten bei dieser Fermentation gering sind, wurden auch mehrere Totalsynthesen entwickelt. Die natürlichen Carbapeneme sind sehr instabil; sie werden daher mit chemischen Methoden modifiziert.

Monobactame

Monobactame werden von einigen gramnegativen Bakterien *(Pseudomonas-* und *Gluconobacter*-Arten, *Chromobacterium violaceum)* gebildet. Sie tragen eine Sulfatgruppe am β-Lactam-Stickstoff und besitzen eine schwache antibakterielle Wirkung. Durch Abwandlung dieser Grundstruktur wurde das Aztreonam entwickelt, das durch Totalsynthese aus L-Threonin dargestellt wird.

Aztreonam ist sehr gut gegen aerobe gramnegative Bakterien wirksam. Grampositive Bakterien und Anaerobier werden nicht gehemmt.

2.6.3 β-Lactamase-Hemmstoffe

Der wichtigste Resistenzmechanismus, mit dem sich Bakterien gegen β-Lactam-Antibiotika schützen, ist die Bildung von β-Lactamasen. Die Überwindung dieser Resistenz ist grundsätzlich auf zwei verschiedenen Wegen möglich: Man kann versuchen, die Antibiotika so zu verändern, daß sie von den β-Lactamasen weniger leicht angegriffen und inaktiviert werden können, oder man hemmt die β-Lactamasen durch einen spezifischen Inhibitor und gibt gleichzeitig ein β-Lactamase-empfindliches Antibiotikum.

Die therapeutisch eingesetzte β-Lactamase-Inhibitoren (s. Abb. 15.15) sind Penam- oder Oxapenam-Derivate, die in Position 6 keinen Substituenten tragen. Sie werden mit Breitspektrum-Penicillinen, wie Amoxycillin oder Ampicillin kombiniert.

a

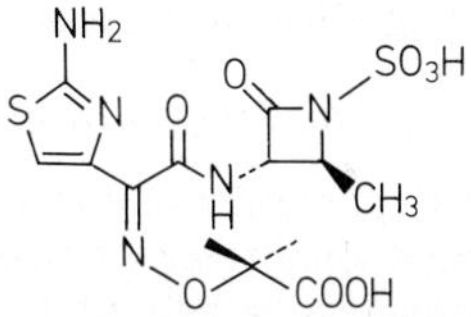

Aztreonam

b

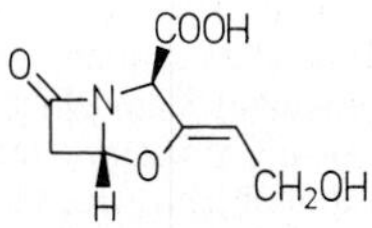

Clavulansäure

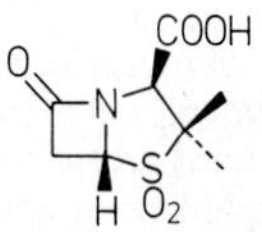

Sulbactam

Abb. 15.15 Monobactam-Antibiotika (a) und β-Lactamase-Inhibitoren (b)

Clavulansäure

Gewinnung: Clavulansäure wird aus der Kulturlösung von *Streptomyces clavuligerus* – Streptomycetaceae (Actinomycetales) gewonnen.

Verwendung: In fixer Kombination mit Amoxicillin bei Infektionen mit penicillinasebildenden grampositiven und gramnegativen Bakterien. Gegen *Pseudomonas aeruginosa, Enterobacter-* und *Proteus-*Arten ist die Kombination nicht wirksam.

Sulbactam

Gewinnung: Sulbactam wird partialsynthetisch aus 6-Aminopenicillansäure hergestellt.

Verwendung: In fixer Kombination mit Ampicillin bei Infektionen mit penicillinasebildenden grampositiven und gramnegativen Bakterien. Gegen *Pseudomonas aeruginosa* und *Enterobacter cloacae* ist die Kombination nicht wirksam.

3. Plasmamembranfunktionen beeinflussende Antibiotika

3.1 Aufbau und Funktion von Plasmamembranen

Die Plasmamembran der Eubakterien besteht wie alle Biomembranen aus einer Lipid-Doppelschicht, in die Proteine eingelagert sind (s. Abb. 15.16). Im Gegensatz zu den Plasmamembranen der Eukaryotae enthält sie jedoch keine Steroide. Deren membranstabilisierende Funktion übernehmen in der Regel Triterpene vom Hopantyp (s. Abb. 15.17).

Die Membranlipide einer lebenden Zelle befinden sich im flüssig-kristallinen Zustand. Dadurch ist eine seitliche Verschiebung von Proteinen oder Lipidmolekülen innerhalb der Membran sehr leicht möglich. Eine Verschiebung zwischen äußerer und innerer Halbmembran (Flip-Flop) ist dagegen äußerst unwahrscheinlich, da die Energie, die für den Transport des polaren Anteils des Protein- oder Lipidmoleküls durch den hydrophoben inneren Bereich der Lipidschicht erforderlich wäre, sehr hoch ist. Aus diesem Grunde bleibt die in der Regel unterschiedliche Zusammensetzung der äußeren und inneren Halbmembran von Biomembranen konstant. Diese strukturelle Asymmetrie ist für die Funktion der Biomembranen von entscheidender Bedeutung.

Der hydrophobe Bereich der Biomembranen ist für Ionen und größere polare Moleküle eine kaum passierbare Barriere. Kleine polare Moleküle, vor allem Wassermoleküle, können dagegen die Membran an Stellen mit geringerem Ordnungsgrad relativ leicht durchdringen. Diese charakteristische Eigenschaft von Biomembranen und anderen Lipid-Doppelschichten wird als **Semipermeabilität** bezeichnet.

Für lipophile Moleküle sind Biomembranen in der Regel gut permeabel, da diese Verbindungen leichter in den hydrophoben Bereich der Membran eindringen können.

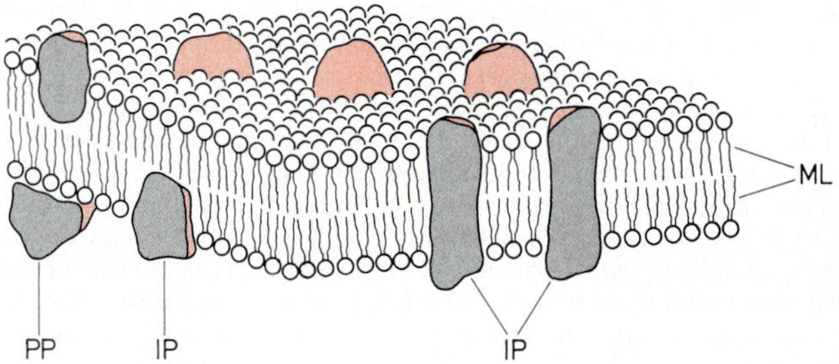

Abb. 15.16 Fluid-Mosaic-Modell der Biomembran nach S. J. Singer und G. L. Nicolson (aus Kleinig/Sitte, verändert).
ML = Membranlipide, IP = Integrale Membranproteine, PP = Periphere Membranproteine

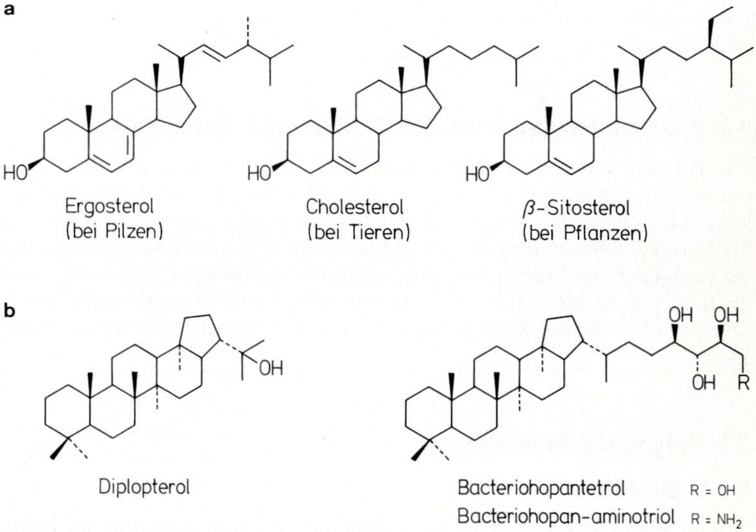

Abb. 15.17 In Biomembranen vorkommende Terpenoide. **a** Bei Eukaryotae, **b** bei Eubakterien

Auf Grund ihrer Semipermeabilität sind Biomembranen hervorragend geeignet, um Reaktionsräume (Kompartimente) gegeneinander und gegen die Umgebung abzugrenzen. Ein Kompartiment ist allerdings nur dann funktionsfähig, wenn auch eine gezielte Aufnahme und Abgabe von Ausgangs- und Endprodukten möglich ist. Ein Austausch hydrophiler Verbindungen mit der Umgebung wird durch spezielle Membranproteine, die als Translokatoren, Transportproteine oder Carrier bezeichnet werden, vermittelt. Die translokatorvermittelten Transportprozesse sind substratspezifisch. Sie können mit energieliefernden Reaktionen gekoppelt sein. In diesem Fall spricht man von **aktivem Transport:** Das Substrat wird auch gegen ein Konzentrationsgefälle in einer bestimmten Richtung durch die Membran transportiert. Translokatorvermittelte Transportprozesse, die nicht mit energieliefernden Reaktionen gekoppelt sind, werden dagegen als **katalysierte Diffusion** bezeichnet. Das Substrat kann in diesem Fall die Membran wie bei der freien Diffusion in beiden Richtungen passieren. Ein Nettotransport in eine bestimmte Richtung findet nur dann statt, wenn ein Konzentrationsgradient zwischen den Kompartimenten vorhanden ist. Dieser Konzentrationsgradient kann auch durch einen aktiven Transportprozeß, z. B. durch eine Na^+/K^+-Pumpe oder eine Protonenpumpe, aufgebaut und dann zum Transport anderer Substrate mit Hilfe der katalysierten Diffusion verwendet werden. Dabei transportiert derselbe Translokator zwei verschiedene Stoffe, z. B. ein Na^+-Ion und ein Glucosemolekül gleichzeitig durch die Membran. Passieren dabei beide Verbindungen die Membran in der gleichen Richtung, so spricht man von Symport oder Cotransport, bei entgegengesetzten Transportrichtungen von Antiport. Dieser **sekundäre aktive Transport** spielt eine wichtige Rolle bei der Aufnahme von Nahrungsstoffen durch die Plasmamembran. Zucker und Aminosäuren werden z. B. durch einen Symport mit Kationen in Bakterienzellen oder in die Zellen des Darmwandepithels von Säugetieren transportiert. Der nicht sekundär energetisierbare Transport eines einzelnen Moleküls durch katalysierte Diffusion wird als Uniport bezeichnet.

3.2 Plasmamembranen als Zielstrukturen für Antibiotika

Die Barrierefunktion der Plasmamembran und der spezifische Transport durch die Plasmamembran kann durch Antibiotika gestört werden, die eine hohe Affinität zu den Membranlipiden besitzen. Die Antibiotika werden in die Plasmamembran eingebaut und bilden entweder definierte Poren oder sie verändern die Membranstruktur auf andere Weise, so daß Ionen oder kleinere polare Moleküle die Membran unkontrolliert passieren können. Diese Aufhebung der Kompartimentierung führt zum Tod der betreffenden Zelle.

3.3 Polypeptid-Antibiotika

3.3.1 Strukturen

Die an Biomembranen angreifenden Peptid-Antibiotika sind in der Regel Polypeptide, d. h. sie sind aus 10 oder mehr Aminosäuren aufgebaut. Die Aminosäuren haben zum Teil eine ungewöhnliche Struktur: D-Aminosäuren, Ornithin und Diaminobuttersäure, die in Proteinen nicht vorkommen, sind z. B. häufige Bestandteile dieser Peptide (s. Abb. 15.19 und 15.21).

Die meisten Polypeptid-Antibiotika haben cyclische Strukturen; nur wenige, z. B. die Gramicidine, sind linear. Die Aminosäure-Reste sind überwiegend durch Peptidbindungen miteinander verknüpft. Es kommen aber auch ungewöhnliche Bindungen vor: Z. B. kann sich aus der Thiol-Gruppe eines Cysteinrestes und der Carbonyl-Gruppe der benachbarten Peptidbindung ein Thiazolinring bilden (s. Bacitracin, Abschn. 2.3). Außer Aminosäuren können auch Komponenten aus anderen Stoffgruppen, wie z. B. Fettsäuren oder Aminoalkohole, am Aufbau der Peptid-Antibiotika beteiligt sein. Solche Verbindungen bezeichnet man als heteromere Peptide.

Üblicherweise produziert ein Bakterium nicht nur ein einziges Peptidantibiotikum sondern eine Gruppe nahe verwandter Verbindungen, die sich durch Austausch einer oder weniger Aminosäuren voneinander unterscheiden.

3.3.2 Biosynthese

Mittelgroße Peptide können im Prinzip entweder am Ribosom oder nichtribosomal durch koordiniertes Zusammenwirken mehrerer Enzyme biosynthetisiert werden. Die hier besprochenen Peptidantibiotika werden alle nichtribosomal nach dem Multienzym-Thiotemplat-Mechanismus synthetisiert: Bei diesem Mechanismus sind die für den Aufbau der Peptide erforderlichen Aminosäuren und alle Zwischenstufen über Thioester-Bindungen an multifunktionelle Enzyme oder Multienzym-Komplexe gebunden. Die Zwischenstufen werden durch einen im Zentrum des Enzymkomplexes befestigten, um den Anheftungspunkt beweglichen Phosphopantethein-Rest von einer Domäne zur nächsten transportiert (s. Abb. 15.18). An den Domänen werden die Verknüpfung von Aminosäure-Resten mit der wachsenden Peptidkette oder auch andere chemische Reaktionen, wie z. B. die Isomerisierung von L- zu D-Aminosäuren, katalysiert.

Da an einem solchen Multienzym-Komplex schon aus räumlichen Gründen nur eine begrenzte Zahl von Reaktionen ablaufen kann, müssen bei der Biosynthese größerer Peptide mehrere solcher Enzymkomplexe zusammenarbeiten. Aber auch deren Zahl sollte – z. B. durch Koordinationsprobleme – begrenzt sein. In den bisher untersuchten Fällen wird die Peptidkette an einem Enzymkomplex um maximal sechs Aminosäuren verlängert. Bei der Biosynthese komplexer Peptid-Antibiotika können bis zu vier Multienzymkomplexe miteinander kooperieren. Daraus ergibt sich eine Obergrenze von etwa 24 Aminosäuren, die noch über den Thiotemplat-Mechanismus miteinander verknüpft werden können. Diese Zahl stimmt gut mit den bisherigen Erfahrungen überein: Das größte bekannte Peptid-Antibiotikum, von dem man annimmt, daß es nach dem Thiotemplat-Mechanismus biosynthetisiert wird, ist das Suzukacillin; es besteht aus 23 Aminosäure-Resten. Noch größere Peptid-Antibiotika, wie Subtilisin mit 32 und Nisin mit 34 Aminosäure-Resten, werden dagegen ribosomal synthetisiert.

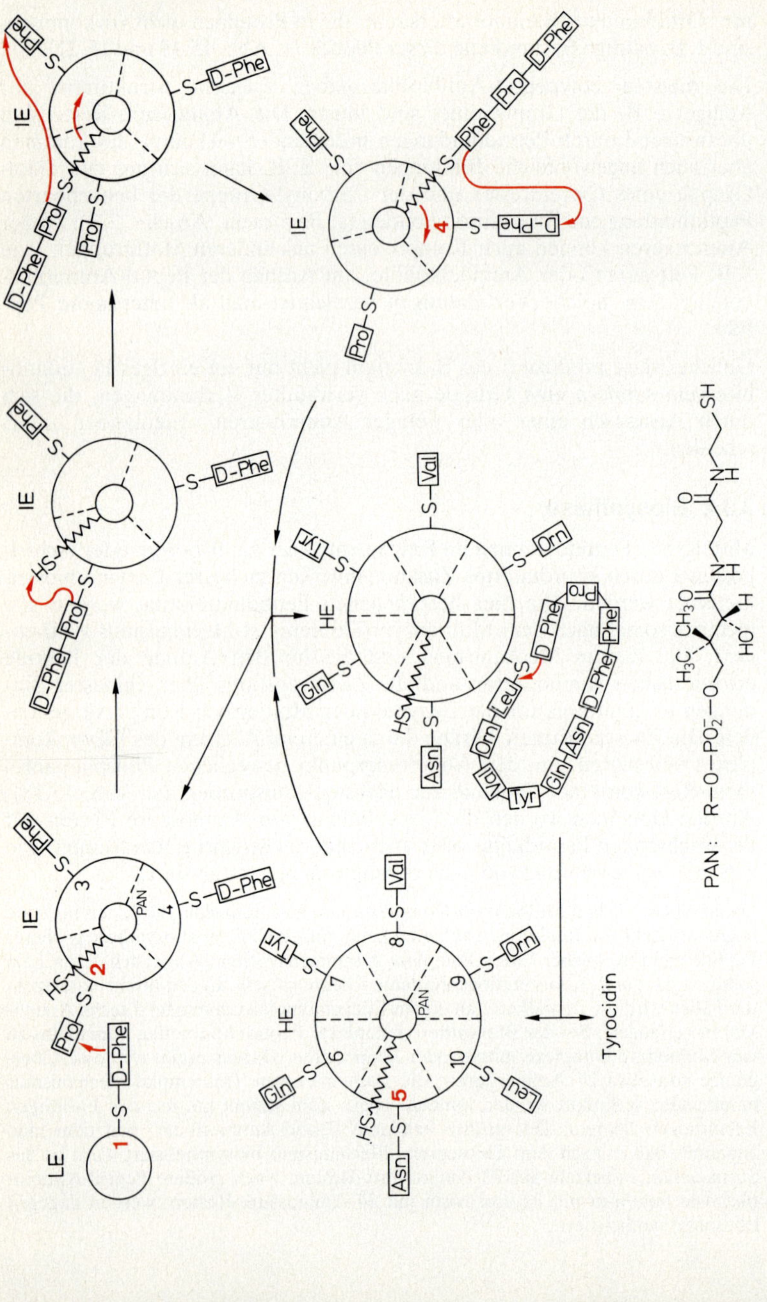

LE
IE
HE
1
2
3
4
5
6
7
8
9
10
PAN
HS
S
D-Phe
Pro
Phe
Val
Orn
Leu
Tyr
Gln
Asn
Tyrocidin
PAN: R–O–PO$_2^-$–O
H$_3$C
CH$_3$
O
HO
H
N
SH

3.3.3 Monographien

Polymyxine/Colistine

Arzneibuch-Monographie: DAB 9 (Polymyxin-B-sulfat, Colistinsulfat, Colistimethat-Natrium); AUSTR.; HELV. VII.

Gewinnung: Polymyxin B und Colistin werden aus den Fermentationslösungen verschiedener Stämme von *Bacillus polymyxa* (Prazmowski) Mace gewonnen.

Bacillus-Arten sind endosporenbildende grampositive Bakterien.

Struktur/Eigenschaften: Polymyxine und Colistine sind zyklische, heteromere Dekapeptide, die einen aminoterminalen Fettsäure-Rest enthalten. Als Arzneimittel werden nur Polymyxin B und Colistin (= Polymyxin E) verwendet. Beide Substanzen bestehen aus je zwei Komponenten mit unterschiedlichen Fettsäure-Resten: Polymyxin B_1 und Colistin A enthalten einen 6-Methyloctansäure-Rest, während Polymyxin B_2 und Colistin B einen 6-Methylheptansäure-Rest tragen. Die Polymyxine B und die Colistine unterscheiden sich voneinander in der Struktur eines Aminosäure-Restes im zyklischen Teil des Moleküls (s. Abb. 15.19).

Colistimethat-Natrium ist das Natriumsalz eines partialsynthetischen Colistin-mesilats, bei dem die fünf freien 4-Aminogruppen der Diaminobuttersäure-Reste durch Sulfonylmethyl-Gruppen substituiert sind.

Wirkungsmechanismus: Die Polymyxine sind amphipathische Moleküle, die eine hohe Affinität zu Lipidmembranen besitzen. Sie werden an die Plasmamembran von Bakterien gebunden und verändern durch Wechselwirkung mit Phospholipiden die Membranpermeabilität.

Als basische Peptide werden die Polymyxine bevorzugt an saure Phospholipide, wie Phosphatidylglycerole, gebunden. Die Polymyxin-Moleküle dringen mit dem Fettsäure-Rest und mit lipophilen Seitenketten des Peptidanteils in den lipophilen Bereich der Plasmamembran ein, während der polare Teil des Peptids im hydrophi-

◀ **Abb. 15.18** Funktion der Tyrocidin-Synthetase (nach Kurahashi, verändert).
Die Tyrocidin-Synthetase besteht aus drei Multienzym-Komplexen, die sich in ihren Molekülmassen voneinander unterscheiden: LE = leichtes Enzym, IE = mittleres Enzym, HE = schweres Enzym.
An jedem dieser Enzymkomplexe wird die vom vorhergehenden Enzymkomplex übernommene Aminosäure oder Peptidkette durch Einbau weiterer Aminosäuren verlängert. Am letzten Enzym (HE) wird die Peptidkette zyklisiert und das Endprodukt Tyrocidin freigesetzt. Der Transport der Zwischenprodukte zwischen den verschiedenen Domänen des Enzyms erfolgt bei IE und HE durch einen Phosphopantethein-Rest (PAN).

L-DAB←L-DAB←L-Leu← X
↓   ↑
L-Thr $\overset{\gamma}{\rightarrow}$ L-DAB → L-DAB
            ↑α
           L-DAB
            ↑
           L-Thr
            ↑
           L-DAB
            ↑
            R

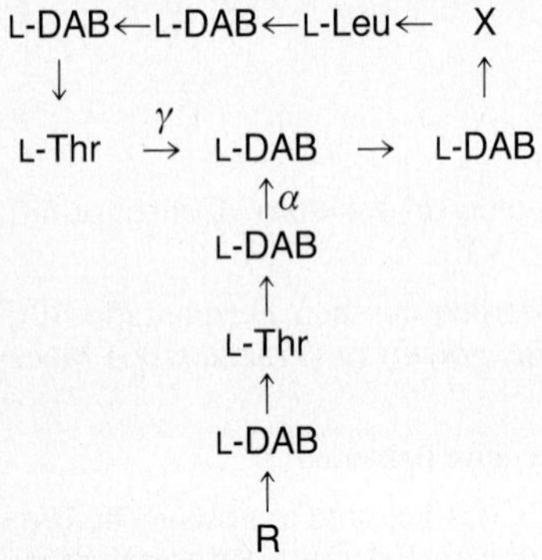

Polymyxine/Colistine

X = D-Phe: Polymyxin B   X = D-Leu: Colistin (= Polymyxin E)

R = -C-(CH$_2$)$_4$-CH-CH$_2$-CH$_3$:   Polymyxin B$_1$,
    ‖ | Colistin A (= Polymyxin E$_1$)
    O   CH$_3$

R = -C-(CH$_2$)$_4$-CH-CH$_3$:   Polymyxin B$_2$,
    ‖ | Colistin B (= Polymyxin E$_2$)
    O   CH$_3$

Abb. 15.19 Peptid-Antibiotika aus verschiedenen Stämmen von *Bacillus polymyxa*. DAB = α, γ-Diaminobuttersäure; α, γ = Stellung der an der Bindung beteiligten Amino-Gruppe

len Bereich der Plasmamembran verbleibt. Diese Störung der äußeren Halbmembran wird in Domänen, die einen hohen Anteil an gesättigten Fettsäuren enthalten, durch ein Ineinandergreifen (interdigitation) von Fettsäure-Resten der inneren und der äußeren Halbmembran kompensiert (s. Abb. 15.20). An den Grenzen dieser Domänen zu den unveränderten Membranteilen bilden sich jedoch Störzonen, welche für Ionen und für kleinere hydrophile Moleküle durchlässig sind.

Wirkungsspektrum: Polymyxine wirken bakterizid auf gramnegative Bakterien. Diese Wirkungsspezifität ist auf Permeabilitätsunterschiede der Zellwände grampositiver und gramnegativer Bakterien zurückzuführen: Während die Zellwände grampositiver Bakterien für Polymyxine aus nicht bekannten Gründen undurchlässig sind, können Polymyxine die Zellwände gramnegativer Bakterien passieren.

Die basischen Polymyxine werden an die stark sauren Phosphatgruppen des Lipid-A-Anteils der Lipopolysaccharide gebunden und verdrängen dadurch die Magnesium- und Calcium-Ionen, welche für die Integrität der äußeren Membran gramnegativer

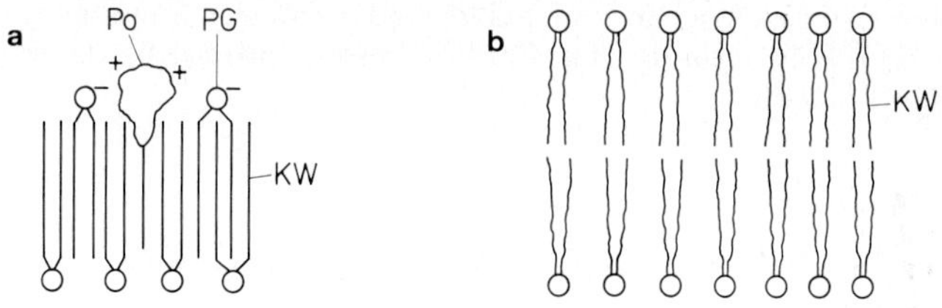

Abb. 15.20 Wechselwirkung von Polymyxinen mit Plasmamembranen. Schematischer Querschnitt durch gestörte und ungestörte Bereiche einer Biomembran, in die Polymyxin eingelagert ist.
Po = Polymyxin, PG = Phosphatidylglycerol, KW = Kohlenwasserstoff-Ketten der Membranlipide, O = Polarer Teil der Membranlipide.
a Kristalliner Bereich mit starren, ineinandergeschobenen Kohlenwasserstoff-Ketten in der Umgebung eines Polymyxin-Moleküls.
b flüssig-kristalline Lipid-Doppelschicht mit flexiblen Kohlenwasserstoff-Ketten in einem ungestörten Bereich

Bakterien von entscheidender Bedeutung sind (s. Abschn. 2.1). Die Polymyxine können sich daraufhin in die äußere Membran einlagern und sie schließlich passieren.

Resistenz: Bei Resistenzen gegen Polymyxine kann die Permeabilität der äußeren Membran für das Antibiotikum verringert sein: Resistente Stämme von *Salmonella typhimurium* bilden z. B. ein modifiziertes Lipid A, dessen Phosphatreste zum größten Teil verestert sind. Aber auch die Zielstruktur kann verändert sein: Die Plasmamembran resistenter Stämme von *Pseudomonas aeruginosa* enthält fast keine Phosphatidylglycerole, während bei polymyxinempfindlichen Stämmen der Anteil der Phosphatidylglycerole etwa 20–25% der Gesamtphospholipide beträgt.

Verwendung:

1. Parenteral (Polymyxin-B-sulfat, Colistimethat-Natrium): Bei schweren Infektionen mit *Pseudomonas aeruginosa* oder anderen gramnegativen Bakterien, wenn besser verträgliche Antibiotika nicht wirksam sind oder vom Patienten nicht vertragen werden.
2. Oral (Polymyxin B, Colistin): Bei schweren Darminfektionen mit pathogenen *Escherichia-coli*-Stämmen oder anderen gramnegativen Bakterien.
3. Lokal (Polymyxin B): z. B. bei Ohren- oder Augenentzündungen, die durch *Pseudomonas aeruginosa* hervorgerufen werden.

Polymyxin B und Colistin haben das gleiche Wirkungsspektrum und zeigen vollständige Parallelresistenz. Die Substanzen sind relativ toxisch, da sie auch Plasmamembranen des Wirtsorganismus schädigen können. Bei parenteraler Gabe werden vor allem Nieren- und Nervenschäden als Nebenwirkungen beobachtet. Bei oraler Gabe und bei lokaler Anwendung auf der Haut sind Polymyxin B und Colistin besser verträglich, da sie kaum resorbiert werden.

Tyrothricin

Gewinnung: Tyrothricin wird aus den Fermentationslösungen bestimmter Stämme von *Bacillus brevis* Migula gewonnen.

Struktur/Eigenschaften: Tyrothricin ist ein komplexes Gemisch zyklischer und linearer Polypeptid-Antibiotika (s. Abb. 15.21): Die cyclischen Verbindungen werden als Tyrocidine und die linearen als Gramicidine bezeichnet. **Tyrocidine** sind homomere basische Dekapeptide mit zwei variablen Aminosäure-Resten. **Gramicidine** sind dagegen neutrale, heteromere Pentadekapeptide, die aus alternierenden D- und L-Aminosäuren aufgebaut sind. Sie tragen am Amino-Ende eine Formylgruppe und am Carboxy-Ende einen Hydroxyethylamin-Rest. Auch bei den Gramicidinen kann in zwei Positionen die Struktur der Aminosäure-Reste variieren.

OHC → X → Gly → L-Ala → D-Leu → L-Ala →
D-Val → L-Val → D-Val → L-Try → D-Leu →
Y → D-Leu → L-Try → D-Leu → L-Try → NH-CH_2-CH_2-OH

Gramicidine

X = L-Try: Gramicidin A
X = L-Phe: Gramicidin B
X = L-Tyr: Gramicidin C

Y = L-Val: Valin-Gramicidine A, B, C
Y = L-Ile: Isoleucin-Gramicidine A, B, C

L-Val → L-Orn → L-Leu → D-Phe → L-Pro
↑ ↓
L-Tyr ← L-Glu ← L-Asn ← Y ← X

Tyrocidine

X = L-Phe, Y = D-Phe: Tyrocidin A
X = L-Try, Y = D-Phe: Tyrocidin B
X = L-Try, Y = D-Try: Tyrocidin C

Abb. 15.21 Peptid-Antibiotika aus *Bacillus brevis*
Orn = Ornithin

Die Tyrocidine besitzen nur eine schwache antibakterielle Wirksamkeit, die wahrscheinlich auf nicht näher charakterisierten Wechselwirkungen mit der Plasmamembran beruht.

Die **Gramicidine** haben eine wesentlich höhere antibakterielle Wirksamkeit als die Tyrocidine. Sie werden in Plasmamembranen eingebaut und bilden dort Ionenkanäle, die den unkontrollierten Transport kleiner einwertiger Kationen, wie Natrium-Ionen, Kalium-Ionen oder Protonen, durch die Membran ermöglichen.

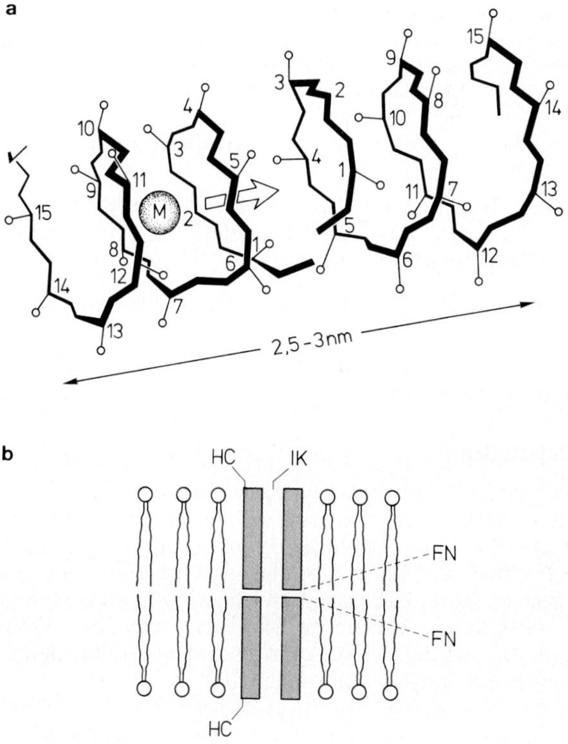

Abb. 15.22 Wechselwirkung von Gramicidinen mit Plasmamembranen.
Zahlen: Position der Aminosäure-Reste im Gramicidin, FN = Formyl-Rest am Aminoende eines Gramicidin-Moleküls, HC = Hydroxyethylamino-Rest am Carboxyl-Ende eines Gramicidin-Moleküls, M = Metallion im Ionenkanal (IK).
a Schematische Darstellung eines aus zwei Gramicidin-Helices aufgebauten Ionenkanals (aus Ovchinnikov).
b Schematischer Längsschnitt durch einen Gramicidin-Ionenkanal in einer Biomembran

Gramicidine sind extrem lipophile Peptide: Alle Seitenketten der Aminosäure-Reste sind hydrophob und sogar die Amino- und Carboxy-Gruppen an den Kettenenden sind mit weniger polaren Resten substituiert. Gramicidine haben daher eine hohe Affinität zu Biomembranen und können in deren hydrophoben Bereich eindringen. Dabei bilden je zwei Gramicidinmoleküle einen Ionenkanal (s. Abb. 15.22). Jedes der Moleküle bildet eine einsträngige, linksgängige β-Helix, deren Achse senkrecht zur Oberfläche der Membran orientiert ist. Der carboxyterminale Aminoethanol-Rest liegt jeweils im polaren äußeren Bereich der Membran, und die formylierten Amino-Enden der beiden Moleküle werden im hydrophoben inneren Bereich der Membran über Wasserstoffbrücken zusammengehalten. Dadurch entsteht ein durchgehender Kanal, der durch hydrophobe Wechselwirkungen zwischen den Seitenketten des Peptids und den Membranlipiden stabilisiert wird. Die Innenseite dieses Kanals ist mit den Sauerstoff-Atomen der Peptid-Carbonyl-Gruppen ausgekleidet und besitzt dadurch eine hohe Affinität zu nichtsolvatisierten Metallionen. Der Durchmesser ist gerade so groß, daß kleinere einwertige Metallionen, vor allem Alkalimetallionen, den Kanal passieren können.

Wirkungsspektrum: Tyrothricin wirkt bakterizid, vor allem auf grampositive Bakterien.

Verwendung: Wegen der hohen Toxizität bei parenteraler Gabe wird Tyrothricin nur lokal zur Wundbehandlung oder bei Entzündungen im Mund- und Rachenraum verwendet.

3.4 Polyen-Antibiotika

3.4.1 Strukturen

Polyen-Antibiotika sind makrozyklische Lactone, die in der Regel als Glykoside vorliegen. Der Lactonring enthält auf der einen Seite ein System von konjugierten Doppelbindungen und ist auf der gegenüberliegenden Seite mit Hydroxy- und Carbonyl-Gruppen substituiert. Der Aminozucker, β-D-Mycosamin, ist im Übergangsbereich zwischen polarem und apolarem Teil des Lactonrings gebunden, wo sich meist auch eine Carboxy-Gruppe befindet (s. Abb. 15.23). Diese Anordnung der Substituenten verleiht den Verbindungen eine ausgeprägte Amphiphilie.

3.4.2 Biosynthese

Die Aglyka der Polyen-Antibiotika sind typische Polyketide: Sie werden aus Acetat- und Propionat-Einheiten aufgebaut (s. Abb. 15.24). Als Starter dient in der Regel Propionyl-Coenzym A und die Kette wird durch Einbau von Malonyl-CoA- oder Methylmalonyl-CoA-Einheiten verlängert. Die Carbonyl-Gruppen werden dann zum größten Teil zu Hydroxy-Gruppen

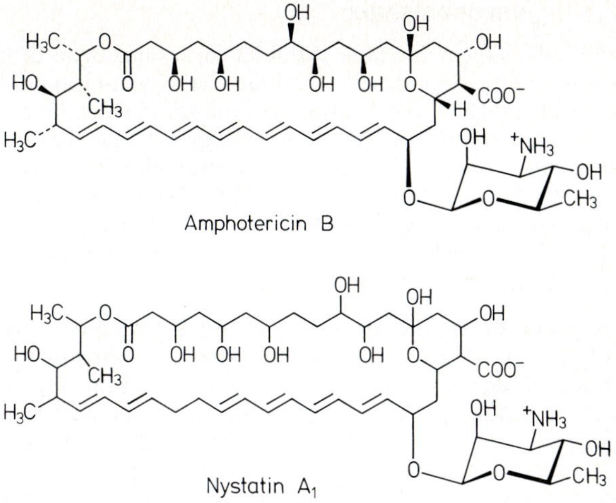

Abb. 15.23 Polyen-Antibiotika

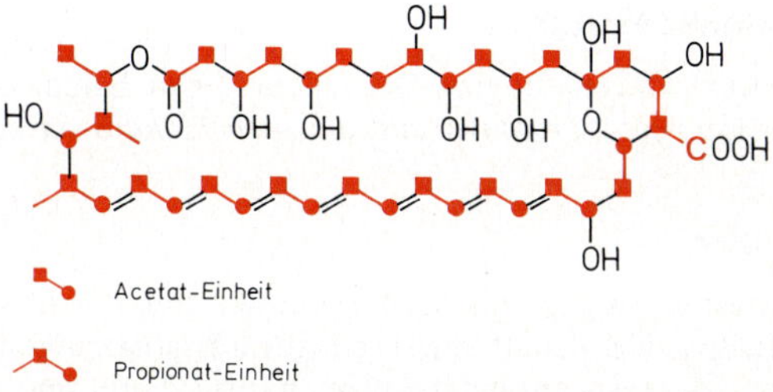

Abb. 15.24 Biogenetischer Aufbau von Polyen-Antibiotika. Aufbau des Aglykons von Amphotericin B

reduziert. Diese bleiben im polaren Teil des Moleküls erhalten; im späteren apolaren Teil des Moleküls werden sie dagegen durch Dehydratisierung unter Bildung der charakteristischen konjugierten Doppelbindungen entfernt. Außerdem wird meist eine der aus Propionat stammenden Methyl-Gruppen zur Carboxy-Gruppe oxidiert.

3.4.3 Wirkungsmechanismus

Polyenantibiotika haben eine hohe Affinität zu sterolhaltigen Biomembranen: Der protonierte Aminozucker und die Carboxylat-Gruppe des Antibiotikums ordnen sich in die hydrophile Grenzfläche der Membran ein, während der starre Polyenteil des Lactonrings mit dem Ringgerüst der Steroide assoziiert und so in den Lipidbereich eingebaut wird. Dabei entsteht aus acht Polyen-Molekülen und acht Steroid-Molekülen eine Pore, deren Innenseite mit den Hydroxy-Gruppen der Polyenaglyka ausgekleidet ist (s. Abb. 15.25). Durch diesen hydrophilen Kanal können kleine polare Moleküle und Ionen die Membran passieren.

Da Steroide nur in den Biomembranen von Eukaryoten vorkommen, wirken Polyenantibiotika nicht gegen Bakterien. Sie lassen sich jedoch als Antimykotika einsetzen. Ihre selektive Wirkung beruht auf der unterschiedlichen Struktur der Membransteroide in Pilzen und Säugetieren: Pilzmembranen enthalten vor allem Ergosterol, während Säugetiermembranen vor allem Cholesterol enthalten. Einige Polyenantibiotika, wie Amphothericin B und – in geringerem Maße – auch Nystatin, haben eine höhere Affinität zum Ergosterol als zum Cholesterol. Diese Affinitätsunterschiede sind allerdings nicht sehr groß. Deshalb besitzen auch die am besten verträglichen Polyenantibiotika bei parenteraler Anwendung eine relativ hohe Toxizität.

3.4.4 Wirkungsspektrum

Polyenantibiotika wirken fungizid vor allem gegen hefeartige Pilze, wie *Candida-*, *Blastomyces-*, *Cryptococcus-* und *Coccidioides-*Arten.

3.4.5 Resistenz

Sekundäre Resistenzen gegen Polyenantibiotika treten sehr selten auf. In den meisten Fällen sind sie auf eine verringerte Ergosterolkonzentration in den Membranen der resistenten Organismen zurückzuführen.

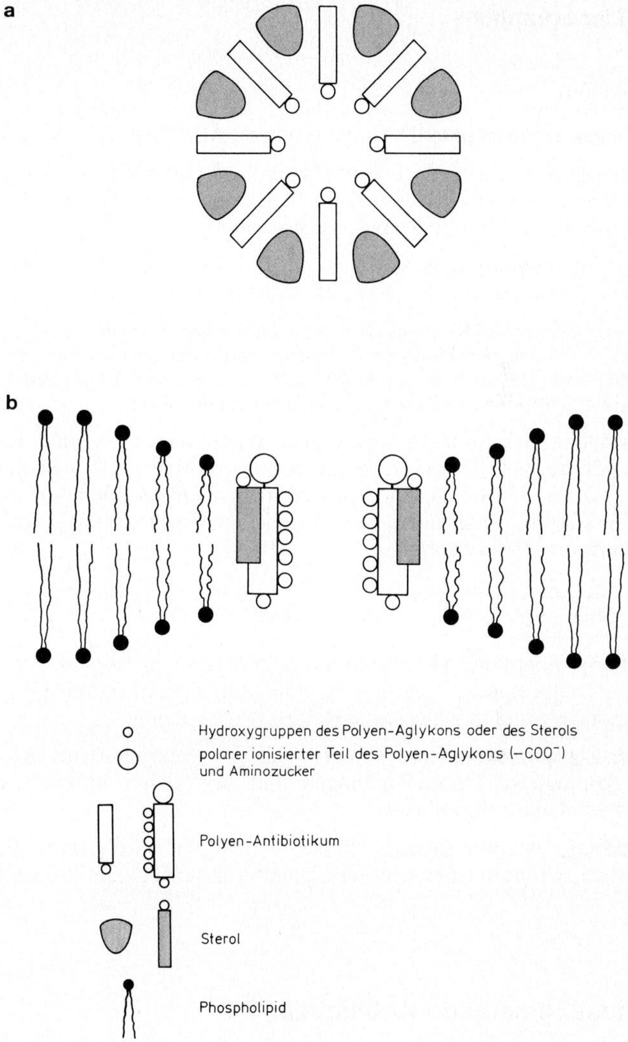

Abb. 15.25 Modell der Wechselwirkung von Polyen-Antibiotika mit Biomembranen (nach De Krujff und Demel 1974, van Hoogevest und De Kruiff 1978).
a Schematischer Querschnitt durch einen aus Polyen- und Sterolmolekülen gebildeten Ionenkanal.
b Schematischer Längsschnitt durch einen Ionenkanal in einer Biomembran

3.4.6 Monographien

Nystatinum

Arzneibuch-Monographie: DAB 9 (Nystatin); AB/DDR; HELV. VII.

Gewinnung: Nystatin wird aus dem Myzel von *Streptomyces noursei* (Streptomycetaceae – Actinomycetales) durch Extraktion mit polaren Lösungsmitteln und anschließende Reinigung gewonnen.

Struktur/Eigenschaften: Nystatin ist ein Gemisch von Polyenantibiotika, deren Hauptkomponente das Nystatin A1 ist (s. Abb. 15.23).

Der apolare Bereich des Nystatins A1 besteht auf je einem Tetraen- und einem Dien-Abschnitt, die durch zwei Methylen-Gruppen voneinander getrennt sind. Das Molekül ist daher weniger starr als das Amphotericin B, das sieben konjugierte Doppelbindungen enthält, sonst aber eine sehr ähnliche Struktur besitzt.

Verwendung: Nystatin kann wegen seiner relativ hohen Toxizität nur lokal angewandt werden. Da die Substanz kaum resorbiert wird, ist auch die perorale Gabe eine lokale Therapie. Nystatin wird vor allem zur Behandlung von *Candida*-Infektionen des Mund- und Rachenraumes sowie des Verdauungstrakts verwendet.

Amphotericin B

Gewinnung: Amphotericin B wird aus dem Myzel von *Streptomyces nodosus* (Streptomycetaceae – Actinomycetales) durch Extraktion mit polaren Lösungsmitteln und anschließende Reinigung gewonnen.

Struktur/Eigenschaften: Der apolare Teil des Amphotericins B enthält sieben konjugierte Doppelbindungen und liegt daher in einer starren gestreckten Konformation vor.

Verwendung: Amphotericin ist besser verträglich als Nystatin. Es wird daher auch parenteral bei schweren generalisierten Pilzinfektionen eingesetzt.

4. Mitosehemmende Antibiotika

4.1 Aufbau und Funktion von Mikrotubuli

Mikrotubuli sind röhrenförmige Proteinaggregate, die in eukaryotischen Zellen am Aufbau des Cytoskeletts und an vielen Bewegungsvorgängen maßgeblich beteiligt sind. Sie sind auch Bestandteile der Kernspindel, die während der Kernteilung gebildet wird und an der die Tochterchromosomen zu den Zellpolen transportiert werden.

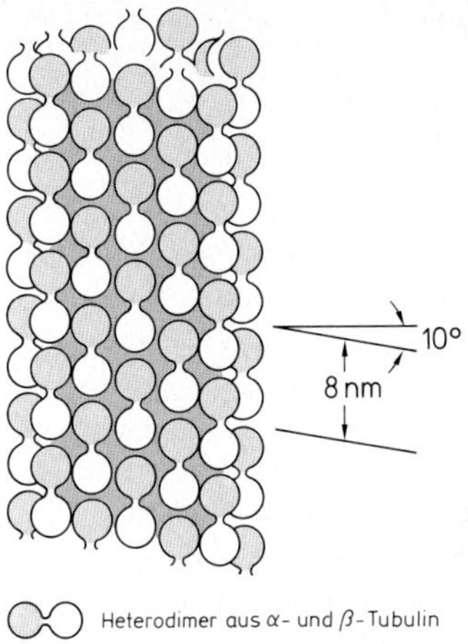

Abb. 15.26 Schematische Darstellung eines Mikrotubulus (aus Kleinig/Sitte)

Mikrotubuli sind aus hantelförmigen Untereinheiten aufgebaut, die als Tubulin bezeichnet werden. Jede dieser Untereinheiten ist ein Heterodimer aus einem α- und einem β-Tubulinmolekül. α- und β-Tubulin sind globuläre Proteine mit einer Molekülmasse von etwa 50000 Dalton. Die α,β-Dimeren sind im Mikrotubulus zu 13 parallelen Tubulinsträngen (Protofilamenten), die in der Längsrichtung etwas gegeneinander versetzt sind, aggregiert. Dadurch entsteht eine schraubige Anordnung der Tubulineinheiten (s. Abb. 15.26). Außer den Tubulinen enthalten die Mikrotubuli noch weitere Proteine, die als MAPs (Mikrotubulus-assoziierte Proteine) bezeichnet werden. Sie spielen bei der Aggregation des Tubulins und wahrscheinlich auch bei der Stabilisierung der Mikrotubuli eine wichtige Rolle.

4.2 Mikrotubuli als Zielstruktur für Antibiotika

Da Mikrotubuli am Aufbau der Kernspindel beteiligt sind, führt eine Hemmung der Bildung von Mikrotubuli auch zu einer Hemmung der Kernteilung. Dieser Mechanismus ist für einige cancerostatische Wirkstoffe höherer Pflanzen, wie Podophyllotoxin, Vinblastin, Vincristin und Colchicin, gut belegt. Diese Verbindungen hemmen die Tubulinaggregation dadurch, daß sie spezifisch an Tubulin gebunden werden. Das einzige gegen Mikroorganismen einsetzbare Antibiotikum dieser Gruppe, das Griseofulvin, hemmt die Mitose in Pilzen. Diese Wirkung beruht ebenfalls auf einer Wechselwirkung des Antibiotikums mit Tubulin und wahrscheinlich auch mit MAPs.

4.3 Monographien

Griseofulvinum

Arzneibuch-Monographie: DAB 9 (Griseofulvin); AB/DDR; AUSTR.; HELV. VII.

Gewinnung: Aus dem Myzel von *Penicillium griseofulvum* Dierckx (Syn. *Penicillium patulum* Bain.) – Deuteromycetes.

Struktur/Eigenschaften: Griseofulvin ist ein chlorhaltiges Polyketid (s. Abb. 15.32). Die Verbindung hat eine ungewöhnliche Pharmakokinetik: Bei systemischer Anwendung beim Menschen wird es spezifisch in das neugebildete Keratin der Epidermis, der Nägel und der Haare eingelagert und kann dort seine fungistatische Wirkung entfalten.

Biosynthese: Griseofulvin wird aus Acetyl-Coenzym A als Starter und 6 Malonyl-Einheiten über ein Benzophenon-Derivat als Zwischenprodukt aufgebaut (s. Abb. 15.27).

Wirkungsspektrum: Griseofulvin wirkt in vivo fungistatisch auf pathogene Hautpilze (Dermatophyten) aus den Gattungen *Trichophyton, Epidermophyton* und *Microsporum.* Die selektive Wirksamkeit bei diesen Pilzen ist auf eine Anreicherung des Antibiotikums durch aktiven Transport in die Pilzzellen zurückzuführen.

Verwendung: Zur peroralen Therapie von Pilzinfektionen der Haut, der Nägel und der Haare mit *Trichophyton-, Epidermophyton-* oder *Microsporum-*Arten.

5. Hemmstoffe der Nucleinsäure-Biosynthese

5.1 Biosynthese von Nucleinsäuren

Nucleinsäuren spielen eine wichtige Rolle bei der Speicherung und Übertragung genetischer Informationen. Ihre Biosynthese erfolgt immer in Gegenwart eines als Matrize dienenden zweiten Nucleinsäuremoleküls, dessen Informationsgehalt auf die neuentstehende Nucleinsäure übertragen wird: Desoxyribonucleinsäuren (DNAs) entstehen in der Regel durch identische Reduplikation (Replikation) bereits vorhandener DNA, während bei der Biosynthese von Ribonucleinsäuren (RNAs) die Basensequenz von DNA-Abschnitten in die komplementäre Sequenz der RNA umgeschrieben wird (Transkription).

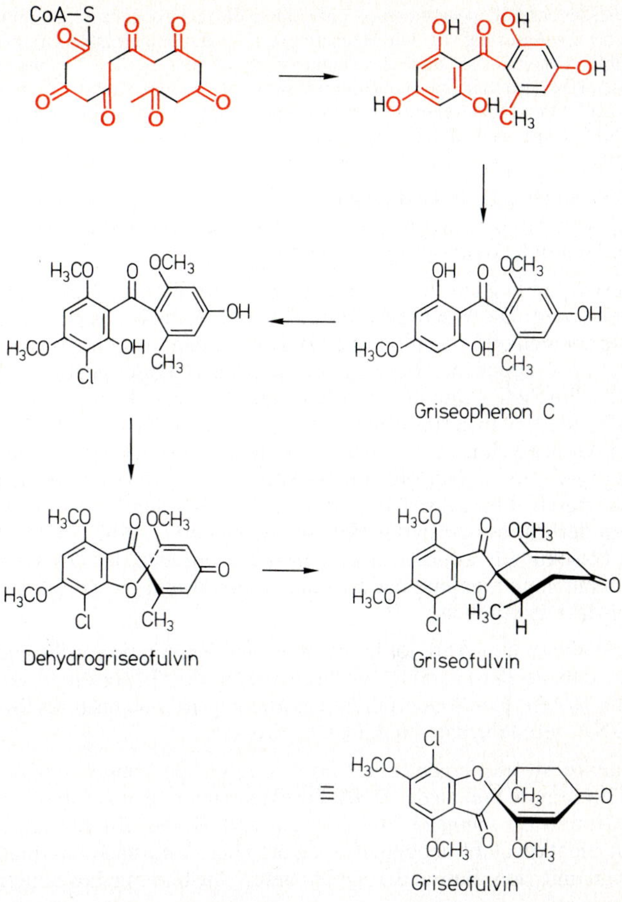

Abb. 15.27 Biosynthese von Griseofulvin

5.2 Zielstrukturen für Antibiotika

Antibiotika, welche in die Nucleinsäurebiosynthese eingreifen, können entweder mit der Matrize oder mit den an der Biosynthese beteiligten Enzymen wechselwirken. Für beide Mechanismen gibt es therapeutisch relevante Beispiele.

Die für die Synthese von Nucleinsäuren verantwortlichen Enzyme sind die **DNA- und RNA-Polymerasen.** An der Replikation sind aber noch weitere Enzyme beteiligt: Helicasen und Topoisomerasen entwinden die DNA-Helix und bereiten sie dadurch für die Ablesung vor. Die Helicasen trennen die beiden DNA-Stränge einer Doppelhelix voneinander, ohne sie chemisch zu verändern. Die **Topoisomerasen** heben die dabei entstehende Torsionsspannung auf, indem sie eine (Topoisomerase I) oder beide (Topoisomerase II) DNA-Stränge der Doppelhelix vorübergehend spalten und sofort nach der Entschraubung die Kettenenden wieder miteinander verbinden.

Die DNA-abhängige RNA-Polymerase (Transkriptase) von Eubakterien kann selektiv durch Antibiotika gehemmt werden. Auch die Topoisomerasen können durch Arzneistoffe gehemmt werden.

Die überwiegende Zahl der Antibiotika wird an die als Matrize dienende DNA gebunden. Die Wechselwirkung zwischen dem Antibiotikum und der DNA-Doppelhelix ist – zumindest zu Beginn – nichtkovalent. Das Antibiotikum kann zwischen die Basenpaare eingelagert **(Interkalation)** oder in einer der Furchen gebunden werden. Interkalieren können nur solche Moleküle, die ein planares Ringsystem geeigneter Größe enthalten, wie z. B. die Anthracycline. Der planare Teil dieser Verbindungen schiebt sich zwischen zwei aufeinanderfolgende Basenpaare der DNA-Doppelhelix und wird dort durch Wechselwirkung mit den ebenfalls planaren aromatischen Systemen der Purin- und Pyrimidinbasen gebunden (s. Abb. 15.29). Nichtplanare Molekülteile können zusätzlich in den Furchen der DNA-Doppelhelix gebunden werden und dadurch die Stabilität und die Spezifität dieser Wechselwirkung erhöhen.

Die interkalierenden Antibiotika hemmen die Replikation wahrscheinlich dadurch, daß sie die korrekte Wechselwirkung der Topoisomerase II mit der DNA stören. Ein Sonderfall ist das Bleomycin, das nach der Bindung an die DNA deren oxydativen Abbau katalysiert.

Nichtplanare Moleküle geeigneter Form und Größe können relativ spezifisch an bestimmte Stellen der **DNA-Furchen** binden. Ein Antibiotikum mit hoher Affinität zur schmalen DNA-Furche ist z. B. das Mitomycin. Es wird zunächst nichtkovalent gebunden, reagiert aber dann nach enzymatischer Reduktion mit den Basen der DNA unter Ausbildung kovalenter Bindungen.

5.3 Wirkungsspektren

Die Ansamacrolide sind die einzigen Verbindungen dieser Gruppe, die als antibakterielle Wirkstoffe eingesetzt werden können. Sie hemmen selektiv die DNA-abhängige RNA-Polymerase von Eubakterien.

Die mit der DNA wechselwirkenden Antibiotika greifen sowohl prokaryotische als auch eukaryotische DNA an. Sie lassen sich daher nicht als antimikrobielle Wirkstoffe verwenden. Sie werden aber als Cytostatika eingesetzt. Eine gewisse Selektivität für Tumorzellen ist auf die im Vergleich zu normalen Körperzellen hohe Teilungsrate der Tumorzellen zurückzuführen. Außerdem können auch Unterschiede in der Methylierung der DNA in Tumorzellen und in normalen Körperzellen an der selektiven Wirkung von Cytostatika beteiligt sein.

In eukaryotischen Zellen kann die Genexpression durch Methylierung von Schlüsselsequenzen der DNA reguliert werden. Durch die Einführung von Methylgruppen am C-5 von Cytosinresten in bestimmten kritischen Positionen der DNA, z. B. in Promoterregionen, wird eine Expression der zugehörigen Gene verhindert. Die in Tumorzellen beobachtete veränderte Genexpression ist wahrscheinlich auf ein verändertes Methylierungsmuster der DNA zurückzuführen: Viele in normalen Zellen reprimierte Gene sind in Tumorzellen aktiv, weil die zugehörigen regulativen DNA-Sequenzen nicht methyliert sind. Diese nichtmethylierten Sequenzen könnten nun von Cytostatika erkannt und angegriffen werden, während die methylierten Sequenzen in der DNA normaler Zellen nicht beeinflußt werden. Dieser Effekt wurde für Bleomycin nachgewiesen: Bleomycin wird bevorzugt an nichtmethylierte Guanin-Cytosin-Sequenzen gebunden. Methylierung der Cytosinreste verhindert dagegen die Anlagerung des Antibiotikums, wahrscheinlich durch eine lokale Konformationsänderung der DNA.

Die mit der DNA wechselwirkenden Antibiotika sind auch für den Wirtsorganismus relativ toxisch. Sie schädigen vor allem die Zellsysteme, die auch unter normalen Bedingungen eine hohe Zellteilungsrate besitzen, wie die Zellen des Knochenmarks, der Haare und der Schleimhäute. Es kommt daher unter Cytostatikatherapie häufig zu Veränderungen des Blutbildes, zu Haarausfall und zur Schädigung der Schleimhäute des Magen-Darm-Traktes. Bei den spezifischer wirkenden Cytostatika treten allerdings auch andere Schädigungen als therapiebegrenzende Nebenwirkungen auf, z. B. kardiotoxische Wirkungen bei Anthracyclinen oder Lungenschädigungen bei Bleomycinen.

5.4 An der DNA angreifende Hemmstoffe

5.4.1 Anthracycline

a) Strukturen

Anthracycline sind Derivate eines Tetrahydronaphthacenchinons. Von den vier Ringen bilden drei ein planares Anthrachinon-System, während der vierte Ring eine nichtebene Konformation besitzt. Die biogenen Anthracycline sind in der Regel Glykoside. Der Mono- oder Oligosaccharid-Rest ist meist an das C-7 des Aglykons gebunden und enthält meist einen Aminozucker. Neben den biogenen Anthracyclinen (Daunorubicin, Doxorubicin, Aclarubicin) werden auch semisynthetische Anthracyclin-Derivate (Epirubicin, Zorubicin) als Cytostatika verwendet (s. Abb. 15.28).

b) Biosynthese

Anthracyclinaglyka sind Polyketide. Sie werden aus einem Molekül Propionyl-Coenzym A (Propionat-Einheit) als Starter und neun Molekülen Malo-

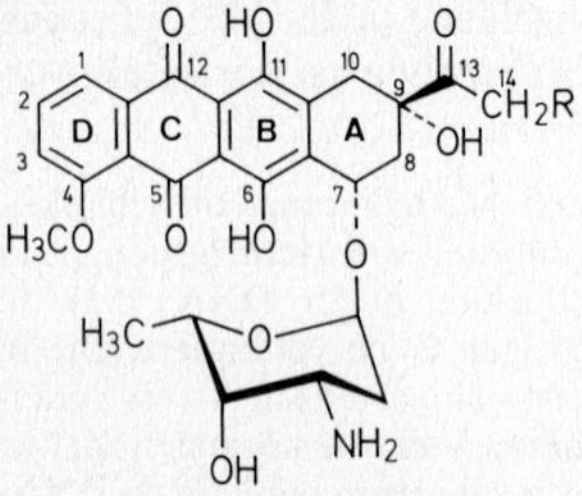

Daunorubicin (b) R = H
Doxorubicin (b) R = OH

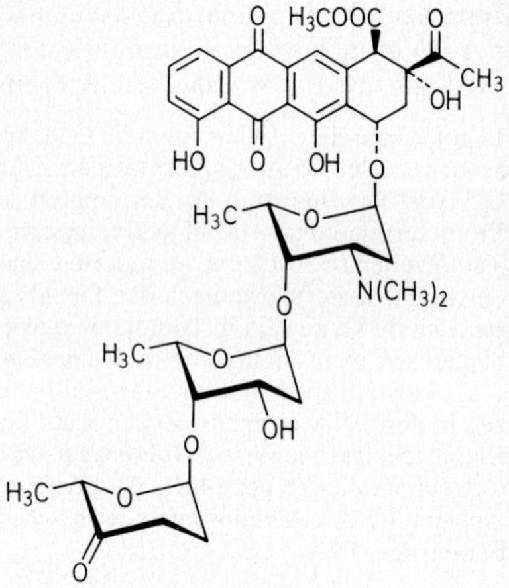

Aclarubicin (b)

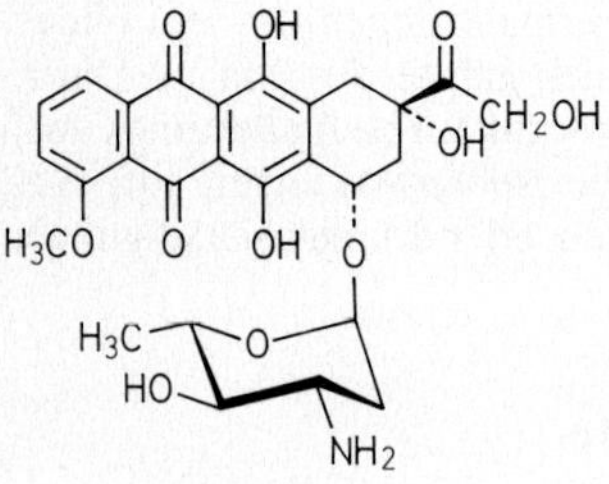

Epirubicin (s)

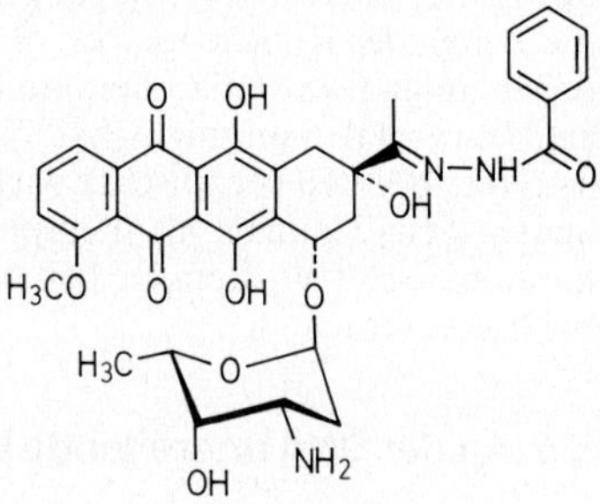

Zorubicin (s)

Abb. 15.28 Biogene (b) und semisynthetische (s) Anthracycline

nyl-Coenzym A (Acetat-Einheiten) aufgebaut (s. Abb. 15.30). Die endständige Carboxy-Gruppe des Polyketids ist beim Aklavinon erhalten, wird aber bei den meisten Derivaten durch Decarboxylierung entfernt.

c) Wirkungsmechanismus

Anthracycline hemmen die DNA- und die RNA-Biosynthese.

Die Bindung an die DNA-Doppelhelix ist für Daunorubicin (s. Abb. 15.29) und Doxorubicin gut untersucht: Die planaren mittleren Ringe B und C interkalieren mit den Basen der DNA. Der ebenfalls planare D-Ring ragt in die breite Furche der

Helix und kann dort durch Koordination der Sauerstoff-Funktion an C-4 mit einem Metallion gebunden werden. Der A-Ring und der Aminozucker binden an die schmale Furche der Helix. Das gebundene Anthracyclin-Molekül verhindert wahrscheinlich die korrekte Wechselwirkung von Helicasen oder Topoisomerasen mit der DNA-Doppelhelix.

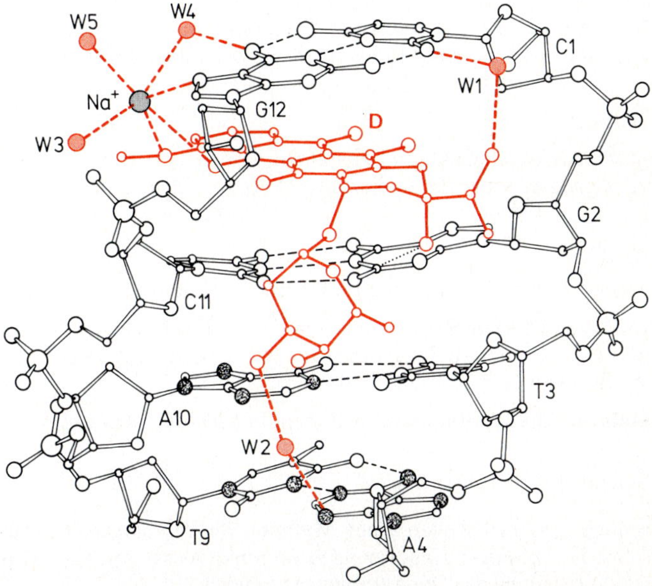

Abb. 15.29 Schematische Darstellung eines interkalierten Daunorubicin-Moleküls (rot) in einer DNA-Doppelhelix (schwarz) (aus Wang und Mitarb. 1987).
D = Daunorubicin, G = Guanin, A = Adenin, W = Wassermolekül, C = Cytosin, T = Thymin

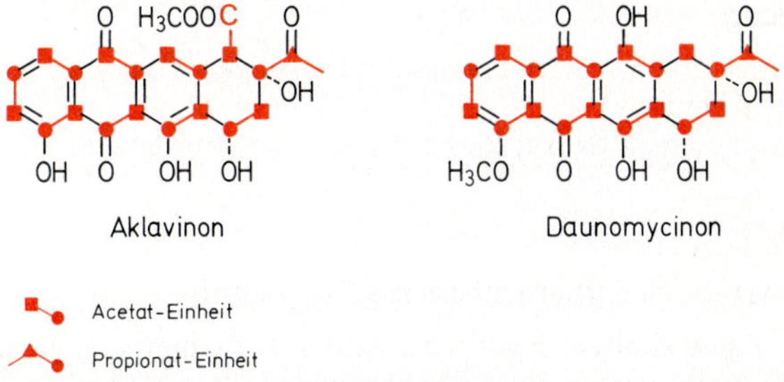

Abb. 15.30 Biogenetischer Aufbau der Anthracyclinaglyka

d) Monographien

Daunorubicin

Gewinnung: Aus den Zellen bestimmter Stämme von *Streptomyces peuceticus* Grein, Spalla, DiMarco, Canevazzi – Streptomycetaceae (Actinomycetales).

Struktur: Daunorubicin (Synonyme: Daunomycin, Rubidomycin) ist ein Monoglykosid des Daunomycinons. Der α-glykosidisch gebundene Zucker wird als L-Daunosamin bezeichnet.

Verwendung:

1. Als Cytostatikum bei akuten Leukämien.
2. Als Ausgangsprodukt für die Partialsynthese von Zorubicin.

Zorubicin

Gewinnung: Zorubicin wird semisynthetisch aus Daunorubicin dargestellt.

Struktur/Eigenschaften: Zorubicin ist ein Benzoylhydrazon des Daunorubicins. Es wird *in vivo* zu Daunorubicin hydrolysiert und kann daher als Prodrug des Daunorubicins aufgefaßt werden.

Verwendung: Als Cytostatikum zur Behandlung akuter Leukämien.

Doxorubicin

Gewinnung: Aus den Zellen einer Mutante von *Streptomyces peuceticus* Grein, Spalla, DiMarco, Canevazzi (Actinomycetales). Auch die semisynthetische Darstellung aus Daunorubicin ist möglich.

Struktur: Doxorubicin (Adriamycin) ist ein Monoglykosid des Adriamycinons, das sich vom Daunomycinon nur durch die zusätzliche Hydroxy-Gruppe am C-14 unterscheidet. Der Zuckerrest ist wie beim Daunomycin das α-L-Daunosamin.

Verwendung:

1. Als Cytostatikum zur Behandlung von soliden Tumoren, Lymphomen und Leukämien.
2. Als Ausgangsmaterial zur Partialsynthese von Epirubicin.

Epirubicin

Gewinnung: Durch Partialsynthese aus Doxorubicin.

Struktur, Eigenschaften: Epirubicin ist das 4′-Epimer des Daunorubicins. Die Konfiguration am C-4′ des Daunosamin-Restes hat keinen Einfluß auf die Wechselwirkung mit der DNA, aber sie beeinflußt die Pharmakokinetik der Verbindungen: Epirubicin wird schneller metabolisiert und schneller eliminiert als Doxorubicin. Es ist daher etwas besser verträglich als Doxorubicin.

Verwendung: Als Cytostatikum zur Behandlung von Mamma-, Ovarial-, Magen- und Rektumkarzinomen, sowie von Weichteilsarkomen und Lymphomen.

Aclarubicin

Gewinnung: Aus den Zellen bestimmter Stämme von *Streptomyces galilaeus* (Actinomycetales) durch Extraktion und anschließende Säulenchromatographie.

Struktur, Eigenschaften: Aclarubicin (Aclacinomycin A) unterscheidet sich sowohl in der Struktur des Aglykons als auch hinsichtlich der Zuckerreste deutlich von den bisher besprochenen Verbindungen: Das Aglykon, Aklavinon, enthält eine Carboxymethyl-Gruppe am C-10 und die Zuckerkette ist ein Trisaccharid aus *N,N*-Dimethyl-α-L-Daunosamin (α-L-Rhodosamin), 2-Desoxy-α-L-Fucose und α-L-Cinerulose A.

Aclarubicin wird wie die anderen Anthracycline durch Interkalation des Ringsystems und durch Assoziation der Zuckerkette mit der schmalen Furche der DNA gebunden. Es hemmt jedoch im Gegensatz zu den Daunorubicin- und Doxorubicin-Derivaten die RNA-Synthese wesentlich stärker als die DNA-Synthese.

Aclarubicin ist etwas besser verträglich als Daunorubicin und Doxorubicin; es hat vor allem eine geringere Langzeit-Kardiotoxizität. Zwischen den Daunorubicin-Derivaten und Aclarubicin besteht keine Kreuzresistenz.

Verwendung: Als Cytostatikum bei akuter myeloischer Leukämie.

5.4.2 Bleomycine

Die Bleomycine sind eine Gruppe cytostatisch wirksamer Glykopeptide, die von *Streptomyces*-Arten gebildet werden. Therapeutisch verwendet wird ein Bleomycin-Gemisch aus *Streptomyces verticillus*.

Bleomycin

Gewinnung: Bleomycin wird aus dem Kulturfiltrat von *Streptomyces verticillus* (Actinomycetales) durch Adsorption an Ionenaustauscher und anschließende säulenchromatographische Reinigung der Kupfer-II-Chelate isoliert.

Struktur/Eigenschaften: Das Handelsprodukt ist ein Gemisch von 13 verschiedenen Bleomycinen, die sich nur in der Struktur eines carboxyterminalen Aminrestes voneinander unterscheiden (s. Abb. 15.31). Hauptkomponenten sind das Bleomycin A_2 (55–70%) und das Bleomycin B_2 (25–32%).

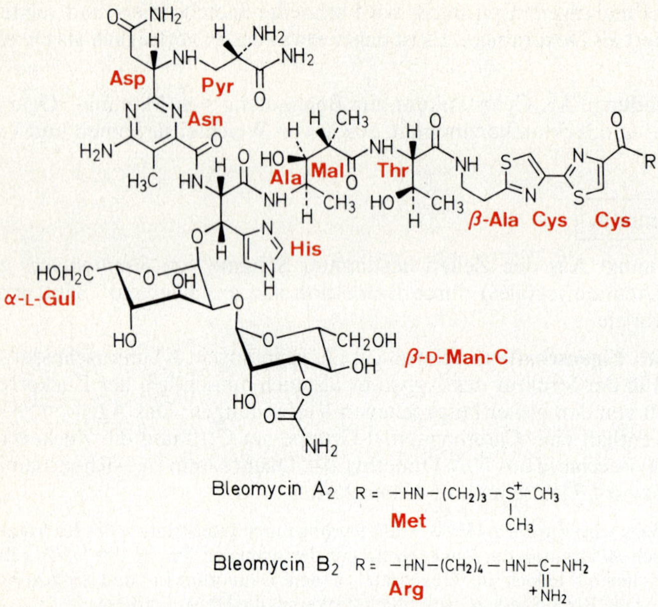

Abb. 15.31 Struktur und biogenetischer Aufbau der Bleomycine. Die Metaboliten aus denen einzelne Molekülteile aufgebaut werden, sind neben der Formel angegeben. Pyr = Pyruvat; Mal = Malonat; Aminosäuren s. Abb. 13.1; Gul = Gulose; Man-C = 3-O-Carbamoyl-Mannose

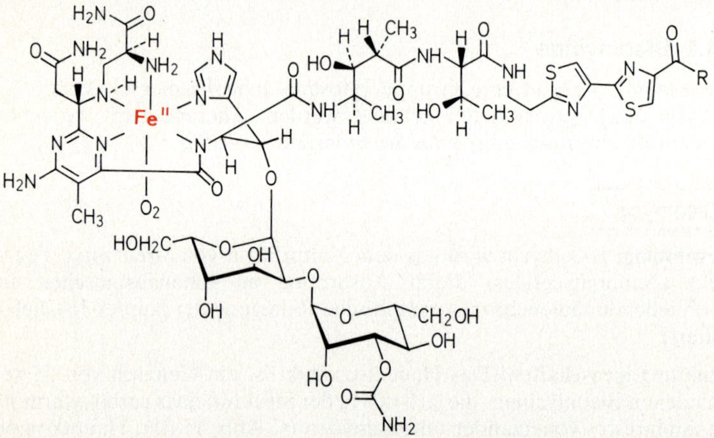

Abb. 15.32 Struktur der Eisen(II)-O_2-Komplexe von Bleomycinen

Die Bleomycine sind Glykopeptide mit einigen ungewöhnlichen Verknüpfungen zwischen den beteiligten Aminosäuren und mit bemerkenswerten chemischen Eigenschaften. Der Kohlenhydratanteil ist ein Disaccharid aus α-L-Gulose und 3-*O*-Carbamoyl-β-D-Mannose. Für die biologische Wirkung entscheidend sind vor allem drei Strukturmerkmale: 1. Der carboxyterminale Amin-Rest trägt ein basisches Stickstoff-Atom oder eine Sulfonium-Gruppe. 2. Im carboxyterminalen Bereich der Peptide sind zwei Cysteinreste und ein β-Alaninrest zu einem Bisthiazol-Ringsystem miteinander verknüpft. 3. Im aminoterminalen Bereich der Peptide können zweiwertige Metallionen als Chelat gebunden werden (s. Abb. 15.32).

Wirkungsmechanismus: Bleomycine hemmen die Replikation, indem sie Strangbrüche in der DNA induzieren. Dieser DNA-Abbau führt wahrscheinlich nicht nur zu einer Störung der Matrizenfunktion der DNA, sondern auch zu einer Hemmung der DNA-Polymerasen durch die beim Abbau der DNA entstehenden Bruchstücke. Bleomycine müssen *in vivo* durch Eisen-(II)-Ionen, Sauerstoff und ein Reduktionsmittel aktiviert werden, um ihre cytostatische Wirkung zu entfalten.

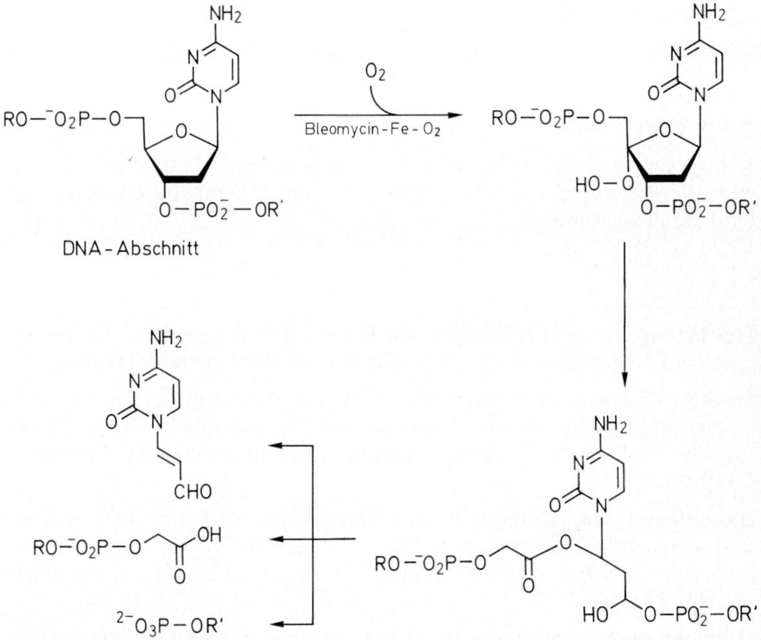

Abb. 15.33 Abbau von DNA durch Bleomycin-Eisen(II)-O_2-Komplexe

Bei der Bindung des Bleomycins an die DNA sind mehrere Teilstrukturen beteiligt: Der Bisthiazol-Rest wird wahrscheinlich durch Interkalation gebunden, während die kationische Endgruppe des carboxyterminalen Amins mit einer der Phosphodiester-Gruppe des DNA-Rückgrats elektrostatisch wechselwirkt. Der aminoterminale Teil des Moleküls bindet an die schmale Furche der Helix und ist wesentlich an der Erkennung von Guanin/Cytosin- und Guanin/Thymin-Sequenzen, den bevorzugten Bindungsstellen der DNA für Bleomycine, und am Abbau der DNA beteiligt.

Für die Abbaureaktionen werden folgende Mechanismen diskutiert: Das Eisen-(II)-Ion bildet mit fünf Stickstoff-Atomen der Peptidkette des Bleomycins einen Komplex, der ähnlich wie die Hämoproteinkomplexe aufgebaut ist, und wie diese molekularen Sauerstoff an die sechste Koordinationsstelle binden kann (s. Abb. 15.37). Der aktivierte Bleomycin/Fe-II/O_2-Komplex spaltet dann das 4′-H-Atom von einem Desoxyribose-Rest des räumlich benachbarten DNA-Strangs ab. Das entstehende Radikal nimmt ein weiteres Sauerstoff-Molekül und ein H-Atom auf und bildet ein Hydroperoxid, das unter Spaltung der Bindung zwischen C-3′ und C-4′ des Desoxyribose-Restes und anschließende Eliminierung eines Glykolsäure-Derivats weiterreagiert (s. Abb. 15.33). Als Endprodukte entstehen schließlich das Propenal der Base und zwei DNA-Bruchstücke.

Verwendung: Als Cytostatikum zur Behandlung von Plattenepithelkarzinomen der Haut und Schleimhäute im Kopf- und Halsbereich, Karzinomen im Genitalbereich, Bronchialkarzinomen, Gliomen und Lymphomen sowie von dermatologischen Malignomen.

5.4.3 Mitomycine

Mitomycine sind eine Gruppe cytostatisch wirksamer Antibiotika, die von einigen *Streptomyces*-Arten gebildet werden. Therapeutisch verwendet wird nur das Mitomycin C.

Mitomycin C

Gewinnung: Aus Kulturfiltraten von *Streptomyces caespitosus* – Streptomycetaceae (Actinomycetales) durch säulenchromatographische Trennung.

Struktur/Eigenschaften: Mitomycin C ist ein Aminochinon mit einem in Naturstoffen relativ selten vorkommenden Aziridinring (s. Abb. 15.34). Für die biologische Wirkung bedeutsam ist außerdem die Cabamoyl-Gruppe am C-10.

Biosynthese: Das Ringsystem der Mitomycine wird aus D-Glucosamin und einem frühen Zwischenprodukt des Shikimat-Weges, wahrscheinlich 3-Desoxy-D-*arabino*-heptulosonsäure-7-phosphat (DAHP), aufgebaut (s. Abb. 15.34).

Wirkungsmechanismus: Mitomycin hemmt die Replikation, indem es kovalente Bindungen mit einem Strang oder beiden Strängen einer DNA-

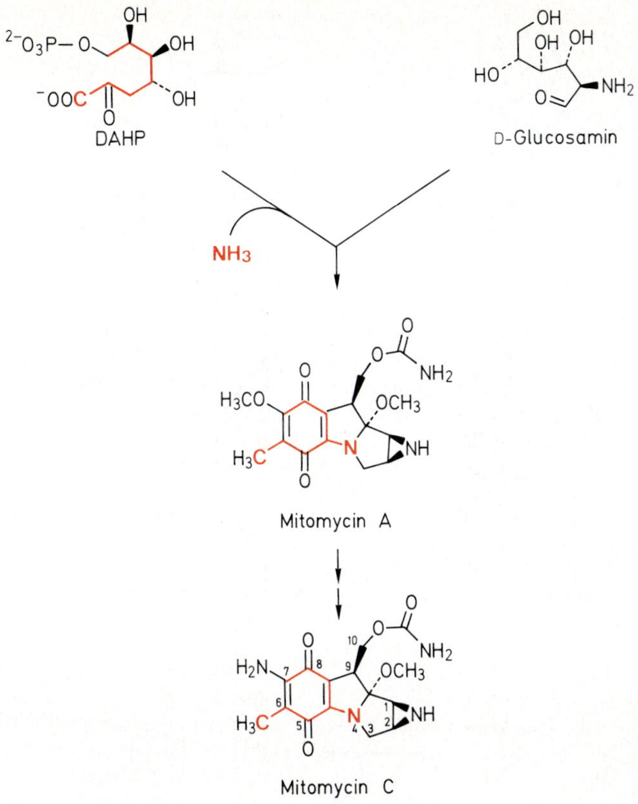

Abb. 15.34 Biogenetischer Aufbau von Mitomycinen
DAHP = 3-Desoxy-D-*arabino*-heptulosonat-7-phosphat

Doppelhelix eingeht. Wie Bleomycin muß es *in vivo* durch Reduktion aktiviert werden, um seine cytostatische Wirkung zu entfalten.

Mitomycin C interkaliert nicht, sondern wird in der schmalen Furche der DNA nichtkovalent gebunden. Dabei wird das Antibiotikum bevorzugt an guaninhaltige Sequenzen angelagert. Bei der Aktivierung, die *in vivo* z. B. durch NADPH-Cytochrom-c-Reduktase oder andere Flavoenzyme erfolgen kann, entsteht ein Mitomycin-Semichinon, das nach Abspaltung von Methanol eine kovalente Bindung zwischen der NH_2-Gruppe am C-2 des benachbarten Guaninrestes und dem C-1 des Mitomycins ausbildet. Dieses Monoaddukt kann nach Abspaltung der Carbamoyl-Gruppe am C-10 mit dem Guaninrest des zweiten DNA-Strangs zu einem Bisaddukt

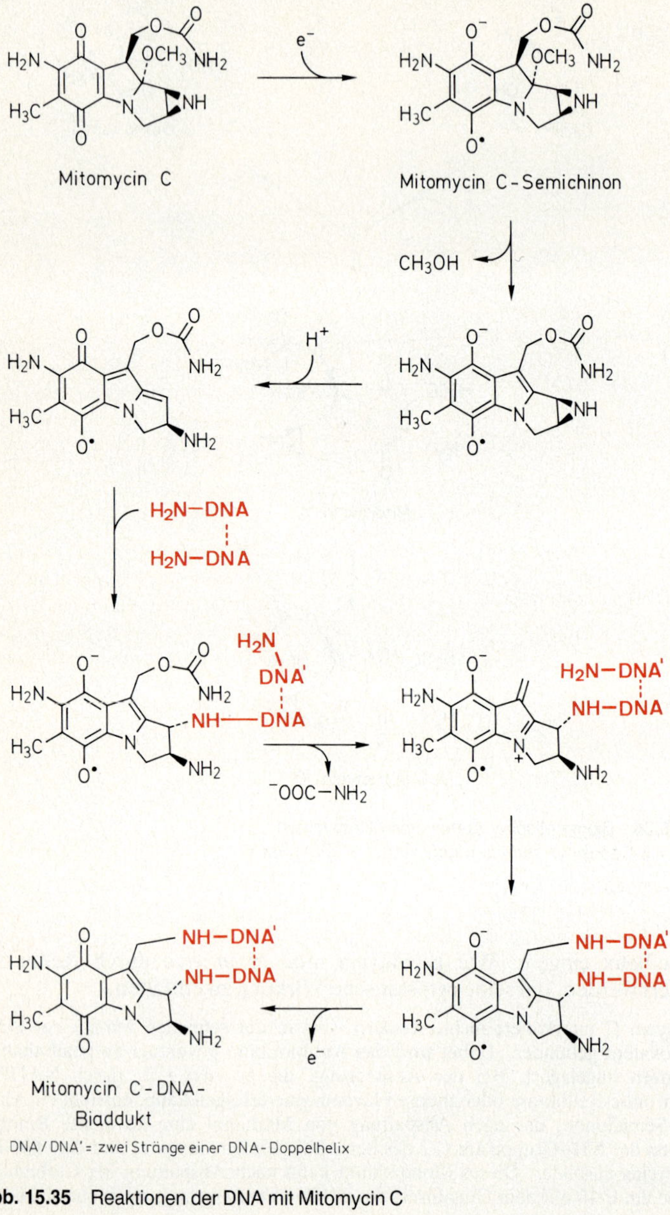

Abb. 15.35 Reaktionen der DNA mit Mitomycin C

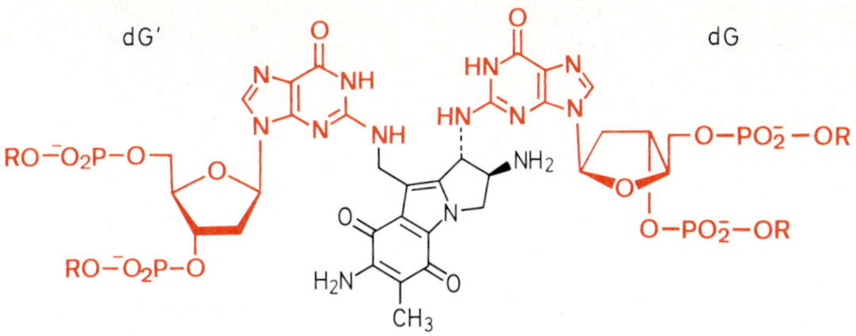

dG/dG' = Desoxyguanosinreste in verschiedenen Strängen einer DNA-Doppelhelix

Abb. 15.36 Struktur des Reaktionsproduktes von Mitomycin C mit zwei DNA-Strängen einer Doppelhelix

weiterreagieren (s. Abb. 15.35 und 15.36). Auf diese Weise entsteht eine kovalente Verknüpfung der beiden Stränge einer Doppelhelix.

Verwendung: Als Cytostatikum zur Behandlung von Karzinomen des Magen-Darm-Traktes, des Kopf-, Hals- und Bronchialbereichs, sowie von Mammakarzinomen und chronischer myeloischer Leukämie.

Mitomycin ist relativ gut verträglich. Die dosislimitierende Nebenwirkung ist in der Regel die Lungentoxizität.

5.5 Hemmstoffe von RNA-Polymerasen

5.5.1 Strukturen und Biosynthese

Die therapeutisch verwendeten Hemmstoffe der RNA-Polymerase gehören zu den Ansamacroliden, einer Gruppe von Naturstoffen oder semisynthetischen Derivaten, bei denen ein Chinon- oder Hydrochinon-Ringsystem durch einen vielgliedrigen Lactamring überbrückt ist (s. Abb. 15.37).

Der Makrozyklus und der stickstofffreie Ring des Naphthochinons entstehen aus einer Polyketidkette, die aus Propionat- und Acetat-Einheiten aufgebaut wird. Der stickstoffsubstituierte zweite Ring des Naphthalins wird wie der entsprechend substituierte Ring im Mitomycin aus einer frühen Zwischenstufe des Shikimat-Weges gebildet. Bei den meisten Rifamycinen wird die Ansa-Kette in der Nähe des Naphthochinon-Ringsystems oxidativ gespalten und dann über eine Ketalgruppierung neu verknüpft (s. Abb. 15.38).

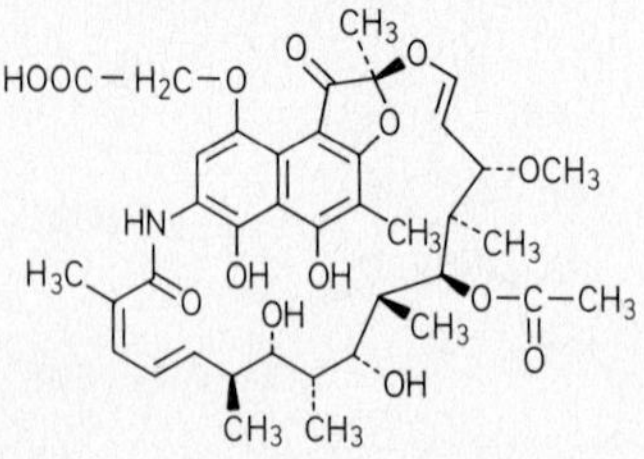

Rifamycin B (b)

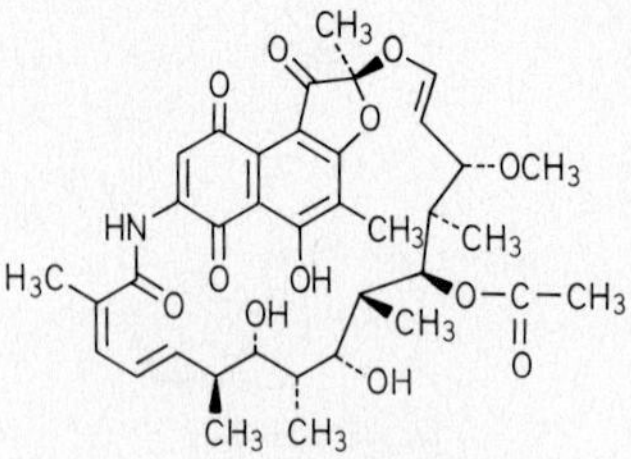

Rifamycin S (s)

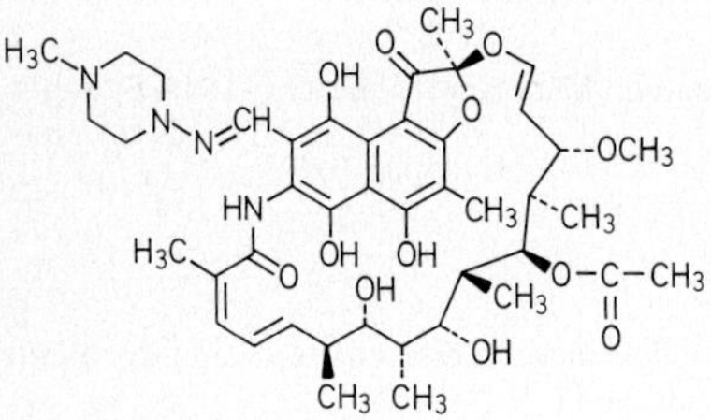

Rifampicin (s)

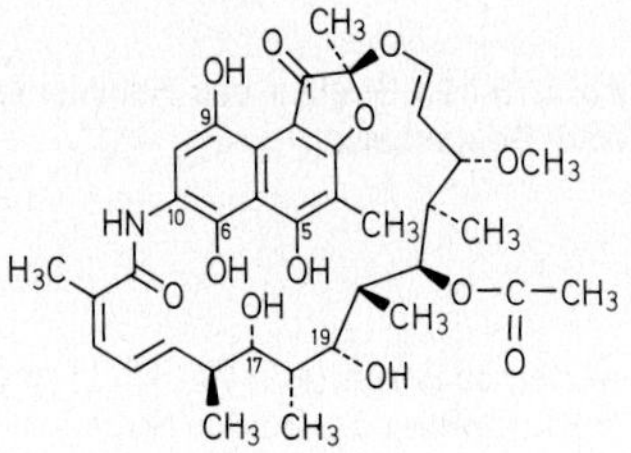

Rifamycin SV (b,s)

Abb. 15.37 Strukturen biogener (b) und semisynthetischer (s) Ansamacrolide

5.5.2 Wirkungsmechanismus

Die therapeutisch verwendeten Ansamacrolide Rifamycin SV und Rifampicin hemmen die RNA-Biosynthese in Eubakterien durch Inaktivierung der DNA-abhängigen RNA-Polymerase. Diese Wirkung ist sehr spezifisch: Die RNA-Polymerase von Eubakterien wird bereits bei sehr geringen Konzentrationen der Antibiotika gehemmt. Für eine Hemmung der RNA-Polymerasen von Säugetieren sind dagegen wesentlich höhere Konzentrationen erforderlich. Im Gegensatz zu den an der DNA angreifenden Antibiotika sind diese Ansamacrolide also zur Behandlung bakterieller Infektionen einsetzbar.

Die DNA-abhängige RNA-Polymerase der Eubakterien besteht aus fünf Protein-Untereinheiten, von denen zwei die gleiche Struktur besitzen: Die größeren Untereinheiten werden als β und β', die kleineren als α und σ bezeichnet. Da jeweils zwei α-Untereinheiten vorhanden sind, hat das vollständige Enzym (Holoenzym) die Zusammensetzung $\alpha_2\beta\beta'\sigma$. Das Holoenzym bindet an die DNA-Matrize, löst die Wasserstoffbrücken der benachbarten Nucleotidpaare und katalysiert die Anlagerung des ersten Nucleotids der RNA an die komplementäre Base der DNA-Matrize. Nach dieser Startreaktion (Initiation) dissoziiert die σ-Untereinheit ab, und das

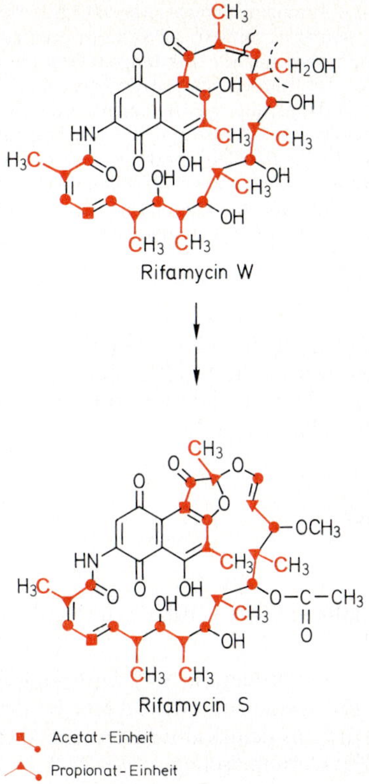

Abb. 15.38 Biogenetischer Aufbau von Ansamacroliden

verbleibende Kernenzym (Core-Enzym, $\alpha_2\beta\beta'$) verlängert die RNA-Kette, indem es das nächste Nucleosidtriphosphat unter Abspaltung von Diphosphat mit der wachsenden RNA-Kette verknüpft (Elongation). Nach jeder Verknüpfung findet eine Translokation statt: Die wachsende RNA-Kette wird auf die RNA-Bindungsstelle übertragen, so daß die Akzeptorstelle wieder frei wird und das nächste Nucleotid binden kann. Gleichzeitig rückt die Polymerase um eine Base an der DNA-Matrize weiter.

Die antibakteriell wirksamen Ansamacrolide werden an die β-Untereinheit des Holoenzyms oder des Core-Enzyms nichtkovalent gebunden. Dabei koordinieren die Sauerstoff-Funktionen an C-5 und C-6 des Antibiotikums mit einem Zink-Ion des Enzyms. Außerdem sind das aromatische Ringsystem, der mittlere Teil der Ansa-Kette und die Hydroxy-Gruppen an C-17 und C-19 der Antibiotika an der Bindung beteiligt.

Ansamacrolide hemmen wahrscheinlich nicht, wie zunächst angenommen wurde, die Initiation der RNA-Biosynthese, sondern sie konkurrieren mit den Reaktionsprodukten RNA und Diphosphat um die Bindungsstellen am Enzym. Kommt das Antibiotikum bereits vor der Bildung des Startkomplexes mit dem Enzym in Kontakt, so wird die Kettenverlängerung unmittelbar nach der Startreaktion unterbrochen, weil die entstehende RNA-Kette und das Diphosphat nicht auf die vom Antibiotikum besetzten Bindungsstellen übertragen werden können. Andererseits wird nach Beginn der RNA-Synthese das Antibiotikum nicht mehr gebunden, da die Bindungsstellen dann von den Reaktionsprodukten besetzt sind; eine bereits begonnene Elongation wird daher durch Ansamacrolide nicht vorzeitig beendet.

5.5.3 Resistenz

Resistenzen gegen Rifamycin SV und Rifampicin entstehen meist durch Einschritt-Mutationen, welche die Struktur der β-Untereinheit der RNA-Polymerase verändern. Die veränderten β-Untereinheiten haben ihre Fähigkeit, Rifamycine zu binden, verloren.

5.5.4 Monographien

Rifamycinum

Arzneibuch-Monographien: DAB 9 (Rifamycin-Natrium); AUSTR.; HELV. VII.

Gewinnung: Rifamycinum (Rifamycin SV) wird semisynthetisch aus Rifamycin B hergestellt. Ein Zwischenprodukt dieser Reaktion ist das Rifamycin S. Rifamycin B wird aus dem Kulturfiltrat von *Nocardia mediterranei,* einem grampositiven Bakterium, isoliert.

Rifamycin SV kann auch direkt aus bestimmten Stämmen von *Nocardia mediterranei* isoliert werden.

Struktur: Rifamycin SV ist ein macrocyclisches Naphthohydrochinon-Derivat. Die Ansa-Kette ist über eine Amidbindung und über eine Ketalbindung mit dem Naphthohydrochinon verknüpft (s. Abb. 15.37).

Wirkungsspektrum: Rifamycin SV wirkt bakterizid auf *Mycobacterium*-Arten und andere grampositive Bakterien. Auch einige gramnegative Bakterien, z. B. *Neisseria*-Arten, sind gegen Rifamycin empfindlich.

Verwendung: Rifamycin SV kann nur parenteral oder lokal appliziert werden, da es im Darm kaum resorbiert wird. In der systemischen Therapie ist es daher weitgehend durch das peroral wirksame Rifampicin verdrängt worden. Es wird in Augensalben oder Augentropfen zur Behandlung bakterieller Infektionen eingesetzt.

Rifampicinum

Arzneibuch-Monographien: DAB 9 (Rifampicin); HELV. VII.

Gewinnung: Rifampicin wird semisynthetisch aus Rifamycin S dargestellt.

Struktur, Eigenschaften: Rifampicin ist ein Hydrazon des 3-Formyl-rifamycins SV. Es wird bei peroraler Anwendung gut resorbiert.

Wirkungsspektrum: Rifampicin wirkt bakterizid auf *Mycobacterium*-Arten und andere grampositive Bakterien. Auch einige gramnegative Bakterien, z. B. *Neisseria*-Arten, sind gegen Rifampicin empfindlich.

Verwendung: Rifampicin wird vor allem zur Behandlung von Infektionen mit *Mycobacterium*-Arten verwendet. Die wichtigsten Indikationen sind Tuberkulose *(Mycobacterium tuberculosis)* und Lepra *(Mycobacterium leprae)*. Um die Entwicklung resistenter Stämme zu verzögern, wird Rifampicin bei der Tuberkulosebehandlung immer mit anderen Antibiotika oder Chemotherapeutika kombiniert. Aus dem gleichen Grund sollte es auch nicht zur Behandlung anderer bakterieller Infektionen verwendet werden.

6. Hemmstoffe der ribosomalen Proteinbiosynthese

6.1 Struktur und Funktion der Ribosomen

Bei der ribosomalen Proteinbiosynthese wird die in der Nucleotidsequenz der mRNA enthaltene Information in die Aminosäuresequenz eines Proteins übersetzt. An diesem Prozeß, der auch als **Translation** bezeichnet wird, sind mRNAs als Träger der genetischen Information für das zu synthetisierende Protein, Aminoacyl-tRNAs als Träger der zu verknüpfenden Aminosäuren und Ribosomen als Reaktionsorte, an welche die Ausgangs- und Reaktionsprodukte gebunden werden und an denen die enzymatischen Reaktionen stattfinden, beteiligt.

Die **mRNAs** entstehen im Zellkern durch Transkription von DNA-Abschnitten. Sie enthalten die Information für das zu synthetisierende Protein in Form eines Triplettcodes: Je drei aufeinanderfolgende Nucleotide bilden das Codon für eine Aminosäure. Diese Information kann durch Basenpaarung mit einem komplementären Nucleotidtriplett abgelesen werden.

Die **tRNAs** (s. Abb. 15.39) wirken als molekulare Adapter, welche den Triplettcode der mRNA lesen und einer bestimmten Aminosäure zuordnen: Jede tRNA besitzt ein spezifisches Basentriplett (Anticodon), welches das komplementäre Codon der mRNA durch Basenpaarung erkennt. Andererseits besitzt jede tRNA auch eine Erkennungsregion für ihre spezifische Aminoacyl-tRNA-Synthetase. Jede dieser Synthetasen erkennt eine bestimmte tRNA und verknüpft sie nur mit einer bestimmten Aminosäure. Eine hohe Spezifität dieser Enzyme ist die Voraussetzung für eine fehlerfreie Übersetzung des Nucleotidcodes in eine Aminosäuresequenz, da weder

a

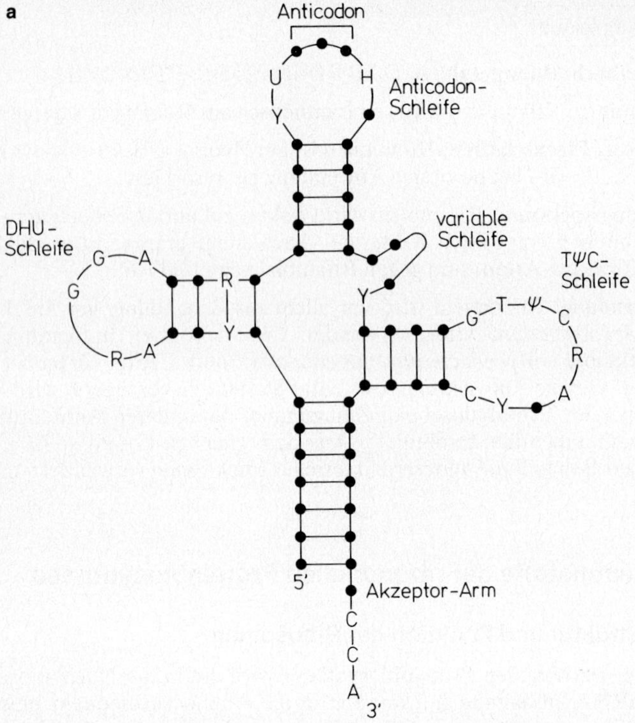

Abb. 15.39 Schematische Darstellung der Konstitution und Konformation von tRNAs
a Sekundärstrukturen: Kleeblatt-Modell (aus Kleinig/Sitte). Gepaarte Basen sind durch Striche miteinander verbunden. DHU = Dihydrouridin, ψ = Pseudouracil
b Dreidimensionale Struktur der ^{Phe}tRNA aus Hefe (nach Quigley u. Mitarb.)

die mRNA noch das die Peptidbindung knüpfende Enzym erkennen kann, ob die tRNA die richtige Aminosäure trägt. Diese hohe Spezifität wird durch ein zweistufiges Kontrollsystem erreicht: Nach der Verknüpfung der Aminosäure mit der tRNA überprüft das Enzym das Ergebnis und spaltet falsche Aminoacylreste durch Hydrolyse wieder ab.

Ribosomen sind aus rRNA und Proteinen aufgebaute Partikel, an denen die Biosynthese der Polypeptid-Ketten abläuft. Sie bestehen aus zwei Untereinheiten unterschiedlicher Größe. Die größere Untereinheit enthält die Bindungsstellen für die Aminoacyl-tRNA (A-Stelle) und für die Peptidyl-tRNA (P-Stelle) sowie die Peptidyltransferase, ein Enzym, das den wachsenden Peptidylrest von der Peptidyl-tRNA auf den Aminoacylrest der Aminoacyl-tRNA überträgt. Die als Matrize dienende

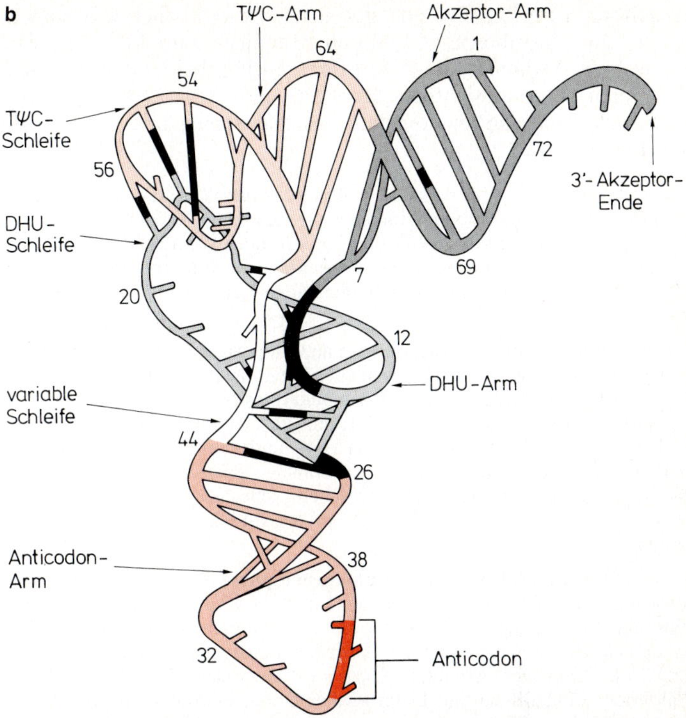

mRNA wird an der Grenze zwischen großer und kleiner Untereinheit gebunden. Außerdem gibt es noch Bindungsstellen für Initiations-, Elongations- und Terminationsfaktoren, die sich jeweils nur in einem bestimmten Abschnitt der Proteinsynthese an das Ribosom anlagern und danach wieder abdissoziieren.

Trotz prinzipieller Übereinstimmungen in Bau und Funktion gibt es einige signifikante Unterschiede zwischen den Ribosomen verschiedener Organismengruppen. Der auffälligste Unterschied ist die Größe der Ribosomen und ihrer Untereinheiten, die auf Unterschiede in der Zahl und Struktur ihrer Bestandteile, vor allem der Proteine, zurückzuführen ist. Es gibt einen prokaryotischen und drei eukaryotische **Ribosomentypen:** Prokaryotische Ribosomen sind relativ klein (70 S = 2,7 MDa) und bestehen aus je einer 50 S- und einer 30 S-Untereinheit. Ribosomen, die im Cytoplasma von Eukaryoten vorkommen (Cytoribosomen), sind größer (80 S = 4 MDa) und bestehen aus je einer 60 S- und einer 40 S-Untereinheit. Außerdem enthält die eukaryotische Zelle weitere Ribosomentypen in den Plastiden (Plastoribosomen) und in den Mitochondrien (Mitoribosomen). Die Plastoribosomen gehören zum 70 S-Typ und sind den prokaryotischen Ribosomen sehr ähnlich. Die Mitoribosomen gehören zwar auch zum 70 S-Typ, weichen aber in ihrem Sedimentationskoeffizienten (55 S bei Vertebraten bis 80 S bei Ciliaten) und hinsichtlich der Zahl und Struktur von rRNA- und Proteinmolekülen stärker von den Plastoribosomen und prokaryotischen Ribosomen ab.

Als Maß für die Größe wird meist die Sedimentationsgeschwindigkeit der Partikel in der Ultrazentrifuge in Svedberg-Einheiten (S) angegeben. Da die Sedimentationsgeschwindigkeit nicht nur von der Größe sondern auch von der Dichte und von der Form der Partikel abhängt, sind die Sedimentationskoeffizienten (angegeben in S) nicht additiv und zu der relativen Partikelmasse (angegeben in Dalton) nicht proportional.

Die Untereinheiten der Ribosomen liegen im Cytoplasma zunächst getrennt vor, weil ein an die kleinere Untereinheit gebundener Initiationsfaktor (IF-3) ihre Assoziation verhindert. Erst bei Beginn eines **Ribosomenzyklus** (s. Abb. 15.40) – in der **Initiationsphase** der Proteinbiosynthese – werden die Untereinheiten unter Freisetzung von IF-3 und unter Beteiligung weiterer Initiationsfaktoren (bei Eubakterien: IF-1 und IF-2) miteinander zu einem funktionsfähigen Ribosom vereinigt. Dabei wird auch die mRNA an die Grenzfläche zwischen großer und kleiner Untereinheit und eine spezielle Starter-Aminoacyl-tRNA an die P-Stelle der großen Untereinheit gebunden.

Die auf die Initiationsphase folgende **Elongationsphase** ist ein zyklischer Prozeß, der mehrfach durchlaufen wird. Bei jedem Durchlauf wird die Peptidkette um einen Aminosäurerest verlängert. Dazu sind drei Reaktionschritte erforderlich: Zunächst wird die zum nächsten freien Codon der mRNA passende Aminoacyl-tRNA an die A-Stelle des Ribosoms gebunden. Dazu wird einer der Elongationsfaktoren (bei Eubakterien: EF-Tu) benötigt. Dann wird eine neue Peptidbindung durch Übertragung des Peptidrestes auf die Aminogruppe der an die A-Stelle gebundenen Aminoacyl-tRNA geknüpft. Dieser Schritt wird durch das Peptidyltransferasezentrum, einen integralen Bestandteil des Ribosoms, katalysiert. Im letzten Schritt wird dann die Peptidyl-tRNA von der A- auf die P-Stelle verschoben und gleichzeitig die mRNA um ein Codon weiterbewegt. Diese Reaktion, die Translokation, wird von einem weiteren Elongationsfaktor (bei Eubakterien: EF-G) katalysiert, der wie EF-Tu kein ständiger Bestandteil der Ribosomen ist, sondern nur vorübergehend an das Ribosom gebunden wird.

Bereits während der Elongationsphase eines Ribosoms werden weitere Ribosomen an die jeweils wieder freiwerdende Startposition desselben mRNA-Moleküls gebunden, so daß jedes mRNA-Molekül gleichzeitig von mehreren Ribosomen abgelesen wird. Diesen Komplex aus mRNA und Ribosomen bezeichnet man als Polysom.

Wenn ein Stopcodon auf der mRNA anzeigt, daß die Synthese der Peptidkette abgeschlossen ist, beginnt die **Terminationsphase.** Unter Beteiligung von Terminationsfaktoren (bei Eubakterien: RF-1, RF-2 und RF-3) wird das Polypeptid hydrolytisch von der tRNA abgespalten und das Ribosom zerfällt unter Freisetzung der mRNA wieder in die beiden Untereinheiten.

Dieser Ribosomenzyklus kann an mehreren Stellen von Antibiotika unterbrochen werden (s. Abb. 15.40): Aminoglykoside hemmen die Initiation,

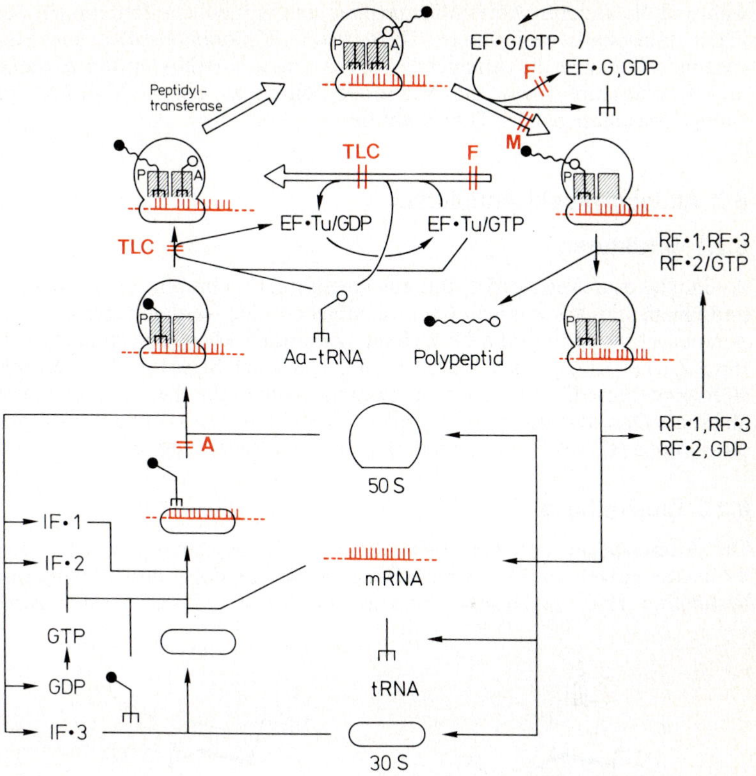

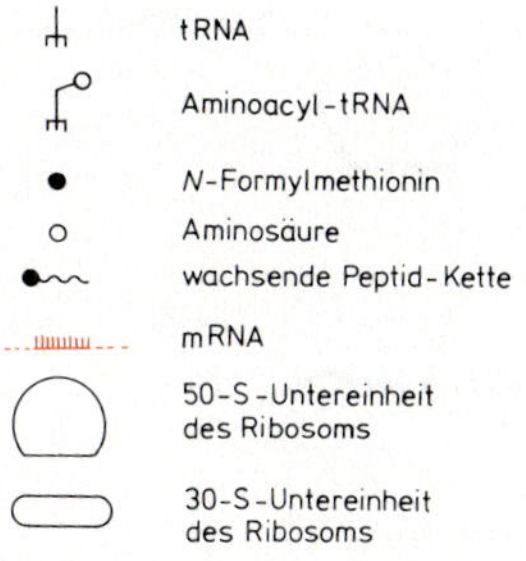

P = Peptidylstelle des Ribosoms
A = Akzeptorstelle des Ribosoms
GDP = Guanosindiphosphat
GTP = Guanosintriphosphat
IF = Initiationsfaktor
EF = Elongationsfaktor
EF·G = „Translocase"
RF = Terminationsfaktor (release factor)
II = Hemmung durch Antibiotika
A = Aminoglykosid-Antibiotika
T = Tetracyclin-Antibiotika
C = Chloramphenicol
L = Lincosamine
F = Fusidinsäure
M = Macrolide

Abb. 15.40 Schematische Darstellung der ribosomalen Proteinbiosynthese von *Escherichia coli*

während die anderen Antibiotikagruppen unterschiedliche Reaktionen der Elongationsphase beeinflussen: Tetracycline, Chloramphenicol und Lincosamide hemmen die Anlagerung der Aminoacyl-tRNA an die A-Stelle und Fusidinsäure sowie die Macrolide führen zu einem Abbruch der Elongationsphase bei der Translokation.

6.2 Aminoglykosid-Antibiotika

6.2.1 Strukturen

Aminoglykosid-Antibiotika sind aus einem oder mehreren Aminozuckern und einem stickstoffhaltigen Cyclitol aufgebaut. Sie werden daher auch als Aminocyclitol-Antibiotika bezeichnet. Zusätzlich können auch stickstofffreie Zucker am Aufbau beteiligt sein. Nach der Struktur des Cyclitols werden mehrere Gruppen von Verbindungen unterschieden, von denen vor allem die Desoxystreptamin-Gruppe (s. Abb. 15.41, 15.42) und die Streptidin-Gruppe (s. Abb. 15.43) von therapeutischer Bedeutung sind.

6.2.2 Biosynthese

Die **Aminozucker** und die stickstofffreien Monosaccharide werden aus D-Glucose aufgebaut. Die Amino-Gruppen werden dabei durch Oxidation bestimmter Hydroxy-Gruppen und anschließende reduktive Aminierung

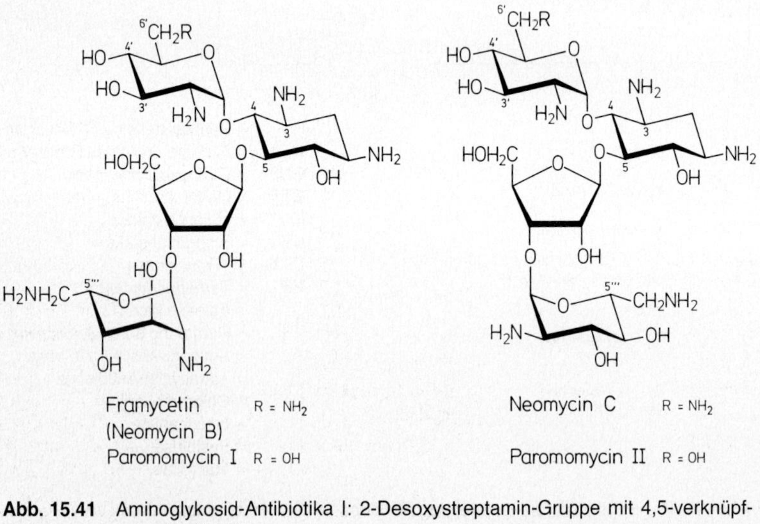

Abb. 15.41 Aminoglykosid-Antibiotika I: 2-Desoxystreptamin-Gruppe mit 4,5-verknüpfter Desoxystreptamin-Einheit

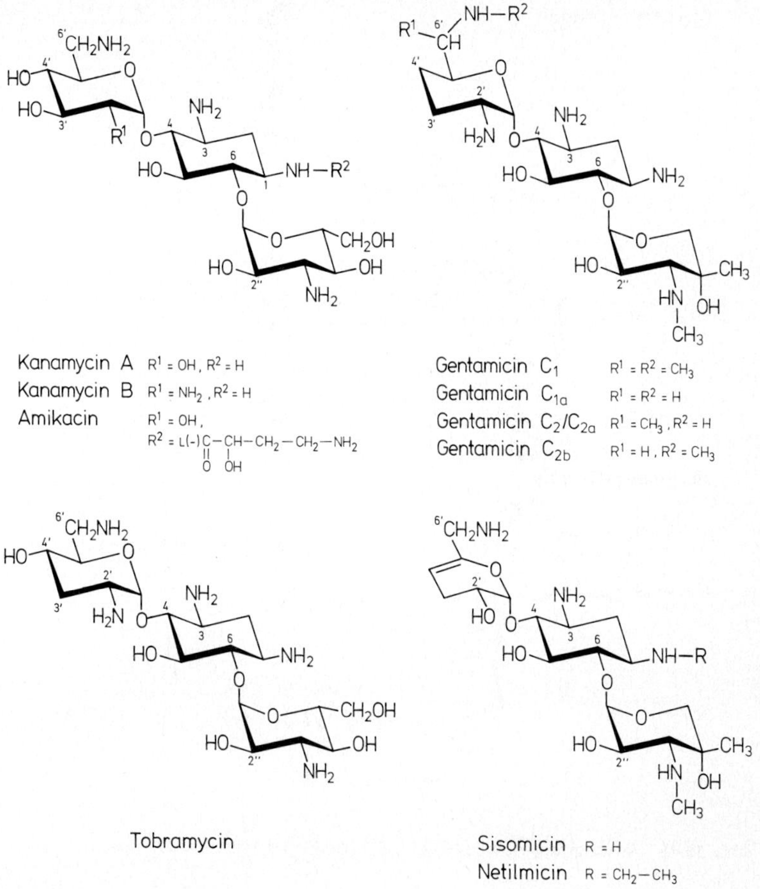

Abb. 15.42 Aminoglykosid-Antibiotika II: 2-Desoxystreptamin-Gruppe mit 4,6-verknüpfter Desoxystreptamin-Einheit

eingeführt. Diese Reaktionsfolge kann unter Erhalt oder unter Umkehr der Konfiguration erfolgen. Außerdem können auch Konfigurationen hydroxygruppentragender C-Atome im Laufe der Biosynthese verändert werden (s. Kap. 4, Abschn. 2.3).

Die **Cyclitole** werden ebenfalls aus D-Glucose aufgebaut. Bei den hexasubstituierten Cyclitolen Streptidin und Actinamin wird Glucose-6-phosphat

Streptidin-Gruppe

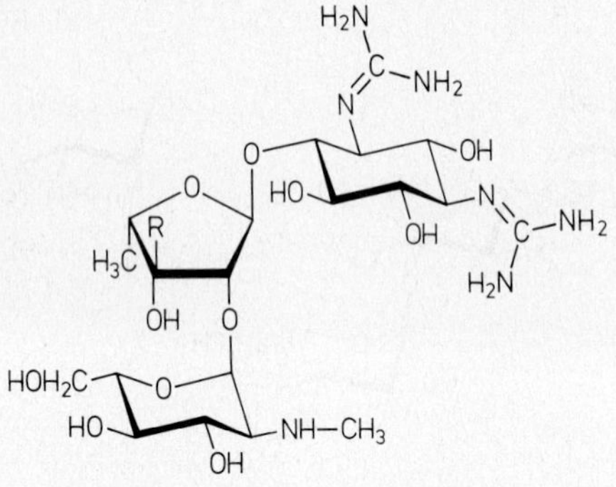

Streptomycin R = CHO
Dihydrostreptomycin R = CH_2OH

Actinamin-Gruppe

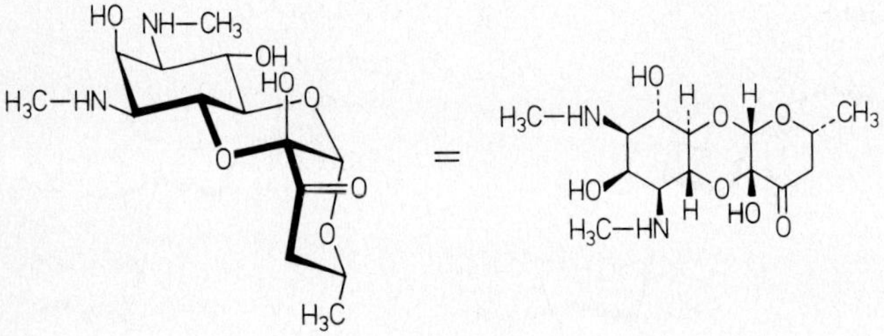

Spectinomycin

Abb. 15.43 Aminoglykosid-Antibiotika III: Streptidin- und Actinamin-Gruppe

direkt zu *myo*-Inositol cyclisiert (s. Kap. 4, Abschn. 3.2), das dann durch Einbau von Amino-Gruppen und anschließende Übertragung weiterer funktioneller Gruppen in die Endprodukte umgewandelt wird (s. Abb. 15.44). 2-Desoxystreptamin entsteht dagegen über 4-Desoxy-4-oxoglucose-6-phosphat und ein 2,3,4,5-Tetrahydroxycyclohexanon (s. Abb. 15.45).

Die letzten Schritte der Biosynthese sind dann die glykosidischen Verknüpfungen der Zucker- und Cyclitol-Einheiten zu Pseudooligosacchariden, den Aminoglykosid-Antibiotika.

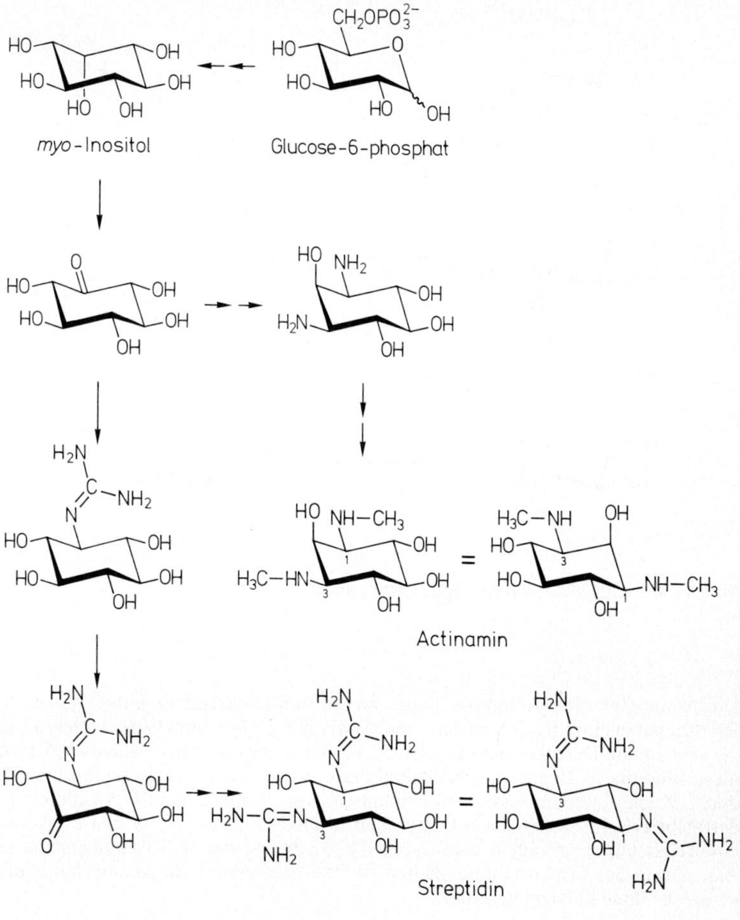

Abb. 15.44 Biosynthese von Streptidin und Actinamin

6.2.3 Wirkungsmechanismus

Die Aminoglykosid-Antibiotika – mit Ausnahme des Spectinomycins – sind bakterizid wirksam. Ihre tödliche Wirkung auf die Bakterien kommt wahrscheinlich durch eine irreversible Hemmung der Initiationsphase der Translation zustande. Aber auch eine Hemmung der Initiationsphase der DNA-Replikation könnte an der tödlichen Wirkung beteiligt sein.

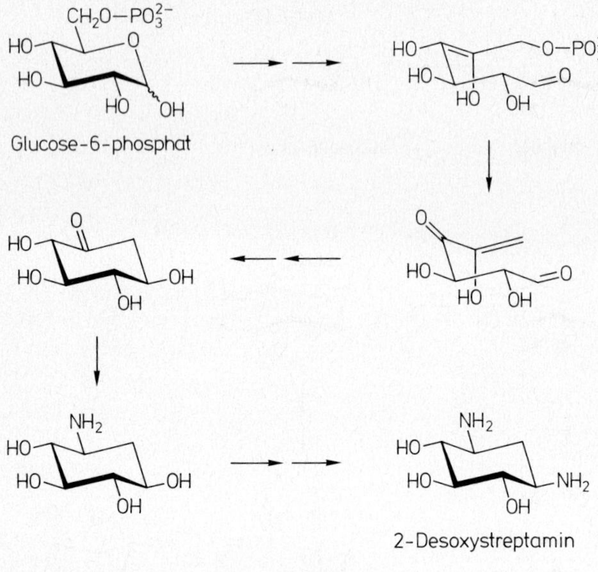

Abb. 15.45 Biosynthese von 2-Desoxystreptamin

Die Aminoglykosid-Antibiotika binden an die 30 S-Untereinheiten der bakteriellen Ribosomen in einer Region an der Grenze zwischen großer und kleiner Untereinheit, die sowohl den Decodierungsort als auch die Bindungsstelle für IF-3 umfaßt. Erfolgt diese Bindung zu Beginn der **Initiationsphase,** so wird der 70 S-Initiationskomplex durch Wechselwirkung des Antibiotikums mit der P-Stelle der 50 S-Untereinheit destabilisiert: Er zerfällt nach kurzer Zeit in mRNA, fMet-tRNA und die beiden Untereinheiten. Außerdem wird durch die Besetzung der IF-3-Bindungsstelle die Assoziation der beiden Untereinheiten zu 70 S-Ribosomen, die keinen Initiationskomplex bilden können, gefördert.

Ribosomen, die sich bereits in der **Elongationsphase** befinden, binden Aminoglykosid-Antibiotika an die gleiche Region wie die initiierenden Ribosomen. In dieser Phase zerfällt jedoch das Ribosom nicht mehr, sondern das gebundene Antibiotikum induziert durch Wechselwirkung mit der A-Stelle Fehlablesungen des Codes der mRNA (misreading effect). Dadurch werden falsche Aminoacyl-tRNAs an die A-Stelle angelagert und schließlich falsche Aminosäuren in die entstehenden Proteine eingebaut.

Der **misreading effect** ist sehr wesentlich an der Wirkung der Aminoglykosid-Antibiotika beteiligt: Die Plasmamembran der Bakterien ist für die polaren Aminoglykoside nur schwer zu durchdringen. Es gelangen daher zunächst nur geringe Mengen des Antibiotikums in die Zelle. Diese wenigen Antibiotikamoleküle treffen vor allem auf die in hoher Konzentration vorhandenen elongierenden Ribosomen und bewirken daher fast ausschließlich misreading-Effekte. Exportproteine, die normalerweise durch die Plasmamembran des Bakteriums z. B. in das Periplasma transportiert werden, können durch dieses misreading so verändert werden, daß sie in der Plasmamembran verbleiben. Sie bilden dort Poren, durch welche die polaren Aminoglykoside wesentlich besser als durch die intakte Membran in die Zelle gelangen können. Dadurch wird die Aminoglykosid-Konzentration in der Zelle immer weiter erhöht, bis nicht nur die elongierenden Ribosomen, sondern auch die in weit geringerer Konzentration vorkommenden initiierenden Ribosomen mit dem Antibiotikum reagieren. Die irreversible Hemmung der initiierenden Ribosomen führt dann zu einer vollständigen Hemmung der Translation und damit zum Tod der Zelle.

6.2.4 Resistenz

Resistenzen gegen Aminoglykosid-Antibiotika können auf zwei grundsätzlich verschiedenen Mechanismen beruhen: Entweder wird die Aminoglykosid-Bindungsstelle des Ribosoms so verändert, daß dort keine Antibiotika mehr gebunden werden können oder es werden Enzyme gebildet, welche die Antibiotika selbst chemisch modifizieren und dadurch inaktivieren.

Die Bindungsstelle am Ribosom kann bereits durch den Austausch einer einzigen Aminosäure in einem der ribosomalen Proteine inaktiviert werden. Dazu genügt eine Punktmutation in dem Gen, das dieses Protein kodiert (Einschritt-Mutation). Diese Resistenz entwickelt sich daher relativ schnell. Da das mutierte Gen aber auf dem Bakterienchromosom liegt, kann die Resistenz nur langsam auf andere Bakterien übertragen werden. Dieser ribosomale Resistenzmechanismus tritt bei einigen streptomycinresistenten Bakterienstämmen auf, spielt aber bei klinisch relevanten Resistenzen gegen andere Aminoglykosid-Antibiotika keine Rolle.

Die chemische Modifikation der Antibiotika erfolgt durch plasmidcodierte Enzyme, die Acetylreste auf Amino-Gruppen oder Phosphorylreste und Adenylylreste auf Hydroxy-Gruppen des Antibiotikums übertragen. Die acylierten Antibiotika sind nicht mehr in der Lage, die Proteinbiosynthese zu hemmen. Für die Entstehung dieser Resistenzen sind mehrere Mutationsschritte erforderlich. Die Resistenzentstehung ist daher ein relativ langsamer Prozeß. Neu entstandene Resistenzen breiten sich jedoch relativ schnell aus, da die mutierten Gene als Bestandteile von Resistenz-Plasmiden (R-Faktoren) leicht auf andere Bakterien übertragen werden können. Auch eine Rekombination der mutierten Gene ist möglich, so daß es auch zur Ausbildung von Mehrfachresistenzen kommen kann (s. Abschn. 1.3).

6.2.5 Nebenwirkungen

Die wichtigsten Nebenwirkungen der Aminoglykosid-Antibiotika sind ihre Nephro- und Ototoxizität. Die Nierenschädigung und die Schädigung des Innenohres, die sowohl das Hörorgan als auch das Gleichgewichtsorgan betreffen kann, sind auf eine Anreicherung der Antibiotika in den betreffenen Zellen zurückzuführen. Die toxischen Effekte beruhen nicht auf einer Hemmung der Proteinbiosynthese in Mitochondrien, die ja auch Ribosomen vom 70 S-Typ enthalten, sondern auf einer Schädigung anderer subzellulärer Strukturen.

Während der molekulare Mechanismus der Schädigung von Nierenepithelzellen nicht geklärt ist, hat man recht genaue Vorstellungen über das Zustandekommen der Schädigung des Hörorgans: Aminoglykoside binden an den Rezeptor für Phosphatidylinositol-biphosphat in der Zellmembran bestimmter Sinneszellen, der äußeren Haarzellen. Dadurch wird die Bildung des Botenstoffs Inositoltriphosphat verhindert, und die Haarzellen verlieren ihre Fähigkeit, an der Steuerung des Hörvorganges mitzuwirken, was zur Schwerhörigkeit und sogar zur Ertaubung führen kann.

6.2.6 Monographien

Neomycine, Paromomycine

Arzneibuch-Monographien: DAB 9 (Neomycinsulfat, Framycetinsulfat); AB/DDR; AUSTR.; HELV. VII.

Gewinnung: Die Neomycine werden aus Kulturlösungen bestimmter Stämme von *Streptomyces fradiae* (Waksman u. Curtis) Waksman u. Henrici gewonnen. Die Paromomycine gewinnt man aus den Kulturlösungen von *Streptomyces rimosus* subsp. *paromomycinus* Coffrey et al. oder *Streptomyces chrestomyceticus* Canevazzi u. Scotti.

Die *Streptomyces*-Arten sind grampositive, myzelbildende Eubakterien aus der Ordnung Actinomycetales.

Strukturen/Eigenschaften: Neomycine und Paromomycine sind Pseudotetrasaccharide sehr ähnlicher Struktur, die aus dem Cyclitol 2-Desoxystreptamin, einem Riboserest und zwei Aminozuckern aufgebaut sind. Therapeutisch verwendet werden Neomycin B und Paromomycin I (Neomycin E). Die Arzneibuchpräparate Neomycinsulfat und Framycetinsulfat enthalten beide Neomycin-B-sulfat als Hauptkomponente neben Neomycin-C-sulfat. Sie unterscheiden sich lediglich in den Mengenverhältnissen dieser beiden Komponenten: Framycetinsulfat darf höchstens 3% Neomycin-C-sulfat enthalten, während Neomycinsulfat bis zu 15% Neomycin-C-sulfat enthalten darf.

Neomycine und Paromomycine besitzen eine hohe Nephro- und Ototoxizität. Sie sind daher parenteral nicht einsetzbar. Bei peroraler Applikation werden sie kaum resorbiert.

Wirkungsspektrum: Die Neomycine sind wie die anderen Aminoglykosid-Antibiotika vor allem gegen aerobe gramnegative Bakterien wirksam. *Pseudomonas aeruginosa* sowie die grampositiven Streptokokken und Enterokokken sind in der Regel gegen Neomycin resistent. Paromomycin hat ein ähnliches antibakterielles Wirkungsspektrum wie die Neomycine. Darüber hinaus ist es aber auch gegen den Erreger der Amöbenruhr, *Entamoeba histolytica,* und andere Darmprotozoen wirksam.

Verwendung: Neomycin und Framycetin werden zur lokalen Behandlung von Infektionen der Haut und der Schleimhäute sowie zur Instillation bei entzündlichen Prozessen in Körperhöhlen verwendet. Sie werden dabei häufig mit Bacitracin, das besser gegen grampositive Bakterien wirkt, oder mit Trypsin, das proteinhaltige Wundsekrete abbaut, kombiniert.

Neomycin, Framycetin und Paromomycin können peroral zur Abtötung von Darmbakterien eingesetzt werden. Diese Behandlung kann indiziert sein bei infektiösen Darmerkrankungen, vor Darmoperationen oder zur Verminderung des durch Darmbakterien produzierten Ammoniaks bei Leberkoma und Leberpräkoma. Paromomycin wird darüber hinaus auch zur Behandlung der Amöbenruhr verwendet.

Kanamycin, Amikacin

Arzneibuch-Monographien: DAB 9 (Kanamycinmonosulfat, Saures Kanamycinsulfat); HELV. VII.

Gewinnung: Kanamycin wird aus den Fermentationslösungen bestimmter Stämme von *Streptomyces kanamyceticus* Okami u. Umezawa isoliert. Es ist ein Gemisch der Kanamycine A, B und C. Da Kanamycin B toxischer als Kanamycin A ist, wird die Fermentation so geleitet, daß überwiegend Kanamycin A entsteht. Amikacin wird semisynthetisch aus Kanamycin A hergestellt.

Strukturen/Eigenschaften: Handelsprodukte von Kanamycin bestehen zu etwa 95% aus Kanamycin A. Die Kanamycine sind Pseudotrisaccharide, die aus 2-Desoxystreptamin und zwei Aminozuckern aufgebaut sind. Sie unterscheiden sich in der Zahl oder der Stellung von Aminogruppen in dem an das O-4 des Desoxystreptamins gebundenen Aminozucker. Gegen Kanamycine entwickeln sich relativ schnell Resistenzen, da sie Angriffspunkte für viele modifizierende bakterielle Enzyme bieten: Kanamycin A kann z. B. an N-3 und N-6′ acetyliert, an O-2″ und O-4′ adenylyliert und an O-3′ phosphoryliert werden.

Um diese Angriffspunkte zu vermindern und damit die Entstehung von Resistenzen zu verlangsamen, wurde das semisynthetische Derivat Amikacin entwickelt. Beim Amikacin ist die Position 1 mit einem 4-Amino-2-hydroxybutyryl-Rest substituiert. Dadurch wird die Acylierung aller genannten Positionen mit Ausnahme des N-6′ verhindert.

Wirkungsspektren: Kanamycin und Amikacin sind wie die anderen Aminoglykosid-Antibiotika vor allem gegen aerobe gramnegative Bakterien, aber auch gegen einige grampositive Kokken und gegen Mykobakterien wirksam. Die Verminderung der durch bakterielle Enzyme angreifbaren Positionen im Amikacin macht sich in einer besseren Wirksamkeit dieses Antibiotikums gegen resistente Bakterien bemerkbar: Stämme von *Pseudo-*

monas aeruginosa und von Enterobacteriaceae, die gegen Kanamycin oder Gentamicin resistent sind, sind gegen Amikacin in der Regel empfindlich.

Verwendung: Kanamycin kann wie Neomycin peroral zur Abtötung der Darmflora vor Darmoperationen verwendet werden. Es wird auch als Lokalantibiotikum, z. B. am Auge, eingesetzt.

Amikacin wird vor allem parenteral zur Behandlung schwerer Infektionen mit *Pseudomonas aeruginosa* oder Enterobakterien, die gegen andere Aminoglykosid-Antibiotika resistent sind, eingesetzt.

Kanamycin und Amikacin können auch zur Behandlung der Tuberkulose eingesetzt werden.

Tobramycin

Gewinnung: Tobramycin kann aus den Fermentationslösungen von *Streptomyces tenebrarius* (Actinomycetales) mit chromatographischen Methoden isoliert oder semisynthetisch aus Kanamycin B hergestellt werden.

Struktur: Tobramycin ist ein Pseudotrisaccharid der 2-Desoxystreptamin-Gruppe. Es unterscheidet sich vom Kanamycin B nur durch das Fehlen der 3′-Hydroxy-Gruppe.

Wirkungsspektrum: Tobramycin wirkt bakterizid auf aerobe gramnegative Bakterien, einschließlich *Pseudomonas aeruginosa.* Es ist nur schwach wirksam gegen die grampositiven Enterococcus-Arten und unwirksam gegen *Mycobacterium.* Zwischen Tobramycin und Gentamicin besteht partielle Kreuzresistenz: Manche Stämme von *Pseudomonas aeruginosa,* die gegen Gentamicin resistent sind, haben ihre Empfindlichkeit gegen Tobramycin behalten.

Verwendung: Tobramycin wird parenteral bei schweren Infektionen mit *Pseudomonas aeruginosa* oder anderen gramnegativen Bakterien, z. B. bei Harnwegsinfektionen, Infektionen der unteren Atemwege, des Magendarmtraktes oder des ZNS verwendet.

Gentamicine

Arzneibuch-Monographien: DAB 9 (Gentamicinsulfat); HELV. VII.

Gewinnung: Gentamicine werden aus den Fermentationslösungen von *Micromonospora purpurea* oder *Micromonospora echinospora* gewonnen.

Die *Micromonospora*-Arten sind hyphenbildende grampositive Bakterien, die mit den *Streptomyces*-Arten relativ nahe verwandt sind und ebenfalls zu den Actinomycetales gehören.

Strukturen: Das Handelsprodukt Gentamicinsulfat ist ein Gemisch mehrerer nahe verwandter Verbindungen. Die Hauptkomponenten sind die Sulfate der Gentamicine C_1, C_{1a} und C_2. Daneben sind wechselnde Mengen an Gentamicin-C_{2a}- und Gentamicin-C_{2b}-sulfat enthalten. Die Gentamicine sind Pseudotrisaccharide der 2-Desoxystreptamin-Gruppe. Die Komponenten des Gentamicin-C-Komplexes unterscheiden sich durch die Art der Substituenten am C-6′ sowie die Konfiguration am C-6′ voneinander und durch das Fehlen von Hydroxy-Gruppen an C-3′ und C-4′ von den Gentamicinen der Gruppen A und B.

Wirkungsspektrum: Die Gentamicine sind wie Tobramycin und Sisomicin gegen aerobe gramnegative Bakterien, einschließlich *Pseudomonas aeruginosa,* sowie gegen grampositive Kokken wirksam.

Verwendung: Gentamicin wird parenteral bei schweren Infektionen mit *Pseudomonas aeruginosa* oder Enterobacteriaceae verwendet. Es wird häufig mit einem β-Lactam-Antibiotikum kombiniert, da diese Kombinationen synergistisch wirken. Gentamicin wird auch als Lokalantibiotikum, z. B. am Auge, eingesetzt.

Sisomicin, Netilmicin

Gewinnung: Sisomicin wird aus den Fermentationslösungen von *Micromonospora inyoensis* (Actinomycetales) isoliert. Netilmicin wird semisynthetisch aus Sisomicin hergestellt.

Strukturen: Sisomicin und Netilmicin sind Pseudotrisaccharide der 2-Desoxystreptamin-Gruppe. Sisomicin ist ein 4′,5′-Didehydro-gentamicin C_{1a}. Netilmicin unterscheidet sich vom Sisomicin durch eine zusätzliche Ethylgruppe am N-1 des 2-Desoxystreptamin-Restes.

Wirkungsspektrum: Sisomicin und Netilmicin sind wie Tobramycin und Gentamicin gegen aerobe gramnegative Bakterien, einschließlich *Pseudomonas aeruginosa,* sowie gegen grampositive Kokken wirksam. Netilmicin ist durch die Ethylierung einer potentiellen Angriffstelle für bakterielle Acyltransferasen auch gegen einige gentamicinresistente *Enterobacter-, Escherichia-*und *Klebsiella-*Stämme wirksam.

Verwendung: Sisomicin und Netilmicin werden parenteral zur Behandlung schwerer Infektionen mit gramnegativen Bakterien eingesetzt. Sisomicin kann auch zur Behandlung von Infektionen mit oxacillinresistenten Staphylokokken verwendet werden.

Streptomycin, Dihydrostreptomycin

Arzneibuch-Monographien: DAB 9 (Streptomycinsulfat, Dihydrostreptomycinsulfat); AB/DDR; AUSTR.; HELV. VII.

Gewinnung: Streptomycin wird aus dem Kulturfiltrat von *Streptomyces griseus* (Krainski) Waksman u. Henrici (Actinomycetales) isoliert. Dihydrostreptomycin gewinnt man durch katalytische Hydrierung von Streptomycin.

Strukturen/Eigenschaften: Streptomycin ist ein Pseudotrisaccharid, das aus dem Cyclitol Streptidin und je einem Molekül α-L-Streptose und *N*-Methyl-α-L-Glucosamin aufgebaut ist. Im Dihydrostreptomycin ist die Aldehyd-Gruppe der Streptose zur Hydroxy-Gruppe reduziert. Beide Verbindungen besitzen eine relativ geringe Nephrotoxizität aber eine relativ hohe Ototoxizität, die vor allem das Gleichgewichtsorgan betrifft.

Wirkungsspektrum: Streptomycin und Dihydrostreptomycin sind gegen *Mycobacterium*-Arten aber auch gegen Corynebakterien, Staphylokokken und viele gramnegative Bakterien wirksam. *In vitro* sind bakterizide, *in vivo* jedoch häufig – besonders bei der Behandlung der Tuberkulose – nur bakteriostatische Effekte erreichbar.

Verwendung: Streptomycin und Dihydrostreptomycin werden in Kombination mit anderen Chemotherapeutika zur Behandlung der Tuberkulose eingesetzt.

Spectinomycin

Gewinnung: Aus dem Kulturfiltrat von *Streptomyces spectabilis* (Actinomycetales).

Struktur: Spectinomycin ist ein Pseudodisaccharid, das aus dem Cyclitol Actinamin und einem stickstofffreien Hexosederivat aufgebaut ist. Im Gegensatz zu den anderen Aminoglykosid-Antibiotika sind die beiden Komponenten nicht nur über eine glykosidische Bindung, sondern zusätzlich noch über eine Halbacetalbindung miteinander verknüpft.

Wirkungsmechanismus: Der Wirkungsmechanismus des Spectinomycins unterscheidet sich erheblich von dem der anderen Aminoglykosid-Antibiotika: Spectinomycin wird zwar auch an die 30 S-Untereinheit der Ribosomen gebunden, es bewirkt aber weder misreading-Effekte noch hemmt es die Bildung des 70 S-Initiationskomplexes. Statt dessen unterbricht es den ersten nach der Initiation ablaufenden Elongationscyclus bei der Translokation der Peptidyl-tRNA von der A- auf die P-Stelle.

Wirkungsspektrum: Spectinomycin ist wirksam gegen *Neisseria*-Arten und andere gramnegative Bakterien. Im Gegensatz zu den anderen Aminoglykosid-Antibiotika wirkt es bakteriostatisch.

Verwendung: Zur Behandlung der Gonorrhoe, wenn Penicilline wegen des Auftretens von Allergien oder wegen der Resistenz der Erreger *(Neisseria gonorrhoeae)* nicht angewandt werden können.

6.3 Tetracycline

6.3.1 Strukturen und Biosynthese

Tetracyclin-Antibiotika sind wie die Anthracyline Derivate eines partiell hydrierten Naphthacens. Charakteristisch ist die große Zahl von Carbonyl- und Hydroxy-Gruppen, sowie eine Carboxamid- und eine Dimethylamino-Gruppe am Ring A (s. Abb. 15.46). Die Strukturen und Wirkungen therapeutisch verwendeter biogener und semisynthetischer Tetracycline sind einander sehr ähnlich. Unterschiede bestehen jedoch in der Pharmakokinetik.

Tetracycline sind Polyketide, die aus Malonamoyl-Coenzym A als Starter und acht Malonyl-Coenzym-A-Einheiten aufgebaut werden (s. Abb. 15.47).

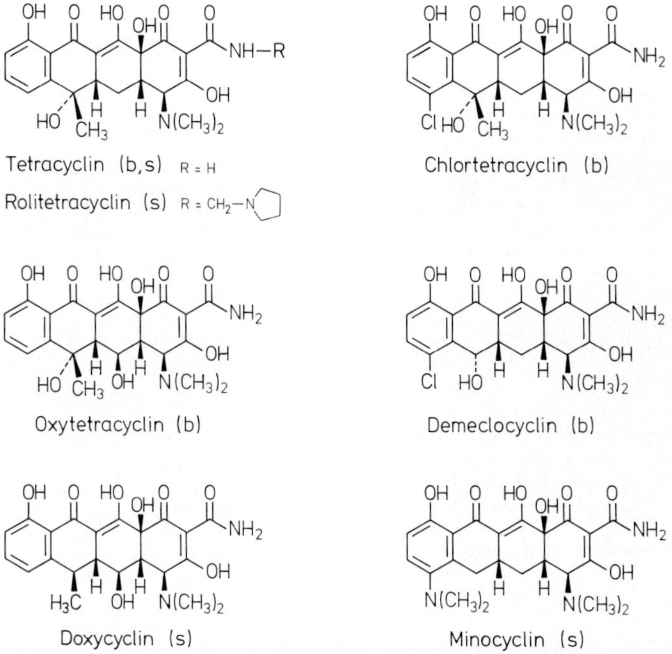

Abb. 15.46 Biogene (b) und semisynthetische (s) Tetracyclin-Antibiotika

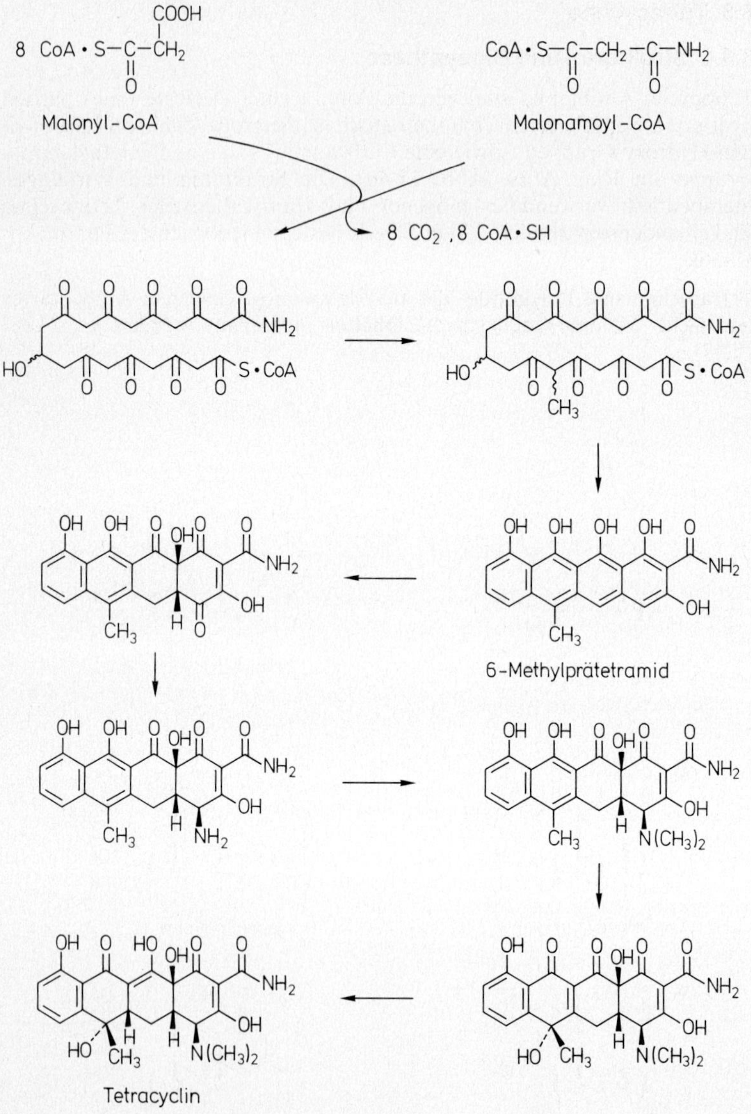

Abb. 15.47 Biosynthese der Tetracyclin-Antibiotika

6.3.2 Gewinnung

Chlortetracyclin (DAB 9: Chlortetracyclinhydrochlorid; AUSTR.; HELV. VII) und **Demeclocyclin** (DAB 9: Demeclocyclinhydrochlorid; AUSTR.; HELV. VII) werden aus den Fermentationslösungen bestimmter Stämme von *Streptomyces aureofaciens* gewonnen.

Tetracyclin (DAB 9: Tetracyclin, Tetracyclinhydrochlorid; AUSTR.; HELV. VII) kann aus den Fermentationslösungen bestimmter Stämme von *Streptomyces viridifaciens* oder semisynthetisch aus Chlortetracyclin gewonnen werden.

Oxytetracyclin (DAB 9: Oxytetracyclin, Oxytetracyclinhydrochlorid; AB/DDR; AUSTR.; HELV. VII) wird aus den Fermentationslösungen bestimmter Stämme von *Streptomyces rimosus* gewonnen.

Doxycyclin (DAB 9: Doxycyclinhyclat; HELV. VII) wird aus Oxytetracyclin, **Rolitetracyclin** aus Tetracyclin und **Minocyclin** aus Demeclocyclin semisynthetisch hergestellt.

6.3.3 Wirkungsmechanismus

Tetracyclin-Antibiotika binden spezifisch an die 30 S-Untereinheit von kompletten Ribosomen. Sie verhindern dadurch die Anlagerung von Aminoacyl-tRNA an die A-Stelle und unterbrechen die Proteinbiosynthese in der Elongationsphase.

Tetracyclin-Antibiotika hemmen nicht nur die bakterielle sondern auch die eukaryotische Proteinbiosynthese, da sie sowohl an 70 S- als auch an 80 S-Ribosomen binden. Die eukaryotischen 80 S-Ribosomen sind zwar etwas weniger empfindlich als die bakteriellen Ribosomen, doch reicht dieser Unterschied nicht aus, um die selektive Wirkung der Tetracycline auf Bakterien vollständig zu erklären. Zusätzlich spielen Transportprozesse eine wesentliche Rolle: Grampositive und gramnegative Bakterien reichern die Tetracycline in der Bakterienzelle durch aktiven Transport an.

6.3.4 Resistenz

Die meisten Resistenzen gegen Tetracycline sind plasmidcodiert und induzierbar. Für *Escherichia coli* wurde nachgewiesen, daß die resistenten Bakterien über ein energieabhängiges System verfügen, das die Tetracycline aktiv aus der Zelle transportiert.

6.3.5 Wirkungsspektrum

Tetracycline wirken bakteriostatisch. Man rechnet sie zu den Breitspektrum-Antibiotika, da sie gegen viele grampositive und gramnegative Bakterien wirksam sind. Von besonderer klinischer Relevanz ist ihre Wirkung auf *Rickettsia-*, *Chlamydia-* und *Mycoplasma-*Arten. Das Spektrum wird allerdings durch neuentstehende Resistenzen zunehmend eingeengt. So sind bei den grampositiven Bakterien bereits viele Stämme von *Staphylococcus-*, *Streptococcus-* und *Enterococcus*-Arten, bei den gramnegativen Bakterien viele Stämme von Enterobacteriaceae und *Pseudomonas aeruginosa* resistent.

6.3.6 Nebenwirkungen

Tetracycline bilden mit Calcium-Ionen Komplexe. Darauf beruht das Auftreten irreversibler Zahnveränderungen, wie Braunfärbung und erhöhte Kariesanfälligkeit, wenn die Antibiotika während der Zahnmineralisationsperiode, d. h. vom vierten Schwangerschaftsmonat bis zum sechsten Lebensjahr, gegeben werden.

Durch Schädigung der normalen Darmflora kann es besonders bei abwehrgeschwächten Patienten zu Superinfektionen des Darms mit resistenten Bakterien oder pathogenen Hefen und damit zu schweren, zum Teil lebensbedrohenden Darmstörungen kommen.

Bereits bestehende oder durch andere Medikamente hervorgerufene Nieren- und Leberschäden können verstärkt werden.

6.3.7 Verwendung

Wegen der Einschränkung ihres Wirkungsspektrums durch Resistenzentwicklung und wegen der Verfügbarkeit weniger toxischer Antibiotika werden Tetracycline bei den üblichen bakteriellen Infektionen selten verwendet. Sie sind Mittel der Wahl bei einer großen Zahl ungewöhnlicherer Infektionen. Dazu gehören z. B. Fleckfieber (Erreger: *Rickettsia*-Arten), Rückfallfieber (Erreger: *Borrelia*-Arten), Psittacose (Erreger: *Chlamydia psittaci*), Mykoplasmapneumonie (Erreger: *Mycoplasma pneumoniae*), Tetanus (Erreger: *Clostridium tetani*), Cholera (Erreger: *Vibrio cholerae*) und chloroquinresistente Malaria (Erreger: *Plasmodium falciparum*). Außerdem werden Tetracycline häufig bei Gonorrhoe, nichtgonorrhoischer Urethritis und Syphilis sowie zur Langzeitbehandlung bei chronischer Bronchitis und bei schweren Formen von Akne eingesetzt. Bei allen genannten Indikationen werden die Tetracycline meist peroral, seltener parenteral gegeben. Einige Tetracycline werden auch als Lokalantibiotika, z. B. am Auge, verwendet.

6.4 Macrolid-Antibiotika

6.4.1 Strukturen und Biosynthese

Macrolid-Antibiotika enthalten einen makrocyclischen Lactonring mit 12, 14, 16 oder 18 Ringgliedern, der in der Regel mit zwei oder drei Zuckerresten verknüpft ist. Die zur Zeit therapeutisch verwendeten Vertreter enthalten 14- oder 16gliedrige Ringe (s. Abb. 15.48).

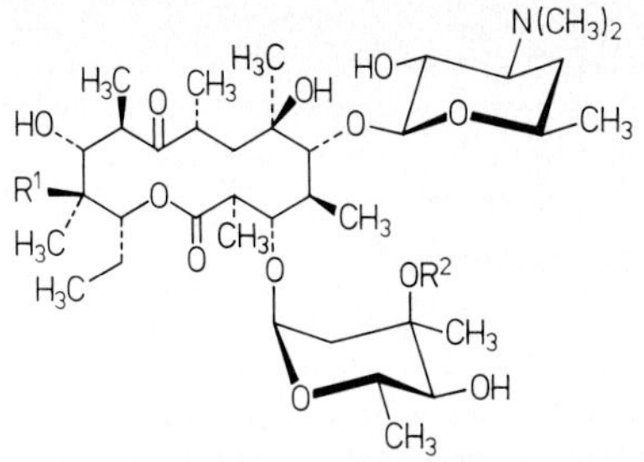

Erythromycin A R^1 = OH, R^2 = CH_3
Erythromycin B R^1 = H, R^2 = CH_3
Erythromycin C R^1 = OH, R^2 = H

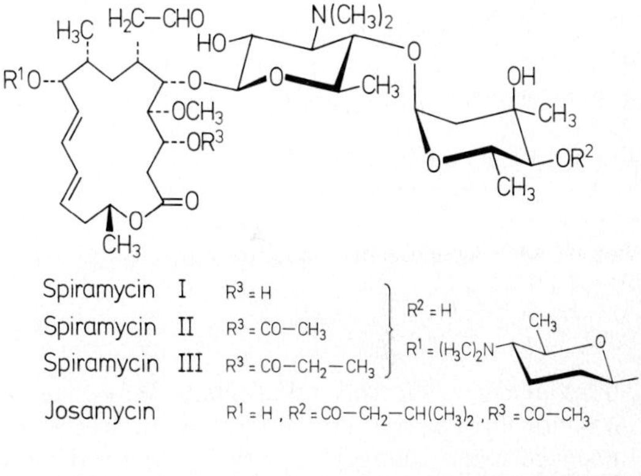

Spiramycin I R^3 = H
Spiramycin II R^3 = CO–CH_3
Spiramycin III R^3 = CO–CH_2–CH_3
} R^2 = H, R^1 = $(H_3C)_2N$–

Josamycin R^1 = H, R^2 = CO–CH_2–$CH(CH_3)_2$, R^3 = CO–CH_3

Abb. 15.48
Macrolid-Antibiotika

Die Aglyka der Makrolid-Antibiotika gehören wie die Polyen-Antibiotika und die Tetracycline zu den Polyketiden. Sie werden aus Acetyl- oder Propionyl-Coenzym A als Starter und einer variablen Zahl von Acetyl-, Propionyl- oder Butyryl-Einheiten aufgebaut (s. Abb. 15.49).

Die Kettenverlängerung verläuft ähnlich wie bei der Fettsäurebiosynthese über die carboxylierten Coenzym-A-Derivate Malonyl-SCoA, Methylmalonyl-SCoA oder Ethylmalonyl-SCoA. Eventuelle Modifikationen der Carbonyl-Gruppen, wie Hydrierung oder anschließende Dehydratisierung erfolgen sehr wahrscheinlich vor der Verknüpfung mit der nächsten Fettsäureeinheit.

6.4.2 Gewinnung

Erythromycin (DAB 9: Erythromycin, Erythromycinethylsuccinat, Erythromycinstearat; AUSTR.; HELV. VII) wird aus den Fermentationslösungen von *Saccharopolyspora erythraea* (Waksman) Labeda [Synonym:

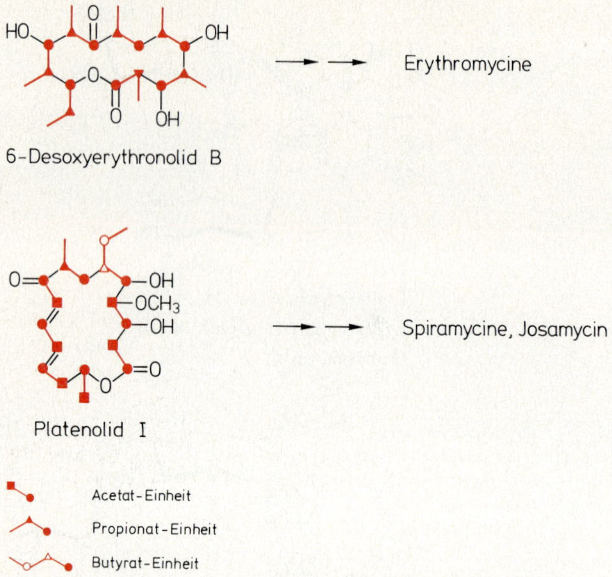

Abb. 15.49 Biogenetischer Aufbau der Aglyka einiger Macrolid-Antibiotika

Streptomyces erythraeus (Waksman) Waksman u. Henrici] isoliert. Die Arzneibuchpräparate enthalten Erythromycin A als Hauptkomponente neben geringen Mengen (je etwa 5%) Erythromycin B und Erythromycin C.

Spiramycin (DAB 9: Spiramycin; HELV. VII) wird aus den Fermentationslösungen von *Streptomyces ambofaciens* isoliert. Das Arzneibuchpräparat ist ein Gemisch mehrerer Macrolide: Die Hauptkomponente ist Spiramycin I, daneben kommen die Spiramycine II (etwa 5%) und III (etwa 10%) vor.

Josamycin wird aus den Fermentationslösungen von *Streptomyces narbonensis* var. *josamyceticus* isoliert.

6.4.3 Wirkungsmechanismus

Macrolid-Antibiotika binden an die 50 S-Untereinheit der bakteriellen Ribosomen und unterbrechen die Elongationsphase der Proteinbiosynthese, indem sie bei der Translokation die Ablösung der Peptidyl-tRNA vom Ribosom induzieren.

Das Macrolidmolekül wird in der Nähe der P-Stelle so an das Ribosom gebunden, daß es den Ausgangskanal für die wachsende Polypeptid-Kette blockiert. Solange die Peptid-Kette nur aus wenigen Aminosäure-Resten besteht, kann die Peptidyltransferase-Reaktion und die nachfolgende Translokation normal ablaufen. Erst nach mehreren Elongationszyklen, wenn die Peptidkette eine kritische Länge erreicht, kann sie wegen der sterischen Behinderung durch das Macrolidmolekül nicht mehr korrekt an das Ribosom gebunden werden. Der Versuch einer Translokation der Peptidyl-tRNA von der A- auf die P-Stelle führt dann zur Ablösung der Peptidyl-tRNA und damit zum Abbruch der Proteinsynthese.

6.4.4 Resistenz

Resistenzen gegen Macrolide sind teils auf enzymatische Inaktivierung des Antibiotikums, teils auf Veränderung der Bindungsstelle am Ribosom zurückzuführen. Zwischen den verschiedenen Macrolid-Antibiotika sowie zwischen Macroliden und Lincosamiden besteht Kreuzresistenz.

Die primär resistenten gramnegativen Enterobacteriaceae bilden Esterasen, die den Lactonring der Macrolide hydrolytisch spalten. Außerdem wirkt die äußere Lipidmembran der gramnegativen Bakterien als Permeabilitätsbarriere für die Macrolid-Antibiotika.

Klinisch relevante sekundäre Resistenzen von *Staphylococcus*-Arten und anderen grampositiven Bakterien sind dagegen meist auf eine enzymatische Modifikation der ribosomalen RNA zurückzuführen: Durch Methylierung eines Adeninrestes in der 23 S-rRNA durch rRNA-Methylasen wird die spezifische Bindung der Macrolide und Lincosamide (s. Abschn. 6.5) an das Ribosom verhindert. Die rRNA-Methylase-Gene sind auf Plasmiden lokalisiert und können zwischen verwandten Bakterienstämmen ausgetauscht und sehr wahrscheinlich auch von grampositiven auf gramnegative Bakterien übertragen werden. Die rRNA-Methylasen sind zum Teil konstitutive Enzyme. Häufig wird jedoch ihre Bildung erst durch geringe Mengen eines Macrolids induziert. Als Induktoren wirken Erythromycin und Oleandomycin. Für Josamycin wurde bisher keine Induktion der rRNA-Methylasen beobachtet.

6.4.5 Wirkungsspektrum

Macrolide sind vor allem gegen grampositive Bakterien sowie gegen *Mycoplasma-*, *Chlamydia-* und *Treponema-*Arten wirksam. Von den gramnegativen Bakterien sind *Neisseria gonorrhoeae, Bordetella pertussis* und *Legionella-*Arten gegen Macrolide empfindlich. *In vivo* ist meist nur eine bakteriostatische Wirkung erreichbar.

6.4.6 Verwendung

Macrolide werden häufig bei akuten Infektionen des Respirationstraktes eingesetzt. Bei Patienten mit Penicillin-Allergie werden sie auch zur Behandlung von Scharlach, Endokarditis und anderen Infektionen mit grampositiven Bakterien sowie von Gonorrhoe und Lues verwendet. Sie gelten als Mittel der Wahl bei der Behandlung von Legionärskrankheit, Keuchhusten und Infektionen mit *Mycoplasma-*Arten.

6.5 Lincosamide

Lincomycin, Clindamycin

Gewinnung: Lincomycin wird aus den Fermentationslösungen von *Streptomyces lincolnensis* (Actinomycetales) isoliert. Clindamycin stellt man semisynthetisch aus Lincomycin her.

Strukturen: Lincomycin und Clindamycin sind Derivate des Lincosamins, einer 6-Amino-6,8-bis-desoxyoctose (s. Abb. 15.50).

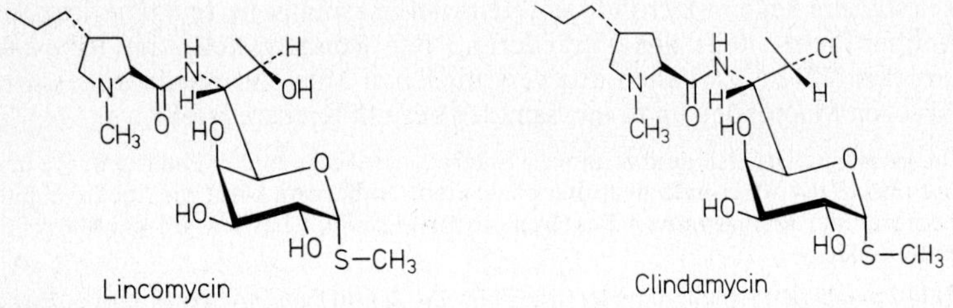

Abb. 15.50 Lincosamide

Wirkungsmechanismus: Lincomycin und Clindamycin binden an die 50 S-Untereinheit bakterieller Ribosomen und unterbrechen die Elongationsphase der Proteinbiosynthese, indem sie die korrekte Anlagerung der Aminoacyl-tRNA an die A-Stelle des Ribosoms verhindern.

Wirkungsspektrum: Lincomycin und Clindamycin sind gegen grampositive Kokken sowie gegen grampositive und gramnegative anaerobe Bakterien wirksam. Von besonderer klinischer Bedeutung ist ihre Wirksamkeit gegen *Bacterioides fragilis,* einen gramnegativen Anaerobier, der gegen andere Antibiotika weitgehend resistent ist. Die Wirkung kann je nach Bakterienart oder Wachstumsbedingungen bakteriostatisch oder bakterizid sein.

Resistenz: Ein großer Teil der lincosamidresistenten Bakterien ist auch gegen Macrolide resistent. Diese Kreuzresistenz ist darauf zurückzuführen, daß sich die ribosomalen Bindungsstellen für die beiden Antibiotikagruppen zum Teil überlappen.

Die Methylierung eines Adenin-Restes in der 23 S-rRNA durch plasmid-codierte rRNA-Methylasen verhindert daher nicht nur die Bindung der Macrolide sondern auch die Bindung der Lincosamide an die 50 S-Untereinheit.

Bei *Staphylococcus*-Arten wurden außerdem Resistenzen gegen Lincosamide nachgewiesen, die auf einer Inaktivierung der Antibiotika durch Veresterung mit Nucleotiden beruhen.

Verwendung: Lincomycin und Clindamycin werden parenteral oder peroral zur Behandlung schwerer Infektionen mit anaeroben Bakterien eingesetzt. Sie können auch als Alternative zu Penicillinen bei Infektionen mit grampositiven Kokken verwendet werden.

6.6 Chloramphenicol

Chloramphenicol, Thiamphenicol

Arzneibuch-Monographien: DAB 9 (Chloramphenicol, Chloramphenicolpalmitat, Thiamphenicol); AB/DDR; AUSTR.; HELV. VII.

Gewinnung: Chloramphenicol wird von *Streptomyces venezuelae* und anderen *Streptomyces*-Arten (Actinomycetales) gebildet. Das Handelsprodukt wird jedoch ausschließlich synthetisch hergestellt. Thiamphenicol wird ebenfalls durch Synthese gewonnen.

Strukturen: Chloramphenicol ist ein stickstoffhaltiges Phenylpropan-Derivat mit zwei in Naturstoffen selten auftretenden Strukturmerkmalen, einer Nitro-Gruppe und einem Dichloracetyl-Rest. Thiamphenicol ist ein Analogon des Chloramphenicols, das anstelle der Nitro-Gruppe eine Methylsulfonyl-Gruppe enthält (s. Abb. 15.51).

Wirkungsmechanismus: Chloramphenicol und Thiamphenicol binden an die 50 S-Untereinheit bakterieller Ribosomen und unterbrechen die Elon-

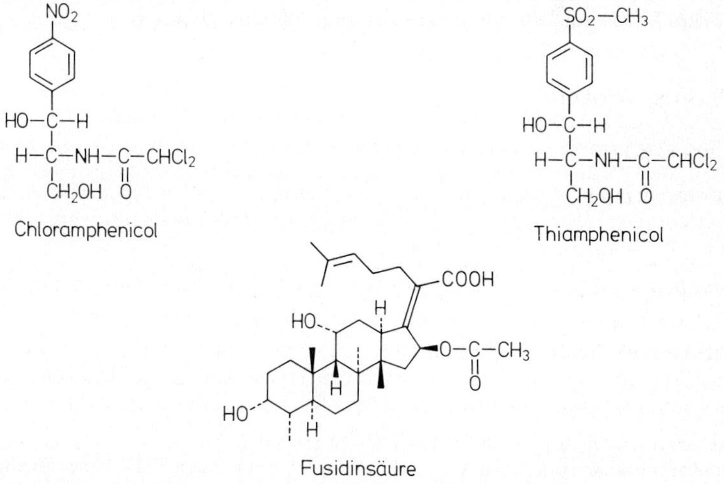

Abb. 15.51 Antibiotika der Chloramphenicol- und der Fusidinsäure-Gruppe

gationsphase der Proteinbiosynthese, indem sie die korrekte Anlagerung der Aminoacyl-tRNA an die A-Stelle des Ribosoms verhindern.

Wirkungsspektrum: Chloramphenicol und Thiamphenicol besitzen ein breites Wirkungsspektrum gegen grampositive und gramnegative Bakterien sowie gegen Spirochaeten, Rickettsien und Chlamydien. Die Wirkung ist im allgemeinen bakteriostatisch.

Resistenz: Gegen Chloramphenicol und Thiamphenicol resistente Bakterien bilden plasmidcodierte Acetyltransferasen, welche die Antibiotika durch Acetylierung der 3-Hydroxy-Gruppe inaktivieren.

Nebenwirkungen: Chloramphenicol und Thiamphenicol führen häufig zu einer Depression der Erythrocytenentwicklung im Knochenmark, die wahrscheinlich auf eine Hemmung der mitochondrialen Proteinbiosynthese zurückzuführen ist. Dieser Effekt ist nach Absetzen der Therapie reversibel und kann bei Kurzzeitbehandlungen häufig toleriert werden. Wesentlich gefährlicher ist die zwar selten auftretende aber irreversible und häufig tödlich verlaufende aplastische Anämie, bei der die Knochenmarkszellen ihre Vermehrungsfähigkeit vollständig verlieren. Sie scheint unter Thiamphenicol-Medikation seltener aufzutreten als unter Chloramphenicol-Medikation.

Verwendung: Wegen der schwerwiegenden Nebenwirkungen werden Chloramphenicol und Thiamphenicol nur bei schweren Infektionen, gegen die weniger toxische Antibiotika nicht wirksam sind, verwendet. Sie gelten als Mittel der ersten Wahl bei Typhus (Erreger: *Salmonella typhi*) sowie – in Kombination mit Ampicillin – bei Meningitiden (Hirnhautentzündungen), die durch *Haemophilus influenzae* hervorgerufen werden.

6.7 Fusidinsäure

Fusidinsäure

Gewinnung: Fusidinsäure wird aus den Fermentationslösungen von *Acremonium fusioides* (Nicot.) W. Gams (Synonym: *Fusidium coccineum* sensu Tubaki) – Deuteromycetes isoliert.

Struktur: Fusidinsäure ist ein 4-Nortriterpen vom Protolanostan-Typ (s. Abb. 15.51).

Wirkungsmechanismus: Fusidinsäure unterbricht die Proteinbiosynthese in der Elongationsphase, indem es nach der Translokation die Ablösung des Elongationsfaktors EF-G oder EF-2 vom Ribosom verhindert.

Fusidinsäure wird nicht direkt an das Ribosom gebunden, sondern assoziiert mit dem Elongationsfaktor von Eubakterien (EF-G) oder Eukaryoten (EF-2), der für die Translokation der Peptidyl-tRNA von der A- auf die P-Stelle erforderlich ist. Der Fusidinsäure-Elongationsfaktor-Komplex wird zwar an die 50 S-Untereinheit des

Ribosoms gebunden, und er katalysiert auch die Übertragung der Peptidyl-tRNA von der A-Stelle auf die P-Stelle. Er löst sich aber anschließend nicht mehr vom Ribosom ab. Da die Bindungsstellen für EF-G und EF-Tu am bakteriellen Ribosom überlappen, kann die nächste Aminoacyl-tRNA nicht an die A-Stelle des Ribosoms angelagert werden (s. Abb. 15.40, S. 631) und der Elongationscyclus wird nach der Translokation unterbrochen.

Wirkungsspektrum: Fusidinsäure wirkt bakteriostatisch gegen grampositive Bakterien. Bei gramnegativen Bakterien und bei Säugetieren wird es nicht in die Zellen aufgenommen.

Verwendung: Fusidinsäure wird lokal, peroral oder parenteral zur Behandlung von Infektionen mit grampositiven Bakterien, insbesondere Staphylokokken, verwendet. Es wird vor allem bei Verbrennungen und Hautinfektionen eingesetzt.

Weiterführende Literatur

Clewell, D. B., Gawron-Burke, C. (1986), Conjugative Transposons and the Dissemination of Antibiotic Resistance in Streptococci, Ann. Rev. Microbiol. **40**, 635.

Corcoran, J. W. (Ed.) (1981), Antibiotics, Volume IV. Biosynthesis, Springer, Berlin, Heidelberg, New York.

Corcoran, J. W., Hahn, F. E. (Eds.) (1975), Antibiotics, Volume III. Mechanism of Action of Antimicrobial and Antitumor Agents, Springer, Berlin, Heidelberg, New York.

Davis, B. D. (1987), Mechanism of Bactericidal Action of Aminoglycosides, Microbiol. Rev. **51**, 341.

Hahn, F. E. (Ed.) (1979), Antibiotics. Volume V/1. Mechanism of Action of Antieukaryotic and Antiviral Agents, Springer, Berlin, Heidelberg, New York.

Hahn, F. E. (Ed.) (1979), Antibiotics. Volume V/2. Mechanism of Action of Antieukaryotic and Antiviral Agents, Springer, Berlin, Heidelberg, New York.

Hartmann, G. R., Heinrich, P., Kollenda, M. C., Skrobranek, B., Tropschuk, M., Weiß, W. (1985), Molekulare Wirkungsweise des Antibiotikums Rifampicin, Angew. Chem. **97**, 1011.

Hecht, S. M. (1986), The Chemistry of Activated Bleomycin, Acc. Chem. Res. **19**, 383.

Imming, P. (1989), Wie macht der Pilz das Penicillin?, Pharmazie in unserer Zeit Nr. 12, 20.

Kleinig, H., Sitte, P. (1984), Zellbiologie, Gustav Fischer Verlag, Stuttgart, New York.

Kleinkauf, H., v. Döhren, H. (1983), Peptides. In Vining, L. C. (Ed.) Biochemistry and Genetic Regulation of Commercially Important Antibiotics, Addison-Wesley, London.

Nikaido, H., Vaara, M. (1985), Molecular Basis of Bacterial Outer Membrane Permeability, Microbiol. Rev. **49**, 1.

Nüesch, J., Heim, J., Treichler, H.-J. (1987), The Biosynthesis of Sulfur-Containing β-Lactam-Antibiotics, Ann. Rev. Microbiol. **41**, 51.

Ovchinnikov, Y. A. (1979), Physico-chemical Basis of Ion Transport through Biological Membranes: Ionophores and Ion Channels, Eur. J. Biochem. **94**, 321.

Pratt, W. B., Fekety, R. (1986), The Antimicrobial Drugs, Oxford University Press, Oxford.

Shockman, G. D., Barrett, J. F. (1983), Structure, Function, and Assembly of Cell Walls of Gram-positive Bacteria, Ann. Rev. Microbiol. **37**, 501.

Southgate, R., Elson, S. (1985), Naturally Occurring β-Lactams, Fortschr. Chem. Org. Naturst., **47**, 1.

Vaara, M., Nikaido, H. (1984), Molecular Organisation of Bacterial Outer Membrane, in Chemistry of Endotoxin (Rietschel, E. T. Ed.), Elsevier, Amsterdam, London, New York.

Waxman, D. J., Strominger, J. L. (1983), Penicillin-Binding Proteins and the Mechanism of Action of β-Lactam Antibiotics, Ann. Rev. Biochem. **52**, 825.

In Abbildungen zitierte Literatur (soweit sie nicht unter weiterführender Literatur genannt ist):

De Kruiff, B., Demel, R. A. (1974), Polyene Antibiotic-Sterol Interactions in Membranes of Acholaeplasma laidlawii Cells and Lecithin Liposomes. III. Molecular Structure of the Polyene Antibiotic – Cholesterol Complexes, Biochim. Biophys. Acta **339**, 57.

Kurahashi, K. (1985), Biosynthesis of Peptide Antibiotics, in Antibiotics, Vol. IV, Biosynthesis (Corcoran, J. W., Ed.), Springer Verlag, Berlin, Heidelberg, New York.

Quigley, G. J., Wang, A. J. H., Seeman, N. C., Suddath, F. L., Rich, A., Sussman, J. I., Kim, S. H. (1975), Hydrogen Bonding in Yeast Phenylalanine Transfer RNA, Proc. nat. Acad. Sci. USA **72,** 4866.

Van Hoogevest, P., de Kruiff, B. (1978) Effect of Amphotericin B on Cholesterol-Containing Liposomes of Egg Phosphatidylcholin: A Refinement of the Model for the Formation of Pores by Amphotericin B in Membranes, Biochim. Biophys. Acta, **511,** 397.

Wang, A. H. J., Ughetto, G., Quigley, G. J., Rich, A. (1987), Interactions between an Anthracycline Antibiotic and DNA: Molecular Structure of Daunorubicin Complexed to d(CpGpTpApCpG) at 1.2 A Resolution, Biochemistry **26**, 1152.

Sachverzeichnis

B

C

D

E

F

G

H

I

J

K

N

T